Kinderzahnheilkunde

Kinderzahnheilkunde

Herausgegeben von
Prof. Dr. sc. med. **Walter Künzel**
und
Prof. MUDr. **Jaroslav Toman** Dr. Sc.

Mit 459 Abbildungen
und 23 Tabellen

DR. ALFRED HÜTHIG VERLAG, HEIDELBERG 1985

CIP-Kurztitelaufnahme der Deutschen Bibliothek

Kinderzahnheilkunde / hrsg. von Walter Künzel
u. Jaroslav Toman. – Heidelberg : Hüthig, 1985.
 ISBN 3-7785-1053-3
NE: Künzel, Walter [Hrsg.]

Ausgabe für den Dr. Alfred Hüthig Verlag, Heidelberg 1985
Alle Rechte vorbehalten
© VEB Verlag Volk und Gesundheit Berlin 1984
Printed in the German Democratic Republic
Satz und Druck: Druckerei „Magnus Poser", Jena,
Betrieb des Graphischen Großbetriebes INTERDRUCK Leipzig

Autoren

Prof. Dr. sc. med. Walter Künzel
Direktor des Wissenschaftsbereiches Präventive Stomatologie sowie der Sektion Stomatologie an der Medizinischen Akademie Erfurt

Prof. MUDr. Jaroslav Toman, Dr. Sc.
Direktor der I. Stomatologischen Klinik der Karls-Universität Prag

Prof. MUDr. Jaroslav Komínek, Dr. Sc.
Vorstand der Kinderstomatologischen Klinik der Pädiatrischen Fakultät der Karls-Universität Prag

Prof. Dr. sc. med. Detlef Eismann
Direktor der Poliklinik für Orthopädische Stomatologie der Sektion Stomatologie an der Medizinischen Akademie Erfurt

Die Übersetzung der in tschechischer Sprache verfaßten Kapitel wurde von Prof. Dr. sc. med. W. KÜNZEL vorgenommen.

Vorwort

Mit der Übernahme der 3. Auflage der „Kinderstomatologie" von W. KÜNZEL und J. TOMAN in das Buchprogramm des Fachbereichs Zahnheilkunde im Dr. Alfred Hüthig Verlag wird eine themenspezifische Ganzheitsbetrachtung eines wissenschaftlichen Autorenteams aus der DDR und der ČSSR geboten, die uns auch einen Einblick in das System der dortigen kinderstomatologischen Betreuung bietet.
Abgesehen von der Möglichkeit der Trinkwasserfluoridierung in der DDR — hier ist Prof. Dr. W. KÜNZEL einer der herausragenden Pioniere — und einigen konzeptionellen und gesetzlichen Aspekten ist dieses Buch ein wichtiger Leitfaden für eine moderne zahnmedizinische Versorgung im Kindesalter. Bei allem Vorrang der primären Prophylaxe sind auch die allgemeinen Grundlagen und vor allem die klinischen Abschnitte von einiger Bedeutung. Terminologische Unterschiede bestehen zwar, dürften aber für den erfahrenen Leser ohne Probleme sein.
Der Hüthig-Fachbereich Zahnheilkunde, der sein Programm mit zwei richtungweisenden Prophylaxebüchern von G. KRÜGER (1983) und H.-D. HELLWEGE (1984) ergänzt hat, will mit diesem pedodontischen Werk auch zu einer intensiveren zahnmedizinischen Versorgung von Kindern in der zahnärztlichen Praxis beitragen und motivieren.
Die Herausgabe möge dabei auch ein Zeichen der Verbundenheit mit der zahnmedizinischen Wissenschaft in der DDR sein.

KARLHEINZ KIMMEL
Chefredakteur und Lektor des Hüthig-Fachbereichs Zahnheilkunde

Vorwort zur ersten Auflage

Die Funktionstüchtigkeit des menschlichen Kauorgans wird weitgehend von seiner normalen und ungestörten Entwicklung determiniert. Um so alarmierender ist der epidemiologische Tatbestand, daß in den hochindustrialisierten Ländern der Welt kaum noch ein Jugendlicher die Schwelle des Erwachsenenalters mit einem gesunden Gebiß erreicht. Karies, in zunehmendem Maße aber auch Parodontopathien, Gebißanomalien sowie andere Erkrankungen des Zahn-, Mund- und Kieferbereiches führen zur frühzeitigen Gebißdestruktion, die in der Population mit therapeutischen Maßnahmen nicht mehr beherrscht werden kann.

Die Kinderstomatologie beginnt sich deshalb in zunehmendem Maße als ein präventives Fachgebiet zu verstehen. Die um die Jahrhundertwende eingeführte Notbehandlung karieskranker Kinder, die ohne gesetzliche Grundlage den Städten überlassene Einführung einer Schulzahnpflege sowie die im Rehabilitativen verhaftete organisierte kinderstomatologische Betreuung markieren zurückliegende Entwicklungsetappen. Über die rein kurativen Aufgaben hinaus wird gegenwärtig eine immer stärkere Orientierung des Fachgebietes auf die Gesunderhaltung der Menschen offensichtlich. Diesem gesundheitspolitischen Anliegen versuchten die Autoren des in internationaler Kooperation erarbeiteten Buches adäquat Rechnung zu tragen, indem sie nicht nur bestrebt waren, das im Jahre 1965 unter dem Titel „Kinderzahnheilkunde und ihre Grenzgebiete" erschienene Werk dem gegenwärtigen Stand der wissenschaftlichen Entwicklung anzupassen, sondern es in wichtigen Abschnitten neu zu konzipieren.

Ausgehend von der notwendigen elementaren Differenzierung der stomatologischen Betreuung im Kindesalter nach sozialhygienischen und klinischen Aspekten erfolgte die Gliederung des zu behandelnden Stoffes: den beiden Schwerpunkten „Organisierte kinderstomatologische Betreuung" und „Klinik der Kinderstomatologie" wurden Ausführungen über allgemeine Grundlagen und spezielle klinische Probleme vorangestellt bzw. ergänzend angefügt. Den Autoren ging es dabei in erster Linie darum, die Gesunderhaltung – als höhere Qualität der kinderstomatologischen Betreuung – deutlicher herauszuarbeiten, ohne das Gesamtanliegen des Fachgebietes außer acht zu lassen. Gesellschaft und Forschung setzen diesbezüglich neue Akzente, denen der Kinderstomatologe neben seinen auch weiterhin notwendigen konventionellen Aufgaben Rechnung tragen muß, denn nur in der Synthese von primärer und sekundärer Prävention kann bei der heranwachsenden jungen Generation die Gesunderhaltung des Kauorgans zur epidemiologisch ausweisbaren Realität werden.

Gedankt sei all denen, die direkt oder indirekt am Zustandekommen dieser Gemeinschaftsarbeit Anteil hatten: Frau MUDr. Eva Rozkovcová (Karls-Universität Prag), Herrn Prof. Dr. sc. med. MARTIN MÜLLER und Frau INGEBORG SCHNEIDER (Karl-Marx-Universität Leipzig) sowie Frau HANNA KÜNZEL.

Leipzig im Dezember 1972 W. KÜNZEL und J. TOMAN

Inhaltsverzeichnis

I. Teil

Allgemeine Grundlagen

1.	**Die somatische und psychische Entwicklung des Kindes** (J. Kominek und E. Rozkovcová)	22
1.1.	Intrauterine Periode	22
1.2.	Neonatale Periode	23
1.3.	Neugeborenenperiode	23
1.4.	Säuglingszeit	24
1.5.	Kleinkindalter	24
1.6.	Vorschulalter	24
1.7.	Schulalter	24
1.8.	Jugendalter	25
2.	**Entwicklung der Zähne** (W. Künzel)	26
2.1.	Histogenese und Formbildung	26
2.2.	Etappen der Zahnentwicklung	28
2.2.1.	Lage und Lageveränderungen der Zahnkeime	31
2.2.2.	Zahndurchbruch	32
2.2.3.	Resorption der Milchzähne	33
2.3.	Variabilität des Zahndurchbruchs	34
2.4.	Anatomie des kindlichen Gebisses	35
3.	**Entwicklung des Gebisses** (D. Eismann)	39
3.1.	Säuglings- und Milchgebiß	39
3.2.	Wechselgebißperiode und bleibendes Gebiß	43
4.	**Pathologie der Dentitionen** (J. Komínek)	47
4.1.	Verzögerung oder Beschleunigung der Dentition	47
4.2.	Verzögerung oder Beschleunigung des Durchbruchs von Zähnen	48
5.	**Komplikationen beim Zahndurchbruch** (J. Komínek)	49
5.1.	Blutungen in den Perikoronarspalt des Zahnkeimes	49
5.2.	Entzündungen der den Zahnfollikel deckenden Weichteile	50
5.3.	Abszedierungen des Zahnkeimfollikels	50
5.4.	Mitbeteiligung von Nachbarzähnen	51
5.5.	Perikoronitis	51
5.6.	Gingivitis eruptiva	52
6.	**Fehlbildungen der Zähne** (W. Künzel)	53
6.1.	Anomalien der Zahnform	53
6.2.	Anomalien der Zahnzahl	55
6.3.	Anomalien der Zahnstellung	58

7.	**Strukturanomalien der Zähne** (W. Künzel)	60
7.1.	Endogen bedingte Strukturfehler	61
7.1.1.	Hypoplasien	61
7.1.2.	Fluoridbedingte Schmelzflecken	63
7.2.	Exogen bedingte Strukturfehler	65
7.2.1.	Entzündlich verursachte Hypoplasien	65
7.2.2.	Traumatische Defekte	66
7.2.3.	Strahlenphysikalische Schäden	67
7.3.	Erbbedingte Strukturfehler	67
7.3.1.	Schmelzbildungsfehler	67
7.3.2.	Dentinbildungsfehler	70
7.3.3.	Dentin- und Schmelzbildungsfehler	71
8.	**Verfärbung der Zähne** (W. Künzel)	72
8.1.	Chlorodontie	73
8.2.	Erythrodontie (Porphyrodontie)	74
8.3.	Tetrazyklin-Xanthodontie	74

II. Teil

Organisierte kinderstomatologische Betreuung

1.	Begriffsbestimmung und Zielorientierung (W. Künzel)	78
2.	**Epidemiologie der Gebißdestruktion**	87
2.1.	Epidemiologische Methoden	87
2.1.1.	Reihenuntersuchungen	88
2.1.1.1.	Arten der Reihenuntersuchung	88
2.1.1.2.	Durchführung und Organisation	89
2.1.1.3.	Befundaufzeichnung	89
2.1.1.4.	Qualifikation des Untersuchenden	91
2.1.2.	Allgemeine Befunderhebung	92
2.1.3.	Karies	92
2.1.3.1.	Klinische Diagnostik	93
2.1.3.2.	Röntgenographische Diagnostik	94
2.1.3.3.	Kariesaktivitäts-Tests	94
2.1.3.4.	Kariesstatistische Terminologie	95
2.1.3.5.	Kariesstatistik und Kariesindizes	96
2.1.4.	Orale Beläge und Niederschläge (Mundhygiene)	99
2.1.4.1.	Klinische Belagformen	99
2.1.4.2.	Plaqueanfärbung	100
2.1.4.3.	Plaque- und Zahnsteinindizes	101
2.1.5.	Periodontale Erkrankungen	104
2.1.5.1.	Terminologie	104
2.1.5.2.	Gingivitis-Indizes	104
2.1.5.3.	Periodontitis-Indizes	106
2.1.6.	Schmelzflecken und Hypoplasien	107
2.2.	Orale Epidemiologie	108
2.2.1.	Karies	109
2.2.1.1.	Milchgebiß	109
2.2.1.2.	Permanentes Gebiß	110
2.2.2.	Gingivitis und Periodontitis	112
2.2.3.	Gebißanomalien	114
3.	**Vorbeugende Bekämpfung der Karies** (W. Künzel)	115
3.1.	Ätiologie und Pathogenese	115
3.2.	Beeinflussung der Schmelzresistenz	118

3.2.1.	Präeruptive Beeinflussung der Zahn- und Schmelzbildung	119
3.2.2.	Posteruptive Beeinflussung des Schmelzes	122
3.3.	Kariesprävention mit Fluoriden	123
3.3.1.	Epidemiologische und klinische Erfahrungen	124
3.3.2.	Fluoridaufnahme und Stoffwechsel	124
3.3.3.	Toxikologie des Fluorids	126
3.3.4.	Mechanismus der Fluoridwirkung	127
3.3.5.	Darreichungs- und Applikationsformen	130
3.3.6.	Fluoridanreicherung des Trinkwassers	131
3.3.6.1.	Dosierung	131
3.3.6.2.	Physiologische Auswirkungen auf das Kauorgan	132
3.3.7.	Tablettenfluoridierung	134
3.3.7.1.	Dosierung	134
3.3.7.2.	Pränatale Fluoridgaben	137
3.3.7.3.	Natriumfluorid-Hochdosistherapie	137
3.3.8.	Salzfluoridierung	137
3.3.9.	Milchfluoridierung	138
3.3.10.	Kombinierte interne Anwendung von Fluoriden	138
3.3.11.	Lokalapplikation von Fluoriden	139
3.3.11.1.	Wirkungsmechanismus	139
3.3.11.2.	Fluorverbindungen	141
3.3.11.3.	Applikationsformen	144
3.3.11.4.	Fluoridhaltige Zahnpasten	145
3.4.	Plaque und Plaquereduktion	146
3.4.1.	Mundhygiene und Gebißpflege	148
3.4.1.1.	Systematik der Zahn- und Mundpflege	149
3.4.1.2.	Hilfsmittel zur Mundreinigung	151
3.4.1.3.	Zahnpasten und Mundwässer	153
3.4.2.	Chemisch-medikamentöse Plaquebekämpfung	153
3.5.	Einschränkung plaquewirksamen Substrats	154
3.5.1.	Kohlenhydrate und Kariesgeschehen	154
3.5.2.	Ernährungslenkung und Zuckerrestriktion	157
3.5.3.	Zuckeraustausch	158
3.5.3.1.	Energiehaltige Süßungsmittel	159
3.5.3.2.	Energiefreie Süßstoffe	159
3.5.3.3.	Zuckerzusatzstoffe	160
3.5.4.	Energiereduzierte Lebens- und Genußmittel	160
3.6.	Ausschaltung kariesfördernder Bedingungen	161
3.7.	Fissurenversiegelung	162
3.8.	Komplikationen präventiver Maßnahmen	162
4.	**Vorbeugende Bekämpfung periodontaler Erkrankungen** (W. KÜNZEL)	164
4.1.	Physiologie und Stabilisierung des marginalen Periodonts	164
4.2.	Auswirkungen oraler Plaque auf die Gingiva	167
4.3.	Ätiologie und Pathogenese	169
4.4.	Präventionskonzept	171
4.4.1.	Mechanische Maßnahmen	172
4.4.2.	Medikamentöse Plaquedepression	172
4.4.3.	Klinisch-therapeutische Maßnahmen	174
5.	**Vorbeugende Bekämpfung der Gebißanomalien** (D. EISMANN)	175
5.1.	Ätiologische Betrachtungen	175
5.1.1.	Flaschenernährung – Brusternährung	175
5.1.2.	Vitamingehalt der Nahrung	176
5.1.3.	Kauwert der Nahrung	177
5.1.4.	Fingerlutschen (Parafunktion)	177
5.1.5.	Mundatmung sowie Hals-, Nasen- und Ohrenkrankheiten	179
5.1.6.	Folgen vorzeitigen Milchzahnverlustes	182

5.1.7.	Folgen frühen Verlustes permanenter Zähne	185
5.2.	Prävention durch Aufklärung und Erziehung	186
6.	**System der kinderstomatologischen Betreuung** (W. KÜNZEL)	**191**
6.1.	Konzeptionelle Anforderungen	191
6.2.	Gesetzliche Grudlagen	192
6.3.	Organisation kollektiver Vorbeugungsmaßnahmen	194
6.3.1.	Fluoridanreicherung des Trinkwassers	196
6.3.1.1.	Planung und Vorbereitung einer TWF	196
6.3.1.2.	Technologie und Dosierung	196
6.3.1.3.	Stomatologische Überwachung der TWF	197
6.3.1.4.	Fluoridergänzung	199
6.3.2.	Tablettenfluoridierung	199
6.3.2.1.	Organisatorische Anforderungen	199
6.3.2.2.	Vor- und Nachteile	200
6.3.3.	Mundhygieneaktionen	201
6.3.3.1.	Organisatorische Anforderungen	202
6.3.3.2.	Hygieneraum	202
6.3.3.3.	Hygienestunde	202
6.3.3.4.	Einschätzung	203
6.3.4.	Lokalapplikation von Fluoriden in Kollektiven	204
6.4.	Früherfassung und Frühbehandlung	206
6.4.1.	Beziehungen zwischen Kariesverbreitung und Dispensaire-Betreuung	206
6.4.2.	Methodische Aspekte der Sanierung	206
6.4.2.1.	Ersterfassung der Kinder	207
6.4.2.2.	Sanierungsschema	207
6.4.2.3.	Organisationsformen der Betreuung	209
6.4.3.	Wirkungsgrad der kinderstomatologischen Sanierungsarbeit	211
6.4.3.1.	Zeitaufwand für Reihenuntersuchungen und Sanierung	211
6.4.3.2.	Effektivität der Reihenuntersuchungen	212
6.4.3.3.	Arbeitszeitbilanzierung	212
6.4.4.	Auswirkungen präventiver Maßnahmen auf das Betreuungssystem	213
6.4.4.1.	Kariesrückgang und Sanierung	214
6.4.4.2.	Intervallsystem der Dispensaire-Betreuung	215
6.5.	Dispensaire-Betreuung von Risikogruppen	217
6.6.	Schwangeren- und Mütterbetreuung	219
6.7.	Gesundheitserziehung	220
6.7.1.	Methodische Hinweise	221
6.7.2.	Vorrangige Schwerpunkte	222

III. Teil

Klinik der Kinderstomatologie

1.	**Psychologische Hinweise für die stomatologische Betreuung des Kindes** (J. KOMÍNEK)	226
1.1.	Die Behandlungsbereitschaft des Kindes beeinflussende Faktoren	226
1.2.	Psychopräventive Möglichkeiten	229
1.3.	Umgang mit schlecht mitarbeitenden Kindern	232
2.	**Die stomatologische Untersuchung des Kindes** (J. KOMÍNEK)	235
2.1.	Gesamtbetrachtung des Patienten und Anamnese	235
2.2.	Extraorale und intraorale Untersuchung	235
2.3.	Röntgenographische Untersuchung	236
2.4.	Ergänzende Untersuchungen	236
3.	**Röntgenologie** (J. KOMÍNEK)	237
3.1.	Umgang mit Kindern bei der Röntgenaufnahme	237

3.2.	Technik der Röntgenaufnahme	237
3.3.	Indikation der Röntgenuntersuchung bei Kindern	240
3.4.	Das normale Röntgenbild	240
3.5.	Entwicklung der Zahnkeime	242
3.6.	Physiologische Wurzelresorption	242
3.7.	Lokalisation der Zahnkeime im Kiefer	243
3.8.	Röntgenstrahlenschutz	243
4.	**Allgemeine Behandlung** (J. KOMÍNEK und W. KÜNZEL)	245
5.	**Prä- und Postmedikation** (M. MÜLLER und J. KOMÍNEK)	247
5.1.	Pharmakologische Anwendungshinweise	248
5.2.	Indikation	252
5.2.1.	Vorbereitung für lang dauernde Eingriffe	252
5.2.2.	Vorbereitung schlecht mitarbeitender Kinder	252
5.2.2.1.	Ängstliche Kinder	253
5.2.2.2.	Kinder mit geistigem Defekt	254
5.2.2.3.	Kinder mit unwillkürlicher Hyperreaktivität	254
6.	**Anästhesie** (J. KOMÍNEK)	255
6.1.	Periphere Schmerzausschaltung	255
6.1.1.	Oberflächenanästhesie	255
6.1.2.	Injektionsanästhesie	256
6.1.2.1.	Lokalanästhesie (Infiltrationsanästhesie)	256
6.1.2.2.	Leitungsanästhesie	257
6.1.3.	Kontraindikationen der Injektionsanästhesie	258
6.1.4.	Komplikationen bei Injektionsanästhesie	259
6.1.5.	Prävention der Anästhesiekomplikationen	261
6.2.	Zentrale Schmerzausschaltung	261
6.3.	Planung der Gebißsanierung in Allgemeinbetäubung	261
7.	**Erkrankungen der Zahnhartsubstanzen** (W. KÜNZEL)	263
7.1.	Erosion des Schmelzes	263
7.2.	Karies der Milchzähne	264
7.3.	Behandlung der Milchzahnkaries	267
7.3.1.	Präparatives Vorgehen	268
7.3.2.	Füllungsmaterialien	272
7.3.3.	Rekonstruktion von Milchmolarenkronen	274
7.3.4.	Versorgung von Oberflächendefekten	276
7.4.	Karies der jugendlichen permanenten Zähne	277
7.4.1.	Klinisches Bild	278
7.4.2.	Hinweise zur Kariesbehandlung	279
7.4.3.	Füllungsmaterialien	281
7.5.	Individuelle Betreuung karieskranker Kinder	283
7.6.	Das temporär kariesgefährdete Kind	284
8.	**Erkrankungen der Pulpa und des apikalen Periodonts der Milchzähne** (W. KÜNZEL)	286
8.1.	Pathologie des Zahnmarkes	287
8.2.	Pathologie des apikalen Periodonts	289
8.3.	Systematik der Befunderhebung	291
8.4.	Klinische Diagnostik	293
8.5.	Indikation und Kontraindikation der Pulpa- und Wurzelbehandlung	295
8.6.	Behandlung des erkrankten Zahnmarkes	301
8.6.1.	Schmerzkontrolle	302
8.6.2.	Vitalerhaltung	302
8.6.3.	Formokresol-Verfahren	305

8.6.4.	Vitalexstirpation	306
8.6.5.	Mortalverfahren	306
8.7.	Behandlung des infizierten Wurzelkanals	308
8.7.1.	Aufbereitung der Wurzelkanäle	309
8.7.2.	Keimbekämpfung	311
8.7.3.	Wurzelfüllung	311
8.8.	Kompromißlösungen	312
9.	**Erkrankungen der Pulpa und des apikalen Periodonts jugendlicher permanenter Zähne** (W. Künzel)	313
9.1.	Physiologie und Pathologie des Zahnmarkes	313
9.1.1.	Diagnostik der Pulpakrankheiten	315
9.1.2.	Hinweise zur Behandlung von Pulpakrankheiten	319
9.2.	Apikale Periodontitis	322
9.2.1.	Befundeinschätzung und Behandlungsindikation	323
9.2.2.	Endodontisches Vorgehen	325
9.2.3.	Endodontisch-chirurgisches Vorgehen	327
10.	**Pathologische Resorptionen der Zähne** (W. Künzel)	329
10.1.	Extradentäre Resorptionen	330
10.2.	Intradentäre Resorptionen	330
11.	**Odontogene Entzündungen der kieferumgebenden Weichteile** (J. Toman)	333
11.1.	Subperiostaler Abszeß	333
11.2.	Submuköser Abszeß	335
11.3.	Palatinaler Abszeß	336
11.4.	Perimaxillärer Abszeß (Abscessus buccae)	337
11.5.	Perimaxilläre Phlegmone (Phlegmona buccae)	338
11.6.	Retromaxillärer Abszeß	339
11.7.	Perimandibulärer Abszeß	341
11.8.	Submandibulärer Abszeß	342
11.9.	Phlegmone des Submandibularbereiches und Mundbodens	343
11.10.	Submentaler Abszeß	344
12.	**Entfernung der Zähne** (J. Komínek)	345
12.1	Extraktionstechnik	346
12.2	Indikation und Kontraindikation der Extraktion	347
12.3.	Wundversorgung und Extraktionskomplikationen	347
13.	**Verpflanzung von Zähnen** (J. Komínek)	350
13.1.	Indikation der Verpflanzung im Kindesalter	350
13.2.	Kontraindikation der Zahnverpflanzung	353
13.3.	Technik der Verpflanzung	353
13.4.	Prognose der Zahnverpflanzung bei Kindern	354
14.	**Erkrankungen des marginalen Periodonts und der Mundschleimhaut** (W. Künzel und J. Komínek)	355
14.1.	Periodontale Erkrankungen	355
14.1.1.	Gingivitiden	356
14.1.1.1.	Gingivitis simplex (Plaque-assoziierte Gingivitis, akute und chronische Gingivitis, Schmutzgingivitis)	357
14.1.1.2.	Gingivitis ulcerosa (ANUG)	358
14.1.1.3.	Gingivitis hyperplastica	358
14.1.1.4.	Gingivitis desquamativa (Gingivosis)	360
14.1.2.	Periodontitis marginalis (Paradontitis marginalis chronica progressiva, Paradontopathia inflammata profunda, entzündliche Paradontolyse)	361
14.1.3.	Atrophia periodontalis (Rezession, Atrophia alveolaris praecox, involutive Gingiva- oder Periodontalatrophie, Gingivaretraktion)	365

14.1.4.	Behandlung periodontaler Erkrankungen	366
14.1.4.1.	Hygienisierung der Mundhöhle	366
14.1.4.2.	Lokal-medikamentöse und funktionelle Maßnahmen	367
14.1.4.3.	Periodontal-chirurgische Maßnahmen	368
14.2.	Stomatitiden	368
14.2.1.	Akute Stomatitiden	369
14.2.2.	Chronische Stomatitis	370
14.2.3.	Grundsätze der Stomatitisbehandlung	371
14.3.	Glossitiden	371
14.3.1.	Glossitiden mit Hypertrophien der filiformen Papillen	372
14.3.2.	Glossitiden mit Atrophien der filiformen Papillen	373
15.	**Pathologie und Klinik der Gebißanomalien** (D. Eismann)	375
15.1.	Systematische Erfassung von abwegigen Entwicklungen und Gebißanomalien	375
15.2.	Bedeutung der Normvorstellung	375
15.3.	Diagnostische Möglichkeiten bei abwegigen Entwicklungen und Gebißanomalien	376
15.4.	Formen der Zahnstellungs- und Gebißanomalien	386
15.4.1.	Säuglings- und Milchgebiß	386
15.4.2.	Wechselgebißperiode und permanentes Gebiß	391
16.	**Kieferorthopädische Betreuung im Rahmen der Kinderstomatologie** (D. Eismann)	405
16.1.	Behandlung von Lutschanomalien	406
16.2.	Beschleifen von Zwangsführungen	411
16.3.	Myotherapie	413
16.4.	Abgewöhnen der Mundatmung	415
16.5.	Überwachung und Steuerung des Zahnwechsels	416
16.6.	Behandlung von sagittalen Fehlverzahnungen und unterem Frontzahnvorbiß mit Schneidekantenbißmöglichkeit	422
16.7.	Frenulotomie zur Behandlung des Diastema mediale	426
16.8.	Kieferorthopädische Aspekte bei der Extraktion nicht erhaltungswürdiger permanenter Zähne	427
16.9.	Steuerung des Zahndurchbruchs mit Hilfe von Extraktionen	429
17.	**Chirurgisch-kieferorthopädische Behandlung von Zahnstellungs- und Kieferanomalien** (J. Toman)	432
17.1.	Kieferorthopädische Indikation von Zahnextraktionen	432
17.2.	Chirurgische Schwächung des alveolären Knochens	435
17.2.1.	Osteotomie des Alveolarfortsatzes nach Bichlmayr	435
17.2.2.	Kortikotomie nach Köle	436
17.2.3.	Alveolotomie nach Kufner und Dal Pont	436
18.	**Traumatologie** (W. Künzel, J. Toman und D. Eismann)	437
18.1.	Unfallverletzungen permanenter Zähne	437
18.1.1.	Symptomatologie	440
18.1.2.	Prognose und Indikation	440
18.1.2.1.	Reaktionen des Pulpa- und Periapikalgewebes	441
18.1.2.2.	Kieferorthopädische Aspekte	443
18.1.3.	Endodontische Behandlung	445
18.2.	Unfallverletzungen im Milchgebiß	447
18.2.1.	Spätfolgen nach Milchzahntrauma	448
18.2.2.	Untersuchung, Indikation und Behandlung	449
18.3.	Frakturen der Kiefer	450
18.3.1.	Frakturen des Alveolarfortsatzes	450
18.3.2.	Frakturen des Unterkiefers	451
18.3.3.	Frakturen des Oberkiefers	453
18.3.4.	Schußverletzungen der Kiefer	454
18.3.5.	Verletzungen der Weichteile	455
18.4.	Erste Hilfe bei Kiefer- und Gesichtsverletzten	461

18.5.	Hinweise zur Versorgung Kiefer- und Gesichtsverletzter	463
18.6.	Betreuung von Kindern mit Kieferfrakturen	463
19.	**Prothetische Maßnahmen (J. Komínek)**	**465**
19.1.	Rekonstruktion permanenter Zähne	465
19.1.1.	Kronenrekonstruktion an vitalen Zähnen	467
19.1.2.	Kronenrekonstruktion an avitalen Zähnen	470
19.2.	Ersatz fehlender Zähne	471
19.2.1.	Ersatz von Milchzähnen	472
19.2.2.	Ersatz permanenter Zähne	473

IV. Teil

Spezielle Probleme der Kinderstomatologie

1.	**Entzündungen im Kiefer- und Gesichtsbereich (J. Toman)**	**476**
1.1.	Entzündungen der Lippen und der Zunge	476
1.1.1.	Cheilitis	476
1.1.2.	Glossitis	477
1.1.2.1.	Entzündungen im beweglichen Teil der Zunge	478
1.1.2.2.	Entzündungen des Zungengrundes	478
1.2.	Spezifische Entzündungen	480
1.2.1.	Aktinomykose	480
1.2.2.	Tuberkulose	481
1.2.2.1.	Tuberculosis ulcerosa	483
1.2.2.2.	Tuberkulose der Gesichtsknochen	483
1.2.3.	Syphilis	484
1.3.	Entzündungen der Lymphknoten	485
1.3.1.	Anatomie	485
1.3.2.	Unspezifische Entzündungen	486
1.3.2.1.	Akute Formen	486
1.3.2.2.	Chronische Formen	488
1.3.3.	Spezifische Entzündungen	489
1.4.	Kieferosteomyelitis	491
1.4.1.	Säuglingsosteomyelitis	491
1.4.2.	Kieferosteomyelitis im Kindesalter	494
1.4.3.	Spätfolgen nach Kieferosteomyelitiden	497
1.5.	Entzündungen der Kieferhöhlen	501
2.	**Erkrankungen der Speicheldrüsen (J. Toman)**	**503**
2.1.	Entzündliche Erkrankungen	503
2.1.1.	Speichelgangentzündung (Sialodochitis)	503
2.1.2.	Speicheldrüsenentzündung (Sialoadenitis acuta et chronica)	503
2.1.2.1.	Akut-eitrige Entzündung der Ohrspeicheldrüse (Parotitis acuta purulenta)	503
2.1.2.2.	Akute Virusentzündung der Ohrspeicheldrüse (Parotitis epidemica)	504
2.2.	Speichelsteine (Sialolithiasis)	507
2.3.	Pseudotumoren (Sialoadenosen)	507
2.4.	Speichelfisteln	507
2.5.	Zysten der Ohrspeicheldrüse	508
2.6.	Geschwülste	509
3.	**Entwicklungsstörungen und Erkrankungen des Kiefergelenks (J. Toman)**	**510**
3.1.	Entzündungen des Kiefergelenks	511
3.1.1.	Arthritis temporomandibularis acuta (Synovitis acuta serosa)	511
3.1.2.	Arthritis temporomandibularis acuta purulenta	511
3.1.3.	Arthritis temporomandibularis chronica	512
3.2.	Osteoarthrosis traumatica chronica	512
3.3.	Osteoarthrosis deformans juvenilis	512

3.4.	Luxation und Subluxation des Unterkiefers	513
3.5.	Ankylose	513
3.6.	Kontrakturen der Kiefer	514
4.	**Noma** (J. Toman)	516
5.	**Zysten** (J. Toman)	518
5.1.	Radikuläre Zysten	518
5.2.	Follikuläre Zysten (odontogene Zysten)	521
5.3.	Periodontale Zysten	523
5.4.	Traumatische Zysten (essentielle Knochenzysten)	523
5.5.	Nichtodontogene Zysten	524
5.5.1.	Zysten des Ductus nasopalatinus	524
5.5.2.	Globulo-maxilläre Zysten (laterale intraosseale Zysten, Fissurenzysten)	525
5.5.3.	Naso-labiale Alveolarzysten (laterale extraosseale Zysten)	525
5.6.	Retentionszysten	526
5.6.1.	Ranula	526
5.6.2.	Retentionszysten der kleinen Speicheldrüsen	527
5.7.	Kongenitale Schleimzysten des Mundbodens	528
5.8.	Dermoidzysten	529
5.9.	Epidermoidzysten	531
5.10.	Zysten des Ductus thyreoglossus (Cystis colli mediana congenita)	531
5.11.	Hygroma colli cysticum (angeborene seröse Halszyste)	531
5.12.	Branchiogene Zyste (laterale Halszyste, Cystis colli lateralis congenita)	533
6.	**Geschwülste und geschwulstartige Bildungen im Kiefer- und Gesichtsbereich** (J. Toman)	534
6.1.	Allgemeine Anmerkungen	534
6.1.1.	Klinische Diagnostik	534
6.1.2.	Röntgenographische Untersuchung	535
6.1 3.	Diagnostische Exzision	535
6.1.4.	Onkologische Prävention	536
6.2.	Gutartige mesenchymale Geschwülste	536
6.2.1.	Echte und unechte Fibrome	537
6.2.1.1.	Fibrome der Weichteile	537
6.2.1.2.	Intraosseale Fibrome (zentrale)	538
6.2.1.3.	Epulis fibromatosa	538
6.2.1.4.	Fibromatosis gingivae	538
6.2.1.5.	Symmetrische Fibrome	539
6.2.2.	Myxom	539
6.2.3.	Lipom	539
6.2.4.	Chondrom	540
6.2.5.	Osteom	540
6.2.6.	Osteoides Osteom	542
6.2.7.	Osteoklastom	542
6.2.8.	Hämangiome	543
6.2.8.1.	Naevus flammeus, vinosus, coeruleus (planus)	543
6.2.8.2.	Haemangioma simplex capillare	544
6.2.8.3.	Haemangioma cavernosum	544
6.2.8.4.	Sekundäre Veränderungen und Komplikationen der Hämangiome	545
6.2.9.	Lymphangiome	546
6.2.9.1.	Lymphangioma simplex	546
6.2.9.2.	Lymphangioma cavernosum	546
6.2.9.3.	Lymphangioma cysticum, Hygroma colli cysticum (kongenitale seröse Halszyste)	548
6.2.10.	Myom	548
6.3.	Bösartige mesenchymale Geschwülste	548

6.3.1.	Sarkome der Weichteile	549
6.3.1.1.	Fibrosarkom	550
6.3.1.2.	Rhabdomyosarkom (malignes Rhabdomyom)	550
6.3.2.	Sarkome der Kieferknochen	551
6.3.2.1.	Periostales Sarkom	551
6.3.2.2.	Osteogenes Sarkom	551
6.3.2.3.	Odontogenes Fibrosarkom	551
6.3.3.	Maligne Lymphome (Sarkome der lymphoretikulären Gewebe)	552
6.3.3.1.	Zentrozytisches malignes Lymphom (Lymphosarkom)	552
6.3.3.2.	Histiozytäres malignes Lymphom (Retikulosarkom)	553
6.3.3.3.	Ewing-Sarkom (Hämangioendotheliom)	554
6.3.4.	Geschwülste der Blutbildungsorgane	554
6.3.4.1.	Chronische myeloische Leukämie (Myelose)	554
6.3.4.2.	Akute myeloische Leukämie (akutes Myeloblastom)	554
6.3.4.3.	Chlorom (myeloische Chloroleukämie)	555
6.4.	Gutartige epitheliale Geschwülste	555
6.4.1.	Papillom	555
6.4.2.	Verruka (Warze)	556
6.4.3.	Geschwülste der Speicheldrüsen	556
6.5.	Odontogene Geschwülste	556
6.5.1.	Ameloblastom (Adamantinom, multilokuläres Kystom, Adamantoblastom)	556
6.5.2.	Ameloblastisches Fibrom (Weiches Odontom)	558
6.5.3.	Odontoameloblastom (Odontoblastom)	558
6.5.4.	Komplexes und zusammengesetztes Odontom (Hartes Odontom)	559
6.6.	Bösartige epitheliale Geschwülste	560
6.7.	Geschwülste des peripheren Nervensystems	560
6.7.1.	Neurofibromatosis generalisata (Recklinghausen)	560
6.7.2.	Infantile progressive hypertrophische Neuritis (Dejerine-Sottas)	561
6.7.3.	Paragangliom	561
6.8.	Melanome	562
6.8.1.	Pigmentnaevus (Muttermal)	562
6.8.2.	Kongenitale Pigmentgeschwülste (benignes Melanom, Choristom, melanotischer Mischtumor)	562
6.9.	Epuliden	563
6.9.1.	Epulis gigantocellularis (Riesenzellenepulis, peripheres Riesenzellgranulom)	563
6.9.2.	Epulis granulomatosa	563
6.9.3.	Epulis congenita	564
6.10.	Differentialdiagnose zwischen Geschwülsten und Knochenerkrankungen	564
6.10.1.	Fibröse Osteodysplasie (Osteofibrose deformans juvenilis, Ostitis fibrosa localisata)	564
6.10.2.	Fibröse Osteodystrophie (Ostitis fibrosa cystica generalisata Recklinghausen)	566
6.10.3.	Marmorknochenkrankheit (Morbus Albers-Schönberg, Osteosclerosis fragilis generalisata, Osteopetrosis)	566
6.10.4.	Eosinophiles Granulom	567
6.11.	Strahlentherapie	568
7.	**Spalten im orofazialen System** (J. Toman)	569
7.1.	Lippen-, Kiefer- und Gaumenspalten	569
7.2.	Gesichtsspalten	571
8.	**Anomalien der Zunge** (J. Toman)	572
8.1.	Zungenspalte	572
8.2.	Ankyloglossie	572
8.3.	Angeborene Makroglossie	573
8.4.	Lingua plicata	573

9.	Allergien (J. KOMÍNEK)	574
9.1.	Symptome einer anaphylaktischen Reaktion während stomatologischer Behandlung	574
9.2.	Allergiesymptome in der Mundhöhle	575
9.3.	Behandlung allergischer Kinder	576
10.	Symptomatologie allgemeiner Erkrankungen im Mundbereich (J. KOMÍNEK)	578
10.1.	Endokrine Störungen	578
10.1.1.	Hypophyse	579
10.1.2.	Schilddrüse	579
10.1.3.	Nebenschilddrüsen	581
10.1.4.	Keimdrüse	581
10.1.5.	Nebennieren	582
10.1.6.	Pankreas	582
10.2.	Degenerationskrankheiten	583
10.2.1.	Ektodermal-Syndrom (Ectodermale Dysplasie)	583
10.2.2.	Langdon-Down-Syndrom (Trisomie 21)	584
10.3.	Vitaminmangelkrankheiten	586
10.3.1.	Fettlösliche Vitamine	586
10.3.1.1.	Vitamin A – Axerophthol	586
10.3.1.2.	Vitamin D – Antirachitisvitamin	587
10.3.1.3.	Vitamin K	587
10.3.2.	Wasserlösliche Vitamine	587
10.3.2.1.	Vitamin-B-Komplex	588
10.3.2.2.	Vitamin B_1 – Aneurin, Thiamin	588
10.3.2.3.	Vitamin B_2 – Riboflavin	588
10.3.2.4.	Nikotinsäureamid-PP-Faktor (Pellagraschutzstoff), Niacin	589
10.3.2.5.	Vitamin B_{12} und Folsäure	589
10.3.2.6.	Vitamin C – Askorbinsäure	589
10.4.	Infektionskrankheiten	590
10.4.1.	Infektionskrankheiten mit vorwiegend stomatologischer Symptomatik	591
10.4.1.1.	Stomatitis herpetica	591
10.4.1.2.	Herpes simplex (Hitzebläschen)	592
10.4.1.3.	Stomatitis aphthosa recurrens (rezidivierende habituelle Aphthen)	593
10.4.1.4.	Stomatitis epidemica (Maul- und Klauenseuche)	594
10.4.1.5.	Zoster (Gürtelrose)	595
10.4.1.6.	Herpangina	595
10.4.1.7.	Stomatitis soorica (Moniliasis, Candidosis)	595
10.4.2.	Allgemeinerkrankungen mit Mundhöhlenbefunden	596
10.4.2.1.	Scharlach (Scarlatina)	596
10.4.2.2.	Masern (Morbilli)	596
10.4.2.3.	Röteln (Rubeola)	597
10.4.2.4.	Windpocken (Varicella)	597
10.4.2.5.	Vakzineübertragung in die Mundhöhle	597
10.4.2.6.	Diphtherie	598
10.4.2.7.	Keuchhusten (Pertussis)	598
10.4.2.8.	Infektiöse Mononukleose (Pfeiffersches Drüsenfieber)	598
10.5.	Blutkrankheiten	599
10.5.1.	Anämien	599
10.5.2.	Verminderung und Vermehrung der Leukozyten	600
10.5.2.1.	Agranulozytose	600
10.5.2.2.	Leukämie (Hämoblastosen)	601
10.5.3.	Blutungsübel	602
10.5.3.1.	Hämophilie	603
10.5.3.2.	Thrombozytopenie	603
10.5.3.3.	Vaskulopathien	604

10.6.	Erkrankungen des Knochenskeletts	604
10.6.1.	Chondrodystrophia foetalis (Achondroplasie)	605
10.6.2.	Dysostosis cleidocranialis	605
10.6.3.	Osteogenesis imperfecta	606
10.6.4.	Gargoylismus (Dysostosis multiplex)	606
10.7.	Hautkrankheiten	607

Literaturverzeichnis 609

Sachwortverzeichnis 631

I. Teil

Allgemeine Grundlagen

1. Die somatische und psychische Entwicklung des Kindes

Die im kindlichen Organismus ablaufenden physiologischen Veränderungen werden terminologisch als „Wachstum" und „Entwicklung" unterschieden. Während man unter dem erstgenannten Begriff im wesentlichen eine quantitative Zunahme versteht, findet der zweite vornehmlich für die Reifungs- und Differenzierungsvorgänge der Gewebe und Organe Anwendung, umfaßt also qualitative Veränderungen, die sich im Erreichen eines höheren Stadiums äußern. Zwischen beiden Vorgängen besteht eine ständige Wechselwirkung; allmählich vollzieht sich so die Wandlung des kindlichen Organismus zum erwachsenen.

Für die spätere Beschaffenheit des Individuums hat ohne Zweifel die pränatale Lebensperiode entscheidende Bedeutung. Zusammen mit hereditären Einflüssen ist das intrauterine Milieu in hohem Maße mitbestimmend bei der Anlage und Formierung aller Körpergewebe und -organe. Die stürmischste Wachstums- und Differenzierungsperiode läuft in den ersten drei Monaten des fetalen Lebens ab, an dessen Ende der Keim bereits menschenähnliches Aussehen aufweist. In dieser Zeit wird auch schon das Geschlecht bestimmt. Für die nächsten drei Monate sind dann Skelettentwicklung und lineares Wachstum typisch. Im letzten Trimester hingegen nehmen hauptsächlich die Weichgewebe an Umfang zu.

Der menschliche Körper wächst ununterbrochen, von der Fusion der Keimzelle bis etwa zum 18. oder 20. Lebensjahr. Die Gewebe- und Organdifferenzierung ermöglicht Veränderungen der Körperproportionen, die sich im Laufe des kindlichen Lebens ständig wandeln. So wächst beispielsweise der Kopf weniger schnell als andere Teile des Körpers. Zur Zeit der Geburt beträgt sein Anteil ein Viertel, im Erwachsenenalter

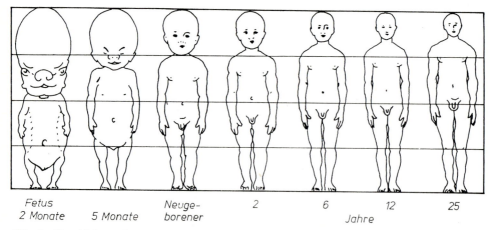

Abb. 1 Verschiebung der Körperproportionen von der Fetalzeit bis zum Erwachsenenalter

ein Achtel der Körperlänge. Die Gliedmaßen sind bei der Geburt kürzer als der Körper, später nehmen sie jedoch schnell an Länge zu. Das untere Körpersegment wächst als Ganzes im Verlauf der Reifung schneller als das obere (Abb. 1).
Einen charakteristischen Entwicklungsprozeß durchlaufen drei Organsysteme: das Nerven-, Lymph- und Genitalsystem. Das Gehirn wächst im Verlauf der ersten beiden Lebensjahre sehr schnell und gleicht in seiner Größe nach sechs Jahren bereits dem des Erwachsenen. Das lymphatische System absolviert in der ersten Dekade eine sehr stürmische Entwicklung, während in der zweiten dann die allmähliche Involution einsetzt. Im Gegensatz dazu verharren die Geschlechtsorgane in den ersten zehn Jahren in einem verhältnismäßigen Ruhestand, während sie sich in den darauffolgenden auffällig quantitativ und qualitativ verändern.
Ganz allgemein gilt, daß sich der menschliche Organismus nicht völlig gleichmäßig und kontinuierlich entwickelt, sondern in bestimmten Etappen. Perioden des intensiven Wachstums wechseln sich mit relativen Ruhezuständen ab. Dabei ist die Wachstumsintensität besonders in drei Phasen gesteigert: in den ersten drei Monaten des intrauterinen Lebens, im ersten Lebensjahr und während der Pubertät.
Parallel zur somatischen Entwicklung vollzieht sich die neuropsychische gleichfalls nicht völlig linear. So, wie es Perioden eines schnelleren und langsameren Wachstums gibt, finden sich analog auch Schwankungen in der psychischen Entwicklung. Deren Kompliziertheit bedingt, daß die Charakterisierung einzelner Phasen und ihrer qualitativen Unterschiede schwierig ist.
Als Kindesalter bezeichnet man die Zeitspanne von der Geburt bis zum 15. Lebensjahr. Dieser Periode muß man die pränatale und das Jugendalter (15 bis 18 Jahre) organisch anfügen. Die einzelnen Phasen innerhalb dieses Zeitraums werden charakterisiert durch eine unterschiedliche Reaktivität des ZNS, durch anatomische und physiologische Besonderheiten sowie durch das gehäufte Auftreten bestimmter Krankheiten, überwiegend auf der Grundlage immunologischer Veränderungen des Organismus. Das Leben des wachsenden und reifenden Individuums gliedert sich in folgende Perioden:

1.1. Intrauterine Periode

Sie beginnt mit der Befruchtung und endet mit der Geburt, wobei man in der pränatalen Periode des Kindes zwei Phasen unterscheidet: die embryonale (0 bis 3 Monate) sowie die fetale (4 bis 10 Monate). In der embryonalen Phase kommt es nach der Befruchtung zunächst zur Nidation der Eizelle und Differenzierung der einzelnen Organe. Die fetale Phase beginnt mit der Plazentaentwicklung und wird gekennzeichnet durch eine mächtige Entwicklung des gesamten Organismus, der etwa am Ende der 40. Woche schließlich auch unter äußeren Umweltbedingungen lebensfähig ist.
Bereits bei der Befruchtung der Eizelle manifestiert sich die Erbgrundlage des Individuums, der Genotypus, der durch peristatische Einflüsse zum Phänotyp formiert wird.

1.2. Neonatale Periode

Sie beginnt mit dem Geburtsvorgang und endet mit der Durchtrennung der Nabelschnur; der Fetus geht vom parasitären zum eigenständigen Leben über. In dieser Phase sind verschiedenartige Geburtstraumen möglich (Anoxie, Asphyxie, intrakranielle Blutungen und Verletzungen anderer Organe).

1.3. Neugeborenenperiode

Darunter versteht man den Zeitraum von der Unterbrechung der diaplazentaren Versorgung bis etwa zum Ende des ersten Lebensmonats. Das Neugeborene beginnt, sich den neuen Lebensbedingungen anzupassen: es beginnt zu atmen, seine Körpertemperatur zu regulieren, Nahrung aufzunehmen und zu verarbeiten, kommt jetzt aber auch mit einer umfangreichen Mikroflora in Kontakt. Sein ZNS ist anatomisch und funktionell unfertig, die Tätigkeit der Hirnrinde hat noch nicht eingesetzt. Lediglich die tiefergelegenen Anteile des ZNS vermitteln eine Reihe unbedingter Reflexe (Greif-, Saug-, Schluck-, Ausscheidungs- und Abwehrreflex).

1.4. Säuglingszeit

Dazu rechnet die Zeit vom ersten Monat bis zum Ende des ersten Jahres, auch wenn die Zeitspanne der Brusternährung heute in der Regel weitaus kürzer ist (3 bis 6 Monate). Infolge seines raschen Wachstums hat der Säugling bereits einen hohen Energiebedarf. Sein Nervensystem entwickelt sich und die Hirnrinde nimmt in immer stärkerem Maße ihre Tätigkeit auf. Bald ist das Kind fähig, erste bedingte Reflexe zu entwickeln, die Sinnesorgane fangen an zu arbeiten und der Bewegungstrieb entwickelt sich. Im sechsten Monat kann der gesunde Säugling sitzen, im zehnten setzt er sich selbständig auf und beginnt zu stehen. Etwa im 12. Monat lernt er Laufen. Die ersten Milchzähne brechen in der Regel bereits im sechsten Monat durch.

1.5. Kleinkindalter

Diese Periode dauert vom ersten bis zum Abschluß des dritten Lebensjahres. Das Körperwachstum schreitet weiter voran, aber mit geringerer Intensität als in der vorangegangenen Säuglingszeit. Die große Fontanelle schließt sich, und der Durchbruch des Milchgebisses kommt zum Abschluß. Sowohl die motorischen und psychischen Funktionen als auch die Sprachentwicklung werden vervollkommnet, vielfältige Fähigkeiten und Fertigkeiten entfalten sich, so die Sinneswahrnehmung, das Orientierungsvermögen sowie das Erkennen von Personen und Gegenständen. Das Kleinkind wird mit seiner Umwelt vertraut und erwirbt kulturhygienische Gewohnheiten: die Erhaltung der Körperreinheit, selbständiges Ankleiden, Essen usw. Gleichzeitig besteht natürlich auch die Gefahr der Herausbildung schlechter Gewohnheiten, denn Umweltfaktoren, insbesondere das Vorbild Erwachsener, gewinnen zunehmend Einfluß.

1.6. Vorschulalter

Es umfaßt die Zeitspanne vom vierten bis zum sechsten Lebensjahr. Das Kind läßt in diesem Alter besonders deutliche Fortschritte in seiner somatischen und psychischen Entwicklung erkennen. Sein Skelett festigt sich, die Muskulatur nimmt an Umfang und Kraft zu, die Bewegungen werden geschickter. Seine geistige und psychische Weiterentwicklung dokumentiert sich in den sich herausbildenden Beziehungen zum Kollektiv, in zunehmendem Erkenntnisdrang und charakterlichen Qualitäten.

1.7. Schulalter

Es endet mit dem 15. Lebensjahr, wobei man unterscheidet zwischen dem jüngeren (6 bis 12 Jahre) und dem älteren Schulkind (12 bis 15 Jahre). Während dieser Periode entwickeln sich Knochenbau, Muskulatur und Körperkraft weiter, die Koordination der Bewegungen verändert sich, das Leistungsvermögen des Herzens und der Lungen steigen und das ZNS wird vervollkommnet. Schrittweise erfolgt der Durchbruch des permanenten Gebisses.

Bei den Mädchen um das 11. und 12. Lebensjahr, bei den Knaben ein Jahr später, setzt die Phase der Geschlechtsreifung – die Pubertät – ein. Der Zeitpunkt ihres Beginns unterliegt individuellen Schwankungen. Eingeleitet wird die Pubertät durch eine Akzeleration des Körperwachstums. Häufig kommt es dadurch zu einer vorübergehenden Disproportionalität, die sich später wieder ausgleicht. Die Herausbildung der sekundären Geschlechtsmerkmale sowie die Reifung der Geschlechtsorgane kennzeichnen das Stadium der Pubertät. Charakteristisch für die geistig-psychische Entwicklung sind beginnendes abstraktes Denken, zunehmende Kritikfähigkeit und Entfaltung spezieller Interessen. Das Kind versucht, sich vom Einfluß der Eltern und Erzieher zu lösen, was mit negativen, revoltierenden Erscheinungen verbunden sein kann. Stimmungsschwankungen, manchmal auch erhöhte Ermüdbarkeit fallen auf, Veränderungen, welche auf die jetzt intensivere hormonelle Tätigkeit zurückzuführen sind.

1.8. Jugendalter

Als Jugendliche gelten die 15- bis 18jährigen. Zum Abschluß kommendes körperliches Wachstum und Reifung charakterisieren dieses Alter, in dem der Mensch seine körperliche Gewandtheit und volle Leistungsfähigkeit erreicht, ebenso seine Reaktionsschnelligkeit. Denkfähigkeit und Aufnahmevermögen sind jetzt gleichfalls voll entwickelt. Emotionell beginnt sich der Jugendliche zu stabilisieren, doch kann es noch verhältnismäßig häufig zu Ausschlägen kommen.

2. Entwicklung der Zähne

Die Odontogenese vollzieht sich vom 34. Tag des intrauterinen Lebens bis zum Abschluß der posteruptiven Schmelzreifung. In beiden Dentitionen bestehen Unterschiede zwischen den, durch den Eruptionsvorgang voneinander abgrenzbaren, intraalveolären (präeruptiven) und extraalveolären (posteruptiven) Entwicklungs- und Reifungsphasen. Ersteren kommt im allgemeinen größere Bedeutung zu, letztere hingegen sind für die chemische und physikalische Beschaffenheit des Zahns von Wichtigkeit.

2.1. Histogenese und Formbildung

Die Anlage der Milchzahnkeime erfolgt unmittelbar nach der Entwicklung der primitiven Mundhöhle (Stomodeum) bei der Scheitel-Steiß-Länge (SSL) von 10 bis 14 mm, nachdem sich im tieferliegenden Mesenchym eine dem späteren Zahnbogen entsprechende, aus der Basalschicht des Mundepithels ihren Ursprung nehmende Epithelleiste herausgebildet hat. 40 bis 44 Tage nach der Ovulation (16 mm SSL) entstehen daran vestibulärwärts 10 kolbenförmige Auftreibungen, als Vorstadium der späteren Schmelzorgane für die Milchzähne. Schon in diesem Initialstadium ist der in allen späteren Phasen wiederkehrende Entwicklungsverlauf des Unterkiefers offensichtlich. In der 12. Woche des intrauterinen Lebens setzen sich die Milchzahnkeime von der Zahnleiste ab, die in der 14. (zur Anlage der Ersatzzahnkeime) oralwärts in die Tiefe vordringt, und ebenso – unter Kontinuitätsverlust – zum Mundepithel (zur Anlage der Zuwachszähne) nach dorsalwärts. Während die meisten Zahnkeime nahezu gleichzeitig angelegt werden, verläuft die weitere Differenzierung, Mineralisation und Reifung in unterschiedlichem Entwicklungstempo.
An der Herausbildung des einzelnen Zahnes sind das Schmelzorgan, die Zahnpapille und das Zahnsäckchen beteiligt. Vom Epithel wird einerseits die Umrißform des Zahnes präformiert, andererseits ein formativer und induktiver Reiz auf das Mesenchym ausgeübt. Den späteren Wachstumsprozessen liegen dann Selbstdifferenzierungen zugrunde, die erst nach der Eruption des Zahnes ihren Abschluß finden. Die Hartsubstanzbildung beginnt im Bereich der Höckerspitzen, nach Ausdifferenzierung der Epithelknoten zum Glockenstadium (Abb. 2) sowie entsprechenden Proliferationsvorgängen an der epithelialen und mesenchymalen Nahtstelle. Die Induktion der Odontoblastentätigkeit durch die Ameloblasten (Abb. 3) ist dabei Voraussetzung der ersten Formierung des Prädentins, und diese wiederum der Schmelzbildung. Erstere erfolgt in zentripetaler, letztere in zentrifugaler Richtung.
Zu Beginn der Dentinbildung imponiert zunächst eine Vermehrung der argyrophilen Fibrillen, die in eine amorphe Grundsubstanz eingebettet sind und die Verbindung zur Membrana praeformativa sowie zu den Pulpafibrillen herstellen. Zwar ist die Funk-

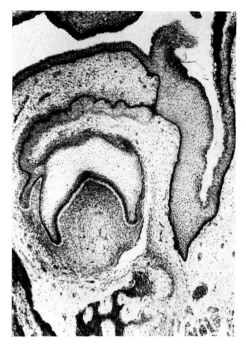 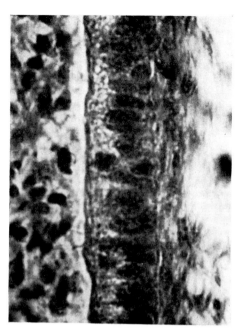

Abb. 2 Anlage eines unteren Milchschneidezahnes (Glockenstadium) und Herausbildung der lateralen Zahnleiste

Abb. 3 Formierte Ameloblasten (200fach, vor Beginn der Schmelzbildung mit deutlich ausgeprägtem Schlußleistennetz, HE-Färbung)

tion der Odontoblasten im Detail noch nicht geklärt, doch weiß man, daß sie für die Bildung der Grundsubstanz und deren anschließende Verkalkung unerläßlich sind. Zunächst werden in den Fibrillen Kalksalze in Form von Kristallen angelagert, die später zu einer homogen erscheinenden Hartsubstanz verschmelzen. Die Anzahl der Odontoblasten nimmt während der Bildungsperiode des Dentins ständig durch Differenzierungen zu.

Im Gegensatz dazu erfolgt die gesamte Schmelzbildung von den zu Beginn angelegten Ameloblasten aus, ihre Schädigung kann also irreversible Folgen nach sich ziehen. Gleichfalls an der Höckerspitze beginnend, schreitet die Schmelzbildung zur Außenkontur hin wie auch zervikalwärts fort. Über die Vorgänge im einzelnen besteht bislang keine volle Übereinstimmung. Erwiesen ist jedoch die Zuständigkeit eines jeden Ameloblasten für ein bestimmtes Schmelzprisma, dessen gesamter Verlauf sich im fertiggebildeten Schmelz nachweisen läßt. Die Kalkablagerung erfolgt in die organische Schmelzmatrix, die bereits einen gewissen Reifungsprozeß durchlaufen hat, und dann etwa 35% anorganische Substanz in nichtkristallinem Zustand enthält. So ist der Schmelz des Neugeborenen in feuchtem Zustand noch schneidbar und durchscheinend, in trockenem hingegen porös, bröckelig, kreideartig und von Spalten durchzogen. Mit der Reifung der Matrix nehmen bei weiterer Zufuhr von Mineralsalzen Wasser und organische Substanz qualitativ ab, so daß der ausgereifte Schmelz schließlich einen Anteil von 96% anorganischer Substanz aufweist. Während dieser quantitativen Veränderung vollzieht sich auch eine qualitative; die *primäre* und *sekundäre Reifung*. Kennzeichnend dafür sind zunächst die Auskristallisation des Kalkes, die Orientierung der Kristallite sowie die weitere Einlagerung anorganischer Substanzen in das noch poröse Kristallgerüst und das weitere Wachsen der Kristallite. Diese Vorgänge kann man sowohl polarisationsoptisch als auch sublichtmikroskopisch nachweisen. Außerdem lösen sie charakteristische chemische Veränderungen aus, beispielsweise in der Aminosäuren-Zusammensetzung. Nach dem Zahndurchbruch erfolgt über den Speichel weiterer Ioneneinbau in die äußeren Schmelzschichten *(posteruptive Schmelzreifung)*. Im Hinblick auf die anzustrebende Stärkung der Widerstandsfähigkeit des Zahnes ist das von unmittelbarem klinischen Interesse. Während die Schmelzpulpa im koronalen Bereich der Zähne als unerläßliche Voraussetzung für die Entwicklung gilt, läuft die Wurzelformierung ohne sie ab. Durch verstärkte Proliferation an der Umschlagfalte vom inneren zum äußeren Schmelzepithel kommt es zum Tiefenwachstum des die Wurzel präformierenden Epithels, das dann zur Dentinbildung anregt. Nach dessen Ablagerung setzen Auflockerung, Abhebung und Resorption des als Hertwigsche Scheide bezeichneten Epithelschlauches ein, es erfolgen Differenzierungen im angrenzenden Mesenchym und schließlich Entwicklung des Periodonts. Zwar ist dieses – über den von den Zementoblasten aufgelagerten Zement – mit dem Zahn verbunden, doch stellt es eine selbständige genetische, funktionelle und trophische Einheit dar.

Bereits die Anlage der organischen Matrix sowie die Funktionstüchtigkeit der die Hartsubstanzen bildenden Zellen bestimmen die Qualität der Mikro- und Makrostruktur des ausgereiften Zahnes. Direkten Einfluß auf die Tätigkeit der Ameloblasten hat Vitamin A, auf die Odontoblasten hingegen Vitamin C. Während bislang die Auffassung vorherrschte, die Zahnform sei ausschließlich genetisch fixiert, lassen neuere epidemiologische Beobachtungen und tierexperimentelle Studien auf eine mögliche Abhängigkeit der Größe und äußeren Konfiguration von nutritiven Faktoren schließen. Erwiesene Zusammenhänge bestehen zu Vitamin-A-Mangel, hohen Gaben von Phosphatverbindungen sowie von Bor und Molybdän, wobei die verschiedensten Formvarianten möglich sind. Besonders hervorzuheben sind kariesprotektiv optimale Fluorkonzentrationen des Trinkwassers, die eine seichtere, flachere Ausbildung der Fissuren an den Molaren und deren stärkere Höckerabrundung bewirken.

2.2. Etappen der Zahnentwicklung

Die Mineralisation der Zahnkeime beginnt im 5. Fetalmonat. Bis zur Geburt sind alle Kronen der Milchzähne in die Mineralisation einbezogen, meist auch die mesialbukkalen Höcker der unteren Sechsjahrmolaren. Über das bis zur Perinatalperiode erreichte Mineralisationsstadium gibt im Schliffpräparat ein besonders ausgeprägter Retziusstreifen (der Geburtsstreifen) Auskunft. Nach der Geburt setzt die Mineralisation an den Schneide- und Eckzähnen ein (bis etwa zum 3. Lebensjahr), dann erst die der Prämolaren und Molaren (Abb. 4). Bei der röntgenographischen Einschätzung des präeruptiven Mineralisationsstandes einzelner Zahnkeime muß man berücksichtigen, daß die mikroskopisch nachweisbare Hartsubstanzablagerung früher einsetzt und ein Zahnscherbchen erst dann nachweisbar ist, wenn ein gewisser Dichtegrad erreicht wurde; im allgemeinen 12 Monate nach Mineralisationsbeginn. Knochenüberlagerungen könnten jedoch röntgenographische Fehldeutungen bedingen.

Der Durchbruch des Milchgebisses wird im 6. bis 8. Lebensmonat mit der Eruption der unteren mittleren Schneidezähne eingeleitet und etwa im 30. Lebensmonat abgeschlossen (Tab. 1), wobei die Dauer der Dentitionsperiode für beide Geschlechter durchschnittlich $22,4 \pm 0,4$ Monate beträgt. Die Ausbildung der Wurzel ist etwa 4 bis 6 Monate später beendet. Erst eine mittlere Durchbruchsabweichung von mehr als einem halben Jahr – insbesondere eine Verzögerung – erlaubt Schlußfolgerungen

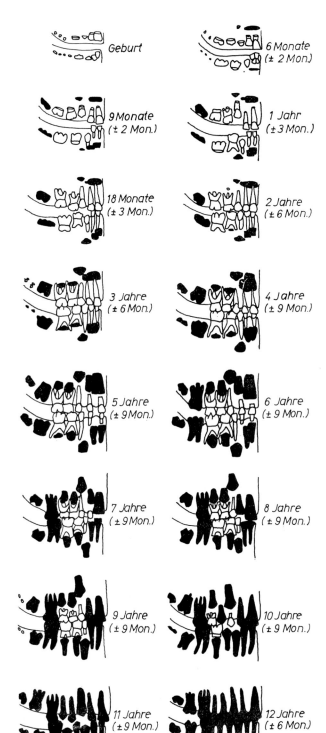

Abb. 4 Mineralisations- und Durchbruchsphasen der Milch- und bleibenden Zähne (nach MASSLER und SCHOUR)

Tabelle 1 Etappen der Hartgewebebildung von Milchzähnen sowie ihres Abbaus (zusammengestellt nach LUNT und LAW 1975)

Kiefer/Zahn	Mineralisations- und Entwicklungsphasen		Abschluß Kronenbildung (Monate)	mittlerer Durchbruchstermin (Monate)	Abschluß Wurzelbildung (Jahre)	Beginn der Resorption (Jahre)
	Beginn Embryonalwochen	perinataler Stand				
Oberkiefer						
Mittlerer Inzisivus	14 (13–16)	5/6	1,5	10 (8–12)	1,5	4
Seitlicher Inzisivus	16 (14,7–16,5)	2/3	2,5	11 (9–13)	2	5
Eckzahn	17 (15–18)	1/3	9	19 (16–22)	3,3	8
Erster Molar	15,5 (14,5–17)	vereinte Höcker; okklusal verkalkt	6	16 (13–19)	2,5	7
Zweiter Molar	19 (16–23,5)	vereinte Höcker; unkomplett verkalkt	11	29 (25–33)	3	8
Unterkiefer						
Mittlerer Inzisivus	14 (13–16)	3/5	2,5	8 (6–10)	1,5	4
Seitlicher Inzisivus	16 (14,7–17)	3/5	3	13 (10–16)	1,5	5
Eckzahn	17 (16–19)	1/3	9	20 (17–23)	3,3	8
Erster Molar	15,5 (14,5–17)	vereinte Höcker; okklusal verkalkt	5,5	16 (14–18)	2,3	7
Zweiter Molar	18 (17–19,5)	vereinte Höcker; unkomplett verkalkt	10	27 (23–31)	3	8

auf pathologischen Ursachen (s. I. 4.). Für die Eruptionsfolge der Milchzähne ist folgendes Sequenzmuster typisch: $\frac{AB \quad D \quad C \quad E}{A \quad B \quad D \quad CE}$. Geschlechtsunterschiede beim Milchzahndurchbruch sind nicht erwiesen.

Zu ersten Abbauprozessen an den Milchzähnen kommt es im Zuge des einsetzenden Zahnwechsels im 4. Lebensjahr, gleichfalls beginnend an den unteren Schneidezähnen. Als erster bleibender Zahn bricht jedoch der Sechsjahrmolar durch, dem in der Regel bis zum 12. Lebensjahr die mittleren und seitlichen Schneidezähne, später die Prämolaren und schließlich die zweiten Molaren folgen (Tab. 2). Aufgrund jün-

Tabelle 2 Etappen der Hartgewebebildung bleibender Zähne (zusammengestellt nach Literatur sowie unter Berücksichtigung jüngerer Durchbruchsstudien, KÜNZEL 1976)

Durchbruchsreihenfolge		Beginn der Mineralisation	Abschluß Kronenbildung	Durchbruch	Durchbruchsdauer in		Abschluß Wurzelbildung	Differenz zw. Durchbruch und Abschluß des Wurzelwachstums
UK	(OK)	Monate	Jahre	Lebensjahre	Monaten		Lebensjahre	Jahre
					UK	OK		
6		perinatal	–3	6– 7	3,5	2,5	10	4
1		3– 4	4– 5	6– 8	7	6	9–11	2
2		4– 8	4– 5	7– 9	12	9,5	10–11	2
3	(4)	4– 5	6– 7	10–13	9,5	9,5	13–14	1
4	(5)	18–24	5– 6	10–12	8	8	12–13	0
5	(3)	24–28	6– 7	11–13	3,5	6	13–14	2,5
7		30–36	7– 8	11–14	3,5	2,5	14–17	1,5
8		8–10 Jahre	12–16	16	–	–	17–20	3

gerer Untersuchungen scheint dabei für die beiden Kiefer folgende Durchbruchssequenz typisch zu sein:

$$\frac{6\ 1\ 2\ 4\ 5\ 3\ 7}{6\ 1\ 2\ 3\ 4\ 5\ 7}$$

Das zahnlose Intervall zwischen der Exfoliation eines Milchzahnes und der Eruption seines bleibenden Nachfolgers kann bis zu zwei Monate betragen. Eine Ausnahme bildet der obere seitliche Schneidezahn (bis zu vier Monate). Wenn einzelne Milchzähne innerhalb dieser Zeitspanne nicht ersetzt werden, kann man mit großer Wahrscheinlichkeit eine Störung des Zahnwechsels annehmen (beispielsweise Nichtanlage oder abweichende Entwicklung des bleibenden Nachfolgers).

Erfolgter Zahndurchbruch und Okklusionseinstellung sind nicht identisch mit dem Abschluß der Zahnentwicklung, vielmehr bestehen dazwischen beträchtliche, an den einzelnen Zähnen unterschiedliche Zeitdifferenzen. Während beim ersten Molaren die Zeitspanne zwischen dem Durchstoßen der den Zahn deckenden Schleimhaut des Alveolarfortsatzes und dem Abschluß des Wurzelwachstums bis zu vier Jahre betragen kann (s. Tab. 2), stellt sich der untere zweite Prämolar bereits mit fertig formiertem Foramen in die Okklusionsebene ein. Bei beiden Geschlechtern brechen die Zuwachszähne im Unterkiefer vor denen im Oberkiefer durch (s. Tab. 2).

2.2.1. Lage und Lageveränderungen der Zahnkeime

Die Inkongruenz von Zahn- und Kieferwachstum bedingt im Kieferinneren eine Staffelung der Zahnkeime (s. I.3.2.). Sowohl deren Anfangslage als auch die späteren Lageveränderungen sind typisch. Der für die Einstellung der Ersatzzähne im Kiefer fehlende Raum wird einerseits durch Zuwachs ausgeglichen, andererseits durch die chronologisch unterschiedliche Entwicklung, zunächst der ersten Molaren und Schneidezähne, später der Eckzähne und Prämolaren.

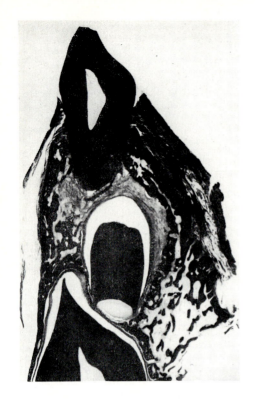

Abb. 5 Lage der Zahnkeime im Schnittbereich des oberen Eckzahnes (Lupenvergrößerung, Mallory-Färbung)

Der Ersatzzahnleiste entstammend, entwickeln sich die Keime bleibender Zähne oral der Milchzahnkeime, Sie behalten diese Lage praktisch über die gesamte Entwicklungszeit bei. Ihre primäre Alveole ist zunächst von der Alveole der Milchzähne durch eine Knochenlamelle getrennt (Abb. 5). Die Schneidezähne liegen hinter den Wurzelspitzen ihrer Vorgänger, die Eckzähne ober- bzw. unterhalb, mit gering nach vestibulär geneigter Spitze. Auch die Prämolarenkeime befinden sich zunächst oralwärts von ihren Milchzahnvorgängern, um dann – nach Aufrichtung und okklusalwärts erfolgender Wanderung – ihren Platz zwischen den Milchzahnwurzeln einzunehmen.
Die Zuwachszähne sind im frühen Entwicklungsstadium distal der Milchmoralen im aufsteigenden Ast lokalisiert und erreichen erst mit fortschreitendem Kieferwachstum ihre definitive Stellung im Kieferkörper. Eine Ausnahme kann bei Platzmangel der untere Weisheitszahn bilden.

2.2.2. Zahndurchbruch

Die Eruption der Zähne steht in unmittelbarem Zusammenhang mit ihrem Wurzelwachstum sowie mit der Entwicklung des Alveolarfortsatzes und Kieferkörpers. Zunächst ist der Zahn eingebettet in die primitive Alveole im Inneren des Kieferkörpers. Mit seinem okklusalwärts gerichteten Wachstum *(präeruptive Bewegungsphase)* kommt es zur Auflösung der Knochenlamelle, zu einer breiteren Verbindung der Bindegewebeanteile und schließlich zur Annäherung des reduzierten Schmelzepithels sowie des Mundepithels (Abb. 6). Die passive Vereinigung beider ermöglicht den unblutigen Durchtritt des Zahnes in die Mundhöhle.

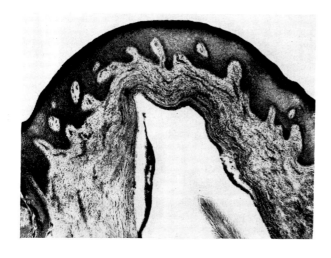

Abb. 6 Mikroskopische Situation des unblutigen Zahndurchbruchs, vor der Vereinigung des reduzierten Schmelzepithels mit dem Mundepithel

Die definitive Einstellung des Zahnes in die Kauebene kann mehrere Monate (tägliche Eruptionsrate 10 bis 50 nm) in Anspruch nehmen *(präfunktionell-eruptive Bewegungsphase)*. In dieser Zeit spielen sich im wesentlichen zwei Vorgänge ab: die aktive Okklusalbewegung des Zahnes und die passive Retraktion der Gingiva. Letztere vollzieht sich – sieht man von der mit der Alterung einhergehenden kontinuierlichen Zahneruption ab – über Jahre und währt praktisch bis zum Abebben der Wachstumsprozesse. Unmittelbar nach erfolgtem Zahndurchbruch dürfte die Kontinuität des Saumepithels im Zervikalbereich vorhanden sein, in der Funktionsperiode hingegen trifft der Begriff sekundärer Epithelansatz den vorliegenden Zustand besser. Der beschriebene Durchbruchsvorgang gilt als typisch für die Milch- und Zuwachszähne, weist aber gewisse Modifikationen bei der Eruption der Ersatzzähne (Resorptionsvorgänge an den Milchzähnen) auf. Allerdings sind Stellungsänderungen der einzelnen Zähne auch im Laufe ihrer funktionellen Inanspruchnahme möglich *(posteruptive Bewegungsphase)*.

2.2.3. Resorption der Milchzähne

Der Abbau der Milchzähne ist genetisch determiniert und steht in direkter Verbindung zur Lokalisation sowie zur Entwicklung des permanenten Zahnkeimes. Erst in späteren Stadien spielt bei der Eliminierung des Milchzahnes das Tiefenwachstum des Epithels, entlang der Zementoberfläche, eine Rolle. Klinisch wird diese Phase durch eine deutliche Lockerung gekennzeichnet. Die Resorption beginnt zumeist in den Wurzelbereichen, die der Zahnkrone des bleibenden Keimes am nächsten liegen (Abb. 7). Das sind an den Eckzähnen die Wurzelspitze, an den Inzisiven die orale Seite des apikalen Wurzeldrittels und an den Milchmolaren die dem interradikulären Raum zugewandten Hartsubstanzpartien. Im Angangsstadium der Resorption befindet sich zwischen dem Zahnkeim und den Milchzahnwurzeln eine geschlossene Knochenschicht, die dann abgebaut wird. Im Endstadium schiebt sich das den gelockerten Milchzahn umgebende Saumepithel durch Proliferation zwischen diesen und das Bindegewebe und ermöglicht so die ulzerationsfreie Exfoliation des Zahnes.
Der Resorptionsprozeß ist auf eine aktive Leistung des Mesenchyms zurückzuführen. Er geht sowohl lakunär (Abb. 8) als auch linear vor sich. Im ersteren Fall sind vielkernige, dentinoklastische Riesenzellen vorherrschend, im zweiten Spindel- und Rund-

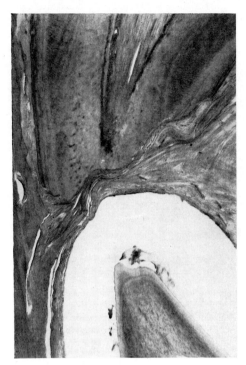 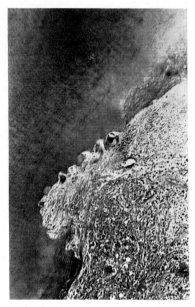

Abb. 7 Beginn der Wurzelresorption nach Abbau der Knochenlamelle und Annäherung des Zahnkeimes an den Milchzahn (20fach, HE-Färbung)

Abb. 8 Durch Riesenzellen erfolgende lakunäre Resorption im Wurzelbereich eines Milchzahnes (32fach, HE-Färbung)

zellen. Enzymatische Vorgänge spielen gleichfalls eine Rolle. Der am Wurzelzement beginnende und dann ins langsamer resorbierbare tubuläre Dentin fortschreitende Abbau (der später auch den zervikalen Schmelz betreffen kann) verläuft diskontinuierlich. Während der Ruhephasen kann die lakunär aufgerauhte Wurzeloberfläche durch reparative Ablagerung eines lamellierten, zellulär-fibrillären Zementes wieder geglättet werden. Das gesunde Zahnmark ist am Abbau der Hartsubstanz nicht beteiligt. Insofern übt auch der Verlust der Pulpa keinen nachteiligen Einfluß auf den Resorptionsvorgang aus, es sei denn im Sinne der Beschleunigung.

Die letzten Abbauphasen äußern sich – insbesondere an den Schneidezähnen und ersten Milchmolaren – mitunter in einer Verfärbung der klinischen Krone (gräulich bis bräunlich). An den Milchmolaren kann die Lockerung ausbleiben, vor allem wenn die Wurzelresorption asymmetrisch erfolgt. Der bleibende Nachfolger ist dann manchmal klinisch schon sichtbar. In seltenen Fällen kann es zum Auseinandersprengen der Milchmolarenkrone kommen. Mit fortschreitender Resorption tritt evtl. eine Erweiterung des Foramen ein.

2.3. Variabilität des Zahndurchbruchs

Zahnwechsel und Gesamtentwicklung des menschlichen Organismus stehen in direktem Zusammenhang. Der Rhythmus ist im wesentlichen genetisch fixiert, zentral gesteuert und humoral beeinflußt. So ist beispielsweise der spätere Durchbruch der Prämolaren verbunden mit einem früheren der zweiten Molaren und umgekehrt. Bei Nichtanlage des Weisheitszahnes wiederum kann der Eruptionstermin des zweiten Molaren verzögert sein.

Das Durchbruchsmuster der Zähne weist mitunter beträchtliche physiologische Abweichungen von den allgemeinen Entwicklungsmerkmalen des Kindes auf. Bei den in Tabelle 2 angeführten mittleren Eruptionsterminen einzelner Zähne handelt es sich um Annäherungswerte, die jeweils der individuellen Interpretation bedürfen. Die physiologische Variabilität der Durchbruchstermine zwingt zur Differenzierung in Früh-, Normal- und Spätzahner (s. Tab. 19), ohne damit pathologische Abweichungen *(Dentitio praecox* und *tarda)* zu meinen.

Auf den Zahndurchbruch nehmen verschiedene allgemeine und lokale Faktoren Einfluß. Vorverlegte mittlere Durchbruchszeiten finden sich einerseits bei Kindern in Entwicklungsländern (Afrika, Asien), andererseits werden sie in hochindustrialisierten Ländern als Akzelerationsfolge beschrieben. Auch bei Spaltkindern sind die Durchbruchszeiten etwas vorverlegt. Neben erblichen und rassischen Komponenten spielen vor allem geschlechtsspezifische Besonderheiten eine Rolle. Letztere äußern sich im gleichen Lebensalter in einer größeren Zahl durchgebrochener Zähne beim weiblichen Geschlecht, wobei der Zeitvorsprung gegenüber den Knaben etwa sechs Monate ausmacht.

Lokale Faktoren beeinflussen in erster Linie den Durchbruch einzelner Zähne und Zahngruppen, vor allem den asymmetrischen. In diesem Zusammenhang kommt dem kariesbedingten, vorzeitigen Milchzahnverlust große Bedeutung zu, weil er zu vorverlegten Durchbruchsterminen im Prämolarenbereich führen kann. Nach fluoridbedingtem Kariesrückgang und damit verbundener Erhaltung der Milchzähne bis zum physiologischen Wechsel kommt es zur Normalisierung der mittleren Durchbruchstermine. Sie geht einher mit einem Wechsel der Durchbruchsfolge von

$\overline{5}, \overline{5}, 3$ auf $3, \overline{5}, \overline{5}$.

Für den Durchbruch einzelner permanenter Zähne hat die den Zahnkeim koronal deckende Knochenlamelle eine besondere Bedeutung. Ihre vorzeitige Resorption begünstigt zwangsläufig den Eruptionsvorgang. Gewisse Beziehungen bestehen zu chronisch-entzündlichen Periapikalprozessen der Milchzähne, die in der Regel sowohl mit einer schnelleren Auflösung der Knochenlamelle als auch einer rascheren Resorption des Milchzahnes verbunden sind. Als weitere, den Zahndurchbruch lokal beeinflussende Faktoren sind die Lage der Zahnkeime zu den Milchzähnen, Platzeinengungen für die permanenten Nachfolger, aber auch überzählige Zähne der ersten und zweiten Dentition zu nennen.

2.4. Anatomie des kindlichen Gebisses

Die Zähne des Milchgebisses (Dentes decidui) unterscheiden sich von denen des bleibenden Gebisses (Dentes permanentes) durch Zahl, Größe, Form und Farbe.

Die erste Dentition besteht aus acht Schneidezähnen, vier Eckzähnen und acht Milchmolaren, die zweite hingegen aus acht Schneidezähnen, vier Eckzähnen, acht Prämolaren und 12 Molaren. Die Milchzähne sind prinzipiell kleiner und von weißlicher bis ins bläuliche reichender Tönung, ohne deutliche Farbabstufung im Zervikalbereich. Während sich der Schmelz am bleibenden Zahn zur Wurzel hin verjüngt und allmählich verliert, bildet er an den Milchzähnen eine für diese typische Ausbuchtung (basaler Schmelzwulst). Die Wurzeln sind graziler und im Verhältnis zu denen bleibender Zähne länger, bei den Molaren stärker gekrümmt und divergent.

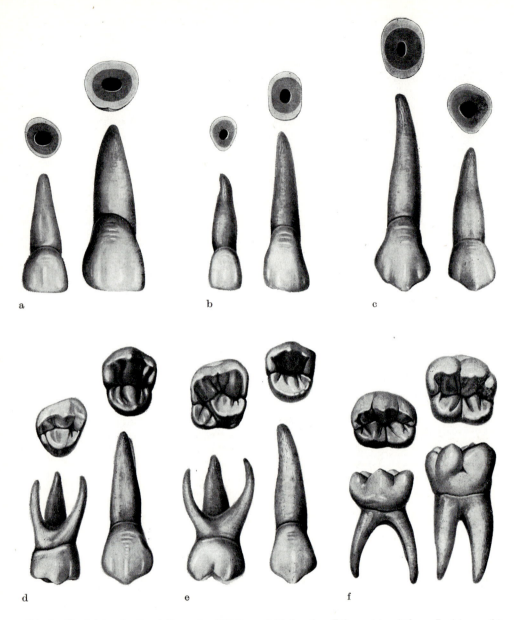

Abb. 9 Vergleichende Darstellung der Milch- und bleibenden Zähne; (a) mittlerer Inzisivus, (b) seitlicher Inzisivus, (c) Eckzahn, (d) zweiter Milchmolar und Prämolar, (e) zweiter Milchmolar und bleibender Molar (nach Komínek)

Die Kronen der Milchschneidezähne weisen ein umgekehrtes Breiten-Längenverhältnis auf, ihre Wurzeln sind von ovalem Querschnitt (Abb. 9a und b). Dies gilt im Prinzip auch für die Eckzähne, deren Wurzelquerschnitt allerdings elliptisch ist (Abb. 9c). Die Krone der ersten Milchmolaren hat mit der bleibender Zähne wenig Ähnlichkeit. Die drei Höcker geben der Kaufläche Dreiecksform (Abb. 9d). Der zweite Milchmolar gleicht in seiner äußeren Konfiguration etwa der des ersten Molaren derselben Kieferseite (Abb. 9e). In ihren Ausmaßen ist seine Krone jedoch umfangreicher als die des zweiten Prämolaren. Auf die Zahl, Anordnung und Form der Wurzeln sowie Wurzelkanäle der Milchzähne wird in Verbindung mit der Pulpa- und Wurzelbehandlung detailliert eingegangen (s. III. 8.4.).

Der durchbrechende und erst kurze Zeit in der Funktion stehende bleibende Zahn weist im Vergleich zu den Zähnen des Erwachsenen bemerkenswerte anatomische Unterschiede auf. Sie bestehen im wesentlichen in einem größeren Cavum dentis, geringerer Quantität des Hartgewebemantels sowie in kürzeren Wurzeln, mit nach apikal divergierend auseinanderlaufenden Kanalwänden. Im Bereich des breiten Foramen kann die Pulpa noch den Charakter der ursprünglichen Zahnpapille haben. Als weiteres klinisches Merkmal permanenter Zähne mit noch nicht abgeschlossener Wurzelbildung gilt, daß ihre klinische Krone kürzer ist als die anatomische, da der Gingivaansatz noch nicht den Schmelz-Zement-Übergang erreicht hat.

Die Innervation der Zähne des Oberkiefers wie auch der Alveolarschleimhaut erfolgt über den zweiten Trigeminusast, speziell die Rr. alveolares maxillares vom N. maxillaris und infraorbitalis. Die Rr. alveolares superiores bilden an der Basis des Alveolarfortsatzes den Plexus dentalis superior, der über alle Alveolen hinwegzieht. Aus diesem Geflecht gelangen Nervenfasern in das Zahnmark der einzelnen Zähne sowie in die intraalveolären Septen und in die vestibuläre Schleimhaut des Alveolarfortsatzes. Der N. palatinus major versorgt die Gaumenschleimhaut und die Gingiva bis zu den Eckzähnen, während für den übrigen, hinter den Inzisiven liegenden Schleimhautbereich die beiden Nn. nasopalatini zuständig sind, die aus dem Foramen incisivum heraustreten und mit dem N. palatinus major anastomosieren.

Im Unterkiefer erfolgt die Innervation über den N. alveolaris inferior, der kurz nach seinem Eintritt in den Mandibularkanal, aber auch während seines weiteren Verlaufs zahlreiche Nervenfasern abgibt, die sich zum Plexus dentalis inferior vereinen. Dieser versorgt die Zähne, die intraalveolären Septen, die Wurzelhaut und die Gingiva. An der äußeren Kieferseite verzweigen sich die Nervenfasern bis in den Bereich, der über den N. buccalis innerviert wird. Die Äste des Plexus dentalis inferior überschreiten auch die Mittellinie und beteiligen sich an der Versorgung der Schneidezähne der anderen Kieferseite.

Wesentliche Phasen der Kieferentwicklung vollziehen sich im Kindesalter. Sie finden ihren Ausdruck nicht zuletzt in der Lageveränderung verschiedener, klinisch wichtiger, topographischer Bezugspunkte, beispielsweise auch der Ein- und Austrittsstellen der Nervenbahnen. Das Foramen mandibulare ist an der Innenseite des aufsteigenden Unterkieferastes Ausgangsstelle des Kieferkanals und hinsichtlich Größe und Lage entwicklungsabhängig. Im kindlichen Kiefer hat es einen Durchmesser von etwa 3,3 mm, während es beim Erwachsenen ungefähr 4,5 mm beträgt. Bei Kindern kann das Foramen mandibulare unter dem Niveau des Alveolarfortsatzes lokalisiert sein, oder in der Höhe seines oberen Bereiches, unter Umständen aber auch auf gleicher Ebene mit den Okklusionsflächen der Molaren.

Die Öffnung des Mandibularkanals wird gewöhnlich durch eine Rinne markiert, die schräg von oben nach unten vorn verläuft, um dort in den Nerv- und Gefäßkanal einzumünden. Dieser setzt sich im Kieferkörper zunächst horizontal fort, bis unter den ersten bleibenden Prämolaren seine Teilung in zwei Bahnen erfolgt. Der innere, engere Strang des Kanals reicht bis zur Mittellinie und endet dort. Der äußere, breitere Ast verläuft als Canalis mentalis schräg nach hinten und oben zur Knochenoberfläche, wo er – nach 3 bis 6 mm Länge – seinen Abschluß im Foramen mentale findet, das gleichfalls entwicklungsbedingten Lageveränderungen unterliegt. Beim Neugeborenen ist es der Mittellinie näher, etwa im Bereich des Milcheckzahnes, allmählich verlagert es sich nach distal. Im 4. bis 6. Lebensjahr befindet es sich meist unter dem ersten Milchmolaren.

Im Bereich der Kanalgabelung trennt sich als starker Ast der N. mentalis ab, um nach oben, hinten und außen zu verlaufen. Nach seinem Austritt aus dem Foramen mentale verzweigt er sich weiter. Seine Endfasern innervieren den Lippen- und Kinnbereich. Sowohl das Foramen mentale als auch das Foramen incisivum bedürfen bei der Bewertung pathologischer Röntgenbefunde differentialdiagnostischer Abgrenzung.

3. Entwicklung des Gebisses

3.1. Säuglings- und Milchgebiß

Entwicklung ist ein individuelles Geschehen, das durch mannigfache, vorwiegend endogene aber auch exogene Faktoren beeinflußt wird. Bei jedem Menschen können sich spezifische Eigenarten und Gesetzmäßigkeiten zeigen, die vom „normalen" Verlauf abweichen und dennoch am Ende zu einem harmonischen eugnathen Gebiß führen. Verallgemeinernde Darstellungen des Entwicklungsgeschehens stützen sich auf statistisch gesicherte Erfahrungswerte und vermögen demzufolge den individuellen „Normalvarianten" nicht vollkommen Rechnung zu tragen.
In der Kindheit und im Jugendalter ist das Wachstum des Gesichtsschädels intensiver als das des Neurokraniums, wobei das Viszeralskelett mit Ober- und Unterkiefer gewissermaßen unter dem Hirnschädel nach vorn unten hervortritt. Die sehr komplizierten Entwicklungsvorgänge werden mit der Bildung und Vergrößerung der im Gesichtsbereich liegenden Höhlen (Mund-, Nasen- und Augenhöhlen) in Verbindung gebracht. Moss spricht in diesem Zusammenhang von funktionellen Matrizen. Im Zuge der Verlagerungsvorgänge der kranialen Strukturen sind verschiedene Prozesse und Aktivitäten zu verzeichnen.
Die Strukturierung des Oberkieferkomplexes äußert sich vornehmlich in drei Erscheinungen: Wachstum im Bereich der Knochensuturen sowie Synchondrosen und – gleichlaufend mit einer modellierenden Resorption – Knochenvergrößerungen durch periostale Apposition. Obgleich man die dabei wirkenden Vorgänge verschieden deuten kann, besteht doch Einigkeit darüber, daß wesentliche Wachstumsvorgänge nur möglich sind, solange die Nahtverknöcherung noch nicht vollendet ist.
Die Sutur zwischen Ober- und Zwischenkiefer schließt sich gewöhnlich bereits im ersten Lebensjahr, während die meisten anderen Nähte des Gesichtsschädels erst Mitte der 30er Jahre zu verknöchern beginnen. Einige, wie beispielsweise der anteriore Anteil der Sutura intermaxillaris, bleiben immer offen. Während des ersten Lebensjahres kommt es auf der gesamten Oberfläche – durch Knochenapposition nach außen und Knochenresorption von den Innenflächen her – zu einer periostinduzierten Vergrößerung des Oberkiefers. Nach diesem Zeitraum bleiben appositionelle Wachstumsvorgänge vor allem auf die Oberfläche des Alveolarfortsatzes beschränkt. Dessen Wachstum ist, im Gegensatz zur Kieferbasis, an das Vorhandensein von Zähnen gekoppelt. Seine Verlängerung in posteriorer Richtung wird auf Knochenapposition an den Tubera zurückgeführt, die wiederum mit dem Durchbruch der Molaren im Zusammenhang steht. Die Breitenzunahme des Oberkiefers wird vornehmlich – infolge der nach kaudal divergierenden Alveolarfortsatzachsen (V-Prinzip) – durch das Vertikalwachstum erreicht.
Der unpaarige Unterkiefer entsteht in der Fetalzeit aus zwei Knorpelanlagen. Die beiden Mandibularhälften sind bei der Geburt an der Symphyse (einer nahtähnlichen Zone) miteinander verbunden, die schon vor dem zweiten Lebensjahr verknöchert.

Im Vergleich zum Oberkiefer (bezogen auf die endgültigen Größen) ist der Unterkiefer zum Zeitpunkt der Geburt relativ klein, die Gelenkfortsätze sind noch unvollkommen entwickelt, das Kiefergelenk wenig differenziert und die Gelenkgrube seicht.
Mit der volumenmäßigen Expansion des oralen Funktionsraumes geht eine entsprechende Vergrößerung der umhüllenden Weichteile (kapsuläre Matrix nach Moss) einher. Der in diese eingebettete Unterkiefer wird dabei räumlich passiv verlagert und so der Gelenkfortsatz vom Kiefergelenk weggezogen. Der Knorpel des Kondylus mit seiner bindegewebigen Bedeckung gleicht durch kompensatorisches Wachstum die Differenz wieder aus, was in Kombination mit periostalen und endostalen Wachstumsprozessen in der Nachbarschaft zur Verlängerung des Astes nach hinten und oben führt. Mit der räumlichen Vergrößerung der Mundhöhle gehen überhaupt wesentliche periostale und funktionelle Strukturänderungen einher, die als Stimulantien für eine Reihe von aktiven transformativen Wachstumsprozessen anzusehen sind. Sie äußern sich als appositionelles Wachstum an der periostbedeckten Oberfläche und führen zur Vergrößerung des intramembranös entstandenen Unterkieferkörpers. Besonders markant sind die Anbauvorgänge bei der Entwicklung des Alveolarfortsatzes, des posterioren Randes der Unterkieferäste und der Muskelfortsätze. Die Knochenapposition am posterioren Rand der Äste, vergesellschaftet mit einer Resorption am vorderen Rand, hat zur Folge, daß die anterior-posterioren Ausmaße der Äste (wie auch wegen der V-förmigen Grundstruktur in der Breite) zunehmen und sich der Alveolarfortsatz nach rückwärts verlängern kann. Die genaue Bedeutung der Weisheitszähne für die An- und Abbauvorgänge blieb bislang ungeklärt, fest steht, daß die anterioren Zähne direkt auf das Wachstum des Alveolarfortsatzes Einfluß nehmen.
Während der Fetalzeit nimmt die Gebißentwicklung im allgemeinen einen ungestörten Verlauf. Traumatisierungen während des Geburtsaktes kommen selten vor. Beim zahnlosen Neugeborenen nachweisbare morphologische Varianten sind genetisch bedingt. Als normale Strukturen dominieren im Oberkiefer der halbkreisförmige Frontbogen mit seitlich leicht konvergierenden Schenkeln, im Unterkiefer die Parabelform mit abgeflachtem Frontbogen und seitlich etwas divergierenden Schenkeln. Außerdem gibt es zwei seltener vorkommende Grundformen: den in der Aufsicht flachen Oberkieferbogen und den spitzbogigen Oberkiefer.
Im Unterkiefer weist der Bogen in der Regel einen flachen Frontteil auf, der in der Eckzahngegend leicht winklig abgeknickt ist. Nur in seltenen Fällen verläuft er annähernd halbkreisförmig.
Offensichtlich besteht in diesem frühen Entwicklungsstadium eine hohe Variabilität der individuellen Form, die sich in fließenden Übergängen zwischen den Grundformen äußert und – bedenkt man die geringe Größe des Kiefers bei Neugeborenen – eine eindeutige Zuordnung erschwert.
Während der als *Schneidenplatte* oder *inzisales Plateau* bezeichnete frontale Oberkiefer breitflächig ist, weist der Alveolarwall im Unterkiefer spitzgiebelige Form auf. Beim Saugen an der Mutterbrust hält der Säugling die Brustwarze samt Vorhof mit den Lippen und Kiefern fest. Dabei kann das Drüsengewebe durch Vor- und Zurückschieben des Unterkiefers oder andere Bewegungsformen an der Schneidenplatte gefaßt und zum Mundraum hin ausgestrichen werden.
Eine ähnliche Variabilität, wie sie die Zahnbogenform erkennen läßt, ist auch bezüglich der Neigung der Schneidenplatte von ventral nach dorsal zu konstatieren. Man unterscheidet zwei Extreme: den *flachen Stufenbiß* (Schneidenplatte flach) und den *steilen Stufenbiß* (Schneidenplatte steil), während die große Masse der verschiedenen Übergangsformen im *mittelsteilen Stufenbiß* Einordnung findet. Schiebt sich beim Kieferschluß der Frontteil des Unterkiefers knapp hinter dem Oberkiefer nach oben, ähnlich wie der Rand einer Schachtel unter ihren Deckel, wird diese Situation als *Schachtelbiß* bezeichnet.

Obwohl beim Neugeborenen die Lagebeziehung zwischen den Kiefern noch nicht stabil ist, kann man als Norm werten, daß der Unterkiefer in sagittaler Beziehung etwas posterior zum Oberkiefer orientiert ist. Der durchschnittliche „Rückbiß" beträgt 6 mm.

In der Vertikalen berühren die Alveolarfortsätze einander meist unmittelbar, sowohl im Frontzahn- als auch im Seitenzahnbereich. Mitunter kommt es aber auch vor, daß sie durch das Vorhandensein einer Spalte im Frontzahnbereich (nicht lutschbedingt) nur im Seitenzahngebiet direkten Kontakt haben. Es wird angenommen, daß sich aus Kieferformen mit frontaler Spalte später knappe Überbisse entwickeln, während einander tangierende Kiefer zu tiefem Überbiß neigen. Bei geschlossenem Mund liegen allerdings die Kiefer des Kleinstkindes nicht aufeinander, da sich die Zungenspitze dazwischenschiebt und Kontakt mit der Unterlippe sucht, während der stark ausgebildete Backenwulst den Mundinnenraum seitlich abdichtet. Im Laufe des ersten Lebensjahres nehmen die Alveolarbögen sowohl in der Breite als auch in der Länge um einige Millimeter zu. Der Unterkiefer verlagert sich in den ersten Lebensmonaten aus seiner posterioren Lage nach vorn. Für diese Nachentwicklung dürfte weniger die Bruststillung als vielmehr die mit der Geburt erfolgende Befreiung des Kopfes aus seiner fetalen Ventralflexion bestimmend sein.

Nach Einstellung der acht Milchfrontzähne (s. Tab. 1) bleibt im Seitenzahngebiet der flächige Kontakt der Alveolarwälle weiter erhalten. Mit dem Durchbruch der Milchmolaren tritt aber dann die sogenannte erste physiologische Bißhebung ein, in deren Folge der Kontakt zwischen den seitlichen Alveolarkämmen verlorengeht. Besteht zwischen den Kiefern des Neugeborenen eine frontale Spalte, so schieben sich die Milchschneidezähne in den Zwischenraum und erlangen oftmals erst nach dem Durchbruch der ersten Molaren vollständigen funktionellen Kontakt.

Mit dem Durchbruch der Milchzähne sind jeweils periostinduzierte lokale Wachstumsvorgänge verbunden, die insgesamt zu einer Vergrößerung des Alveolarbogens in transversaler und sagittaler Richtung um mehrere Millimeter führen.

Normalerweise stehen bei $2^1/_2$jährigen Kindern alle Milchzähne fast senkrecht in zwei halbkreisförmigen Bögen eingeordnet. Häufig brechen zunächst nur die mittleren Schneidezähne und die zweiten Milchmolaren im Unterkiefer durch, während sich die übrigen Milchzähne zuerst im Oberkiefer einstellen.

Im *orthognathen Milchgebiß* überragen die Oberkieferschneidezähne sowie die Eckzähne labialwärts ihre Antagonisten um etwa die Hälfte von deren Kronenlänge, während die bukkalen Höcker der oberen Milchmolaren vestibulär über die bukkalen Höcker der unteren reichen, und die lingualen Höcker der oberen Milchmolaren in die zentralen Fissuren ihrer Antagonisten eingreifen. Die oberen Milcheckzahnspitzen okkludieren bukkal vom Interdentalraum zwischen den unteren Kanini und den ersten Milchmolaren und berühren sie. Dem mesiallingualen Höcker der oberen zweiten Milchmolaren kommt – im Hinblick auf die richtige Bißorientierung – eine wichtige Führungsrolle zu. Er wird ihr gerecht, indem er in die zentrale Kaugrube des unteren Milchmolaren eingreift. Ebenso soll der quere Schmelzgrat an der distalbukkalen Seite des Führungshöckers wirken, der sich in die korrespondierende Fissur des Antagonisten einfügt.

Der posteriore Abschluß der Milchzahnreihen ist nicht einheitlich. Am häufigsten findet man die Einstellung der distalen Flächen der zweiten Milchmolaren etwa in einer Ebene oder auch die Situation, daß der obere Molar seinen Antagonisten nach posterior etwas überragt. Die zuletzt erwähnte Variante bietet zweifellos die günstigsten Voraussetzungen für eine Einordnung der ersten Molaren im Sinne der Regelbißverzahnung. Zwischen den beiden Alternativen gibt es weiterhin Übergangsformen.

Man unterscheidet *zwei Normaltypen des Milchgebisses: das primär lückige* und *das lückenlose Milchgebiß*. Bei ersterem sind die Zahnbögen großzügiger gestaltet, zwi-

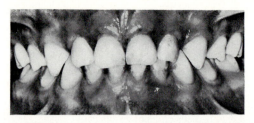

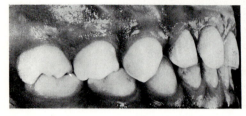 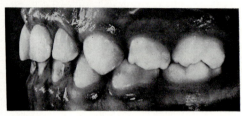

Abb. 10   Primär lückiges Milchgebiß

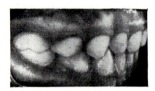 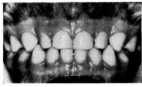 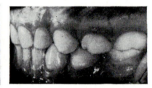

Abb. 11   Lückenloses Milchgebiß

schen den Zähnen fallen Lücken auf (Abb. 10). Vielfach treten diese besonders markant zwischen den lateralen Schneidezähnen und Eckzähnen des Oberkiefers in Erscheinung, im Unterkiefer hingegen zwischen den Eckzähnen und ersten Milchmolaren (Primatenlücken).
Bei annähernd gleicher Grundform des Kiefers haben im lückenlosen Milchgebiß alle Zähne Kontakt, die Zahnbögen sind hier in der Regel schmaler (Abb. 11). Neben diesen beiden klassischen Hauptformen gibt es mannigfaltige Varianten. So kann beispielsweise ein Kiefer Lücken aufweisen, während sie im Gegenkiefer fehlen. Sowohl beim primär lückigen (prognostisch günstigeren) als auch beim lückenlosen Milchgebiß besteht durchaus die Chance, daß es sich zu einem orthognathen bleibenden Gebiß entwickelt.
Sind alle Milchzähne durchgebrochen, verharren sie bis zum Durchbruch der bleibenden Zähne in ihrer Stellung. Während der gesamten Nutzungsperiode des Milchgebisses treten in den bezahnten Alveolarteilen weder transversale noch sagittale wachstumsbedingte Veränderungen auf, lediglich im Alveolarfortsatzbereich macht sich ein gewisses, mit der Entwicklung der nachfolgenden Zähne einhergehendes Vertikalwachstum bemerkbar. Bißlage und Überbiß bleiben unverändert. Infolge intensiver Kautätigkeit kann sich durch Abrasionsvorgänge im Frontzahnbereich in extremen Fällen Kopfbißstellung entwickeln.

3.2. Wechselgebißperiode und bleibendes Gebiß

Der Durchbruch der bleibenden Zähne beginnt meist um das 6. Lebensjahr, nach Ausbildung der Molarenfelder im Anschluß an die Milchzahnreihe. In Abhängigkeit von individuellen morphologischen Voraussetzungen lassen sich vier, zur sagittalen Regelbißverzahnung der ersten Molaren führende Grundtypen unterscheiden (Abb. 12), die sowohl beidseitig als auch kombiniert vorkommen können.

1. Bei lückenlosem Milchgebiß schließen die Zahnreihen mit einer Stufe ab, wobei der obere zweite Milchmolar seinen Antagonisten etwas nach posterior überragt. Der untere erste Molar stellt sich dadurch mehr nach anterior ein, so daß der mesial-bukkale Höcker des oberen ersten Molaren zwischen die beiden unteren Gegenhöcker okkludiert.
2. Im primär lückigen Milchgebiß verdrängt der untere erste Molar bei seinem Durchbruch die beiden unteren Milchmolaren nach anterior, woraus eine Stufenbildung zur Neutralbißeinstellung des oberen ersten Molaren resultiert. Die untere Primatenlücke wird dabei geschlossen.
3. Beim großkiefrigen Typ stellt sich der obere erste Molar – bei primär lückigem Milchgebiß – mit einem Zwischenraum zum zweiten Milchmolaren ein, so daß es zur Regelbißverzahnung der Antagonisten kommt.
4. Beim lückenlosen Milchgebiß ohne posteriore Stufe brechen die ersten Molaren im Kontakt zu den zweiten Milchmolaren durch und okkludieren vorübergehend in

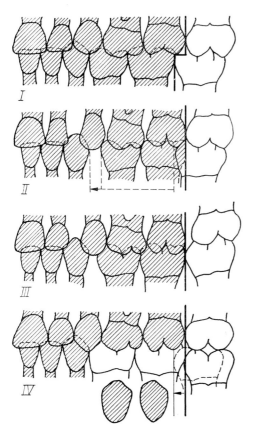

Abb. 12 Die 4 Varianten regelrechter Einstellung der ersten Molaren in Regelbiß (nach BAUME)

singulärem Antagonismus, d. h. jeweils die mesial-bukkalen und distal-bukkalen Höcker. Besteht zwischen den Milchmolaren und ihren Nachfolgern ein ausreichender mesial-distaler Größenüberschuß, so nutzt der untere erste Molar, nach Ausfall der Milchmolaren, diesen Raum zur Anteriorwanderung und es kommt – nach Durchbruch der Prämolaren – doch noch zur Regelbißverzahnung. Diese Variante birgt die meisten Möglichkeiten für Fehlentwicklungen in sich (z. B. sind die Prämolaren nur wenig kleiner oder gleichgroß wie die Milchmolaren).

Mit dem Durchbruch der Schneidezähne setzt in transversaler und sagittaler Richtung ein deutlicher Wachstumsprozeß ein. Die Eckzahndistanz verbreitert sich, der Zahnbogen erfährt frontal eine Streckung. Wirken diese Wachstumsimpulse in beiden Kiefern gleichmäßig, so wird die Bißhöhe des Milchgebisses auf das frühe Wechselgebiß übertragen. Bleibt hingegen der Unterkiefer in seinem Wachstum zurück, kann daraus eine Bißsenkung resultieren, während intensives Längenwachstum eine (sogenannte zweite physiologische) Bißhebung zur Folge hat.

Die unteren Zähne brechen im allgemeinen ein halbes Jahr vor ihren Antagonisten durch. Das frontale Wachstum des Unterkieferzahnbogens bei Durchbruch der Inzisivi, und die damit evtl. verbundene funktionelle Mehrbelastung der oberen Milchschneidezähne, kann zur sekundären Lückenbildung zwischen ihnen Anlaß geben.

Jeder Zahn muß sich innerhalb des Zahnbogens sein Alveolarbett bereiten. Da die bleibenden Schneidezähne größer sind als ihre Vorgänger (Gesamtdifferenz bei den unteren etwa 3,8 bei den oberen 5 mm), liegen sie im Kiefer hintereinander gestaffelt *(Knospenstellung)*. Während des Durchbruchs ist diese Staffelung manchmal noch zu erkennen, später wird sie durch Zungendruck und Wachstum ausgeglichen. Ob ein frontaler Engstand vorliegt, kann daher erst einwandfrei festgestellt werden, wenn alle Frontzähne das Niveau der Kauebene erreicht haben.

Beim primär lückigen Milchgebiß stehen den durchbrechenden Schneidezähnen in dem durch Frontalwachstum ohnehin vergrößerten Zahnbogen außerdem die Primatenlücken zur Verfügung. Beim lückenlosen Milchgebiß hingegen muß der Größenunterschied durch Wachstumsaktivität der bleibenden Inzisivi ausgeglichen werden. Ist sie unzureichend, resultiert frontaler Engstand.

Als prognostisch günstig gilt, wenn sich der bleibende Zahnbogen etwas vor dem des Milchgebisses aufbaut. Dabei überragen die seitlichen Schneidezähne mitunter vestibulär die Milcheckzähne (Abb. 13). Im Verlauf des weiteren Zahnwechsels reihen sich dann alle bleibenden Zähne in den größeren Bogen ein.

Der Durchbruch der ersten Molaren wie auch der bleibenden Schneidezähne erfolgt im Mittel zwischen dem 6. und 9. Lebensjahr, *der ersten Phase des Zahnwechsels*. Die in dieser Zeitspanne vorliegende Gebißsituation wird als *frühes Wechselgebiß* bezeichnet. Es tritt dann eine Periode verhältnismäßiger Ruhe in der Gebißentwicklung ein, für die verstärktes Körperwachstum (zum hoch aufgeschossenen, langgliedrigen Schulkind) typisch ist.

Im *späten Wechselgebiß, der zweiten Phase des Zahnwechsels*, zwischen dem 10. und 12. Lebensjahr, brechen schließlich die Prämolaren, Eckzähne und zweiten Molaren durch. Im Gegensatz zu den bleibenden Inzisivi, die normalerweise größer sind als ihre Vorgänger, liegen im Seitenzahngebiet uneinheitliche Proportionen vor. Während die bleibenden Eckzähne mehr Platz benötigen, als ihnen auf Grund der Größe der Milcheckzähne geboten wird, erweist sich in der Mehrzahl der Kronendurchmesser der Milchmolaren in mesial-distaler Richtung im Oberkiefer um 1,5 bis 5 mm, im Unterkiefer um 2,8 bis 3,5 mm größer als im Vergleich zum Raumanspruch der Prämolaren (allerdings stellt man in Einzelfällen sogar umgekehrte Größenverhältnisse fest). Diese Platzreserve wird auf verschiedene Weise genutzt, wobei die individuelle Zahndurchbruchsfolge eine Rolle spielt. Im allgemeinen bricht im Oberkiefer der erste Prämolar vor dem Eckzahn durch, dem der zweite Prämolar folgt. Nach Ausfall der

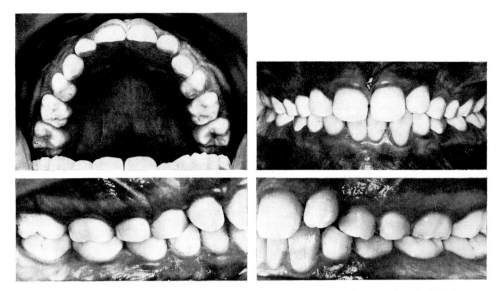

Abb. 13 Der bleibende Zahnbogen (Inzisiven, erste Molaren) baut sich vestibulär des Milchgebisses auf (prognostisch günstig zu beurteilen)

ersten Milchmolaren schieben sich der zweite Milchmolar wie auch der erste Molar nach anterior, wo der bleibende Eckzahn, je nach seiner Lage und dem Stadium seines Durchbruchs, ihrer Wanderung Einhalt gebietet. Befindet er sich bereits kurz vor seiner Einstellung, wird er den ersten Prämolaren nach posterior verdrängen. Diese Tendenz verstärkt sich nach Ausfall des zweiten Milchmolaren. Nach völliger Einordnung des Eckzahnes in die Zahnreihe kann der erste Molar schließlich nur um so viel nach anterior wandern, wie Raum von dem aus der Milchmolarengröße resultierenden Platzüberschuß übriggeblieben ist. Bricht der Kaninus (bedingt durch die Lage des Zahnkeimes) etwas außerhalb der Zahnreihe durch, so fehlt der Widerstand; die Prämolaren und der erste Molar, später auch der zweite Molar, werden in ihrer Anteriorwanderung nicht gehemmt, die Chancen zur richtigen Einordnung des Eckzahnes verringern sich. Während der gleichzeitige Durchbruch von Eckzahn und zweitem Prämolaren ebenso unbedenklich ist wie die in letzter Zeit bei Mädchen häufiger zu beobachtende Durchbruchsvariante 3–4–5 (wenn nötig, kann man die beiden Milchmolaren anterior beschleifen), besteht bei der Folge 4–5–3 die Gefahr, daß sich der erste Molar zu weit nach anterior verlagert und der Eckzahn dann weder die Prämolaren noch die Molaren nach posterior abzudrängen vermag, sondern sich dystop angleicht.

Im Unterkiefer gilt als normale Durchbruchsfolge 3–4–5. Die Primatenlücke wird in der Regel bereits nach Durchbruch des ersten Molaren durch Anteriorverschiebung der Milchmolaren geschlossen, so daß der untere bleibende Eckzahn (sowohl im lückenlosen als auch im primär lückigen Milchgebiß) fast immer eine geschlossene Zahnreihe vorfindet, sich also zwischen die bleibenden Schneidezähne und Milchmolaren schieben muß. Daraus kann — durch weitere Streckung des unteren Zahnbogens — die sogenannte dritte physiologische Bißhebung resultieren. Der Raumüberschuß, der sich aus dem Wechsel der Prämolaren ergibt, wird dann durch Vorwanderung der Molaren verbraucht und somit gleichzeitig die Regelbißverzahnung endgültig gesichert.

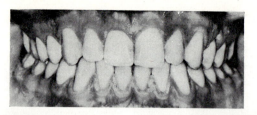

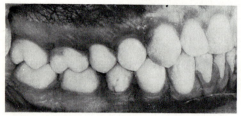
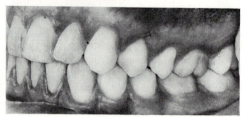

Abb. 14   Normales permanentes Gebiß

Am Ende der zweiten Dentition präsentiert sich – unter Einschluß der Weisheitszähne – *das normale bleibende Gebiß* mit 32 Zähnen, die im Oberkiefer in einem annähernd elliptischen, im Unterkiefer hingegen in einem parabelförmigen Bogen lückenlos angeordnet sind. Dabei okkludiert die untere Zahnreihe um eine halbe Zahnbreite nach anterior, wodurch – mit Ausnahme der Weisheitszähne – jeweils ein oberer Zahn mit seinem Antagonisten und dessen posteriorem Nachbarn zusammentrifft. Um einen Regelbiß handelt es sich, wenn der obere Eckzahn zwischen den unteren Eckzahn und den ersten Prämolaren oder der obere erste Molar mit dem unteren ersten und zweiten Molaren okkludiert, wobei der mesial-bukkale Höcker des oberen ersten Molaren zwischen die beiden bukkalen Höcker seines Antagonisten ragt. Im Frontzahngebiet beträgt der labiale Überbiß der oberen Schneidezähne zwischen 1 und 4 mm, im Seitenzahn- und Molarenbereich greifen die oberen bukkalen Höcker vestibulär über ihre Antagonisten (Abb. 14).

4. Pathologie der Dentitionen

Pathologische Einflüsse können sowohl intrauterin als auch nach der Geburt wirksam werden. Aus der Tatsache, daß die Frucht in utero verhältnismäßig gut geschützt ist, erklärt sich das seltene Vorkommen von Dentitionsstörungen des Milchgebisses. Zu den intrauterinen Schädigungsmöglichkeiten zählen endokrine Störungen, bestimmte Infektionskrankheiten (Rubeola) und nicht zuletzt über den mütterlichen Organismus einwirkende Störfaktoren, z. B. bei Industrievergiftungen, Medikamentennebenwirkungen, Alkoholismus, Verbrennungen oder heredodegenerativen Einflüssen.

Neben diesen allgemeinen Gegebenheiten spielen bei der Entstehung von Dentitionsstörungen mitunter auch lokale Faktoren eine Rolle, insbesondere Entzündungen und Traumen. Manchmal fällt es schwer, Störungen, die sich auf der Grundlage von Allgemeinerkrankungen entwickelten, von örtlich ausgelösten zu unterscheiden. Folgende Merkmale sind für erstere charakteristisch:

1. Befallen sind entweder die in einer bestimmten Zeit angelegten oder in der Entwicklung befindlichen Zähne bzw. das ganze Gebiß.
2. Häufig treten mehrere Störungen gleichzeitig auf, beispielsweise verzögerte Dentition mit Oligodontie und Formanomalien der Zähne.
3. Gleichzeitiges Vorliegen von Kieferanomalien und gestörten intermaxillären Beziehungen.
4. Gegebenenfalls Auftreten in Verbindung mit bestimmten Erkrankungen (z. B. Dentitionsverzögerung und Hypoplasien der Zahnhartsubstanzen bei Rachitis).

Im Hinblick auf die Entstehung von Dentitionsstörungen kommt neben der Qualität der Noxe auch dem Zeitfaktor Bedeutung zu. Entscheidend sind Beginn und Dauer der Einwirkung. So kann der Einfluß von Störfaktoren zum Zeitpunkt der Zahnanlage eine Anomalie der Zahnzahl zur Folge haben. Keimschädigungen während der Verkalkungsphase hingegen bewirken Störungen in der Mineralablagerung. Die Entwicklung wie auch der Durchbruch von Zähnen können gehemmt oder beschleunigt sein. Daraus wird deutlich, daß einerseits die gleiche Ursache sehr unterschiedliche Störungen auslösen kann, andererseits aber das gleiche klinische Bild mitunter auf die verschiedensten Ursachen zurückzuführen ist.

Jeder Lebensphase entspricht ein bestimmter Entwicklungsstand der Zähne, das sogenannte Zahnalter. Seine physiologischen Grenzen sind variabel, nehmen doch vielfältige Faktoren darauf Einfluß, wie beispielsweise die Vererbung, Umwelteinflüsse, Rassenzugehörigkeit und dgl. mehr.

4.1. Verzögerung oder Beschleunigung der Dentition

Wachstums- und Entwicklungsstörungen im Sinne von Verzögerung oder Beschleunigung sind meistens Symptom einer allgemeinen Erkrankung (Tab. 3). Im wesentlichen handelt es sich dabei entweder um pathologische Zustände oder Organdefekte,

Tabelle 3 Mit Entwicklungs- und Durchbruchsstörungen der Zähne einhergehende Krankheiten

1. Entwicklungs- und Durchbruchsverzögerung
1.1. Schwere Organerkrankungen
1.2. Lang dauernde Karenzzustände
1.3. Endokrine Störungen: Unterfunktion von Hypophyse, Schilddrüse, Geschlechtsdrüsen oder Nebennieren
1.4. Erkrankungen des Knochensystems
1.5. Durch Lebens- und Umweltbedingungen bedingte Störungen

2. Unechte Verzögerung (verzögerter Zahndurchbruch)
2.1. Posttraumatische Zustände
2.2. Leontiasis ossea (Hyperplasie des knöchernen Alveolarfortsatzes)
2.3. Elephantiasis gingivae (fibröse Wucherung des Gingivagewebes)

3. Entwicklungs- und Durchbruchsbeschleunigung
3.1. Endokrine Störungen: Hyperfunktion des Hypophysenvorderlappens, der Schilddrüse oder der Gonaden, Tumoren der Nebennierenrinde
3.2. Störungen des Zentralnervensystems (am häufigsten Tumordruck auf die Erregungszentren des Hypothalamus)
3.3. Diabetes mellitus des frühen Kindesalters

4. Unechte Beschleunigung (beschleunigter Zahndurchbruch)
4.1. Vorzeitiger Milchzahnverlust
4.2. Druck unter den Zahnkeimen lokalisierter Tumoren
4.3. Druck durch Granulationsgewebe beim eosinophilen Granulom sowie bei anderen Speicherkrankheiten
4.4. Entzündungsprozesse in den Kieferknochen

die das normale Wachstum sowie die Entwicklung des ganzen Organismus behindern, oder aber um Störungen des ZNS bzw. des endokrinen Systems, die auf die Dynamik der Lebensprozesse spezifisch Einfluß nehmen. Interessant ist in diesem Zusammenhang, daß eine Verzögerung der Dentition nicht unbedingt konform gehen muß mit ebenso langsamer Knochenentwicklung. Bei Hypothyreose beobachtet man vielmehr, daß letztere sich stärker verzögert als die Zahnentwicklung. Hingegen verläuft bei einer Hypofunktion des Hypophysenvorderlappens die Dentition – im Vergleich zur Knochenentwicklung – weitaus zögernder als diese.

4.2. Verzögerung oder Beschleunigung des Durchbruchs von Zähnen

Neben den bereits angeführten Störungen können für den verzögerten Durchbruch einzelner Zähne auch lokale Ursachen maßgebend sein, beispielsweise äußere Hindernisse, wie traumatisch bedingte Narbenzüge oder eine Knochenverdichtung im Bereich des Alveolarfortsatzes, aber auch eine Elephantiasis gingivae (s. Tab. 3).

Zu einer Beschleunigung im Durchbruch einzelner Zähne kommt es häufig aufgrund vorzeitigen Verlustes von Milchzähnen. Mitunter brechen aber auch ganze Zahngruppen in Bereichen tumoröser Wucherungen durch. Im wesentlichen handelt es sich in solchen Fällen um eine passive Bewegung der Zahnkeime, bedingt durch den Druck des wuchernden Tumorgewebes. Diese Erscheinung beobachtet man vor allem beim eosinophilen Granulom und bei Speicherkrankheiten. Im Röntgenbild fällt dann auf, daß das erreichte Entwicklungsstadium der Zähne noch nicht dem für das Durchbruchsalter typischen entspricht.

5. Komplikationen beim Zahndurchbruch

Als Komplikationen während des Durchbruchvorganges einzelner Zähne sind nicht nur örtlich bedingte Störungen zu werten, sondern auch das sogenannte *Zahnfieber*. Man versteht darunter einen Symptomenkomplex während der Eruption der ersten Milchzähne. Dazu zählen eine Alteration des Allgemeinzustandes, Unruhe, erhöhte Reizbarkeit, Salivation und Appetitlosigkeit, ebenso erhöhte Körpertemperatur, gastrointestinale Störungen und mitunter Krämpfe.

Ursache sind vor allem traumatische Reize durch den Druck der unter der Weichgewebedecke (Kieferschleimhaut) liegenden Höckerspitzen, die eine Entzündung einleiten, die beim Zahndurchbruch infolge infektiöser Einflüsse verstärkt wird. Lokal nehmen außerdem die den Zahndurchbruch begleitenden Mundschleimhautentzündungen Einfluß, insbesondere die Stomatitis herpetica, während gleichzeitig mit der Dentition einsetzende Erkrankungen des Atem- und Ernährungstraktes als allgemeine Faktoren wirken. Weiter sollte man bedenken, daß hohe Temperaturen den Zahndurchbruch zu beschleunigen vermögen, so daß die Folge evtl. als Ursache gedeutet wird.

Örtlich bedingte Komplikationen können vor oder nach der Verbindung des Follikelsackes mit der Mundschleimhaut auftreten. In die Gruppe der präeruptiven Komplikationen werden diejenigen eingereiht, die bereits vor der Kommunikation des Perikoronarraumes mit der Mundhöhle in Erscheinung treten. Zu den Komplikationen während des Zahndurchbruchs zählen die seröse oder eitrige Perikoronitis sowie die Eruptionsgingivitis.

Die Intensität der Entzündungszustände ist bei allen Komplikationsformen variabel, das klinische Bild äußerst wandlungsfähig. Es umfaßt sowohl banale örtliche Veränderungen als auch schwere, auf die umgebenden Gewebe übergreifende, mit septischen Zuständen einhergehende phlegmonöse Entzündungen.

5.1. Blutungen in den Perikoronarspalt des Zahnkeimes

Das klinische Bild erinnert bei flüchtiger Betrachtung an ein submuköses, über das Schleimhautniveau vorgewölbtes, auf Palpation indolentes, weiches und deutlich flukturierendes Hämatom. Da die Blutungen keine Beschwerden verursachen, gelangen diese Anzeichen meist nur als Nebenbefund zur Beobachtung. Nicht selten wird die Komplikation mit einem Tumor (Hämangiom) verwechselt. Wenn eine Therapie überhaupt notwendig ist, besteht sie in der Diszision des Follikels unter Injektionsanästhesie (Abb. 15).

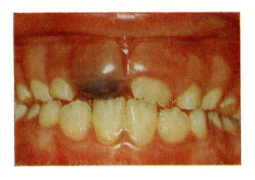

Abb. 15 Klinisches Bild bei einer Blutung im Perikoronalspalt eines Zahnkeimes (Sammlung Erfurt)

5.2. Entzündungen der den Zahnfollikel deckenden Weichteile

Hierbei handelt es sich um Entzündungen, die verhältnismäßig häufig entstehen und von dem bereits durchbrochenen Antagonisten hervorgerufen werden, dessen Eindruck in der entzündeten Schleimhautbedeckung oft nachweisbar ist. Tiefer Biß oder ein zu großer Zeitraum zwischen dem Durchbruch der oberen und der unteren Zähne sind demnach die Hauptursachen. Eine lang dauernde, intensive Traumatisierung dieser Art kann unter Umständen zur vorzeitigen Perforation des Follikelsackes führen bzw. eine perikoronare Infektion zur Folge haben. Die Behandlung besteht hier im Beschleifen der traumatisierenden Zahnhöcker, wenn nötig in einer temporären Bißerhöhung. Bei Infektion des Perikoronarraumes ist ein ähnliches Vorgehen indiziert wie bei Abszessen.

5.3. Abszedierungen des Zahnkeimfollikels

Vorwiegend gelangt die Infektion über apikale Ostitiden benachbarter Zähne oder des zu ersetzenden Milchzahnes in den Perikoronarraum (Abb. 16). Am häufigsten werden die ersten Molaren befallen, wofür apikale Erkrankungen des zweiten Milchmolaren verantwortlich sind (Abb. 17).

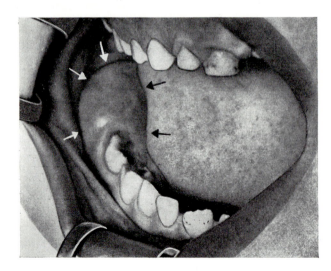

Abb. 16 Abszeß des Follikelsackes eines durchbrechenden unteren ersten Molaren

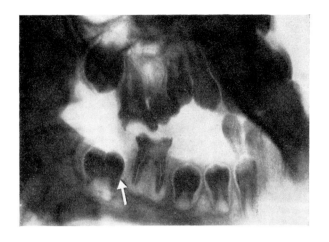

Abb. 17 Infektionsübertritt per continuitatem aus dem Periapikalraum in den Perikoronalspalt des durchbrechenden Nachbarzahnes

Zur Überwindung abszedierender Entzündungen bedarf es in jedem Falle chirurgischer Maßnahmen, in schweren Fällen sind darüber hinaus unterstützende Antibiotikagaben ratsam.

5.4. Mitbeteiligung von Nachbarzähnen

Außer den präeruptiven, die durchbrechenden Zähne und ihre Umgebung befallenden Entzündungen, zeigen sich mitunter Komplikationen an den Nachbarzähnen. Sie treten in Erscheinung, wenn der zur Verfügung stehende Raum nicht ausreicht oder Zähne anormal durchbrechen, so daß sich an den Nachbarzähnen infolge der Druckwirkung periodontitische Symptome einstellen, manchmal sogar Druckresorptionen an ihren Wurzeln. Dazu zählen auch jene seltenen Pulpitisfälle, die durch die Annäherung der Resorptionszone an das Zahnmark des betreffenden Zahnes ausgelöst werden. Bei asymmetrischer, physiologischer Wurzelresorption offenbaren sich pulpitisähnliche Symptome, manchmal selbst an intakten Milchzähnen.
Die Behandlung solcher Fälle bereitet ziemliche Schwierigkeiten und kann entweder die Entfernung des betroffenen Zahnes oder des sich entwickelnden Zahnkeimes erfordern.

5.5. Perikoronitis

Unter normalen Bedingungen kommt es beim Zahndurchbruch infolge der Druckwirkung auf die Schleimhaut über der Krone zur Atrophie und Verbindung des Schleimhautepithels mit dem Schmelzepithel. Nach dieser Kommunikation machen sich gelegentlich – ohne erkennbaren Grund – eine gewisse Stagnation des Wachstums und Retention bemerkbar, bis schließlich eine offensichtlich damit zusammenhängende, seröse bis eitrig-seröse, im Weichgewebe um die Zahnkrone lokalisierte Entzündung auffällt. Wesentlich häufiger beobachtet man jedoch perikoronare Entzündungen, die auf ungünstige anatomische Verhältnisse zurückzuführen sind, ähnlich wie ein erschwerter Weisheitszahndurchbruch. Die infolge frühzeitigen Milchzahnverlustes eingetretene Platzverengung fördert die Entwicklung eines Entzündungsprozesses in der den durchbrechenden Zahn umgebenden Schleimhauttasche. Eintrittspforte der Infektion des Perikoronarspaltes kann aber auch eine persistierende Milchzahnwurzel sein.

Als Therapie empfehlen sich Spülungen und Drainage der Taschen. Bestehen günstige Voraussetzungen für den Zahndurchbruch, wird man außerdem die deckende Schleimhaut abtragen. Liegt der Zahn hingegen abnorm im Kiefer oder fehlt der für seinen Durchbruch bzw. seine richtige Einstellung notwendige Raum, bleibt nach Abklingen der akuten Entzündung nur noch die Extraktion.

5.6. Gingivitis eruptiva

Bei Entzündungen der Gingivalränder durchbrechender Zähne erübrigen sich Behandlungsmaßnahmen, da es sich dabei um normale Dentitionserscheinungen handelt, die mit dem fortschreitenden Durchbruch spontan schwinden (s. Abb. 213).

6. Fehlbildungen der Zähne

Unter Fehlbildungen versteht man Normabweichungen der Zähne, die – durch mannigfaltige pathologische Faktoren determiniert oder ausgelöst – den Zahn als Ganzes betreffen. Dabei können die unterschiedlichsten Ursachen zu übereinstimmenden oder nur gering voneinander abweichenden Veränderungen führen, so daß sich aus den klinischen und röntgenographischen Befunden nicht immer eindeutige kausale Rückschlüsse ableiten lassen. Während bei der einen Gruppe Beziehungen zu Systemerkrankungen oder allgemeinen Störungen offensichtlich und hereditäre Einflüsse unverkennbar sin, handelt es sich bei der anderen um lokale Hemmungsmißbildungen oder eine Überproduktion der epithelialen Zahnleiste. Insgesamt kommen Regelwidrigkeiten der Form, Anzahl und Stellung einzelner Zähne im bleibenden Gebiß häufiger vor als im Milchgebiß. Von der Vielfalt möglicher Varianten seien hier nur jene erörtert, die im Kindesalter klinische Bedeutung haben.

6.1. Anomalien der Zahnform

Störungen der Formbildung eines Zahnes können lediglich in einer begrenzten Phase der Keimentwicklung entstehen. Sie betreffen die Krone, die Wurzeln oder aber den ganzen Zahn. Zu den koronalen Normabweichungen zählen stark ausgeprägte Foramina coeca der Frontzähne (Kariesdisposition), *Prämolarisation* (s. Abb. 28) der Schneide- und Eckzähne, *Molarisation* der Prämolaren sowie überzählige Höcker an den Molaren. Diese Veränderungen sind mitunter – vor allem an den Frontzähnen – äußere Kennzeichen eines *Dens in dente (coronalis* oder *totalis)*; einer Invaginations-

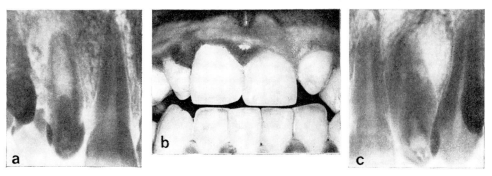

Abb. 18 Dens in dente bilateralis (a und c) mit apikalen Komplikationen; Kronenform zapfenzahnförmig (b)

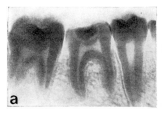 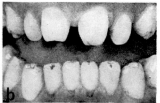 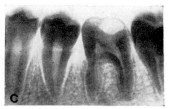

Abb. 19 Hutchinsonsche Tonnenzähne (b) mit Hypoplasien im Frontzahnbereich sowie karieserkrankte Pflügersche Knospenzähne (a und c) bei 13jährigem Knaben

mißbildung, die auf eine Durchwachsung von Schmelzepitheldefekten bzw. die Luminisierung des persistierenden Schmelzstranges zurückzuführen ist. Über dem invaginierten Schmelz- und Dentinbereich setzen nach dem Zahndurchbruch relativ früh und unbemerkt Infekt und Pulpazerfall mit entsprechenden apikalen Folgereaktionen ein (Abb. 18).

Eine besondere Kronenanomalie stellen *Hutchinsonsche Zähne* dar. In Verbindung mit der Ceratitis parenchymatosa und Labyrinthtaubheit gelten sie als semiotisches Merkmal der Lues congenita. Man nimmt an, daß ihre Entstehung auf einer direkten Schädigung der Zahnkeime durch die Spirochaeta pallida beruht. Prädestiniert dafür sind die oberen Schneidezähne und ersten Molaren. Die Krone ersterer ist tonnenförmig, die Inzisalkante halbmondförmig eingezogen (Abb. 19). Der seitliche Schneidezahn neigt zur Zapfenform. Erfolgt die Schädigung während der Bildung der ersten Molaren, so nimmt deren Krone die Form einer Knospe an *(Pflügerscher Knospenzahn)*. Gesellen sich Hypoplasien hinzu, erhält die Kaufläche maulbeerartiges Aussehen. Obwohl Hutchinsonsche Zähne infolge der organisierten venerologischen Dispensairebetreuung und Prävention heute kaum noch vorkommen, sollte man suspekte Fälle zur serologischen Untersuchung überweisen.

Äußerst vielgestaltig sind die Anomalien der Zahnwurzeln, deren Länge, Form (einschließlich Verwachsungen) oder auch Zahl von der Norm abweichen können. Über die damit einhergehenden topographischen Verhältnisse der Pulpakammer gibt das Röntgenbild Auskunft. Wurzelverkürzungen an einzelnen Zähnen können posttraumatisch oder durch funktionelle Überbelastung bedingt sein. Generalisiert verkürzte Wurzeln oder gar Wurzellosigkeit *(Shell teeth)* hingegen sind meist erblich. Solche Kinder bedürfen der ständigen Überwachung, da ihre Zähne sich schon allein durch die Kaubelastung lockern und frühzeitig aus der ohnehin nur angedeuteten Alveole eliminiert werden können. Das gilt ebenso für Fälle mit Wurzelverkürzung an unilateralen Zahngruppen, wie man sie in der Folge von Strahlenschäden (s. I. 7.2.3.) beobachtet.

Traumatische Stauchungen der permanenten Zahnkeime, als Unfallfolge während der Milchgebißperiode, führen zur *Dilazeration*, deren häufigstes Kennzeichen eine rechtwinkelige Knickung der Krone zur Wurzel ist (Abb. 20). Verzögerung bzw. Behinderung des Durchbruchs oder abnorme Stellung des Zahnes im Zahnbogen sind mögliche Spätfolgen. In Abhängigkeit vom Zeitpunkt des traumatischen Geschehens kann die Schädigung des zahnbildenden Gewebes auch im koronalen Anteil erfolgen und entsprechende Auswirkungen zeitigen.

Den ganzen Zahn betreffende Anomalien treten meist als Reduktionsformen *(Mikrodontie)* in Erscheinung, Überdimensionierungen *(Makrodontie)* kommen seltener vor. Prädestiniert sind die oberen lateralen Inzisiven, die zweiten Molaren sowie die Weisheitszähne. Erstere nehmen Zapfenform an, letztere behalten ihre typische Form, bleiben aber kleiner.

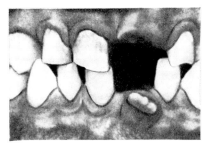 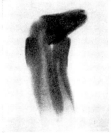

Abb. 20 Traumabedingte Abknickung der klinischen Krone (Dilazeration) eines unteren Schneidezahnes bei erhaltener Vitalität bis zur Extraktion

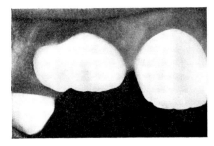 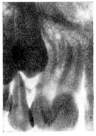

Abb. 21 Mehrfachgebilde in linker oberer Front, bei 10jährigem Mädchen

Als Anomalien der Zähne erwähnenswert sind darüber hinaus Mehrfachgebilde (Abb. 21), Zwillingsbildungen, Verwachsungen und Verschmelzungen unterschiedlicher Form und Ursache. Im permanenten Gebiß neigen zu derartigen Abnormitäten vor allem die oberen und unteren Schneidezähne, im Milchgebiß überwiegend die unteren Frontzähne.

Während *Mehrfachgebilde* des Milchgebisses ohne weiteres im Kiefer verbleiben können, muß man sie in der zweiten Dentition mitunter aus kieferorthopädischen Gründen entfernen. Dies gilt auch für überdimensioniert durchbrechende Zähne, ebenso für Zahnvergrößerungen bei Angiopathien.

6.2. Anomalien der Zahnzahl

Die Zahl der Zähne beider Dentitionen ist variabel, sowohl Überproduktion als auch Reduktion sind möglich.

Die *Hyperodontie* zählt in beiden Dentitionen zu den selteneren Befunden. Überzählige Zähne beobachtet man mitunter schon als angeboren *(Dentes natales)* bei Neugeborenen. Manchmal handelt es sich dabei um zahnähnliche Rudimente (Abb. 22) aus einer vor der Milchzahnentwicklung liegenden prälaktalen Zahnbildung *(Dentes praelactales)*. Sie sind kappenförmig, wurzellos und sitzen der Schleimhaut beweglich auf. Mit einer Pinzette lassen sie sich leicht entfernen. In anderen Fällen hingegen erweisen sich angeborene Zähne als vorzeitig durchgebrochene Milchzähne *(Dentitio praecox)*, die fest im Kiefer sitzen und keinesfalls extrahiert werden dürfen. Um beim Stillvorgang Verletzungen der Mutterbrust zu vermeiden, empfiehlt es sich aber, scharfe Kanten solcher Zähne zu glätten.

Echte Zahnüberzahl des Milchgebisses betrifft vorwiegend den Frontbereich. Ihrem Nachweis kommt insofern klinische Bedeutung zu, als daraus Schlußfolgerungen auf eine Doppelanlage bleibender Nachfolger (Abb. 23) gezogen werden können, und somit die rechtzeitige Planung kieferorthopädischer Maßnahmen möglich wird.

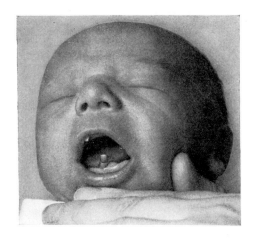

Abb. 22 Dens praelactalis

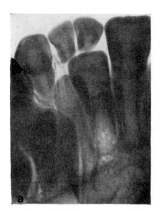 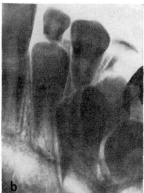

Abb. 23 Korrespondierende Doppelanlage seitlicher Inzisiven im linken Frontbereich (b) des Oberkiefers bei 6jährigem Kind

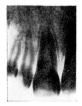 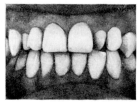

Abb. 24 Hyperodontie im lateralen Schneidezahnbereich bei 13jährigem Knaben

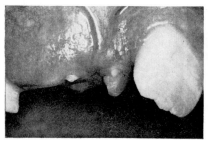 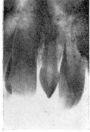

Abb. 25 Den Durchbruch von 11 behindernder Mesiodens bei 8jährigem Mädchen

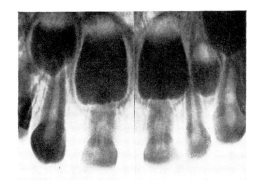

Abb. 26 Korrespondierende Hypodontie 52 und 12 bei 4jährigem Mädchen

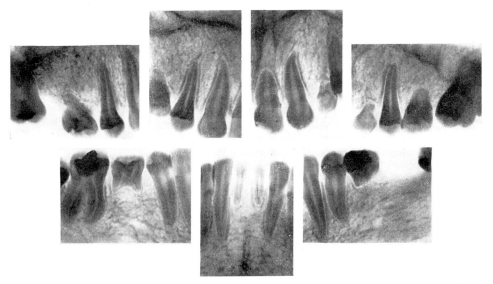

Abb. 27 Hypodontie 15, 12, 21, 25, 45, 41, 31 sowie 35; 55, 63, 65, 85, 81, 71 und 75 persistierend; erste Molaren infolge Karies bereits extrahiert

Im bleibenden Gebiß tritt eine Hyperodontie (1 % der Fälle) öfter im Oberkiefer auf, und zwar im Bereich der Frontzähne (Abb. 24) sowie der Molaren, während im Unterkiefer eher die Prämolaren überzählig angelegt sind. Die Zahnüberzahl wird phylogenetisch erklärt (Atavismus), mit Verwerfungen und Faltungen der Zahnleiste begründet, oder als erblich gewertet.
Die Form überzähliger Zähne ist vorwiegend dystypisch, nur selten eutypisch. Im ersten Falle sind sie kleiner, ihre Wurzeln gerade und spitz auslaufend, die Kronen konisch. Solche, als Zapfenzahn bezeichneten Rudimente, finden sich zwischen den mittleren *(Mesiodens)* sowie diesen und den seitlichen Schneidezähnen *(Laterodens)* des Oberkiefers und behindern häufig den Durchbruch bleibender Zähne (Abb. 25). Fehlt bei vollbezahnter Zahnreihe ein Inzisivus oder Kaninus, sollte man röntgenographisch überprüfen, ob etwa ein retinierter Zapfenzahn für die Durchbruchsbehinderung verantwortlich ist. Mitunter haben überzählige Zähne Stellungsanomalien zur Folge, beispielsweise eine Dreieckstellung im Prämolarenbereich. Dabei kommt es –

wie beim Vorhandensein von *Para-* oder *Distomolaren* – zur zusätzlichen Bildung von Retentionsstellen, die das Auftreten einer Karies begünstigen. Rechtzeitige Extraktion solcher Zähne ist daher anzustreben.

Häufiger, aber auch von größerer klinischer Bedeutung als die Zahnüberzahl, ist die *Hypodontie* (Abb. 26). Ursächlich bringt man Reduktionsformen des menschlichen Gebisses in Zusammenhang mit dessen zu geringer kaufunktioneller Inanspruchnahme, doch werden sie auch als Ausdruck einer gewissen Formlabilität des Organon dentale gedeutet, das mannigfaltigen Variationen unterliegt.

In der Reihenfolge der Aufzählung fehlen vorzugsweise die unteren wie auch die oberen Prämolaren, die oberen seitlichen Schneidezähne, seltener die ersten Prämolaren oder andere Zähne des bleibenden Gebisses (Abb. 27). In den meisten Fällen handelt es sich um einfache Hypodontien, charakterisiert durch das Fehlen der oberen seitlichen Schneidezähne oder der zweiten Prämolaren. Fehlen jedoch mehrere oder alle Zähne, liegt *Oligodontie* bzw. *Anodontie* vor. Beide Formen sind im Milchgebiß seltener und treten erst im bleibenden Gebiß ausgeprägt in Erscheinung. Zumeist beruhen sie auf einer oralen Manifestation ektodermaler Dysplasien (Incontinentia pigmenti, Dysplasia acro-dentalis, Anhydrosis hypotrichotica u. a.) mit entsprechenden Allgemeinsymptomen (trockene, spröde Haut, spärliches, weiches Haar, Mißbildungen, wie Polydaktylie, Syndaktylie usw.).

6.3. Anomalien der Zahnstellung

Als typische Normabweichungen gelten Retention, Aberration, Dystopie, Heterotopie und Reinklusion. Unter einer *Retention* versteht man das Verharren eines bleibenden Zahnes an seinem ursprünglichen Platz im Kiefer (Abb. 28), unter *Aberration* hingegen seine dystopische Verlagerung. Als *Dystopie* werden Abweichungen eines Zahnes von seiner normalen Stellung im Zahnbogen bezeichnet und als *Heterotopie* seine Vertauschung *(Permutatio)*. Überwiegend betroffen sind die Ersatzzähne (später der Weisheitszahn), vor allem die Eckzähne und Prämolaren. Als Ursachen kommen vornehmlich Platzmangel, atypische Lage des Zahnkeims oder die Durchbruchsreihenfolge in Betracht.

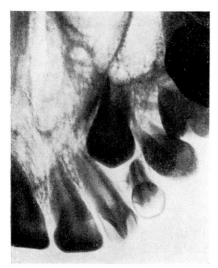

Abb. 28 Retention 23 und Persistenz 63 (Prämolarisation 22)

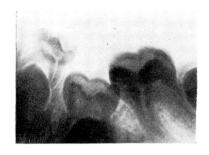
Abb. 29 Reinkludierter zweiter Milchmolar bei 10jährigem Knaben

Diesen Anomalien gebührt besonders während des Zahnwechsels Beachtung. Durch entsprechende Eingriffe ist mitunter eine Regulierung möglich. Verdacht auf eine Retention oder Aberration besteht immer dann, wenn der Durchbruch eines Zahnes verhältnismäßig spät erfolgt, so daß bereits beengte Raumverhältnisse vorliegen. Entsprechende Rückschlüsse lassen auch persistierende Milchzähne zu.

Eine während des Zahnwechsels auftretende Normabweichung in der Stellung von Milchzähnen ist in der *Reinklusion* (Abb. 29) zu sehen, bedingt durch den Druck von Nachbarzähnen. Der betroffene Zahn kann unter das Gingivaniveau versenkt sein. Differentialdiagnostisch ist die *Infraposition* der Milchzähne abzugrenzen.

7. Strukturanomalien der Zähne

Die Widerstandfähigkeit der Zähne gegenüber chemischen, bakteriellen und physikalischen Einflüssen wird von der Qualität der Mineralisation sowie den Reifungsvorgängen bestimmt. Unterschiedliche Qualitäten gelten jedoch nicht als pathologische Abweichung. Unter den Strukturanomalien der Zahnhartsubstanzen versteht man vielmehr mikroskopisch manifeste, irreversible Störungen der struktuellen Formierung des Schmelzes und Zahnbeins, die klinisch und röntgenographisch durch bestimmte morphologische, quantitative und optische Stigmata charakterisiert sind. Ihre Diagnose sowie differentialdiagnostische Abgrenzung ist – in Anbetracht der mitunter gleichartigen Symptomatologie – nur bei Kenntnis der Ursache möglich.

Ätiologisch lassen sich drei große Gruppen unterscheiden: von Stoffwechselstörungen während der Mineralisationsperiode der Zahnhartsubstanzen ausgelöste Strukturanomalien, durch exogene Einwirkung auf einzelne Zahnkeime bzw. Zahnkeimgruppen bedingte und erbliche Strukturfehler. Differentialdiagnostisches Kriterium ist bei der ersten Gruppe die sich auf eine bestimmte Entwicklungsphase der Zähne beschränkende Strukturschädigung, bei der zweiten das solitäre bzw. auf eine unilaterale Zahngruppe begrenzte Auftreten und bei der dritten das generalisierte Vorkommen (Abb. 30).

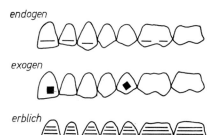

Abb. 30 Lokalisation endogen, exogen und erblich bedingter Strukturanomalien der Zahnhartsubstanzen

Umfassende Kenntnisse von Ursache und Aussehen der sehr verschiedenartigen Strukturanomalien sind für den Kinderstomatologen wichtig, wird er doch als erster damit konfrontiert. Vor allem aber hat er in indizierten Fällen für entsprechende Dispensairebetreuung Sorge zu tragen, weil durch Mangelzustände geschädigte Gebisse sonst dem Kariesangriff schutzlos preisgegeben sind. Aber auch die *Prävention* von *Strukturanomalien* gehört zu seinen Aufgaben.

7.1. Endogen bedingte Strukturfehler

Bei dieser Gruppe von Fehlbildungen handelt es sich entweder um Folgen eines temporären Mangelzustandes oder um eine direkte Funktionsbeeinträchtigung bzw. Schädigung der zahnbildenden, normal angelegten Zellen. Beide Störungsarten können sowohl pränatal als auch perinatal oder postnatal eintreten, so daß endogen bedingte Strukturfehler in beiden Dentitionen möglich sind. Häufiger kommen sie jedoch an bleibenden Zähnen vor. Als Hauptursachen gelten die mit einer Rachitis einhergehende Hypophosphatämie und die im Zusammenhang mit einer kindlichen Tetanie auftretende Hypokalzämie. Enge Beziehungen bestehen dabei zum Vitaminhaushalt (insbesondere der Vitamine D, A und C), ebenso zur endokrinen Funktion, speziell den Epithelkörperchen (Parathormon, Calcitonin). Der Mineralisationsprozeß wird aber auch durch auf den Kalkstoffwechsel Einfluß nehmende Allgemeinerkrankungen beeinträchtigt. Dazu zählen sowohl länger dauernde, mit Fieber verbundene Krankheiten (wie Grippe, Masern, Diphtherie und Scharlach) als auch infektiöse Darmerkrankungen, bei denen die Resorption mitunter gestört ist. Falsche Ernährung kann gleichfalls eine Rolle spielen.

Eine direkte Hemmung zahnbildender Zellen ist durch Übertritt von Viren in den Embryonalkreislauf möglich, wie dies in Verbindung mit der Embryopathia rubeolosa (Gregg-Syndrom) beschrieben wurde, wenn die Infektion der Schwangeren in der 8. bis 9. Woche erfolgte (Hypoplasien an Milcheckzähnen). In Ausnahmefällen kann in der Folge einer virusbedingten Schädigung der Nerventrophik eine Amelogenesis imperfecta non-hereditaria segmentalis des bleibenden Gebisses provoziert werden. Hier dürfte auch die unilateral an einzelnen Zähnen auftretende Odontodysplasia einzureihen sein, bei der unter einer sehr dünnen Schmelzschicht die Dentinbildung unvollständig bleibt und die Zähne infolge erhöhter Röntgenstrahlendurchlässigkeit ein schemenhaftes Aussehen (Ghost teeth) aufweisen.

Schließlich sind noch iatrogene Schädigungen zu erwähnen, beispielsweise durch Tetrazyklingaben, Vitamin-D-Intoxikation, Unverträglichkeiten im Blutgruppensystem oder ein übermäßiges Angebot von Spurenelementen. Bei endogen bedingten Strukturfehlern fallen häufig Verfärbungen der Zähne auf (s. I.8.), die allerdings auch andere Ursachen haben können.

7.1.1. Hypoplasien

Hierbei variiert der Befalls- und Intensitätsgrad, je nach Zeitpunkt, Dauer, Art und Schwere der Stoffwechselstörung. Die Palette umfaßte sowohl initiale, klinisch kaum wahrnehmbare, nur an einzelnen Zahngruppen symmetrisch zu beobachtende Veränderungen, als auch alle Übergangsformen, bis zu den schwersten Formbildungsfehlern. Entsprechend der Anordnung der Retziusstreifen sowie der Perikymatien, verlaufen die Hypoplasien horizontal um die Krone, wobei der normal erscheinende Schmelz zwischen den Rinnen eine abnorme Anordnung der Schmelzprismen aufweist. Mikroskopisch sichtbare Spätsymptome sind vermehrte Interglobularbezirke im Bereich der Zuwachslinien (Owensche Linien), und im Schmelz ausgeprägtere Retziusstreifen, hypomineralisierte Zonen sowie makroskopisch erkennbare Einziehungen, Buchten und Grübchen, mitunter partielle Aplasien. Klinisch imponieren im wesentlichen zwei Arten von Hypoplasien, die internen und externen.

Bei den internen Hypoplasien ist der Zahn in seiner äußeren Form unverändert. Lediglich kreidige Verfärbungen und der Verlust der natürlichen Schmelztransparenz weisen auf hypoplastische bzw. minder verkalkte Zonen des Schmelzes hin. Im Gegen-

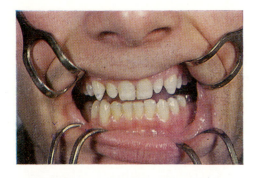

Abb. 31 Interne Schmelzhypoplasien

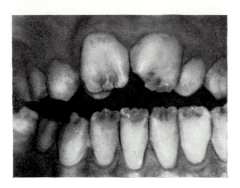

Abb. 32 Externe grübchenförmige Schmelzhypoplasien

satz zu den einfachen kreidigen Schmelzflecken werden die internen Hypoplasien durch linien- bzw. bandförmige Bezirke gekennzeichnet, die jeweils einer bestimmten Entwicklungsetappe entsprechen, und deshalb symmetrisch auftreten (Abb. 31). Letzteres gilt auch für die externen Hypoplasien, die man häufig als „rachitische" bezeichnet.
Insgesamt umfaßt die Bezeichnung Hypoplasie ein symptomatologisch mannigfaltiges Bild. Mitunter dominieren vereinzelt auftretende bzw. reihenförmig in einer Linie um die Zahnkrone angeordnete oder auch dicht nebeneinanderstehende, über größere Flächen verteilte Grübchen (Abb. 32), in anderen Fällen sind es faßreifenartig um die Zahnkrone verlaufende, den Schmelz evtl. bis zum Dentin einschneidende Furchen und Bänder. Als Anzeichen einer schweren Störung während der Zahnbildungsperiode gelten flächenförmige Hypoplasien, die mit partiellen Aplasien des Schmelzes einhergehen. Nicht selten kommt es nach schweren Mineralisationsstörungen zu Absplitterungen der Inzisalkanten bzw. Kauflächen oder zu pathologischen Frakturen der Hartsubstanzen.
Für das Auftreten von Hypoplasien prädilektierte Zähne sind die ersten Molaren und die oberen Schneidezähne, weniger die Prämolaren und zweiten Molaren. An den Milchzähnen beobachtet man Hypoplasien selten.
Bezüglich der Verbreitung von Schmelzhypoplasien ist in den letzten beiden Jahrzehnten eine deutlich rückläufige Tendenz erkennbar (gegenwärtige Häufigkeit 2 bis 4%), was auf wirksam gewordene Prävention bei Schwangeren und Säuglingen (gesetzliche Regelung der Rachitisvorbeugung) zurückzuführen sein dürfte sowie auf die verstärkte Aufklärung und Gesundheitserziehung der Bevölkerung.

7.1.2. Fluoridbedingte Schmelzflecken

In der Anwesenheit von Fluorid-Ionen während der Zahnbildungsperiode besteht eine wesentliche Voraussetzung für die optimale Auskristallisation des Schmelzapatits. Im fertiggebildeten Schmelz fluoridreicher Zähne lassen sich Verlaufsänderungen der optisch schärfer begrenzt wirkenden Schmelzprismen konstatieren, deren Endstrukturen dann – ebenso wie die Perikymatien – stärker ausgeprägt erscheinen. Die Apatitkristalle sind vergrößert und weichen in ihrer Anordnung von der überwiegend prismaparallelen Orientierung ab. Der dadurch veränderte Lichtbrechungsindex läßt die andersartige Kristallitlagerung im Vergleich zum Nachbarschmelz makroskopisch zutage treten. Diese als „mottling" bezeichneten mikrostrukturellen Varianten sind klinisch zumeist unauffällig. In ausgeprägteren Fällen finden sich unter dem dichter verkalten Oberflächenschmelz gegebenenfalls hypomineralisierte Zonen.

Die Zähne zeichnen sich durch höheren Fluoridgehalt, gesteigerte Säurebeständigkeit und geringere Kariesanfälligkeit aus. Tritt an ihnen dennoch eine Karies auf, so nimmt sie einen mehr chronischen Verlauf. Die bestehende Korrelationen zwischen Kariesverbreitung, Häufigkeit sowie Intensität von Schmelzflecken und Fluoridgehalt des Trinkwassers ist heute epidemiologisch erwiesen (Abb. 33).

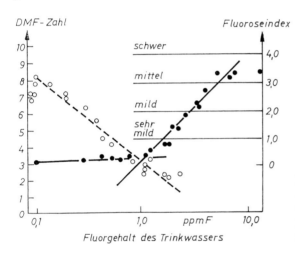

Abb. 33 Beziehungen zwischen Kariesverbreitung bei Kindern, Häufigkeit von Schmelzflecken und Fluorgehalt des Trinkwassers in natürlichen Fluorgebieten Nordamerikas (nach Hodge). O = Fluorose-Index ($F_{ci}\varDelta$ = DMF-Zahl)

Klinisch äußern sich fluoridbedingte Veränderungen als weißliche bis bräunliche Schmelzflecken; sie werden als Dentalfluorosen definiert (Synonyma: mottled enamel mottled teeth, Denti di Chiaie). Nach DEAN teilt man sie ein in fragliche, sehr milde, mäßige und schwere Formen. In mitteleuropäischen Bereichen halten sich sowohl Häufigkeit als auch Intensität in Grenzen, so daß sich klinisch eine Differenzierung nach drei Formen empfiehlt.
1. *Leichte Dentalfluorose.* Weißliche, ästhetisch unauffällige, unregelmäßig begrenzte Flecken oder linienförmige, in der Zirkumferenz des Zahnes verlaufende, im inzisalen Bereich bzw. im Kauflächenrelief stärker ausgeprägte Streifen, die sich zervikalwärts verlieren (Abb. 34). Die Schmelzoberfläche ist glatt und glänzend, die Zähne sind kariesresistent. Befallen sind meist die oberen, mittleren und seitlichen Schneidezähne sowie die ersten Molaren, weniger die unteren Schneidezähne und Prämolaren, wobei eine gewisse Symmetrie auffällt.
2. *Mittlere Dentalfluorose.* Überwiegend flächenförmig und faßreifenartig angeordnete, miteinander konfluierende, kreidige Verfärbungen (Abb. 35), an einzelnen Zahn-

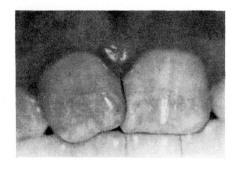

Abb. 34 Leichte Dentalfluorose

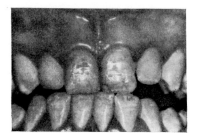

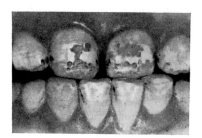

Abb. 35 Mittlere Dentalfluorose   Abb. 36 Schwere Dentalfluorose

paaren evtl. unterschiedlich stark ausgeprägt. Die Schmelzoberfläche erscheint glatt und glänzend, die gesunden Schmelzpartien zwischen den Flecken weisen normale Transparenz auf. Das ästhetische Aussehen des Gebisses ist zwar beeinträchtigt, seine Kariesanfälligkeit aber nicht erhöht.

3. *Schwere Dentalfluorose.* Charakteristisch sind ausgedehnte, mitunter die ganze Zahnfläche beherrschende, in ihrer Intensität wechselnde, kreidige bis schmutziggraue, teilweise bräunlich tingierte Flecke. Die Zähne haben infolge fehlender Schmelztransparenz und aufgerauhter Schmelzoberfläche ein stumpfes Aussehen. Manchmal dominieren unterschiedlich große, unregelmäßig begrenzte, seichte Erosionen des Schmelzes, in denen exogene Pigmente eingelagert sein können (Abb. 36). Zur Braunfärbung der beim Zahndurchbruch meist weißlichen Schmelzflecken kommt es wahrscheinlich durch Eiseneinlagerung. Der Schmelz solcher Zähne ist spröde und brüchig, ihre Kariesanfälligkeit erhöht. Allerdings unterscheidet sich die hier auftretende Karies in Aussehen und Verlauf von den üblichen Formen. Die Läsionen ähneln mehr einer bräunlich tingierten Erosion, das ästhetische Bild des Gebisses ist beeinträchtigt.

Zwischen diesen drei Gruppen von Dentalfluorosen bestehen fließende Übergänge. Die differentialdiagnostische Abgrenzung der fluoridbedingten Schmelzflecken bereitet – trotz charakteristischer Merkmale – Schwierigkeiten. Sie kann nur dann als gesichert betrachtet werden, wenn im Trinkwasser des Wohngebietes oder in den über Jahre üblicherweise aufgenommenen festen Nahrungsmitteln (selten) hohe Fluoridkonzentrationen nachweisbar sind.

Mit initialen Schmelzveränderungen wird man rechnen können, wenn über die Zeit der Schmelzentwicklung ein Trinkwasser mit einem Fluoridgehalt von 1,6 bis 1,8 ppm aufgenommen wurde. Besonders fluoridreiche Quellen findet man in Gebieten vulkanischen Ursprungs, wie beispielsweise im Erzgebirge. Mittlere Dentalfluorosen treten auf bei Trinkwasserkonzentrationen um 3 ppm F, schwere zwischen 4 und 10 ppm F. Ihr Vorkommen kann sporadisch (Brunnenwasser) oder auch endemisch sein (Wasserleitung).

Den fluoridbedingten Schmelzflecken ähnliche Veränderungen werden durch hohen Magnesiumgehalt des Trinkwassers hervorgerufen (Denti screziati). Daß dieser – mitunter vermutet – im Hinblick auf die Häufigkeit und Intensität fluoridbedingter Schmelzflecken eine antagonistische Wirkung haben könnte, ließ sich epidemiologisch nicht bestätigen.

Die Behandlung fluoridbedingter Schmelzflecken kann im Verschleifen und Polieren der Schmelzoberflächen bestehen, besonders bei schweren Formen.

7.2. Exogen bedingte Strukturfehler

Symptomatologisch unterscheiden sie sich von endogen verursachten durch ihr solitäres, asymmetrisches, überwiegend unilaterales Auftreten an einzelnen Zähnen oder Zahngruppen. Ätiologisch sind vornehmlich entzündliche und erst in zweiter Linie traumatische oder strahlenphysikalische Noxen anzuführen. Daraus erklärt sich auch, warum überwiegend die bleibenden Zähne befallen werden und von diesen vornehmlich die des Frontbereiches.

7.2.1. Entzündlich verursachte Hypoplasien

Von allen exogen bedingten Strukturfehlern treten durch Entzündung verursachte zweifellos am häufigsten in Erscheinung. Der die Mineralisation des bleibenden Zahnkeimes beeinträchtigende Entzündungsreiz geht hierbei über apikale Periodontitiden von infizierten Milchzähnen aus. Das klinische Bild variiert demzufolge, in Abhängigkeit von der Schwere der Entzündung sowie von den topographischen Beziehungen der Milchzahnwurzeln zu den bleibenden Zahnkeimen. Betroffen sind vornehmlich die unteren bleibenden Prämolaren, die oberen mittleren Schneidezähne wie auch die oberen Prämolaren, nur selten der Mesialbereich der ersten Molaren.

Eine verhältnismäßig oft zu beobachtende Folge solcher entzündlicher Schädigungen sind die kreidigen Schmelzflecke (Abb. 37). Es handelt sich dabei um weißlich schimmernde, mitunter durch Pigmenteinlagerungen bräunlich getönte, scharfe, zum gesunden Schmelz hin abgegrenzte, runde oder polygonale, unterschiedlich große Flecke mit glatter Oberfläche. Histologisch erscheint der Schmelz dunkler, die Schmelzprismen erweisen sich als inhomogen. Sowohl die organische Matrix als auch das Kalk-

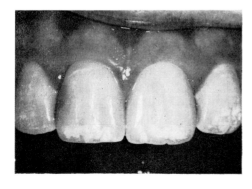

Abb. 37 Kreidige Schmelzflecke an 11 und 12

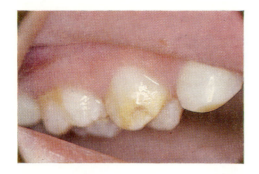

Abb. 38 Turnerzahn 14

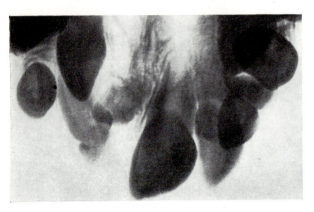

Abb. 39 Strukturanomalien und Bildungsfehler permanenter Zähne nach Oberkieferosteomyelitis im Säuglingsalter

angebot sind zwar ausreichend, dem gesunden Nachbarschmelz optisch jedoch nicht gleichwertig.
War die entzündliche Noxe schwerer, so ist es zwangsläufig auch die durch sie ausgelöste Mineralisationsstörung, und zwar ebenso in qualitativer wie in quantitativer Hinsicht. Von einfachen Schmelzgrübchen bis zu großflächigen Aplasien und Verstümmelungen der anatomischen Kontur manifestiert sich eine Vielfalt von Formen und Varianten. So kann die klinische Krone partiell oder auch völlig ihrer schützenden Schmelzschicht beraubt sein, die Defeke sind dann bräunlich verfärbt. In anderen Fällen wieder ist sie infolge abweger Funktionen der zahnbildenden Zellen durch Dentinausstülpungen und Zementauflagerungen verunstaltet. Diese nach TURNER benannten Strukturfehler (Turnerzähne) werden durch eitrige Periodontitiden hervorgerufen (Abb. 38).
Im Säuglings- oder Kindesalter durchgemachte Osteomyelitiden der Kiefer kommen gleichfalls als auslösende Ursache von Strukturanomalien in Betracht. Zwar treten in ihrer Folge nur selten Solitärschäden in Erscheinung, um so häufiger aber zeigen sich an den Zähnen des ursprünglichen Erkrankungsbereiches die verschiedensten Struktur- und Formschäden (Abb. 39). Auch Einschmelzungen von Zahnkeimen oder deren Ausstoßung sind möglich.

7.2.2. Traumatische Defekte

An einzelnen Zähnen, besonders im oberen Frontzahnbereich, beobachtet man mitunter unregelmäßig begrenzte Schmelzdefekte, die pulpawärts bis an das Zahnbein heranreichen können. Die Oberfläche zeigt in solchen Fällen gelbliche bis bräunliche

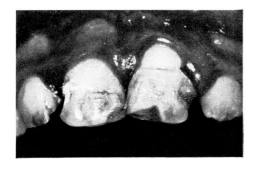

Abb. 40 Schmelzdefekte 12 bis 22 nach frühkindlichem Milchzahntrauma

Färbung. Das äußere Bild des Defektes deutet ätiologisch auf gewaltsame Einwirkung (Milchzahnintrusion oder -luxation) im frühen Kindesalter hin, die sich anamnestisch meist auch eruieren läßt. Die wie ausgestanzt wirkenden Defekte lokalisieren sich hauptsächlich in der inzisalen Kronenhälfte (Abb. 40) oder an der Schneidekante. Eine Unfallverletzung im Milchgebiß kann aber auch zu Eindellungen der Inzisalkante des permanenten Zahnes führen, dessen Dilazeration zur Folge haben oder gar das Ausbleiben des Wurzelwachstums.

7.2.3. Strahlenphysikalische Schäden

Eine Strahlenschädigung im frühen Kindesalter, beispielsweise nach Radium- und Röntgenbestrahlung von Hämangiomen, vermag Strukturschäden verschiedenster Art auszulösen, sowohl Hypoplasien als auch Entwicklungshemmungen. Sie sind häufig mit einer erst später in Erscheinung tretenden, lokalisierten Destruktion des Alveolarfortsatzes vergesellschaftet. Im koronalen Anteil der Zähne imponieren zumeist Hypoplasien, im radikulären Verkürzungen der Wurzel.

7.3. Erbbedingte Strukturfehler

Hereditäre Faktoren können bei der strukturellen Formierung der Zahnhartsubstanzen sowohl indirekt als auch direkt zur Geltung kommen. So werden im Gefolge der ektodermalen Dysplasie, bei der Epidermolysis bullosa hereditaria, auch die Ameloblasten in Mitleidenschaft gezogen und Schmelzhypoplasien provoziert. Dagegen sind die eigentlichen hereditären Strukturanomalien selten mit anderen Systemerscheinungen gekoppelt. Der Erbgang verläuft dominant rezessiv oder geschlechtsgebunden. Der Schmelz, das Zahnbein, aber auch der Zahn können betroffen werden. Es handelt sich also um eine Fehlleistung der schmelz- oder/und dentinbildenden Zellen, wobei fließende Übergänge durchaus möglich sind.

7.3.1. Schmelzbildungsfehler

Die Amelogenesis imperfecta hereditaria stellt kein einheitliches Krankheitsbild dar, sondern weist mannigfaltige symptomatologische Varianten auf, die in geschlechtsgebundener oder auch -ungebundener Erbfolge auftreten.

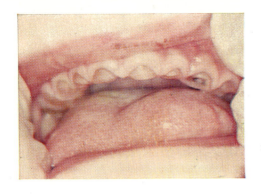

Abb. 41 Amelogenesis imperfecta (Schmelzaplasie im Milchgebiß) bei dreijährigem Mädchen

Schmelzaplasie. Beim männlichen Geschlecht beobachtet man in beiden Dentitionen eine generelle Schmelzaplasie, bei welcher der normal gebildete, anatomisch einwandfrei konfigurierte Dentinkern des Zahnes lediglich von einer mikroskopisch dünnen Schmelzschicht überzogen ist (Abb. 41). Ihren weitesten Durchmesser hat die klinische Krone zervikal (Fehlen des Kontaktpunkts). Das bräunliche Zahnbein schimmert durch den transparenten, glatten Schmelz und verleiht dem Zahn ein bernsteinfarbenes Aussehen. Infolge der dünnen Schmelzschicht sind die Zähne überempfindlich, doch nimmt die Hypersensibilität mit fortschreitender Obliteration der Pulpakammern ab.

Schmelzhypoplasie. Fast ausschließlich beim weiblichen Geschlecht tritt eine erbliche Hypoplasieform auf, bei welcher der dem Zahnbein aufgelagerte Schmelz von relativ normaler Stärke, hart, glatt, gelblich getönt und die anatomische Konfiguration der klinischen Krone kaum beeinträchtigt ist. Vertikal wie auch horizontal in wirrer Anordnung verlaufende Rillen und Furchen lassen den Schmelz „gerieft" erscheinen

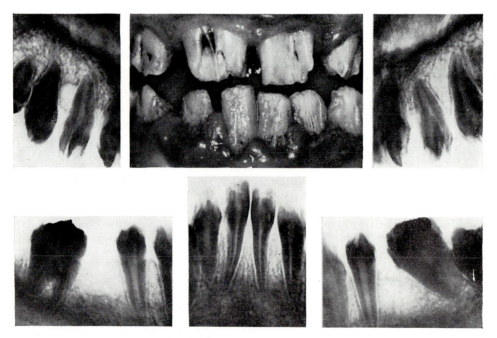

Abb. 42 Amelogenesis imperfecta (geriefte Schmelzhypoplasien) bei 14jährigem Mädchen

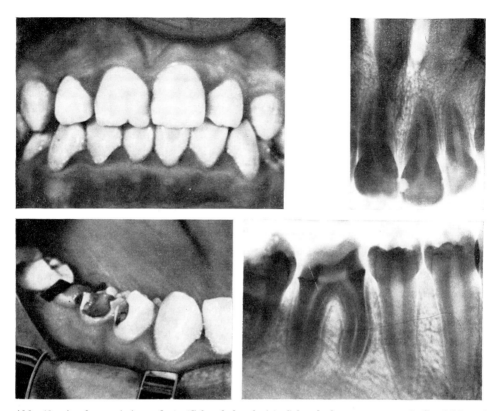

Abb. 43 Amelogenesis imperfecta (Schmelzdysplasie); Schmelzabsprengungen mit Gratbildung im Seitenzahnbereich

(Abb. 42). Das Zahnbein erweist sich mikroskopisch als einwandfrei strukturiert, Wurzeln und Pulpahohlräume sind röntgenographisch normal ausgebildet. Nicht selten ist diese Variante der Amelogenesis imperfecta gekoppelt mit einer Verbildung der Kieferform.

Schmelzdysplasie. Bei der geschlechtsungebunden vererbten Form der Amelogenesis imperfecta handelt es sich weniger um eine Fehlleistung der schmelzbildenden Zellen, als vielmehr um mikroskopische Unregelmäßigkeiten der Schmelzstruktur, die auf eine anlagebedingte Minderwertigkeit der organischen Matrix zurückzuführen sein dürften. Klinische Merkmale sind transparenzloser, weißlich bis kreidig verfärbter, rauher Schmelz bei anatomisch normaler Zahnform. Der Schmelz ist mechanischen Einflüssen gegenüber nicht widerstandsfähig genug und bröckelt bei funktioneller Beanspruchung leicht von der Dentinunterlage ab. Es bilden sich dann – insbesondere an den Prämolaren und Molaren – unterschiedlich große, von scharfen Schmelzgraten unregelmäßig begrenzte Hartsubstanzdefekte, die das Zahnbein entblößen (Abb. 43). Während das freigelegte Dentin zunächst nur leicht bräunlich getönt erscheint, verändert es sich später durch Pigmentaufnahme bis zur schwarzbraunen Färbung (keine Karies!). Auffallend sind ferner die Sondierungsempfindlichkeit des freiliegenden Zahnbeins und eine Hypersensibilität der Zähne auf thermische Reize.

7.3.2. Dentinbildungsfehler

Erblich determinierte Fehlleistungen des mesenchymalen Keimgewebes können sich auf die Dentinbildung qualitativ oder auch quantitativ auswirken; dementsprechend lassen sich zwei Formen unterscheiden:

Dentinogenesis imperfecta hereditaria. Kennzeichnend sind irreguläres, kanalarmes, von Interglobularbezirken freies Zahnbein und die Tendenz zur Obliteration des Pulpakavums wie zur Anlagerung breiter Schichten zellhaltigen Zementes. Die Länge und Form der Zahnwurzeln sind meist normal (allerdings kann der Röntgenschatten weniger intensiv sein), doch kommen auch Fälle mit verkürzten Radizes vor. Vor allem letzteres läßt darauf schließen, daß zwischen den qualitativen und quantitativen Dentinbildungsfehlern, vielleicht sogar zu einigen Strukturanomalien des Schmelzes, fließende Übergänge existieren. Obwohl der Schmelz dieser Zähne normal strukturiert erscheint, erweist er sich als reicher an Lamellen, mitunter auch als weicher. Infolge seiner außerordentlichen Transparenz (opalszierender oder transparenter Schmelz) verleiht das hindurchschimmernde Dentin der anatomisch normal gebildeten klinischen Krone ein graublaues bis graubraunes, in seinen Nuancen schmutzigem Bernstein oder bräunlichem Glas ähnelndes Aussehen (Abb. 44). Solche Zähne unterliegen bald der Abrasion, der Schmelz splittert von der schlechten Dentinunterlage leicht ab. Ähnlich, wie bei der erblichen Schmelzdysplasie, kommt es zur Freilegung des Zahnbeins sowie zur Bildung von Schmelzgraten. Differentialdiagnostisch ist von Bedeutung, daß die bei der Dentinogenesis imperfecta hereditaria freiliegenden Dentinpartien exogenen Einwirkungen gegenüber fast unempfindlich sind. Allerdings stellt sich die Obliteration der Pulpakammer mitunter bereits während der Zahnentwicklung ein. Röntgenographisch konstatiert man gelegentlich apikale Auf-

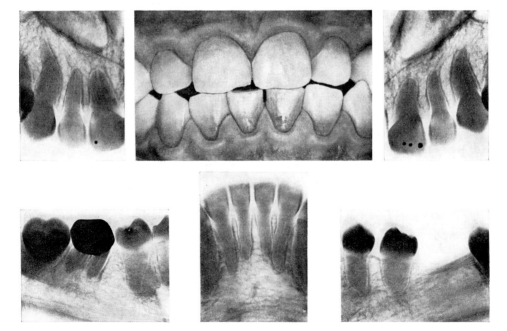

Abb. 44 Dentinogenesis imperfecta bei 14jährigem Mädchen; bernsteinfarbene Frontzähne, Demastikation und Pulpaobliterationen

hellungen an kariesfreien Zähnen. Derartige Strukturfehler werden auch als orales Symptom der Osteogenesis imperfecta tarda oder der Hypophosphatasie beobachtet.

Shell teeth. Als vorwiegend quantitative Dentinbildungsanomalie gelten die sogenannten Shell teeth, für welche – bei einwandfreier anatomischer Form und Farbe der klinischen Zahnkrone – das Fehlen der Wurzeln charakteristisch ist. Zwischen dem schalenartigen Schmelzmantel und der überdimensionierten Pulpa findet sich lediglich eine dünne Dentinschicht. Die Zähne sitzen deshalb der Gingiva nur locker auf, sind sehr beweglich und gehen bei funktioneller Belastung frühzeitig verloren.

7.3.3. Dentin- und Schmelzbildungsfehler

Die erbliche Fehlleistung beider Keimblätter offenbart sich als Capdepontsche Erkrankung, gelegentlich im Zusammenhang mit einem Ceratoma palmoplantare in Erscheinung tretend. Die Zähne beider Dentitionen (deren Wechsel normal verläuft) sind bedeutend kleiner als üblich, so daß die Kontaktpunkte fehlen, und weichen – aufgrund hypoplastischer Schmelzanlage und dysplastischer Dentinbildung – auch in ihrer Form von den anatomischen Normen ab (Abb. 45). Ihre Schmelzoberfläche ist glatt, sie erscheinen im ganzen durchsichtig, von gelblicher bis karamelfarbener Tönung. Abplatzen des Schmelzes und Abrasion führen bei solchen Zähnen häufig zum vollständigen Verlust der Zahnkronen *(Crownless teeth)*. Die Pulpakammer kann erhalten oder obliteriert sein (Abb. 46); entsprechend unterschiedlich ist dann natürlich die Empfindlichkeit auf thermische und mechanische Reize.

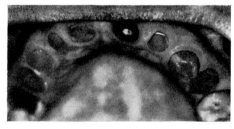
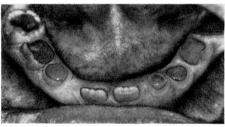
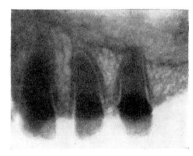

Abb. 45 Klinisches Bild bei Morbus CAPDE-PONT bei 8jährigem Mädchen

Abb. 46 Befund der Pulpakanäle an zu kleinen Zähnen; Pulpa obliteriert

8. Verfärbungen der Zähne

Die natürliche Zahnfarbe unterliegt individuellen Schwankungen. Besonders markante Unterschiede bestehen zwischen der ersten und zweiten Dentition. Ferner sind Veränderungen des äußeren Erscheinungsbildes durch Alternsvorgänge oder exogene Pigmentauflagerungen (s. II.2.2.2.) möglich.

Zu ästhetisch beeinträchtigenden Verfärbungen einzelner Zähne kommt es verhältnismäßig häufig aufgrund pathologischer Zustände (Pulpanekrose, Rosafleckenkrankheit u. a.) bzw. Folgeerscheinungen (traumatisch bedingte hartgewebige Pulpametaplasie). Im Zuge einer Behandlung in den Zahn eingebrachte chemische Verbindungen (Iod, Eugenol, Resorzin/Formalin u. ä.) können gleichfalls dazu führen (Abb. 47).

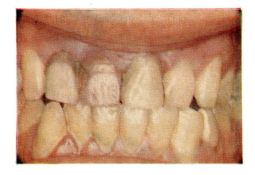

Abb. 47 Rötliche Schmelzverfärbung 11 nach Mortalamputation mit Resorzin-Formalin

Weißliche bis kreidige Fleckung hingegen sind Ausdruck abweichender Kristallitlagerung im Schmelz und charakteristisches Kennzeichen endogen oder erblich bedingter Strukturfehler. Im gleichen Zusammenhang sind generalisierte, bräunliche Farbtönungen der Zähne zu nennen, wie sie bei transluzentem oder aplastischem Schmelz zu beobachten sind (Tab. 4).

Unter den eigentlichen Verfärbungen werden jedoch intern bedingte, meist schon am durchbrechenden Zahn manifeste Diskolorationen verstanden, die entweder auf bestimmte Entwicklungsphasen einzelner Zahngruppen begrenzt bleiben oder generalisiert auftreten. Als auslösende Faktoren kommen sowohl körpereigene als auch körperfremde Stoffe in Betracht (s. Tab. 4). Die nachweisbaren klinischen Veränderungen sind mitunter derart augenscheinlich, daß sie eindeutige Rückschlüsse auf das auslösende Agens gestatten. Von den vielfältigen ursächlichen Möglichkeiten sei hier nur auf die markantesten hingewiesen.

Tabelle 4 Ursächliche Faktoren von generalisierter Zahnverfärbung

Farbe	Dentition I.	Dentition II.
weißlich – kreidig		
Erbliche Schmelzdysplasie	—	+
Hypoparathyreoidose		
Dentalfluorose	(+)	+
gelb		
Erbliche Schmelzhypoplasie	—	+
Tetrazyklin	+	+
Nitrofurantoin	—	+
Fluorintoxikation	—	+
karamelfarben		
Morbus Capdepont	+	+
braun – dunkelbraun		
Erbliche Schmelzaplasie	+	+
Osteogenesis imperfecta	(—)	+
Hypophosphatasie	—	+
Hypophosphatämie	—	+
Avitaminosen (A und D)	(+)	+
Akute Exantheme	—	+
Zystische Fibrose (?)		
rotbraun		
Porphyrie	+	(+)
(Lachsrot in UV-Licht)		
blaugrau – blaugrün		
Morbus haemol. neonatorum	+	(+)
graubraun		
Chlor-Tetrazyklin	+	+
Dentinogenesis imp. hered.	—	+
(schmutziger Bernstein)		
schwarz		
Morbus caeruleus	(—)	+

8.1. Chlorodontie

Grünfärbungen der Zähne sind Folge eines Morbus haemolyticus neonatorum. Dieses intrauterin erworbene Krankheitsbild, das mit fließenden Übergängen als Anaemia neonatorum oder Icterus neonatorum gravis verläuft, kann in schweren Fällen zum Hydrops congenitus universalis führen. Ihm liegt eine erblich bedingte Inkompatibilität des Rh-Systems (Ce, Dd, Ee) zugrunde, seltener eine Sensibilisierung im AB0-System, da die Antikörper im kindlichen Organismus extra-erythrozytäre A- und B-Rezeptoren teilweise abfangen oder blockieren. Betroffen werden die Schneidezähne und Molaren des Milchgebisses, nur in Ausnahmefällen sind die ersten Molaren beteiligt. Am häufigsten finden sich (bei etwa 50% der überlebenden Kinder) im zervikalen Kronensegment strichförmige bzw. bandförmige Schmelzveränderungen, deren Tönung von gelb, über grün und braun, bis zu braun-schwarz variieren kann und durch Imprägnierung der Hartsubstanzen mit Biliverdin verursacht ist (Abb. 48).

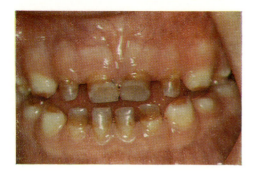

Abb. 48 Chlorodontie nach Morbus haemolyticus neonatorum

Bei mikroskopischer Betrachtung lassen die Pigmenteinlagerungen unmittelbare Beziehungen zur Geburtslinie erkennen. Außer den Diskolorationen fallen mehr oder minder ausgeprägte Hypoplasien auf, vor allem im inzisalen Drittel der Milchschneidezähne sowie im Okklusalbereich der Milchmolaren. Semilunäre Inzisionen der Inzisiven und Einschnürungen der Eckzahnspitzen (Cingulum canini) sind orale Folgesymptome der durch einen Morbus haemolyticus neonatorum in der perinatalen Entwicklungsperiode der Zähne bedingten Schädigung.

8.2. Erythrodontie (Porphyrodontie)

Ursächlich liegt eine erbliche, vorwiegend im Säuglingsalter manifest werdende Stoffwechselkrankheit des hämopoetischen Systems (Porphyria erythropoetica congenita GÜNTHER) zugrunde. Charakteristisch ist eine rotbraune Verfärbung, speziell der Milchzähne, mit lachsroter Fluoreszenz im UV-Licht. Als allgemeine Symptome dominieren zu Sekundärinfektionen neigende Effloreszenzen an der photosensiblen Haut mit Tendenz zu Narbenbildung, Atrophie, vermehrter Hämolyse und Milztumor. Das Krankheitsbild kommt überwiegend bei Knaben vor, der Erbgang ist rezessiv.

8.3. Tetrazyklin-Xanthodontie

Während der Mineralisation der Zahnhartgewebe therapeutisch verabreichte Tetrazykline werden infolge ihrer Affinität zum Ca-Ion in Knochen und Zähnen (speziell Dentin) gebunden, in denen sie zeitlebens nachweisbar sind. Nach Abschluß der Mineralisation erfolgt in den Zahnhartsubstanzen keine weitere Aufnahme von Tetrazyklinen. Während der Einbau in den Knochen ohne klinische Bedeutung ist, kann er an den Zähnen ästhetisch beeinträchtigende Verfärbungen bewirken, die man als iatrogene Spätschäden definieren muß. Die Art der Diskoloration, ihre Lokalisation und Intensität hängen einerseits vom Zeitpunkt und der Dauer der Tetrazyklindosierung ab, andererseits von der angewandten Verbindung. Schwerere Verfärbungstendenzen werden verursacht durch Epianhydrotetrazyklin, Demethylchlortetrazaklin, Tetrazyklin-Hydrochlorid und Tetrazyklin-L-Methyl-Lysin. Geringere Verfärbungstendenz haben Chlortetrazyklin, Methazyklin, Doxyklin, Oxytetrazyklin und Anhydrotetrazyklin.
Die kritischen Perioden für die einzelnen Zähne oder Zahngruppen sind: 5. Monat in utero bis zum 3. bis 5. Monat post partum (jeweils Schmelz/Dentinbereich einzelner

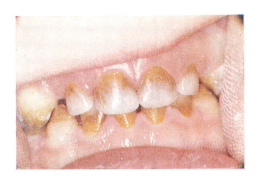

Abb. 49 Tetrazyklin-Xanthodontie nach Hostacyclin-Medikation

Milchzähne), der 9. Lebensmonat (Milcheckzähne) und für die permanenten Inzisiven sowie Eckzähne die Zeit vom ersten Lebenshalbjahr bis zum 5. Lebensjahr. Klinisch in Mitleidenschaft gezogen werden deshalb hauptsächlich die Milchzähne (Abb. 49) sowie die ersten Molaren, aber auch die Frontzähne der zweiten Dentition. Meist ist der Inzisalbereich von weißlich-grauer Farbe, die zervikalwärts in ein kräftiges Braun mit bernsteinähnlichem Aussehen übergeht. Gelbliche (Tetrazyklin) oder grau-braune (Chlortetrazyklin) Tönungen der Zähne werden gleichfalls beobachtet. Manchmal ist eine Xanthochromie permanenter Zähne Spätfolge von Langzeitbehandlungen mit Nitrofurantin.

Mit der Verfärbung kombiniert auftretende Hypokalzifikationen des Schmelzes sind eher auf das behandelte Grundleiden (beispielsweise zystische Fibrose) zurückzuführen als auf Tetrazyklin. Dies gilt auch für die mitunter erhöhte Kariesdisposition der betroffenen Zähne.

Eine therapeutische Beeinflussung der Zahnverfärbung ist praktisch nicht möglich. Auch mittels wiederholter Bleichung der Schmelzoberflächen nach Anätzung läßt sich nur geringer Effekt erzielen. In ästhetisch beeinträchtigten Fällen ist später (nach dem 16. Lebensjahr) die Anfertigung von Jacketkronen angebracht.

Da man auf die Tetrazyklinmedikation in indizierten Fällen kaum wird verzichten können, empfiehlt es sich, zumindest auf weniger verfärbende Verbindungen zurückzugreifen sowie Höhe und Dosierungszeit nicht unnötig zu überschreiten.

II. Teil

Organisierte kinderstomatologische Betreuung

1. Begriffbestimmung und Zielorientierung

Die kinderstomatologische Vorsorge, Behandlung und Nachsorge ist in der DDR gesundheitspolitische Selbstverständlichkeit. Der Grundstein zur organisierten zahnärztlichen Betreuung des Kindes wurde schon zu Beginn dieses Jahrhunderts gelegt, als einerseits die Häufigkeit akuter Folgeerscheinungen die Notbehandlung der Schulkinder erzwang, man andererseits aber auch erkannte, daß das offensichtlich entstehende Problem – Gebißdestruktion – mit der ausschließichen Behandlung akuter Prozesse nicht zu bewältigen war, sondern die Durchsetzung einer planmäßigen Betreuung erforderte.
Aus dem Bestreben, die notwendige Früherfassung und Frühbehandlung karieskranker Kinder zu sichern, resultierte die Formierung zahnärztlicher Erfassungs- und Betreuungssysteme unterschiedlichen Organisationsprinzips, aber einheitlicher Zielstellung: Alle Jugendlichen aus dem System der Vorsorge, Behandlung und Nachsorge mit sanierten Gebissen in das Berufsleben zu entlassen.
Die Funktionstüchtigkeit des Gebisses ist unmittelbar vom normalen, ungestörten Verlauf seiner Entwicklung abhängig. Um so größere sozialhygienische Bedeutung kommt deshalb der Tatsache zu, daß gegenwärtig kaum noch ein Jugendlicher das Erwachsenenalter mit gesundem Gebiß erreicht. Zudem weiß man heute, daß die Probleme der stomatologischen Behandlung – selbst in den hochindustrialisierten Ländern der Welt – durch Intensivierung der kurativ-rehabilitativen Betreuung allein nicht mehr lösbar sind, trotz vorhandener materiell-technischer Ressourcen. Selbst die Existenz funktionierender Betreuungssysteme für die jugendliche Population vermag daran nichts zu ändern, wenn nicht gleichzeitig Maßnahmen getroffen werden, die geeignet sind, den Behandlungsbedarf zu reduzieren. Die zunehmende Verbreitung von Zahn-, Mund- und Kieferkrankheiten sowie deren Folgen erzwingen gegenwärtig Relationen von einem Stomatologen auf etwa 1 500 Kinder und Jugendliche. In manchen europäischen Städten beträgt dieses Verhältnis bereits 1 : 800; dennoch besteht auch dort keine relle Chance, dem Gebißverfall allein durch organisierte Erfassung und Behandlung der Kinder Einhalt gebieten zu können. Daraus wird deutlich, daß die weiter rapide steigende Flut stomatologischer Behandlungsanforderungen nur mittels umfangreicher, wirksamer Präventivmaßnahmen eingedämmt werden kann.
Unter diesem Aspekt ist es notwendig, eine sowohl perspektivisch als auch prognostisch orientierte Strategie der kinderstomatologischen Betreuung zu konzipieren, die einerseits den kurativen und rehabilitativen Anforderungen Rechnung trägt, andererseits aber auch die Etappen einer neuen Betreuungsqualität markiert, mit dem Ziel der oralen Gesunderhaltung.
Nach der Definition der WHO ist unter „Gesundheit" nicht nur das Freisein von Krankheit und Gebrechen zu vestehen, sondern ein Zustand völligen körperlichen, geistigen und sozialen Wohlbefindens. Dieses Leitmotiv gilt – als Fundament allen ärztlichen Wirkens – gleichermaßen für die zahnärztliche Betreuung. Daraus erge-

ben sich dementsprechend umfassende Aufgaben auch für die Kinderstomatologie, die sich in zunehmendem Maße zum präventiv orientierten Fachgebiet entwickeln muß.

Das erklärte Ziel der kinderstomatologischen Betreuung ist es, die heranwachsende Generation mit gesunden (also kau- und sprachfunktionell einwandfreien, ästhetisch ausgewogenen, bei dennoch eingetretenen Schäden durch zahnerhaltende Maßnahmen optimal sanierten, von Kariesfolgeerscheinungen im Zahnmark und apikalem Periodont freien, voll bezahnten, auch gingival gesunden) permanenten Gebissen aus dem System der Vorsorge, Behandlung und Nachsorge zu entlassen.

Dies erfordert einerseits die verstärkte Konzentration der verfügbaren und zu erweiternden personellen Kapazität auf die Optimierung der kurativen Betreuung aller Kinder und Jugendlichen, andererseits die breite Durchsetzung vorbeugender Maßnahmen nach epidemiologisch abgestuften Schwerpunkten:

1. Vorbeugende Kariesbekämpfung sowie Früherfassung und Frühbehandlung definierter Probanden- bzw. Zielgruppen.
2. Überwachung der Gebißentwicklung der Kinder ab einem frühen Alter, insbesondere aber während des Zahnwechsels, mit dem Ziel der Einschränkung von Zahnstellungs- sowie Gebißanomalien.
3. Vorbeugende Bekämpfung und frühzeitige Behandlung periodontaler Erkrankungen.

Der Begriff „Prävention" charakterisiert die Gesamtheit der medizinischen und sozialen Maßnahmen zur Krankheitsvorbeugung und Krankheitsbekämpfung, wie sie im Sinne der Gesunderhaltung der Menschen bis ins hohe Alter notwendig sind. In logischer Konsequenz muß daher die Prävention oraler Destruktionsprozesse in das Gesamtsystem der medizinischen Betreuung eingebettet sein, wie es auch in der Gesetzgebung der DDR (s. II.6.2.) zum Ausdruck kommt.

Für die inhaltliche Präsizierung der verschiedenen Vorbeugungsmaßnahmen, ihre realistische Bewertung und daraus resultierende Plazierung im Gesamtsystem der organisierten kinderstomatologischen Betreuung sind eindeutige Begriffsbestimmung und die Anwendung klarer Definitionen unerläßlich. Nach den weiterführenden Empfehlungen der WHO (Tab. 5) werden als

— *primäre Prävention* die allgemeinen und speziellen Maßnahmen zur Festigung und Erhaltung der Gesundheit (Vermeiden des Auftretens von Krankheiten) bezeichnet, mit
— *sekundärer Prävention* die kollektiven und individuellen Möglichkeiten zur Früherfassung und Frühbehandlung von Krankheiten (Hemmung ihres Fortschreitens) umschrieben, während mit der
— *tertiären Prävention* die eigentlichen Behandlungsmaßnahmen beim Erkrankten gemeint sind (einschließlich Komplikationsvermeidung und Rehabilitation).

Der Begriff „tertiäre Prävention" umfaßt also unter dem Aspekt der Vorbeugung diagnostische und therapeutische Maßnahmen, deren Qualität sowohl für die Erhaltung als auch für die Wiederherstellung der Gesundheit und Funktionstüchtigkeit des Gebisses weitgehend bestimmend ist. Hohe ärztliche Moral und Verantwortung für jeden Patienten sind unerläßliche Voraussetzungen dafür.

Die vorbeugende Bekämpfung der oralen Destruktionsprozesse stellt den Kinderstomatologen vor eine Vielfalt neuer, ständig in seine Arbeit zu integrierender Aufgaben. Er muß insbesondere die Steuerungsmechanismen kennen, um die gegebene epidemiologische Situation gezielt im Sinne der oralen Gesundheitssteigerung verändern zu können. Dies setzt fundierte Kenntnisse über gesundheitspolitische und sozialhygienische Zusammenhänge voraus, von denen ausgehend er sinnvolle Konzeptionen der kinderstomatologischen Betreuung in seinem Arbeitsbereich umzusetzen hat. Das dabei anzustrebende Ziel ist die Lösung der im betreffenden Terri-

Tabelle 5 WHO-Definition der Prävention sowie einzelner stomatologischer Maßnahmen und ihrer Wertigkeit in Anlehnung an LEAVELL und CLARK; erweitert

Primäre Prävention		*Sekundäre Prävention*	*Tertiäre Prävention*	
Festigung der Gesundheit	Spezielle Maßnahmen	Früherfassung und Frühbehandlung	Behandlung und Komplikationsvorbeugung	Rehabilitation
Genetische Beratung	Mundhygiene individuelle kollektive	System regelmäßiger Reihenuntersuchungen	Füllungstherapie Sekundärkaries Pulpaerkrankung	Wiederherstellung physiol. Funktionen u. der Physiognomie
Optimale Lebensbedingungen	Umwelthygiene TWF, TBF Fluoride lokal	Systematische Kariesbehandlung	odontogene Entzündung	
Ernährungsmaßnahmen in Entwicklungsphasen	Dispensairebetreuung Gesunder nach Arbeitsbedingungen	Vorsorgeuntersuchungen zur Früherkennung pathologischer Zustände	Behandlung marginaler Periodontitiden	Individuelle Unterweisung über sachgemäßen Prothesengebrauch
Persönlichkeitsentwicklung	Ernährungslenkung	Eingliederung orthodontischer Geräte	Behandlung sonstiger oraler Erkrankungen	Aufklärung chirurgisch zu behandelnder Patienten
Dispensairebetreuung Gesunder nach physiologischen Merkmalen (z. B. Mütterberatung)	Zuckerrestriktion Fissurenversiegelung	Frühdiagnostik oraler Erkrankungszustände (z. B. Röntgen)	Gestaltung des Prothesenlagers	
		Gingivitisbehandlung		
		Behandlung von Infektionen		

torium existenten Probleme der stomatologischen Betreuung für die jugendliche Population über einen zu definierenden Perspektivzeitraum, wobei hohe Vorgaben das zu erzielende Resultat fixieren. Aus der Sicht gegenwärtiger wissenschaftlicher Erkenntnisse und gesundheitspolitischer Erfahrung ist es erreichbar auf der Grundlage ausgewogener, wechselseitig abgestimmter Betreuungskonzeptionen, in denen folgende Aspekte berücksichtigt sein müssen:
1. *Betreuungskongruente Zahl tätiger Stomatologen,* wie auch ihres Ausbildungsniveaus, sowohl im Grundstudium als auch in der späteren Spezialisierung. Im internationalen Maßstab ist die Relation Stomatologe zu Einwohner sehr unterschiedlich und signalisiert entsprechende Tendenzen (Tab. 6). In der DDR wurde 1983 ein Verhältnis von 1:1700 erreicht, mit der Maßgabe, über das nächste Jahrzehnt eine weitere Verbesserung der Relation bis zu einem Stand von 1:1300 anzustreben. In diesem Zusammenhang kommt vor allem dem Anteil von Kinderstomatologen und Kieferorthopäden an der Gesamtzahl der Zahnärzte Bedeutung zu. Für erstere sollte er zumindest 20% und für letztere maximal 4% betragen.
2. *Kontemporäre Erhöhung* der *Zahl stomatologischen Personals,* insbesondere *stomatologischer Schwestern* und *Zahntechniker. Herausbildung stomatologischer Zweitberufe* mit erweiterten klinischen und präventiven Aufgaben, wie sie in verschiedenen Ländern mit den Dental hygienists (USA), der Dental nurse (Neuseeland und Australien) und anderen Berufsbildern zur Verfügung stehen.

Tabelle 6 Zahnärztlicher Betreuungsstand in verschiedenen Ländern der Welt, unter Bezug auf WHO-Angaben sowie offizielle Informationen

Land	Relation Zahnarzt : Einwohner	Jahr
Dänemark	980	(1979)
Schweden	1 140	(1977)
DDR	1 700	(1983)
BRD	1 960	(1977)
USA	1 970	(1977)
VR Bulgarien	2 020	(1979)
Österreich	2 300	(1974)
Sowjetunion	2 500	(1977)
Japan	2 700	(1975)
VR Rumänien	3 140	(1977)
Republik Kuba	3 250	(1980)
Großbritannien	3 460	(1977)
Niederlande	3 600	(1977)
Ungarische VR	3 750	(1980)
Belgien	5 100	(1977)

Im verstärkten Einsatz größerer, komplex zusammengesetzter Betreuungskollektive ist eine bedeutsame Entwicklung für die Zukunft zu sehen; nur so kann der Zahnarzt zunehmend von Aufgaben entlastet werden, die nicht seiner Qualifikation bedürfen.

In der DDR wurden bereits im Jahre 1972 die Weichen für diese Entwicklung mit der Einführung der Erwachsenenqualifikation für Stomatologische Schwestern zu *Fachschwestern für Zahn- und Mundhygiene* gestellt. Dadurch wird sich das stomatologische Potential – vor allem für die präventive Betreuung – erheblich erweitern. Als optimal gilt eine Relation Zahnarzt/Stomatologische Schwester/ Fachschwester von 1 : 1,2 : 0,3. Legt man der perspektivischen Vorausschau die gegenwärtigen Planungsgrößen zugrunde, dürften im Zeitraum eines Jahrzehnts insgesamt 12 000 bis 15 000 ausgebildete Fachkader zur Verfügung stehen, von denen etwa 25 % bis 28 % in der Betreuung von Kindern und Jugendlichen tätig sein werden.

3. Ausgewogene *Strukturplanung der stomatologischen Betreuungseinrichtungen*, die demographischen Gesichtspunkten Rechnung zu tragen hat und den – sich insbesondere aus der Altersstruktur der Bevölkerung ableitenden – Betreuungsanforderungen entsprechen muß. Bei Wahrung des Schwerpunktes der kinderstomatologischen Betreuung, soll diese sinnvoll in das nationale Gesamtsystem der medizinischen und sozialen Betreuung integriert sein. In diesem Zusammenhang ist auch der erreichbare Auslastungsgrad der stomatologischen Arbeitsplätze ein wichtiger Planungsfaktor.

4. *Rationalisierung der stomatologischen Behandlung* durch wissenschaftlich fundierte Arbeitsorganisation, Verbesserung der stomatologischen Arbeitsplätze nach ergonomischen Gesichtspunkten, Entwicklung neuer Geräte, Materialien und Behandlungsformen, mit dem Ziel qualitativer Verbesserung.

5. Einführung und breite Durchsetzung *kollektiver* wie auch *individueller stomatologischer Vorbeugungsmaßnahmen* im Sinne der primären Prävention (einschließlich einer zweckentsprechenden, motivierenden Gesundheitserziehung).

6. *Konzipierung* der *ambulanten stomatologischen Betreuung* im Rahmen *nationaler Gesundheitsprogramme*, in der Einheit vorbeugender, kurativer sowie rehabilita-

tiver Maßnahmen, auf der Grundlage territorial vorliegender Bedingungen und Anforderungen.

In der DDR ist die gesundheitliche Betreuung der Bürger Bestandteil einer gesamtstaatlichen Konzeption, in welche die Zielgruppen nach epidemiologischen Gesichtspunkten sinnvoll einbezogen sind. Dies gilt auch für die stomatologische Betreuung, insb esondee aber für die der Kinder und Jugendlichen. Gesetzliche Regelungen geben die Gesamrkonzeption vor (s. II.6.2.), ermöglichen aber gleichzeitig Adaptation an die territoritalen Gegebenheiten und so die Umsetzung entsprechend dem vorliegenden Bedarf. Es ist eine Anforderung der Gegenwart, die kinderstomatologische Betreuung – in Anlehnung an wissenschaftlich ausgewogene Rahmenprogramme – situationsadäquat in den territorialen Verantwortungsbereichen zu konzipieren und ergebnisorientiert zu realisieren.

Zur Durchsetzung der präventiven Betreuungsstrategie kommt es darauf an, eine *Terminisierung der gesundheitspolitischen Zielstellung* vorzunehmen. Diese sollte sich sowohl auf die Konzeption der auszuarbeitenden präventiven Betreuungsstrategie in den Kreisen bzw. Bezirken beziehen als auch auf die Abrechenbarkeit der eingeführten Maßnahmen. Unter letzteren ist eineseits die epidemiologisch ausweisbare Verbesserung der oralen Gesundheit bei den Kindern und Jugendlichen eines Territoriums zu verstehen, andererseits der von den Betreuungskollektiven erreichte Sanierungsgrad.

Das territoriale Präventionsprogramm für die kinderstomatologische Betreuung muß von einer klaren Zielstellung ausgehen, dabei die einzelnen Schritte umreißen, die notwendig sind, um dieses Ziel zu erreichen, methodische Aspekte berücksichtigen, Termine fixieren und Verantwortlichkeiten festlegen. Für die Entwicklung eines solchen Programms sind in der Regel folgende Informationen, Anforderungen und Entscheidungen notwendig:

— Analyse der vorliegenden Situation (Zahl der zu betreuenden Kinder, Altersverteilung, Struktur der Kindergärten und Schulen, Erkrankungshäufigkeit, Anzahl und Ausstattung der Einrichtungen des Gesundheitswesens, Zahl und Zusammensetzung des Gesundheitspersonals u. a. m.);
— Konkrete Angabe der Ziele sowie der vorgesehenen Strategie für die zu konzipierende Betreuung;
— Übersicht über die im Rahmen des Programms geplanten Aktivitäten und zu erwartenden Ergebnisse;
— Festlegung von Verantwortlichkeit für die Realisierung des Programms auf den verschiedenen Ebenen;
— Erarbeitung eines Zeitplanes für die wichtigsten Aktivitäten des Programms (seine Einhaltung ist von großer Wichtigkeit!);
— Planung der materiell-technischen sowie der personellen Voraussetzungen.

Selbstverständlich muß aus dem Programm auch ersichtlich sein, welche Verfahren bei der terminisierten Zwischeneinschätzung und Endauswertung angewendet werden. Dabei kann man sich sowohl auf direkte (Vergleich des oralen Gesundheitszuwachses vor und nach der Einführung) als auch auf indirekte Methoden stützen. Die für eine Bewertung maßgebenden Kriterien sind:

1. *Effektivität* (effectiveness): Sie wird daran gemessen, ob das Erreichte tatsächlich das Resultat des vorgegebenen Betreuungsprogramms ist. Dies gilt nur dann als erwiesen, wenn die einzelnen Betreuungsetappen planmäßig zu den vorgegebenen Terminen erreicht wurden. Voraussetzung dafür ist natürlich, daß entsprechende Teilziele im Programm festgelegt wurden. Die eigentliche Einschätzung der Effektivität erfolgt dann in der Regel durch den Vergleich der jährlichen Neuzugänge von Patienten, der Anzahl von Konsultationen und vorgenommenen Eingriffe, vor allem aber durch den Nachweis im oralen Gesundheitszustand der betreuten Popu-

lation eingetretener Veränderungen, mittels epidemiologischer Vergleiche (s. II.2.).
2. *Wirkungsgrad* (efficiency): Er läßt sich darstellen an der Ausgewogenheit des für die Betreuung notwendigen personellen, materiell-technischen, zeitlichen und finanziellen Aufwandes im Verhältnis zum erzielten gesundheitlichen Nutzen für den einzelnen, für die Population wie auch für die Allgemeinheit. Dabei gilt das ökonomische Prinzip, daß ein hoher Wirkungsgrad immer dann erreicht ist, wenn mit dem vertretbar geringsten Aufwand der höchst mögliche Nutzen erzielt wird.
3. *Vorteilhaftigkeit* (appropriateness): Hier gilt es zu beantworten, ob sich die zur Erreichung der vorgegebenen Ziele gesetzten Prioritäten und entwickelten Strategien als zweckmäßig erwiesen haben, gemessen am nationalen und internationalen Stand, unter Berücksichtigung neuer wissenschaftlicher Erkenntnisse.
4. *Adäquatheit* (adequacy): Sie ermittelt die Angemessenheit der zur Lösung des Gesundheitsproblems in seiner Gesamtheit oder auf einem Teilgebiet getroffenen Maßnahmen und fragt, in welchem Maße das Programm für die verschiedenen Bevölkerungsgruppen (Kinder, Jugendliche, Erwachsene, Zielgruppen usw.) wirksam wurde *(Verfügbarkeit)*. Entsprechende Analysen sind eine Notwendigkeit, um unberechtigter, vorzeitiger Zufriedenheit entgegenzuwirken, die leicht zur Ursache für Verzögerungen auf dem Wege zum angesteuerten Betreuungsziel werden kann. Typisch für die Unadäquatheit von Programmen wäre beispielsweise die Entscheidung für ein System der kinderstomatologischen Betreuung, das nicht alle Kinder einbezieht, sondern nur für eine bestimmte Gruppe wirksam werden kann. Ist dies der Fall, erfaßt das Gesundheitsprogramm nur einen Bereich des Gesamten, muß das Betreuungsproblem weiterhin als ungelöst betrachtet werden.

Effektivität und Wirkungsgrad eines Gesundheitsprogramms werden mit Hilfe von Zahlenvergleichen (unter Verwendung quantitativer Indizes) eingeschätzt. Die Frage nach der Vorteilhaftigkeit und Adäquatheit eines Gesundheitsprogramms hingegen gilt weniger dem Ergebnis, als vielmehr der Planungsvorbereitung und Konzeption. Dabei kommt es darauf an, einerseits die Richtigkeit der gesamten Zielstellung des Betreuungssystems kritisch einzuschätzen, andererseits aber auch zu prüfen, ob es gelungen ist, relevante wissenschaftliche Erkenntnisse sowie vorliegende praktische Erfahrungen berücksichtigend, konzeptionell ausgewogen und den tatsächlichen Möglichkeiten angemessen zu bilanzieren.

Maßgebend für die Konzipierung und Planung von Programmen ist zunächst die demographische und epidemiologische Situation, von der ausgehend die entsprechenden Prioritäten für die Betreuung und deren Zielstellung formuliert werden müssen. Im Gegensatz zur internationalen Entwicklung, insbesondere im Vergleich zu einer Reihe überseeischer Länder, dürfte sich in der DDR bis zur Jahrtausendwende kaum eine wesentliche Veränderung in der Populationsstruktur abzeichnen, wenn man davon absieht, daß sich der Anteil der Arbeitsfähigen an der Gesamtbevölkerungszahl leicht vergrößern und der von Bürgern im Rentenalter etwas verkleinern wird. Der Anteil von Kindern und Jugendlichen an der Gesamteinwohnerzahl (17 Mio) wird sich bei etwa 21% (3,5 Mio) einpendeln. Aus dieser Situation läßt sich ableiten, daß im Prognosezeitraum kaum große Verschiebungen in der demographischen Struktur zu erwarten sind, die entsprechende Konsequenzen für die gesundheitliche und soziale Betreuung (im Hinblick auf die einzelnen Altersklassen) erfordern würden. Allerdings ist zu bedenken, daß darüber hinaus aus territorialer Sicht all jene Faktoren der Berücksichtigung bedürfen, die evtl. proportionale Unterschiede bedingen. Beispielsweise beeinflussen Industrie- und Städtebauten die demographische Struktur und erfordern entsprechende Anpassung in der schwerpunktmäßigen medizinischen und sozialen Betreuung. Dies gilt im Prinzip selbstverständlich auch für die stomatologische Betreuung, deren vordergründige Planungsgröße in der oralen Erkrankungs-

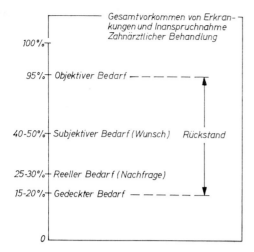
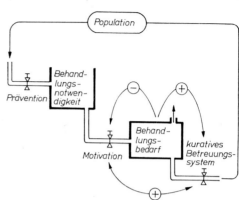

Abb. 50 Graphische Objektivierung des Gesamtvorkommens von oralen Erkrankungen in einer Population sowie der Inanspruchnahme der stomatologischen Behandlung (SOLLEWIJN-GELPKE)

Abb. 51 Notwendigkeit und Bedarf an stomatologischer Behandlung im Rahmen eines systematisch organisierten stomatologischen Gesundheitsdienstes, einschließlich der Beeinflussungsgröße sowie der Wechselwirkungen (KOSTLAN)

verbreitung, ihren epidemiologischen Bewegungen sowie den gebißdestruierenden Folgeerscheinungen zu sehen ist, die jedoch aus der gegenwärtigen Sicht der Erkenntnisse kontrollierbar und in ihrer Dimension beherrschbar sind.
Das Gesamtsystem der stomatologischen Betreuung ist demnach in relativ ausgewogener Art bilanzierbar. Die einzig unbekannte Planungsgröße liegt in der Bestimmung des tatsächlichen *Behandlungsbedarfs*, da der *subjektive* mit dem *objektiven* nicht korrespondiert (Abb. 50), und sich deshalb nicht immer als Problem niederschlägt. Hier sind Regelmechanismen wirksam, die eine negativ wie positiv steuernde Funktion ausüben, d. h. den Behandlungsbedarf erweitern oder eingrenzen. Der stomatologische Behandlungsbedarf hat einen ausgesprochen dynamischen Charakter und wird in seiner Größenordnung sehr stark vom methodisch-therapeutischen Vorgehen (Zeitökonomie) sowie von der Motivation der Patienten bzw. Bürger bestimmt; er ist im Prinzip nur durch die primäre Prävention limitierbar (Abb. 51).
Anders verhält es sich mit der Kategorie „*Betreuungsbedarf*", deren Dimension nicht nur von kurativ-rehabilitativen, sondern auch von präventiven Anforderungen bestimmt wird, also von dem Bedürfnis nach Gesunderhaltung. Hieraus ergibt sich ganz zwangsläufig eine Erweiterung, aber auch eine inhaltliche Veränderung der Betreuungsaufgaben, die zunächst schrittweise bei den Kindern und Jugendlichen zu realisieren sind. Der Bilanzierung bedürfen dabei – schon wegen des erforderlichen Zeitaufwandes – auch Maßnahmen zur individuellen präventiven Betreuung, sowohl von Einzelkindern als auch von kleinen Gruppen.
Bei der Konzipierung kinderstomatologischer Betreuungssysteme im Sinne der definierten Gesundheits- bzw. Präventivprogramme kommt es stets darauf an, neben kollektive Grundelemente (wie internes Fluoridangebot) weitere zu setzen, die einerseits parallel laufen, andererseits einander synergistisch ergänzen (Abb. 52). Dabei sind Systemkonzeptionen vorzuziehen, die eine stetige Weiterentwicklung der stomatologischen Betreuung der Kinder und Jugendlichen mit variabler präventiver Zielstellung gestatten und – auf der Basis ständiger Einbeziehung weiterführender Maß-

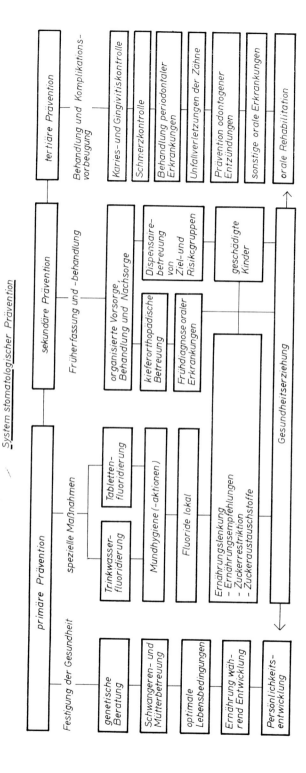

Abb. 52 Schwerpunktorientierungen und mögliche Teilkomponenten eines Systems der stomatologischen Prävention

nahmen zur Förderung der Gesundheit – die schrittweise Optimierung des Gesamtvorgehens ermöglichen, wie dies in Städten mit kariesvorbeugend wirksam gewordener Trinkwasserfluoridierung schon heute demonstriert wird.

Derartige Systemkonzeptionen stellen eine harmonische Einheit von primärer und sekundärer Prävention dar, in welche die gezielte Betreuung von Risikogruppen schrittweise einbezogen werden kann. Dabei sind die einzelnen Etappen stets vom jeweiligen Stand der Wissenschaftsentwicklung abhängig und natürlich nur im Rahmen der verfügbaren Kapazität (Zahl der Kinderstomatologen und Schwestern, Mitwirkung von Erziehern usw.) bilanzierbar. Die gegenwärtigen Konzeptionen zur kinderstomatologischen Betreuung im Sinne adaptationsfähiger Programme dürfen deshalb strukturell keinesfalls starr begrenzt sein. Sie müssen sich vielmehr spiralenförmig – in optimierendem Sinne – ständig wandeln und weiterentwickeln. Perspektivisch sollen sie schließlich zu einem „System der stomatologischen Prävention" werden, das die weitgehende Gesunderhaltung des Kauorgans kommender Generationen sichert.

In diesem Zusammenhang muß man sich allerdings bewußt machen, daß der allgemeine Behandlungsbedarf in der Gesamtbevölkerung (als generationsabhängiges Problem) durch vorbeugende Maßnahmen nur ganz allmählich gesenkt werden kann. Die in der altersmäßig strukturierten Population existente Häufigkeit und Verbreitung oraler Erkrankungen läßt sich quantitativ nur langsam verändern. Ein meßbarer Zuwachs an oraler Gesundheit ist jedoch dann zu erreichen, wenn es mittels umfassender, im nationalen Maßstab vorgegebener und in den territorialen Bereichen durchgesetzter Präventivprogramme gelingt, die heranwachsende junge Generation weitgehend erkrankungsfrei an die Schwelle des Erwachsenenalters heranzuführen.

Darin ist gegenwärtig das erklärte Ziel unserer kinderstomatologischen Betreuung zu sehen, dessen Grundlagen es jetzt zu realisieren gilt.

Die Prävention muß dabei von allen getragen werden. Erst wenn das der Fall ist, wird die vorbeugende Betreuung jene Effektivität erreichen können, in deren Ergebnis ein epidemiologisch meßbarer Rückgang oraler Erkrankungen in der Gesamtpopulation eines Staates und damit eine Reduzierung der Behandlungsnotwendigkeit eintritt. Zielstrebiges, überlegtes, aber auch energisches Handeln sind um so dringlicher.

2. Epidemiologie der Gebißdestruktion

Epidemiologie ist die Wissenschaft von der Erforschung der für das Auftreten und die Verbreitung von Krankheiten, Gebrechen bzw. der Sterblichkeit innerhalb von Bevölkerungsgruppen maßgebenden Faktoren und Bedingungen.
Unter *Epidemiologie der Gebißdestruktion* versteht man die Analyse der anlage- und entwicklungsbedingten Zustände sowie pathologischen Veränderungen im Zahn-, Mund- und Kieferbereich, die als selbständiges Krankheitsbild oder durch entsprechende Wechselwirkung zu Zahnverlust führen und schließlich zur Funktionseinbuße des Kauorgans. Diese ist dann meist Ausdruck eines schrittweise manifest werdenden, bereits in der Evolutionsphase des Gebisses einsetzenden, irreversible oder nur teilreversible Schäden hervorrufenden Geschehens. Ursachen dafür sind verschiedene peristatische Einflüsse. Sie zu erkennen, zu analysieren und zu verändern bzw. auszuschalten ist die vorrangige Aufgabe des modernen Gesundheitsschutzes. Das Wissen um Details wird somit zur Basis seiner inhaltlichen Orientierung im epidemiologischen Geschehen.
Andererseits setzt die Planung, Organisation und Leitung der kinderstomatologischen Betreuung detaillierte Kenntnisse über die in einer Population gegebene Krankheitsverbreitung, den Behandlungsbedarf, den Sanierungsstand sowie andere Planungsparameter voraus, die mit epidemiologischen Methoden erarbeitet und statistisch ausgewertet, in sachgerechte Entscheidungen umgesetzt werden müssen. Die orale Epidemiologie und ihre Arbeitsmethoden sind demzufolge wichtiger Bestandteil der kinderstomatologischen Tätigkeit.

2.1. Epidemiologische Methoden

Die *deskriptive Epidemiologie* befaßt sich mit Studien über die Verbreitung von Krankheiten. Sie dient der Erhebung statistischer Angaben für die Planung, Durchführung sowie Bewertung gesundheitspolitischer Maßnahmen.
Der *konstruktiven Epidemiologie* hingegen kommt die Aufgabe zu, die für das Auftreten von Massenerkrankungen verantwortlichen Bedingungen und auslösenden Ursachen zu analysieren.
Notwendige nationale und internationale Vergleiche setzen eine einheitliche Interpretation statistischer Befunde voraus und somit auch die Übereinstimmung terminologischer Definitionen. Alle zum Einsatz gelangenden Methoden müssen einfach und leicht anwendbar sein, gleichzeitig aber den Anforderungen der elektronischen Datenverarbeitung entsprechen.
In Abhängigkeit von der jeweiligen Zielstellung werden an die epidemiologischen Arbeitsmethoden unterschiedliche Anforderungen gestellt, denen folgende internationale Standards bzw. Vereinbarungen zugrunde liegen:

- Grundsätzliche Forderungen für kontrollierte klinische Versuche über kariespräventive Präparate und Maßnahmen. Federation Dentaire Internationale (FDI), 1973 (Internat. Dent. J. 23 (1973) 517–529);
- Classification of epidemiologic studies of dental caries and definitions of related terms (FDI), 1975 (Internat. dent. J. 25 (1975) 79–87);
- Oral Health Surveys, Basic Methods. Weltgesundheits-Organisation, Genf 1977;
- Principal requirements for controlled clinical trials in periodontal diseaes (FDI), 1977 (Internat. dent. J. 27 (1977) 62–76).
- Application of the International Classification of Diseases to Dentistry and Stomatology (ICD-DA), Weltgesundheits-Organisation, Genf 1978, 2. Aufl.

Die konsequente Anwendung und Durchsetzung dieser Empfehlungen ist unerläßliche Voraussetzung der wissenschaftlich auszurichtenden kinderstomatologischen Betreuung.

2.1.1. Reihenuntersuchungen

Die statistisch erforderlichen Befunde werden in Reihenuntersuchungen ermittelt. Epidemiologische Erhebungen dienen
- der Erforschung von Erkrankungsverbreitung,
- der Erarbeitung von Übersichten für den öffentlichen Gesundheitsdienst und schließlich
- dem Nachweis der Wirksamkeit vorbeugender Maßnahmen.

Die Vergleichbarkeit sowie der Wert und die Aussagekraft statistischer Angaben sind abhängig von
- der Qualität der Befunderhebung;
- der Qualifikation und Erfahrung des Untersuchenden;
- der Gleichartigkeit der Untersuchungsbedingungen;
- der sachgerechten methodischen Darstellung erhobener Befunde.

Ziel und Zweck einer Reihenuntersuchung müssen vor deren Durchführung genau definiert sein und bestimmen die zu stellenden Anforderungen.

2.1.1.1. Arten der Reihenuntersuchung

Die *Mundinspektion* mit Spiegel und Sonde gilt als *Standardmethode* kinderstomatologischer Reihenuntersuchungen. Sie dient der Erfassung der Kariesverbreitung, des Behandlungsbedarfs und des Sanierungsstandes bei definierten Probandengruppen mit einem Minimum an Hilfsmitteln.

Eine einfache *Durchsicht (screening)*, unter Verwendung von Zungenspatel, genügt nur für sehr begrenzte epidemiologische Aussagen, beispielsweise für die Morbiditätseinschätzung (Gingivitishäufigkeit, Verbreitung von Gebißanomalien u. dgl.).

Höhere Anforderungen sind an die Überwachung vorbeugender Maßnahmen sowie an die epidemiologische Analyse ursächlicher Faktoren von Massenerkrankungen zu stellen. Hierzu bedarf es der *erschöpfenden Gebißuntersuchung*, die – neben der Mundinspektion – einen vollständigen Röntgenstatus umfaßt, Sensibilitäts- und Perkussionsbefunde, Studienmodelle und Laboratoriumstests. Für die Untersuchungen werden folgende Fachausdrücke verwendet:

Großangelegte Querschnittstudien (field surveys) dienen der Feststellung der Krankheitsverbreitung zu einem bestimmten Zeitpunkt, während die *großangelegte Reihendurchsicht (field review)* den Krankheitsanstieg über eine längere Zeit umschreibt.

Krankheitsverbreitungsstudien (prevalence studies) stützen sich auf eine einmalige zahnärztliche Untersuchung (Inspektion) einer repräsentativen Bevölkerungsgruppe, um den Kariesbefall zu einem bestimmten Zeitpunkt festzustellen.
Kariesanstiegsstudien (incidence studies) dienen der Bestimmung des Karies- bzw. Gingivitis/Periodontitiszuwachses an repräsentativen Populationen in festgelegten Zeitabständen, *Reihenversuche (field trial)* hingegen dem Vergleich zweier Populationen mit einer unterschiedlichen, doch definierten Variablen (beispielsweise Fluoridgaben).
Klinische Tests (clinical tests) beziehen sich auf die Untersuchung des Erkrankungsanstiegs, wobei im allgemeinen der Zuwachs bei zwei definierten Gruppen – einer Kontroll – und einer Untersuchungsgruppe – miteinander verglichen wird, um die Auswirkungen einer Vorbeugungsmaßnahme oder eines ätiologischen Faktors festzustellen. Dabei stützen sich die *Doppelgruppenvergleiche (intergroup comparisons)* auf zwei gleichartig zusammengesetzte Probandengruppen und der *Einzelgruppenvergleich (intragroup comparison)* auf das zum Vergleich herangezogene frühere Befundmaterial. Zu einem Untersuchungsplan gehört natürlich auch die *einwandfreie Gruppenauswahl (sampling)*.

2.1.1.2. Durchführung und Organisation

Optimale Bedingungen für Reihenuntersuchungen liegen am klinischen Arbeitsplatz vor (Lagerung des Patienten, direkte und indirekte Beleuchtung, Instrumentarium, Röntgenapparat, Hygiene), während sie in Schulen und Erziehungsstätten oft nicht gegeben sind. Wo die Möglichkeit besteht, sollte man daher prinzipiell Schulzahnstationen oder fahrbare Ambulanzen bevorzugen. Ungenügende Lichtverhältnisse und sonstige Unzulänglichkeiten des Arbeitsplatzes können zu Fehlerquellen werden. Folgende Minimalanforderungen sind daher grundsätzlich für Reihenuntersuchungen zu stellen: Das Vorhandensein eines Untersuchungsstuhles mit verstellbarer Kopflehne, gute Lichtverhältnisse (zumindest Stablampe) und einwandfreies Instrumentarium (Spiegel und Sonde).
Da eine mit Nahrungsresten verunreinigte Mundhöhle die exakte Befundaufnahme erschwert, empfiehlt es sich, die Untersuchungen vor der Frühstücks- bzw. Mittagspause vorzunehmen. Anderenfalls ist vorherige Mundreinigung der Kinder (zumindest durch intensive Mundspülung) notwendig.
Für den reibungslosen Ablauf von Reihenuntersuchungen sind gute organisatorische Vorbereitungen unerläßlich (genaues Festlegen der Untersuchungszeit, Vorbereiten der Karteikarten und Klassenlisten, alphabetische Sortierung der Karteikarten, Aufsicht des Lehrers, geschultes, eingearbeitetes Hilfspersonal u. a. m.). Wichtig ist ferner ausreichendes Vorhandensein sterilen Instrumentariums wie auch von Schalen, Tüchern sowie Desinfektionslösungen oder transportablen Sterilisationsgeräten.

2.1.1.3. Befundaufzeichnung

Bei der Mundinspektion ist systematisch vorzugehen. Man beginnt im Oberkiefer rechts mit dem letzten Zahn und endet links. Anschließend wird im Unterkiefer ebenso verfahren. Die Systematik des Vorgehens gilt auch für den einzelnen Zahn, der in der Reihenfolge – *distal – okklusal – mesial – oral – vestibulär* – inspiziert wird.

Um beim Einzeichnen der Befunde in stilisierte Schemata Fehler zu vermeiden, müssen die Angaben stets in gleichbleibender Reihenfolge diktiert werden. Dabei sind stets dieselben Begriffe zu wählen und – beispielsweise nach Quadranten oder spezieller Vereinbarung – jeweils kurze Sprechpausen einzulegen.

Die Bezeichnung der einzelnen Zähne erfolgt nach dem *Zwei-Zahlen-System (Two-Digit-System als FDI-Standard)*. Nach diesem werden die Kieferquadranten in der Richtung des Uhrzeigers mit 1 bis 4 im permanenten Gebiß und mit 5 bis 8 im Milchgebiß angegeben, die Zähne von mesial nach distal mit 1 bis 8 bezeichnet. Um beim Diktat Mißverständnisse auszuschließen, gibt man nicht zweistellige Zahlen, sondern die einzelnen Ziffern an (ein – eins, eins – zwei usw.)

Permanente Zähne

oben rechts														oben links
18	17	16	15	14	13	12	11	21	22	23	24	25	26	27	28
48	47	46	45	44	43	42	41	31	32	33	34	35	36	37	38
unten rechts														unten links

Milchzähne

oben rechts					oben links				
55	54	53	52	51	61	62	63	64	65
85	84	83	82	81	71	72	73	74	75
unten rechts					unten links				

Die Befunderfassung und -aufzeichnung erfolgt entweder für das gesamte Gebiß oder bezogen auf selektive Bereiche. Die Entscheidung darüber ist abhängig von der Aufgabenstellung der Reihenuntersuchung (Plaquebefall, periodontale Erkrankungen, Prävalenz- oder Inzidenzstudien usw.). Beispielsweise kann es für bestimmte kariesstatistische Vergleiche genügen, die Bewertung des Kariesbefalls auf die kariesanfälligen Zahnflächen einer Gebißhälfte zu beschränken *(partial recording)* (Abb. 53).

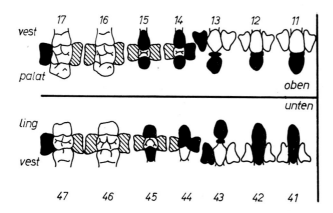

Abb. 53 Auf 30 klinisch und 12 röntgenographisch zu untersuchende kariesanfällige Zahnflächen der rechten Gebißhälfte beschränktes Standardsystem zur partiellen Befunderhebung (MARTHALER); weggelassene Flächen ■ ; röntgenographisch zu beurteilende Flächen ▨

2.1.1.4. Qualifikation des Untersuchenden

Um zu vergleichbaren statistischen Ergebnissen zu gelangen, ist es notwendig, Abweichungen in der Bewertung oder Aufzeichnung der Befunde auszuschließen. Einheitliche Definitionen und Interpretationen *(diagnostische Vereinbarungen)* sind daher unerläßlich.
Aber auch dem *Training (calibration)* der Untersuchenden kommt erhebliche Bedeutung zu. Fehlende *epidemiologische Reproduzierbarkeit* basiert nicht selten auf individuellen Unterschieden in der Auslegung vorliegender Befunde (und das nicht nur in Grenzfällen), auf methodischen Irrtümern (method error) und subjektiven Faktoren, wie Vorurteil, Ermüdung u. a. m. Auf die sogenannten „*reversals*" wird an anderer Stelle noch einzugehen sein (2.1.3.4.).
Die zwischen Examinatoren nachweisbaren kariesdiagnostischen Abweichungen und ihre Reproduzierbarkeit lassen sich überprüfen. Dabei mißt man die Fähigkeit eines Examinators am Mittelwert der Kariesverbreitung bzw. des Karieszuwachses einer Probandengruppe, entsprechend der Formel $\frac{a}{b} = r$. Dabei ist

a = die mittlere Anzahl der in zwei aufeinanderfolgenden Untersuchungen pro Kind unterschiedlich beurteilten kariösen Zahnflächen und
b = die mittlere Anzahl der pro Kind übereinstimmenden Flächenwertungen.

Der Grad diagnostischer Reproduzierbarkeit ($= r$) wird durch das Verhältnis von a zu b zum Ausdruck gebracht. Die ideale diagnostische Übereinstimmung ist gegeben, wenn $r \sim 0$ ist bzw. nahe dem Nullwert liegt. Ein Grenzbereich der statthaften Abweichung wurde bisher noch nicht festgelegt, wäre aber für die Standardisierung

Tabelle 7 Analyse der kariesdiagnostischen Reproduzierbarkeit (r) der durch zwei Examinatoren in einer Längsschnittstudie unabhängig voneinander ermittelten Befunde. Signifikanz, wenn t > 1,96

Jahre	Gruppe	1. Examinator		2. Examinator		t-Test	Differenz in Flächen	r-Wert
		DMF-Flächenzuwachs						
		x	S	x	S			
3	KG	2,6	2,22	2,5	2,01	0,18	—0,1	0,04
	PG	3,2	2,69	2,4	1,87	*2,56*	—0,8	0,33
	FG	2,4	1,95	1,9	1,77	*2,22*	—0,5	0,26
4	KG	4,9	2,10	3,9	2,31	1,81	—1,0	0,25
	PG	4,1	2,69	3,2	2,17	*2,35*	—0,9	0,28
	FG	2,9	1,93	2,3	1,78	*2,00*	—0,6	0,26
5	KG	5,6	3,05	5,0	3,61	0,72	—0,6	0,12
	PG	4,8	3,18	4,1	2,83	0,95	—0,7	0,17
	FG	3,8	2,45	3,3	2,24	0,98	—0,5	0,15
6	KG	7,0	3,89	6,4	3,96	0,57	—0,6	0,09
	PG	5,4	3,42	5,3	3,03	0,12	—0,1	0,01
	FG	4,6	2,61	4,0	2,57	0,89	—0,6	0,15
7	KG	8,9	6,18	8,7	6,10	0,11	—0,2	0,02
	PG	7,3	4,71	7,4	4,42	0,08	+0,1	0,01
	FG	6,3	4,41	6,1	4,05	0,18	—0,2	0,03

KG = Kariesgruppe
PG = Putzgruppe
FG = Fluoridgruppe

kariesstatistischer Längsschnittstudien und deren Ergebnisvergleich wünschenswert. Abweichungen, die sich in ihrer Differenz als signifikant erweisen, sollte man mit Vorbehalt werten. Als möglicher Grenzwert statthafter diagnostischer Abweichungen zweier Examinatoren ist unter solchen Aspekten ein r von maximal 0,2 anzunehmen. Bei einer solchen Art des Diagnosevergleichs konnte, in einem über sieben Jahre klinisch-röntgenographisch geführten Längsschnittvergleich des Karieszuwachses, zwischen zwei Examinatoren eine verhältnismäßig gute Übereinstimmung in der diagnostischen Bewertung der Hartsubstanzbefunde erzielt werden (Tab. 7).

Besonders für die Erhebung periodontaler Befunde ist die Kalibration der Untersucher so lange fortzuführen, bis ein angemessener Stand der Reproduzierbarkeit (85 % Übereinstimmung) erreicht ist. Klinische Studien sind erst dann zu beginnen, wenn relative Übereinstimmung der Resultate aller Untersucher erreicht ist.

2.1.2. Allgemeine Befunderhebung

Für die allgemeine Information und Datenaufbereitung werden benötigt: Name, Vorname, Alter, Geschlecht, Datum der Untersuchung, Registrationsnummer, Ort, Stadtbezirk, Schule, Klasse, Kindergarten, Dauer der Anwesenheit am Untersuchungsort, Beruf der Eltern usw.

Das *Alter* der Kinder wird mit dem im Untersuchungsjahr bereits erreichten oder noch zu erreichenden datenmäßig eingetragen. Als allgemeine orale Befunde sind zu vermerken:

Dentitionsstand: Bei jeder klinischen Untersuchung ist es wichtig, die Anzahl und Identität aller vorhandenen Zähne zu bestimmen. Als *teilweise durchgebrochen* gelten dabei die Zähne, deren Kronen die Gingiva-/Epithelkontinuität aufgehoben haben, als *vollständig durchgebrochen* jene, deren Einstellung in die Okklusionsebene abgeschlossen ist.

Schmelzdefekte (erworbene): Dazu zählen *Abrasionen* – darunter versteht man durch mechanische oder funktionelle Abnutzungsvorgänge bedingte Hartsubstanzverluste – und *Erosionen* – durch chemische Einflüsse aus der Nahrung oder Agenzien bewirkte Schmelzanlösungen (s. 2.1.6.).

Zahnanomalien: Sie umfassen alle Fehlbildungen in bezug auf Zahl, Form und Struktur.

Zahnstellungs- und Gebißanomalien: Leitsymptome siehe Abschnitt III./Kapitel 15.

Mundschleimhauterkrankungen: Vor allem Präkanzerosen und Kanzer.

2.1.3. Karies

Die Karies ist ein exogen bedingter Demineralisationsprozeß der Zahnhartsubstanzen, der im Prinzip irreversibel verläuft und zur klinisch nachweisbaren Kavitation führt. Aus epidemiologischer Sicht werden unterschieden:
- die *Initialkaries:* weißlich, kreidig verfärbte, rauhe Schmelzoberfläche oder bräunlich verfärbte Fissur;
- die *klinische Karies:* instrumentell nachweisbarer, in der Regel behandlungsbedürftiger Defekt; man differenziert nach *Primärkaries* (Oberflächendefekt ohne Zusammenhang mit Füllung), *Sekundärkaries* (behandlungsbedürftige Karies an Füllungsrand), und *Neukaries* (in einem definierbaren Zeitraum mit Bestimmtheit feststellbare Neuerkrankung eines Zahnes oder einer Zahnfläche).

In analoger Weise wird bei der Füllung zwischen der *Altfüllung* (vorhanden bei der Erstuntersuchung), der *Neufüllung* (seit der Kariesdiagnose versorgte Primär- oder Sekundärkaries) und der *Sofortfüllung* unterschieden. Letztere bezieht sich auf eine Füllung in einer Zahnfläche, die bei der Erstuntersuchung noch kariesfrei war.

2.1.3.1. Klinische Diagnostik

Während die Kariesdiagnose in fortgeschrittenen Stadien keine Schwierigkeiten bereitet, ist sie bei initialen Läsionen problematisch. An den Kauflächen entziehen mitunter die am jugendlichen Zahn stark ausgeprägten (ampullen- oder trichterförmigen) Fissuren eine klinische, behandlungsbedürftige Karies der Beurteilung. Um so dringender bedarf es der Differenzierung zwichen verfärbten und kariösen Fissuren.
Eine kariöse, also behandlungsbedürftige Läsion liegt vor, wenn die mit mäßigem Druck eingeführte, dünne, spitz auslaufende Sonde hängen bleibt und nur unter Zug wieder entfernt werden kann. Leichte Sondierungsempfindungen vermitteln zusätzliche diagnostische Hinweise.
Obwohl auch diese Regel differentialdiagnostische Unsicherheiten nicht völlig auszuschließen vermag, gewährleistet sie in den meisten Fällen die richtige Beurteilung des Befundes (Abb. 54). Bestehen Zweifel, sollte man insbesondere bei Kindern mit starkem Kariesbefall stets zur negativen Wertung tendieren.
Im Bereich von *Füllungsrändern* wird die Diagnose dadurch erschwert, daß man oft (speziell an Amalgamfüllungen) kaum unterscheiden kann, ob es sich nur um eine mit Randverfärbung einhergehende Verschlechterung des Randschlusses handelt oder um beginnende Sekundärkaries.

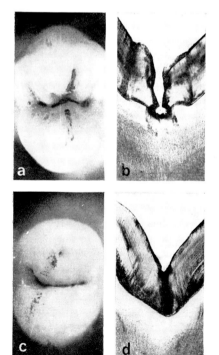

Abb. 54 Verfärbte Fissuren an Prämolaren; a = Sonde hängend; b = ins Dentin durchgehende Karies; c = Kavitation nicht nachweisbar; d = keine Dentinkaries

Besondere Aufmerksamkeit gebührt bei der Inspektion der Zähne auch den *bukkalen Flächen* der Molaren sowie den palatinalen der oberen Schneidezähne (häufig oberflächlich punktförmige, aber tiefgreifende Grübchenkaries).
An den *Glattflächen* wie auch im *Zervikalbereich* dominieren Kariesformen, die in ihrem Anfangsstadium kreidigen Schmelzflecken ähneln. Lediglich die Lokalisation der Verfärbung und die Beschaffenheit der Schmelzoberfläche (Schmelzflecke treten vornehmlich im Schneidekanten- oder Okklusalbereich auf und haben eine glattere Oberfläche) lassen darauf schließen, daß es sich um Karies handelt.
Um kariöse Läsionen der Fissuren, die Randverhältnisse von Füllungen und andere Details möglichst genau beurteilen zu können, sollten ausschließlich Sonden der gleichen, genormten Form und Größe Verwendung finden.
Die Karies der *Approximalwände* entzieht sich klinisch leicht der Beurteilung. Erst bei fortgeschrittenen, schon tiefer in das Dentin reichenden Prozessen, weist die dunklere Schmelzfarbe an der Kaufläche auf Karies hin. In Zweifelsfällen ist der Approximalbereich mit einer Häkchensonde abzutasten. Durchleuchtung mittels Glasfaseroptik *(Diaphanoskopie)* erhöht die klinisch-diagnostische Sicherheit.

2.1.3.2. Röntgenographische Diagnostik

Der exakten Erfassung der Approximalkaries, insbesondere der initialen, dienen standardisierte Röntgenaufnahmen unter Verwendung dafür konstruierter Filmhalter, die es ermöglichen, mit zwei dentalen Röntgenfilmen (bite-wing) gleichzeitig die Verhältnisse an den Approximalflächen der Prämolaren und Molaren zu erfassen. In folgenden Stadien drückt sich die *Kariesschwere* aus:
1. Kariesgrad = auf den Schmelz begrenzte Kavitation
2. Kariesgrad = Kavitation mit deutlich erkennbarer Dentinbeteiligung
3. Kariesgrad = Ausbreitung bis in unmittelbare Nähe des Cavum dentis (Kavität breiter als 2 mm).

Diese röntgenographische Dreiteilung der Kariesschwere ist für die kinderstomatologische Arbeit voll ausreichend. Bei Karieszuwachsstudien kann man auf weiterführende Differenzierungen zurückgreifen, für die es jedoch noch keine verbindlichen Vereinbarungen gibt.
Bei der Auswertung der Röntgenbilder sind projektionsbedingte Überlappungen im Approximalbereich der Zähne zu beachten. Mitunter täuschen am zervikalen Schmelz-Zement-Übergang projektionsbedingte Aufhellungen eine Zementkaries vor.

2.1.3.3. Kariesaktivitäts-Tests

Die Erkennung einer sich anbahnenden oder bereits vorhandenen Kariesaktivität ist im Hinblick auf die Arbeit mit einzelnen Kindern ebenso interessant wie für die Betreuung von Kindergruppen (frühzeitige Erfassung vorrangig zu betreuender Risikogruppen). Zwar gestatten einige mikrobiologische und biochemische Verfahren (*Laktobazillen-Test*, Sauerstoffverbrauch, Pufferkapazität oder Amylaseaktivität) gewisse Schlußfolgerungen auf eine mögliche Kariesaktivität, doch konnten sie sich praktisch nicht durchsetzen, da sie stets nur einen Teilaspekt des pathogenetischen Geschehens am Zahn erfassen.
Günstiger sind Verfahren zur Objektivierung kariogener Endprodukte in situ zu beurteilen, beispielsweise der *Plaquesäurebildungs-Test*. Das Aufsprühen 1%iger Glu-

kose-Lösung (nach Anfärben der Beläge mit 0,1%iger wäßriger Methylorange-Lösung) bewirkt an Stellen mit hoher Säurekonzentration einen Farbumschlag ins Rote (pH 6,0–4,8), während bei Werten über 6 gelbliche Tönung vorherrscht. Nicht zuletzt haben diese und ähnliche Verfahren die Plaquedarstellung mittels selektiv wirkender Farbstoffe stimuliert, wie sie gegenwärtig in Verbindung mit Hygieneinstruktionen sowie zur Plaquediagnostik Anwendung finden (s. 2.1.4.).

Die Laktobazillen-Bestimmung wurde in jüngerer Zeit zu einer klinischen Routineuntersuchung weiterentwickelt (Dentocult®). Es handelt sich dabei um ein nach der Dip-slide-Methode arbeitendes Verfahren. Durch Kauen einer Paraffin-Kapsel über 1 min stimulierter Speichel wird auf spezielle Objektträger aufgebracht und dann in Röhrchen 4 Tage bebrütet. Musterbilder erlauben danach unmittelbares Ablesen und veranschaulichen auch dem Patienten Unterschiede in der mikrobiologischen Situation. Eine hohe Keimrate (über 10000) weist auf die Präsenz kariesaktiver Faktoren hin (kariesfördernde Diät, verminderte Sekretionsgeschwindigkeit des Speichels, hoher Kariesbefall usw.). Eingetretene Veränderungen der quantitativen mikrobiellen Besiedlung bzw. die vorliegende Situation nach eingeleiteten Betreuungsmaßnahmen, können auf diese Weise gleichfalls veranschaulicht werden, vermögen also auch das Abklingen der kariesaktiven Phase deutlich zu machen.

Gewisse Schlußfolgerungen lassen sich aus dem Säurelösungsvermögen des Schmelzes ableiten, das in vivo mittels CRT-Test bestimmt werden kann *(Colour Reaction Time)*, oder – nach Schmelzbiopsie – in vitro auf analytischem Wege.

2.1.3.4. Kariesstatistische Terminologie

Die erforderliche Vergleichbarkeit epidemiologischer Erhebungen, auch im internationalen Maßstab, macht eine einheitliche Definition der Begriffe unerläßlich, mit denen bestimmte Zustandsbilder als epidemiologische Vereinbarung definiert werden. Nur dadurch lassen sich Mißverständnisse ausschließen und wissenschaftliche Verständigung gewährleisten. Grundsätzlich sind folgende Termini anzuwenden:

Kariesstatus (Karieszustandsbild): Beschreibt die zur Zeit der Untersuchung unbehandelten und behandelten Karieschäden (ohne Extraktion).

Kariesbefall (Experience): Stellt den Gesamtumfang der Karieschäden (Lebenskariesbefall) eines Gebisses dar, einschließlich der durch Karies verlorengegangenen Zähne. Zu unterscheiden ist dabei zwischen der zum Zeitpunkt der Untersuchung konstatierbaren *Primär-* bzw. *Sekundärkaries* und den anläßlich einer Reexamination nachgewiesenen neuen Läsionen *(Neukaries)*, die den Karieszuwachs charakterisieren.

Kariesverbreitung (Prevalence): Beschreibt den durchschnittlichen Kariesbefall einer Probandengruppe, deren Zusammensetzung nach Geschlecht, Alter oder Schulklassenzugehörigkeit bzw. unter ethnologischen, ökologischen, soziologischen oder anderen Gesichtspunkten erfolgen kann. Die *Prävalenz* umfaßt also den Querschnittbefund einer Population, wie er sich im Laufe des Lebens bis zur Untersuchung angehäuft hat (life time caries experience).

Anfangskariesverbreitung: Bringt den in der Erstuntersuchung ermittelten Gruppendurchschnitt zum Ausdruck, während man unter *Endkariesverbreitung* den Kariesbefall in der letzten Untersuchung versteht.

Kariesanfälligkeit (susceptibility): Kennzeichnet die individuelle Neigung einer Person, eines Zahnes oder einer Zahnfläche zur Karies. Das Gegenteil ist Kariesresistenz: Angeborene oder erworbene Widerstandskraft der Zahnhartsubstanz gegenüber Kariesbefall.

Kariesanstieg (indicence) und *Karieszuwachs* (increment): Sagen aus, in welchem Tempo sich bei einer Person oder einer Probandengruppe (innerhalb einer definierten

Zeit) neue Karies entwickelt hat. Der Kariesanstieg beschreibt die Differenz zwischen zwei Querschnitterhebungen und der Karieszuwachs (Neu- bzw. Sekundärkariesbefall) zwischen zwei Längsschnitterhebungen.

Kariesprogression (Kariesfortschritt): Ist der Grad der räumlichen Weiterentwicklung einer unbehandelten Karies innerhalb einer bestimmten Zeit, also die Etappe vom diagnostizierbaren Schmelzinitial bis zur tiefen Karies.

Kariesstillstand (caries arrestment): Spontan auftretende oder durch äußere Einflüsse (mit Ausnahme operativer Maßnahmen) hervorgerufene Unterbrechung der Kariesprogression zwischen zwei oder mehreren Untersuchungen.

Karieseinschränkung (caries control): Ist die Einschränkung der Kariesentwicklung bei einem Individuum durch präventive oder therapeutische Maßnahmen.

Kariesaktivität (caries activity): Umschreibt die in einer bestimmbaren Phase vorhandene Wechselwirkung zwischen Mikroorganismen, Substrat und Reaktion des Wirtsorganismus (wird in Verbindung mit biochemischen und mikrobiologischen Tests angewandt). Das Gegenteil ist *Kariesinaktivität;* muß aber von den epidemiologischen Termini Kariesfreiheit und Kariesanfälligkeit unterschieden werden.

Kariesrückgang (caries reduction): Die in einer zeitlich definierbaren Phase, im Vergleich zu einer Kontrollgruppe nachweisbare Verringerung des Neukariesbefalls (in der Regel durch präventive Maßnahmen) bzw. der Kariesprogression.

Umkehrdiagnose (reversal): Liegt vor, wenn bei einer Zweituntersuchung eine vormals an einem Zahn oder einer Zahnfläche diagnostizierte Karies nicht mehr festgestellt wurde, was fast immer auf einen diagnostischen (methodischen) Irrtum zurückzuführen ist.

Kariesfreies Gebiß (primär gesundes Gebiß): Ein dem allgemeinen Entwicklungsstand des Kindes entsprechend bezahntes, von Karies und ihren Folgeerscheinungen freies Milchgebiß bzw. permanentes Gebiß.

Behandlungsbedürftiges Gebiß: Jedes, durch unbehandelte pathologische Prozesse (Zahnhartsubstanzen, marginales Periodont und Mundschleimhaut) beeinträchtigte Gebiß. Findet der Begriff Behandlungsbedürftigkeit in der Begrenzung auf ein Krankheitsbild Anwendung bzw. ausschließlich bezogen auf die Karies, so ist dies klar zu definieren.

Saniertes Gebiß: Die Sanierung gilt als abgeschlossen, wenn sowohl alle kariösen Defekte sowie deren Folgezustände (Pulpa, apikales Periodont) therapeutisch einwandfrei und definitiv versorgt wurden als auch die auf Grund indikatorischer Erwägungen notwendigen Extraktionen erfolgt sind.

Komplex saniertes Gebiß: Es liegt vor, wenn die Mundhöhle frei ist von pathologischen Erscheinungen an Zähnen, Gingiva und Mundschleimhaut, aber auch für normale Gebiß- und Kieferentwicklung sowie für einwandfreie Kau- und Sprechfunktion Sorge getragen wurde.

2.1.3.5. Kariesstatistik und Kariesindizes

Kariesstatistische Übersichten dienen der Planung, Leitung und Bewertung der kinderstomatologischen Betreuung mit dem Ziel:
1. der Bestimmung von Art, Umfang und Stärke des Kariesbefalls im Verhältnis zu anderen Erkrankungen im Zahn-, Mund- und Kieferbereich,
2. der Ermittlung des Umfanges notwendiger stomatologischer Vorbeugungs- und Behandlungsmaßnahmen, die von einer Stadt oder einem Land aufgebracht werden müssen,

3. des Nachweises der Effektivität der kinderstomatologischen Betreuung sowie der Stimulation des Öffentlichkeitsinteresses für die stomatologischen Betreuungsaufgaben,
4. der Dokumentation epidemiologischer Veränderungen durch gezielte kollektive wie individuelle Vorbeugungsmaßnahmen.

Zur Darstellung kariesstatistischer Daten bedient man sich verschiedener Indizes.

Als *Kariesindex* bezeichnet man die Verhältniszahl des durchschnittlichen Kariesbefalls einer durch bestimmte Merkmale charakterisierten Probandengruppe, deren Errechnung unter Bezug auf verschiedene Einheiten (Person, Zahn, Zahnfläche oder Kavität) erfolgen kann.

Morbiditätsgrad

Er sagt lediglich aus, daß bei einem Prozentsatz von Individuen innerhalb einer definierten Probandengruppe zumindest ein an Karies erkrankter bzw. erkrankt gewesener Zahn vorliegt, gibt aber keinen Einblick in die Kariesverbreitung. Dieser Kariesindex bedient sich also der Person als Bezugseinheit. In Verbindung mit dem Prozentwert der kariesfreien Individuen (primär gesunde Gebisse) sowie der Differenzierung in den prozentualen Anteil behandlungsbedürftiger und sanierter Kinder, vermittelt er einen ungefähren Eindruck von der bereits geleisteten bzw. noch zu leistenden Sanierungsarbeit.

DMF/T-Index

Dieser Index gibt die Kariesverbreitung als Summe der kariösen (D = Decayed), fehlenden (M = Missing) und gefüllten (F = Filled) Zähne (T = Teeth) pro Person wieder. Bei Einbeziehung der Weisheitszähne ist sein maximaler Wert 32; in der kinderstomatologischen Praxis 28. Die Berechnung des DMF/T-Index kann auf verschiedene Weise erfolgen:

$$\frac{\Sigma \,\text{DMF}/\text{T}}{\Sigma \,\text{Probanden}} \quad \text{oder} \quad \frac{100 \cdot \Sigma \,\text{DMF}/\text{T}}{\Sigma \,\text{Probanden}}$$

Entsprechend den Empfehlungen der WHO wird die Karies (D) in Abhängigkeit von der Zielstellung einer Untersuchung unterschiedlich bewertet. Für die kinderstomatologische Arbeit wie auch für Prävalenzstudien gilt, daß man als *Karies* die *behandlungsbedürftige Kavitation* wertet, während kariöse Initialstadien (kreidige Schmelzflecke, verfärbte Fissuren) unberücksichtigt bleiben.

Zähne mit Füllungen (F) sowie gleichzeitiger Neu- bzw. Sekundärkaries werden als Karies (D) gewertet (Behandlungsbedürftigkeit). Allerdings ist es zweckmäßig, derartige Befunde gesondert festzuhalten, vor allem, wenn an einer anderen Fläche bereits eine neue Karies aufgetreten ist.

Ein Nachteil des DMF/T-Index ergibt sich mitunter aus der möglichen klinischen Fehleinschätzung nicht vorhandener Zähne (M), weil offen bleibt, ob sie nicht angelegt waren oder etwa aus kieferorthopädischen Gründen der Extraktion zugeführt wurden.

Die Karies ist in der Regel ein „irreversibler" Prozeß, wenn man von den wenigen Ausnahmen der Remineralisation einer initialen Schmelzläsion (kreidiger Fleck) absieht. Insofern kann der DMF/T-Index bei einer späteren Zweituntersuchung nicht niedriger sein als zur Zeit der Ersterhebung. Ist dies dennoch der Fall, so liegt in der Regel ein methodischer Fehler vor.

Der DMF/T-Index läßt sich auflösen in den D/T-Index, den F/T-Index sowie in den M/T-Index. Dadurch wird einerseits die Darstellung des Sanierungs- bzw. Betreuungsgrades, andererseits auch die der Behandlungsnotwendigkeit möglich.

Der *Sanierungsindex (care index)* drückt den prozentualen Anteil der Füllungen am DMF/T-Index aus, errechnet nach

$$\frac{F}{\Sigma\,DMF} \cdot 100.$$

In analoger Weise ergibt sich die *Behandlungsnotwendigkeit* aus dem prozentualen Anteil der bei einer Probandengruppe ermittelten kariösen Defekte im DMF/T-Index durch

$$\frac{D}{\Sigma\,DMF} \cdot 100$$

Der *M/T-Index* ist das Maß der Zahnsterblichkeit (tooth mortality) innerhalb einer Probandengruppe. Im *FM/T-Index* zusammengefaßt, werden Quantität (Extraktionen) und Qualität (Füllungen) der Sanierung deutlich (Sanierungsgrad).

DMF/S-Index

Hiermit *(Zahnflächenindex)* wertet man nicht die befallenen Zähne, sondern die erkrankten Zahnflächen (S = Surface). Der DMF/S-Index ist also empfindlicher und somit besonders zur Beurteilung der Kariesinzidenz (Karieszuwachs) in definierten Zeiträumen geeignet.
Der für das permanente Gebiß maximale Indexwert beträgt 128 (ohne Berücksichtigung der Weisheitszähne). Extrahierte Frontzähne sind gleich 4 und Seitenzähne gleich 5 Flächeneinheiten. Eine gewisse Unsicherheit besteht hinsichtlich der Bewertung von Kronen und Stiftzähnen, deren Indikation nicht immer kariesbedingt gewesen sein muß (Unfallverletzungen der Zähne). Dies gilt auch für eine Reihe von Füllungen, für deren Flächenausdehnung nicht nur die Größe des kariösen Defektes maßgebend, sondern auch die notwendige Schaffung der Extensionsform bestimmend sein kann.
Wird die klinische Erfassung des Kariesbefalls durch eine röntgenographische Bewertung der Approximalflächen im Seitenzahnbereich (zwei Bite-wing-Aufnahmen) ergänzt, so sind entsprechend der röntgenographischen Kariesschwere die D-Angaben im DMF/S-Index um entsprechende Zusatzinformationen (D_{1-3} MF/S) zu erweitern.

Milchgebiß

Prinzipiell finden die gleichen Kariesindizes Anwendung wie im permanenten Gebiß, doch bedürfen sie einer gewissen Abwandlung. Zur Unterscheidung vom permanenten Gebiß erfolgt die Indexschreibung prinzipiell in Kleinbuchstaben. Der dmf/t-Index, ebenso der dmf/s-Index haben nur bis zum 6. Lebensjahr der Kinder klare Aussagekraft. Danach werden sie durch den physiologischen Zahnwechsel verzeichnet. Es ist deshalb für viele epidemiologische Studien durchaus legitim, auf die Wiedergabe des m-Wertes zu verzichten. Die kariesstatistischen Befunde werden dann dargestellt mittels
– df/t-Index,
– df/s-Index oder
– dfe-Index (to be extracted).
Für die kinderstomatologische Arbeit ist vor allem letzterer geeignet, da die Einbeziehung der infolge Karies zu extrahierenden Milchzähne (e) zusätzliche Hinweise vermittelt bezüglich der Organisation der Sanierung.
Soll die Angabe bewußt den Kariesbefall beider Dentitionen einschließen (beispielsweise in Verbindung mit der Sanierung), so ist dies durch die unterschiedliche Schreibweise (DMF/df-Index) deutlich zu machen.

2.1.4. Orale Beläge und Niederschläge (Mundhygiene)

Karies und periodontale Erkrankungen werden aufgrund jüngerer wissenschaftlicher Erkenntnisse als *„Plaquekrankheiten"* definiert. Im pathogenetischen Geschehen beider wird damit nicht nur die örtliche Priorität auslösender Ursachen akzentuiert, sondern auch die induzierende Bedeutung der oralen Niederschläge. Die moderne Kinderstomatologie hat diesen Tatsachen Rechnung zu tragen, und darf sie vor allem in der systematischen Betreuungsarbeit nicht außer acht lassen. Dies stellt Anforderungen an die epidemiologische Meßbarkeit und Vergleichbarkeit, insbesondere aus der Sicht der zu beurteilenden Effektivität eingeleiteter Präventionsmaßnahmen. Dabei erfordern der reversible bzw. modifizierbare Charakter der Beläge, ihre unterschiedliche Entwicklung, Zusammensetzung und Auswirkung, aber auch die Vielfalt der sich mitunter überschneidenden Formen einheitliche epidemiologische Definitionen und Bewertungsmaßstäbe.

2.1.4.1. Klinische Belagformen

Unter Berücksichtigung der Entstehung und Reifung, des mikrobiologischen Aufbaus, der chemischen Zusammensetzung sowie des klinischen Bildes lassen sich folgende orale Beläge und Niederschläge unterscheiden:
1. *Food debris*: Von Mikroorganismen durchsetzte Nahrungsreste, die mittels Wasserstrahl entfernbar sind.
2. *Materia alba*: Aus Mikroorganismen, desquamierten Epithelien, Leukozyten (und anderen Blutzellen) sowie aus Muzin bestehender Belag, der sowohl auf Zahnoberflächen und Gingiva lokalisiert ist, als auch Plaques und Zahnstein überziehen kann (Abb. 55). Es handelt sich dabei um ein strukturloses Produkt einer zufälligen Akkumulation. Die Materia alba hat weißlich-gelbliche Farbe und – je nach ihrem Alter – unterschiedliche Stärke, liegt lose auf, kann also mit dem Spray leicht entfernt werden.
3. *Plaque*: Sie entsteht aus Speichelmukoiden und Mikroorganismen, ist strukturiert und fest anhaftend. Klinisch als gelblich-graue, weiche, dicht verfilzte Schicht definierbar, lagert sie sich vor allem in Fissuren und Grübchen oder im Bereich des Sulcus gingivae ab, von wo sie sich dann über die Nachbarbezirke ausbreitet. Die Plaque kann organische Vorstufe fester Beläge sein. Ihre Beseitigung bereitet Mühe.
4. *Zahnstein* (supragingivaler): Von mikroskopisch unterschiedlicher Struktur, zusammengesetzt aus Mikroorganismen, Speichel und anorganischen Bestandteilen (überwiegend Tricalciumphosphat), tritt er klinisch als fest haftender, gelblicher

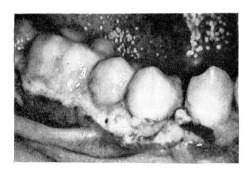

Abb. 55 Materia alba

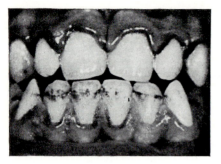 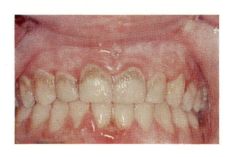

Abb. 56 Schwarze Beläge in einem kariesfreien Gebiß bei 12jährigem Knaben

Abb. 57 Grüne Beläge mit der typischen oralen Verschmutzung bei 16jährigem Knaben

bis bräunlicher (je nach Pigmenteinlagerung dunkler), unterschiedlich dicker harter Belag in Erscheinung. Er ist vornehmlich lokalisiert im Bereich des Sulcus gingivae der bukkalen Fazies oberer Sechsjahrmolaren sowie der lingualen unteren Frontzähne (Nähe von Speichelausführungsgängen); hauptsächlich an Zahnoberflächen, in späteren Stadien auch die Gingiva überlagernd.

5. *Konkremente* (subgingivaler Zahnstein): Vorwiegend in pathologischen Taschen des marginalen Periodont feststellbare, verschieden formierte, dunkel, grünschwarz bis braunschwarz oder dunkelbraun gefärbte (evtl. in der gesamten Zirkumferenz eines Zahnes dem Wurzelzement aufgelagerte), harte Niederschläge. Sie erweisen sich als strukturiert und bestehen aus etwa 84 % anorganischer Substanz (sekundäres Calciumphosphat, Calciumcarbonat).

6. *Schwarze Beläge* (Black stain): An Zahnoberflächen fest haftende, schwer entfernbare, schwarze Pigmentablagerungen (Abb. 56); meist als 0,5 bis 1 mm breites, unterschiedlich ausgeprägtes Band über die Vestibulärflächen der Zähne hinwegziehend. Wahrscheinlich sind sie durch Mikroorganismen (Bacteriodes melaninogenicus) bedingt, von einfachen Raucherbelägen aber zu unterscheiden. Die Zähne zeigen wenig Neigung zu Kariesbefall.

7. *Grüne Beläge* (Green stain): Dabei handelt es sich um fest haftende, schwer entfernbare, an den vestibulären Fazies lokalisierte, 0,5 bis 1,0 mm breite, girlandenförmig angeordnete, hellgrüne bis schmutzig graugrüne Beläge (Abb. 57); vermutlich ausgelöst durch Ablagerungen von Blutfarbstoffen. Fast immer konstatiert man gleichzeitig mangelhafte Mundhygiene. Die Schmelzoberfläche ist nach der Entfernung grüner Beläge häufig angerauht.

8. *Orangefarbene Beläge* (Orange accretion on teeth): Seltener zu beobachtende Auflagerungen in Schlupfwinkeln der Zähne; evtl. bedingt durch Medikation oder bestimmte Nahrungsmittel.

2.1.4.2. Plaqueanfärbung

Die Anfärbung der Beläge mit Plaquefärbemitteln (Synonyma: Revelatoren, Detektoren, Disclosing solutions) dient einerseits dem besseren Sichtbarmachen für die klinische Erfassung und andererseits der Motivation des Patienten zur Mitarbeit bei der Mundhygiene (Abb. 58).

An Plaquefärbemittel sind folgende Anforderungen zu stellen: Selektive Anfärbung der Mikroorganismen, Unschädlichkeit für Gewebe und Organismus, leichte Entfern-

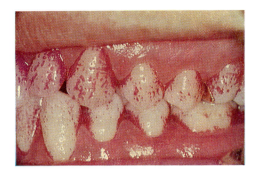

Abb. 58 Darstellung der Plaquebildung (3 Std. nach intensiver mechanischer Zahnreinigung) in klinisch wenig auffälligen Grübchen oberer Prämolaren sowie am Gingivalsaum

barkeit und einfache Handhabung. Verwendet werden die verschiedensten Chemikalien, wie Malachitgrün, Gentianaviolett, Proflavin und basisches Fuchsin (1- oder 2%ige alkoholische Lösung).
Besonders bewährt hat sich Erythrosin, das in verschiedenen Konzentrationen als Kautablette (Disclosing waters®, mit 15 mg pro Tablette) wie auch als Lösung zur Verfügung steht. Seine Verträglichkeit ist gut und Nebenwirkungen sind auch bei wiederholtem Gebrauch auszuschließen. Zufälliges Verschlucken einer Erythrosin-Tablette (fünfjähriges Kind, Dosis pro Kilogramm Körpermasse = 0,75–1,0 mg/kg) ist wirkungslos.
Elandent-Zahnputztest® LAW (mit einem Gehalt von 0,01 g Erythrosin-Natrium pro Tablette) hat sich gleichfalls bewährt. Versehentliches Verschlucken bewirkt lediglich harmlose Harnverfärbung.
Spezielle Entwicklungen (Dis-Plaque®) gestatten aufgrund der verwendeten Zwei-Farben-Lösung differenzierte Plaqueanfärbung: alte Plaque wird blau bzw. blaugrau, frische Beläge erscheinen rot oder rötlich. Die eintretende Metachromasie beruht auf der unterschiedlichen Diffusionsgeschwindigkeit der beiden Färbekomponenten. Für bestimmte Zwecke hat sich auch der Einsatz fluoreszierender Stoffe bewährt. Damit wird eine selektive Anfärbung der Plaque möglich, während das exogene Schmelzoberhäutchen sowie saubere Zahn-, Gingiva- und Schleimhautoberflächen nicht fluoreszieren.

2.1.4.3. Plaque- und Zahnsteinindizes

Die epidemiologische Bestimmung weicher wie harter Beläge erfolgt in der Regel ohne Berücksichtigung ihrer Entstehung. Es handelt sich dabei mehr oder weniger um eine rein quantitative Erfassung, bei der entweder die Ausbreitung bzw. Dicke oder beides bewertet werden.
Eine verhältnismäßig objektive Beurteilung der Mundhygiene bei epidemiologischen Vergleichen größerer Probandengruppen gewährleistet der

Oral-Hygiene-Index (OHI) nach GREEN *und* VERMILLION,

der auch unter dem Begriff *Mundhygiene-Index* bekannt ist. Er berücksichtigt sowohl das Vorhandensein weicher (Plaque + Materia alba + Speisereste) als auch harter Beläge. Ursprünglich erfolgte die Bewertung der Vestibular- und Oralflächen von sechs Zähnen mit dem stärksten Belagansatz, in der Regel 16, 21, 27 sowie 47, 41

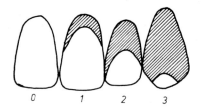

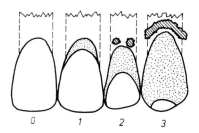

Abb. 59 Intensitätsgrade des OHI und OHI-S für weiche (oral debris = oben) und harte Beläge (calculus = unten)

und 35. Später wurde der *OHI-Simplified (OHI-S)* entwickelt, der sich lediglich auf die Befundbewertung von 6 Zahnflächen stützt:
− Bukkalflächen von 6 + 6 (bei Fehlen 7 + 7)
− Lingualflächen von 6 − 6 (bzw. 7 − 7)
− Labialfläche von 1 +
  Lingualfläche von − 1.

Bei der klinischen Bewertung (ohne Anfärbung) unterscheidet man folgende Schweregrade (Abb. 59):

Weiche Beläge (oral debris)

0 = keine Beläge;
1 = weniger als ein Drittel der Kronenoberfläche mit Belägen bedeckt;
2 = weniger als zwei Drittel bedeckt;
3 = mehr als zwei Drittel bedeckt;

Zahnstein

0 = kein Zahnstein;
1 = supragingivaler Zahnstein bedeckt weniger als ein Drittel der Kronenoberfläche;
2 = supragingivaler Zahnstein bedeckt weniger als zwei Drittel und/oder einzelne subgingivale Zahnsteinflecken;
3 = supragingivaler Zahnstein bedeckt mehr als zwei Drittel und/oder bandförmiger subgingivaler Zahnstein.

Um die tatsächliche Situation eindeutig zu erfassen, empfiehlt sich − neben der Gesamtdarstellung des OHI-S − seine differenzierte Betrachtung nach der Häufigkeit weicher *(Simplified Debris Index = DI-S)* und harter Beläge *(Simplified Calculus Index = CI-S)*. Beide Indizes können den Maximalwert von 3, zusammen also von 6 erreichen.

Plaque-Index (QUINGLEY u. HEIN)

Bei diesem Index werden die Beläge angefärbt und nach Ausspülen an den vestibulären Flächen statistisch erfaßt. Als Bewertungsgrade gelten (Abb. 60):

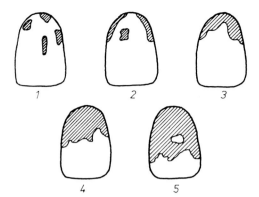

Abb. 60 Bewertungsgrade der Mundhygiene nach QUINGLEY und HEIN

0 = keine Beläge;
1 = vereinzelte Inseln;
2 = deutliche Linie entlang des Gingivalsaumes;
3 = Ausdehnung über zervikales Kronendrittel;
4 = Ausdehnung bis ins zweite Kronendrittel;
5 = Ausdehnung bis ins dritte Kronendrittel.

Die Grade 2 bis 5 sind auch dann zu werten, wenn lediglich ein mesialer oder distaler Abschnitt der vestibulären Flächen Beläge aufweist. Die *Berechnung* des Index erfolgt: Summe der Bewertungsgrade durch Zahl der bewerteten Flächen.
Der *Plaque-Index* nach QUINGLEY und HEIN, der auch die fern des Gingivalsaumes an den Zahnoberflächen lokalisierten Beläge (für Gingivitisauslösung allerdings ohne Bedeutung) in die Bewertung einbezieht, ist besonders gut für die Beurteilung mundhygienischer Maßnahmen geeignet.

Plaque-Index (SILNESS u. LÖE)

Im Gegensatz zum oben geschilderten, wird bei diesem Index vor allem die Belagdicke berücksichtigt. Die Beurteilung erfolgt nur mit Auge und Sonde, ohne vorherige Anfärbung, nach folgenden Bewertungsgraden:

0 = keine Beläge (Sondenprüfung);
1 = dünner, vom bloßen Auge schwer erkennbarer, durch Schaben mit einer Sonde im Gingivalsaumbereich nachweisbarer Film;
2 = gut sichtbarer weicher Belag in unmittelbarem Kontakt zur Gingiva, teilweise auch im Interdentalbereich lokalisiert;
3 = deutliche, dicke Beläge am Gingivarand, die teilweise auch auf Zahnkronen übergreifen und den Interdentalraum ausfüllen.

In Abhängigkeit vom Ziel der Untersuchung erfaßt man entweder die Beläge aller Zähne, nur einer Gebißhälfte oder einer Zahngruppe. Dabei werden drei Zahnflächen beurteilt: mesialer Interdentalraum oberhalb der Papillenspitze, vestibulär und oral. Aus der Summation der einzelnen Werte und Division durch die Zahl der examinierten Zähne ergibt sich der Plaque-Index für das Individuum.
Andere Möglichkeiten zur Plaquebeurteilung sind die *Plaque-Planimetrie* sowie die *Plaque-Gravimetrie*, die jedoch wissenschaftlichen Studien vorbehalten bleiben sollten.

Calculus Surface Index (CSI)

Der sogenannte *Zahnsteinflächen-Index* eignet sich zur gesonderten Erfassung harter Beläge (Häufigkeitsangaben sowie klinische Studien über zahnsteinhemmende Substanzen oder Maßnahmen) und beruht auf der Summation des supra- und subgingivalen Zahnsteins an den *vier Flächen* der unteren *vier Schneidezähne*. Der maximale CSI pro Individuum beträgt 16.

2.1.5. Periodontale Erkrankungen

Der epidemiologischen Bewertung gingivaler oder periodontaler Prozesse werden entweder die Befunde von allen oder aber selektiv festgelegten Periodontien zugrunde gelegt; das kann sich auch auf Teilabschnitte der periodontalen Gewebe beziehen.
Da einerseits vor allem die Initialstadien periodontaler Erkrankungen reversiblen Charakter haben, andererseits die einzelnen Verlaufsformen sehr variabel sind, ist eine exakte, vergleichbare Beurteilung der verschiedenen Momentsituationen des pathologischen Geschehens kompliziert. Noch weitaus dringlicher als bei den Erkrankungen der Zahnhartsubstanzen bedarf es deshalb der Herausarbeitung eindeutig definierter *(Vereinbarungen für die Diagnostik)* periodontaler Veränderungen. Nach Kalibration durch verschiedene Untersucher müssen sie in einer Übereinstimmung von mehr als 85 % reproduzierbar sein, um wissenschaftlichen Prinzipien zu genügen.

2.1.5.1. Terminologie

Der *Morbiditätsbegriff* ist auch für die periodontalen Erkrankungen zu umfassend, um Häufigkeitsvergleiche zwischen Populationen vornehmen zu können. Bereits im Jugendalter beträgt der Gingivitisbefall 60 bis 70 %.
Unter *Prävalenz* wird die flächenhafte Ausdehnung der pathologischen Veränderungen über einzelne, mehrere oder alle Periodontien verstanden und unter *Inzidenz* der quantitative Anstieg zwischen zwei oder mehreren Untersuchungszeiten.
Der *Ausprägungsgrad* beschreibt die klinische Form der Erkrankung als Diagnose (z. B. Gingivitis ulcero-necroticans bzw. hyperplastica). Von einer *leichten Gingivitis* spricht man, wenn 1 bis 3 Periodontien pro Gebiß entzündet sind, von einer *schweren Gingivitis*, wenn dies bei etwa 7 bis 12 der Fall ist.
Die *Progression* – oberflächlich oder tiefgreifend – ist Ausdruck der Intensität des Prozesses am einzelnen Periodont. Sie umfaßt die Entwicklung des Prozesses von der klinisch initialen Form der Entzündung (Papillitis), bis hin zur Zahnlockerung (Funktionsausfall).
Unter *Gingivitis-* oder *Periodontitis-Inkrement* versteht man den Zuwachs der Erkrankung zwischen zwei oder mehreren Untersuchungszeiten, während mit dem Begriff *Dekrement* die Abnahme beschrieben wird.

2.1.5.2. Gingivitis-Indizes

Epidemiologischen Prävalenzstudien dient der *PMA-Index*. Er bezeichnet die Entzündungslokalisation nach folgenden gingivalen Einheiten:
P = Papilläre Gingiva
M = Marginale Gingiva
A = Angewachsene Gingiva.

Die Schweregrade der Entzündung werden nach klinischen Kriterien beurteilt, die Ausdruck histologischer Vorgänge sind. Man unterscheidet 4 Entzündungsgrade (MÜHLEMANN u. MAZOR 1958):

0 = normal, entzündungsfrei;
1 = P- oder M-Einheiten erscheinen normal. Bei schonungsvoller Sondierung des Sulcus gingivae mit stumpfer Sonde tritt jedoch leichtes Bluten auf, mitunter auch erst mehrere Sekunden danach;
2 = deutliche entzündliche Veränderung der Farbe von P, M oder A (Zyanose, Rötung). Keine ödematöse Verdickung. Blutung nach Sondierung;
3 = entzündliche Verdickung oder Schwellung durch Ödem, mit oder ohne Farbänderung, blutend, Sezernierung (nicht blutende Zahnfleischhyperplasien ohne entzündliche Verfärbung werden als entzündungsfrei gewertet);
4 = zusätzliche Ulzeration.

Diese Einschätzung der PM-Einheiten basiert auf den Teilsegmenten von 3 bis 3 im Ober- und Unterkiefer (auf die A-Einheit kann in epidemiologischen Studien verzichtet werden). Die Intensität der Entzündung wird im Mittel pro Kind angegeben. Während sich der PMA-Index zu epidemiologischen Querschnittstudien als brauchbar erwiesen hat, ist er für Inzidenzvergleiche zu wenig empfindlich. Wichtiges Kriterium der initialen, häufig noch subklinischen Entzündung ist die Blutungstendenz, die in die Bewertung mit einbezogen werden sollte.

Sulkus-Blutungs-Index (MÜHLEMANN u. SON)

Die Beurteilung der Periodontien erfolgt beim SBI nach schonungsvoller Sondierung des gingivalen Sulkus mittels einer genormten Periodontalsonde. Als Entzündungsgrade werden gewertet:

0 = gesund aussehende Gingiva, keine Blutung auf Sondierung;
1 = Auftreten kleiner Blutungspunkte bei klinisch unveränderter Gingiva;
2 = Blutung nach Sondierung, entzündliche Farbveränderung, keine makroskopische Schwellung der Gingiva;
3 = Blutung, Farbveränderung und leichte ödematöse Schwellung von P und M;
4 = Blutung, Farbveränderung und offensichtliche Schwellung;
5 = Blutung bei Sondierung oder spontane Blutung, Farbveränderung, starke Schwellung ohne oder mit Ulzeration.

Wie beim PMA-Index wird auf die Bewertung der A-Einheiten verzichtet. Je nach Untersuchungsziel bestimmt man den SBI nur im vestibulären marginal-papillären Bereich oder in der Zirkumferenz von sechs Zähnen.

Papillen-Blutungs-Index (MÜHLEMANN)

Der PBI registriert nur die Anwesenheit bzw. die Abwesenheit der papillären Blutung auf leichte Sondierung ihrer Spitze und ist besonders dafür geeignet, dem Patienten Stand und Verlauf eines gingivalen Entzündungsgeschehens zu demonstrieren. Die Provokationsblutung wird in 4 Grade eingeteilt:

0 = keine Blutung;
1 = Auftreten eines Blutpunktes;
2 = Auftreten verschiedener Blutpunkte oder eines Blutfleckes;
3 = Ausfüllung des interdentalen Dreiecks mit Blut kurz nach Sondierung;
4 = profuse Blutung mit Einfließen in den gingivalen Sulkus.

Die Berechnung der ermittelten Grade erfolgt quadrantenweise und wird zu einer Gesamtsumme zusammengefaßt.

Für wissenschaftliche Untersuchungen empfiehlt sich die Bestimmung der *Sulcusfluid-Fließ-Rate* (= SFR) mittels extrakrevikulär bzw. intrakrevikulär anzusetzender Filterpapierstreifen (8,3×1,25 mm) bzw. Glaskapillaren. Die Sekretionsgeschwindigkeit erlaubt quantitative Aussagen auf den vorliegenden Entzündungsgrad. Bei klinisch gesunder Gingiva ist kein Sulkusexsudat gewinnbar.

2.1.5.3. Periodontitis-Indizes

Für die Bewertung der periodontalen Erkrankungsintensität bei Kindern und Jugendlichen empfiehlt sich der

Periodontal-Index (PI) nach RUSSEL

Dieser geht von der Schwere der gingivalen Entzündung als Maß der periodontalen Destruktion aus. Sowohl die initialen Entzündungsstadien an der Gingiva als auch die Endstadien des alveolären Knochenbaus (Funktionsverlust am einzelnen Zahn) werden berücksichtigt und nach folgenden Kriterien eingestuft:

0 = normales Periodont und erhaltene Funktionstüchtigkeit des Zahnes;
1 = leichte Gingivitis: charakterisiert durch Beteiligung von Teilpartien der den Zahn umgebenden Gingiva;
2 = Gingivitis: Ausdehnung auf die gesamte zahnumgebende Gingiva, ohne Vertiefung des Epithelansatzes;
6 = Gingivitis mit Taschenbildung: der Zahn steht jedoch fest in der Alveole (keine Wanderungen);
8 = fortgeschrittene Zerstörung, mit Einschränkung der Kaufunktion; axiale Beweglichkeit, dumpfer Perkussionsschall und evtl. Zahnwanderung.

Diese klinische Einteilung kann durch röntgenographische Befunde ergänzt werden. Erste Resorptionsvorgänge am Limbus alveolaris drückt der Grad 4 aus, horizontaler Schwund bis zur Wurzelhälfte kennzeichnet den Grad 6. Der PI stellt einen Mittelwert der an allen Periodontien pro Individuum erhobenen Befunde dar.

Ist es jedoch bereits zu ausgeprägten Schwundvorgängen gekommen, erweist sich der sowohl die reversiblen (Gingivitis) als auch die irreversiblen Vorgänge (Schwunderscheinungen) erfassende

Periodontal-Disease-Index (PDI) nach RAMFJORD

als besser geeignet. Bei diesem werden die einzelnen Grade durch folgende klinische Kriterien markiert:

0 = völlige Entzündungsfreiheit;
1 = leichte Entzündung an Teilabschnitten der den Zahn umgebenden Gingiva;
2 = leichte bis mäßige Gingivitis an der zahnumgebenden Gingiva;
3 = schwere, durch starke Rötung, Blutungsneigung und Ulzeration gekennzeichnete Gingivitis;
4 = gingivale Retraktion bis zu 3 mm von der Schmelz/Zement-Grenze, an einer der vier Seiten des Zahnes, ohne Berücksichtigung der gingivalen Entzündung;
5 = gingivale Retraktion zwischen 3 und 6 mm;
6 = gingivale Retraktion über 6 mm (wie bei Grad 4 und 5, ohne Berücksichtigung von Inflammationen).

Da sich bestimmte Periodontien als repräsentativ für den gesamten Gebißzustand eines Individuums erwiesen haben, schränkt man die Befunderfassung auf systema-

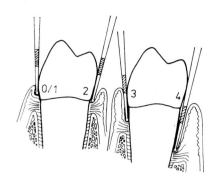

Abb. 61 Führung der Periodontalsonde TRS 621 zur Bestimmung der periodontalen Behandlungsnotwendigkeit.
0 = keine Behandlungsindikation (Knopfgröße Sonde 0,5 mm); 1 = bei Entzündung Notwendigkeit besserer Mundhygiene; 2 = Zahnstein bei Taschentiefe < 3,5 mm (weiße Sondenmarkierung) = Zahnsteinentfernung (ZE) und Mundhygieneinstruktion (MHI); 3 = subgingivaler Zahnstein bei Taschentiefe > 3,5 mm = ZE und MHI; 4 = Taschentiefe > 5,5 mm (jenseits schwarzer Sondenmarkierung) = Notwendigkeit komplexer (chirurgischer) Behandlung

tisch ausgewählte Zähne ein (16, 21, 24 und 44, 41, 36). Bei ihrem Fehlen (infolge Extraktion) wird im Frontzahnbereich jeweils auf den korrespondierenden Zahn der anderen Kieferseite zurückgegriffen, im Seitenbereich auf den nächsten in der Zahnreihe (beispielsweise 37).
Zur epidemiologischen Beurteilung der Behandlungsnotwendigkeit periodontaler Erkrankungen (bei älteren Jugendlichen und Erwachsenen) wird in jüngerer Zeit der von einer FDI-Expertengruppe entwickelte „*Community Periodontal Index of Treatment Needs*" (= CPITN) empfohlen, bei dem die Einschätzung der Taschentiefe als Ausdruck der Progression mit einer graduierten Sonde (FDI-Empfehlung; International Dent. J. 30 (1981) 287–288) erhoben wird. Die klinische Untersuchung erfolgt an den Zähnen 17/16, 11, 26/27 und 47/46, 31, 36/37 im Bereich des ausgeprägtesten Schweregrades unter Berücksichtigung von Zahnstein, Taschentiefe und gingivaler Blutung (Abb. 61). Referenzpunkte für die Messung sind die äußersten mesial und distal gelegenen Punkte der fazialen und lingualen Zahnflächen. Dadurch sind für jeden zu bewertenden Zahn vier einheitliche Bezugspunkte festgelegt: mesio-fazialer (MF), disto-fazialer (DF), mesio-lingualer (ML) und disto-lingualer (DL) Punkt. Von diesem Punkt wird die Periodontalsonde im rechten Winkel zur Kaufläche des zu bewertenden Zahnes auf die Gingiva gerichtet. Dort, wo sie das Zahnfleisch berührt, befindet sich der Meßpunkt. Die Befundaufzeichnung und Klassifizierung der Behandlungsnotwendigkeit wird wie folgt vorgenommen:
0 = Fehlen von Erkrankungszeichen = gesundes Segment;
1 = Gingivablutung nach vorsichtiger Sondierung des Marginalsaumes (Sondendruck 20–25 g) = Mundhygieneinstruktion (= MHI);
2 = Nachweis supra- bzw. subgingivalen Zahnsteins = Zahnsteinentfernung (= ZE) und MHI;
3 = Nachweis pathologischer Taschen > 3,5 mm = ZE und MHI;
4 = Nachweis pathologischer Taschen > 5,5 mm (Ende der schwarzen Sondenmarkierung) = umfassende Behandlung sowie ZE und MHI.

2.1.6. Schmelzflecken und Hypoplasien

Entwicklungsbedingte Störungen des Schmelzes haben unterschiedliche Ursachen (s. I.7.1.). Ihre diagnostische Abgrenzung gegenüber der initialen Schmelzkaries (speziell an Glattflächen) und anderen Schmelzschädigungen ist wichtig.
Die Häufigkeit von initialen, ästhetisch unauffälligen Schmelzflecken ist variabel und definitionsabhängig (methodischer Irrtum). Eine Abgrenzung gegenüber endogen bedingten Strukturstörungen (Tetrazyklin-Xanthodontie, Porphyrodontie, Dentalfluorose usw.) ist diagnostisch wichtig.

Die verschiedenen Formen von Schmelzdefekten und Hypoplasien werden zweckmäßigerweise nach dem „*Epidemiological Index of Developmental Defect of Enamel*" (= DDE) dargestellt (Internat. Dent. J. 32 (1983) 159—167), der sich auf visuelle Kriterien stützt: Schmelzflecke, Hypoplasien und Verfärbungen des Schmelzes. Unterschieden werden:

1. Defekttypen: normal, Schmelzflecken (weiß-kremig; gelb-braun), Hypoplasien (Grübchen; Furchen: horizontal, vertikal; Schmelzaplasie), verfärbter Schmelz (ohne gleichzeitiges Vorhandensein von Schmelzflecken), andere Defekte und Kombinationen.
2. Zahl und Begrenzung der Defekte: solitär, multipel, diffus (zarte weißliche Linien; Flecken).
3. Lokalisation der Defekte: zervikale bzw. inzisale Hälfte des Zahnes, okklusale Fläche und Höckerspitze.

Für epidemiologische Untersuchungen hat sich – speziell im Zusammenhang mit dem Intensitätsvergleich dentalfluorotischer Schmelzfleckungen – besonders der

Fluorose-Index

bzw. *Index of Dental Fluorosis* (F_{ci} nach DEAN) bewährt. Diesem liegen folgende Bewertungsgrade zugrunde:

0 = normal
0,5 = fraglich (solitärer Fleck)
1 = sehr mild; wenn bis zu 25% der Vestibularflächen an mindestens zwei Zähnen kreidige Fleckungen aufweisen
2 = mild; bis zu 50%
3 = mäßig; über 50% der Oberflächen mehrerer Zähne befallen
4 = schwer; gesamte Oberfläche befallen, zusätzlich vereinzelte Erosionen und Pigmentierungen.

Die Intensität des Befalls kann für ausgewählte Zähne (Inzisiven) oder das gesamte Gebiß zum Ausdruck gebracht werden. Die Berechnung erfolgt nach der Formel

$$F_{ci} = \frac{\Sigma (n \cdot w)}{N}$$

Dabei entspricht n der Summe der Probanden mit normalem, fraglichem, sehr mildem, mildem, mäßigem bzw. schwerem Befund, während w = der Schweregrad in der gleichen Reihenfolge ist und N = die Summe der insgesamt erfaßten Probanden. Die Indexwerte liegen im allgemeinen zwischen 0,01 und 3,0.

Speziell für die Bestimmung fluoridbedingter Schmelzfleckungen empfiehlt sich die Befunderhebung unter Berücksichtigung charakteristischer Störungen an den einzelnen Zahnflächen (THYLSTRUP, A., und O. FEJERSKOW: Community Dent. Oral Epidemiol. 6 (1978) 315–328).

2.2. Orale Epidemiologie

Die epidemiologisch hervorstechenden Erkrankungen des Zahn-, Mund- und Kieferbereiches sind Karies und periodontale Erkrankungen. Während letztere im Kindesalter noch keine großen Auswirkungen haben, bestimmen – neben der Karies und ihren Folgeerscheinungen – auch die Zahnstellungs- und Gebißanomalien zunehmend das Aufgabengebiet der Kinderstomatologie. Sport und Verkehr haben auch die Unfallverletzungen der Zähne ansteigen lassen.

2.2.1. Karies

Die Kariesverbreitung hat nicht nur in den hochindustrialisierten Ländern, sondern zunehmend auch in den Ländern der sogenannten dritten Welt ansteigende Tendenz. Dies betrifft sowohl die Erwachsenenpopulation als auch das Kindes- und Jugendalter. Maßgebend dafür sind in erster Linie die drastischen Veränderungen in der Ernährungs- und Lebensweise der Menschen, insbesondere der steigende Konsum zuckerhaltiger Nahrungs- und Genußmittel. Dort, wo man dies erkannt hat und entsprechend umsetzen konnten, ist gegenwärtig bereits eine rückläufige Tendenz zu beobachten. Da aber sogenannte Kariesfluten und Kariesebben bekannt sind, ebenso territoriale Unterschiede, kann man ohne Detailinformationen nie von einer Population auf die Verhältnisse bei einer anderen schließen.

2.2.1.1. Milchgebiß

Die Karies der Milchzähne tritt bereits um das abgeschlossene 2. Lebensjahr häufiger auf. Der *jährliche Karieszuwachs* ist von progressiver Tendenz; er beträgt bis zum 7. Lebensjahr durchschnittlich 1,0 dmf-Zähne bzw. 3,0 dmf-Flächen. Das 8. Lebensjahr ist gleichsam ein Kulminationspunkt in der Kariesverbreitung; danach gehen die Durchschnittszahlen infolge physiologischen Zahnverlustes zurück. Um das 10. Lebensjahr liegen die dfe-Indizes dann zwischen 2,0 und 4,0. Allerdings kann es zwischen einzelnen Wohngebieten deutliche Unterschiede geben.
Kontemporär verringert sich natürlich die Zahl der Kinder mit *primär gesunden Milchgebissen*. In der Regel sind es mit 3 Jahren nur noch 60% und mit 6 Jahren lediglich 10% der Kinder.
Die *Kariesanfälligkeit* der einzelnen Milchzähne ist unterschiedlich (Abb. 62). Am stärksten befallen werden die unteren zweiten und ersten Molaren, ihnen folgen die ersten und zweiten oberen. Vor dem 6. Lebensjahr kommt noch der Kariesbefall an den oberen Inzisiven hinzu, während die Eckzähne und unteren Inzisiven nur wenig zu Karies neigen.
Bis etwa zum 4. Lebensjahr überwiegt die *Fissurenkaries* der Molaren, auch die *Zervikalkaries* der Milchinzisiven kann stärker ausgeprägt sein (Zuckermißbrauch). Ab dem 5. Lebensjahr nimmt die Karies an den *Approximalflächen* zu, insbesondere an den Kontaktflächen der ersten und zweiten Molaren. Nach dem Durchbruch der ersten Molaren tritt sie auch an den distalen Flächen der zweiten Milchmolaren öfter in Erscheinung.

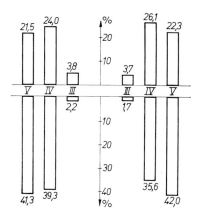

Abb. 62 Kariesbefall einzelner Milchzähne (%) bei 4 bis 6 Jahre alten Kindern

Kariesanstieg und Mundverschmutzung korrelieren im Milchgebiß. Dies findet seine Fortsetzung während der Wechselgebißperiode sowie nach abgeschlossenem Durchbruch der zweiten Dentition.

2.2.1.2. Permanentes Gebiß

Das erste Auftreten einer Karies im permanenten Gebiß fällt häufig mit dem Durchbruch des ersten Molaren zusammen. Ein tiefes Fissurenrelief sowie die Tendenz zur Schlupfwinkelbildung während seines Durchbruchs sind – neben kariesförderndem Milieu – verantwortlich dafür. Die Höhe der Kariesverbreitung wird dann noch bis zum 12. Lebensjahr vornehmlich durch den Kariesbefall der ersten Molaren bestimmt, später zunehmend von dem anderer permanenter Zähne.

Der Schmelz der durchbrechenden Zähne befindet sich noch in seinem Reifungsstadium *(posteruptive Schmelzreifung)*, so daß er im allgemeinen kariesanfälliger ist als im späteren Lebensalter. So überrascht es nicht, daß die Kariesverbreitung bei dem gegebenen Ernährungsrisiko (hoher Zuckerkonsum) zwischen dem 7. und 16. Lebensjahr sprunghaft ansteigt; man spricht von einem Karieseinbruch (Abb. 63). Für den 20jährigen gilt heute ein DMF/T-Index von 10 als typisch, wobei der Flächenbefall doppelt so hoch sein kann. Kariesbedingte Extraktionen können beim einzelnen das klinische und bei der Population das statistische Bild bestimmen.

Die zeitlichen Schwerpunkte des Erstkariesbefalls an den einzelnen Zahngruppen variieren in Abhängigkeit vom Dentitionsrhythmus. Dabei ist im allgemeinen folgende Tendenz auffällig (Tab. 8):
– 6. bis 12. Lebensjahr erste Molaren (bis 70%);
– 8. bis 16. Lebensjahr Inzisiven, insbesondere die des Oberkiefers (bis 15%);
– 9. bis 16. Lebensjahr Prämolaren (bis 10%);
– 11. bis 18. Lebensjahr zweite Molaren (bis 50%);
– 18. Lebensjahr maximal 2% der Eckzähne (niedrigster Kariesbefall).

Auch der *jährliche Karieszuwachs* ist von unterschiedlicher, aber typischer Tendenz. So bewegt er sich vom 6. bis zum 11. Lebensjahr um 0,6, steigt dann – nach dem Durchbruch der Prämolaren und zweiten Molaren – auf durchschnittlich 1,0 an, und sinkt – etwa ab dem 17. Lebensjahr – auf ungefähr 0,4 ab. Der Karieszuwachs wird zunächst

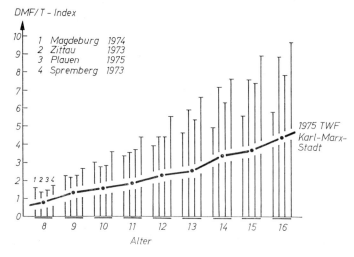

Abb. 63 Kariesverbreitung (DMF/T-Index) in verschiedenen Städten mit niedrigem Fluorgehalt des Trinkwassers im Vergleich zur Kariesverbreitung in Karl-Marx-Stadt nach 16 Jahren Fluoridanreicherung des Trinkwassers (nach KÜNZEL)

Tabelle 8 Kariesbefall für Zahngruppen, berechnet auf die Summe durchgebrochener Zähne als Prozentsatz der DMF-Zähne

Alter	Kinder	Inzisivi		Eckzähne		Prämolaren		1. Molaren		2. Molaren	
		n	%	n	%	n	%	n	%	n	%
6	393	–	–	–	–	–	–	78	7,0	–	–
7	1234	1	–	–	–	–	–	843	19,3	–	–
8	2419	29	0,2	1	–	13	–	2945	31,6	–	–
9	2397	144	0,8	1	0,1	66	2,6	4183	43,8	6	4,1
10	2182	296	1,8	8	0,3	218	3,8	4662	53,7	22	3,0
11	1659	447	3,4	13	0,4	295	3,9	4050	61,3	107	9,8
12	1626	582	4,5	8	0,2	432	4,1	4422	68,1	443	15,8
13	1079	571	6,7	14	0,4	359	4,6	3020	70,1	614	20,9
14	1207	828	8,6	42	0,9	612	6,6	3648	75,7	1208	29,0
15	1995	1563	10,3	72	0,9	1164	7,4	5618	70,4	2944	38,8
16	1909	1762	11,6	68	0,9	1315	8,7	4946	64,8	3468	46,2

vom Neukariesbefall bestimmt, dann durch die Kariesprogression (Zwei- und Mehrflächenkavitäten) geprägt und schließlich durch den Sekundärkariesbefall. Bei 16 bis 18 Jahre alten Jugendlichen liegt dieser bereits um 25%.

Ebenso wie im Milchgebiß korrespondiert die Kariesentwicklung an den permanenten Zähnen mit der Verschlechterung der oralen Hygienesituation.

Die Karies verläuft am jugendlichen Zahn sowohl im Schmelz als auch im Dentin überwiegend akut. In den ersten Jahren nach dem Durchbruch überwiegt zumeist eine ausgeprägte Kariesprogression, die auch statistisch meßbar ist; der kariöse Demineralisationsprozeß durchdringt die Hartsubstanz im Verlaufe von 1 bis 2 Jahren. In späterem Alter erfolgt dann eine Protrahierung dieser Zeitspanne auf 3 bis 4 Jahre. Klinisch-röntgenographische Vergleichsuntersuchungen haben ergeben, daß die ersten Zweiflächenkavitäten an den permanenten Zähnen nicht selten schon bei 7jährigen auftreten (Differenzen zwischen DMF/T- und DMF/S-Index). Gleiches gilt auch für klinische Folgeerscheinungen der Kariesprogression, wie Caries profunda,

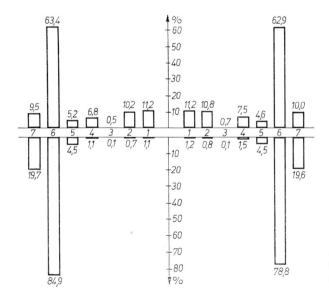

Abb. 64 Kariesbefall permanenter Zähne bei 12–14 Jahre alten Jugendlichen

Wurzelbehandlung und Extraktion. Während diese in den ersten Schuljahren fast ausschließlich die ersten Molaren betreffen, kommen sie später auch an den anderen Zähnen vor, insbesondere den oberen Schneidezähnen und zweiten Molaren. Um das 16. Lebensjahr weisen in der Regel etwa 20% der ersten Molaren kariesbedingte Folgeerscheinungen auf oder wurden bereits extrahiert. Den höchsten Anteil am kariesbedingten Zahnverlust haben die ersten Molaren, vor allem die unteren (80%). Die aufgrund vorliegenden Kariesbefalls meßbare Kariesanfälligkeit der einzelen permanenten Zähne veranschaulicht die graphische Darstellung in Abbildung 64.

Bezüglich der Höhe der Kariesverbreitung bei einzelnen Populationen gibt es Unterschiede. Die nachweisbaren Differenzen sind fast immer Ausdruck gegebener Umweltbedingungen bis hin zur Qualität der kinderstomatologischen Betreuung, bzw. das Ergebnis wirksam gewordener Vorbeugungsmaßnahmen. Auf unmittelbare Zusammenhänge wird an anderer Stelle noch einzugehen sein (Kap. 3).

Kariöse Prozesse gefährden den Bestand eines Gebisses einerseits direkt durch Zerstörung der Zahnhartsubstanz und deren unmittelbare Folgen für Pulpa, apikales Periodont und Organismus, andererseits indirekt, weil vorzeitige Zahnverluste die Destruktion des Gebisses bedingen. Erst das aber macht die Karies zu einem sozialhygienischen Problem erster Ordnung, weil sie damit zum Hauptfaktor im Ursachenkomplex primärer wie auch sekundärer Gebißanomalien wird, die wiederum zu Zahnbetterkrankungen disponieren. Mit der Gebißdestruktion verbundene Fehlbelastungen werden letztlich auch zur Ursache von Arthropathien des Kiefergelenkes. Außerdem besteht insofern eine Wechselwirkung, als periodontale Erkrankungen und Gebißanomalien die Entstehung einer Karies begünstigen können.

Diese Zusammenhänge zu erkennen und zu richtigen Schlußfolgerungen zu verdichten, ist für die Inhaltsbestimmung der kinderstomatologischen Betreuung von außerordentlicher Wichtigkeit.

2.2.2. Gingivitis und Periodontitis

Erkrankungen des marginalen Periodonts sind auch bei Kindern keine Seltenheit. Epidemiologische und klinische Unterschiede bestehen vornehmlich in der Intensität sowie im Progressionsgrad der anfänglich reversiblen, später aber irreversiblen pathologischen Prozesse.

Zu ersten, epidemiologisch deutlicheren Häufungen *entzündlicher Gingivaerkrankungen* kommt es ungefähr im 4. Lebensjahr. Bis zu diesem Zeitpunkt scheint die Selbstreinigung der Mundhöhle für die Aufrechterhaltung des biologischen Gleichgewichtes auszureichen. Dabei spielt auch die Art der Keimbesiedlung eine Rolle.

Aus Längsschnittvergleichen gingivaler Befunde bei definierten Probandengruppen wird einerseits eine gewisse Saisonabhängigkeit der Prävalenz und Intensität deutlich, andererseits die zunehmende Verbreitung über längere Zeiträume. Dabei ist eine gewisse Gruppierung erkennbar. Nur bei sehr wenigen Kindern läßt sich eine ständige entzündliche Beteiligung von P- und M-Einheiten nachweisen. Bei den meisten wechselt das Bild von einer Untersuchung zur anderen, oder die Kinder sind ständig erkrankungsfrei.

Bei Vorschulkindern beobachtet man überwiegend leichte Gingivitiden (1 bis 3 periodontale Einheiten). Den höchsten Anteil am PM-Index hat dabei der Entzündungsgrad 1, also leichte Blutung bei schonungsvoller Sondierung. Die Morbidität schwankt zwischen 20 und 40%.

Auch die Zuwachsrate der Gingivaerkrankungen ist bis zum Ende der reinen Milchgebißperiode gering, sowohl hinsichtlich der Häufigkeit als auch der Intensität. Erst mit dem einsetzenden Zahnwechsel macht sich ein deutlicher Anstieg der PMA-

Indizes bemerkbar (vom 6. bis zum 10. Lebensjahr kann er evtl. 50% betragen). Diese rapide Zunahme der Gingivaentzündungen dürfte sich erklären aus dem temporären Vorhandensein zusätzlicher Nischen für die Belagretention, dem Auftreten lokalisierter Entzündungen nach Eliminierung von Milchzähnen sowie dem Durchbruch ihrer Nachfolger. Die Tatsache, daß mit zunehmendem Alter des Kindes in seiner Mundhöhle immer mehr Bedingungen manifest werden, die zu Entzündungen disponieren können (z. B. Gebißanomalien, Mundatmung, kariöse Verseuchung und dgl.), hat in diesem Zusammenhang Bedeutung.

Im allgemeinen tritt dann eine gewisse Stabilisierung ein, der erst um das 12. bis 14. Lebensjahr eine Etappe erneuten Zuwachses folgt. Bei den in der Literatur diesbezüglich angegebenen Daten handelt es sich (wegen der Reversibilität der Kriterien) um Annäherungswerte, die lediglich über vorhandene Tendenzen Auskunft zu geben vermögen, eine gewisse epidemiologische Orientierung und Schlußfolgerungen auf die daraus abzuleitenden Betreuungsaufgaben gestatten.

Vornehmlich sind die anterioren Segmente des Gebisses betroffen, nicht selten mit einer gewissen Häufigkeit im Oberkiefer. Der Seitenzahnbereich ist, spätestens nach dem Durchbruch der Prämolaren sowie der zweiten Molaren, ebenfalls einbezogen. So werden die vestibulären Periodontien stärker befallen als die oralen (abgesehen von einem möglichen lingualen Zahnsteinansatz). Ausgeprägte Periodontitiden beobachtet man bei Kindern selten. In der Literatur finden sich sehr unterschiedliche Angaben über deren Häufigkeit.

Die vom Kleinkind bis ins Jugendalter zunehmende Häufigkeit und Intensität gingivaler Entzündungen sowie ihrer periodontalen Folgeerscheinungen entspricht der gleichzeitigen Verschmutzung der Mundhöhle. Zunächst lagern sich weiche Beläge ab, später kommen feste hinzu.

Schwarze Beläge scheinen weder das marginale Periodont, noch die Zahnhartsubstanzen zu beeinträchtigen. Ihre Häufigkeit bei 6- bis 16jährigen wird mit 5 bis 10% angegeben. Öfter fallen in dieser Altersgruppe *grüne Beläge* auf (20 bis 30%), fast immer im Zusammenhang mit pathologischen Zuständen an den Zahnhartsubstanzen bzw. dem Zahnhalteapparat. Gleichzeitig vorliegende Gebißverschmutzung ist typisch.

Große Bedeutung kommt der Verbreitung weicher Beläge zu. Der *Mundhygiene-Index* (OHI) steigt – mit gewissen Schwankungen – kontinuierlich vom 4. bis zum 16. Lebensjahr an. In den Pubertätsjahren werden allerdings geschlechtsabhängige Differenzen offensichtlich. Deutliche Tangenten bestehen außerdem zur Intensivierung der Zahn- und Mundpflege, die bei Mädchen im allgemeinen etwas früher einsetzt. Während bei jüngeren Kindern die weichen Beläge vorherrschen, stellt man bei älteren zunehmend auch harte Ablagerungen fest, insbesondere an den vestibulären Fazies der oberen ersten Molaren sowie den lingualen unteren Schneidezähnen. Überwiegend handelt es sich dabei um Zahnstein, Konkremente sind selten (5%).

Durch periodontale Erkrankungen im Kindesalter verursachter Zahnverlust gilt als Ausnahme. Tritt dieser Umstand beim einzelnen Individuum ein, so liegt ihm ein allgemeines Krankheitsgeschehen zugrunde, das nicht repräsentativ für größere Populationen ist. Insofern erlangen die periodontalen Erkrankungen im Kindes- und Jugendalter bei weitem keine so vordergründige Bedeutung wie die Karies. Nicht zuletzt deshalb erfahren sie eine gewisse Unterbewertung, was vor allem darauf zurückzuführen sein dürfte, daß periodontale Erkrankungen bei Kindern keine gravierenden Auswirkungen haben und in der Regel durch einfache therapeutische Maßnahmen zu beherrschen sind.

Diese Auffassung bedarf insofern einer Korrektur, als die im Kindes- und Jugendalter zunächst noch nicht augenscheinlichen initialen Veränderungen aufgrund der Chronizität des Reizes im späteren Lebensalter schließlich doch gebißdestruierende Auswirkungen zeitigen können.

Die *PD-Indizes Erwachsener* wie auch die Zahnlosigkeit der älteren Generation legen dafür ein beweiskräftiges Zeugnis ab. Da aber sowohl vorbeugende als auch therapeutische Maßnahmen epidemiologisch erst nach längerer Zeit ausweisbar werden, kommt es hier vor allem auf rechtzeitiges Eingreifen an, das im systematischen Ausbau einer wirksamen vorbeugenden Bekämpfung der periodontalen Erkrankungen gesehen werden muß.

2.2.3. Gebißanomalien

Statistische Angaben über die Häufigkeit von Gebißanomalien und deren Formen unterliegen beträchtlichen Schwankungen. Dies ist einerseits auf die Unterschiedlichkeit der angewandten Bewertungskriterien zurückzuführen, andererseits aber auch auf die Tatsache, daß in einem bestimmten Alter nachweisbare Normabweichungen im Zuge des Zahnwechsels ausgeglichen werden können.
Im permanenten Gebiß kann man mit 60 bis 70% Zahnstellungs- und Bißunregelmäßigkeiten rechnen. Rund ein Drittel der Fälle erfordert kieferorthopädische Betreuung, d. h. etwa jedes vierte bis fünfte Kind.
Bisherige Bestrebungen zur Entwicklung geeigneter epidemiologischer Untersuchungsverfahren führten noch zu keinem befriedigenden Ergebnis, so daß gegenwärtig nationale und internationale Vergleiche über Verbreitung und Form von Gebißanomalien noch nicht möglich sind. So engt sich die Aussage praktisch ein auf die Feststellung der Betreuungs- bzw. Behandlungsnotwendigkeit, die von Leitsymptomen ausgehend (s. III. 15.) festgelegt wird.
Unabhängig von dieser epidemiologischen Problematik, haben Häufigkeit und Verbreitung der Zahnstellungs- und Gebißanomalien jedoch in zweierlei Hinsicht unmittelbare Bedeutung für die kinderstomatologische Betreuung:
1. Ihre Häufigkeit bestimmt einerseits den für die vorbeugende Betreuung notwendigen Zeitaufwand, andererseits die erforderliche und zu planende therapeutische Arbeitsleistung.
2. Durch Behebung oder vorbeugende Vermeidung einer Zahnstellungs- bzw. Gebißanomalie lassen sich auch deren Begleitsymptome (Mundatmung, Störungen der Sprechfunktion, Belagbildung fördernde Zahnstellungen, Fehlbelastungen des Periodonts) ausschalten. Die Verbesserung der Okklusionsverhältnisse ist also ein wichtiger Beitrag zur präventiven Betreuung der Kinder.

3. Vorbeugende Bekämpfung der Karies

Die vorbeugende Kariesbekämpfung ist eine unabdingbare Forderung des modernen Gesundheitsschutzes. Ihr generelles Ziel besteht in der epidemiologisch ausweisbaren Herabsetzung der Kariesverbreitung bei breiten Schichten der Bevölkerung, insbesondere der jugendlichen Population. Dies setzt eine klare inhaltliche Konzeption voraus, basierend auf der eindeutigen ätiopathogenetischen Differenzierung kausaler, die Karies fördernder bzw. dazu disponierender Faktoren. Die sich daraus ableitenden vorbeugenden Maßnahmen müssen effektiv wirksam und kollektiv oder individuell praktikabel sein. Die Kariesforschung der zurückliegenden Jahrzehnte hat dafür die elementaren Voraussetzungen geschaffen. Der Kinderstomatologe muß sich das notwendige Wissen um vielfältige Details aneignen als unentbehrliche Grundlage erfolgreicher präventiver Arbeit.

3.1. Ätiologie und Pathogenese

Die Karies ist ein pathologischer Vorgang äußeren Ursprungs, der posteruptiv mit einer Erweichung der Zahnhartgewebe und schließlicher Höhlenbildung einhergeht (WHO-Definition). Kausale Faktoren des oralen pathologischen Geschehens sind kariespathogene Mikroorganismen und entmineralisierende Substanzen, die unter bestimmten Bedingungen obligat Karies auslösen. Dies ist heute eine wissenschaftlich eindeutig belegte Erkenntnis.

An keimfrei aufgezogenen Ratten (SPF-Tiere = specific pathogen free) konnte eindeutig nachgewiesen werden, daß die Auslösung einer Karies – trotz Ernährung der Tiere mit kariogenem Substrat (Saccharose) – nur nach Monokontamination mit definierten Bakterienstämmen möglich ist. So läßt sich durch Inokulation von Streptokokken aus kariösen Läsionen kariesaktiver Tiere auf kariesinaktive eine fluoride Karies provozieren, ebenso durch Übertragung kariogener Keime aus menschlichen Kavitäten auf bis dahin kariesinaktive Tiere. In anderen Tierexperimenten konnte der Kariesbefall durch Antibiotikagaben (Penizillin, Erythromyzin) reduziert werden.

Als Promotor der Säurebildung kommt den Streptokokken die primäre Rolle zu, deren Anteil in der oralen Plaque 100- bis 1000fach höher ist als im Speichel. Kariespathogen sind vor allem Streptococcus mutans (Serogruppen c, e und f) sowie sanguis und mitis (Tab. 9). Darüber hinaus haben auch verschiedene azidogene Plaquemikroorganismen kariespathogene Bedeutung (Actinomyceten sowie Fusobakterien und Hefen). Gehäuftes Vorkommen von Laktobazillen (L. casei, acidophilus und fermentum) ist weniger Voraussetzung als vielmehr Folge- und Begleiterscheinung massiver kariöser Gebißdestruktion. Die Mundhöhle ist allerdings sehr reich an verschiedenen Arten von Mikroorganismen. Es werden 200 bis 300 Arten angenommen, während ihre Gesamtzahl auf etwa 50 Billionen (5×10^{13}) geschätzt wird.

Tabelle 9 Übersicht über die für die einzelnen Kariesformen beim Menschen bedeutsamen Mikroorganismen. 1 = sehr wichtig, 2 = wichtig, 3 = weniger wichtig, 4 = möglicherweise wichtig, 5 = höchstwahrscheinlich ohne Bedeutung (nach NEWBRUN)

	Fissuren- und Grübchenkaries	Glattflächenkaries	Zement- und Wurzelkaris	Tiefe Dentinkaries
1	S. mutans L. acidophilus L. casei	S. mutans – –	A. viscosus A. naeslundii Andere Stäbchenformen	A. naeslundii Lactobacillus-Arten Andere Stäbchenformen
2	–	–	S. mutans	A. viscosus
3	S. salivarius S. sanguis Weitere Streptokokkenarten	–	–	–
4	A. naeslundii A. israelii	–	S. sanguis	S. mutans
5	–	S. salivarius	S. salivarius	–

S = Streptokokken
L = Laktobazillen
A = Aktinomyzeten

Wichtig ist im Zusammenhang mit der Karies der Hinweis, daß die Streptococcus-mutans-Typen in der Mundhöhle nur dann nachgewiesen werden können, wenn in ihr feste Siedlungsbedingungen vorliegen (z. B. Zahnhartsubstanzen, Folien oder Prothesen), also nicht vor dem Durchbruch der ersten Zähne und ebensowenig im zahnlosen Mund alter Menschen.
Versuche an Parabionten (operative Vereinigung zweier Tiere, bei denen lösliche Stoffe von einem auf das andere übergehen können) haben beweiskräftig gezeigt, daß die Karies stets nur bei dem Tier zu provozieren war, dem man das kariogene Substrat (Glukose) direkt verabreichte, während das andere immer kariesfrei blieb. Das gleiche Resultat trat ein, wenn durch Applikation mittels Schlucksonde direkter Kontakt der Zuckerlösung mit den Zahnhartsubstanzen vermieden wurde. Diese Beobachtung ist jederzeit im Tierexperiment reproduzierbar, hat sich aber auch am Menschen bestätigt. So war der Kariesbefall bei Patienten, die lange Zeit über eine Magensonde ernährt werden mußten, niedriger, ebenso bei jenen, die ein Diabetes mellitus oder eine hereditäre Fruktoseintoleranz zur Einschränkung ihres Zuckerkonsums zwang. In Ergänzung zur erstgenannten Schlußfolgerung kann man hieraus die zweite und dritte ableiten, daß nämlich für die Auslösung einer Karies auch ein zu Säuren abbaufähiges Substrat vorhanden sein muß, und zwar in direktem Kontakt mit der Oberfläche der Zahnhartsubstanzen (s. Abb. 65). Fehlt eine der drei genannten Komponenten – Mikroorganismen, Substrat, direkter Kontakt – ist die Entwicklung einer Karies praktisch unmöglich.
Allerdings setzt der pathogenetische Vorgang nur dann ein, wenn an der Zahnoberfläche Bedingungen vorliegen, unter denen abbaufähiges Substrat zu Säuren vergären (Milchsäure, Essigsäure, Propionsäure u. a.) und die Hartsubstanz demineralisierend angreifen kann. Als direkt schmelzlösend haben sich pH-Werte unter 5,5 erwiesen. Die biochemische Umsetzung findet jedoch nicht im Speichel statt, sondern in der

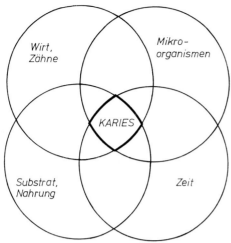

Abb. 65 Grundkomponenten der Kariesentwicklung (nach KEYES und KÖNIG)

metabolisch aktiven Plaque, unter der sich schließlich Karies entwickelt. Belagbildung an freien Oberflächen ist in der Mundhöhle eine physiologische Erscheinung. Sie setzt unmittelbar nach mechanischer Reinigung an Hartsubstanzen und Weichgeweben ein und erreicht relativ schnell das Stadium metabolischer Aktivität, in deren Auswirkung es zu Säurebildung und raschem pH-Abfall kommt (s. Abb. 80). Da sich dieser Vorgang nach jeder Nahrungsaufnahme (Substratzufuhr) wiederholt, löst er eine intermittierende Streßwirkung (Chronizität) aus. Die schließlich klinisch manifest werdende kariöse Initialläsion ist äußeres Zeichen des im biologischen Kräftespiel an der Grenzschicht „Schmelz-Plaque-Speichel" verlorengegangenen Gleichgewichts zwischen dem De- und Remineralisationspotential. Insofern muß man den drei bisher angeführten Grundvoraussetzungen für die Entstehung einer Kariesläsion noch eine vierte hinzufügen: die Zeit (Abb. 65).

Es bedarf also des Zusammenwirkens von vier praktisch relevanten Grundkomponenten der Karies, damit die lokal bedingte Demineralisation des Schmelzes zur Realität wird:

1. Ohne Anwesenheit von kariespathogenen Mikroorganismen ist die Entwicklung einer Karies nicht möglich.
2. Mikroorganismen allein, ohne ein vergärbares Substrat, vermögen keine Karies auszulösen.
3. Trotz Anwesenheit kariespathogener Mikroorganismen und ausreichendem Substratangebot wird eine Karies nur ausgelöst, wenn das Substrat in direkten Kontakt mit der Zahnhartsubstanz gelangt.
4. Besondere Bedeutung hat der Faktor „Zeit", da die Demineralisation des Schmelzes erst durch die „Chronizität" des kariesauslösenden Reizes eingeleitet wird.

Bezüglich der inhaltlichen Konzeption einer wirksamen vorbeugenden Kariesbekämpfung ergeben sich daraus zwei gleichermaßen wichtige Richtungen: einerseits Maßnahmen zur Stärkung der Schmelzresistenz, andererseits Bemühungen um die Einschränkung der lokalen Noxen.

Prinzipiell ist man sich darüber einig, daß es nicht genügt, einen Weg der Kariesprävention zu gehen, sondern daß es konzentrierter, vielfältiger Einflußnahme auf das Gesamtgeschehen bedarf, um im Einklang mit der vorbeugenden Bekämpfung periodontaler Erkrankungen orale Gesunderhaltung des einzelnen wie auch von Kollektiven zu erreichen.

3.2. Beeinflussung der Schmelzresistenz

Den Begriff Schmelzresistenz zu definieren, fällt insofern schwer, als die Entwicklung des Kariesinitials in erster Linie von der sich oral herausbildenden Kariesaktivität abhängig und nicht etwa anlagebedingt ist. Eine Gegenüberstellung echter und scheinbarer Resistenzfaktoren (Tab. 10) gestattet zumindest theoretische Schlußfolgerungen auf mögliche Maßnahmen zur Beeinflussung der Widerstandsfähigkeit des Zahnschmelzes. Ansatzpunkte bestehen einerseits in der Schaffung von Voraussetzungen für eine optimale, störungsfreie präeruptive Bildung des Schmelzes und dessen posteruptive Reifung, andererseits in der Aufrechterhaltung des Gleichgewichtes zwischen dem De- und Remineralisationspotential an der Schmelzaußenschicht, möglichst über die gesamte Funktionsperiode des Gebisses.

Tabelle 10   Mögliche Ursachen für den niedrigen Kariesbefall (nach KÖNIG)

Echte Resistenzfaktoren

1. genetische
   a) Morphologie, die Speichelzutritt erleichtert
   b) intensive Funktion begünstigt Diffusion – Schmelzreifung
   c) später Durchbruch

2. humoral-
   trophische
   a) ungestörte Matrixbildung
   b) vollständige Mineralisation
   c) Schmelzzusammensetzung:
      reich an Fluorid
      reich an Phosphat
      wenig Karbonat
   d) später Durchbruch

3. Speichel
   a) schmelzreifungsfördernde Bestandteile (Phosphat, Fluorid, organische)
   b) reichlicher Fluß – physikalische Eigenschaften

4. lokal
   diätetische
   a) Fluoridgehalt der Nahrung – Schmelzreifung
   b) Mineralgehalt der Nahrung – Schmelzreifung

Resistenzvortäuschende Faktoren: Abschwächung der Angriffskräfte

1. genetische
   a) Morphologie, die Nahrungsretention verhindert
   b) Intensität der Funktion (Zuckerelimination)
   d) Modus der Nahrungsaufnahme (selten, kurz)

2. Speichel
   b) reichlicher Fluß – Zuckerelimination

3. lokal
   diätetische
   c) beschränkte Verfügbarkeit der Kohlenhydrate (selten Zucker; Stärke statt Zucker; reichlich Fett)
   d) Nahrung reich an angriffsschwächenden Faktoren:
      puffernde Substanzen
      Korngröße
      Abrasivität
      Reinigungswirkung (Fasergehalt)

4. lokal
   bakterielle
   Nichtaktive Mundflora, wegen
   a) später oder ausbleibender Infektion mit azidogenen Mikroorganismen
   b) später oder ausbleibender Verabreichung von Diät, die Substrat für Säurebildner liefert
   c) seltener Nahrungsaufnahme
   d) anti-enzymatischer Fluoridkonzentration in der Plaque
   e) hemmender Speichelfaktoren

3.2.1. Präeruptive Beeinflussung der Zahn- und Schmelzbildung

Die Entwicklung und Reifung stellt einen komplexen biologischen Prozeß dar, der sich für den einzelnen Zahn über viele Jahre erstreckt. Die Zeitspanne reicht von der morphologischen Ausdifferenzierung der Keimanlagen bis zum Abschluß der Mineralisation sowie der prä- und posteruptiven Maturation des Schmelzes. Form und Struktur der Zähne sind ausschließlich während ihrer ersten Bildungsphasen beeinflußbar. So weiß man heute, daß Ernährungsfaktoren, die vor dem Durchbruch der Zähne wirksam werden, sowohl auf die sublicht- und lichtmikroskopische Struktur als auch auf die chemische Zusammensetzung des Schmelzes Einfluß haben, daß aber darüber hinaus auch Beziehungen zur Makromorphologie der Zähne, ihrer Größe, Durchbruchszeit und Kariesanfälligkeit bestehen.

Obwohl die Zahnform genetisch fixiert ist, kennt man Variationen ihrer Makromorphologie, die durch peristatische Einflüsse bedingt sind. Insbesondere im Hinblick auf die Größe der Zähne sowie ihre Außenkontur *(dispositionsverändernde Kariesprävention)* wird vor allem nutritiven Faktoren Bedeutung beigemessen. Verkleinerte Zahnformen lassen sich beispielsweise durch Vitamin-A-Mangel, Proteinmangel oder Phosphorrachitis provozieren, während Fluoridgaben eine Vergrößerung der Zähne und Verflachung ihrer Fissuren bewirken können. Klinische Bedeutung haben diese Erkenntnisse allerdings nicht erlangt.

Für die Schmelzmineralisation gilt, daß ihr Ablauf bis in die sekundäre Maturationsphase in der Regel nur durch Mangelerscheinungen oder gravierende Störungen nachhaltig beeinflußt werden kann (s. I. 7.). Die normale Entwicklung des Feten bzw. Kindes verläuft konform mit der ungestörten Zahnentwicklung. Spezifisch darauf ausgerichtete kariesvorbeugende Maßnahmen sind mit Ausnahme der Fluoridzufuhr bislang nicht bekannt; um so wichtiger ist es, alle bestehenden Möglichkeiten einer umfassenden gesundheitserzieherischen Einflußnahme zu nutzen. Dazu zählen:

- Ausschaltung von Mangelzuständen sowie gravierender Stoffwechselstörungen während der pränatalen und postnatal-präeruptiven Entwicklungsphase der Zähne *(Prävention von Entwicklungsstörungen)*;
- Aufklärung der Mutter über eine physiologische, zweckmäßige Ernährung sowie über das Vermeiden von Krankheiten;
- Ausschluß von Medikamenten, welche die Zahnentwicklung beeinträchtigen könnten u. a. m.

Im allgemeinen entnimmt der Fetus dem mütterlichen Organismus alles, was er zu seiner Entwicklung benötigt. Daraus erklären sich unter anderem die Gleichförmigkeit in der Verkalkung des pränatalen Schmelzes sowie das seltenere Auftreten von Hypoplasien an den Milchzähnen. Anders ist die Situation schon für die werdende Mutter. Ein ungenügendes Angebot bestimmter Nährstoffe oder Vitamine kann bei ihr zu Fehlbilanzen und schließlich zu ernsten gesundheitlichen Störungen führen, die dann auch für die Leibesfrucht nicht ohne Folgen bleiben.

Als besondere Zäsuren in der Mineralisationsperiode der Zähne gelten der Geburtsakt und die nachfolgende Säuglingszeit. Unzweckmäßige Ernährung wie auch Störungen des Stoffwechsels durch Krankheiten ziehen nicht selten Mängel im Aufbau der Zahnhartsubstanzen nach sich. Da *Muttermilch* einerseits die Widerstandsfähigkeit des Kindes gegen Infektionen steigert, es andererseits weitgehend schützt vor Überfütterung oder Unterernährung, Milch- bzw. Mehlnährschäden, Dyspepsie sowie anderen Ernährungskrankheiten, ist sie nach wie vor als beste Säuglingsnahrung zu werten. Wenn irgend möglich, sollte deshalb die Brusternährung bis zum 3. Lebensmonat des Kindes aufrechterhalten und erst dann allmählich auf künstliche Ernährung umgestellt werden. Selbstverständlich müssen auch Entwöhnung und Umstellung auf Kleinkinderkost langsam erfolgen, da ein allzu abrupter Nahrungswechsel Ernäh-

Tabelle 11 Empfehlungen für die tägliche Energie- und Nährstoffaufnahme der DDR-Bevölkerung (nach KETZ und MÖHR) für Säuglinge sowie Kinder und Jugendliche (1000 kcal = 4,184 MJ)

Tabelle 11a Säuglinge

Alter	Nahrungsenergie		Grundnährstoffe				Mineralstoffe			Vitamine			
			Eiweiß	Fett		Kohlenhydrate	Calcium	Phosphor	Eisen	A	B_1	B_2	C
Monate	kcal/kg KM	kJ/kg KM	g/kg KM	g/kg KM		g/kg KM	mg	mg	mg	µ	mg	mg	mg
0–1	40–110	167–461	0,8–2,1	2–7		4–10	600	500	6	300	0,4	0,5	35
1–3	115	481	2,2	5–7		10–15	600	500	6	300	0,4	0,5	35
3–6	110	461	2,1	5–7		10–15	600	500	6	300	0,4	0,5	35
6–9	100	419	1,75	3–4		10–15	600	500	6	300	0,5	0,6	35
9 bis einschl. 12	95	398	1,4	3–4		10–15	600	500	6	300	0,5	0,6	35

Tabelle 11b Kinder und Jugendliche (abgerundete Werte)

Alter	Nahrungsenergie		Grundnährstoffe						Mineralstoffe			Vitamine			
			Eiweiß		Fett		Kohlenhydrate		Calcium	Phosphor	Eisen	A	B_1	B_2	C
				Nahrungs-energie		Nahrungs-energie		Nahrungs-energie							
Jahre	kcal	MJ	g	%	g	%	g	%	mg	mg	mg	µg	mg	mg	mg
Kleinkinder															
1–3	1200	5,0	38	13	43	33	160	54	600	600	8	350	0,6	0,7	40
Vorschulkinder															
3–6	1600	6,7	50	13	55	33	220	54	800	1000	10	400	0,8	1,0	40
Schulkinder und Jugendliche: Jungen und Mädchen															
6–9	1900	7,9	60	13	65	33	250	54	800	1000	10	500	1,0	1,1	40
Jungen															
9–12	2300	9,6	75	13	80	33	300	54	800	1000	10	600	1,2	1,4	45
12–15	2800	11,7	90	13	100	33	370	54	1000	1200	10	725	1,4	1,7	45
15–18	3100	13,0	100	13	110	33	410	54	1000	1200	10	800	1,6	1,9	45
Mädchen															
9–12	2100	8,8	70	13	75	33	280	54	800	1000	15	550	1,1	1,3	45
12–15	2500	10,5	80	13	90	33	330	54	1000	1200	15	640	1,3	1,5	45
15–18	2500	10,5	80	13	90	33	330	54	1000	1200	15	750	1,3	1,5	45

rungsstörungen und daraus resultierende Disharmonien der Hartsubstanzmineralisation verursachen kann.

Nach dem Abstillen wie auch während seiner gesamten Entwicklung bedarf das Kind einer vollwertigen Ernährung. Über das täglich notwendige (optimale) Angebot an Nährstoffen wie auch die wünschenswerte Energiezufuhr geben die Tabellen 11a und b Auskunft.

Daß ein gezieltes Mehrangebot keinerlei kariesprotektiv fördernde Auswirkungen auf die Struktur des Schmelzes hat, ist erwiesen, und gilt für die zeitweilige Gabe von *Calciumphosphattabletten* ebenso wie für pharmazeutisch aufbereitete Mineralkomplexe, beispielsweise *dampfsterilisiertes Knochenmehl*. So war der sowohl im Tierexperiment als auch am Menschen nach Verabreichung von Knochenmehl (1,0 bis 2,0 g/die über mehrere Jahre) beobachtete Karieshemmeffekt ebenfalls nicht auf den verabreichten Mineralkomplex zurückzuführen, sondern auf das gleichzeitig erfolgte Fluoridangebot.

Bezüglich der sogenannten *Vollwerternährung* (früher für Kinder ab dem 4. Lebensjahr in Form des *Kollathfrühstücks* auch zur Kariesvorbeugung empfohlen) wurde nachgewiesen, daß sie zwar allgemein gesund ist, aber keinerlei karieshemmende Wirkung hat.

Die Bedeutung der *Vitamine* bedarf in diesem Zusammenhang gleichfalls einer kritischen Einschätzung, obgleich ihre Wichtigkeit für die normale Entwicklung der Zähne unbestritten bleibt (s. Tab. 11a und b). Hervorzuheben ist insbesondere der Einfluß von Vitamin A (Epithelschutz-Vitamin) sowie Vitamin C auf die Funktion schmelz- und dentinbildender Zellen, aber auch des Vitamins D, das regulierend in den Calcium- und Phosphorstoffwechsel des Organismus eingreift. Vitamin-D-Mangel führt zu Rachitis, mit entsprechenden Folgen für die Mineralisation der Knochen und Zähne (s. I. 7.). Rachitisprävention durch ausreichendes Vitamin-D-Angebot während der frühen Entwicklungs- und Wachstumsperiode des Organismus wurde daher gesetzlich verfügt. Sie erfolgt als Stoßprävention (Dekristol-Tropfen 15 mg®) im 1., 4., 7., 11., 15. und 20. Lebensmonat per os. In kariesvorbeugender Hinsicht erwartete man von dieser sog. „antirachitischen Kariesprophylaxe" zweierlei: eine unmittelbare Wirkung durch Resistenzerhöhung, eine mittelbare durch Vermeidung zu kariesdisponierenden Zahnstellungsanomalien. Bislang war jedoch weder das eine noch das andere klinisch unter Beweis zu stellen. Vielmehr ist trotz systematischer Rachitisprävention und ihren ausweisbaren allgemeinen Erfolgen der Kariesbefall bei Kindern und Jugendlichen in den letzten beiden Jahrzehnten deutlich angestiegen.

Einziger Ernährungsfaktor, von dem bisher bewiesen werden konnte, daß er die Widerstandsfähigkeit des Zahnes gegen einen Säureangriff tatsächlich zu steigern vermag, ist das Spurenelement Fluor.

Zwar sind auch andere *Spurenelemente* mit zumindest leicht kariostatischem Effekt bekannt (Molybdän, Vanadin, Strontium, Kupfer und Lithium), doch blieben sie bislang ohne klinische Bedeutung. Geringere Effektivität auf der einen, toxikologische Aspekte auf der anderen Seite lassen ihre Einsatz nicht als zweckmäßig erscheinen. Ob eine Potenzierung ihres kariesprotektiven Effektes möglich wäre, beispielsweise durch Kombination mit Fluoriden, ist noch nicht erwiesen.

Interessanter, zumindest aus der Sicht wünschenswerter Umweltgestaltung, sind schon *Spurenelemente* mit bekannter *kariesfördernder Wirkung*. Dazu zählen Selenium, Mangan, Kadmium und Blei. Für die Klinik wichtig ist in diesem Zusammenhang der Nachweis, daß sich sowohl die kariesprotektiv wirkenden als auch die kariesfördernden Spurenelemente quantitativ in den Schmelzaußenschichten konzentrieren.

3.2.2. Posteruptive Beeinflussung des Schmelzes

Der Schmelz des in die Mundhöhle durchbrechenden Zahnes ist noch nicht fertig mineralisiert. In die Oberfläche werden über die Deckschicht aus dem Speichel vor allem Phosphat-Calcium- und Fluor-Ionen aufgenommen; der Schmelz reift (tertiär bzw. posteruptive Schmelzreifung). In der Folge der dabei ablaufenden physikalisch-chemischen Vorgänge kommt es schrittweise zu quantitativen wie auch qualitativen Veränderungen: Abnahme des Schmelzliquors, Rückgang des Carbonat-, Citrat- und Lactatgehaltes, Anstieg von Stickstoff, Fluor, Eisen und Blei, Permeabilitätseinschränkung für die verschiedensten Moleküle und verminderte Reaktionsfähigkeit mit Säuren. Dieser Reifungsprozeß vollzieht sich allerdings nicht kontinuierlich, sondern unter den sich in der unmittelbaren Umgebung des Zahnes ständig wandelnden Milieubedingungen, evtl. auch unterbrochen von Demineralisationsphasen.

Bis zu einem gewissen Grade bleibt der fertig gebildete Schmelz permeabel (für Farbstoffe, radioaktiv markierte Substanzen wie C^{14}), so daß er sowohl als Molekularsieb als auch als Ionenaustauscher fungieren kann. Obwohl der Zahnschmelz keinem Stoffwechsel unterliegt, sind in ihm chemische Vorgänge möglich, die seine ,,passive Widerstandskraft" zu fördern oder zu schwächen vermögen.

Das Gleichgewicht der Schmelzlöslichkeit ist bei einem pH-Wert von 7,0 gegeben; der Ca- und PO_4-Gehalt der Plaque unterschreitet das Löslichkeitsprodukt des Apatits. Sinkt das Plaque-pH, so bilden sich auf Kosten der PO_4-Ionen mehr HPO_4- und H_2PO_4-Ionen. Die Plaque ist dann untersättigt und balanciert das Gleichgewicht durch PO_4-Ionen-Auslösung aus dem Schmelz aus (Demineralisation bzw. Entkalkung).

Als kritischer Plaque-pH (= 5,5 bis 5,2) an der Grenzschicht Schmelz-Plaque gilt jener Zustand, in dem die unmittelbare Schmelzumgebung durch Säurebildung untersättigt ist. Eine Steigerung des Säuregehaltes von 0,02 auf 2,0 mol/l führt zur dreifachen Erhöhung der Entkalkungsrate. Selbstverständlich wird dieser Vorgang durch die Anwesenheit anderer Ionen ebenfalls beeinflußt; speziell von Proteinen und Ca-Ionen. Alle Substanzen, die Calciumbindungen eingehen, senken den Ionensättigungsgrad. Zur Schmelzentkalkung kann es dann auch unter dem pH von 5,5 kommen.

Die Demineralisation hängt im wesentlichen ab von der chemischen Zusammensetzung des Schmelzes (Fluorapatit schwer, Calciumcarbonat leicht löslich), vom Plaque-pH und seiner zeitlichen Konstanz, dem Pufferungsvermögen des Speichels, seinem Gehalt an Phosphat-, Calcium und Fremdionen sowie von der Anwesenheit von Fluorid-Ionen im Schmelz und seiner unmittelbaren Umgebung. Auch die Viskosität des Milieus, das den Abtransport von Ca- und PO_4-Ionen behindern kann (Verlangsamung der Diffusionsprozesse), spielt eine entscheidende Rolle.

Ebenso wie die Demineralisation, sind natürlich auch der posteruptive Reifungsprozeß und das Remineralisationsvermögen beeinflußbar. Aus der Kenntnis dieser Vorgänge ergeben sich Ansatzpunkte für die präventive Einwirkung auf den Schmelz im Sinne seiner Resistenzsteigerung.

Die Reaktivität des Schmelzes wird jeweils vom Reife- bzw. Demineralisationsgrad bestimmt. Dies gilt auch für angeätzte und kariös demineralisierte Areale. Optimal wäre die Remineralisation, wenn es gelänge, die abgebauten Moleküle durch angebotene der gleichen Größenordnung zu ersetzen. Untersuchungen mit *remineralisierenden Lösungen* haben gezeigt, daß sowohl experimentell ausgelöste als auch initiale Schmelzläsionen remineralisiert werden können. Geeignet dazu sind natürlich Minerallösungen (Rinderfemora) wie auch synthetische Kompositionen (1 bis 6 mmol Ca), die allerdings über 24 Stunden und länger zur Einwirkung gebracht werden müssen (und darin liegt das Problem praktischer Umsetzung!). Günstige Remineralisationsergebnisse wurden vor allem mit schwach kalzifizierenden Calciumphosphat-Lösungen (Relation 1,63, 1 mmol Ca, pH 7,0) erzielt, die bis zum Boden der Schmelzläsion diffundieren und das Kristallitwachstum initiieren. Die Anwesenheit geringer Fluoridkonzentrationen (0,5 ppm F %) fördert den Remineralisierungseffekt. Die praktische Bedeutung dieser Untersuchungen ist jedoch insofern noch fraglich, als in der Mundhöhle die Lösungen kaum für eine entsprechend lange Zeit am Ort der Bestimmung gehalten werden können.

Nicht unerwähnt darf in diesem Zusammenhang die lokale Bedeutung der Fluoride für die Resistenzsteigerung des Schmelzes bleiben, auf die an anderer Stelle eingegangen wird (s. II. 3.3.11.).

Von gewissem klinischen Interesse sind die Phosphate. Zwar schließen tierexperimentelle Untersuchungen (Sondenverfütterung sowie an Parabionten) eine humorale Wirkung für die Schmelzresistenz aus, doch ist ihre Verfügbarkeit im Speichel und in Belägen für den posteruptiven Reifungsprozeß wie auch für die Remineralisation des Schmelzes von Bedeutung. Die Effektivität der Phosphate beruht auf folgenden Mechanismen:
– sie sind maßgebend für das Ionengleichgewicht an der Schmelzoberfläche und damit verantwortlich für das Phänomen der De- und Remineralisation;
– sie bewirken Herabsetzung der Schmelzlöslichkeit;
– sind pH-stabilisierend durch Pufferwirkung;
– ermöglichen die Beeinflussung des Bakterienstoffwechsels.

Ein kariesvermindernder Effekt wird folgenden anorganischen Phosphatverbindungen zugeschrieben: Na_2HPO_4, $Na_3(PO_3)_3$, $(NH_4)_2HPO_4$, $CaHPO_4$ und $Ca(H_2PO_4)_2$. Der deutlichste Effekt wird dem Natrium-Trimetaphosphat zugesprochen. Andere Phosphatverbindungen (NaH_2PO_4 oder $Ca_3(PO_4)_2$) sind ohne kariostatischen Effekt. Von den organischen Phosphatverbindungen werden Calcium-Saccharose-Phosphat (s. II.3.5.3.3.) und Calcium-Glyzerophosphat als karieshemmend bewertet. Die Anwendung erfolgte sowohl mit der festen als auch flüssigen Nahrung oder aber mittels Kaugummi. Mit Süßigkeiten oder Wasser appliziert, blieben die Phosphate ohne Effekt.

Einen *indirekten Einfluß* auf den Schmelz durchgebrochener Zähne vermögen mineral- und vitaminreiche Nahrungsmittel auszuüben, indem sie zuckerhaltige verdrängen. Die karieshemmende Wirkung des Lutschens von Pyridoxin-Tabletten (Vitamin B 6) beeinflußt nicht die Widerstandsfähigkeit des Schmelzes, sondern beruht auf Unterdrückung kariespathogener Mikroorganismen.

Im Zusammenhang mit der posteruptiven Beeinflussung der Schmelzresistenz sei noch auf die adhäsiven Kunststoffe hingewiesen, die zumindest für den Fissurenbereich der Seitenzähne gewisse kariespräventive Bedeutung erlangt haben (s. II. 3.7.).

3.3. Kariesprävention mit Fluoriden

Seit man die epidemiologischen Zusammenhänge zwischen dem unterschiedlichen Fluorgehalt des Trinkwassers und der Kariesverbreitung wissenschaftlich bis ins letzte eindeutig untermauert hat, stellen die Fluoride die unerschütterliche Säule der praktischen Kariesprävention dar. Die mit dem systematischen, breiten Einsatz von Fluodiden zur kollektiven und individuellen Kariesprävention erzielten Resultate liegen zwischen 30 und 80 %. Ihre Höhe ist abhängig von Beginn, Dauer und Darreichungsform der Fluoride.

3.3.1. Epidemiologische und klinische Erfahrungen

Der Einsatz von Fluoriden zur Kariesprävention geht auf das „Naturexperiment" zurück, das Vergleiche der Kariesverbreitung bei Kindern und Jugendlichen in natürlichen Fluorgebieten mit unterschiedlich hoher Konzentration ermöglichte. Nach den ersten, aufsehenerregenden Mitteilungen aus Nordamerika, entdeckte man auch in Europa vergleichbare Fluorgebiete, aus denen entsprechende Schlußfolgerungen bezüglich möglicher Kariesprävention abzuleiten waren. Die dann weltweit, unter den verschiedensten geographischen wie auch ökologischen Bedingungen vorgenommenen Untersuchungen haben eindeutig unter Beweis gestellt, daß die in natürlichen Fluorgebieten gewonnenen medizinischen Erkenntnisse durchaus übertragbar, in präventive Maßnahmen umsetzbar und in ihrem gesundheitsfördernden Ergebnis reproduzierbar sind.

Inzwischen ist die wissenschaftliche Diskussion um den breiten Einsatz der Fluoride abgeschlossen und hat der dringend notwendigen Umsetzung in die Praxis freien Raum gegeben. Auf dem Gebiet des vorbeugenden Gesundheitsschutzes vorbildliche Länder – dazu zählen die ČSSR, die DDR, Großbritannien, Irland, die Sowjetunion und die Vereinigten Staaten von Amerika – haben unterdessen nicht nur die gesetzliche Basis geschaffen für umfassende Kariesprävention mit Fluoriden, sondern auch entsprechend breitenwirksame Präventivprogramme durchgesetzt.

3.3.2. Fluoridaufnahme und Stoffwechsel

Die Fluoraufnahme erfolgt über den Magen-Darm-Trakt, auf dem Wege der Diffusion. Organische Fluoride (Cetylamin-HF, Oleylamin-HF) werden als Verbindung resorbiert, von den anorganischen hingegen nur das F-Ion. Aufgenommen werden fast ausschließlich anorganische Fluoride unterschiedlicher Löslichkeit. Leicht löslich sind NaF, HF, Na_2SiF_6 wie auch Na_2PO_3F; schwer löslich CaF_2, MgF_2 und Kryolith. Menge und Art der aufgenommenen Fluorverbindung sowie der im Verdauungstrakt anwesenden Ionen bestimmen die Resorption. Bei Anwesenheit von Calcium- und Aluminium-Ionen verzögert sie sich. Aus dem Trinkwasser werden 86 bis 97% der vorhandenen Fluor-Ionen resorbiert; aus der festen Nahrung nur etwa 75 bis 80%.

Die Verteilung des resorbierten Fluor-Ions im Organismus erfolgt schnell über das Blut. Dabei bleibt die F-Konzentration im Plasma im allgemeinen niedrig; sie bewegt sich zwischen 0,01 und 0,10 (< 5 mmol). Nur unter außergewöhnlichen Umständen wird diese Serumkonzentration überschritten. Die Regulierung erfolgt einerseits durch Bindung der F-Ionen im Skelett, andererseits durch rasches Ausscheiden über die Nieren.

Da sich während des ganzen Lebens ein ständiger Knochenumbau vollzieht, werden F-Ionen dauernd gebunden und mobilisiert. Dem Knochen kommt dabei die Funktion eines Ionenaustauschers zu. Im Erwachsenenalter werden in Knochen und Zähnen etwa 5 bis 10 g Fluor gebunden.

In besonders hohem Maße resorbiert das sich bildende Skelett Fluorid-Ionen (bis zu etwa 50%). Die *Fluorbilanz* ist zu diesem Zeitpunkt der Entwicklung *positiv* (Abb. 66a). Mit zunehmendem Alter der Kinder nimmt dann die Konzentration des im Urin ausgeschiedenen Fluor zu; die Fluorbilanz beginnt sich auszugleichen. Allerdings dauert es mehrere Jahre, bis im Skelett ein bestimmter Fluoridgehalt erreicht wird. Er variiert abhängig vom Alter und dem täglichen Angebot zwischen 500 und 4000 ppmF. Erst der letztgenannte Wert gilt für das Knochengewebe als kritisch (möglicher Anfang sklerotischer Veränderungen). Diesen erreicht die Fluoridkonzentration im Skelett jedoch nicht einmal bei Personen, die zeitlebens ein Trinkwasser mit 4 ppm F zu sich genommen haben.

Zwischen dem skelettalen Fluorgehalt und der Plasmakonzentration ionisierter Fluoride besteht eine positive Korrelation. Bei einem Fluoridgehalt von 6000 ppm, wie er bei Menschen in Gebieten mit etwa 10 ppm F im Trinkwasser festgestellt wurde, lagen die Plasmakonzentrationen zwischen $0{,}7 \pm 0{,}4$ mmol/l. Im Zusammenhang

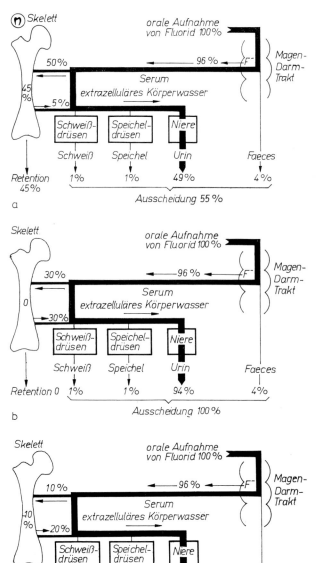

Abb. 66 Fluorstoffwechsel (nach BÜTTNER); (a) Positive Fluorbilanz: F^- wird retiniert, Anstieg der F^--Konzentration im Skelett; (b) Ausgeglichene Fluorbilanz: resorbiertes und retiniertes F^- ist gleich dem mobilisierten und ausgeschiedenen F^-; (c) Negative Fluorbilanz: die F^--Retention im Knochen ist geringer als die Mobilisierung, die Fluoridkonzentration im Skelett nimmt ab

damit kommt dem Nachweis Bedeutung zu, daß Plasmakonzentrationen unter 0,3 ppm F (15 mmol) keinerlei Enzymstörungen auszulösen vermögen.
Beim Erwachsenen halten sich Fluoridaufnahme und -ausscheidung annähernd die Waage (s. Abb. 66b); es erfolgt ein Ausgleich zwischen resorbiertem und retiniertem sowie durch osteoklatische Tätigkeit mobilisiertem und ausgeschiedenem Fluorid. Eine vorübergehende Steigerung des Fluoridangebots erhöht automatisch die Ausscheidung, deren Konzentration schließlich wieder die ursprünglichen Ausgangswerte erreicht. Bei länger anhaltendem Angebot (beispielsweise durch Fluoridanreicherung des Trinkwassers) verhindert das sich ausbildende „steady state" die weitere Fluoridzunahme im Skelett. In Gebieten mit hohem natürlichen Fluoridgehalt des Trinkwassers entspricht die Fluoridkonzentration im Urin Erwachsener erfahrungsgemäß etwa der im Trinkwasser. Aber auch eine *negative Fluorbilanz* ist (nach Absetzen hoher Fluoriddosen) durch Mobilisierung des Skelettfluorids möglich (s. Abb. 66c). Wie an Probanden in fluoridreichen Trinkwassergebieten nachzuweisen war (Bartlett/USA) kommt es erst 28 Monate nach *Defluoridierung* eines ursprünglich 8,0 ppm F aufweisenden Trinkwassers auf die kariesprotektiv optimale Konzentration von 1,2 ppm F zum Ausgleich der Fluoridausscheidung im Urin.
Die Hauptmenge des resorbierten Fluorids wird über die Nieren ausgeschieden. Nur ein minimaler Anteil nimmt seinen Weg über Schweiß und Speichel. Den Konzentrationsanstieg des Fluorid-Ions im Harn bewirken die Nieren 100mal rascher als den von Chlor-Ionen. Harnsteinbildung oder eine Schädigung der Nieren durch langjährige erhöhte Fluoridausscheidung sind nicht zu befürchten.
Die Fluoridverteilung im menschlichen Organismus ist unterschiedlich. Etwa 99% werden in Knochen und Zähnen gebunden, während auf die Körperflüssigkeiten sowie die Weichgewebe nur 1% entfällt. Die in Haut, Muskulatur, inneren Organen und interzellulären Flüssigkeiten nachweisbaren Konzentrationen bewegen sich in den Größenordnungen von 0,01 bis 0,2 ppm F.
Eine *Fluoridakkumulation* findet in den Weichgeweben – selbst nach Verabreichung hoher Fluoriddosen – nicht statt. Im Gegensatz zum Chlorid kommen Fluorid-Ionen auch in der intrazellulären Flüssigkeit vor; sie erreichen darin aber lediglich 40 bis 70% der Plasmakonzentration.

3.3.3. Toxikologie des Fluorids

Das am empfindlichsten reagierende Enzym ist die anorganische Pyrophosphatase (Hemmung in 52% durch 0,4 ppm F = 20 mmol). Physiologische Fluoridkonzentrationen haben auf Enzyme nur geringen Effekt. In vitro können zwar bereits sehr niedrige F^--Konzentrationen enzymatische Vorgänge beeinträchtigen, beispielsweise
– Enolasen und saure Phosphatasen bei 2 bis 3 ppm F,
– 5-Nucleotidase bei 19 ppm F,
– 5-Adenylsäure-Deaminase 95 ppm F
– Fructose-1,6-diphosphatase 190 ppm F,
doch werden solche Konzentration im Plasma oder in der Gewebeflüssigkeit (0,01 bis 0,10 ppm F) praktisch nur unter außergewöhnlichen Umständen erreicht. Gravierende Auswirkungen auf den zellulären Stoffwechsel sind erst bei Dosen von 50 mg F/kg Körpermasse zu erwarten. Die untere Grenze der letalen Dosis für den Menschen liegt bei etwa 3,5 g.
Die Toxizität der einzelnen Fluoridverbindungen ist unterschiedlich, sowohl bei den leicht als auch bei den schwer löslichen. Es liegt also die Vermutung nahe, daß die Toxizität der Fluoride vornehmlich durch das Kation bestimmt wird. Schwermetalle

(wie Zinn oder Barium) sind Enzymgifte; daraus könnte sich die höhere Toxizität von Zinnfluorid und Bariumfluorid erklären.

Als *Sicherheitsspanne* bezüglich der *akuten Vergiftung* wurde ein Verhältnis von 1 : 2500 (= ca. 5–10 g NaF) ermittelt, also ein Vielfaches der bei der Fluoridanreicherung des Trinkwassers und anderen kariesvorbeugenden Darreichungsformen zur Anwendung gelangenden Dosis. Selbst im Hinblick auf eine Wachstumshemmung beträgt die Sicherheitsspanne immerhin noch 1 : 50. Außerdem ist die Wirkung toxischer Fluoridmengen abhängig von der Fluorchemikalie, der Magenfüllung, der Azidität des Mageninhaltes und von der Anwesenheit anderer Ionen.

Akute Vergiftungen treten fast ausschließlich in der Industrie auf, beispielsweise nach Inhalation von Fluoriddämpfen. Sie äußern sich in abdominalen Krämpfen, wäßriger Diarrhoe, Speichelfluß, Tachykardie und flacher, langsamer Atmung.

Um in Lebensgefahr zu kommen, müßte ein 20 kg schweres Kind innerhalb kurzer Zeit 1000 mg F zu sich nehmen. Das entspricht 4000 Fluoridtabletten a 0,25 mg F oder 7 Tuben fluoridhaltiger Zahnpaste. Eine so hohe Aufnahme ist selbst im Extremfall praktisch unmöglich. Das Natriumchlorid in fluoridiertem Kochsalz wäre im gewählten Verhältnis beispielsweise ungleich toxischer als Fluorid. *Chronische Intoxikationen* (durch Einatmen vom Kryolithstaub) beobachtet man gelegentlich bei Arbeitern in der Aluminium verarbeitenden oder in der Flußsäure herstellenden Industrie, doch stellen sich Symptome von *Industriefluorose* meist erst nach langer Zeit (nach jahrelanger Aufnahme von 15 bis 25 mg F$^-$/die) ein. Übermäßige Verkalkung der Knochen sowie der Sehnenansätze und des Bindegewebes weisen dann auf eine mögliche chronische Intoxikation hin (Skelettfluorose I. bis III. Grades).

Ein besonderes Problem stellt die sogenannte *Nachbarschaftsfluorose* dar, die durch Fluoridemmission in der näheren Umgebung von fluoridverarbeitenden Industrien auftreten kann. Dagegen sind Hitzearbeiter, die – in fluoridreichen Trinkwassergebieten – durch häufiges Trinken täglich eine höhere Fluoriddosis zu sich nehmen, erwiesenermaßen noch nie von chronischen Toxizitätserscheinungen betroffen gewesen. Im übrigen kann in solchen Fällen durch ein Angebot an Erfrischungsgetränken die Gesamtfluoridaufnahme eingeschränkt werden.

Bei allen kariesvorbeugenden Maßnahmen ist die Sicherheitsspanne im Hinblick auf eine Intoxikation durch Fluoride groß genug, um jegliche nachteiligen Auswirkungen auf den menschlichen Organismus durch die lebenslange Aufnahme fluoridoptimierten Trinkwassers ausschließen zu können.

Die langjährige Diskussion über das möglicherweise häufigere Auftreten von Nierenerkrankungen, Karzinomen oder Funktionsstörungen der Schilddrüse, wie auch über eine höhere Mortalitätsrate und die angeblich häufigere Geburtenzahl von Kindern mit Down-Syndrom in Städten mit fluoridangereichertem Trinkwasser, kann inzwischen als wissenschaftlich beantwortet, ad absurdum geführt und beendet betrachtet werden. Dagegen ist erwiesen, daß Erwachsene, die lebenslang in Gebieten mit fluoridreichem Trinkwasser ansässig waren, weitaus seltener an Artheriosklerose erkranken. Nach der jetzt vorliegenden Erfahrungen sollte die Tagesaufnahme von 1 mg F prinzipiell nicht unterschritten werden.

3.3.4. Mechanismus der Fluoridwirkung

Aus kariespräventiver Sicht haben die Fluoride in dreierlei Sicht unmittelbare Bedeutung:
1. Beeinflussung der Zahnform, während der Anlage- und Bildungsphase der Zähne (dispositionsverändernde Kariesprävention).

2. Direkte Beeinflussung der Widerstandsfähigkeit des Schmelzes während der prä- und posteruptiven Reifungsphase der Zähne, insbesondere durch Herausbildung des weniger säurelöslichen Fluoridapatits.
3. Lokale Beeinflussung des De- und Remineralisationspotentials im Grenzbereich „Schmelz – Plaque – Mundflüssigkeit".

Die vielfältigen Möglichkeiten der karieshemmenden Einflußnahme der Fluoride werden in Abbildung 67 zusammengefaßt wiedergegeben. Für die Entwicklung des Schmelzes ist die Anwesenheit von F-Ionen unbedingt notwendig. Daraus erklären sich auch ihr Einbau in das Schmelzmineral sowie ihre verhältnismäßig ausgeglichene Verteilung im Schmelz. Dies verändert sich jedoch ganz augenscheinlich mit dem Beginn der sekundären Reifungsphase, die gekennzeichnet ist durch Auskristallisation des Kalkes, Orientierung und Wachstum der Kristallite.

Während dieser präeruptiven Reifungszeit erfolgt – über die Interstitialflüssigkeit (0,01 ppm F) vom Perikoronarraum des Zahnkeimes her – vor allem eine Fluoridanreicherung der äußeren Schmelzschichten. Nach dem Zahndurchbruch ist die Mundflüssigkeit Lieferant der F^--Ionen. So fördert sowohl der direkte Kontakt mit fluoridreichem Trinkwasser (1,0 ppm F) den F^--Einbau, als auch der Speichel, dessen F^--Konzentration deutlich gesteigert werden kann.

Die chemische Reaktion erfolgt dabei mit der Hydroxyl-Säule des Apatitgitters, die parallel zur Längsachse der Kristallite verläuft und sich durch eine gewisse Mobilität auszeichnet. Entlang dieser c-Achse besteht ein Diffusionsweg für einwandernde H-Ionen und umgekehrt für die Abwanderung von Ca- und Phosphat-Ionen. Der F^--Einbau stabilisiert die Hydroxylsäule und erschwert sowohl Diffusion als auch Entmineralisierung.

Aufgrund der hohen Reaktionsfähigkeit der c-Achse ist der OH^--Ionenaustausch bis zu einem gewissen Grade möglich, wobei die F^--Ionen nicht nur mit der Kristalloberfläche, sondern auch mit den tieferen Lagen reagieren. Dabei dürfte etwa jede zehnte OH^--Gruppe austauschbar sein. F^--Ionen gehen bei diesem Vorgang zweifellos

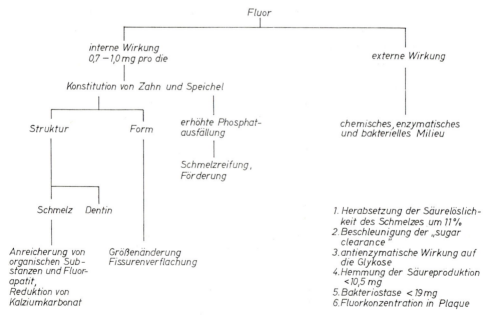

Abb. 67 Möglichkeiten der Karieshemmung durch Fluoride (nach JENKINS; ergänzt)

auch mit den Ca^{++}-Ionen eine Verbindung ein, wodurch die Stabilität der Kristallstruktur weiter erhöht wird. Man spricht dann von einem „*stabilen Fluorridreservoir*", dessen Ausbildung allerdings Jahre in Anspruch nimmt. Bei diesem Vorgang entsteht – durch die Substitution der OH$^-$-Ionen aus dem Hydroxylapatit des Schmelzes ein *Fluorapatit* nach der Formel

$$[Ca_3(PO_4)_2]_3 \cdot Ca\begin{matrix}\nearrow OH \\ \searrow OH\end{matrix} + 2\ F^- \rightleftarrows [Ca_3(PO_4)_2]_3 \cdot Ca\begin{matrix}\nearrow F \\ \searrow F\end{matrix} + 2\ OH^-$$

mit besseren Kristalleigenschaften und geringerer Löslichkeit.

Bezüglich der quantitativen Verteilung des Fluorids im Schmelz gibt es die verschiedensten Varianten. Sie zu kennen, ist eine wichtige Voraussetzung für das Verständnis der kariostatischen Mechanismen des Fluorids aber auch der Anforderungen, die sich daraus für die praktische Anwendung der Fluoride zur vorbeugenden Kariesbekämpfung ergeben.

So lassen sich aus der durch Segmentanalysen des Schmelzes nachgewiesenen Fluoridverteilung folgende Schlußfolgerungen ableiten:

1. Der quantitativ höchste Fluoridanteil konzentriert sich in den Schmelzaußenschichten (30 μm Tiefe), während in den inneren Segmenten wesentlich niedrigere Fluoridwerte vorliegen.
2. Die deutlichen quantitativen Unterschiede in den verschiedenen Arealen der Schmelzoberfläche erklären sich entweder aus der Fluoridexposition (Dauer und Höhe) des Schmelzes, oder sind auf erosive Einflüsse zurückzuführen.
3. Im Zuge der Schmelzreifung kommt es zu einem Anstieg des Fluoridgehaltes, der im Laufe des Lebens jedoch einem quantitativen Wechsel unterliegt (Abb. 68).
4. Die durchschnittliche Höhe des Fluoridgehaltes wird vom Angebot während der Mineralisations- und Maturationsphase des Schmelzes bestimmt, wie auch von der Höhe der Konzentration in der Mundflüssigkeit während der Funktionsperiode.

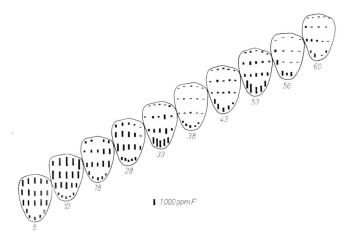

Abb. 68 Variation des Fluoridgehalts im Oberflächenschmelz an oberen Inzisiven bei Personen unterschiedlichen Alters; Angaben in ppm F (nach WEATHERELL und KÜNZEL)

Die maximal erreichbare Konzentration liegt bei 3000 ppm F (= 0,3%). Im allgemeinen aber schwankt der Fluoridgehalt in der äußeren Schmelzschicht der Zähne zwischen 200 und 1200 ppm F. Relativer Kariesschutz ist zu erwarten, wenn die Fluorkonzentration in den äußeren Schmelzschichten 1000 ppm F (= 1000 μg F/g Schmelz = 1‰ = 52,6 mmol/l) beträgt.

Die karieshemmende Effektivität der Fluoride erklärt sich aus dem Zusammenwirken mehrerer Mechanismen im Grenzbereich „Schmelz – Plaque – Speichel".

Fluorapatit ist weniger wasserlöslich und säurebeständiger als Hydroxylapatit, dadurch wird die *Säurelöslichkeit* fluoridhaltigen Schmelzes um etwa 11 % herabgesetzt. Da es sich bei der Karies im wesentlichen um ein Säuretrauma handelt, vermag fluorreicher Schmelz der kariösen Demineralisation besser und länger zu widerstehen als fluorarmer, außerdem ist die Kariesprogression im ersteren eindeutig verzögert. Dennoch kann man den kariostatischen Effekt der Fluoride nicht allein mit der verminderten Säurelöslichkeit des Schmelzes erklären. Eine unmittelbare Einflußnahme des Fluorids auf die lokalen Vorgänge im Plaque-Schmelzbereich spielt zweifellos gleichfalls eine Rolle. Dazu zählen:

1. Förderung der Repräzipitation von gelöstem Apatit und damit der Remineralisation entkalten Schmelzes bei Anwesenheit von F^--Ionen; die Remineralisationsrate wird erhöht.
2. Änderung der anorganischen Zusammensetzung der Schmelzoberfläche, da neben den OH^--Ionen auch CO_3^{---}-Ionen substituiert werden (F/CO_3-Relation). Gleichzeitig kann allerdings der Magnesiumgehalt zunehmen.
3. Hemmung enzymatischer Vorgänge, da in der Plaque – im Gegensatz zum Speichel, der Gewebeflüssigkeit und den Zellen – Fluoridkonzentrationen nachweisbar sind (20 bis 160 ppm F), die Enzyme unmittelbar blockieren, beispielsweise die Enolase (2 ppm F). Die Fluoridakkumulation in der Plaque ist vom F-Angebot abhängig; so kann die Konzentration bei Kindern in Städten mit Trinkwasserfluoridierung bis zu 50 ppm F betragen.
4. Verminderung der Säurebildung durch Mundbakterien (Lactobacillus casei), indem beispielsweise der Umsatz von Glucose zu Milchsäure gehemmt wird (20 ppm F). Eine bakteriostatische Wirkung wird angenommen, ist jedoch in vivo noch nicht erwiesen.
5. Behinderung der Polysaccharidsynthese (speziell Hemmung des Zuckertransportes durch die Zellmembran) bei Konzentrationen über 10 ppm F.

3.3.5. Darreichungs- und Applikationsformen

Mit relativem Kariesschutz der Zähne kann man bei einem durchschnittlichen Fluoridgehalt von 1000 ppm F in den äußeren Schmelzschichten rechnen. In fluoridarmen Trinkwassergebieten (unter 0,5 ppm F) bewegen sich die Mittelwerte an den durchbrechenden permanenten Zähnen im allgemeinen um 300 ppm F.
Obwohl die Karies keine *„Fluoridmangelkrankheit"* darstellt, ist ein derartiges Fluoriddefizit im Grenzbereich „Schmelz – Plaque – Speichel" bei dem gegenwärtigen Saccharoseangebot in der täglichen Nahrung ein biologischer Schwachpunkt, der einer zielstrebigen und raschen Überwindung durch ein kariesprotektiv optimales Fluoridangebot bedarf. Dazu wurden vielfältige interne Darreichungsformen wie auch Möglichkeiten zur lokalen Anwendung an der Oberfläche der Zähne entwickelt, deren praktische bzw. theoretische Bedeutung heute nach langzeitiger Applikations- und Anwendungsforschung umfassend beurteilt werden kann.
Zu den *praktikablen Möglichkeiten* zählen die Fluoridanreicherung des Trinkwassers (= Trinkwasserfluoridierung), die Schul-Trinkwasserfluoridierung, die Verabreichung fluoridhaltiger Tabletten (= Tablettenfluoridierung) sowie die Fluoridanreicherung des Speisesalzes und die Milchfluoridierung.
In Ländern mit fluorreichen Mineralwässern (2,0 bis 5,0 ppm F) hat regelmäßige Verabreichung solchen Wassers an Schulkinder (Bulgarien) gezeigt, daß auch dies eine Möglichkeit ist, die mit Erfolg genutzt werden kann.
Als *theoretische*, wenn auch nicht uninteressante *Möglichkeiten* sind die Fluoridanreicherung des Brotes, des Speisefettes oder der Schulspeisung einzuschätzen, ebenso

eine evtl. Nutzung des hohen Fluridgehaltes im Tee wie auch Fluoridbeigabe zu Süßigkeiten. Der Forschung steht hier noch ein weites Feld offen, um bislang unerschlossene Wege künftig zu ebenen.

3.3.6. Fluoridanreicherung des Trinkwassers

Die Trinkwasserfluoridierung (= TWF) ist eine kollektive kariesvorbeugende Maßnahme, bei welcher der natürliche Fluoridgehalt des Trinkwassers im Wasserwerk mit Hilfe spezieller Technologien durch überwachte Beimischung einer konzentrierten Fluoridlösung auf die kariesprotektiv optimale Konzentration von 1,0 ± 0,1 ppm F angereichert wird.
Auf diese Weise erhält der Verbraucher ein in seiner Qualität verbessertes Trinkwasser, das bei lebenslangem Konsum die Widerstandsfähigkeit der Zähne gegenüber kariesauslösenden Faktoren steigert. Die unter den verschiedensten ökologischen Bedingungen in der ganzen Welt gesammelten Erfahrungen haben wiederholt eindeutig unter Beweis gestellt, daß die TWF eine gesundheitsfördernde Maßnahme von hoher Effektivität und Wirtschaftlichkeit ist. Als kariesvorbeugende Methode der Wahl wird sie von führenden internationalen Gremien, wie der Weltgesundheits-Organisation (WHO), Fédération Dentaire International (FDI), Europäischen Arbeitsgemeinschaft für Kariesforschung (ORCA), zur breiten Anwendung empfohlen.
In einer Reihe von Ländern – so auch in der DDR – ist ihre Einführung gesetzlich geregelt. In den industrialisierten Ländern sind die Bedingungen für den Ausbau von Fluoridierungsnetzen günstig, da häufig bis zu 90 % der Einwohner ihr Trinkwasser aus zentralen Aufbereitungsanlagen erhalten.

3.3.6.1. Dosierung

Aus der festen Nahrung werden täglich etwa 0,2 bis 0,5 mg F aufgenommen, aus der flüssigen (bei einem mittleren Trinkwasserkonsum von 1 l/die) 0,1 bis 0,3 mg F, was einer durchschnittlichen Tagesaufnahme von 0,3 bis 0,6 mg F entspricht. In Anlehnung an die Erfahrungen in den natürlichen Fluoridgebieten wurde die kariesprotektiv notwendige Gesamtfluoridaufnahme mit 1,2 bis 1,6 mg F errechnet. Für die gemäßigten Klimazonen der Welt ist der kariesprotektiv optimale Schwellenwert mit 1,0 ppm F festgelegt. Dabei handelt es sich in der Regel um den Fluoridgehalt des Trinkwassers, bei dessen regelmäßigem Konsum ein hoher kariesprotektiver Effekt zu erwarten ist, ohne die Auslösung fluoridbedingter Schmelzfleckungen an den permanenten Zähnen befürchten zu müssen. Aufgrund der jahrzehntelangen Erfahrungen wurde wiederholt die Frage aufgeworfen, ob man durch eine weitere Konzentrationserhöhung den zu erzielenden karieshemmenden Effekt nicht noch verbessern könnte. Dafür sprechen unter anderem die Resultate der Schul-Trinkwasserfluoridierungen, deren kariesprotektiv optimale Konzentration mit 5,0 ppm F festgelegt wurde. Allerdings konsumieren die Kinder dieses Trinkwasser erst von der Einschulung an und auch dann nur an den Schultagen. Das letzte Wort ist über eine mögliche Weiterentwicklung in diese Richtung noch nicht gesprochen.
Für die heißen Klimazonen der Welt – speziell für subtropische und tropische Gebiete – wurde bislang unter Bezug auf die Jahresmitteltemperaturen und den höheren Trinkwasserkonsum eine etwas niedrigere Dosierung der TWF empfohlen. Neuere Erfahrungen belegen jedoch, daß (trotz der nachweislich eingetretenen kariesheim-

menden Auswirkungen bei einem F-Gehalt des Trinkwassers von 0,7 ppm F) auch in solchen Gebieten höhere Fluoridkonzentrationen möglich und wünschenswert sind.
Die Dosierung der TWF muß exakt und kontinuierlich erfolgen. Gestattet sich lediglich Abweichungen von ± 10%. Die Frage nach Nebeneffekten durch fluoridangereichertes Trinkwasser kann mit Sicherheit verneint werden. Weder in der Industrie noch bei der Lebensmittelherstellung oder im Haushalt werden durch das fluoridreichere Trinkwasser irgendwelche Prozesse negativ beeinflußt. Ebensowenig bewirkt das Fluoridion Korrosionserscheinungen an Röhren des Leitungssystems.

3.3.6.2. Physiologische Auswirkungen auf das Kauorgan

Die kontinuierliche Zuführung von Fluoriden während der Entwicklungs- und Reifungsperiode der Zähne hat auf den oralen Gesunheitszustand vielfältige direkte und indirekte quantitative wie auch qualitative Auswirkungen.
Hervorstechendste quantitative Auswirkung ist der Kariesrückgang an den Zähnen beider Dentionen. Entsprechend den bekannten Wirkungsmechanismen wird er nach etwa 4 bis 6 Jahren offensichtlich (Abb. 69), um sich dann von Jahr zu Jahr immer deutlicher zu manifestieren. Im Rahmen der TWF in Karl-Marx-Stadt waren nach 16 Jahren Langzeitüberwachung folgende Reduktionswerte festzustellen:
– bei der Altersgruppe 6 bis 10 Jahre 50% = 0,8 DMF-Zähne je Kind
– bei der Altersgruppe 11 bis 15 Jahre 40% = 1,8 DMF-Zähne je Kind
– bei der Altersgruppe 16 bis 18 Jahre 29% = 1,8 DMF-Zähne je Kind.
Innerhalb dieser Altersgruppen trat außerdem eine Verschiebung des Kariesbefalls ein, für die folgende Veränderungen charakteristisch sind: einerseits starker Anstieg der Zahl von Probanden mit primär kariesfreien Gebissen, andererseits ein Rückgang derer mit 3, 4 oder mehr DMF-Zähnen. Nach 20 Jahren TWF erwiesen sich immerhin

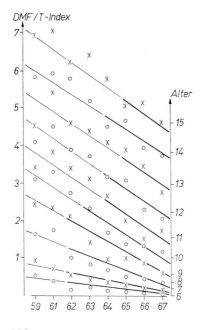

Abb. 69 Vergleich der DMF/T-Indizes der 6 bis 15 Jahre alten Karl-Marx-Städter Kinder, in den Untersuchungsjahren 1959–1967 (nach KÜNZEL). Die stark ausgezogene Linie markiert die in den einzelnen Jahren signifikante Kariesreduktion gegenüber 1959

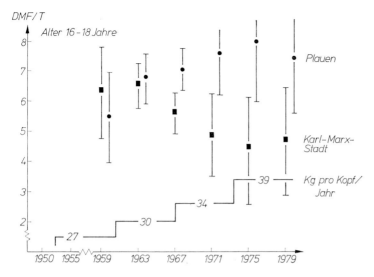

Abb. 70 Entwicklung der Kariesverbreitung bei 16 bis 18 Jahre alten Jugendlichen in einem fluoridarmen (Plauen mit 0,2 ppm F) und fluoridoptimiertem Trinkwasserbereich (Karl-Marx-Stadt mit 1,0 ppm F) in Beziehung zum steigenden Zuckerkonsum kg pro Kopf/Jahr. Der Vergleich demonstriert die Unabhängigkeit der kariesprotektiven Wirkung der Fluoride vom wesentlichen Kariesfaktor Nahrungszucker (nach KÜNZEL)

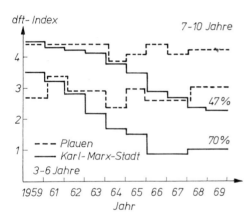

Abb. 71 df/t-Indizes der 3- bis 10jährigen Karl-Marx-Städter Kinder vor (1959) und 8 Jahre nach Trinkwasserfluoridierung (1967) (nach KÜNZEL)

20% der 16 bis 18 Jahre alten Jugendlichen als völlig frei von Karies – eine in Mitteleuropa einmalige Situation (Abb. 70). Analog dem permanenten Gebiß kam es auch an den Milchzähnen zu einem ausgeprägten Kariesrückgang (Abb. 71), der nach 10 Jahren anscheinend sein Optimum erreicht hatte.

Zu den nachweisbaren qualitativen Veränderungen im Kariesrückgang zählen eine Verzögerung der Kariesprogression an den einzelnen Zähnen (um 3 bis 4 Jahre) und des jährlichen Karieszuwachses bei den Kindern um etwa 50%, späteres Auftreten des Erstkariesbefalls an den einzelnen Zahngruppen, aber auch die Dezimierung der Zahl röntgenographisch diagnostizierbarer Karieslösionen an den Approximalflächen der Prämolaren sowie Molaren und schließlich die Reduktion der Sekundärkaries um mehr als 60%.

Diesen Veränderungen entsprechend, reduzieren sich alle Kariesfolgeerscheinungen in der Pulpa und dem apikalen Periodont, damit also auch die Zahl notwendiger Extraktionen. Eine gleichfalls stark rückläufige Tendenz läßt die Anzahl nachweisbarer Zwei- und Mehrflächenkavitäten, demzufolge auch der Füllungen, erkennen.

Auf den Zahndurchbruch haben intern zugeführte Fluoride keinen direkten Einfluß, weder in der ersten noch in der zweiten Dentition. Allerdings hat der mehr als 50%ige

Kariesrückgang an den Milchmolaren und deren Erhaltung bis zum physiologischen Zahnwechsel indirekte Auswirkungen auf den Durchbruch der Prämolaren, der etwas später liegt. Die eigentlich erwartete Reduktion der durch vorzeitigen kariesbedingten Milchzahnverlust verursachten Gebißanomalien konnte jedoch bisher nicht eindeutig belegt werden. Anders verhält es sich mit der Einschränkung von Extraktionen erster Molaren im Hinblick auf die Okklusion des permanenten Gebisses sowie den Zustand des marginalen Periodonts. Zumindest trägt das seltener notwendige Legen von Mehrflächen- bzw. Zervikalfüllungen – aufgrund dadurch eingeschränkter Plaqueretentionsmöglichkeiten – zur Verbesserung des gingivalen Zustandes bei.

Erwiesen hat sich ferner, daß die Fluoridanreicherung des Trinkwassers auch bei den Erwachsenen gesundheitsfördernde Auswirkungen hat, wenn auch infolge der bei ihnen meist schon fortgeschrittenen Gebißdestruktion nicht in so hohem Maße wie bei Kindern und Jugendlichen. Aus natürlichen Fluorgebieten ist bekannt, daß die Zahl der erwachsenen Prothesenträger (im Vergleich zu fluorarmen Wohngebieten) bei gleichwertiger stomatologischer Betreuung deutlich reduziert ist.

Die Frage nach der möglichen Auslösung fluoridbedingter Schmelzflecken bei Kindern in Städten mit TWF kann heute in Auswertung umfassender epidemiologischer Vergleichsuntersuchungen eindeutig verneint werden. Interessant ist in diesem Zusammenhang, daß die Bioverfügbarkeit von Fluor bei der Zubereitung von Babynahrung mit fluoridreichem Trinkwasser (oder fluoridreicher Milch) bei 70 bis 75 % liegt. Auch ist die Fluoraufnahme von Säuglingen, deren Nahrung aus Kuhmilch unter Zusatz fluoridreichen Trinkwassers bereitet wird, um 50mal höher als bei brusternährten Kindern. Dennoch war in sachbezogenen Studien kein vermehrtes Auftreten von fluoridbedingten Schmelzflecken nachzuweisen, selbst dann nicht, wenn das verwendete Wasser 1,2 ppm F enthielt. Dies bestätigen auch gezielte Untersuchungen in Städten mit kariesvorbeugend wirksam gewordener TWF.

3.3.7. Tablettenfluoridierung

Unter der Tablettenfluoridierung (= TBF) versteht man jene interne (enterale) Darreichungsform der Fluoride, bei welcher die Erreichung und Aufrechterhaltung des kariesprotektiv optimalen Schwellenwertes durch tägliche Gabe fluoridhaltiger Tabletten angestrebt wird. Sie ermöglicht sowohl einen organisierten Einsatz (s. II. 6.3.2.) zur Betreuung kleinerer oder größerer Kindergruppen als auch individuelles kariespräventives Vorgehen.

3.3.7.1. Dosierung

In der internationalen Literatur werden verschiedene Dosierungsempfehlungen gegeben, doch besteht Übereinstimmung hinsichtlich der täglichen Administration von 1 mg F in fluoridarmen Trinkwassergebieten (unter 0,5 ppm F) bei Kindern vom abgeschlossenen 5. Lebensjahr an. Bei Säuglingen und Kleinkindern könnte eine zu hohe Dosierung Schmelzflecken an den permanenten Inzisiven verursachen. Allerdings kann ein solcher Nebeneffekt auch auf die verwandte Fluorverbindung, ihre Löslichkeit und Resorption zurückzuführen sein.

Überwiegend finden Natriumfluorid, Magnesiumfluorid oder Calciumfluorid Verwendung, in jüngerer Zeit auch saure Phosphatfluoride als Kautablette. Die graphischen Darstellungen in Abbildung 72 demonstrieren die unterschiedliche Fluoridplasmakonzentration, in Abhängigkeit von der Löslichkeit der Chemikalie sowie der Magen-

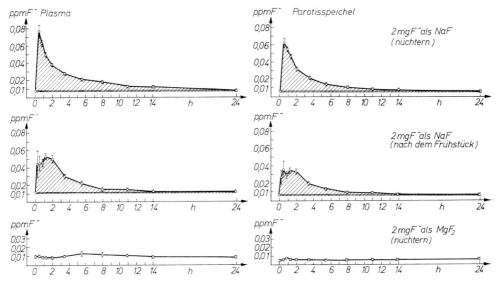

Abb. 72 Tagesprofile des Fluoridgehalts im Plasma und Parotisspeichel nach Administration unterschiedlicher Fluorverbindungen im Nüchternzustand sowie nach dem Frühstück (nach Patz, Henschler und Fickenscher)

fülle. Für die Auslösung fluoridbedingter Schmelzflecken im Falle zu hoher Dosierung ist ausschließlich der anfängliche Gipfel maßgebend. Als Vorteil hat sich die zweimal tägliche Verabreichung halber Tagesdosen erwiesen (höherer karieshemmender Effekt), aber auch die Verwendung von Retardpräparaten wäre günstig (noch nicht verfügbar). Fluoride kombiniert mit Vitaminen zu verabreichen ist insofern wenig vorteilhaft, als der Bedarf sowie die notwendige Dosierungshäufigkeit mit zunehmendem Alter des Kindes immer stärker differieren. Während die Verabreichung von Vitamin A und D rückläufige Tendenz hat, muß die Fluordosierung mit zunehmendem Alter steigen.
Unter Berücksichtigung der Gesamtfluoridaufnahme aus der festen und flüssigen Nahrung ergibt sich für Trinkwassergebiete mit einem durchschnittlichen Fluoridgehalt von 0,05 bis 0,3 ppm F (in der DDR über 70% der wasserführenden Quellen) folgende Dosierungsregel:
- bis zum Ende des 2. Lebensjahres
  0,25 mg F pro die
- bis zum Ende des 4. Lebensjahres
  0,50 mg F pro die
- ab dem 5. Lebensjahr
  1,00 mg F pro die.

Bei höherer Fluoridkonzentration im Trinkwasser ist entsprechend niedriger zu dosieren. Als chemische Verbindung wird in der Regel Natriumfluorid bevorzugt. Eingeführte, rezeptierbare Kariespräventiva stehen in folgenden Tabletten zur Verfügung:
Fluoretten ,,LAW"® = 0,25 mg F (= 0,55 mg NaF)
Fluoretten forte ,,LAW"® = 1,0 mg F (= 2,2 mg NaF)
Zymafluor® $1/4$ mg (0,25 mg F), 0,7 mg und 1,0 mg sowie
Zymafluor-Calcium® (0,25 mg F) und Calciumverbindungen
Afluon $1/4$ und 1 mg = 0,25 mg F (= 0,41 mg $MgSi_2F_6$) bzw.
1,00 mg F (= 1,64 mg $MgSi_2F_6$).

Die Tabletten werden einmal täglich – am besten morgens – in der festgelegten Dosierung verabreicht. Eine *Stoßprävention* (zweimal wöchentlich die doppelte oder dreifache Dosis) ist abzulehnen (Gefahr von Dentalfluorose, bei verminderter Effektivität). Kleinst- und Kleinkindern gibt man die Tabletten gelöst in Getränken oder Speisen, ältere Kinder sind aufzufordern, sie langsam im Munde zergehen zu lassen und sie dabei von einer zur anderen Seite des Vestibulums zu verschieben. Dadurch wird insofern ein Dopplungseffekt (extern/intern) erzielt, als auch die Beeinflussung der Speichelkonzentration für den kariesprotektiven Effekt des angebotenen Fluorids von Wichtigkeit ist. Zwischen Plasma- und Speichelkonzentration besteht dabei ein relativ guter Korrelationskoeffizient (s. Abb. 72). In der Plaque ist die Fluoridakkumulation stets im unmittelbaren Lösungsbereich am höchsten, fällt aber in verhältnismäßig kurzer Zeit wieder schnell ab (s. Abb. 74).

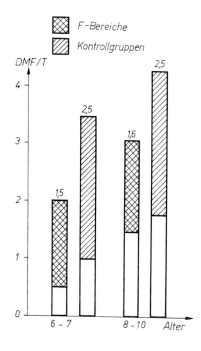

Abb. 73 Hemmung des Karieszuwachses im bleibenden Gebiß von Kindern nach viereinhalbjähriger Verabreichung von Fluoridtabletten (nach KÜNZEL, MAIER und KLEINE)

Jenseits des 8. Lebensjahres kann man Fluoride auch höher dosieren, und zwar ohne jedes Risiko bis zu 3 mg. Indiziert ist dies bei Kindern mit kariesdestruierten Gebissen (höhere Fluoraufnahme des Schmelzes), was oft für geschädigte Kinder zutrifft. Epidemiologische Vergleichsstudien haben bewiesen, daß an den Zähnen des Milchgebisses Kariesreduktionen von 50 bis 80% möglich sind, wenn die Fluoridadministration vor dem Abschluß des zweiten Lebensjahres einsetzt und mindestens über 3 bis 4 Jahre aufrechterhalten wird. Für das permanente Gebiß (Abb. 73) wurden Reduktionszahlen zwischen 30 und 45% ermittelt. Hierbei spielt eine Rolle, daß zu späte oder unregelmäßige Verabreichung von Fluoridtabletten stets zu Lasten des kariesvorbeugenden Effektes geht. Jede Diskontinuität der Fluoridverabreichung dezimiert den Erfolg, gleichgültig ob sie durch mangelhafte Kooperationsbereitschaft der Eltern bzw. Kinder bedingt ist, oder in organisatorischen Mängeln ihre Ursache hat.

3.3.7.2. Pränatale Fluoridgaben

Neueren Erkenntnissen zufolge ist Fluor ein für den menschlichen Organismus essentielles Spurenelement, dessen Fehlen den normalen Verlauf der Ossifikation beeinträchtigen würde. Die Plazenta verfügt einerseits über einen aktiven Transportmechanismus, der möglichem Konzentrationsgefälle entgegenwirkt, erweist sich andererseits aber für den Übertritt des Fluorids vom mütterlichen in den fetalen Blutkreislauf ganz offensichtlich als partielle Barriere *(Fluorid-Plazentaschranke)*. Aus Vergleichsstudien ist bekannt, daß der Fluoridgehalt des fetalen Blutes nur $^1/_{10}$ bis $^1/_4$ der im mütterlichen Blut vorhandenen Konzentration erreicht. Der Fluoridgehalt der Plazenta liegt dazwischen und nimmt im weiteren Verlauf der Schwangerschaft zu. In der Nabelschnurvene erwies sich die Konzentration nach experimenteller Fluoridverabreichung an die Mutter gleichfalls als geringer.

Dieser Mechanismus erklärt auch, warum in fluorreichen Gebieten Schmelzfleckungen an Milchzähnen selten zu beobachten sind. Nicht zuletzt aus diesen Gründen scheint die vorbeugende Bedeutung pränataler Fluoridgaben zweifelhaft, um so mehr, als bislang noch kein exakter klinischer Nachweis dafür erbracht werden konnte, daß die pränatale Verabreichung von Fluoridtabletten den Kariesbefall der Milchzähne tatsächlich reduziert (und nur für diese wäre er von Bedeutung).

Einen indirekten Effekt hat die Fluoridverabreichung an Schwangere jedoch insofern, als dadurch ihr Interesse an der gesunden Entwicklung und Gesunderhaltung der Zähne des zu erwartenden Kindes geweckt wird. Außer Zweifel steht auch eine gewisse kariesvorbeugende Bedeutung der lokalen Fluorideinwirkung (Zergehenlassen der Fluoridtabletten im Munde) für die werdende Mutter selbst.

Allerdings hat man auch die Erfahrung gemacht, daß die Mitarbeit mancher Mütter um so eher nachläßt, je früher mit der Verabreichung von Fluoridtabletten begonnen wurde. In der täglichen Praxis wird man also individuell entscheiden müssen.

3.3.7.3. Natriumfluorid-Hochdosistherapie

Die Fluorid-Hochdosistherapie wird gegenwärtig als aussichtsreichste Methode zur systematischen Behandlung der Osteoporose angesehen. Dabei gelangen über 1 bis 2 Jahre Tagesdosen von 40 bis 60 mg F zur Anwendung. Aus stomatologischer Sicht ist im Zusammenhang damit interessant, daß diese hohen Konzentrationen von den Patienten über Monate gut vertragen werden und Nebenwirkungen auf gelegentliche Appetitlosigkeit, Magenschmerzen oder Übelkeit beschränkt bleiben. Erst nach längerfristiger Dosierung kann es zu Erbrechen oder Durchfall, evtl. auch zu Gelenkschmerzen kommen. Die orale Tagesmaximaldosis wurde im Zusammenhang mit der Osteoporosetherapie auf 0,075 g festgelegt (2. AB-DDR). Dies ist aus toxikologischem Blickwinkel insofern von Bedeutung, als es erneut die Tatsache unterstreicht, daß bei Anwendung von Tagesdosen bis zu 3 mg jenseits des 8. Lebensjahres keinerlei Risiko besteht.

Zur Behandlung von Osteoporosen stehen Koreberon® (Dragees zu 20 mg) sowie Chemifluor 40® (40 mg NaF) zur Verfügung, die für stomatologische Nutzung jedoch kontraindiziert sind.

3.3.8. Salzfluoridierung

Sie geht auf jahrzehntelange Erfahrungen mit der Verabreichung jodhaltigen Kochsalzes zur Strumabekämpfung zurück. Gute Erfahrungen mit der Salzfluoridierung liegen gegenwärtig aus der Schweiz, der Ungarischen Volksrepublik, Spanien und Kolumbien vor.

Träger des Fluorids ist das Speisesalz. Durch Aufsprühen von Natriumfluorid- oder Calciumfluorid-Lösung in entsprechender Konzentration wird es bereits in der Saline kariesprotektiv angereichert. Nach anfänglichen Versuchen mit 90 mg F/kg (= 200 mg Natriumfluorid) hat sich inzwischen eine Minimalkonzentration von 250 mg F/kg als notwendig erwiesen. In epidemiologischen Studien wurden damit Kariesreduktionen bis zu 50 % erzielt. Allerdings werden gegenwärtig bereits Vorschläge für eine weitere Konzentrationserhöhung – auf 350 mg F/kg – laut, die man damit begründet, daß die tatsächliche Fluoridaufnahme des Menschen über das Kochsalz geringer ist, als bislang angenommen. Verbrauchsanalysen in Haushalten haben gezeigt, daß bei durchschnittlicher Verwendung von täglich 8,25 g Salz für jede Person mit der Nahrung lediglich 3,34 g aufgenommen wurden. Der Minimalbedarf an Natrium wird durch 1 g NaCl/die gedeckt; als oberste Grenze der täglichen Kochsalzzufuhr werden 10 g/die angegeben.

Die Vorteile der Salzfluoridierung bestehen in der verhältnismäßig einfachen Technologie der Fluoridanreicherung des Speisesalzes und in der daraus resultierenden Wirtschaftlichkeit. Mögliche Passivität des einzelnen bleibt auf das Resultat des Präventivprogramms ohne Folgen. Von Nachteil ist allerdings, daß aufgrund des nur geringen Salzverbrauchs von Säuglingen und Kleinkindern gerade in einer für die Mineralisation und Reifung des Schmelzes so wichtigen Phase möglicherweise Unterdosierung in Kauf genommen werden muß. Dennoch weisen die inzwischen vorliegenden Erfahrungen die Salzfluoridierung als sehr brauchbare, praktisch kostenlose und befriedigend karieshemmend wirkende Vorbeugungsmaßnahme aus. Sie stellt eine echte Alternative zur TWF dar und sollte überall dort eingesetzt werden, wo andere interne Darreichungsformen nicht realisierbar sind.

3.3.9. Milchfluoridierung

Die Trinkmilch hat sich ebenfalls als Träger des Fluorids bewährt. Ihre Anreicherung kann sowohl indivuell (im Haushalt) als auch zentral (in Molkereien) erfolgen. Bei der sogenannten Hausfluoridierung werden 1 l ungekochter Milch 1 ml einer 0,22%igen NaF-Lösung beigemischt, die über Apotheken bezogen werden kann. Auf gleiche Weise verfährt man (ohne besondere Apparatur) vor der Pasteurisierung in Molkereien, wobei 100 l Milch 10 ml einer 2,2%igen NaF-Lösung zugegeben werden.

Der Vorteil der Milchfluoridierung liegt vor allem darin, daß damit speziell der für die Vorbeugung interessante Personenkreis (insbesondere Kleinkinder) erfaßt wird und die Dosierung individuell gut zu steuern ist. Von Nachteil sind der geringere Milchkonsum älterer Kinder und der große individuelle Schwankungsbereich. Auch können sich organisatorische Mängel ungünstig auswirken. Der kariesprotektive Effekt der Milchfluoridierung ist gleichfalls geringer als bei der TWF und wird mit 30 bis 40 % angegeben.

3.3.10. Kombinierte interne Anwendung von Fluoriden

Die kariesprotektive Effektivität der verschiedenen internen Darreichungsformen mißt man in der Regel an der TWF, weil damit die höchsten karieshemmenden Reduktionswerte erzielt werden. Daraus Schlußfolgerungen auf den Wirkungsmechanismus der Fluoride bei unterschiedlicher Darreichung bzw. verschiedenen Trägern ableiten zu wollen, wäre insofern gefehlt, als die geringere Effektivität einiger interner Darreichungsformen zurückzuführen ist auf das methodisch limitierte Fluoridangebot während der verhältnismäßig langen Entwicklungs- und Reifungsperiode des menschlichen Gebisses. Die für den relativen Kariesschutz der Zähne notwendige Fluoridkonzentration wird bei Unterdosierung entsprechend später erreicht. Diesem Nachteil kann man durch sinnvolle Kombination verschiedener Darreichungsformen wirksam begegnen. Typisches Beispiel für ein derart optimiertes Fluoridangebot ist die koordiniert durchgeführte Milch- und Speisesalzfluoridierung (Tab. 12), durch welche die altersabhängigen Dosierungsmängel gut ausgleichbar sind.

Auf die Kombination interner Darreichungsformen (TWF wie auch TBF) mit der Lokalapplikation von Fluoriden (sogenannte Fluoridergänzung) wird an anderer Stelle eingegangen (s. II. 6.3.1.4.).

Tabelle 12   Summarische Übersicht über Möglichkeiten der Fluoridzufuhr in verschiedenen Lebensabschnitten durch drei verschiedene Träger: Trinkwasser, Milch und Haushaltsalz (nach MARTHALER)

Fluoridzufuhr in einzelnen Lebensabschnitten	Trinkwasser	Milch	Haushaltsalz	Milch und Haushaltsalz
0– 2 Jahre	+++	+++	(+)	+++ (+)
2– 6 Jahre	+++	++	+	+++
6–12 Jahre	+++	+ (+)	+	++ (+)
über 12 Jahre	+++	+	+ (+)	++ (+)

3.3.11. Lokalapplikation von Fluoriden

Der in der posteruptiven Reifungsphase befindliche, also noch nicht ausmineralisierte bzw. poröse Schmelz nimmt besonders intensiv F^--Ionen auf, etwa dreimal soviel wie der Schmelz Erwachsener. Dadurch bieten sich nach dem Zahndurchbruch günstige Möglichkeiten kariesprotektiver Einflußnahme durch Lokalapplikation von Fluoriden (topical application).

3.3.11.1. Wirkungsmechanismus

Der kariostatische Wirkungsmechanismus lokal applizierter Fluoride ist dem intern angebotenen im Prinzip gleich. Unterschiede bestehen lediglich im Reaktionsverhalten des Schmelzes gegenüber hochkonzentrierter Fluoridlösungen.

Im Gegensatz zur Herausbildung eines *stabilen Fluoridreservoirs* im Schmelz (Fluorapatit) nach Einwirkung schwacher Fluoridlösungen (unter 100 ppm F), bewirkt das Auftragen konzentrierter Fluoridlösungen (1000 ppm F) eine *Sofortreaktion* in der Schmelzaußenschicht, die auf chemischer Umsetzung von Hydroxylapatit beruht. Durch Anätzen frei werdende Calcium-Ionen reagieren dabei mit den Fluor-Ionen, unter Bildung von Kalziumfluorid (CaF_2), nach der Formel

$$[Ca_3(PO_4)_2]_3 \cdot Ca\genfrac{}{}{0pt}{}{OH}{OH} + 20\,F^- \rightleftharpoons 10\,CaF_2 + 6\,PO_4^- + 20\,OH^-$$

Hydroxylapatit   hohe Konz.   Calciumfluorid

Bei diesem Vorgang werden Phosphat-Ionen freigesetzt und das Calciumfluorid infolge Übersättigung als mikroglobulärer Niederschlag an der Schmelzoberfläche ausgefällt. Die sich auf diese Weise bildende Calciumfluorid-Deckschicht erweist sich trotz ihres hohen Fluoridgehaltes als instabil *(labiles Fluoridreservoir)*. Ihre Löslichkeit ist etwa viermal höher als die von Fluorapatit. Dieser Reversibilität muß also, um Kariesschutz zu gewährleisten, durch ständiges Fluoridangebot entgegengewirkt werden. Nur wenn es gelingt, die Calciumfluorid-Deckschicht auf der Schmelzoberfläche zu erhalten, kommt es schließlich zur angestrebten Spätreaktion mit dem Hydroxylapatit im Sinne einer OH-Substitution und somit zur Herausbildung des säurebeständigeren Fluorapatits *(stabiles Fluoridreservoir)*.

Ein anderer Reaktionsmechanismus liegt dem Natrium-Monofluorophosphat zugrunde. Das PO_3F-Ion wird bei lokaler Anwendung weniger in die c-Achse inkorporiert, sondern infolge des Austausches von PO-Gruppen vornehmlich in das Kristallgerüst. Daraus ergibt sich möglicherweise ein additiver Mechanismus.

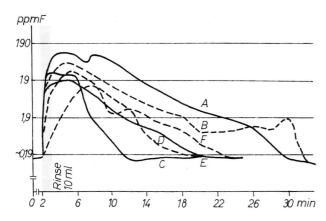

Abb. 74 Fluoridkonzentration in der Mundflüssigkeit nach einminütigem Spülen mit verschiedenen Fluoridlösungen (A und B = 1000 ppm F als NaF; C und D = 400 ppm F als NaF; E und F 1000 ppm F als Natriummonofluorphosphat (nach DE BOEVER und MÜHLEMANN)

Für die Depotwirkung der Fluoride an der Schmelzoberfläche ist nicht zuletzt das feste Haften des Niederschlages maßgebend. Es wird durch „Verkitten" mittels Silikofluoriden oder Oberflächenanätzung angestrebt, denn über die Effektivität des lokal angebotenen Fluorids entscheidet vor allem die Dauer seiner Verfügbarkeit.
Wie radiotelemetrische Messungen des Fluoridgehaltes in der Plaque ergaben, steigen die sich um 0,2 ppm F bewegenden „Normalwerte" nach Einbringen von Fluoridlösung in die Mundhöhle auf etwa 170 ppm F an, um dann innerhalb von 10 bis 20 min wieder auf die Anfangskonzentration abzusinken. Kennzeichnend sind zunächst ein rascher Abfall der Extremwerte auf etwa 20 ppm F und dann das protrahierte Einpendeln auf die Ausgangssituation (s. Abb. 74). Die Geschwindigkeit der *Fluorclearance* ist von verschiedenen Faktoren abhängig:
1. von der erreichten Maximalkonzentration und ihrer Aufrechterhaltung;
2. von den individuellen Gegebenheiten, wie Sekretion, Viskosität und Spülwirkung des Speichels, Plaquedicke und -lokalisation;
3. von der Haftfestigkeit der Fluorchemikalie, die bestimmt wird von der Vorbehandlung des Schmelzes (Reinigen, Anätzen); der Applikationsform (Reaktionsvermögen, Klebfähigkeit) und verschiedenen Folgemaßnahmen (Nachtouchierung, Mundspülung mit Wasser, Zahnpflege, Kauen harter Speisen u. a.).

Zusammenfassend kann man sagen, daß für die *karieshemmende Effektivität* der *Lokalapplikation von Fluoriden* fünf Faktoren ausschlaggebende Bedeutung haben:
1. der Zeitpunkt der ersten Applikation nach dem Durchbruch des Zahnes in die Mundhöhle;

2. die Häufigkeit ihrer Wiederholung;
3. die Applikationsform;
4. die zur Anwendung gelangende Fluorverbindung und ihr pH-Wert;
5. die Verweildauer des applizierten Fluorids an der Zahnoberfläche.

3.3.11.2. Fluorverbindungen

Die traditionelle chemische Verbindung ist – seit den ersten Untersuchungen Anfang der 40er Jahre – Natriumfluorid, das sich auf vielfältige Weise bewährt hat (Touchierung, Mundspülungen, Zahnpasten). Nach dem AB-DDR (Standardrezepturen 81) kann es, je nach Indikation, in verschiedenen Konzentrationen rezeptiert werden:

Solutio Natrii fluorati 0,1 %

1. Deklaration: Natr. fluoratum   0,1
                 Aqua   ad 100,0
2. Indikation: Zur täglichen lokalen Kariesprävention im Milchgebiß und bleibenden Gebiß.
3. Kontraindikationen: keine.
4. Applikationsweise: Zum Reinigen der Zähne nach dem Abendessen.
5. Einschätzung: Gut geeignet zur individuellen Kariesprävention.

Solution Natrii fluorati 0,5 %

1. Deklaration: Natr. fluoratum   0,5
                 Spir. Menthae pip.   2,0
                 Aqua   ad 100,0
2. Indikation: Lokale Kariesprävention im Milchgebiß sowie im bleibenden Gebiß, für Kinder unter 10 Jahren besonders zur Fluoridergänzung in Städten mit kariesprotektiv optimiertem Fluoridgehalt des Trinkwassers (1,0 ppm F).
3. Kontraindikationen: keine.
4. Applikationsweise: Zum Reinigen der Zähne mit der Zahnbürste, unter Aufsicht stomatologischen Personals oder speziell angeleiteter Erzieher; wöchentliche Applikation.
5. Einschätzung: Gut geeignet zur lokalen Kariesprävention in kleineren Kollektiven (Kindergarten, Schule, Hort). Nachgewiesener additiver Karieshemmeffekt bei ortsgeborenen Kindern in Städten mit Trinkwasserfluoridierung (Cave! Mißbräuchliche Aufnahme z. B. durch Trinken).

Solutio natrii fluorati 2 %

1. Deklaration: Natr. fluoratum   2,0
                 Aqua   ad 100,0
2. Indikation: Zur lokalen Kariesprävention im Milchgebiß und bleibenden Gebiß, speziell zur individuellen Betreuung, zur Prävention von Säureschäden sowie zur Kavitätenreinigung.
3. Einschätzung: kontraindiziert bei empfindlicher Schleimhaut; geeignet zur individuellen Betreuung, jedoch sehr zeitaufwendig.

Die Applikation der Lösung erfolgt quadrantenweise nach mechanischer Reinigung der Zähne, Spraybehandlung, relativer Trockenlegung und Entfettung der Schmelzober-

flächen. Nachtouchieren mit Calciumhydroxidlösung und Antrocknen mit Warmluft sind empfehlenswert. Viermalige Anwendung im Abstand von je einer Woche (Touchierungsserie) ist in verschiedenen Altersphasen des Kindes notwendig. Ein Nachteil des beschriebenen Vorgehens besteht in dem verhältnismäßig hohen erforderlichen Zeitaufwand (15 min pro Sitzung).
Demgegenüber bietet Fluoridlack den Vorteil, daß er nach Applikation längere Zeit an der Schmelzoberfläche haftet und F^--Ionen zur Reaktion freigibt. Das empfehlenswerte Fertigpräparat ist

Duraphat®

mit 50 mg NaF (= 22,6 mg F) auf 1 ml Fluoridlack. Seine Vorzüge bestehen in großer Tiefenwirkung infolge guten Haftvermögens an der Schmelzoberfläche (bis zu 12 Stunden), Feuchtigkeitstoleranz, also Härtung auch unter Speichelzutritt, und in zeitsparender Applikationstechnik (1 bis 2 min). Neben dem kariesprotektiven Effekt wirkt Duraphat® auch desensibilisierend auf überempfindliche Zahnpartien (was die klinische Indikation erweitert) und zeichnet sich durch gute Schleimhautverträglichkeit aus.
Die *Applikation* muß mindestens *3- oder 4mal jährlich* in mehrmonatigen Abständen erfolgen (einmaliges Auftragen hat keine nachweisbare karieshemmende Wirkung!). Besonders wichtig ist das Einfließenlassen des Fluoridlackes in die Zahnzwischenräume. Bei oberflächlicher Applikation bleibt der Karieshemmeffekt – im Gegensatz zu der sonst nachgewiesenen Wirkung der Fluoride an den verschiedenen Zahnflächen – gerade in den Approximalräumen völlig unbefriedigend.
Über 3 Jahre klinisch kontrollierte Längsschnittversuche ergaben eine durchschnittlich 45%ige Hemmung des Karieszuwachses und ließen außerdem erkennen, daß auch die Sekundärkaries an Füllungen weitgehend eingeschränkt werden kann. Trotz langer Verweildauer des Fluoridlackes in der Mundhöhle erhöht sich die Plasmakonzentration lediglich nach den ersten beiden Stunden auf maximal 0,06 bis 0,12 ppm F, bleibt also weit unter der Toxizitätsgrenze.
Fluor protector® stellt eine Weiterentwicklung auf Silangrundlage dar. Neu ist auch die Kombination von Fluoriden mit Versiegelungsmaterialien, beispielsweise mit Zyanokrylaten.
Durch besonders gute Tiefendiffusion zeichnen sich organische Fluorverbindungen aus, deren hervorstechendste Eigenschaft ihre Oberflächenaktivität und – in Verbindung damit – ausgeprägte Affinität zum Schmelz ist. Dadurch wird das Fluorid physikalisch länger an der Oberfläche festgehalten und kann intensiver reagieren. Kennzeichnend für derartige Verbindungen sind lange aliphatische Kohlenwasserstoffketten. Im Vergleich zur Wirkung anorganischer Fluoride erbringen die *Aminfluoride* allerdings eine höhere kariesprotektive Effektivität. Sie beruht auf folgenden Eigenschaften:

1. ausgeprägte Tiefenwirkung und höchste Anreicherung des Fluoridgehaltes in den Schmelzaußenschichten;
2. stärkste Herabsetzung der Säurelöslichkeit des Schmelzes;
3. protrahierte Aufrechterhaltung der Schmelzlöslichkeit gegenüber Säureeinwirkung;
4. vierfach längere Verweildauer in der oralen Plaque nach Applikation, verbunden mit einer nachgewiesenen Hemmung bakterieller Ablagerungen sowie der Säureproduktion von Laktobazillen.
5. Verzögerung des *p*H-Abfalls in der oralen Plaque durch antiglykolitische Wirksamkeit über einen Zeitraum von sechs Stunden (NaF = 1 Stunde).
6. Hemmung der Plaquebildung infolge bakteriophober Effektivität, die speziell eine Einschränkung kariespathogener Streptokokken bewirkt.

Rezeptierbare aminfluoridhaltige Fertigpräparate mit unterschiedlicher Indikations- und Anwendungsmöglichkeit stehen mit den Elmex-Produkten (LAW, DDR; GABA, Schweiz) zur Verfügung.

Elmex fluid®

Zusammensetzung: 100 g wäßriger Lösung enthalten
- N,N,N,-Tri (2-hydroxyethyl)-N-octadecyl-1,3-diaminopropandihydrofluorid 12,14 (0,925 % F)
- 1-Amino-9-octadecen-hydrofluorid 1,135 (0,075 % F)
- Geschmackskorrigenzien 2,35

Anwendung: Nach Gebißreinigung Auftragen mit Wattebausch oder Applikation kombiniert mit intensiver Zahnpflege (6 bis 9 Tropfen pro Bürstung) zu Beginn der Behandlung (1- oder 2mal wöchentlich), 1 bis 2 min pro Gebißhälfte. Pro Touchierung werden etwa 0,5 bis 1,0 ml Lösung benötigt. Nicht mit Wasser nachspülen! Sehr gut geeignet ist Elmex fluid® zum Einsatz in kollektiven Mundhygiene-Aktionen. Es muß dann aber prinzipiell über die gesamte Zeit des Zahnwechsels Anwendung finden.

Elmex gelee®

Zusammensetzung: 100 g Gel enthalten

N,N,N'-Tri (2-hydroxyethyl)-N'-octadecyl-1,3-diaminopropandihydrofluorid	3,032
1-Amino-9-octadecen-hydrofluorid	0,287
Natriumfluorid	2,21
Geschmackskorrigenzien	1,85
Methylhydroxybenzoat	0,15

Die Tube mit 25 g reicht aus für etwa 40 Applikationen.
Anwendung: Wie Elmex fluid®. Besonders geeignet zur Langzeitapplikation, aber auch zur kombinierten Heimanwendung in klinisch indizierten Fällen.
Die in klinischen Längsschnittversuchen für die Aminfluoride nachgewiesene Hemmung des Karieszuwachses beträgt über 7jährige Kontrollzeiten 42,5 = 3,1 Zahnflächen pro Kind (Abb. 75).
Etwas stärker in den Hintergrund getreten ist Zinnfluorid (8- und 10%ige wäßrige Lösung). Bei einmal jährlicher Applikation hat es zwar einen guten karieshemmenden Effekt, doch muß dieser mit irreversiblen Gelbfärbungen der Zähne erkauft werden, was die Möglichkeit der Anwendung erheblich reduziert. Magnesiumsilikofluorid (als alkalische Calcium-Magnesium-Kaseinat-Touchierung) ist hauptsächlich bei hypersensiblem Zahnbein indiziert (Cervin®). Andere Verbindungen, wie Zirkoniumfluorid,

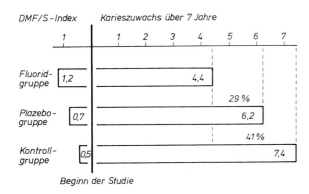

Abb. 75 Entwicklung des Karieszuwachses in einem über 7 Jahre geführten klinisch-röntgenographischen Längsschnittvergleich. Mundhygiene-Aktion mit Aminfluoriden (Fluoridgruppe); Vergleichsgruppe ohne Fluoride (Plazebogruppe) und Kontrollgruppe ohne mundhygienische Anleitung oder Instruktionen. Die Zahlen in den Balken geben den Flächenzuwachs an, außerhalb die zwischen den Gruppen ermittelten prozentualen Unterschiede (nach KÜNZEL, FRANKE und TREIDE)

Titaniumfluorid und Aluminium-Fluorid-Komplexe, sind klinisch noch nicht ausreichend erprobt. Für Touchierungen und Mundspülungen bewährt haben sich dagegen mit 0,1 bis 0,15 mol Phosphorsäure versetzte Natriumfluorid-Lösungen (acidulated phosphate fluoride = APF-Lösungen).

3.3.11.3. Applikationsformen

Speziell für den kollektiven Einsatz, aber auch für die häusliche Selbstanwendung empfehlen sich Applikationsformen, die zeitlich weniger belasten und dennoch ein häufiges Fluoridangebot ermöglichen. Dazu zählen:
1. Mundspülungen mit Fluoridlösung (Einwirkungszeit 3 bis 4 min)
   - tägliche Durchführung NaF-Lösung 0,1 %
   - 8- bis 14tägiger Rhythmus; NaF-Lösung 0,5 %
2. Mundhygiene-Aktionen (angeleitete und überwachte Zahn- und Mundpflege, kombiniert mit der Anwendung von Fluoridlösung)
   - tägliche Durchführung; NaF-Lösung 0,1 %
   - ständiger Rhythmus; Aminfluoride (speziell Elmex fluid®) oder NaF-Lösung 0,5 %
3. Kombination verschiedener Applikationsformen: Mundspülung mit NaF-Lösung 0,5 % Fluoridlack 3- bis 4mal jährlich, wöchentliche Zahnpflege mit Aminfluorid und tägliche Anwendung einer Fluoridzahnpaste.

Für die indivuelle Betreuung sei darüber hinaus auf das Knutson-Verfahren hingewiesen sowie auf die Möglichkeit der
Langzeitapplikation mit klinischen Behelfen. Sie dient dem Ziel, eine massive Überlagerung des örtlichen Milieus mit Fluoriden zu erreichen, und ist in bestimmten klinischen Situationen indiziert (s. III. 7.5.).
Eine einfache, bewährte Methode besteht in der Adaptation eines *Wachslöffels* (10 bis 15 min). Er wird individuell angefertigt, mit 3 bis 4 Lagen Gazestreifen ausgelegt und darauf bis zur Durchtränkung und Sättigung ein Fluoridgelee (Elmex gelee®) aufgebracht.
Auch die Verwendung einer nach Alginatabdruck auf einem Gipsmodell individuell hergestellten Miniplastschiene hat sich bei bestimmten Indikationen als zweckmäßig erwiesen. Bei ihrer Anfertigung empfiehlt es sich, am Modell (5 mm vom Gingivarand) die Zahnfleischpartie in einer Stärke von 0,5 bis 1,0 mm abzuradieren, um nach Einsetzen in die Mundhöhle eine gute Abdichtung zu erzielen und das Abfließen der Lösung zu verhindern. Beläßt man die Miniplastschiene 10 bis 20 min im Munde des Patienten, so erreicht die Lösung auch die schwerer zugänglichen Interdentalräume, wodurch die Effektivität der Fluoridapplikation erheblich verbessert wird. Noch vorteilhafter für diesen Zweck sind fabrikfertige Trays aus gummielastischen Massen (Fluo-tray®).
Bei Kindern unter 6 Jahren ist jedoch wegen des möglichen Verschluckens aus toxikologischen Gründen von einer zu häufigen Applikation von Fluoridgelee mit individuellen Plastlöffeln abzuraten. Nach Anwendung eines APF-Gels mit 1,23 % F (= 40 mg F) wurden bei Kindern F-Plasmakonzentrationen von 297 bis 1443 mg/ml nachgewiesen, ebenso höhere Urinkonzentrationen. Obwohl damit keine Gefahren verbunden sind, sollte man bestrebt sein, die zu applizierende Gelmenge bei Kleinkindern so niedrig wie möglich zu halten.
Für die Langzeitapplikation hat sich unter anderem auch der Fluoridlack Duraphat® bewährt. Nach relativer Trockenlegung muß er allerdings, um gut zur Wirkung zu

kommen, mittels feinem Pinsel in die Approximalräume appliziert werden, und zwar in der Reihenfolge der Quadranten 3 – 4 – 2 – 1.
Die Touchierung sollte zweckmäßigerweise am Nachmittag erfolgen, wobei das Kind bzw. der Patient anzuweisen ist, an diesem Tag nicht mehr zu kauen, sondern nur noch flüssige oder breiige Nahrung zu sich zu nehmen und auch erst am nächsten Morgen wieder die Zähne zu putzen. Auf diese Weise wird längeres Haften des Fluoridlackes gewährleistet und somit seine Wirksamkeit intensiviert.
Eine Betreuung mittels Langzeitapplikation von Fluoriden empfiehlt sich bei folgenden Indikationen:
– anlage- bzw. entwicklungsbedingte Kariesdisposition der Zähne, insbesondere Strukturanomalien des Schmelzes (mikroskopische wie makroskopische);
– initiale Schmelzentkalkungen (kariöse), vor allem auch durch übermäßiges Trinken konzentrierter Fruchtsäfte oder von Colagetränken bedingte Schmelzerosione; speziell in Verbindung mit grünen Belägen zu konstatierende Demineralisationen;
– floride Kariesdestruktion des Gebisses;
– gestörte Speicheldrüsenfunktion;
– bei Kindern, die aufgrund von Mundatmung (Behandlung notwendig!) oder durch Tragen von Schienen bzw. kieferorthopädischen Geräten temporär kariesdisponiert sind;
– anzustrebende Refluoridierung beschliffener oder anderweitig mechanisch bearbeiteter Schmelzpartien, insbesondere nach Fissureneinebnung (Odontomie), Zahnsteinentfernung (instrumentell, Ultraschall), Artikulations- und Okklusionsausgleich (Cave: kein Aminfluorid auf präparativ freigelegtes Dentin!);
– zur Prävention der Sekundärkaries (in Verbindung mit Füllungstherapie);
– bei der Dispensairebetreuung geistig, körperlich und seelisch geschädigter Kinder, hämophiler Kinder sowie von Spaltkindern;
– Dispensairebetreuung von Kindern, die in Städte mit TWF zugezogen sind (höhere Kariesgefährdung).

3.3.11.4. Fluoridhaltige Zahnpasten

Fluoride in Zahnpasten können nur dann kariesprotektiv wirken, wenn sie nicht durch Abrasiv- bzw. andere Inhaltsstoffe (Calciumcarbonat, Calciumphosphat usw.), oder durch chemische Reaktion mit der metallenen Tubenwand inaktiviert werden. Vorteilhaft ist diesbezüglich die Verwendung wasserunlöslicher, zumindest schwer löslicher Grundsubstanzen (Natriummetaphosphat, Dicalciumphosphat) und die Abgabe der Zahnpasten in Plast- oder isolierten Metalltuben.
Als chemische Verbindungen haben sich vor allem Na-Monofluorophosphat, Aminfluoride und Zinnfluorid bewährt. Der Vorzug des Natrium-Monofluorophosphats (0,76% = 0,1% F/Tube mit annähernd neutralem pH) besteht in seiner additiven lokalen Fluoridwirkung auf den Schmelz, der Kompatibilität mit verschiedenen Abrasivsystemen und der Stabilität seiner Zubereitung. Mit entsprechenden Markenfabrikaten durchgeführte Längsschnittstudien weisen eine karieshemmende Effektivität von 18 bis 32% aus. Vergleichbar sind Zahnpasten auf Aminfluorid-Grundlage (Elmex Zahnpaste, Silca fluor), die sowohl im Tierexperiment als auch nach klinischer Anwendung eine nachweisbare Erhöhung des Fluoridgehaltes in den Schmelzaußenschichten bewirken.
Der allgemein zulässige Fluoridgehalt in Zahnpasten liegt bei 1000 ppm F (0,1 bis 0,125% F). Bei ihrer regelmäßigen täglichen Verwendung können selbst bei unvorsichtigem Vorgehen nur sehr geringe Mengen (max. 0,15 mg F/die) in den Magen-

Darm-Trakt gelangen. Zu empfehlen ist die Verwendung fluoridhaltiger Zahnpasten ab dem 5. Lebensjahr. Eine Überschneidung ihrer Anwendung mit internen Fluoridgaben ist nicht nur unbedenklich, sondern sogar wünschenswert (s. II. 6.3.1.4.).

3.4. Plaque und Plaquereduktion

Die Karies ist eine sowohl plaquebedingte als auch ernährungsabhängige Erkrankung. Daraus ergibt sich, daß einerseits in der Plaquebekämpfung, andererseits in der Ernährungssteuerung wichtige Ansätze für die orale Gesunderhaltung zu sehen sind. Lediglich aus wissenschaftlichen Gründen und didaktischen Prinzipien wird zwischen der Karies und den periodontalen Erkrankungen differenziert, nicht aber bezüglich der Strategie des präventiven Vorgehens. Da es sich bei beiden um Plaquekrankheiten handelt, gibt es keine Prävention der Karies, die nicht gleichzeitig die periodontalen Erkrankungen einschließen würde, und umgekehrt. Dies betrifft insbesondere die Plaque und deren Bekämpfung, die eine gemeinsame Zielrichtung unter Einschluß erkrankungsbezogener Aspekte hat.

Auch in einer von pathologischen Zuständen freien Mundhöhle bilden sich innerhalb weniger Stunden Beläge. Ihre Entwicklung ist abhängig von der oralen Keimbesiedlung, den Wirtsbedingungen, der Menge, Viskosität und chemischen Zusammenset-

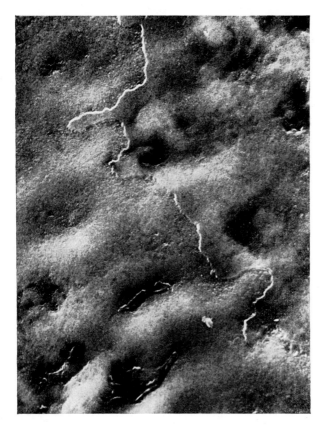

Abb. 76 Pellikelbildung auf Schmelzoberfläche im Rasterelektronenmikroskop (1 : 4500)

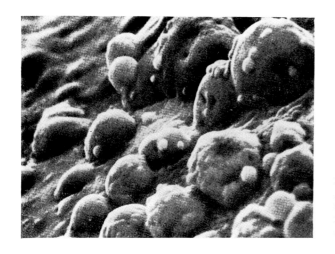

Abb. 77 REM-Aufnahme (6400-fach) an der Schmelzoberfläche angesammelten globulären Materials (Kolonien von Mikroorganismen) in einer Größe von $20\,\mu m$ (nach SAXTON)

zung des Speichels, dem Substratangebot, den Kaugewohnheiten sowie von einer Reihe anderer Faktoren. Begünstigt wird ihre Bildung und Ansammlung in Retentionsstellen, Fissuren, Approximalräumen und Zervikalbereichen. Dort leitet die Ausbildung eines feinen Niederschlags an der Schmelzoberfläche (aus der Mundflüssigkeit) die Plaquebildung ein. Man nimmt an, daß sich beim Kontakt mit dem Schmelzapatit interne Molekülbindungen verändern, wobei Glykoproteine denaturiert und an der Zahnoberfläche absorbiert werden. Diese erste, etwa 0,1 bis 0,2 μm dicke Schicht setzt sich aus unterschiedlichen Speichelglykoproteinen, blutgruppenreaktiven Substanzen, Immunoglobulinen (IgA, IgG und IgM) sowie Enzymen (Lysozym) zusammen. Das so entstehende exogene Schmelzoberhäutchen (Abb. 76) ist eine zellfreie, homogene, mit basischem Fuchsin anfärbbare Membran, auf der sich zunächst grampositive Kokken kolonieartig ansiedeln. An gereinigten Flächen kann die Kolonisierung von Streptococcus mutans in wenigen Stunden nachgewiesen werden, vorausgesetzt, daß seine Konzentration im Speichel 10^{-4} Zellen/ml oder höher ist. Dieser Vorgang vollzieht sich in Grübchen oder Nischen am raschesten. Die Kokkenrasen fließen dann flächenförmig zusammen und bedecken den Schmelz schließlich in einer Dicke von 20 bis 30 mm als geschlossener Bakterienrasen (Abb. 77).

Über 50% der Plaquestreptokokken haben die Fähigkeit zur Bildung von extrazellulären Polysacchariden. Mit Hilfe von Glykosyl-Transferasen (insbesondere Saccharosespaltern) produzieren sie bei Saccharose-Zufuhr (jedoch nicht unter dem Einfluß anderer Zucker, wie Fructose, Glucose, Maltose usw.!) unlösliche wie auch schwer lösliche Glukane (Dextran, Mutan, Lävan, ein lösliches Fruktan), die den Mikroorganismen als interzelluläre Matrix dienen, ihre Haftung und Vermehrung also begünstigen.

In einer nächsten Phase lagern sich in diese Kokkenkolonien Filamente ein (Leptotrichia buccalis und dentium, Actinomyceten, Neisserien, Veillonellen), die sich radiär zur Plaqueoberfläche anordnen und der Plaque eine Struktur verleihen. Dazwischen etablieren sich speziell gramnegative Kokken.

Die *Bakteriendichte* der Plaque ist außerordentlich hoch; die Mikroorganismen beherrschen etwa 70% des Plaquevolumens, während nur 30% auf die intermikrobielle Substanz (Dextran 8%, Lävan 2% und Speichelmukoide) entfallen. In definierten Bereichen nasser Plaque beträgt der mikroskopisch zählbare Anteil grampositiver und gramnegativer Kokken 97% (3% Filamente und Stäbchen). Bei züchtbaren Keimen war folgende Verteilung nachzuweisen: 70% grampositive Streptokokken,

27% gramnegative Kokken, 3% Filamente und Stäbchen, aber nur 0,001% Laktobazillen ($= 1$ auf 10^5 bis 10^6 Streptokokken).
Die Plaque bleibt in fast allen Reagenzien unlösbar und stellt für große Moleküle (hochmolekulare Zucker) ein Diffusionshindernis dar. Gut diffundieren organische Säuren, Calcium-, Phosphat- und Fluor-Ionen sowie niedermolekulare Zucker (Disaccharide, wie Saccharose, Maltose und Lactose sowie Monosaccharide, wie Glucose und Fructose).
Die *Haupteigenschaft der Plaque* besteht in Säurebildung mit pH-Abfall der Neutralwerte auf direkt schmelzlösende Konzentrationen (unter 5,5). Gebildet werden Milchsäure, Essigsäure, Propionsäure und andere organische Säuren.
Für den pH-Abfall in der Plaque und seinen weiteren Verlauf sind folgende Faktoren bestimmend:
1. Alter (8 bis 12 Stunden), Dicke (0,3 bis 0,6 mm) und Lokalisation der Plaque (approximal, lingual, labial usw.);
2. Verfügbarkeit und Konzentration vergärbarer Kohlenhydrate in der Mundhöhle;
3. Diffusionsvermögen der Kohlenhydrate in die Plaque;
4. Pufferungsvermögen des Speichels (Bicarbonat-Puffersystem).

Nach jeder Nahrungsaufnahme setzt in der Plaque eine typische pH-Verschiebung ein: Die vorher um den Neutralpunkt variierenden pH-Werte sinken in den ersten 10 min nach Substratzuführung — sehr rasch auf kritische Konzentrationen ab, halten diese über etwa 20 bis 40 min und steigen dann allmählich wieder auf die Ursprungswerte an. Der Verlauf der sogenannten Stephan-Kurve ist von verschiedenen Faktoren abhängig. So unterscheidet sie sich beispielsweise recht eindeutig bei kariesfreien und kariesaktiven Personen.
Kariogene Bedingungen sind in einer Plaque immer dann gegeben, wenn
– Zucker in ausreichenden Mengen in die Tiefe gelangen,
– sich bildende Säuren dem reinigenden und puffernden Einfluß des Speichels entzogen sind und
– andere Mechanismen, die den Plaque-pH-Wert erhöhen, durch Diffusion von Säuren aus der Plaque, Abbau des neutralisierenden Harnstoffgehaltes im Speichel u. a. Faktoren behindert werden.

In der kritischen Phase diffundieren undissoziierte Säuren sowie H-Ionen in den Schmelz und bewirken dort die kariöse Demineralisation. Als kritischer pH-Wert gilt im allgemeinen ein Wert unter 5,5. Bei niedrigem Fluorid- oder hohem Carbonatgehalt des Schmelzes, ebenso bei niedrigem Calcium- und Phosphat-Gehalt der Plaque kann die Demineralisation aber auch schon bei pH-Werten zwischen 6,0 und 5,7 einsetzen.
So ergibt sich als Fazit aus den bisher vorliegenden Erkenntnissen, daß jede Plaque, der man häufig Zucker zuführt, innerhalb eines 8- bis 12stündigen Reifestadiums Karies zu provozieren vermag. Für die praktische Prävention lassen sich aus den skizzierten Mechanismen folgende Möglichkeiten zur effektiven Bekämpfung der Karies (wie auch der Gingivitis (s. II. 4.)) ableiten: mechanische Hemmung der Belagbildung, Eingriff in den Bakterienstoffwechsel, Ausschaltung der Stoffwechselprodukte, vor allem aber Entzug plaquewirksamen Substrats.

3.4.1. Mundhygiene und Gebißpflege

Eine der wichtigsten Voraussetzungen im vorbeugenden Kampf gegen Erkrankungen der Zahnhartsubstanzen sowie des marginalen Periodonts besteht in der Förderung der oralen Hygiene.

Sie zu gewährleisten wird um so dringlicher, je mehr die physiologische Selbstreinigung (infolge ungenügender Inanspruchnahme des Gebisses) zu wünschen übrigläßt. Zwar kann man durch Intensivierung des Kauprozesses einen erhöhten Selbstreinigungseffekt und damit eine Dezimierung der Belagdicke erreichen, dadurch allerdings weniger auf die Plaques als vielmehr auf die Clearance Einfluß nehmen.
Es werden also Maßnahmen notwendig, die das lokale Milieu entscheidend zu beeinflussen vermögen. Eine beträchtliche Dezimierung der Keimzahl bewirkt allein schon kräftiges Ausspülen der Mundhöhle. In einem Kubikzentimeter Lösung waren nach der ersten Mundspülung 2,7 Mill. Keime nachzuweisen, nach der 20. und 40. immerhin noch 1,2 bzw. 1,0 Mill. Um auf die lokalen Vorgänge einschneidenden Einfluß nehmen zu können, bedarf es deshalb der mechanischen Mundreinigung.
Die Hemmung des Karieszuwachses durch systematisch betriebene Zahn- und Mundpflege (sowohl beim einzelnen Individuum als auch bei Probandengruppen) gilt als eindeutig erwiesen. Ebenso steht fest, daß durch sie nicht nur die hygienischen Verhältnisse in der Mundhöhle verbessert werden, sondern auch der Gesundheitszustand der Gingiva.

3.4.1.1. Systematik der Zahn- und Mundpflege

Bestimmend für die Effektivität der Zahn- und Mundpflege sind insbesondere der Zeitpunkt sowie die Häufigkeit und Intensität ihrer Durchführung.
Daraus ist im Hinblick auf die Effektivität der Zahn- und Mundpflege die Forderung abzuleiten, sie nicht irgendwann am Tage, sondern stets unmittelbar nach jeder Nahrungsaufnahme vorzunehmen. Im Alltag wird dies zwar nicht immer und überall in voller Konsequenz realisierbar sein, doch darf man keinesfalls auf eine optimale Zielorientierung hinsichtlich der Erziehung der Jugend zu einer effektiven Zahn- und Mundpflege verzichten. Gründliche Zahnreinigung nach dem Frühstück und Abendessen dürfte noch die wenigsten Schwierigkeiten bereiten. Tagsüber müßte zumindest eine gründliche Mundspülung nach jeder Mahlzeit gewährleistet sein. Notwendig aber ist intensives Zähneputzen nach jedem Zuckerkonsum.
Weitere wichtige Aspekte sind Dauer und Technik der Mundreinigung sowie deren *Effektivitätskontrolle*. Letztere erreicht man durch selektive Plaqueanfärbung mittels Erythrosin-Tabletten, oder einfacher Mundspülung mit basischer Fuchsinlösung (bestehend aus 10 Tropfen einer konzentrierten alkoholischen Lösung auf ein Viertel Glas Wasser). Für den klinischen Gebrauch empfiehlt sich Plaque-Touchierlösung (Standardrezepturen 1981), die Patenblau V (1,0 g) und Tetrazin (0,5 g) in wäßriger Lösung enthält. Sie wird mit dem Wattebausch aufgetragen. Der Vergleich läßt nicht nur Mängel in der Reinigungstechnik offensichtlich werden, sondern unterstreicht auch die Notwendigkeit eines ausreichend langen Reinigungsprozesses (Abb. 78), der mindestens über 2 min ausgedehnt werden muß (Zeitkontrolle; bei Kindern evtl. mit Sanduhr (Spieltrieb)). Bei Einhaltung systematischen Vorgehens ist diese Zeitspanne ohnehin erforderlich, um tatsächlich alle Gebißbereiche zu säubern. Dabei bedarf es der visuellen Selbstkontrolle durch das Kind (Zahnreinigung grundsätzlich vor einem Spiegel).
Als *Reinigungs-* und *Massagemethoden* werden vertikales und horizontales Bürsten empfohlen, ferner die Roll-, Vibrations- und Zirkulationstechnik. Im Hinblick auf die Reinigung bietet die Rolltechnik Vorteile, hinsichtlich der Massagewirkung hingegen die Charters-Methode (s. III. 14.1.4.1.). Das noch immer allgemein übliche horizontale Bürsten hat sich als uneffektiv erwiesen und kann – über längere Zeit durchgeführt – Schäden an den Zahnhartsubstanzen (keilförmige Defekte) verursachen. Weit sinnvoller ist vertikales oder rotierendes Führen der Zahnbürste. Erste-

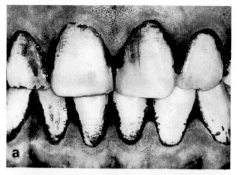
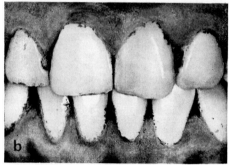
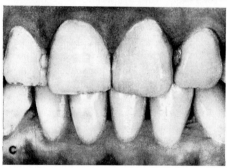

Abb. 78 Nachweis des Reinigungseffektes der Zahn- und Mundpflege durch Belaganfärbung; (a) vor der Reinigung, (b) Zustand nach 2 min und (c) Endbefund nach eingehender Instruktion und weiterer Mundreinigung von 1 min

res gewährleistet eine intensive Massagewirkung, wenn sie im Oberkiefer von oben nach unten, im Unterkiefer jedoch von unten nach oben bewegt wird; also jeweils in Strömungsrichtung der Blutzirkulation. Beim rotierenden Bürsten wird die Zahnbürste horizontal angesetzt und in kreisförmigen Bewegungen nach unten distal, dann nach oben mesial geführt. Das zuletzt genannte Vorgehen ist leichter erlernbar und deshalb besonders für Kinder geeignet. Bei ihrer Anleitung zu richtiger Zahn- und Mundpflege sollte man auf die Einhaltung folgender Prinzipien achten:
1. Jede Gebißpartie muß etwa 15 s bearbeitet werden.
2. Die Zahnbürste wird dabei in kleinen, kreisenden Bewegungen geführt.
3. Grundsätzlich beginnt man mit der Reinigung der hintersten Zähne (höchster Schwierigkeitsgrad).
4. Gleichzeitig mit dem Reinigen der Zahnseitenflächen erfolgt Massage der Gingiva.

Die Systematik kann insofern variiert werden, als man die Kinder entweder zunächst die rechte, dann die linke Gebißhälfte reinigen läßt, oder aber nach folgendem Schema vorgeht:

1. Kauflächen: Am letzten Molaren beginnend, mit kleinen Vor- und Rückbewegungen bis zum Eckzahn reinigen.
   Putzkörper nach oben
   1. oben rechts
   2. oben links

   Putzkörper nach unten
   3. unten rechts
   4. unten links
2. Außenflächen der Seitenzähne: Bei geschlossener Zahnreihe ebenfalls von hinten nach vorn reinigen, mit kleinen, kreisenden Bewegungen.
   5. rechts
   6. links
3. Außenflächen der Vorderzähne: Putztechnik wie bei den Seitenzähnen (Schneidekante auf Schneidekante gestellt). Putzkörper mit Druck gegen die Zähne gerichtet
   7. oben von rechts nach links
   8. unten von rechts nach links
4. Innenflächen: An den Seitenzähnen kleine Drehbewegungen, an den Vorderzähnen Auf- und Abwärtsbewegungen.
   9. oben von rechts nach links
   10. unten von rechts nach links.

Jeder Benutzung der Zahnbürste sollte kräftiges Mundspülen folgen. Mitunter macht sich eine zusätzliche Reinigung der Interdentalräume mit gewachstem Seidenfaden erforderlich. Zwischen den Fingern gespannt, wird er an den Approximalwänden der Zähne zervikalwärts geführt.

Grundsätzlich sollte regelmäßige Zahn- und Mundpflege so früh wie möglich einsetzen. Spätestens aber ab dem 4. Lebensjahr sind die Kinder systematisch anzuleiten. Während die Benutzung der Zahnbürste anfangs zweifellos mehr Spiel als effektive Vorbeugungsmaßnahme ist, entwickelt sich daraus schließlich eine kulturhygienische Gewohnheit. Bewußte Lenkung des in diesem Alter ausgeprägten Nachahmungstriebes erleichtert die Anerziehung der Mundhygiene.

3.4.1.2. Hilfsmittel zur Mundreinigung

Wichtigstes Utensil ist die *Handzahnbürste*. Sie muß in Größe und Form den Mundverhältnissen des Kindes entsprechen (günstigste Länge 12,7 cm), um bei Einhaltung zweckmäßigen Vorgehens einen hohen Effekt zu erzielen. Für Kinder sollte der Putzkörper 2,5 cm Länge, 1,2 cm Breite und 1,0 cm Höhe haben. Sein Profil kann gerade oder leicht konkav sein. Als zweckmäßig hat sich die Anordnung von drei Borstenreihen, mit je acht Bündeln erwiesen, in Abständen von 2 bis 3 mm. Als Borstenmaterial haben sich Kunststoffe bewährt. Wegen ihrer glatten, porenfreien Oberfläche und des fehlenden Markkanals sind sie hygienischer als Naturborsten (keine Wasseraufnahme oder Ansammlung von Mikroorganismen). Allerdings sollten Kunststoffborsten ausreichend hart und an ihrem Ende abgerundet sein (Ausschluß von Mikroverletzungen). Die Härte ist abhängig von der Qualität des Materials, der Länge und Dicke der Borsten. Als weich gilt ein Durchmesser von 0,17 bis 0,2 mm, als normal 0,25 mm (der günstigste Wert) und als hart 0,3 mm. Die Lebensdauer der Zahnbürste wird (bei mehrmals täglicher Benutzung) mit 2 bis 3 Monaten angegeben. Ihre regelmäßige Reinigung in Wasser ist eine erfüllbare Minimalanforderung zur Einschränkung der Zahl von Mikroorganismen im Putzkörper.

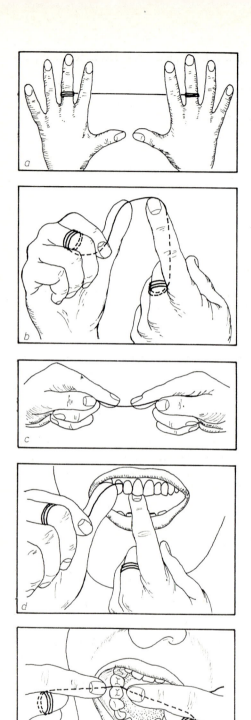

Abb. 79 Einfache Technik des Fädelns mit gewachstem Seidenfaden (a–e)

Elektrische Zahnbürsten. Sie basieren auf unterschiedlichen Konstruktionsprinzipien: Rotations- oder Schüttelrhythmus, Auf- und Abbewegungen bzw. deren Kombination. Bei gleich intensiver Anwendung bieten elektrische Zahnbürsten gegenüber der Handzahnbürste keine erheblichen Vorteile. Als gewisse Vorzüge sind der bessere Massageeffekt auf die Gingiva und psychologische Aspekte anzuführen, da man das Kind über den Spieltrieb zu ihrer häufigeren Anwendung veranlassen kann.

Zahnseide. Da die Reinigung der Approximalräume mit der Zahnbürste wie auch mit einer Zahnzwischenraumbürste nicht immer befriedigend gelingt, empfiehlt sich deren zusätzliche Säuberung mit gewachstem Seidenfaden *(Fädeln, Dental flossing).* Zwischen den Fingern gespannt (Abb. 79) wird der Faden dabei an den Kontaktflächen zervikalwärts geführt. In relativ kurzer Zeit kann man sich eine sehr schnelle und effektive Technik aneignen. Im Gegensatz dazu sind Zahnstocher keine geeigneten Hilfsmittel zur Zahn- und Mundpflege.

3.4.1.3. Zahnpasten und Mundwässer

Sie unterstützen die mechanische Reinigung, indem sie die Plaqueentfernung sowie die Beseitigung von Pigmentauflagerungen erleichtern. Durch Verwendung einer geeigneten Zahnpaste kann der zum Reinigen der Zähne notwendige Zeitaufwand um 20 bis 30 % verringert werden. Allerdings genügt nicht jede Zahnpaste den zu stellenden Anforderungen: Beeinflussung der Zahnhartsubstanzen einerseits und der Gingiva andererseits. Während Abrasiv- und grenzflächenaktive Stoffe für erstere von Vorteil sein können, wirken sie sich auf letztere evtl. nachteilig aus. Nur bei gesunder Gingiva ist die Zahnpaste ohne Bedeutung. Gilt es hingegen, eine Entzündungsbehandlung zu unterstützen, empfiehlt sich die Verwendung sogenannter therapeutischer Zahnpasten, deren Wirkstoffkomponenten Entzündungshemmer, Adstringentien oder Desinfizienzien sein können. Als weitere Inhaltsstoffe finden Verwendung:
– abrasive Substanzen und Schleifmittel (Calciumcarbonat, Calciumphosphat, Natriummetaphosphat, Siliziumdioxid und andere Silikate);
– oberflächenaktive Stoffe (Natrium-Laurylsulfonat, Natrium-Sulforizinoleat);
– Suspensionsmittel (Glyzerol, Propylenglykol, Wasserstoffperoxid);
– Geschmackskorrigenzien (Menthol, Pfefferminze);
– vorbeugende Zusätze (Fluoride, Meer- oder Mineralsalze, Vitamine).
Eine gut schmeckende Zahnpaste kann für das Kind Anreiz zur Zahn- und Mundpflege sein. Allerdings sollte man die Wirksamkeit von Zahnpasten nicht überschätzen; entscheidend bleibt immer der mechanische Reinigungseffekt.

Mundwässer zählen zu den Gesundheitspflegemitteln und haben im allgemeinen keine vorbeugende Bedeutung. Der Unterstützung therapeutischer Maßnahmen bei Gingivitis oder Periodontitis dienende Lösungen aber bedürfen der Rezeptur und sind als Mundwässer für den täglichen Gebrauch ungeeignet.

3.4.2. Chemisch-medikamentöse Plaquebekämpfung

Die regelmäßige oder zeitlich limitierte Anwendung antimikrobiell, antienzymatisch oder chemisch wirkender Lösungen stellt eine Alternative dar zu den mechanischen Maßnahmen der Plaqueeinschränkung. Auch Möglichkeiten der oralen Immunstimulation (Neutralisierung spezifischer Pathogene über das Speichelimmunsystem) wur-

den in Betracht gezogen. Ansatzpunkte einer chemisch-medikamentösen Plaquebekämpfung bestehen in der
- Hemmung der Plaquebildung,
- Entfernung bzw. Auflösung bestehender Beläge,
- Hemmung mikrobieller Kolonisierung an Oberflächen,
- Veränderung der Plaquepathogenität und
- Verhinderung der Plaqueverkalkung (Zahnsteinhemmer).

Unter kariespräventivem Aspekt haben allerdings bislang nur die Aminfluoride (in Kombination mit Zinnfluorid-Lösung) sowie die Diglukonate (Chlorhexidin) Bedeutung erlangt. Für die vorbeugende Bekämpfung periodontaler Erkrankungen sind vor allem letztere von Nutzen (s. II. 4 und III. 7.5.).

3.5. Einschränkung plaquewirksamen Substrats

Im Zusammenhang mit der Karies wird aus gutem Grund immer wieder auf die Ernährungsabhängigkeit ihres Auftretens hingewiesen, liegen doch unzählige epidemiologische wie auch experimentelle Beweise dafür vor, daß im Nahrungszucker das eigentliche kariogene Substrat zu sehen ist. Die Saccharose fördert sowohl die Entwicklung (extrazelluläre Polysaccharidbildung durch Streptococcus mutans) als auch die Säurebildung in der naturierten Plaque.

3.5.1. Kohlenhydrate und Kariesgeschehen

Die ersten richtungweisenden klinischen Ergebnisse wurden Anfang der 50er Jahre mit der *Vipeholm-Studie* erarbeitet, in der durch jahrelange Longitudinalstudien an Erwachsenen der Beweis erbracht werden konnte, daß zwischen der Kariesaktivität und Ernährungsgewohnheiten ein unmittelbarer Zusammenhang besteht. Vielfältige Untersuchungen, tierexperimentelle wie auch klinische, haben diese elementare Erkenntnis inzwischen eindeutig belegt und so die vorbeugende Kariesbekämpfung durch ihre Orientierung auf den Ernährungssektor in die richtige Bahn gelenkt.

Maßgebend für die Kariogenität der Kohlenhydrate sind im wesentlichen folgende Faktoren:
1. *Chemische Qualität:* Ihre Diffusionsfähigkeit in die Plaque, also vor allem die Größe ihrer Moleküle.
    Ein gutes Diffusionsvermögen weisen *niedermolekulare Zucker* auf (Traubenzucker, Fruchtzucker, Rohrzucker sowie Zucker in Form von Bonbons, Karamellen usw.), die in die Tiefe gelangen und dort zu Säuren vergärt werden; sie sind *kariogen*.
    Nicht kariogen sind hingegen *hochmolekulare Zucker* (Stärke, Glycogen), denen infolge ihrer Molekülgröße die Plaquestruktur zum Diffusionshindernis wird. Ihr Abbau zu Säuren erfolgt bereits in den oberen, der puffernden Speichelwirkung gut zugängigen Plaqueschichten, so daß sie keinen pH-Abfall in kritische Bereiche bewirken können.
2. *Quantität des Konsums:* Die Nahrungsgewohnheiten haben sich in den letzten Jahrzehnten erheblich gewandelt. So ist der Brot- und Kartoffelkonsum rückläufig, während der Zuckerverbrauch pro Kopf der Bevölkerung kontinuierlich steigt (Tab. 13). In epidemiologischen Vergleichsstudien konnte der direkte Zusammenhang zwischen Zuckerkonsum und Kariesverbreitung eindeutig nachge-

Tabelle 13 Entwicklung des jährlichen Prokopfverbrauchs der Bevölkerung an Zucker und Zuckererzeugnissen in kg (umgerechnet auf Weißzucker) in der DDR seit 1955 (Statistisches Jahrbuch der DDR 1963 (S. 397), 1972 (S. 353), 1976 (S. 311) und 1979 (S. 275))

Jahr	Zucker	Zuckererzeugnisse	Gesamtverbrauch	Jahr	Zucker	Zuckererzeugnisse	Gesamtverbrauch
1955	19,4	8,0	27,4	1968	–	–	32,9
1958	–	–	29,4	1969	–	–	33,5
1959	–	–	28,8	1970	17,1	17,3	34,4
1960	18,2	11,1	29,3	1971	–	–	35,2
1961	–	–	31,6	1972	–	–	34,9
1962	–	–	30,2	1973	14,9	20,2	35,1
1964	–	–	30,7	1974	15,1	21,8	36,9
1965	18,1	12,0	30,1	1975	14,9	21,9	36,8
1966	–	–	29,3	1876	15,1	23,5	38,6
1967	–	–	31,6	1977	14,2	23,6	37,8
				1978	13,9	25,0	38,9

wiesen werden. Kariesebben gingen immer mit dem Rückgang des Zuckerverbrauchs konform, Kariesfluten hingegen mit steigendem Konsum. Maßgebend dürfte dabei weniger der Gesamtzuckerverbrauch sein, als vielmehr der steigende Zuckerkonsum in Form von Genußmitteln (s. Tab. 13). Bedenkt man, daß bereits zwei Körnchen Zucker den pH-Wert der interdentalen Plaque auf schmelzlösende Säurekonzentrationen zu senken und diese über 40 bis 60 min zu erhalten vermögen, so läßt sich daraus ermessen, welche Schäden ein durchschnittlicher Tageskonsum von 80 bis 100 g Zucker verursachen kann.

3. *Physikalische Eigenschaften*: Bei Aufnahme von Zuckern in gelöster Form (Süßgetränke mit etwa 10% Saccharose) gelangen nur verhältnismäßig geringe Mengen in die Plaque. Anders verhält es sich, wenn der Zuckerkonsum mit der festen Nahrung erfolgt. Infolge ihrer physikalischen Beschaffenheit werden kleinere Partikel in Schlupfwinkeln retiniert, sie sind somit länger verfügbar, die Zuckereliminierung aus der Plaque wird verzögert. Maßgebend dafür ist vor allem die Klebfähigkeit der Zuckerprodukte, weniger ihr Zuckergehalt.

4. *Häufigkeit von Zwischenmahlzeiten*: Bereits die *Vipeholm-Studie* machte deutlich, daß Unterschiede in den Konsumgewohnheiten auf die kariogenen Auswirkungen des Zuckers erheblichen Einfluß haben. So erwies sich, daß selbst extrem hohe Zuckermengen (über 300 g täglich) weniger kariesgefährdend wirken, wenn sie ausschließlich zu den Hauptmahlzeiten konsumiert werden, im Vergleich zu 30 bis 100 g als Zwischenmahlzeit. Daß zwischen dem Kariesbefall der Milchzähne und der Häufigkeit von Zwischenmahlzeiten ein direkter Zusammenhang besteht, beweisen auch epidemiologische Analysen der Ernährungsgewohnheiten von Kindern.

Wie sich bei unterschiedlicher Häufigkeit zuckerreicher Zwischenmahlzeiten der Plaque-pH im Tagesverlauf wandelt, veranschaulicht die graphische Darstellung der Stephan-Kurven zweier Probanden in Abbildung 80.

Man schätzt, daß etwa 200 Säureangriffe zur präklinischen Karies führen (klinisch sichtbarer Kreidefleck), und etwa 500 bis 1000 zur diagnostizierbaren Schmelzläsion.

5. *Quantität und Qualität beigegebener Schutzstoffe*: Die Kariogenität der Kohlenhydrate wird durch andere Nahrungsmittelkomponenten gemildert, möglicherweise sogar aufgehoben, wobei verschiedene Wirkungsmechanismen in Aktion treten. So bilden beispielsweise die Fette einerseits auf der Zahnoberfläche einen

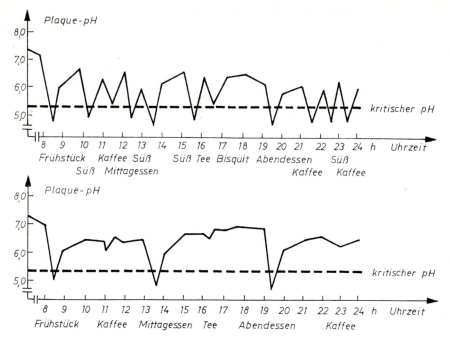

Abb. 80 Tagesverlauf des Plaque-pH bei unterschiedlicher Häufigkeit der Nahrungsaufnahme (JENKINS). Das häufige Absinken des pH in den kritischen Bereich (obere Kurve) steht in unmittelbarem Zusammenhang mit der Zahl süßer Zwischenmahlzeiten sowie dem Trinken süßer Getränke (Chronizität des kariogenen Reizes), die bei der unteren Kurve unterblieben sind

hydrophoben Schutzfilm, andererseits hüllen sie Kohlenhydratpartikel ein und tragen dadurch zur Beschleunigung der Zuckereliminierung aus der Mundhöhle bei. Hingewiesen sei in diesem Zusammenhang auch auf die karieshemmende Wirkung von Calcium-Saccharose-Phosphat (s. II. 3.5.3.3.) und andere Bestandteile von Nahrungsmitteln.

6. *Von Speichel und Belägen geschaffene enzymatische Bedingungen:* Sie haben unmittelbare Bedeutung für die Zuckereliminierung (Oral sugar clearance time) aus der Mundhöhle. Beschleunigter Kohlenhydratabbau ist mit geringem, verzögerter mit hohem Kariesbefall verbunden. Maßgebend sind Menge, Viskosität und chemische Zusammensetzung des Speichels, insbesondere sein Diastase- und Amylasegehalt (Aufspaltung von Stärke in Dextrin und Maltose) wie auch die Pufferkapazität des Speichels (Natriumhydrogenkarbonat-System) und sein Gehalt an Ionen.

Wenn es gelänge, die Saccharose aus dem täglichen Nahrungsangebot zu verdrängen, wäre sowohl in der vorbeugenden Bekämpfung der Karies als auch der Gingivitis ein entscheidender Schritt getan. Da dies aber nicht möglich ist, fehlt einer derartigen Diskussion jede reale Basis; sie bleibt rein polemisch. Die praktischen Möglichkeiten reduzieren sich auf *Ernährungslenkung, Zuckeraustausch* und *Zuckerreduktion* in Lebens- und Genußmitteln.

3.5.2. Ernährungslenkung und Zuckerrestriktion

Die *Ernährungslenkung* hat zum Ziel, die Art, Zeit und Reihenfolge der Aufnahme kariogener Kohlenhydrate so zu steuern, daß die Gefahr einer Schädigung der Zahnhartsubstanzen weitgehend reduziert wird. Für das praktische Vorgehen empfehlen sich folgende Grundregeln:
1. *Beschränkung der Nahrungsaufnahme auf wenige Mahlzeiten.* Aus ernährungsphysiologischen Gründen (Energiebedarf) ist vor allem für Kinder die tägliche Nahrungsaufnahme auf fünf Mahlzeiten zu beschränken. Darunter versteht man in der Regel die drei traditionellen Hauptmahlzeiten und zwei Zwischenmahlzeiten.
2. *Zweckmäßige Zusammenstellung der Hauptmahlzeiten.* Diesbezüglich gelten zunächst die für die einzelnen Altersgruppen erarbeiteten Empfehlungen für die tägliche Energie- und Nährstoffaufnahme, die allerdings den Gesamtbedarf umfassen.
Zum *Frühstück* sind vor allem Milch sowie Milchprodukte (Quark, Käse, Butter) besonders geeignet. Sie bewirken nur unbedeutende pH-Senkungen in der oralen Plaque. Dies gilt auch für Brotwaren sowie für Eier und Wurst. Getränke können nach Belieben gewählt werden, doch sollten sie nicht oder nur gering gesüßt sein. Fette haben keinen nachteiligen Einfluß auf die Zähne, eher ist ihnen eine kariesseinschränkende Wirkung (Fettfilm auf Oberflächen) zuzusprechen.
Als *Mittagessen* können sowohl Fleisch- als auch Fischgerichte mit Kartoffeln oder Teigwaren verabreicht werden, vorher evtl. Vorspeisen oder Suppen. Im Interesse der Erhaltung und Förderung der Gesundheit kommt es dabei auf die Ausgewogenheit des Nährstoffangebotes an. Für das Kauorgan besonders wichtig ist der Abschluß der Mahlzeit mit einer derbfaserigen, den Kauprozeß und damit die Selbstreinigung fördernden Kost (Beschleunigung der oral sugar clearance). Am besten entsprechen dieser Forderung Frischobst, aber auch Salate (Gurken-, Tomaten-, Sellerie-, Kraut- oder Kopfsalat). Unzweckmäßig sind alle Arten von Dörrobst (wie getrocknete Pflaumen, Weintrauben oder Aprikosen) wegen ihres hohen Zuckergehaltes und ihrer starken Klebrigkeit. Bananen haben eine stark pH-Wertsenkende Wirkung. Gegen schwach gesüßte Kompotte, Apfelmus oder Quarkspeisen als Nachtisch bestehen keine Bedenken.
Das *Abendessen* wird nach den gleichen Prinzipien zusammengestellt und sollte zweckmäßigerweise mit Käse abgeschlossen werden.
3. *Zuckerarme Zwischenmahlzeiten.* Aus stomatologischer Sicht ist darin eine der wichtigsten Empfehlungen zu sehen, da zuckerhaltige Zwischenmahlzeiten die größte Gefahr für den Bestand der Zähne darstellen. Außerdem begünstigen sie die Entstehung von Übergewicht; ihre Einschränkung ist also auch aus ernährungsphysiologischen Gründen notwendig. Kinder, die täglich 10- bis 15mal naschen, sind keine Seltenheit. Durch die auf diese Weise provozierte ständige Säurebildung kommt es in der Plaque kaum noch zu den für die Remineralisation notwendigen „Erholungspausen". Gravierende Folgen hat der Genuß von Süßigkeiten vor allem vor dem Zubettgehen, wenn anschließend keine Zahnreinigung mehr erfolgt. Während des Schlafes ist die Speichelsekretion herabgesetzt, die erreichten Plaque-pH-Werte können also über eine sehr lange Zeit im kritischen Bereich verharren und werden nur langsam abgepuffert.
Zwischenmahlzeiten sollten auf je eine am Vormittag und Nachmittag eingeschränkt bleiben. Für ihre Zusammenstellung gelten die gleichen Gesichtspunkte wie für das Frühstück. Ergänzend wäre noch zu vermerken, daß zwar ernährungsphysiologisch die Überlegenheit von Vollkornprodukten erwiesen ist, diese aber in kariesvorbeugender Hinsicht – mit Ausnahme ihrer speichelstimulierenden Wirkung – keine Vorteile bieten. Stärke in Getreide- und Mehlprodukten, Reis und

Kartoffeln, wirkt nicht kariesfördernd. Aus dieser Sicht besteht also kein Anlaß, gegen Weißmehlprodukte (Weißbrot, Brötchen u. dgl.) Stellung zu nehmen. Nicht der Ausmahlungsgrad der Getreideprodukte schadet den Zähnen, sondern der süße Brotaufstrich (Marmelade, Honig usw.). Als Zwischenmahlzeit zu empfehlen sind vor allem Frischobst, rohes Gemüse (Möhren, Rohkostsalat), Joghurt und Milchprodukte.

Besonderes Augenmerk ist dem exzessiven Genuß von stark sauren Fruchtsäften (auch Früchten) zu widmen, die trotz ihrer nur kurzen Verweildauer in der Mundhöhle durch Einflußnahme freier Säuren auf die belagfreien Schmelzoberflächen zu Erosionen führen können (s. III. 7.1.). Unbedenklich sind milchsäurehaltige Lebensmittel, wie Sauermilch, Buttermilch und Joghurt.

4. *Gründliche Zahn- und Mundreinigung nach jeder Nahrungsaufnahme*, zumindest aber kräftige Mundspülung sind notwendig. Wichtig ist es, die Ernährungslenkung nicht isoliert zu betrachten, denn mit gesundheitserzieherischen Maßnahmen (Informationen und Versuche der Motivation zur Änderung der Ernährungsweise) allein wird man keinen entscheidenden Fortschritt erzielen können. Es ist immer der unmittelbare Zusammenhang zur regelmäßig betriebenen Zahn- und Mundpflege sowie zum Einsatz der Fluoride zu sehen.

5. Allgemeine *Einschränkung des Süßigkeitskonsums*. Dazu bedarf es ständiger, konsequenter Erziehungsarbeit über Generationen und trotzdem wird völliger Verzicht auf Süßigkeiten nicht zu erreichen sein. Für den oralen Gesundheitszustand ist es aber mit Sicherheit vorteilhafter, wenn Kinder Süßigkeiten selten, dann aber in größeren Quantitäten (z. B. dreimal wöchentlich bis zur Appetitabsättigung, bei unmittelbar danach erfolgender Zahn- und Mundpflege) zu sich nehmen, als in Form ständigen, unkontrollierten Naschens.

3.5.3. Zuckeraustausch

Die jahrzehntelangen Erfahrungen, die man mit dem Entzug der Saccharose aus Nahrungs- und Genußmitteln für Diabetiker und Adipöse gesammelt hat, gewinnen zunehmend auch für die vorbeugende Kariesbekämpfung an Bedeutung. Zweifellos könnte die Verwendung von Süßungsmitteln, die in der oralen Plaque durch Mikroorganismen nur wenig oder nicht vergärt werden, erheblich dazu beitragen, den Kariesbefall zu reduzieren. Zwar läßt sich die Saccharose wohl kaum ganz aus dem Nahrungsmittelangebot verdrängen, doch wird zunehmend der Weg geebnet für die Produktion von Genuß- und Lebensmitteln unter Verwendung von Zuckeraustauschstoffen. Dazu zählen Süßwaren (wie Schokolade, Bonbons, Konfitüre und Marmelade), aber auch Erfrischungsgetränke (Cola), Speiseeis und Kaugummi.

Aus ernährungsphysiologischer und stomatologischer Sicht müssen Zuckeraustauschstoffe folgenden Anforderungen gerecht werden:

1. gleiche oder vergleichbare Süßkraft wie Saccharose, ohne Beigeschmack (Palatabilität) oder anhaltendes Nachsüßen auf der Zunge;
2. toxikologische Unbedenklichkeit für den Stoffwechsel und gute Verträglichkeit, frei von unphysiologischen Nebenwirkungen, auch bei längerem, quantitativ hohem Verbrauch;
3. keine bzw. im Vergleich zur Saccharose deutlich verringerte Kariogenität;
4. Verwendbarkeit als Diätzusatz für Diabetiker und bei der Lebensmittelherstellung technologisch verarbeitbar.

In jüngerer Zeit haben verschiedene Substanzen eine gewisse praktische Bedeutung erlangt, was sowohl für energiehaltige als auch energiefreie Süßungsmittel zutrifft, ebenso für einige kariesbeschränkend wirkende Zuckerzusatzstoffe.

3.5.3.1. Energiehaltige Süßungsmittel

Darunter versteht man Stoffe mit (größenordnungsmäßig) ähnlichen Süßungs- und Struktureigenschaften, die in dem auszutauschenden Zucker entsprechender Menge eingesetzt werden können. Zu dieser Gruppe zählen Sorbit (verwandt mit Dulcit und Mannit), die L-Sorbose und Xylit. Einige der energiehaltigen Süßungsmittel finden gegenwärtig bereits als Diabetikerzucker Verwendung.

Bei *Sorbit* handelt es sich um einen Hexosealkohol (CH_2OH-$(HCOH)_4$-CH_2OH), mit geringerer Süßkraft als Saccharose (1 : 0,6). Infolge verzögerter, enteraler Resorption (46% in 30 min) bleibt die Gefahr einer Hyperglykämie gering. Allerdings ist die Tagesaufnahme von Sorbit auf 40 g zu beschränken, da höhere Werte die Darmtätigkeit fördern (abführende Wirkung), zumindest aber die Darmpassage beschleunigen. Dem Verbrauch sorbithaltiger Süßigkeiten sind somit Grenzen gesetzt (bei Kindern 30 bis 40 g). Plaquemikroorganismen vergären Sorbit zwar, jedoch so langsam, daß aufgrund der Pufferwirkung des Speichels der Plaque-pH auch nach 20 min nicht unter 6,3 absinkt, also über dem kritischen Apatitlösungsbereich stabil bleibt.

Xylit – ein Pentosealkohol (CH_2OH-$(HCOH)_3$-CH_2OH) – kommt in seiner Süßkraft der Saccharose nahe. Bezüglich der enteralen Resorption verhält es sich ähnlich dem Sorbit; die Blutzuckerwerte werden nicht erhöht. Allerdings bewirkt Xylit gleichfalls intestinale Reizungen (Toleranzgrenze 50 g/die). Da es im bakteriellen Sediment der Mundflüssigkeit nur gering vergärbar ist und in der menschlichen Plaque den pH-Wert nicht wesentlich senkt, erscheint es aus stomatologischer Sicht als Zuckerersatzstoff besonders geeignet. Zunächst ergaben tierexperimentelle Untersuchungen einen im Vergleich zur Saccharose signifikant niedrigeren Kariesbefall, später fand dieses Resultat auch in groß angelegten klinischen Studien am Menschen Bestätigung (Turku-Zuckerstudie).

Lycasin® ist ein sorbitähnliches, schwedisches Produkt, das weniger laxierend wirkt und auf reduzierter Kartoffelstärke basiert. Infolge seines Gehaltes an Oligosacchariden und freiem sowie gebundenem Sorbit kann es in der Zusammensetzung allerdings unterschiedlich sein (Qualitätsinkonstanzen bei der Produktion). Da es zwar langsam, doch immerhin bis zu einem pH von 5,0 vergärt wird, gibt man dem Produkt – zwecks Erhöhung der Pufferkapazität – Ammoniumphosphat zu. Lycasin® findet bereits zur Süßwarenproduktion Verwendung.

Palatinit®, ein Gemisch aus Disaccharidalkoholen, wird aus Saccharose hergestellt. Seine Süßkraft entspricht zu etwa 50% dem der Saccharose, seine organoleptischen Eigenschaften werden als gut beurteilt. Bei einer um 50% verringerten energetischen Umsetzung läßt es keine Unverträglichkeitssymptome erkennen und verursacht auch keinen Blutzuckeranstieg. Die Kariogenität ist eindeutig niedriger als bei Saccharose und Laktose.

3.5.3.2. Energiefreie Süßstoffe

Diese weisen im Vergleich zur Saccharose eine vielfache Süßkraft auf. Der älteste, bekannteste und verfügbare Süßstoff ist das Saccharin, dessen Süßkraft die Saccharose um das 400fache übertrifft. Allerdings schränkt (trotz maskierenden Substanzen) starker Eigengeschmack seine Verwendungsmöglichkeit ein. Auch hat Saccharin den Nachteil, nicht völlig kochbeständig zu sein.

Größere Verbreitung fand zunächst *Zyklamat*, dessen Süßkraft etwa 30- bis 35fach höher ist als die der Saccharose. Dann aber führte die Erkenntnis, daß der menschliche Organismus Zyklamat in Zyklohexylamin umwandelt, in manchen Ländern zu seiner Einschränkung. Häufig wird die geringe Süßkraft von Sorbit durch Zugabe von 1 Gewichtsprozent Na-Zyklamat ausgeglichen. In der DDR steht mit *Zückli®* ein energiefreies Süßungsmittel für Diabetiker zur Verfügung, das aus 60 mg Na-Zyklamat und 6 mg Saccharin-Natrium pro Tablette besteht. Die Süßkraft einer Tablette entspricht der eines Stückes Würfelzucker. Andere Süßungsmittel, wie Tryptophan, Flavonon-dihydrochalkone oder Dulzin, wurden toxikologisch überprüft, aber für einen breiteren Einsatz als ungeeignet eingestuft.

3.5.3.3. Zuckerzusatzstoffe

Bedeutung als Zuckerzusatzstoff hat vor allem *Calcium-Saccharose-Phosphat*; eine Substanz, die in dem Bestreben entwickelt wurde, dem Zucker – durch Veränderung der Saccharosestruktur – den Mineralgehalt unraffinierter Kohlenhydrate wiederzugeben, deren Kariogenität vermindert sein soll. Längsschnittstudien an australischen Kindern, deren zuckerhaltige Nahrungsmittel mit einem 1%igen Anteil von Calcium-Saccharose-Phosphat versetzt wurden, stellten eine gewisse karieshemmende Wirkung unter Beweis. Ein entsprechendes Produkt liegt im Anticay® vor. Zucker, die mit *Lysozym* (stark basisches Protein) vorbehandelt wurden, bieten gleichfalls den Vorteil geringerer Kariogenität.

Insgesamt könnte die Verwendung von Zuckeraustauschstoffen, beispielsweise zum Süßen von Getränken oder Speisen, den täglichen Zuckerkonsum erheblich reduzieren. Die bewußte Umsetzung der angesprochenen Aspekte wäre ein bemerkenswerter Beitrag zur oralen Gesunderhaltung des einzelnen, aber auch von Kollektiven. Zumindest bei der gezielten Betreuung karieskranker Kinder (s. III. 7.5.) sollte auf Zuckeraustauschstoffe (Zückli®, Saccharin, Produkte aus Diabetikerzucker) zurückgegriffen werden.

3.5.4. Energiereduzierte Lebens- und Genußmittel

An das Lebensmittelsortiment werden heute in der Regel weniger quantitative als vielmehr qualitative Anforderungen gestellt. Es soll nicht nur die Möglichkeit bieten, den individuellen ernährungsphysiologischen Bedarf zu decken, sondern gleichzeitig die Gesundheit und Leistungsfähigkeit zu fördern und zu erhalten. Der Begriff Qualität orientiert sich dabei nicht mehr vordergründig am Fett- oder Zuckergehalt, sondern vor allem an der Ausgewogenheit des Nährstoffreichtums (Eiweiß, essentielle Fettsäuren, Vitamine und Mineralstoffe). Dies forciert in der Lebensmittelindustrie neue Entwicklungen, denen auch aus kariespräventiver Sicht insofern Bedeutung zukommt, als Energieeinschränkung in erster Linie durch Reduzierung des Fett- und Zuckerangebotes erreichbar ist.

Unter „*energiearm*" werden Produkte mit geringer, meßbarer Kalorieneinheit (kcal bzw. MJ) verstanden, wie beispielsweise Obst und Gemüse, Weißkäse, Buttermilch und fettarmer Fisch. Dementgegen ist der Begriff „*energiereduziert*" relativ, weil er lediglich zum Ausdruck bringt, daß in einem energiereichen Lebensmittel die Zusammensetzung anteilmäßig reduziert wurde. Meist wird dies auf der Verpackung solcher Lebensmittel genauer deklariert. Für die verschiedenen Lebensmittelgruppen gelten dabei folgende Richtlinien:
– alkoholfreie Erfrischungsgetränke, mindestens um 50%;
– Marmeladen, Konfitüren, mindestens um 30%;
– Koch- und Streichfette mindestens um 40%;
– alle übrigen Lebensmittel mindestens um 20%.

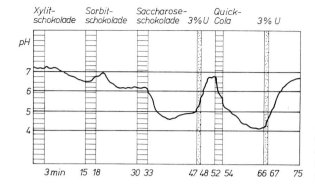

Abb. 81 Telemetrische Aufzeichnung des pH-Verlaufs nach Schokoladekonsum mit Zuckeraustauschstoffen bzw. Saccharose sowie nach Trinken eines Colagetränkes (MAIWALD und TIETZE)

Obwohl sich diese Entwicklung noch in ihrem Anfangsstadium befindet, verändert sie schon jetzt das Lebensmittelangebot in bemerkenswerter Weise. So stehen neben energiereduzierten Milchprodukten und sonstigen Lebensmitteln auch bereits Erfrischungsgetränke (z. B. Cola), Backwaren und Marmeladen mit reduziertem Zuckeranteil zur Verfügung (Abb. 81). Die stomatologische Ernährungslenkung im weitesten Sinne muß dies in der täglichen Aufklärungsarbeit unbedingt berücksichtigen.

3.6. Ausschaltung kariesfördernder Bedingungen

Unter kariesfördernden Bedingungen versteht man lokale Verhältnisse in der Mundhöhle, die einerseits die Entwicklung und Ansammlung von Belägen begünstigen, andererseits ihre Beseitigung oder Dezimierung erschweren. Sie können primärer oder sekundärer Art sein. Zur ersten Gruppe zählen alle natürlichen Retentionsstellen, wie Fissuren, Grübchen und Zahnzwischenräume, aber auch eine morphologisch ungünstige Haut- und Weichgewebearchitektur im Zervikalbereich der Zähne, ebenso Zahnstellungs- und Gebißanomalien. Selbst zusätzliche, durch überzählige Zähne bedingte Nischen gehören dazu, insbesondere aber die individuellen Kaugewohnheiten. In die zweite Gruppe wären alle oralen pathologischen Zustände einzureihen (wie die kariöse Läsion selbst, gingivale Entzündungen u. dgl.), außerdem therapeutisch geschaffene „iatrogene" Bedingungen temporärer (Lückenhalter, kieferorthopädische Geräte usw.) oder definitiver Art (Füllungen, Kronen usw.).

Die individuelle kariesvorbeugende Betreuung muß in jedem Falle von den gegebenen Bedingungen ausgehen und im Prinzip darauf abzielen, die lokalen Verhältnisse zu verbessern. Maßnahmen, wie die Lenkung des Zahnwechsels in normale Entwicklungsbahnen, rechtzeitige kieferorthopädische Behandlung von Fehlbildungen der Gebisse (s. III. 16.), aber auch die Umstellung von Mund- auf Nasenatmung, dienen diesem Ziel. Das gilt in gleichem Maße für die frühzeitige Behandlung aller oralen Erkrankungszustände (Kariesbegünstigung bei gingivalen Entzündungen) und in erster Linie für die therapeutische Versorgung kariöser Läsionen (auch im Milchgebiß). Hervorzuheben ist in diesem Zusammenhang die *Prävention der Sekundärkaries* sowie *periodontaler Reizungen* durch eine qualitativ hochwertige Füllungstherapie. Sie muß folgende Anforderungen erfüllen:
1. einwandfreie Gestaltung der Kavitätenwand;
2. sachgerechte Wahl, Verarbeitung und Bearbeitung des Füllungsmaterials;
3. exakte Gestaltung des Randschlusses;
4. einwandfreie Rekonstruktion der Außenkontur des Zahnes.

Gewisse, wenn auch indikatorisch begrenzte Bedeutung kommt der morphologischen Umgestaltung natürlicher Zahnkronen zu, die dem Ziel dient, die Selbstreinigung sowie den Speichelzutritt im ursprünglichen Retentionsbereich der Beläge zu verbessern. Als indiziert hat sich derartiges Vorgehen bei tiefen, trichter- oder ampullenförmig gestalteten Fissuren erwiesen, weniger bei Grübchen. Da in der Tiefe schmal auslaufender Fissuren Plaqueansammlungen und Substratumsetzung kaum zu befürchten sind, genügt es, solche Fissuren mit einem Diamentschleifer (unter Wasserkühlung) auszuschleifen. Der dabei anzustrebende Winkel sollte etwa 90° betragen. In jedem Falle aber ist *Refluoridierung* der Schmelzoberfläche (s. II. 3.3.11.3.) danach wünschenswert. Mitunter wird Ergänzung durch eine Schliffpunkt-Füllung notwendig. Längsschnittuntersuchungen an definierten Probandengruppen konnten den kariesvorbeugenden Wert der Fissureneinebnung nicht unter Beweis stellen, derartiges Vorgehen wird also weiterhin auf den indizierten Individualfall beschränkt bleiben.

3.7. Fissurenversiegelung

Relativ wirksamen Kariesschutz gewährleistet die Versiegelung der Fissuren mit schmelzadhäsiven Materialien. Das Verankerungsprinzip entspricht nach Anätzung der Schmelzoberflächen dem der Composites. Die Materialien (zumeist Cyanoacrylate) erhärten durch beigegebene Katalysatoren oder Einwirkung zusätzlicher Energiequellen (UV-Bestahlung). Bewährte Versiegler liegen im Concise Enamel Bond System®, Epoxylit® und Nuva Seal® vor.
Die Applikation wird erst nach gründlicher Reinigung der Fissuren, Trockenlegung und oberflächlicher Anätzung vorgenommen. Besonders gute Haftfähigkeit ist unmittelbar nach dem Durchbruch der Molaren bzw. Prämolaren gegeben (posteruptive Reifungsphase), bei denen die Versiegelung auch besonders indiziert ist. Da hoher Fluoridgehalt in den Schmelzaußenflächen das Adhäsionsvermögen nachweislich reduziert, hat sich die Anwendung dieses Verfahrens in Wohngebieten mit kariesvorbeugend wirksam gewordener Fluoridverabreichung als wenig sinnvoll erwiesen. Ein Nachteil der Versiegelung besteht in der zeitweiligen Unterbindung der Schmelzreifung.
In Längsschnittstudien konnte eine karieshemmende Effektivität von 80 bis 90 % nachgewiesen werden. Da die Adhäsion jedoch nicht dauerhaft ist und auch die Materialien zur Zeit noch nicht ausreichend verschleißfest sind, macht sich regelmäßige Wiederholung der Versiegelung in sechsmonatigen Abständen erforderlich. Das Verfahren ist aus diesem Grunde kaum zum kollektiven Einsatz geeignet und hat seine Indikation vorwiegend bei Kindern mit zu erwartender oder bereits erkennbarer Kariesanfälligkeit. Da die Versiegelung schmerzfrei vonstatten geht, wird sie von den kleinen Patienten auch gern akzeptiert.
Neuere Entwicklungen zur mineralischen Fissurenversiegelung mittels hochpolymerer Kieselsäuren aus Fluorsilikaten oder Oberflächenverschmelzungen mittels Laserstrahlen haben bislang noch keine praktische Bedeutung erlangt.

3.8. Komplikationen präventiver Maßnahmen

Im allgemeinen medizinischen Sprachgebrauch wird die Komplikation als ein Ereignis definiert, das eine bereits vorhandene Krankheit oder unfallbedingte Verletzung bzw. eine eingeleitete Behandlung ungünstig beeinflußt. Demnach müßte die Komplika-

tion präventiver Maßnahmen eigentlich verneint werden, zumal dem präventiven Eingriff weder ein physiologisches (Entbindung) noch pathologisches (Krankheit) Erstereignis vorausgegangen ist, das kompliziert werden könnte.
Dennoch kann jeder Eingriff in die Integrität des menschlichen Organismus – auch der zu seiner Gesunderhaltung – mit einem Risiko verbunden sein. Dies gilt sowohl für diagnostische als auch für präventive Maßnahmen. Beidem trägt die „Internationale Klassifikation der Krankheiten" (WHO 1978) Rechnung, indem sie zu den chirurgischen und medizinischen Komplikationen auch solche zählt, die durch bakterielle und sonstige Impfstoffe oder präventive (also nicht therapeutische) Maßnahmen bedingt sein können. Dementsprechend bedarf heute auch die Definition des Begriffes „Komplikation" der Erweiterung. Gesunderhaltung wird nicht allein durch körperliche Ertüchtigung und Training gefördert, sondern setzt auch die Verwendung von Agenzien voraus, die Folge- oder Nebenwirkungen auslösen können. Bei der Weiterentwicklung der stomatologischen Prävention wird man diesen Aspekt nicht außer acht lassen dürfen, schließt doch jedes Bemühen um die Gesunderhaltung bei kritischer Betrachtung auch eine Fülle von Komplikationsmöglichkeiten ein. Derartige Komplikationen können sich klinisch als Sofort- oder Spätschäden manifestieren, auf verwendete Arzneimittel, benutzte Gesundheitspflegemittel oder auch auf unzweckmäßige Verfahrensweise bzw. methodische Fehler zurückzuführen sein.
Stellvertretend für eine irreversible Schädigung durch interne Präventivmaßnahmen sei hier nur die durch Fluoridtabletten ausgelöste Dentalfluorose permanenter Zähne angeführt, für die lokale Schädigung der keilförmige Defekt als Folge jahrelanger falscher Zahnpflegetechnik.
Im Zusammenhang mit der stomatologischen Prävention (speziell Karies und Gingivitis) sind drei Gruppen möglicher Komplikationen zu charakterisieren:
1. Komplikationen als unmittelbare Neben- oder Folgewirkung bei bzw. nach Einsatz stomatologischer Präventiva;
2. Ausbleiben der vorbeugenden Wirksamkeit einer eingeleiteten Maßnahme, kollektiv wie individuell;
3. schädigende Folgewirkungen an Zähnen und Zahnbett nach kurativen oder rehabilitativen Maßnahmen infolge unterlassener Information über mögliche Auswirkungen bzw. versäumter Motivation zu deren Vermeidung.

Sofort- und Spätkomplikationen können sich intern (als toxikologischer Effekt) oder lokal manifestieren und durch die verschiedensten Wirkungsmechanismen ausgelöst bzw. bedingt sein. Ohne auf die vielfältigen Möglichkeiten lokaler Nebenwirkungen durch die unterschiedlichsten Substanzen einzugehen, seien vier charakteristische Komplikationsmöglichkeiten angeführt:
1. *Verfärbungen der Zähne* (Pigmentauflagerungen nach Zahnpasten, Mundwässern u. a.) oder irreversible Verfärbungen (beispielsweise durch Zinnfluorid).
2. *Reizungen der Gingiva und Mundschleimhaut* durch medikamentöse Nebenwirkungen (Lingua nigra nach Chlorhexidin) oder mechanische Einwirkung (Blutungen).
3. *Chronische Traumen* (abrasive Einflüsse) durch falsche mechanische Zahnreinigung oder Abrasivstoffe in Zahnpasten.
4. *Geschmacksirritationen und Brechreiz* (durch saure Lösungen, hochprozentige, z. B. 1%ige NaF-Spüllösungen u. a. m.).

Auf die Möglichkeit interner Komplikationen wurde in den einzelnen Abschnitten bereits eingegangen, so daß hier nur noch einmal auf das Problem an sich hingewiesen sei, das sich der präventiv tätige Kinderstomatologe bewußt machen muß

4. Vorbeugende Bekämpfung periodontaler Erkrankungen

Obwohl die systematische Prävention periodontaler Erkrankungen dringend notwendig wäre, stecken die Bemühungen um sie nach wie vor in den Anfängen. Präventionskonzeptionen zurückliegender Zeit vermochten wegen des Ausbleibens ausweisbarer Ergebnisse nicht zu überzeugen, ließen aber um so deutlicher erkennen, daß die traditionellen Auffassungen über Ätiologie dnd Pathogenese periodontaler Erkrankungen der Korrektur bedürfen. Der Schlüssel zu erfolgversprechender Prävention liegt zweifellos im Erkennen der krankheitsauslösenden Ursachen sowie in der richtigen Einschätzung der Wechselbeziehungen mannigfaltiger Faktoren und ihrer Wertigkeit im ursächlichen Gesamtkomplex.

4.1. Physiologie und Stabilisierung des marginalen Periodonts

Die Gesund- und Funktionserhaltung des marginalen Periodonts hängt weitgehend von den physiologischen Eigenschaften der Gewebe ab, insbesondere ihrer Regenerationsfähigkeit. Besondere Bedeutung kommt dabei dem Gingivaepithel zu, und das sowohl im Hinblick auf die unblutige Eruption des Zahnes während der Dentition als auch bezüglich der Erhaltung des gingivodentalen Verschlusses nach seinem Durchbruch. Es weist eine bemerkenswerte Regenerationsfähigkeit auf.
Während sich das orale Gingivaepithel besonders durch seine Fähigkeit zur Oberflächenkeratinisierung auszeichnet, ist für das innere Saumepithel charakteristisch, daß es die Gingiva durch Bildung einer Basalschicht sowie von Halbdesmosomen mit der Zahnoberfläche – in der Regel dem Schmelz – verbindet.
Der *Epithelansatz* (inneres Saumepithel) unterliegt einem ständigen Strukturwandel, gekennzeichnet durch laufende Verschiebung basaler Epithelzellen zur Zahnoberfläche und ihr Hochwandern zum Sulkusboden. Die Umsatzrate wird für das Saumepithel mit 4 bis 6 Tagen angenommen, für das Gingivaepithel mit 6 bis 12 Tagen. Unterschiedlich ist auch die Desquamationstendenz der beiden Epithelbereiche, die sich zwischen den Relationen 1 : 2 bzw. 1 : 8 bewegt. Die zelluläre Exfoliation verläuft im Sulkusboden 50- bis 100fach schneller als im Bereich des Gingivaepithels.
Über das Saumepithel wird als physiologisches Produkt des subepithelialen Gewebekomplexes *Zahnfleischexsudat* (Sulcusfluid) ausgeschieden. Es enthält Aminosäuren, Protein, Phosphatasen, Elektrolyte (Kalium, Natrium und Calcium), Fibrinogen, Globuline wie auch verschiedene Enzyme. Hinzu kommen polymorphkernige Leukozyten (aus dem subepithelialen Gefäßkomplex stammend), Lympho- und Monozyten sowie desquamierte Epithelien und am Sulkusboden angesammelte Mikroorganismen. Vermutlich erfüllt das Zahnfleischexsudat folgende Funktionen: Gewebetrophik, antimikrobielle Wirksamkeit (Antikörper, Phagozytose), fibrinolytische Wirksamkeit und mechanische Spülung des Sulkus. Die physiologische Ausscheidungsmenge ist gering.

Mit beginnender sowie zunehmender Entzündungsintensität der Gingiva steigt die Ausscheidungsmenge an, wird schließlich zu deren quantitativem Maß und verändert sich dann auch qualitativ. Im periodontalen Abwehrsystem kommt dem Zahnfleischexsudat zweifellos unmittelbare Bedeutung zu.
Das Wissen um die Passierbarkeit des Sulkusepithels für bestimmte Substanzen, läßt perspektivisch eine *infragingivale Plaquehemmung* nach interner Applikation auf dem Blutwege über das Zahnfleischsekret als möglich erscheinen. Gegenwärtig stehen allerdings noch keine systemisch wirksamen Plaque-Chemotherapeutika zur Verfügung. Es bedarf diesbezüglich weiterer wissenschaftlicher Forschung.
Unter pathologischen Bedingungen ist das Saumepithel für bestimmte Substanzen (Histamin, Albumin) auch in entgegengesetzter Richtung passierbar.
Im Zusammenhang mit der Gesund- und Funktionserhaltung des Periodonts kommt der periostalen und endostalen Knochenneubildung insofern Bedeutung zu, als Resistenz und Widerstandsfähigkeit des Zahnbettes dann gegeben sind, wenn es in Anpassung an wechselnde funktionelle Gegebenheiten auch stärkere Belastungen auszubalancieren vermag, ohne irreversiblen Schaden zu nehmen. Die Erneuerungsrate des periodontalen Knochens ist während und nach Abschluß des Kieferwachstums höher als in anderen Bereichen des Skelettsystems. An der ständigen Remodellierung sind folgende Zellen des osteogenetischen Systems beteiligt, die ebenfalls der laufenden Erneuerung durch Zellteilung unterliegen: Osteoblasten, denen die Synthese des Kollagens sowie der Protein-Polysaccharidkomplexe der Knochenmatrix obliegt; junge Osteozyten, die für die Mineralisation und Reifung des neugebildeten Knochens maßgebend sind; ausgereifte Osteozyten, durch welche die Osteolyse und Osteoplasie eingeleitet wird sowie Osteoklasten, die den Knochen resorbieren.
Dieser Remodellierungsvorgang des Knochens wird durch Parat- und Wachstumshormon, Thyroxin und Vitamin D stimuliert, während Calcitonin, Östrogene sowie Glukokortikoide die extrazelluläre Ca^{++}-Konzentration hemmen.
Die Wurzelhautfasern unterliegen gleichfalls der ständigen Erneuerung, wobei für das Gleichgewicht zwischen Abbau- und Anbaurate des Kollagens die Fibroblastenpopulation bestimmend ist. Sie sorgt einerseits für die Synthetisierung des Kollagens sowie der bindegewebigen Grundsubstanz, ist andererseits aber auch am phagozytären und lysosomalen Kollagenabbau mitbeteiligt.
Die Erneuerungsrate des Fasersystems wird durch funktionelle und metabolische Vorgänge beeinflußt und erweist sich in den zervikalen wie apikalen Bereichen des Periodontalligaments als besonders hoch. Totaler Vitamin-C-Mangel führt im Tierexperiment durch Unterbindung der Proteinsynthese zum völligen Schwund des Fasersystems. Die skizzierten physiologischen Vorgänge spielen sich aber nicht nur im Fasersystem ab, sondern ebenso in der bindegewebigen Grundsubstanz. Ergänzend sei noch auf das periphere Gefäßsystem hingewiesen, das als Endstrombahn eine für die Trophik und Funktion des Periodonts wichtige Aufgabe zu erfüllen hat.
Allgemeine Erkrankungen und Mangelzustände nehmen zwar auf das Reaktionsverhalten der oralen Gewebe – also auch auf die Regenerationsrate des Epithels sowie die periodontalen An- und Abbauvorgänge – direkt Einfluß, vermögen jedoch allein weder eine Gingivitis, noch eine Periodontitis auszulösen.
In epidemiologischen Studien ist es bislang nicht gelungen, systemische Faktoren als primäre Ursache periodontaler Erkrankungen nachzuweisen. Stets wurden nur hormonelle, metabolische, genetische oder nutritive Störungen festgestellt, die für die Modifikation der Erkrankung verantwortlich zeichen. Dies gilt selbst für allgemeine Erkrankungszustände mit obligat vergesellschafteter Periodontitis, wie sie in Verbindung mit Akatalysie oder Trisomie 21 beschrieben wurden (s. III. 14.); immer steht die Reaktion der Gewebe auf die mikrobielle Plaque im Vordergrund. Im übertragenem Sinne heißt das letztlich, daß systemisch Einfluß nehmende Faktoren die peri-

odontalen Gewebereaktionen auf mikrobielle Produkte modifizieren. Unter diesem Aspekt bedarf die bisherige Auffassung über die Möglichkeiten interner oder lokaler Einflußnahme auf die periodontale Resistenz einer kritischen Überprüfung und auch der Korrektur.

Obwohl man im Tierexperiment durch Mangel an Vitamin A oder B Störungen auslösen kann, weiß man zur Zeit noch wenig über die Möglichkeit einer direkten Beeinflussung der epithelialen Umsatzraten im Sulkusbereich. Der Serumgehalt des Epithelschutzvitamins ist bei Personen mit ausgeprägten periodontalen Destruktionen nachweislich niedriger als bei Gesunden; eine präventive Umsetzung dieses Wissens ist jedoch bisher nicht relevant.

Die mesodermalen Gewebe, speziell Kollagen im Knochen und Wurzelzement, sind durch Vitamin C und B-Komplex sowie durch Proteinmangel beeinflußbar, die Mineralkomposition hingegen ist vom Angebot an Vitamin D, Calcium, Phosphat, Fluor, Kupfer und Magnesium abhängig sowie von einer extremen Azidität oder Alkalinität.

So wird eine Prävention periodontaler Erkrankungen unter anderem durch Calcium-, Magnesium- oder Zinngaben für möglich gehalten. Bei Patienten mit periodontalen Destruktionen wurde eine Calciumaufnahme von 100 mg festgestellt, während 800 mg notwendig gewesen wären. Von praktischer Bedeutung sind möglicherweise die Fluoride, weil sie für das marginale Periodont schädliche mikrobielle Enzymsysteme zu hemmen vermögen, gleichzeitig aber die Resistenz des alveolären Knochens gegenüber abbauenden Einflüssen steigern. Direkte Auswirkungen fluoridangereicherten Trinkwassers auf den gingivalen Gesundheitszustand waren bislang zwar nicht sicher zu objektivieren, die resistenzverbessernden Einflüsse auf den alveolären Knochen aber stehen außer Zweifel.

Bestimmend für den Fluoridgehalt des Knochens (s. II. 3.3.2.) sind Höhe und Dauer des F^--Angebotes. Im menschlichen Knochenapatit nimmt die Größe der Kristallite mit steigendem Fluoridgehalt zu, während ihre Anzahl und spezifische Oberfläche abnehmen. Die chemische Reaktivität und Anfälligkeit gegenüber resorptiven Einflüssen sind also verringert. Bei Weltraumflügen stellte man durch röntgendosimetrische Bestimmung an den Unterkiefern der Kosmonauten einen stärkeren Rückgang der Knochendichte fest, der stets mit geringerer Fluorexposition in der Vorbereitungsperiode korrespondierte.

Ernährungsfaktoren können zwar das Fortschreiten periodontaler Erkrankungen fördern, lösen diese aber nicht aus. Im Vordergrund des Interesses steht deshalb ihr lokaler Effekt, sowohl bezüglich der physikalischen Beschaffenheit der Nahrungsmittel als auch hinsichtlich ihrer chemischen Bestandteile. Weiche Nahrung begünstigt die Plaqueakkumulation, während diese durch extrem feste, zu intensiver Friktion zwingende Kost gehemmt wird. Chemische Nahrungsbestandteile beeinflussen das Wachstum und die Kolonisation von Mikroorganismen. So steigert saccharosereiche Kost nicht nur die Bildungsrate der Plaque, sondern nimmt gleichzeitig Einfluß auf deren Pathogenität, indem sie sowohl Veränderungen der Plaquemenge, als auch der Zahl und Art von Mikroorganismen bewirkt.

Zusammenfassend sind folgende gesundheitsfördernde bzw. -beeinträchtigende Effekte in Betracht zu ziehen:
— Stimulation der Gefäßzirkulation und damit Steigerung des Nährstoffaustausches zwischen Blut und Gewebe;
— Keratinisierungseffekte am Epithel, dadurch Förderung der gingivalen Erneuerung sowie Verbesserung ihrer Schutzbarriere gegen chemische und mikrobielle Irritationen;
— kauintensive Nahrung begünstigt die Balance zwischen Knochenresorption und -apposition, während weiche Nahrung und mangelhafte Inanspruchnahme des Kauorgans seine Atrophie fördern.

Insgesamt kann man annehmen, daß die periodontale Resistenz und Regenerationsfähigkeit zunächst durch die normale Entwicklung der periodontalen Gewebestrukturen determiniert wird und dann während der kaufunktionellen Inanspruchnahme durch die ausgewogene Trophik und Funktion. Bei der Betreuung des Kindes kommt es deshalb vor allem darauf an, eine störungsfreie, in normalen Bahnen verlaufende Gebißentwicklung zu sichern. Dazu sind keine speziellen Maßnahmen erforderlich, es bedarf vielmehr der Einhaltung jener allgemeinen Empfehlungen, die im Hinblick auf die Förderung der Zahnentwicklung und zur Vorbeugung entwicklungsbedingter Strukturanomalien der Zähne gegeben wurden:
- ausgewogenes Nährstoffangebot, entsprechend den aus ernährungsphysiologischen Gründen zu stellenden Anforderungen (s. Tab. 11a und b);
- Fernhaltung schädigender Einflüsse während der Gebißentwicklung (Mangelzustände, Fehlernährung, Krankheiten, Medikamente usw.);
- Überwachung und Steuerung des Zahnwechsels mit dem Ziel der Herausbildung harmonischer Okklusionsverhältnisse.

4.2. Auswirkungen oraler Plaque auf die Gingiva

Sowohl die Karies als auch die Gingivitis werden heute als plaqueinduzierte Erkrankungsprozesse definiert *(Plaquekrankheiten)*. Allerdings muß eine Plaque 8 bis 12 Stunden reifen, um kariogen wirksam zu werden, und ein Alter von mindestens zwei Tagen erreichen, um eine Gingivitis zu provozieren. Als Regel gilt, daß
- jede Plaque an der Hartsubstanz, der häufig Saccharose zugeführt wird, Karies bewirkt und
- jede Plaque, die Kontakt mit der Gingiva hat, deren Entzündung hervorruft.

Während die pathogenetische Bedeutung der Plaqueflora für die Auslösung des Kariesinitials weitgehend geklärt ist, sind bezüglich ihrer Auswirkungen auf den gingivalen Gesundheitszustand allerdings noch einige Fragen offen, insbesondere im Hinblick auf die Wandlung oberflächlicher Entzündungen in progressive, tiefgreifende Formen.

Dennoch steht eindeutig fest, daß nicht die harten Beläge (supra- und subgingivaler Zahnstein) erkrankungsauslösend wirken, sondern deren organische Vorstufen, die sich konform mit der Entwicklung an den Zahnoberflächen schon kurze Zeit nach einer gründlichen Mundreinigung wieder im Sulkusbereich und an den Weichgeweben ablagern.

Obwohl einzelnen Mikroorganismen aus dem Kommensalismus der Mundhöhle schwerlich spezifische Funktionen zuzuschreiben sind, beweisen Untersuchungen an monokontaminierten keimfreien Ratten, daß bestimmte Spezies zur rapiden und schweren Destruktion des Periodonts führen. Zu diesen zählen Bacteroides melaninogenicus, Actinomyces viscosus, Eikenella corrodens, Fusobacterium nucleatum und eine Reihe noch nicht ausreichend identifizierter gramnegativer Anaerobier (Kapnophagen, Bacteriodes ochraceus). Einige Mikroorganismen überwiegen vor allem bei juveniler Periodontitis (Bacteroides melaninogenicus), andere sind vorherrschend bei der Bildung periodontaler Taschen im Erwachsenenalter (Kapnophagen). Insgesamt aber kann man aus der qualitativen Plaquezusammensetzung auf das Entwicklungsstadium schließen, in dem sich der Erkrankungsprozeß befindet, während andere mikrobiologische Befunde eine Beurteilung des Fortschritts der Behandlung ermöglichen.

Für die initiale Entzündungsauslösung scheinen vor allem gramnegative Mikroorganismen Bedeutung zu haben. Unterbleibt die Mundhygiene, nimmt ihre Zahl binnen kurzer Zeit zu (es kommt zur Gingivitis). Sie reduziert sich aber wieder auf die gram-

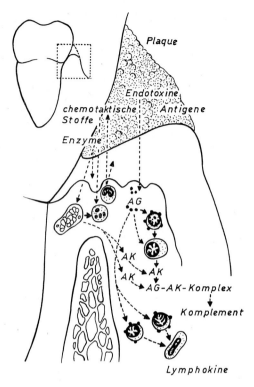

Abb. 82 Schematische Darstellung der über die orale Plaque im periodontalen Gewebe ausgelösten Immunprozesse (RATEITSCHAK und Mitarb.)

positive Flora, sobald für Hygienisierung der Mundhöhle Sorge getragen wird. Geschieht dies jedoch nicht, vermehren sich (etwa vom 8. bis 12. Tag) die Spirillen und Spirochäten, was in fortgeschritteneren Stadien nicht ohne Einfluß auf die lokale Katalaseaktivität (Verminderung) bleibt.

Das Sulkusepithel hat sich für Mikroorganismen als undurchlässig erwiesen, es wird durch das Immunsystem des Organismus vor dem Durchdringen geschützt. Auslösender Faktor einer subklinischen Entzündungsreaktion ist primär nicht die Einwanderung von Mikroorganismen in das subepitheliale Bindegewebe, sondern die transepitheliale Diffusion körperfremder Stoffe aus den etablierten Belägen, die außerhalb des Wirkungsortes der direkten Abwehr entzogen bleiben.

Der Auslösung der gingivalen Läsion liegt ein *phlogogener Mechanismus* zugrunde, der in wechselseitiger Verflechtung nach folgendem Muster ablaufen dürfte und (bei fehlender Unterbindung) schließlich zur Zerstörung der periodontalen Gewebe führt (Abb. 82):

1. Das *Gefüge* des zahnanliegenden *Saumepithels* der Gingiva wird durch mikrobielle Enzyme (Hyaluronidase, Chondroitinsulfatase, Proteasen) *aufgelockert* und passierfähig gemacht.
2. Durch das diffusionsfähige Saumepithel dringen von gramnegativen Mikroorganismen stammende Endotoxine (Lipopolysaccharide) in das Bindegewebe ein und lösen in diesem eine Antigenwirkung aus.
3. Gleichzeitig leiten chemotaktisch wirksame Substanzen (mikrobielle Antigene, Zerfallsprodukte der Zellen, Stoffwechselprodukte der Beläge) die verstärkte Einwanderung polymorphkerniger Leukozyten aus dem Bindegewebe in das Saumepithel ein und damit deren *Phagozytoseaktivität*.

Die unter dem Epithel verlaufenden Gefäße erweitern sich, ihre Durchlässigkeit wird gesteigert und damit die klinisch nachweisbare Exsudation des Zahnfleischexsudats erhöht, dem wegen seines Antikörpergehaltes unmittelbare Schutzfunktion zukommt.

4. *Humorale Immunreaktionen* (durch Immunoglobuline der B-Lymphozyten) wie auch *zelluläre* (durch Lymphokine der T-Lymphozyten) fördern die Bildung von Antigen-Antikörper-Komplexen, die ihrerseits das für die Steuerung des entzündlichen Abwehrmechanismus verantwortliche *Komplementsystem* aktivieren. Diese, als Schutzmaßnahme eingeleiteten Abwehrmechanismen, können bei Fortbestand der lokalen Plaqueirritation zur Gewebedestruktion führen. Verantwortlich dafür zeichnen dann die beim phagozytären Zellzerfall freiwerdenden lysosomalen Enzyme ebenso die massive Akkumulation von Rundzellen im aufgelockerten Saumepithel sowie im subepithelialen Bindegewebe. Die schützende Funktion des Epithels geht schrittweise verloren. Von Plaquemikroorganismen gebildete Kollagenasen greifen das periodontale Binde- bzw. Knochengewebe an (Spaltung von denaturiertem Kollagen), An- und Abbauvorgänge werden gestört, es kommt zur Tiefenwucherung des Epithels und damit zur Bildung einer periodontalen Tasche; die manifeste Gingivitis wird zur Periodontitis.

Erst in einer späteren Phase haben die harten Beläge erkrankungsfördernde Bedeutung. Zahnsteinbildung ohne Plaque als organische Matrix oder Vorstufe ist jedoch nicht möglich. Die Ausbildung von Calciumphosphat-Kristallen (Brushit, Whitlockit) erfolgt zunächst in der interzellulären Matrix, später auch intrazellulär.

4.3. Ätiologie und Pathogenese

Bei der Entstehung der Gingivitis sowie ihrer Weiterentwicklung zur Periodontitis haben im wesentlichen nur zwei Faktoren ursächliche bzw. fördernde Bedeutung: Einerseits mikrobiell ausgelöste Reaktionen, andererseits durch endogene Störungen modifizierte Reaktionen der periodontalen Strukturen auf die Plaquewirkung. Dem okklusalen Trauma wird heute bei weitem nicht mehr die Bedeutung zuerkannt, wie in der Vergangenheit, konnte die These, daß durch okklusale Kräfte eine Gingivitis oder Periodontitis initiiert werden könnte, doch nie bewiesen werden. Lediglich eine Progression der Erkrankung wird mit Sicherheit durch extreme Belastungen gefördert. Nach dem gegenwärtigen Stand der Erkenntnisse kommt den mikrobiellen Belägen im Kontakt mit der Gingiva das erkrankungsauslösende Primat zu. Dies wurde durch zahlreiche klinische wie experimentelle Untersuchungen eindeutig bewiesen. Beim Menschen ist in der Regel eine akute Gingivitis durch das Einstellen der Zahn- und Mundpflege auslösbar. Die dadurch provozierte Plaqueakkumulation führt innerhalb von 10 bis 20 Tagen zur Entzündung der Gingiva (nachweislich erhöhte Sulcusfluidrate), die im Verlauf von 3 bis 10 Tagen abklingt, sobald die regelmäßige Zahn- und Mundpflege wieder einsetzt. Diese *„experimentelle Gingivitis"* läßt sich wiederholt reproduzieren und ist oral sowohl einseitig als auch beidseitig (Experimentalbedingungen) provozierbar. Auch im Hundeversuch kann man die experimentelle Gingivitis demonstrieren (Abb. 83).

Gezielte Untersuchungen haben gezeigt, daß die Plaqueakkumulation durch die Oberflächenmorphologie der Zähne gefördert wird. Bei älteren Menschen kommt es daher schneller zur experimentellen Gingivitis als bei Kindern. Untergliedert man die Probanden in periodontal *„resistente"* und *„insuffiziente"* nach klinisch-röntgenographischen Gesichtspunkten, so stellt sich die experimentelle Gingivitis bei letzteren rascher ein als bei ersteren. Vorschulkinder reagieren zwar auf das Absetzen der Zahn-

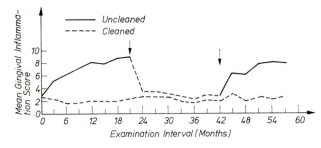

Abb. 83 Entwicklung der Gingivitis im Experiment an Hunden bei regelmäßiger und unterbrochener sowie nicht durchgeführter Zahn- und Mundhygiene (nach GREEN und VERMILLION)

und Mundhygiene gleichfalls mit einer starken Plaqueakkumulation, es entwickelt sich aber zumeist eine schnell vorübergehende Papillitis, seltener eine Gingivitis.
Von Wichtigkeit ist ohne Zweifel auch die Erkenntnis, daß selbst Mangel- bzw. Hungerdiäten (extremes Protein-, Mineral- oder Vitamindefizit) oder experimentell ausgelöste endokrine Störungen eine peridontale Destruktion nur bei gleichzeitiger Anwesenheit von Plaquemikroorganismen (Gnotobioseversuche an keimfreien Tieren) zu bewirken vermögen. Immunologische Reaktionen, die durch körpereigene Antigene ausgelöst werden, dürften in diesem Zusammenhang eine Rolle spielen.
Epidemiologische Forschungen haben ferner den Tatbestand erhärtet, daß geschlechtlich, rassisch, geographisch oder sozioökonomisch bedingte Unterschiede bezüglich der Häufigkeit und Schwere periodontaler Erkrankungen nicht existent sind, wenn man die verglichenen Probandengruppen nach dem Hygienegrad klassifiziert. Da dies auch für ältere Personengruppen zutrifft, scheint die mit dem Alter der Menschen korrespondierende Verbreitung und Intensität periodontaler Erkrankungen weniger die Rückläufigkeit periodontaler Resistenz zu reflektieren, als vielmehr die kummulativen Auswirkungen der Plaque und des damit verbundenen supra- und infragingivalen Progressionseffektes.
Im Hinblick auf die ätiologisch auszurichtende Prävention periodontaler Erkrankungen lassen sich aus dem Dargelegten vier wesentliche Schlußfolgerungen ableiten:
1. Die Gingivitis/Periodontitis ist eine plaqueabhängige Erkrankung, die bei jedem Menschen infolge mikrobieller Akkumulation ausgelöst werden kann.
2. Der zeitliche Unterschied im Auftreten der ersten Entzündungserscheinungen weist auf die Variabilität der Gewebereaktion des Wirtsorganismus hin.
3. Lokale, die Plaqueretention begünstigende Faktoren können die Auslösung bzw. Weiterentwicklung der gingivalen Entzündung indirekt fördern. Dazu zählen Gebißanomalien (vor allem Engstand, offener Biß), die anatomische Form der Zähne und ihre Oberflächentextur (Wülste, Rauhigkeiten, Approximalraumgestaltung), kariöse Läsionen, insbesondere im Gingivalbereich der Zähne (gleichermaßen Füllungsränder), ebenso aber auch anatomische Gegebenheiten, wie hochansetzendes Lippenbändchen, die morphologische Beschaffenheit des Gingivalsaumes, Mundatmung, Lippen-Kiefer-Gaumenspalten und alle rehabilitativen Maßnahmen – seien es Kronen, Brücken oder Prothesen – bis hin zur Bioinkompatibilität mit bestimmten Werkstoffen.
4. Die Entzündung der Gingiva kann aufgrund bestehender Geweberesistenz über lange Phasen stationär begrenzt bleiben. Der progressive Übergang zur Periodontitis vollzieht sich nicht generalisiert, sondern erfolgt zunächst in kleinen, dann größeren Bereichen eines Periodonts, später auch mehreren. Im Jahreslauf sind es immer nur kurze Phasen der Destruktion, die schließlich zum periodontalen Abbau führen. Ein Reattachement – epithelial oder bindegewebig – ist unter bestimmten Bedingungen möglich.

Die Entwicklung einer Periodontitis ist zwar eine zu erwartende, keineswegs aber eine unvermeidbare Folge gingivaler Entzündungen.

Diese Kenntnisse sind ausschlaggebend für die Orientierung der vorbeugenden Bekämpfung periodontaler Erkrankungen; beim praktischen Vorgehen gilt es, sie zu berücksichtigen.

4.4. Präventionskonzept

Obwohl mannigfältige Forschungen das Wissen um Ursache und Auslösung periodontaler Erkrankungen wesentlich erweitert und vertieft haben, konnten sie die in sie gesetzten Hoffnungen auf eine inhaltliche und methodische Erweiterung des vorbeugenden Spektrums bislang nicht erfüllen, weder aus dem Blickwinkel möglicher theoretischer Konzeptionen, noch aus dem der epidemiologischen bzw. klinischen Effektivität eingeleiteter Maßnahmen. Wie für die Karies, so gilt auch für die periodontalen Erkrankungen, daß über den einzuschlagenden Weg präventiver Betreuung letztendlich nur das erzielbare Resultat entscheiden kann.

Unter diesem Aspekt ist das auf die Plaqueassoziation periodontaler Erkrankungen gestützte Präventionsmodell ein konkreter Weg, nur steht man auch hier noch an einem Anfang, denn die einzig reale Möglichkeit der Gingivitis- und Periodontitiseinschränkung besteht in kontinuierlicher Reduktion mikrobieller Plaque im Marginalbereich des Zahnbettes (durch den Stomatologen bzw. die Fachschwester für Zahn- und Mundhygiene).

Obwohl die elementare Bedeutung der Zahn- und Mundhygiene für die Gesunderhaltung des marginalen Periodonts des einzelnen außer Frage steht, ist ihr gesundheitserhaltender Effekt wie auch der anderer Vorbeugungsmaßnahmen langfristig gesehen kaum exakt meßbar. Während kariespräventiv betreute Kinder im Vergleich zu nichtbetreuten auch noch nach Jahren (also bis ins frühe Erwachsenenalter hinein) einen deutlich reduzierten Kariesbefall aufweisen, ist dies im Hinblick auf die Gingivitis- bzw. Periodontitisverbreitung nicht eindeutig der Fall. Einerseits ergibt sich daraus die grundsätzliche Frage nach der Wirksamkeit vorbeugender Maßnahmen, andererseits aber nach den Mängeln des Vorgehens, die sich effektivitätseinschränkend auswirken. Für den Individualfall ist dies weniger bedeutsam als für Präventionskonzeptionen, die es im Rahmen nationaler Gesundheitsprogramme zu planen und für größere Populationsgruppen betreuungswirksam umzusetzen gilt.

Unter Bezug auf die Ätiologie periodontaler Erkrankungen sowie ihre klinischen Verlaufsformen lassen sich – im Hinblick auf die präventive Beeinflußbarkeit – folgende Schwerpunkte fixieren, die zur Förderung der periodontalen Gesundheit beitragen können.

1. *Heranführen des Kindes* (in Familie, Kindergarten, Hort und Schule) an die *systematische Zahn- und Mundpflege (primäre Prävention)*, einschließlich gesundheitserzieherischer Aktivitäten zur Herausbildung eines oralen Gesundheitsbewußtseins (Einsicht der Notwendigkeit eigenverantwortlich zu betreibender Mundhygiene). Dazu zählen auch periodische stomatologische Kontrollen mit dem Ziel, initialen Entzündungen der Gingiva entgegenzuwirken.
2. *Erfassung* und *Frühbehandlung periodontaler Erstsymptome*, um ihre Progression zu verhindern *(sekundäre Prävention)*. Konkret sind darunter alle Maßnahmen zur Plaquebekämpfung zu verstehen, einschließlich der Applikation von Fluoridlösungen und remineralisierender Agenzien (bei Vorliegen initialer kariöser Läsionen) sowie die Erkennung und Beseitigung von oralen Faktoren, die zur vermehrten Plaqueretention Anlaß geben könnten.

3. *Unterbindung der Progression* manifester periodontaler Erkrankungen sowie Vorbeugung komplizierender Folgeerscheinungen durch therapeutische Maßnahmen *(tertiäre Prävention)*, einschließlich der funktionellen und ästhetischen Wiederherstellung des Kauorgans. Trotz der aufgezeigten Differenziertheit ist die vorbeugende Bekämpfung periodontaler Erkrankungen keineswegs eine gesonderte Aufgabe, sondern akzentuierter Bestandteil komplexer stomatologischer Betreuungsarbeit. Bei aller Unterschiedlichkeit der pathomechanischen Aspekte von Karies und Gingivitis zwingt die Gemeinsamkeit der Plaqueinduktion zu einheitlichem Vorgehen. Dies gilt in besonderem Maße für die Gruppenbetreuung von Kindern, die immer mehr zur Domäne der Fachschwester für Zahn- und Mundhygiene werden muß.

Beim Kind und Jugendlichen ist die Periodontitis eine klinische Ausnahmeerscheinung. Die gezielte Betreuung wird sich also vornehmlich auf die Vermeidung des Auftretens der Gingivitis bzw. ihre Frühbehandlung beschränken. Plaquebekämpfung (auf mechanischem und chemischem Wege) ist dabei vorrangiges Anliegen der primären und sekundären Prävention.

4.4.1. Mechanische Maßnahmen

Über die Zahn- und Mundpflege (des einzelnen wie auch in der Gruppenbetreuung) wurde bereits an anderer Stelle ausführlich informiert, sowohl was die Anleitung zur Mundhygiene durch den Stomatologen bzw. die Fachschwester betrifft als auch bezüglich der vom Kind selbständig auszuführenden Zahnreinigung.

In einem umfassenden System der präventiven Betreuung kommt es dabei nicht zuletzt auch darauf an, im Rahmen der kinderstomatologischen Reihenuntersuchungen Kinder und Jugendliche mit schlechter Mundhygiene oder ausgeprägtem Gingivitisbefall gezielt zu ermitteln und einer individuellen Betreuung zuzuführen. Wiederholungsbestellungen in einem den Anforderungen angepaßten Rhythmus (von 2, 3, 6 oder 12 Monaten) sind ein geeigneter Weg.

Selbstverständlich sind neben der unmittelbaren Betreuung am stomatologischen Arbeitsplatz auch Instruktionen, Motivationen und zur Erhaltung des Erreichten Remotivationen immer wieder notwendig. Die orale Gesundheitserziehung ist dabei der Schlüssel zu einer effektiven vorbeugenden Betreuung.

4.4.2. Medikamentöse Plaquedepression

Mit der üblicherweise vorgenommenen Zahn- und Mundpflege, die kaum länger als 40 s betrieben wird, gelingt es in der Regel nicht, alle periodontalen Bereiche zumindest einmal am Tage vollständig von Belägen zu befreien, am wenigsten in den Approximalräumen. Die Reizkontinuität bleibt also oft aufrechterhalten und führt über die Entzündung schließlich zur Gewebedestruktion. Nicht zuletzt im Zusammenhang damit wird eine ständige chemische Intervention als wünschenswert erachtet; eine Forderung, die bereits auf die Forschungen MILLERS, Ende des vergangenen Jahrhunderts zurückgeht.

Der Anwendung antimikrobieller Substanzen zur Plaquedepression sind in der Mundhöhle natürliche Grenzen gesetzt, muß doch mit Nebenwirkungen auf die Schleimhäute, Verfärbungen der Zähne, Störungen des oralen Biotops oder nachteiligen Auswirkungen auf den Verdauungstrakt gerechnet werden. Außerdem verhindern das

Fehlen oraler Haftmechanismen für Antiplaquemittel deren Lösung und Verdünnung in der Mundflüssigkeit, aber auch ihre rasche Eliminierung aus der Mundhöhle, daß sie ausreichend zur Wirkung kommen. Ein weiterer Nachteil besteht drin, daß die Lösungen nicht in die Tiefe der Plaque vordringen, also nur oberflächlich wirken können, was ganz besonders bei ausgeprägter Taschenbildung der Fall ist. Infragingivale Plaque wird von Antiplaquemitteln nicht erreicht. Die Mikroorganismen bleiben also für die in der Mundflüssigkeit gelösten antimikrobiellen Stoffe unerreichbar. Aus dieser Problematik resultiert die Forderung nach einer systemischen Antibiotika- bzw. Chemotherapie der Periodontitis, der gegenwärtig allerdings noch die reale Basis fehlt. Zur langfristigen Plaquedepression wären Pharmaka mit verzögerter oraler Clearance wünschenswert, die sich durch ein gutes Diffusionsvermögen und selektive Bindung an die Plaque auszeichnen. Ein solches Antiplaquemittel ist jedoch noch nicht verfügbar.

Zum Einsatz gelangten bisher mit unterschiedlichem Erfolg Natrium-Lauryl-Sarcosinat, Ammoniumphosphat und Harnstoff, sauerstoffabspaltende Oxidationsmittel wie auch Schwermetallionen (Cu, Ag, Sn, Zn, Fe). Letztere sind elektropositiv und werden von den negativ geladenen Zelloberflächen der Mikroorganismen absorbiert. Bei der Verwendung von Zinnsalzen hat sich erwiesen, daß sie selbst in 0,2%iger Lösung noch eine nachweisliche Hemmung mikrobieller Ablagerungen bewirken. Ihre eiweißfällende Eigenschaft sowie die adstringierende Wirkung auf Schleimhäute stellen weitere Vorzüge dar.

Positiv eingeschätzt wurde neben dem Einsatz von Enzymen (z. B. Dextranase) zunächst auch die Verwendung antibiotischer Substanzen, doch haben sie sich wegen Resistenzerscheinungen sowie möglicher Nebenwirkungen für längeren Gebrauch nicht durchsetzen können. Plaquehemmung ist durch Penizillin- oder Erythromyzingaben zu erreichen. Für den praktischen Gebrauch erlangte Vankomyzin (1%ige Paste) eine gewisse Bedeutung. Es hat auf grampositive orale Mikroorganismen eine spezifische Wirkung, die zu deutlicher Plaquehemmung führt. Vergleichbare Resultate sind mit Kanamyzin zu erzielen.

Als spezifisch oberflächenaktive Antiplaquemittel sind quaternäre Ammoniumbasen sowie Bisbiguadinide zu werten. Erstere nehmen auf grampositive Mikroorganismen Einfluß, indem sie die Membranpermeabilität sowie den Thiaminstoffwechsel stören und so zum allmählichen Zelltod führen.

Besondere Bedeutung haben die Biguadinide erlangt. Kationische Werkstoffe reagieren mit den Speichelmukoproteinen und zeichnen sich insofern durch hohe Oberflächenaktivität aus, als sie eine zeitweilige Bindung mit der Plaque und den Zahnoberflächen eingehen. Insbesondere mit ihren Stickstoffgruppen lagern sich die Moleküle an freie anionische Karboxyl-, Phosphat- bzw. Sulfatgruppen der Muzine an und werden dann – vom oralen Tegument – bis über 24 Stunden an die Mundflüssigkeit abgegeben. Außerdem zeichnen sich die kationischen Desinfektionsmittel durch eine ausgeprägte Affinität zu den Zellwänden der Mikroorganismen (negative Ladung) aus, deren Oberflächenbeschaffenheit sie verändern. Dadurch wird einerseits der Adsorptionsmechanismus an der Schmelzoberfläche gestört, andererseits aber die zytoplasmatische Membran präzipitiert und extrudiert. Die Reparationsfähigkeit der Zellwand wird verhindert; es tritt der Zelltod ein.

Prominentester Vertreter dieser Gruppe von Desinfektionsmitteln ist das Chlorhexidin, das in 0,2%iger Lösung Anwendung findet. Derivate, wie Alexidin® und das Biguadinid Vanticil®, haben keine mit Chlorhexidin vergleichbare Wirkung. Dies gilt im übrigen auch für die kationischen Aminfluoride (Elmex gelee®).

Chlorhexidin kann (nach Standardrezeptur 81) rezeptiert werden und steht für den täglichen Gebrauch als aromatisiertes Mundhygiene-Gel (Dentosmin®) zur Verfügung. Andere geeignete Fertigpräparate sind Dental-Gel® (1%ig) und Chlorhexamed®.

Wiederholte Chlorhexidinspülungen der Mundhöhle reduzieren nachweislich etablierte Plaque, hemmen die Neuentwicklung und verringern den gingivalen Entzündungsgrad. Allerdings muß man bei längerer Anwendung mit Nebenwirkungen rechnen, die in Geschmackirritationen bestehen können, in reversiblen Braunverfärbungen der Zähne und Füllungen (Silikate) oder Desquamationen und Störungen der Schleimhaut. Die Beschreibung einer Lingua nigra als Komplikation geht allerdings auf mehrmonatigen Gebrauch höher konzentrierter Chlorhexidin-Lösungen zurück.
Zusammenfassend kann man sagen, daß chemische Plaquehemmung mittels Chlorhexidin zwar über eine begrenzte Zeitspanne die mechanische Plaquebeseitigung zu ersetzen vermag, aber für längerfristige Anwendung wegen möglicher Nebenwirkungen nicht zu befürworten ist. Der Einsatz des einzigen hochwirksamen Plaquehemmers muß so auf gezielte Indikationen beschränkt bleiben.
Kombinationspräparate mit additiver oder synergistischer Wirkung befinden sich in der Entwicklung (beispielsweise Kombination von Aminfluoriden und Zinnfluorid zur Plaquehemmung), haben aber noch keine praktische Bedeutung erlangt.

4.4.3. Klinisch-therapeutische Maßnahmen

Im Kindes- und Jugendalter wird bereits die Grundlage für den oralen Gesundheitszustand späterer Jahre geschaffen. Im Hinblick auf mögliche periodontale Erkrankungen und ihre Vermeidung kommt es deshalb frühzeitig darauf an, auf all jene anatomischen Bedingungen und iatrogenen Faktoren Einfluß zu nehmen, die der Plaqueretention förderlich sind. Epidemiologische Studien stellen immer wieder unter Beweis, daß der schlechte Zustand subgingivaler Füllungsränder den gingivalen Gesundheitszustand über die Plaqueretention beeinträchtigt. In Verbindung damit sei auch auf die Biokompatibilität der Werkstoffe hingewiesen.
Das Spektrum der notwendigen und möglichen stomatologischen Maßnahmen ist breit. Sie müssen hinzielen auf eine Korrektur nachteiliger anatomischer Verhältnisse (ausgeprägter Schmelzwulst, hochansetzende Frenula, flaches Vestibulum), die Behandlung von Erkrankungen der Zahnhartsubstanzen, die Ausschaltung von Zahnstellungs- und Gebißanomalien, auf Behebung die Gingiva austrocknender Mundatmung und ebenso auf den Ausgleich okklusionsbedingter Störungen.
Als klinische Maßnahmen sind Frenulotomie, Mundvorhofplastik, operative Modellation des Zahnfleischrandes und Früherkennung sowie Frühbehandlung marginaler Erkrankungszustände in Erwägung zu ziehen, wobei auf hohe Qualität aller therapeutischen Maßnahmen wie auch auf Ausschaltung des okklusalen Traumas durch rechtzeitige kieferorthopädische Behandlung und Einschleifungstherapie Wert zu legen ist. Ob allerdings die kieferorthopädische Behandlung (beispielsweise Aufhebung eines Engstandes) den Gesundheitszustand des marginalen Periodonts unmittelbar zu beeinflussen vermag, war bisher nicht eindeutig nachzuweisen.
Zweifellos kommt es zu einer günstigen interdentalen Erweiterung der Septen; dennoch gibt es Fälle, bei denen eine Besserung der periodontalen Verhältnisse ausbleibt. Grundsätzlich aber ist jede therapeutische oder rehabilitative Maßnahme bei periodontalen Erkrankungen in unmittelbarem Zusammenhang mit der Mundhygiene zu sehen, denn die hochwertigste Behandlung kann in ihrem Ergebnis durch schlechte Mundhygiene zunichte gemacht werden.

5. Vorbeugende Bekämpfung der Gebißanomalien

5.1. Ätiologische Betrachtungen

Während die Gebißanomalien früher in „erbbedingte" und „umweltbedingte" eingeteilt wurden, weiß man heute, daß an der Fehlentwicklung des Gebisses sowohl *exogene* als auch *endogene* (genetische) Faktoren beteiligt sind, deren Einfluß jeweils verschieden groß ist (multifaktorielles System). Die bedeutendere Rolle spricht man im allgemeinen den Erbfaktoren zu. Da typische Eigenschaften anormaler Gebisse nicht monogen, sondern polygen bedingt sind, entwickeln sie sich nur bei additivem Zusammenwirken mehrerer Gene, wobei gleichzeitig Umwelteinflüsse verschiedener Art wirksam werden insbesondere, wenn Schwellenwerteffekte eine Rolle spielen, die allerdings mit relativ breitem Spielraum angenommen werden müssen.

Während der Entwicklung des Gebisses fallen Einzelmerkmale auf, die auf exogene Noxen unterschiedlich ansprechen, in ihrer Gesamtheit aber von der erblich determinierten Grundstruktur des Kopfes abhängig sind.

Aus diesen Erkenntnissen resultiert, daß den Gebißanomalien vorbeugende Maßnahmen vor allem darauf gerichtet sein sollten, möglichst optimale Voraussetzungen für eine normale Entwicklung zu schaffen. Dazu müssen potentiell schädigende Umwelteinflüsse ausgeschaltet und entwicklungsfördernde Reize unterstützt werden. Nur so bestehen reale Chancen, in günstigem Sinne in das multifaktorielle ätiologische Geschehen einzugreifen. Den zu erzielenden Effekt bestimmen einerseits die positiven Umwelteinflüsse, andererseits die endogene Konstellation.

5.1.1. Flaschenernährung — Brusternährung

Verschiedentlich wird noch immer die Auffassung vertreten, der Brusternährung komme u. a. wachstumsfördernde Bedeutung zu, insbesondere im Hinblick auf das Längenwachstum des Unterkiefers und seine Anteriororientierung aus dem Neugeborenenrückbiß. Diese Meinung geht von der Annahme aus, daß das Brustkind beim Saugen kräftige Unterkieferbewegungen ausüben muß, während sich die Aktivität des Flaschenkindes (vor allem bei zu großem Trinkloch im Gummisauger) vorwiegend auf die Bewältigung der in den Mund einströmenden Flüssigkeit beschränkt. Beim Saugen an der Brust sind neben taktmäßigen Vor- und Rückschubbewegungen der Mandibula reine Öffnungs- und Schließbewegungen bzw. Kombinationen zwischen den horizontalen und vertikalen Bewegungsbahnen zu beobachten. Die Unterschiedlichkeit der Unterkieferbewegungen dürfte als Anpassung an die jeweilige Beschaffenheit der Brust sowie der Kaumuskulatur zu deuten sein.

Umfassende statistische Vergleiche lassen jedoch eindeutig erkennen, daß zwischen brust- und flaschenernährten Probandengruppen bezüglich der Gebißanomalienfrequenz keine Unterschiede bestehen, also nichts dazu berechtigt, die „funktionell minderwertigere" Flaschennahrung als ungünstigen Umwelteinfluß zu werten. Ferner haben umfangreiche Erhebungen ergeben, daß sich Brust- und Flaschenkinder hinsichtlich des Lutschens gleichfalls kaum unterscheiden; man kann fehlende Brustnahrung also auch unter diesem Aspekt nicht für das Entstehen von Gebißanomalien verantwortlich machen. Trotz dieser Einschätzung aus speziell kieferorthopädischer Sicht bleibt natürlich unbestritten, daß Brustnahrung sich auf die allgemeine körperliche Entwicklung des Säuglings günstig auswirkt.

5.1.2. Vitamingehalt der Nahrung

Ältere Erhebungen und Fallbeschreibungen sowie tierexperimentelle Versuche deuten auf einen Zusammenhang zwischen Gebißanomalien und Vitamin-D-Mangel hin. Die theoretische Konzeption schien einleuchtend: Rachitits bedingt Weichheit der Knochen (Abb. 84), die Kiefer werden durch Lutschen oder andere exogene Einflüsse leichter deformiert. Vergleichende Untersuchungen haben allerdings ergeben, daß bei Probanden, die in der frühen Kindheit an Rachitis erkrankt waren, Gebißanomalien keineswegs häufiger oder stärker ausgeprägt sind als bei gesunden Menschen. Auch Lutschen wirkt sich nicht ungünstiger aus, typische „rachitische" Gebißanomalien lassen sich nicht feststellen. Diese Befunde rechtfertigen eine zurückhaltende Einschätzung der Rachitis als ätiologischen Faktor. Andere Hypovitaminosen spielen in der Genese der Gebißanomalien ebenfalls eine unbedeutende Rolle.

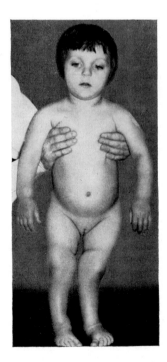

Abb. 84 4½jähriges Kind mit hochgradigen rachitischen Verbiegungen des Skeletts

5.1.3. Kauwert der Nahrung

Die zivilisationsbedingte Verfeinerung der Nahrung führt zur mangelhaften Inanspruchnahme des Kausystems und begünstigt so das Entstehen von Karies. Auf die kariöse Zerstörung der Kronen sowie vorzeitigen Verlust von Zähnen aber sind gewisse Gebißanomalien zurückzuführen.
Unterkiefer von Versuchstieren, die aufgrund entsprechender Nahrung zu intensiverem Kauen genötigt waren, wiesen ein höheres Knochengewicht und höhere Ausmaße (längere Äste, weitere Zahnbögen) auf. Dagegen kam es bei Tieren, die während der Gebißentwicklung über längere Zeit zu einseitigem Kauen gezwungen wurden, zu mehr oder weniger ausgeprägten Asymmetrien der Kiefer wie auch des Fazialskelettes. Diese Beobachtungen bestätigen, daß gesteigerte Kaufunktion – zumindest beim Tier – als wachstumsförderndes Stimulans wirksam wird. Es liegt also nahe, „ungenügende Abnützung" des Milchgebisses und Zwangsführungen mit unzureichender Kautätigkeit in Verbindung zu bringen. Häufiger dürften allerdings stanzende oder einseitige Kaugewohnheiten (aufgrund endogen bedingter Artikulationen) die Ursache sein.
Zwar kann man voraussetzen, daß eine zu kräftigem Kauen anregende Kost die Gebißentwicklung fördert, doch berechtigt dies im Hinblick auf Gebißanomalien keineswegs zu weitreichenden Schlußfolgerungen. Wie wäre sonst die – trotz allgemein verweichlichender Nahrung – große Variabilität der Erscheinungsformen (von orthognathen bis zu völlig deformierten Gebissen) zu erklären? Selbst bei gleichartig ernährten Geschwistern liegen nicht selten völlig unterschiedliche Gebißverhältnisse vor; ein Beweis mehr dafür, daß im multifaktoriellen ätiologischen Geschehen der genetischen Anlage entscheidende Bedeutung zukommt.

5.1.4. Fingerlutschen (Parafunktion)

Etwa jedes 4. Kind ist Fingerlutscher, insgesamt sind es etwas mehr Mädchen als Jungen. Über zwei Drittel der Kinder beginnen mit dieser Gewohnheit im ersten Vierteljahr ihres Lebens. Bis zum 3. Jahr kommen 35 bis 40 % wieder davon ab, fast ebenso viele Kinder aber (etwa 30 %) lutschen bis ins Schulalter. In Krippen, Heimen und Kindergärten ist der Prozentsatz im allgemeinen höher als bei den Kindern, die ausschließlich in der Familie aufwachsen.
So variabel wie die Art der Angewohnheit und damit der ungünstigen mechanischen Einwirkung sind auch die entstehenden asymmetrischen Verhältnisse. Vorwiegend wird die vordere Zahnbogenhälfte in Mitleidenschaft gezogen, die Oberkieferzahnbogenform durch Verlängerung des Frontteils verändert, doch gilt der sogenannte „lutschoffene Biß" (s. Abb. 247) als besonders charakteristisch. Es ist denkbar, daß schon das passive Einlagern eines Lutschkörpers die nach der Geburt einsetzende physiologische Vorentwicklung des Unterkiefers zu behindern vermag. Nach dorsal wirkende Hebelkräfte können sowohl zu einer vermehrten Verschiebbarkeit der Mandibula nach rückwärts, als auch zu einem Rückbiß führen. Erhebungen über die Genese des Rückbisses ergaben, daß dem Fingerlutschen unter allen Umwelteinflüssen die größte Bedeutung zukommt.
Viele der durch Lutschen bedingten Gebißveränderungen bestehen jedoch nur vorübergehend. Beispielsweise gleicht sich der offene Biß in über 90 % aller Fälle bis zum Erwachsenenalter von selbst aus. Bei gleichzeitigem Engstand der Schneidezähne ist der Selbstheilungseffekt geringer, was nicht zuletzt auf genetische Voraussetzungen zurückzuführen sein dürfte. In etwa 30 % der Fälle bleibt ein Rückbiß als Folge von

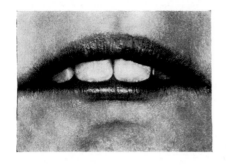

Abb. 85 Labiale Parafunktion: Die Unterlippe unterpolstert die oberen Schneidezähne und ist gegenüber der Oberlippe stärker gespannt; durch Saugwirkung vertieft sich beim Schlucken der Sulkus unterhalb des unteren Lippenrotes. Infolge des unvollkommenen Mundschlusses das Lippenrot trocken und rissig

Fingerlutschen bestehen (vor allem dann, wenn die Okklusion durch scharfe Höcker – Fissuren-Verzahnung im Bereich der ersten Molaren fixiert wird). Durch Lutschen verformte Zahnbögen normalisieren sich weitgehend, wenn das Kind früh genug (spätestens bis zum 4. Lebensjahr) dazu gebracht werden kann, die Gewohnheit abzulegen. Derartige Selbstkorrekturen wurden bis zum 12. Lebensjahr beobachtet. Von nicht zu unterschätzender Bedeutung für die Rückbildung lutschbedingter Gebißanomalien ist aber offensichtlich auch der Wegfall von Parafunktionen, wie Zungenpressen, Zungensaugen, Zungenspielen, Lippenpressen, Lippensaugen, Wangenkauen und dergleichen. Oft provozieren die durch Lutschen hervorgerufenen Gebißdeformierungen geradezu deren Einspielen und verursachen so eine Verschiebung des myodynamischen Gleichgewichtes (Abb. 85).

Das Ausmaß lutschbedingter Gebißverbildungen wird von einer Reihe individueller Faktoren bestimmt. Neben Erbkomponenten, die sich in der konstitutionellen Veranlagung äußern, spielen vor allem das Alter, bis zu dem gelutscht wird, sowie die Intensität und Dauer der Angewohnheit im Tageslauf eine Rolle.

Als Ursachen des Lutschens führt man vor allem drei Komponentengruppen an:
1. psychische Faktoren, besonders fehlende „Nestwärme" in den Kleinst- und Kleinkinderjahren;
2. die Ernährungsart des Säuglings;
3. Gewohnheitsbildung auf der Grundlage bestimmter Eigenheiten der höheren Nerventätigkeit.

Daß psychische Faktoren auf die Ausbildung von Lutschangewohnheiten Einfluß nehmen, steht außer Zweifel, doch konnte bislang nicht nachgewiesen werden, in welchem Maße (ob sie beispielsweise alleinige Ursache des Fingerlutschens sein können). Geklärt ist hingegen, daß die Ernährungsart des Säuglings (Brust- oder Flaschennahrung) für die Herausbildung von Lutschangewohnheiten keine Bedeutung hat.

Beim Fingerlutschen handelt es sich um eine *bedingtreflektorische Gewohnheit*, die durch endogene und exogene Faktoren ausgelöst und unterhalten wird. Grundlage ihres Zustandekommens ist der jedem Neugeborenen eigene *unbedingte Saugreflex*, der (wie eine Reihe anderer Reflexe) die Nahrungsaufnahme sichert.

Gelangt in den ersten Lebenswochen zufällig ein Finger des Säuglings in die Nähe seines Mundes, dann setzt – wenn nicht gerade eine Hemmung (z. B. durch volle Sättigung) oder Ruhephase des motorischen Nahrungsreflexes besteht – der sogenannte Brustsuchreflex ein, bis der Finger als vermeintliche Brustwarze im Mund liegt. Das nächste Glied der Reflexkette bilden dann unwillkürliche Saugbewegungen. Dieser Vorgang läuft ziemlich häufig ab, da das Kleinkind alles, was es ergreift, zunächst in den Mund führt, um es auf diese Weise zu betasten. Diese reflektorische Mund-Hand-Koordination ist ein wesentlicher Teil seines Orientierungsreflexes. Nach dem 1. Lebensmonat aber, wenn der Säugling beginnt, gezielte Bewegungen auszuführen, kann öfter hintereinander erfolgendes zufälliges Saugen am Finger einen *bedingten Fingerlutschreflex* aufbauen, da der Saugvorgang wohlige Empfindungen hervorruft (Reafferenz). Die gezielte Bewegungsfolge (Hand zum Mund) wird dann zum dynamischen Stereotyp. Für die Auslösung und den Ablauf des bedingten Lutschreflexes haben jeweils mehrere Faktoren Bedeutung.

So beobachtet man schon bei Säuglingen Unterschiede im reflektorischen Verhalten, die genetisch bedingt, aber auch von Umwelteinflüssen abhängig sein können. Bei einem Kind ermüdet das Saugzentrum rasch bei einem anderen langsam, wobei für den Schwellenwert auch die jeweilige Tagesverfassung Bedeutung hat.

Jede Ausformung eines bedingten Reflexes ist an Hemmungsvorgänge im Zentralnervensystem gebunden. In gleichem Maße, wie bedingte Reflexe auf höherer Ebene entwickelt werden, treten reflektorische Abläufe auf niederen Stufen zurück (PAWLOW). So verliert sich normalerweise das Fingerlutschen im 2. bis 4. Lebensjahr (im Verlauf der Entwicklung vom Säugling zum Klein- bzw. Vorschulkind). In dieser Zeitspanne erfolgt die Abwendung von der eng begrenzten, subjektbezogenen Lebenssphäre, das Kind beginnt seine Umwelt zu erobern (s. I. 1.5., 1.6.). In diesem Lebensabschnitt ist es genötigt, solch eine Fülle neuer Reize zu verarbeiten, neuer bedingter Reflexe zu entwickeln und zu üben, daß sein Lutschbedürfnis schwindet.

Besonders häufig lutschen Kleinkinder beim Einschlafen. Die monotonen Reize des Fingerlutschens können dabei bedingt-reflektorische Signalbedeutung erlangen. Eltern stellen dann fest, daß ihr Kind den Lutschfinger „zum Einschlafen braucht" Einschlafzeremoniell).

Der Schlaf als aktiver Prozeß geht wahrscheinlich mit einem zunehmenden Absinken des Aktivitätsniveaus der ganzen Hirnrinde einher, das zuerst jene Rindenregionen betrifft, die vorher am wenigsten erregt waren. Dagegen erlischt die Reaktionsfähigkeit der Gebiete zuletzt, die sich infolge starker funktioneller Beanspruchung in einem Zustand erhöhter Erregung befanden. Sie ist auch während des Schlafens durch afferente (spezifische und unspezifische) Impulse am leichtesten wieder zu aktivieren. Damit erklären sich Lutschaktionen schlafender Kinder, die bereits beim Einschlafen lutschten.

Für die Ausbildung und Auslösung bedingter Reflexe sind nicht zuletzt die Reize des sog. *2. Signalsystems* bedeutsam, insbesondere psychische Faktoren. Beispielsweise kann ein Über- oder Unterangebot von Umwelteinwirkungen auf geistigem und emotionalem Gebiet (vor allem, wenn sie der Entwicklungsstufe unangemessen sind) das Bestehenbleiben der bedingt reflektorischen Fingerlutschangewohnheit fördern.

Sinngemäß haben diese Darlegungen auch für das Lutschen an Fremdgegenständen, wie Gummisauger, Bettzipfel oder dergleichen, Gültigkeit. Daß krankhafte Abweichungen des Zentralnervensystems oft ein anormales reflektorisches Verhalten bedingen (Fingerlutschen bei Debilen), sei nur am Rande erwähnt.

5.1.5. Mundatmung sowie Hals-, Nasen- und Ohrenkrankheiten

Das gemeinsame Vorkommen von *Mundatmung* und schmalem oberen Zahnbogen gab immer wieder Anlaß, nach ursächlichen Zusammenhängen zu forschen.

Kinder, die vorwiegend durch den Mund atmen, da der nasale Luftweg durch hypertrophische adenoide Vegetationen behindert ist, sind durch folgende Charakteristika gekennzeichnet: Verringerung sowohl der totalen als auch der unteren Gesichtshöhe; die sagittale Tiefe des knöchernen Nasopharynx ist geringer; die Zunge liegt tiefer; der obere Zahnbogen ist schmal mit Kreuzbiß oder Tendenz dazu; die Schneidezähne stehen steil und im Engstand; es besteht eine Neigung zum offenen Biß. Nach recht-

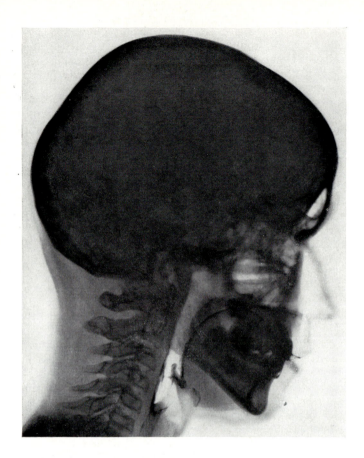

Abb. 86 Normale Ruhelage der Zunge am Gaumen (Fernröntgenseitenbild in ungezwungener stehender Haltung. Röntgenkontrastmittel)

zeitiger Adenektomie, mit Umstellung der Atmungsform, beobachtet man eine weitgehende spontane Normalisierung dieser Verhältnisse. Man darf daher davon ausgehen, daß gewohnheitsmäßige Mundatmung sowohl die Morphologie des Gesichtsskeletts als auch des Gebisses ungünstig beeinflußt. Offensichtlich spielen dabei neben der genetischen Determination funktionelle Faktoren die entscheidende Rolle. Es ist daher anzustreben, bereits frühzeitig auf die Angewöhnung stabiler Nasenatmung hinzuwirken.
Unter Fingerlutschern und Schnullerkindern fanden sich um etwa 10% mehr Mundatmer als bei jenen Kindern, die keine derartige Angewohnheit hatten. Diese Beobachtung deutet darauf hin, daß solche, während der frühen Kindheit einsetzende Gewohnheiten das Einspielen und Beibehalten der Nasenatmung erschweren. Vermutlich wirken sich die Kaudalverdrängung der Zunge wie auch die eintretende Desorientierung der dem vorderen Mundschluß dienenden Weichteile durch das Lutschobjekt nachteilig aus. Es ist denkbar, daß bei Nasenatmern die Ruhelage der Zunge am Gaumen (Abb. 86) sowie die dadurch bedingten funktionellen Reize zur Ausbildung eines normalen Gaumengewölbes beitragen, während diese günstigen Voraussetzungen bei Mundatmern fehlen. Mit funktionsregelnden, die Selbstkorrektur unterstützenden kieferorthopädischen Geräten erzielte Behandlungserfolge lassen erkennen, daß Lippenschluß und Nasenatmung wichtige Voraussetzungen für den vollen Ausgleich einer Gebißanomalie schaffen. Allerdings fällt es oft schwer, die Atmungsweise eines Kindes klar zu eruieren. Die momentanen Atmungsverhältnisse allein (z. B. sein offener Mund)

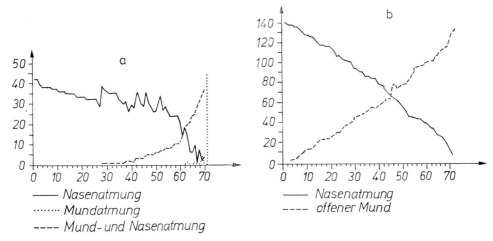

Abb. 87 Atmungsform bei 72 Vorschulkindern; a) während des Nachtschlafes, b) tagsüber im Wachzustand. Ordinate = Zahl der Beobachtungen für die jeweilige Atmungsform; Abszisse = Probanden. Ihre Reihenfolge ist auf beiden Grafiken nicht identisch, sondern so angeordnet, daß ein auffälliger Kurventrend erkennbar ist. Der erste Abfall der nächtlichen Nasenatmungskurve beruht darauf, daß die Kinder zu den Beobachtungszeiten munter waren und nicht unbeeinflußt untersucht werden konnten

berechtigen keineswegs zu Schlußfolgerungen bezüglich eines bestimmten Atmungstyps. So können Angaben der Eltern irreführend sein, weil sie entweder vorübergehende Ventilationsstörungen falsch einschätzen oder nicht wissen, daß die Atmungsweise eines Kindes bei Tag und Nacht unterschiedlich sein kann (Abb. 87). Die Strömungsverhältnisse der Atemluft während des Schlafes werden weniger vom Lippenschluß als vielmehr von der Lage der Zunge bestimmt. Vom ausgesprochenen Mundatmer (mit klaffenden Zahnreihen und dorsokaudal abgesunkener Zunge) bis zum Nasenatmer gibt es die verschiedensten Zwischenformen und Übergänge, sowohl das Ausmaß des Luftaustausches durch Mund und Nase (Gemischtatmer) als auch den Anteil der Mundatmung im gesamten Tagesablauf betreffend. Erkrankungen oder Traumen im Bereich der *Kiefergelenke* können schwerwiegende Folgen für das Unterkieferwachstum haben. So sind nach Mittelohrvereiterungen, die auf das Kiefergelenk übergreifen (mit und ohne nachfolgender Ankylosierung), wie auch nach anderen entzündlichen Gelenkerkrankungen im Kindesalter Wachstumshemmungen auf der betroffenen Gesichtsseite möglich. Sturztraumen können zur Ursache von „Schiefgesichtern" werden.

Für die Richtigkeit der Hypothese, daß stark vergrößerte *Tonsillen* zur Entstehung eines unteren Frontzahnvorbisses führen (weil die adenoide Beengung im Rachenraum den Kindern das Atmen erschwere, suchten sie sich durch Anteriorverlagerung des Unterkiefers Erleichterung zu verschaffen), liegen keine Beweise vor.

Der *Schlaflage* kommt insofern Bedeutung zu, als sie möglicherweise auf die Atmung des Kindes und damit auch auf seine Gebißentwicklung Einfluß nimmt. Zumindest ist statistisch erwiesen, daß ein Zusammenhang besteht zwischen Mundatmung und zurückgeneigter Kopflage einerseits, Nasenatmung und ventraler Kopfstellung andererseits. Der Anteil der Nasenatmer war bei jenen Kindern am höchsten, die während des Schlafes volle Bewegungsfreiheit hatten (ebene Unterlage oder leichte Unterpolsterung des Kopfes). Dagegen scheinen im Kopfbereich eingesunkene Matratzen die Mundatmung zu fördern. Bei erschwerter Nasenatmung sollte man allerdings bedenken, daß die Schlaflage sowohl deren Ursache als auch deren Folge sein kann.

5.1.6. Folgen vorzeitigen Milchzahnverlustes

Die Erhaltung der Milchzähne bis zum Zahnwechsel ist im Interesse der gesunden Entwicklung des Gebisses wünschenswert. Dabei gebührt vor allem dem Milcheckzahn und den beiden Milchmolaren als physiologischen Platzhaltern für die bleibenden Zähne Beachtung. Vorzeitiger Verlust von Milchmolaren, aber auch die Verringerung ihres mesial-distalen Kronendurchmessers, können einer Raumverengung Vorschub leisten. Dagegen gewährleistet die Intaktheit der Milchzahnreihe, besonders beim lückenlosen Milchgebiß, günstige Voraussetzungen für die richtige Einstellung der Seitenzähne. Fehlt der zweite Milchmolar, reiht sich der erste bleibende Molar nicht selten an dessen Stelle ein. Aber nicht nur während des Zahndurchbruchs, sondern auch in den Jahren danach tendieren die Zähne dazu, vorhandene Lücken zu schließen. Dadurch können Stellungsanomalien verursacht werden.
Jede Lücke stellt gleichsam ein Vakuum dar, das dazu anreizt, aus einer der drei möglichen Richtungen im Zahnbogen (von hinten nach vorn, von vorn nach hinten (Abb. 88), oder durch Verlängerung der Antagonisten in der Vertikalen (Abb. 89)) ausgefüllt zu werden. Dabei kann die zuletzt genannte Komponente Artikulationshindernisse verursachen (s. Abb. 89). Milchzahnverlust bedeutet immer eine gewisse Funktionseinbuße. Wegen der geringeren Zahnzahl des Milchgebisses bestehen hier weniger Kompensationsmöglichkeiten als im bleibenden Gebiß.
Das Ausmaß von Zahnwanderungen ist sehr unterschiedlich. In extremen Fällen kommt es zum völligen Lückenschluß (s. Abb. 88c), so daß dann für die regelrechte Einstellung aller Seitenzähne keine Chance mehr besteht. Meist gliedert sich dann der zuletzt durchbrechende Zahn dystop ein. Bei der Entstehung derartiger Anomalien sind jedoch zweifellos auch die Erbanlagen mitbestimmend. Vom Kieferwachstum

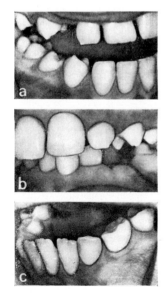

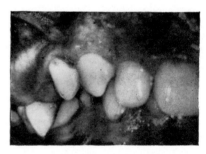

Abb. 89 Verlängerung von 55 mit Behinderung der Artikulation

Abb. 88 Nahezu völliger, wanderungsbedingter Lückenschluß für 43 (a), vollkommener für 23 (b) und 33 (c)

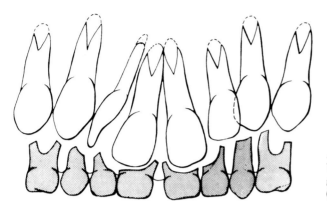

Abb. 90 Vorzeitige Ausstoßung benachbarter Milchzähne durch große bleibende Schneidezähne (nach HOTZ)

abhängige Veränderungen der Zahnachsenrichtung (im Verlauf der Entwicklung von der Keimanlage bis zur Einstellung in die Zahnreihe) dürften gleichfalls Bedeutung haben.

Neben dem durch Karies hervorgerufenen, vorzeitigen Milchzahnverlust beobachtet man gelegentlich auch, daß zweite Milchmolaren durch erste Molaren, die nicht genügend Raum haben, unterminiert werden, dadurch Wurzelresorption einsetzt und die Milchmolaren verlorengehen. Derartige Fälle sind Ausdruck eines Entwicklungsdefizits der zahntragenden Skelettpartien in allen drei Richtungen, das auch im Frontzahnbereich eintreten kann. So bewirken (bei beengten Alveolarfortsatzverhältnissen) bleibende Schneidezähne bei ihrem Durchbruch manchmal seitlich die Resorption der Wurzeln der benachbarten Milchzähne, deren Ausstoßung und damit eine vorzeitige Dezimierung der Stützzone (Abb. 90).

Zweifellos wird es nicht immer möglich sein, die Ursachen vorzeitigen Milchzahnverlustes in retrospektiver Betrachtung zu erkennen, zumal man sich nur selten auf anamnestische Angaben stützen kann. Ein von Karies freies oder nur gering befal-

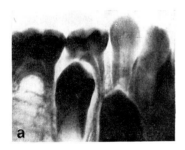

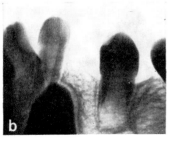

Abb. 91 Verfrühte Einstellung 34 nach vorzeitigem Milchmolarenverlust (unangemessene Wurzelbildung) a) Vergleichsseite rechts: 44 befindet sich noch unter 85 im Kiefer (45 Nichtanlage). b) Trotz Einstellung in den Zahnbogen ist die Wurzelbildung bei 34 nahezu gleich wie bei 44

lenes Gebiß mit Lückenverengungen läßt jedenfalls mit großer Wahrscheinlichkeit auf genetische Einflüsse schließen.

Während vorzeitiger Verlust einzelner Milchzähne lediglich Wanderungen innerhalb des Zahnbogens auslöst, verursachen umfangreiche Einbrüche der Stützzonen manchmal Wachstums- bzw. Entwicklungshemmungen der Kiefer und sekundäre Okklusionsveränderungen. Eine erhebliche, vorwiegend auf einen Kiefer beschränkte Dezimierung des Milchzahnbestandes kann funktionelle Auswirkungen mit sich bringen, die zu unausgeglichenem Wachstum innerhalb des Gebisses führen.

Nach vorzeitigem Verlust der Milchmolaren aufgrund entzündlicher Prozesse im periapikalen Bereich brechen die Nachfolger vielfach verfrüht durch, noch ehe die Wurzeln entsprechend ausgebildet sind (cave bei Belastungen solcher „wurzellosen" Zähne!) (Abb. 91). Damit treten Verschiebungen in der Reihenfolge des Zahndurchbruchs ein, die sich ungünstig auswirken können. Entfällt für den unteren Eckzahn die Notwendigkeit, sich platzschaffend einzustellen, weil ihm die Restlücke eines verlorengegangenen Milchmolaren zur Verfügung steht, kann ein Defizit an Sagittalwachstum (das sich unter anderem in ungenügender Bißhebung und unbefriedigenden Okklusionsverhältnissen äußert) die Folge sein.

Dem durch Karies und ihre Folgezustände bedingten Einbruch der Stützzonen ist durch kariesvorbeugende Maßnahmen und rechtzeitige konservierende Behandlung zu begegnen.

Eingetretener Milchzahnverlust gestattet einen Ausgleich durch Lückenhalterprothesen (Abb. 92, 93), doch sollte man ihre Indikation genau abwägen und hauptsächlich auf Fälle beschränken, wo sie vorrangig dem Funktionsausgleich dienen. Es reagieren nämlich durchaus nicht alle Gebisse (insbesondere normal geformte) mit Zahnwanderungen und Lückenverengung. Außerdem besteht letztere (nach prämaturem Milchmolarenverlust) oft nur zeitweilig. Das Platzdefizit kann sich sogar nach völligem Lückenschluß noch bis zur regelrechten Einstellung aller bleibenden Zähne ausgleichen, doch kommt das nur sehr selten vor. Bei etwa 30% aller Kinder mit vorzeitigem Milchmolarenverlust bleibt ein Raummangel von 3 mm und mehr bestehen. Ob

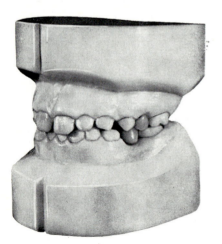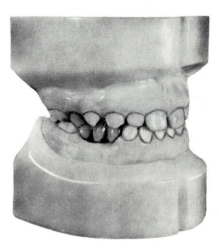

Abb. 92 Lückenhalterprothesen nach KRAUS zur Anwendung im Milch- und frühen Wechselgebiß sind klammerlos und übergreifen mit ihren Kunststoffanteilen die Zahnreihe weder nach bukkal noch nach posterior, um das Kieferwachstum nicht zu behindern (bei guter Funktionstüchtigkeit). Die Weichteile (Zunge, Wangen, Lippen) bleiben bei allen funktionellen Abläufen in annähernd normaler Lage

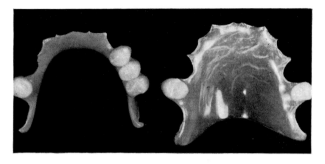

Abb. 93 Lückenhalterprothesen aus Abbildung 92. Es finden Plastzähne Verwendung

Lückenhalter (gleich welcher Form) – besonders nach Milchzahnverlusten vor Durchbruch der ersten bleibenden Molaren – den ausgeprägten Wanderungstendenzen gewachsen sind, wurde noch nicht überzeugend bewiesen. Da aber Gebisse mit allgemeinem Verengungstrend anscheinend am stärksten zu Zahnwanderungen neigen, dürfte in solchen Fällen die rechtzeitig geplante Extraktionstherapie sowohl ökonomisch als auch im Hinblick auf das Spätresultat am effektivsten sein.

5.1.7. Folgen frühen Verlustes permanenter Zähne

Wachstum und Form der Alveolarknochen werden weitgehend von der Entwicklung und Funktion der Zähne bestimmt. Geht ein Zahn verloren, baut der Organismus den Alveolarknochen an dieser Stelle ab. Verläuft der Zahnwechsel normal, verschafft sich jeder durchbrechende Zahn seine eigene Alveole. Besonders deutlich wird dieser Vorgang an der Bildung der Molarenfelder am posterioren Ende des Zahnbogens. Nach Zahnverlust im Wechselgebiß erfolgt eine Umleitung der Wachstumsprozesse durchbrechender Zähne in Richtung zur benachbarten Extraktionslücke, woraus im betreffenden Kieferabschnitt ein gewisses Entwicklungsdefizit des Zahnbogens resultiert (Ausnutzung des „freien" Raumes an Stelle vollen Wachstums).

Die hohe Kariesanfälligkeit der ersten Molaren und die demzufolge relativ häufige Notwendigkeit ihrer frühzeitigen Extraktion gaben schon vor Jahrzehnten Anlaß, diese Zahngattung zum Studienobjekt der Vorgänge nach Extraktion zu wählen. Die Resultate derartiger Untersuchungen gestatten folgende Verallgemeinerungen:

1. Nach Extraktion eines Zahnes setzen Wanderungen seiner Nachbarn (im Zahnbogen) wie auch der Antagonisten ein, deren Ausmaß bestimmt wird von endogenen Voraussetzungen, anatomischen Gegebenheiten (z. B. Ober- und Unterkiefer), der Okklusions- und Artikulationsart sowie von funktionellen Faktoren.
2. Die Wanderung vollzieht sich in der Regel mehr kippend als verlagernd (d. h. unter Beibehaltung der regulären Zahnachsenrichtung). Maßgebend für das Überwiegen der einen oder anderen Komponente ist das Entwicklungsstadium der Nachbarzähne. Je tiefer diese zur Kauebene stehen, um so mehr neigen sie zur Verlagerung. Bei völlig durchgebrochenen Zähnen hingegen, die sich bereits im Niveau der Kauebene befinden, beobachtet man praktisch nur noch Kippung (Abb. 94), es sei denn, daß günstige funktionelle Belastungsverhältnisse dem entgegenwirken. Das Zahnungsalter zum Zeitpunkt der Extraktion entscheidet also offensichtlich mit über Art und Ausmaß der Wanderung.
3. Aus der Form der Okklusionskurve wird leicht erkennbar, warum Kippbewegungen im Oberkiefer weniger auffallen als im Unterkiefer, erfolgen sie in letzterem doch entgegengesetzt zur Speeschen Kurve.

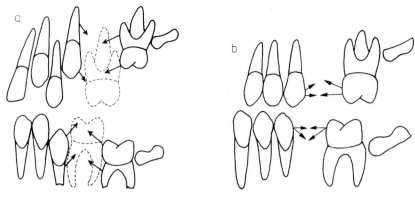

Abb. 94 Je entfernter zur Kauebene bleibende Zähne neben einer Extraktionslücke stehen, um so mehr stellen sie sich unter Beibehaltung ihrer regulären Achsenrichtung in diese ein (a); völlig durchgebrochene Zähne, die sich bereits im Niveau der Kauebene befinden, kippen praktisch nur noch in benachbarte Extraktionslücken (b) (nach HOTZ)

4. Die Wanderung geht im Oberkiefer im allgemeinen schneller und intensiver vonstatten als im Unterkiefer, was zweifellos auf die unterschiedlichen anatomischen Verhältnisse des Stützgerüstes und insbesondere auf die günstigere Achsenstellung der Oberkieferzähne zur Okklusionskurve zurückzuführen ist.
5. Tendenzen zur Anteriorwanderung erweisen sich als vorherrschend. Da im Unterkiefer alle Zahnbewegungen verhältnismäßig langsam ablaufen, kommt es hier nicht so schnell zum Lückenschluß von posterior; der vor der Lücke stehende Zahn kann sich in sie weiter nach posterior einordnen.

Im Vergleich zum Kariesbefall der ersten Molaren wird die Extraktion von Prämolaren wesentlich seltener notwendig. Entfernt man erste Prämolaren während des Zahnwechsels, so ist die eintretende Kippung der Nachbarzähne (vor allem im Unterkiefer) weitaus geringer als nach Extraktion zweiter Prämolaren. Deren Extraktion im Oberkiefer ruft meist eine Drehung der ersten Prämolaren nach posterior-lingual und der ersten Molaren nach anterior-lingual hervor.

Verluste von Schneidezähnen in der Wechselgebißperiode haben ihre Ursache vorwiegend in Unfällen. Besonders sind dabei protrudierte obere Inzisivi gefährdet. Es bestehen danach gleichfalls Tendenzen zu Lückenschluß, etwas weniger aber zu kippenden Bewegungen der Nachbarzähne. Bei Platzmangel im Frontzahnbogen (Engstand) schließt sich die Lücke rascher und vollkommener. Für den Aufschluß der seitlichen Zähne sind die Okklusionsverhältnisse maßgebend.

Abschließend sei noch erwähnt, daß auch durch Kiefertraumen, Verbrennungen, Verätzungen usw. Gebißanomalien verursacht werden können, vor allem, wenn das Narbengewebe durch Zug- oder Druckwirkung verformend auf Kiefer und Zähne Einfluß nimmt.

5.2. Prävention durch Aufklärung und Erziehung

Bei der Aufklärung der Eltern sollte man dem *Fingerlutschen* besondere Aufmerksamkeit widmen. Da die Mutter beim Stillen nicht eindeutig festzustellen vermag, ob der Säugling noch Milch bekommt, nimmt sie ihn meist erst dann von der Brust, wenn er das Saugen einstellt und Anzeichen von Müdigkeit erkennen läßt, sein Saugreflex

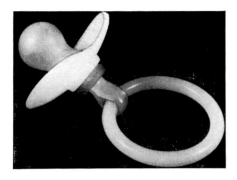

Abb. 95 Progreß-Beruhigungssauger (nach Schönherr)

also gehemmt ist. Um dies auch bei Flaschenernährung zu erreichen, darf das Saugloch im Gummisauger nicht zu groß sein, damit die Aktivität des Kindes gewährleistet bleibt. Anstatt die Milchflasche senkrecht zu halten, „damit es schneller geht", empfiehlt es sich, Säuglinge, deren Saugreflex nach Entleeren der Flasche noch nicht gehemmt ist, noch weiter am Flaschensauger (oder einem Schnuller) nuckeln zu lassen.
Die Gefahr, Fingerlutscher zu werden, ist bei Kindern, die keinen Schnuller bekommen, erheblich größer (64 % aller Säuglinge erhalten einen Beruhigungssauger, aber nur 5,4 % von ihnen lutschen am Finger, während der Anteil der Fingerlutscher bei den anderen Kindern fast 40 % beträgt). Berücksichtigt man ferner, daß sich bis zum 3. Lebensjahr ohnehin über 90 % der „Schnullerkinder" das Nuckeln abgewöhnen (bis zum 2. Lebensjahr sind es bereits etwa 80 %), aber nur etwa 40 % aller Fingerlutscher (mehr als 25 % von diesen lutschen hingegen über das 7. Lebensjahr hinaus), dann wird offensichtlich, daß der gelegentlich verabfolgte *Beruhigungssauger* sogar zum wirksamen *Vorbeugungsmittel gegen das Fingerlutschen* werden kann. Da aber allzu intensive Schnullerbenutzung mitunter Gebißanomalien verursacht, sollte man die Eltern eindringlich davor warnen, ihr Kind aus Bequemlichkeit „auf Dauerbenutzung des Trösters zu trainieren". Im allgemeinen benötigt das Kleinkind den Schnuller nur zum Einschlafen bzw. zur Beruhigung. Etwa 10 min, nachdem es eingeschlafen ist, kann er ihm ohne weiteres aus dem Mund gezogen werden. Falls erforderlich, drückt man leicht die Lippen aufeinander, um danach sicheren Mundschluß zu gewährleisten. Sobald man ihm den Beruhigungssauger weggenommen hat, fehlt ein wesentlicher Teil des dynamischen Stereotyps; sein Ablauf unterbleibt. Dagegen setzt Fingerlutschen (ausgelöst durch afferente Impulse) während des Schlafes stereotyp wieder ein.
Erfahrungsgemäß bereitet es – abgesehen von wenigen Tagen Unruhe – kaum Schwierigkeiten, Kindern das Nuckeln abzugewöhnen, vorausgesetzt, daß sich die Eltern konsequent verhalten. Erzieherisch ist es wirkungsvoll, den Schnuller nach einigen erklärenden Worten vor den Augen des Kindes in den Ofen zu werfen oder auf andere Weise unwiederbringlich zu beseitigen. Selbstverständlich darf dem Drängen des Kindes, einen neuen Schnuller zu kaufen, später nicht nachgegeben werden. Allerdings bewirkt vielfach bereits der Wechsel vom alten zu einem neuen Schnuller eine Störung des Lutschstereotyps („der neue Schnuller schmeckt nicht mehr"), so daß das Kind die Angewohnheit von selbst läßt.
Auch Pädiater erkennen den Plastsauger als Beruhigungsmittel an. Die Gefahr, Gebißanomalien zu forcieren, scheint bei jenen Formen (Abb. 95) geringer zu sein, deren hinter die Zahnreihen ragender Teil keinen festen Kern aufweist. Man sollte ihnen deshalb den Vorzug geben.

Wenn gewährleistet ist, daß der Beruhigungssauger nur zeitweilig und sauber verabreicht wird, sind Besorgnisse bezüglich der Hygiene gleichfalls unbegründet.
Erhebliche Intensität und Häufigkeit des Fingerlutschens hingegen sollten unbedingt Anlaß sein, durch geschickte Beeinflussung des Kindes das Abgewöhnen anzustreben. Dringend aber wird dieses Anliegen, sobald das Kind das 3. Lebensjahr erreicht hat.
In jeder Phase sind bestimmte Reize für die gesunde Entwicklung des Kindes unerläßlich. Fehlen sie, kann es zu Störungen im Verhalten gegenüber seiner Umwelt kommen, die sich häufig in Fingerlutschen äußern. Die Ursache solcher abwegigen Reaktionen aufzuspüren oder gar auszuschalten, ist außerordentlich schwierig und geht über die Möglichkeiten des Kinderstomatologen hinaus. Zu den Bedingungen, die dazu beitragen, daß die Gewohnheit des Fingerlutschens über die adäquate Entwicklungsstufe hinaus bestehenbleibt und sich unter Umständen noch festigt, zählen beispielsweise: Mangel an körperlicher Betätigung, Fehlen von Spielzeug und Beschäftigungsmaterial, ungenügender, aber auch zu starker Kontakt zu den Eltern, Erziehern oder anderen Kindern, fehlende oder schlechte Vorbilder, Reizüberflutung und Überforderung, einander widersprechender Erziehungsmethoden (beispielsweise von Vater und Mutter oder der Eltern und Großeltern), Inkonsequenz wie auch extreme Praktiken in der Erziehung (z. B. zu große Nachsicht oder Strenge).
Jedem Versuch, dem Kind das Fingerlutschen abzugewöhnen, muß eine Analyse der Gewohnheit vorausgehen. Im Gespräch mit den für seine Erziehung Verantwortlichen erhält man dafür mancherlei Anhaltspunkte, die auch Rückschlüsse auf mögliche Ursachen zulassen. Vor allem aber vermittelt das Verhalten des Kindes (Aufgeschlossenheit, defensive Zurückgezogenheit, Scheu oder „gedrilltes" Benehmen) wertvolle Hinweise. Darüber hinaus kommt der Verteilung der Lutschaktionen auf den Tageslauf Bedeutung zu. Lutscht ein älteres Kind wiederholt tagsüber, so ist das fast immer Ausdruck seiner Unfähigkeit, sich gewissen Umweltanforderungen anzupassen. Bei schweren psycholabilen Fällen wird sich die Konsultation eines Facharztes erforderlich machen. Ansonsten aber vermag oft schon die Persönlichkeit des Kinderstomatologen in dem Kind das Vertrauen zu wecken, sich mit seiner Hilfe das Lutschen abgewöhnen zu können. Man muß ihm dazu gezielte Ratschläge geben und Aufträge erteilen.
Um den Kindern ihr Tun zu Bewußtsein zu bringen, empfiehlt es sich, sie über die Anzahl ihrer täglichen Lutschaktionen Protokoll führen zu lassen. Indem man der Gewißheit Ausdruck verleiht, daß diese Selbstkontrolle ein Nachlassen des Lutschens bewirkt, beeinflußt man das Kind meist so, daß die Angewohnheit tatsächlich im Laufe einiger Zeit verschwindet. Dies ist darauf zurückzuführen, daß ein dynamisches Stereotyp erlöschen kann, sobald es der Verstandeskontrolle unterworfen wird. „Verträge" über das Abgewöhnen des Lutschens sollten mit Kindern nur abgeschlossen werden, wenn die Voraussetzungen zur Überwindung der Angewohnheit offensichtlich schon bestehen. Bewußtes Zusammenwirken zwischen Kind, Behandler und Eltern muß gewährleistet sein und schließt selbstverständlich aus, daß das Kind bestraft wird, fall seine Bemühungen vorerst mißglücken. Es sollte vielmehr immer spüren, daß die Erwachsenen ihm helfen wollen. Das gilt auch für jene Kinder, die nur beim Einschlafen oder nachts lutschen (bedingt reflektorisches Einschlafzeremoniell). Reicht das Lutschprotokoll allein zur Selbstkontrolle nicht aus, kommt es darauf an, das dynamische Stereotyp auf andere Art zu durchbrechen. Armmanschetten, grobe Fäustlinge oder Überkleben des Lutschfingers bzw. des Mundes mit einem schmalen Leukoplaststreifen sind in solchen Fällen geeignet, die Kinder an ihren guten Vorsatz zu erinnern. Solche Hilfsmittel wirken am nachhaltigsten, wenn man erreicht, daß das Kind sie sich vor dem Schlafengehen selbst holt und anbringt oder darum bittet. Vom Bestreichen der Lutschfinger mit übelschmeckender Tinktur ist abzuraten, da diese Maßnahme als Zwangsakt und nicht als Hilfe empfunden wird.

Dem Einspielen anderer *Parafunktionen* (wie Lippen-, Wangen- oder Zungenkauen usw.) kann man gleichfalls psychologisch entgegenzuwirken versuchen, obgleich die Behandlung einer vorliegenden Gebißanomalie meist die wichtigste Voraussetzung für das Abgewöhnen ist. Wie bei Fingerlutschen, so kommt es auch bei diesen Angewohnheiten hauptsächlich darauf an, dem Kind das Geschehen bewußt zu machen, die Ursache zu suchen und sie, wenn möglich, auszuschalten.

Viele Untersuchungsergebnisse sprechen dafür, daß vorherrschende Mundatmung die Wachstums- und Entwicklungsbedingungen ungünstig beeinflussen kann. Deshalb ist es ratsam, den Eltern die Vorteile der Nasenatmung zu erklären und darauf hinzuwirken, daß sie mithelfen, die Atmungsumstellung herbeizuführen.

Kinder, die konstitutionell zur Mundatmung neigen, bedürfen mehr als andere der sportlichen Betätigung, kräftiger Kost und einer bewußten Erziehung zum selbständigen Überwinden von Schwierigkeiten. Spiele, die zum Ziel haben, körperliche Anstrengungen (Wettläufe, gymnastische Übungen usw., unter Kontrolle und Mitbeteiligung der Erzieher) mit geschlossenem Mund zu bewältigen, zwingen zur Nasenatmung und unterstützen die Umgewöhnung.

Große Bedeutung kommt der Aufklärung der Eltern über die möglichen *Folgen vorzeitigen Milchzahnverlustes* zu. Vor allem sollte man bestrebt sein zu erreichen, daß sie ihre Kinder regelmäßig dem Kinderstomatologen vorstellen, auch wenn anscheinend keine Behandlung erforderlich ist.

Sinngemäß gelten alle für die Aufklärung der Eltern gegebenen Hinweise selbstverständlich auch für die Erzieher in kollektiven Einrichtungen. Auf einige Besonderheiten, die sich in Krippen, Kindergärten und Heimen ergeben können, sei im folgenden eingegangen.

Das in der Familie aufwachsende Kind hat normalerweise engen Kontakt zu seinen Eltern und Geschwistern, von denen es im Tageslauf ständig individuelle Anregungen erhält. In kollektiven Einrichtungen obliegt jedem Erzieher die Betreuung mehrerer Kinder, die meist derselben Altersgruppe angehören; er kann sich dem Einzelkind also nur anteilmäßig widmen. Dennoch muß er bestrebt sein zu gewährleisten, daß jedes der ihm anvertrauten Kinder in zunehmendem Maße soziale Kontakte zu seiner Umwelt und zu individualisierten Partnern entwickelt. Entscheidende Voraussetzung dafür ist allerdings, daß man sich vom Säuglingsalter an in anregendem Sinne mit jedem einzelnen befaßt.

Wie man heute weiß, ist Fingerlutschen über das 3. Lebensjahr hinaus oft Ausdruck eines Mangels an entwicklungsfördernden Reizen. Dem Kinderstomatologen darf es deshalb nicht gleichgültig sein, ob Kinder ausreichend Spielsachen und Anregungen erhalten, vor allem aber, ob sie genügend soziale Kontakte haben und wie man diese fördert.

In Heimen vorgenommene Beobachtungen von Kleinkindern ergaben, daß sie tagsüber nur selten lutschten. Im Laufe des Tages waren es durchschnittlich 12 min, im Bett hingegen (beim Einschlafen und während des Schlafes) 170 min. Zeitweilige Schnullerverabfolgung ist geeignet, dieser Angewohnheit entgegenzuwirken. Dabei reicht es vollkommen aus, den Kindern den Schnuller zum Einschlafen auszuhändigen. Man kann ihn mit einem Bändchen am Bettgestell befestigen, um zu vermeiden, daß er herunterfällt oder vertauscht wird. Auch in Krippen und Heimen sollte man den Kindern, sobald sie schlafen, den Schnuller aus dem Mund ziehen.

Tagsüber setzen bei Drei- bis Sechsjährigen insbesondere dann kurz dauernde Lutschaktionen ein, wenn sie zu Untätigkeit genötigt sind, weil sie auf irgend etwas warten müssen, beispielsweise auf den gemeinsamen Gang in den Waschraum oder zur Toilette, die gemeinsame Rückkehr ins Gruppenzimmer, das Essen oder Fertigwerden von Nachzüglern. Interessanterweise lutschen Kinder nicht bei Spielen oder Beschäftigungen, die ihre Aufmerksamkeit in Anspruch nehmen (weder im Haus noch im

Freien!). Daraus wird deutlich, wie wichtig es auch im Hinblick auf das Fingerlutschen ist, in Krippen, Kindergärten und Vorschulheimen Wartezeiten weitgehend zu vermeiden und den Kindern vielfältige Anregungen zur Betätigung zu vermitteln.
Befinden sich in einem Kinderkollektiv Fingerlutscher, sollte deren pädagogische Beeinflussung durch den Erzieher möglichst unauffällig erfolgen, weil sonst vielleicht das eine oder andere Kind versucht, durch Lutschen nur die Aufmerksamkeit des Erziehers auf sich zu lenken. Günstig in vorbeugendem Sinne wirken sich spielerische Übungen zur Förderung der Nasenatmung aus (s. III. 17.4.). Sie sind besonders im Anschluß an Erkältungskrankheiten (die in Kindergruppen meist gehäuft auftreten) zu empfehlen.

6. System der kinderstomatologischen Betreuung

6.1. Konzeptionelle Anforderungen

An anderer Stelle wurde bereits darauf hingewiesen, daß die in einer nationalen Population gegebenen Probleme der ambulanten stomatologischen Betreuung perspektivisch nur noch lösbar sind, wenn es durch oralen Gesundheitszuwachs bei der heranwachsenden Generation gelingt, die epidemiologisch determinierten Behandlungsanforderungen schrittweise zu reduzieren. Um dieses Ziel zu erreichen, bedarf es ausgewogen konzipierter nationaler Präventionsprogramme, die auf gesetzlicher Grundlage breitenwirksam umgesetzt werden. Die organisierte kinderstomatologische Betreuung kann daher nicht länger ein überwiegend kurativ operierendes Organisationssystem bleiben, sondern muß sich durch Weiterentwicklung und Inhaltswandel den veränderten, höheren Anforderungen anpassen. Berücksichtigen sollte man dabei die in neuerer Zeit gewonnene Erkenntnis, daß die Betreuungsergebnisse immer dann besser sind, wenn man bei vorgegebener großen Linie den territorialen Verantwortungsebenen die ergebnisorientierte Flexibilität einräumt.
Für die Konzipierung nationaler Präventionsprogramme sind folgende Faktoren bestimmend:
das System der medizinischen und sozialen Betreuung, einschließlich des Schwangeren- und Mutterschutzes sowie der gesundheitlichen Betreuung der Kinder und Jugendlichen, demographische Bedingungen, die wasserwirtschaftliche und industrielle Struktur, das Vorschul- und Schulsystem, die epidemiologische Situation, der Entwicklungsstand der organisierten kinderstomatologischen Betreuung sowie die Qualifikation und Verfügbarkeit der stomatologischen Kader.
Nach dem gegenwärtigen Erkenntnisstand sollten nationale Programme folgende Präventionsmaßnahmen vorsehen:
Fluoridanreicherung des Trinkwassers oder eine andere interne Maßnahme zur Steigerung der Widerstandsfähigkeit des Zahnschmelzes gegenüber der Karies, kollektive wie individuelle Maßnahmen zur Lokalapplikation von Fluoriden, angeleitete und überwachte Mundhygieneaktionen. Ernährungslenkung und Zuckerrestruktion, insbesondere Einflußnahme auf die Gemeinschaftsverpflegung, organisierte Früherfassung und Frühbehandlung von Karies und Gingivitis *(sekundäre Prävention)*, Gebißüberwachung und Steuerung des Zahnwechsels (einschließlich kieferorthopädischer Prävention und Behandlung), Kombination verschiedener Präventivmaßnahmen im Sinne eines additiven gesundheitsfördernden Effektes und schließlich die Sicherstellung ständiger, also rechtzeitiger Behandlungsmöglichkeit *(tertiäre Prävention)*.
Als tragende Säulen eines modernen kinderstomatologischen Betreuungssystems gelten:
- kollektive Vorbeugungsmaßnahmen,
- Früherfassung und Frühbehandlung sowie
- die individuelle Betreuung eines jeden Kindes im Bedarfsfalle nach dem neuesten Stand der Diagnostik und Therapie.

Die Qualität einer solchen umfassenden kinderstomatologischen Betreuung kann und darf natürlich nicht nur anhand der konventionellen Kriterien gemessen werden (Zahl der in Reihenuntersuchungen erfaßten Kinder, Neuzugänge und Konsultationen, Sanierungsstand und Sanierungsgrad), sondern bedarf auch des Ergebnisvergleichs präventiver Maßnahmen, der praktisch nur an der Zahl, der erhaltenen oral gesunden Kinder dargestellt werden kann.

Insofern muß als anzusetzender qualitativer Parameter der kinderstomatologischen Betreuung zunehmend die Überlegung Platz greifen, daß die Summation „karieskranker Kinder" in einer definierten Probandengruppe (Stadt, Stadtbezirk, Landkreis, Schule, Kindergarten, Klasse usw.) das untrügliche Zeichen fehlender, unzureichender oder uneffektiv organisierter vorbeugender Kollektivbetreuung ist.

Es kommt also künftig darauf an, das System der kinderstomatologischen Betreuung nach zentralen Vorgaben an die territoriale Situation adaptiert zu konzipieren (wobei natürlich auch die personellen und materiell-technischen Anforderungen auszuweisen sind) und nach vorgegebenen Terminen systematisch einzuführen und durchzusetzen.

6.2. Gesetzliche Grundlagen

Die organisierte kinderstomatologische Betreuung ist in der DDR als staatliche Aufgabe durch die *„Anordnung über die Jugendzahnpflege"* von 1954 gesetzlich geregelt und in ihren vielfältigen Details durch die *„Anordnung Nr. 2 über die Jugendzahnpflege"* von 1958 präzisiert. Beide Anordnungen charakterisieren den Übergang von der Schulzahnpflege zur Jugendzahnpflege sowie – in der praktischen Arbeit – vom ausschließlichen Erfassen der bei Kindern eingetretenen Schäden zur systematischen Behandlung.

Die Weiterentwicklung der kinderstomatologischen Betreuung wurde schließlich 1961 durch die Anerkennung des Fachzahnarztes für Kinderstomatologie sowie Kieferorthopädie stark beeinflußt, ebenso durch die seit 1972 mögliche Weiterbildung der Stomatologischen Schwester zur Fachschwester für Zahn- und Mundhygiene, deren Tätigkeitsfeld in erster Linie Mitwirkung an der stomatologischen, insbesondere vorbeugenden Betreuung der Kinder und Jugendlichen ist.

Die organisierte kinderstomatologische Betreuung blickt so auf eine lange Tradition und progressive Entwicklung zurück und hat einen qualitativ hohen Stand erreicht. Obwohl die Wichtigkeit vorbeugender Arbeit des Kinderstomatologen schon in den 50er Jahren erkannt war, bedurfte es noch vieler Jahre der Forschung und Anwendung, um neuere wissenschaftliche Erkenntnisse in die Praxisreife zu überführen. Damit waren überhaupt erst adäquate Möglichkeiten für eine wirksame kollektive und individuelle vorbeugende Betreuung geschaffen, die es in die tägliche Arbeit und unmittelbare Verantwortung des Kinderstomatologen zu integrieren galt. Diesem Entwicklungsstand trägt die *„Richtlinie für die regelmäßige zahnärztliche Betreuung der Kinder und Jugendlichen"* (Verfügungen und Mitteilungen des Ministeriums für Gesundheitswesen, vom 24. Oktober 1979) Rechnung, die das System der organisierten kinderstomatologischen Betreuung auf eine neue, qualitativ höhere Basis stellt. Die Grundsätze für die kinderstomatologische Betreuung sind darin folgendermaßen formuliert:

„Die zahnärztliche Betreuung der Kinder und Jugendlichen ist spätestens vom vollendeten 2. Lebensjahr, bis zum Abschluß des Schulbesuches (im allgemeinen mit 16 Jahren) regelmäßig durchzuführen. In der Einheit von zahnärztlicher Vorsorge, Behandlung und Nachsorge dient sie der gesunden Entwicklung des Kindes durch die

Erhaltung bzw. Wiederherstellung eines gesunden, vollbezahnten und regelrecht entwickelten Gebisses."
Die Richtlinie bringt so die Komplexität der kinderstomatologischen Betreuung als Einheit primärer und sekundärer Prävention zum Ausdruck, orientiert nach Rahmenvorgaben auf Schwerpunkte und ermöglicht sowohl die Adaptation an gegebene Voraussetzungen im Territorium als auch die Einbeziehung neuer wissenschaftlicher Erkenntnisse in das organisierte Betreuungssystem. Den Einrichtungen der Kinderstomatologie obliegen dabei folgende Schwerpunktaufgaben:
- Reihenuntersuchung und Behandlung (einschließlich Nachkontrollen über die Realisierung getroffener therapeutischer Festlegungen);
- Kariesprävention; wobei für jedes Kind eine Form der internen Fluoridapplikation (Trinkwasserfluoridierung oder Tablettenfluoridierung) oder zumindest lokale Fluoridapplikation bis zum 16. Lebensjahr zu sichern ist. Empfohlen wird die Kombination verschiedener Präventionsmaßnahmen für jedes Kind im Sinne additiver gesundheitsfördernder Wirksamkeit. Zusätzliche Mundhygieneaktionen werden als notwendig erachtet;
- Dispensairebetreuung; insbesondere kieferorthopädische Überwachung und wenn nötig Behandlung;
- Durchführung spezieller Sprechstunden für die zahnärztliche Behandlung von Kindern mit akuten Erkrankungen im Kiefer- und Gesichtsbereich und
- Beratung der Pädagogenkollektive von Krippen, Kindergärten und Schulen über präventive Fragen und allgemeine Probleme der Gesundheitserziehung sowie individuelle Gespräche über diesen Themenkomplex mit Kindern, Eltern und Erziehern.

Darüber hinaus werden durch diese Anordnung alle Fragen der Dokumentation und Berichterstattung sowie der Planung, Leitung und Organisation der regelmäßigen kinderstomatologischen Betreuung geregelt. Dies bezieht sich auch auf die Definition von kinderstomatologischen Einrichtungen, die Planung der erforderlichen personellen und materiell-technischen Voraussetzungen sowie die Leitungsverantwortung und den Arbeitsablauf.

Die in der Richtlinie ausgewiesenen Ziele und Aufgaben der kinderstomatologischen Arbeit sind konzeptioneller Bestandteil des Gesamtsystems medizinischer Betreuung, das auf einem entsprechend hohen Stand mit der *„Anordnung über die gesundheitliche Überwachung von Kindern und Jugendlichen"* (Ministerium für Gesundheitswesen, vom 29. Juni 1979) geregelt wurde. Darin ist einerseits die Verantwortung der Abteilungen für Gesundheits- und Sozialwesen der örtlichen Räte für die kontinuierliche Überwachung des Gesundheits- und Entwicklungsstandes aller Kinder und Jugendlichen festgelegt, andererseits sowohl für den Arzt als auch für den Kinderstomatologen die Möglichkeit der Benutzung von Räumen der Kindereinrichtungen der Vorschulerziehung sowie der Schulen und Internate für die Durchführung von Reihenuntersuchungen gesichert (Paragraph 5). Die Verantwortung für Anleitung, Sicherung und Kontrolle ihrer Durchführung obliegt dem Kreisarzt. Damit wurden alle notwendigen gesetzlichen Voraussetzungen für den Aufbau eines wirksamen Systems der kinderstomatologischen Früherfassung und Frühbehandlung geschaffen.

Besondere Bedeutung kommt in diesem Zusammenhang der *„Verordnung über die Kindereinrichtungen der Vorschulerziehung"* (Gesetzblatt der DDR, Nr. 14, vom 22. April 1976) zu, in der unter Paragraph 7 ebenfalls die unmittelbare Verantwortung des Kreisarztes für die stomatologische Betreuung der Vorschulkinder festgelegt ist, deren Realisierung dem Kinderstomatologen übertragen wird. Zu seinen Aufgaben zählen auch die Kontrolle der Einhaltung hygienischer und ernährungsphysiologischer Normative sowie die Mitwirkung bei der hygienischen Beratung der Mitarbeiter in den Vorschuleinrichtungen. Im Hinblick auf die Stomatologie erfolgte in der „Anweisung über die medizinische Betreuung der Kinder in Kindereinrichtungen der Vorschulerziehung" (Verfügungen und Mitteilungen des Ministeriums für Gesundheitswesen, vom 14. März 1977) im Abschnitt 5 noch eine weitere Präzisierung. Die Bestimmungen beider Verordnungen bzw. Anweisungen gelten für alle staatlichen Krippen mit Tagesbelegung, Kindergärten, Saisonkrippen und -kindergärten, Krippen mit Wochenbelegung sowie Kinderwochenheime. Neben den bereits genannten präventiven Betreuungsaufgaben des Kinderstomatologen hat er – nicht zuletzt auch im Interesse der Früherkennung von Gebißanomalien – jedes Kind ab dem vollendeten 2. Lebensjahr zumindest einmal jährlich stomatologisch zu betreuen.

Ein großer und wichtiger Schritt zur systematischen Weiterentwicklung der primären stomatologischen Prävention unserer Bürger, insbesondere aber der Kinder und Jugendlichen, wurde mit dem Ministerratsbeschluß vom Juli 1972 über die „Weiterentwicklung der Trinkwasserfluoridierung in der DDR" getan. Er regelt die Verantwortung und fördert die Durchsetzung der kollektiven Präventivmaßnahme nach einem gesamtstaatlichen Stufenplan. Die Richtlinie von 1979 schließt diesen Ministerratsbeschluß in sich ein, in dem sie die Trinkwasserfluoridierung als Methode der Wahl ausweist.

Die notwendige „Hygienische Überwachung der Trinkwasserfluoridierung" hat entsprechend der „Zweiten Durchführungsbestimmung zur Verordnung über die hygienische Überwachung der zentralen Versorgungsanlagen" (Gesetzblatt der DDR, Nr. 95, 1970) zu erfolgen, während weiterführende Verfügungen und Mitteilungen des Ministeriums für Gesundheitswesen (1974 und 1977) regeln, welche Fluorverbindungen und Dosierungstechnologien anzuwenden sind.

6.3. Organisation kollektiver Vorbeugungsmaßnahmen

Die präventive Betreuung der Kinder und Jugendlichen ist heute eine sehr konkrete Aufgabe der Kinderstomatologie, von deren Lösung die Bewältigung der gegenwärtig noch existenten Probleme der ambulanten stomatologischen Betreuung unmittelbar abhängig ist. Ihre Realisierung auf der Basis einer vorgegebenen Rahmenkonzeption stellt inhaltliche und organisatorische Anforderungen, denen jeder einzelne gewachsen sein muß, um überhaupt effektiv wirksam werden zu können.

Unter vorbeugender Effektivität wird der in der Population eintretende Zuwachs an oraler Gesundheit verstanden, aus dem ein epidemiologisch meßbarer Rückgang der stomatologischen Behandlungsanforderungen resultiert.

In Verbindung mit der Karies wird der Gesundheitszuwachs dargestellt unter Bezug auf
– die Zahnflächen = Hemmung des Karieszuwachses,
– die Zähne = Rückgang der Kariesverbreitung oder
– das Individuum.

Er läßt sich dann ausweisen im prozentualen Anstieg der Anzahl von Kindern und Jugendlichen mit primär gesunden Gebissen. Bewertungskriterien im Hinblick auf periodontale Erkrankungen sind offensichtlich werdender Morbiditätsrückgang sowie Intensitätseinschränkung entzündlicher Erscheinungen an Papillen und Gingivasaum. Bei den Zahnstellungs- und Gebißanomalien markiert im Ergebnis der Überwachung des Zahnwechsels ihr selteneres Vorkommen die Effektivität der präventiven Betreuung. Nicht zuletzt aber sind für die Bewertung vorbeugender Maßnahmen auch ökonomische Aspekte von Bedeutung, wie
– zeitlicher Aufwand/Nutzen,
– personeller Aufwand/Nutzen und
– finanzieller Aufwand/Nutzen.

Am höchsten wird selbstverständlich immer jene vorbeugende Maßnahme zu werten sein, mit der man bei geringstem Aufwand den größten gesundheitsfördernden Effekt erzielen kann. Das Hauptproblem der praktischen Umsetzung vorbeugender Maßnahmen liegt in dem Risiko möglicher Effektivitätseinbuße oder gar völliger Nutzlosigkeit aufgrund unzureichender Planung, schlechter Organisation oder fehlender Überwachung. Für die praktische Arbeit ist es deshalb sehr wichtig zu wissen,
- was man nach wissenschaftlichen Erkenntnissen von einer primär-präventiven Maßnahme in gesundheitsfördernder bzw. krankheitsvermeidender Hinsicht überhaupt erwarten kann und
- unter welchen praktischen Voraussetzungen sowie organisatorischen Bedingungen dieser Effekt in der Population auch tatsächlich erreichbar ist.

Man unterscheidet aus diesen Gründen zwischen *kollektiven* und *individuellen Präventivmaßnahmen*. Unter ersteren sind organisierte, angeleitete und überwachte Aktionen für unterschiedlich große Bevölkerungsgruppen *(Massenprävention)* zu verstehen. Dagegen umfaßt die individuelle Prävention all jene Vorbeugungsmaßnahmen, die vom Individuum selbst *(Selbstapplikation)* oder an ihm in direktem persönlichen Kontakt von einem Stomatologen, einer stomatologischen Schwester bzw. den Eltern oder Erziehern (unmittelbar betreuend bzw. anleitend) vorgenommen werden können. *Semikollektive Präventionsmaßnahmen* sind solche, bei denen in organisierten Aktionen aufgrund eingeschränkter oder fehlender Mitarbeit einzelner Individuen oder ganzer Gruppen der aus fachlicher Sicht zu erwartende Hemmeffekt nicht ganz erreicht wird, in der Population also niedriger ist. Ausgehend von ihrer Einsatzmöglichkeit teilt man die einzelnen Vorbeugungsmaßnahmen in folgende Kategorien ein:
1. *Kollektive Einsatzmöglichkeit;* ohne aktive Mitwirkung des einzelnen, wie dies beispielsweise bei der Fluoridanreicherung des Trinkwassers bzw. der Verabreichung fluoridangereicherten Speisesalzes der Fall ist.
2. *Individuelle Einsatzmöglichkeit;* wie sie mit der Verabreichung fluoridhaltiger Tabletten oder dem Einsatz von Zuckeraustauschstoffen möglich wird.
3. *Indirekte Einsatzmöglichkeit;* umfaßt die Einflußnahme mittels Empfehlungen oder Richtlinien, die auf organisatorischem Wege – über Kindergärten, Schulen und andere Gemeinschaftsstätten – mit Hilfe der Lehrer und Erzieher breitenwirksam umgesetzt werden. Dazu zählen Mundhygieneaktionen, Mundspülungen mit Fluoridlösung, verschiedene Methoden der Gesundheitserziehung sowie alle Maßnahmen zur Ernährungslenkung.
4. *Direkte klinische (selektive) Einsatzmöglichkeit* am stomatologischen Arbeitsplatz. Dazu zählen operatives Vorgehen des Kinderstomatologen mittels Odontomie oder Fissurenversiegelung, aber auch die von einer Fachschwester für Zahn- und Mundhygiene vorzunehmende orale Hygienisierung, Fluoridlackapplikation und anderes mehr.

Kollektive und individuelle Vorbeugungsmaßnahmen schließen einander keineswegs aus, sondern sollten, sich gegenseitig ergänzend, kombiniert zum Einsatz gelangen. Bei konsequenter Durchsetzung der bekannten Präventivmaßnahmen ist es heute sowohl beim einzelnen als auch bei betreuten Kollektiven durchaus möglich, Karies- wie auch Gingivitisfreiheit zu erreichen.

Um so sicherer sind daher Karies- und Gingivitisbefall in einer Population von Kindern und Jugendlichen ein untrügliches Zeichen unzureichender bzw. uneffektiver Vorbeugungsarbeit. Der Nachweis kinderstomatologischer Leistung kann deshalb nicht mehr ausschließlich anhand des erreichten Sanierungsgrades erbracht werden, sondern bedarf zunehmend der Orientierung an der Zahl der in einem Kollektiv gesund erhaltenen Kinder.

In diesem Sinne gilt es, den in einem territorialen Verantwortungsbereich gegebenen oder erreichten Stand der kinderstomatologischen Betreuung nicht in starren Grenzen zu halten, sondern sich ständig um seine inhaltliche wie auch kapazitätsmäßige Weiterentwicklung zu bemühen. Als Ziel ist dabei relative Kariesfreiheit anzustreben. Aus statistischer Sicht versteht man darunter eine jugendliche Population (16- bis 18jährige) mit höchstens zwei an Karies erkrankten, durch konservierende Maßnahmen jedoch optimal versorgten Zähnen. Durch die Kombination vorbeugender Erst-, Zweit- und Drittmaßnahmen, die in Abhängigkeit von territorialen Bedingungen abgestimmt Einsatz finden müssen (s. Abb. 52), bestehen reelle Chancen, das gesteckte Ziel zu erreichen.

Erstmaßnahme ist stets ein kollektiv einsetzbares Verfahren – in der Regel die interne Fluoridverabreichung –, zu dem dann ergänzend andere vorbeugende Maßnahmen hinzukommen müssen. Dabei ist von der Einheit primärer und sekundärer Prävention auszugehen. Die jeweiligen Schritte (sie sind nicht zuletzt vom Stand der Wissenschaftsentwicklung abhängig) bedürfen der Bilanzierung im Rahmen der verfügbaren Kapazität.

6.3.1. Fluoridanreicherung des Trinkwassers

Die Trinkwasserfluoridierung ist Methode der Wahl zur kollektiven vorbeugenden Kariesbekämpfung und sollte möglichst Basiselement eines jeden Präventionsprogramms sein. Ihre Einführung wurde gesetzlich geregelt, Planung und Durchführung obliegen den Wasserwirtschaftsbereichen auf Bezirksebene. Für die Überwachung und hygienische Kontrolle bleibt jedoch das Gesundheitswesen verantwortlich.

6.3.1.1. Planung und Vorbereitung einer TWF

Trotz bestehender gesetzlicher Regelungen ist die Einführung einer TWF von der Planungs- und Durchsetzungsinitiative des verantwortlichen Kinderstomatologen abhängig. Er muß sich im Zusammenwirken mit dem Kreisarzt dafür verantwortlich fühlen, die konzeptionelle Vorgabe zu entwickeln sowie das Terrain durch Information, Aufklärung und Antrag vorzubereiten. Danach macht die Vielschichtigkeit der vor Einführung einer TWF zu lösenden Aufgaben deren Verlagerung auf verschiedene Ebenen notwendig. Nur in kollektivem Zusammenwirken mit den Vertretern der örtlichen Räte, der Wasserwirtschaftsbereiche sowie des zuständigen Hygiene-Instituts kann die notwendige Vorarbeit bewältigt werden.

Obwohl die Verantwortung für die TWF als kariesvorbeugende Maßnahme dem territorialen Gesundheitswesen obliegt, haben die örtlichen Volksvertretungen die Entscheidung über ihre Einführung zu treffen. Angelegenheit der Wasserwirtschaft ist es dann, auf der Grundlage eingehender Voruntersuchungen Vorschläge für die anzuwendende Technologie zu unterbreiten und ein entsprechendes Projekt auszuarbeiten.

6.3.1.2. Technologie und Dosierung

Die Fluoridanreicherung des Trinkwassers erfolgt jeweils im zentralen Wasserwerk, wobei dessen Größe weitgehend für die Wirtschaftlichkeit des Verfahrens bestimmend ist. Erfahrungsgemäß liegen die Kosten für Investition und Betrieb der TWF-Anlagen (einschließlich Amortisation) etwa zwischen 0,10 und 0,80 M pro Kopf/Jahr.

Besonders günstige ökonomische und technologische Voraussetzungen für die Einführung der TWF bestehen in solchen Wasserwirtschaftsbereichen, in denen es möglich ist, eine ganze Stadt oder ein größeres Territorium über nur eine Anlage mit fluoridoptimiertem Trinkwasser zu versorgen. Aber auch in Städten mit Teilfluoridierung des Trinkwassers kommt es zu einem ausweisbaren Kariesrückgang, wie neuere wissenschaftliche Untersuchungen beweisen. Insofern gibt es gegen die Einführung von Teilfluoridierungen kein stichhaltiges Argument, solange die wasserwirtschaftliche Situation keine andere Lösung erlaubt. Richtungweisendes Ziel bleibt es natürlich, mit der TWF einen möglichst hohen Prozentsatz der Bevölkerung zu erfassen. Die Chancen dafür werden immer besser, bietet doch die zunehmende Gruppen- und Fernwasserversorgung die Möglichkeit, bislang für die Fluoridierung nicht zu erschließende Wohngebiete (Landgemeinden, kleinere Ortschaften) künftig in zentrale Projekte einzubeziehen.

Zur Anreicherung des Trinkwassers mit Fluoriden (Trocken- oder Naßdosierung) sind in der DDR folgende Chemikalien zugelassen:
- Natriumsilikofluorid (Na_2SiF_6): weißes kristallines Pulver von 95- bis 98%iger Reinheit; Lösungskonzentration 0,45%.
- Natriumfluorid (NaF): weißes kristallines Pulver mit 95- bis 98%iger Reinheit; Lösungskonzentration 3,6%.
- Kieselfluorwasserstoffsäure (H_2SiF_6): stark saure Flüssigkeit in 98%iger Reinheit.
- Flußsäure (HF): stark ätzende Flüssigkeit von 99%igem Reinheitsgrad.
- Fluatsäure: Mischung aus 1:1 bzw. 1:2 Teilen HF und H_2SiF_6.

In anderen Ländern finden zur Fluoridanreicherung des Trinkwassers auch Ammoniumsilikofluorid (($NH_4)_2SiF_6$), Magnesiumsilikofluorid ($MgSiF_6$) oder Calciumfluorid (CaF_2) Anwendung. In jüngerer Zeit tendiert man stärker zum Einsatz von verdünnten Hochkonzentratlösungen (Fluatsäure), weil sie wesentliche technologische Vereinfachungen (Dosierung, Wartung, Containerdienst) erlauben.

Bei der Projektierung von Fluoridierungsanlagen müssen sowohl alle Anforderungen des Gesundheitswesens als auch der Wasserwirtschaft erfüllt werden. Dies betrifft einerseits die Gewährleistung der geforderten Fluoridkonzentration im Trinkwasser, andererseits die Anpassung der TWF-Anlage an den vollautomatisierten Betrieb des Wasserwerkes, um ihre Kontrolle und Instandhaltung mit minimalstem Zeitaufwand zu sichern.

Der Fluoridgehalt des Reinwassers soll konstant 1,0 ppm F betragen. Unter- und Überdosierungen sind zu vermeiden. Der zulässige Schwankungsbereich liegt bei ± 10%. Im Monatsdurchschnitt darf der festgelegte Gesamtfluoridgehalt nur bis zu maximal 20% überschritten werden.

Die chemische Kontrolle des Fluoridgehaltes im Trinkwasser erfolgt sowohl im Wasserwerk (Verantwortungsbereich der Wasserwirtschaft) als auch an festzulegenden Stellen des Verbrauchernetzes durch die Hygieneeinrichtungen; anfangs täglich, später in wöchentlichen Abständen. Der Groborientierung dient die *Zirkonium-Alizarin-Schnellmethode*, der exakten Bestimmung des Fluoridgehaltes das *Zirkonium-Eriochromzyanin-Verfahren*. Wesentliche Rationalisierung der chemischen Überwachung einer TWF ermöglicht der Einsatz von Fluor-Elektroden (mit automatischer Aufzeichnung der Meßwerte).

6.3.1.3. Stomatologische Überwachung der TWF

Die lebenslange Aufnahme eines auf 1,0 ± 0,1 ppm F optimierten Trinkwassers wird heute als physiologische, gesundheitsfördernde Maßnahme eingeschätzt. Dabei ist die toxikologische Sicherheitsspanne außerordentlich groß, so daß Nebenwirkungen aus-

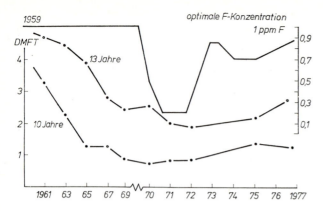

Abb. 96 Relation zwischen der Kontinuität und Diskontinuität des Fluoridgehaltes im Trinkwasser von Karl-Marx-Stadt und der Dynamik der Kariesverbreitung bei zwei ausgewählten Altersklassen in den Jahren von 1959 bis 1977; auf eine technologisch bedingte Dosierungsunterbrechung mit nachfolgender Subdosierung folgt ein deutlicher Kariesanstieg (Querschnittsvergleiche), um nach Fluoridoptimierung des Trinkwassergehaltes erneut zurückzugehen

zuschließen sind. Eine Überdosierung ist technologisch nicht möglich. Dennoch können Dopplungseffekte, beispielsweise die zusätzliche Verabreichung von Fluoridtabletten an Kleinkinder, zu fluoridbedingten Schmelzfleckungen der Zähne führen. Unter diesem Aspekt kommt der in Gebieten mit TWF zu treffenden Vereinbarung mit den Apotheken Bedeutung zu, wonach an Bewohner kariesprotektiv optimierter Trinkwassergebiete keine Fluoridtabletten auszugeben sind (Rezeptureinschränkung). Die wiederholt aufgeworfene Frage nach einer möglichen Überdosierung durch fluoridreiche Babynahrung konnte verneint werden.

Sind zuverlässige Dosierung und regelmäßige hygienische Überwachung des Fluoridgehaltes im Trinkwasser gesichert, stehen erfahrungsgemäß auch die bei der heranwachsenden Generation zu erwartenden Veränderungen der oralen Situation außer Zweifel. Bei routinemäßigem Vorgehen kann daher auf eine spezielle stomatologische Überwachung der TWF verzichtet werden. Lediglich zur Steuerung inhaltlicher sowie struktureller Auswirkungen des quantitativen und qualitativen Kariesrückganges auf das System der kinderstomatologischen Betreuung bleibt die Erfassung bestimmter kariesstatistischer Daten notwendig. Sie werden im Rahmen der jährlichen kinderstomatologischen Reihenuntersuchungen ohnehin erhoben, es bedarf dazu also keiner zusätzlicher Untersuchungen. Lediglich vor Beginn einer TWF muß die gesamte jugendliche Population des betreffenden Trinkwasser-Versorgungsgebietes in einer Basis-Untersuchung statistisch erfaßt werden, um dann nach 8 bis 10 Jahren eine entsprechende Vergleichsuntersuchung vornehmen und aus den Resultaten entsprechende Schlußfolgerungen ableiten zu können.

Langzeitüberwachungen der TWF haben gezeigt, daß längerfristige Dosierungsunterbrechungen oder Unterdosierungen den eingetretenen karieshemmenden Effekt teilweise, aber auch ganz in Frage stellen können (Abb. 96). Sowohl die Zähne der ersten als auch der zweiten Dentition reagieren verhältnismäßig schnell auf ein zu geringes Fluoridangebot, und es bedarf wiederum mehrerer Jahre, ehe das schon einmal erzielte Ergebnis wieder erreicht ist. Nicht zuletzt deshalb sollte vom Kinderstomatologen die ständige Überwachung der Fluoriddosierung durch das Hygiene-Institut unbedingt kontrolliert werden. Bei Unterbrechungen kommt es darauf an, unverzüglich alle notwendigen Maßnahmen zur schnellen technologischen Überwindung der Diskontinuität des Fluoridangebotes zu treffen. Enge Zusammenarbeit aller Beteiligten ist also auch unter diesem Aspekt unabdingbar.

Die Vorteile der TWF gegenüber anderen internen Verabreichungsformen der Fluoride bestehen vor allem in
- der kontinuierlichen Fluoridzufuhr über die gesamte Zeit der Entwicklung des menschlichen Organismus (einschießlich der Erhaltungsdosis für die Erwachsenen);

- in der Ausschaltung aller möglichen individuellen Unsicherheitsfaktoren, wie mangelndes Interesse, Vergeßlichkeit oder Voreingenommenheit;
- in der Realisierbarkeit der vorbeugenden Maßnahme in allen zentralen (kleinen wie großen) Trinkwasseranlagen und der daraus resultierenden Erreichbarkeit großer Bevölkerungsgruppen, ohne die Notwendigkeit der aktiven Mitwirkung des einzelnen;
- in dem ausgesprochen hohen gesundheitsfördernden Effekt, der sich nicht auf die Zahnhartsubstanz beschränkt, sondern auch die anderen oralen Strukturen betrifft.

6.3.1.4. Fluoridergänzung

Die Effektivität interner Fluoridverabreichung hängt nicht zuletzt davon ab, zu welchem Zeitpunkt nach dem Durchbruch der Zähne der für den Kariesschutz in den Schmelzaußenschichten notwendige Fluoridgehalt erreicht wird. Ausgehend von dieser Erfahrung wurde eine Kombination interner Darreichungsformen mit der lokalen Applikation (Fluoridergänzung) in Erwägung gezogen und schließlich angewandt. Gezielte epidemiologische Untersuchungen haben inzwischen ergeben, daß eine solche Kombination durch Nutzung beider Möglichkeiten tatsächlich additive karieshemmende Effekte zeitigt. Besonders gillt dies für die Fissuren der ersten und zweiten Molaren, an denen die kariesprotektive Effektivität interner Fluoridgaben in der Regel geringer ist, als an den Glattflächen oder im Approximalbereich. Allerdings haben Kinder, die in einem Fluoridierungsgebiet aufgewachsen sind, ohnehin eine geringere Kariesanfälligkeit.

Bei der Weiterentwicklung der Präventionsprogramme empfiehlt es sich demnach, eine Kombination des internen und externen Fluoridangebots vorzusehen, auch wenn dies nicht zur generellen Forderung erhoben werden muß. Wichtig ist jedoch zu wissen, daß der Gebrauch fluoridhaltiger Zahnpasten in Städten mit fluoridhaltigem Trinkwasser keineswegs unterbunden werden muß, sondern vorteilhaft ist.

6.3.2. Tablettenfluoridierung

Die organisierte Verabreichung fluoridhaltiger Tabletten an Kinder und Jugendliche ist eine anerkannte und kariesvorbeugend effektive Alternativmethode zur TWF. Sie sollte überall dort Anwendung finden, wo aus wasserwirtschaftlichen oder anderen Gründen eine TWF noch nicht möglich ist. Ausreichender Kariesschutz kann mit der TBF allerdings nur erzielt werden, wenn konsequente Einnahme der Tabletten (die Dosierung muß den allgemein gültigen Empfehlungen entsprechen, s. II. 3.) über die gesamte Zeit der Zahn- und Gebißentwicklung gewährleistet ist. Dazu bedarf es straffer Organisation und Überwachung der kollektiven Aktion über Jahre. Sind diese Voraussetzungen gegeben, wird der Erfolg nicht ausbleiben.

6.3.2.1. Organisatorische Anforderungen

Der Erfolg organisierter, kollektiver Aktionen ist immer dann gefährdet, wenn die erfaßte Probandengruppe zu groß und allmählich unübersehbar wird, regelmäßige Kontrolle durch den verantwortlichen Kinderstomatologen und seine Mitarbeit fehlt oder nicht ausreicht, bzw. die Aktion zunehmend dem Selbstlauf überlassen bleibt,

also organisatorische Mängel vorliegen. Bei der Planung und Durchführung von Tablettenfluoridierungen in Kollektiven müssen deshalb bestimmte Voraussetzungen gegeben sein:
1. *Erfassung der Kinder:* Die organisierte Erfassung von Kleinkindern bereitet insofern Schwierigkeiten, als über Krippen nur etwa 60% zu erreichen sind. Man wird also auch darüber hinaus versuchen müssen, möglichst viele Eltern zur Mitarbeit zu gewinnen. Günstigere Bedingungen bestehen im Vorschulalter, da etwa 90% aller Kinder einen Kindergarten besuchen. Erst in Verbindung mit der Einschulungsuntersuchung und mit Schulbeginn ist die Gewähr gegeben, alle Kinder in eine organisierte Aktion einbeziehen zu können.
2. *Größe der Kollektive:* Die erfaßte und zu betreuende Probandengruppe muß zahlenmäßig auch in der perspektivischen Entwicklung überschaubar bleiben (in größeren Orten etwa 3000, in ländlichen Gebieten weniger). In Abhängigkeit von den verkehrstechnischen Bedingungen kann eine Person zwei bis vier Schulen und drei bis sechs Kindergärten betreuen.
3. *Verantwortungsbereiche:* Die Gesamtverantwortung trägt der zuständige Kinderstomatologe. Mit der Verteilung der Tabletten an die Einrichtungen, der laufenden Verbrauchskontrolle und Registrierung kann man eine stomatologische Schwester beauftragen. Sie muß allerdings mit allen fachlichen Fragen gut vertraut sein, um den Kindern und Erziehern gegenüber eine feste Position einnehmen zu können (Gesundheitserziehung).
4. *Kontrolle der Aktion:* Unerläßlich sind regelmäßige Kontrollen der Tablettenabgabe, sowohl an die Einrichtung als auch an die Kinder, sowie ständige Anleitung der stomatologischen Schwestern, regelmäßige Fühlungnahme mit den Leitern der vorschulischen und schulischen Einrichtungen sowie Eltern und Erziehern, und in größeren Abständen stomatologische Reihenuntersuchungen der Kinder.
5. *Aufklärungsarbeit:* Verlauf und Ergebnis einer TBF werden in hohem Maße bestimmt von dem Verständnis, das alle direkt oder indirekt an der Aktion Beteiligten der kariesvorbeugenden Maßnahme entgegenbringen und vor allem von der ständigen aktiven Mitarbeit der Erzieher, die nicht durch Administration gesichert werden kann, im Organisationssystem aber eine wichtige Schlüsselposition einnimmt.

Vor Beginn der Aktion empfehlen sich Vorträge vor Lehrern und Erziehern sowie in Elternabenden, Aufklärung der Bevölkerung über die örtliche Presse und andere Informationswege, Herausgabe von Merkblättern und einer schriftlichen Organisationsanleitung. Doch auch während der Aktion ist es wichtig, daß sowohl der Kinderstomatologe selbst als auch die von ihm beauftragte stomatologische Schwester alle sich bietenden Möglichkeiten nutzen, um laufend möglichst weite Kreise der Öffentlichkeit zu informieren und zu aktivieren. Darüber hinaus sind nach einer entsprechenden Zeit die erzielten Ergebnisse publik zu machen.

6.3.2.2. Vor- und Nachteile

Wird mit der Verabreichung von Fluoridtabletten im 6. bis 7. Lebensjahr begonnen, ist in gut organisierten Aktionen eine bis zu 40%ige Hemmung des Karieszuwachses (DMF-Zähne) zu erzielen, allerdings über Beobachtungszeiten von 4 bis 5 Jahren. Bei früherem Beginn und ausreichend langer Durchführung sind noch bessere Resultate erreichbar. Eine derartig *kariesprotektive Effektivität* ist allerdings nur zu erwarten, wenn die *Verabreichung der Fluoridtabletten an mindestens 200 Tagen im Jahr* erfolgt.

Vorteile der TBF bestehen in ihrer individuellen Dosierbarkeit, der Unabhängigkeit von Technologien und Ortswechsel und nicht zuletzt in ihrer sowohl individuellen als auch kollektiven Anwendbarkeit. Der mit durchschnittlich 2 bis 3 Mark jährlich anzusetzende Kostenaufwand pro Kind ist zwar höher als bei der TWF, wirtschaftlich aber ohne Einschränkung vertretbar. Nachteile beruhen auf der direkten Abhängigkeit der karieshemmenden Effektivität von der ständigen Mitarbeit aller aktiv und passiv beteiligten Personen, auf der Schwierigkeit der kollektiven Erfassung aller Kinder (vor allem jener im Alter von 1 bis 5 Jahren) und schließlich auf psychologischen Aspekten (Erziehung zu Tablettenmißbrauch). Auch dürfte das Absetzen der Fluoridaufnahme nach dem Schulabgang (im 15. oder 16. Lebensjahr) evtl. einen Rückgang des Kariesschutzes bewirken.

Vom Wirkungsprinzip und der Anwendung her ist ein Wechsel in der internen Fluoridgabe von der Tablette zum Trinkwasser jederzeit möglich. Insofern bietet sich die TBF auch als zeitlich begrenze Übergangslösung bis zur geplanten, späteren Einführung der TWF an.

6.3.3. Mundhygieneaktionen

Kollektive Mundhygieneaktionen in vorschulischen und schulischen Einrichtungen sind ein praxisreifer Weg zur Erziehung der Kinder und Jugendlichen zu systematischer Zahn- und Mundpflege. Sie haben sowohl für die Gingiva als auch für die Zahnhartsubstanzen einen hohen gesundheitsfördernden Effekt. Dieser beruht auf:
– der Sauberhaltung der Hart- und Weichgewebeoberflächen (Plaquebekämpfung),
– dem Entzug bzw. der Einschränkung der für den Plaqueaufbau notwendigen Substanzen (Saccharose; ständige Durchbrechung des Entstehungsmechanismus),
– der Verkürzung der Verweildauer von Zucker in der Mundhöhle,
– der durchblutungsfördernden Massagewirkung der Zahn- und Mundpflege sowie dem Keratinisierungseffekt auf das Gingivaepithel
– und schließlich auf ihrer möglichen Kombination mit der Lokalapplikation von Fluoriden zur Steigerung der Schmelzresistenz.

Mundhygieneaktionen sind integrierter Bestandteil der *„medizinischen Betreuung der Kinder in den Kindereinrichtungen der Vorschulerziehung"* (Anweisung des Ministeriums für Gesundheitswesen vom 14. März 1977) und obliegen in der Beratung, Organisation und Überwachung der unmittelbaren Verantwortung des Kinderstomatologen. Er hat die Erzieher in allen Fragen der Zahn- und Mundhygiene, insbesondere aber auch der frühzeitig einzuleitenden Kariesprävention eingehend zu beraten wie auch gemeinsam mit der Fachschwester für Zahn- und Mundhygiene alle erforderlichen Maßnahmen für die Gesunderhaltung der Zähne der Kinder einzuleiten. Entscheidende Voraussetzungen für den gesundheitserzieherischen und gesundheitsfördernden Erfolg einer Mundhygieneaktion sind:
– obligatorische zeitliche Festlegung der Hygienestunde im Tagesplan des Kindergartens oder der Schule,
– straffe Organisation ihres Ablaufs,
– kontinuierliche Durchführung über Jahre,
– Einbeziehung aller Kinder, vor allem der schlecht mitarbeitenden,
– zielgerichtete, motivierende und ständig qualifzierende Anleitung der Mundpflegetechnik.

6.3.3.1. Organisatorische Anforderungen

Der Umfang überwachter Mundhygiene-Aktionen ist von zeitökonomischen Aspekten, der Zahl verfügbarer Mitarbeiter sowie der Struktur der Einrichtung abhängig. Im allgemeinen bereitet die Durchführung in Kindergärten keine großen Schwierigkeiten. Die Anleitung der Kinder durch ihre Gruppenerzieherinnen hat sich als Vorteil erwiesen. In den Schulen sollte man sich des *„aufsteigenden Systems"* bedienen, also in den ersten Klassen beginnen, wo die Bereitschaft der Schüler zur Mitarbeit erfahrungsgemäß am größten ist. Als Minimum gilt die einmal wöchentliche Durchführung der kollektiven Mundpflege unter Aufsicht (etwa 35 Hygienestunden im Jahr). Im nächsten Schuljahr wird dann jeweils die zweite Klasse in gleicher Weise weiterbetreut und außerdem die neue erste Klasse in die Aktion einbezogen. Ob man im folgenden den wöchentlichen Rhythmus bei der dritten Klasse beibehalten kann oder zu einem 14tätigen Turnus übergehen muß, in den vierten Klassen dann auf einen monatlichen, hängt von der verfügbaren Kapazität ab. Auf jeden Fall aber sollte man bestrebt sein, den erzieherischen Einfluß aufrechtzuerhalten.

Von organisatorischem Vorteil ist die Aufnahme der Hygienestunden als *obligatorisch* in den Unterrichtsplan (Abb. 97). Bei guter Organisation kann eine stomatologische Schwester wöchentlich bis zu 20 Klassen betreuen. Andere Gesetzmäßigkeiten gelten jedoch, wenn die Anleitung durch den Erzieher erfolgt. In diesem Falle muß der ständige Kontakt des Kinderstomatologen zur Schule unbedingt aufrechterhalten bleiben und seine ärztliche Autorität immer spürbar sein.

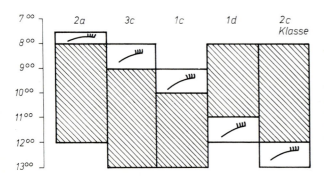

Abb. 97 Beispiel einer Zeitplanung der Hygienestunden für mehrere Schulklassen an einzelnen Unterrichtstagen (nach GEIGER) unter Nutzung von freien Zwischenstunden sowie den Stunden vor und nach dem Unterricht

6.3.3.2. Hygieneraum

Günstige Bedingungen liegen vor, wenn für die Aktion gesonderte Hygieneräume mit allen notwendigen Installationen zur Verfügung stehen. Dazu gehören Waschbecken mit fließendem Wasser (der Größe der Kinder entsprechend in unterschiedlicher Höhe angebracht) sowie große Wandspiegel, die den Kindern die Selbstkontrolle ihrer Reinigungstechnik ermöglichen und das Korrigieren von Fehlern erleichtern. Aber auch im ärztlichen Untersuchungszimmer, in stomatologischen Schulambulanzen, Klassenräumen, Waschräumen oder Aufenthaltszimmern sind Mundhygieneaktionen durchführbar.

6.3.3.3. Hygienestunde

Der organisatorische Ablauf einer Hygienestunde kann unterschiedlich gestaltet werden, doch ist es ratsam, das einmal gewählte Organisationsprinzip konsequent einzuhalten. Um die individuelle Anleitung und erzieherische Beeinflussung eines jeden

Kindes zu gewährleisten, empfiehlt es sich, mit kleinen Gruppen (etwa 10 Kinder) zu arbeiten. Für eine Schulklasse werden dann etwa 40 bis 50 min benötigt. In der ersten Hygienestunde erhalten die Kinder zunächst anschauliche Instruktionen über Sinn, Zweck und Notwendigkeit der Zahn- und Mundpflege. Dabei wird ihnen die Systematik des technischen Vorgehens demonstriert (s. II. 3.4.). Bei den praktischen Übungen sollte man von Anfang an darauf bestehen, daß alle Kinder gleichzeitig die gleichen Gebißabschnitte reinigen. Während der Demonstrationen (die seitenverkehrt erfolgen) steht die stomatologische Schwester stets vor den Kindern, überwacht ihre Mitarbeit, gibt aber auch individuelle Hinweise und korrigiert falsche Techniken. Oft vergessen die Kinder von einer Woche zur anderen, was sie bereits gelernt hatten. Bei älteren Kindern kann man die Anleitung nach einiger Zeit einem vorbildlichen Schüler übertragen. Der Ablauf einer Hygienestunde sollte folgendermaßen gestaltet werden:

1. Antreten der Kinder in alphabetischer Ordnung zur Entgegennahme ihrer Zahnbürste (Kurzkopf) und von etwas Zellstoff.
2. Benetzen der Zahnbürsten unter fließendem Wasser.
3. Aufstellen der Kinder in lockerer Reihe oder im Halbkreis um die anleitende Person.
4. Aufbringen von Fluorid-Lösung auf die vorgehaltene Zahnbürste (durch die Schwester).
5. Systematische Reinigung der Zähne und Massage der Gingiva nach vorgegebenem Schema.
6. Reinigung der Zahnbürste unter fließendem Wasser (durch die Kinder).
7. Abgeben und Einsortieren der Zahnbürsten (hygienische Lagerung und Aufbewahrung).
8. Gemeinsamer Abgang der Gruppe.

In gewissen Zeitabständen empfiehlt es sich, zur erneuten Motivation und Selbstkontrolle der Kinder (über erzielte Fortschritte, noch vorhandene Mängel oder eingetretene Nachlässigkeit) von der Plaqueanfärbung mittels Eladent-Zahnputztest® Gebrauch zu machen.

6.3.3.4. Einschätzung

Die gesundheitsfördernden Auswirkungen angeleiteter und überwachter Mundhygieneaktionen sind ganz offensichtlich und längst erwiesen (Abb. 98). Trotz einer alterstypischen Verschlechterung der Mundhygiene zwischen dem 6. und 14. Lebensjahr gelingt es damit, den Mundhygiene-Index in akzeptablen Grenzen zu halten. Der

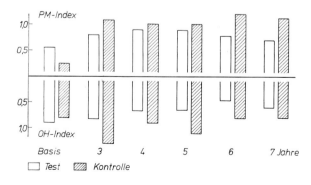

Abb. 98 Durchschnittlicher Grad der gingivalen Entzündung (PM-Index) sowie der Mundhygiene (OH-Index) bei einer in der Mundhygiene angeleiteten und überwachten Gruppe von Kindern über 7 Jahre und Vergleich zu einer nicht betreuten Kontrollgruppe

Unterschied zwischen betreuten und nichtbetreuten Kindern ist evident (um 40 % niedrigere OH-Indizes) und korrespondiert auch mit einem entsprechend niedrigeren Gingivitis- und Kariesbefall. Außerdem kann die karieshemmende Effektivität angeleiteter Mundhygieneaktionen durch den gleichzeitigen Einsatz von Fluoriden (Lösungen, Gelees, Zahnpasten) noch wesentlich erhöht werden. Der Einsatz von Plaquehemmern über längere Zeit hat sich dagegen nicht durchgesetzt, weil Nebenwirkungen auf die Mundflora, aber auch Geschmacksbeeinträchtigung und Verfärbungen der Zähne durch die zur Anwendung gelangenden chemischen Substanzen nicht immer auszuschließen sind.

6.3.4. Lokalapplikation von Fluoriden in Kollektiven

Die posteruptive Beeinflussung der Widerstandsfähigkeit des Zahnschmelzes gegenüber der Karies ist heute sowohl bei der individuellen als auch der kollektiven Betreuung der Kinder ein allgemein anerkannter Faktor. Die meisten nationalen Präventionsprogramme stützen sich vorwiegend auf ein derartiges Vorgehen. An die Planung und Durchführung kollektiver Aktionen sind folgende Anforderungen zu stellen:
- Erfassung der Kinder in einem frühen Alter, in der Regel spätestens ab dem 4. Lebensjahr;
- organisatorische Absicherung des lokalen Fluoridangebotes über die gesamte Periode des Zahnwechsels, möglichst bis zum 16. Lebensjahr;
- regelmäßige und ausreichend häufige Wiederholung der Fluoridapplikation.

Entscheidend für den Erfolg ist, daß die kollektiven Aktionen sorgfältig geplant, vorbereitet und durchgeführt werden. Die Verantwortung dafür trägt der Kinderstomatologe, der mit der Durchführung eine Fachschwester für Zahn- und Mundhygiene oder eine entsprechend unterwiesene stomatologische Schwester beauftragen kann. Eventuell sind nach spezieller Anleitung auch Erzieher bereit, diese Aufgabe zu übernehmen. Um die notwendige Kontinuität über Jahre zu sichern, bedarf es entsprechender Absprachen und Festlegungen mit den Verantwortlichen der Volksbildung. Sehr bewährt haben sich Patenschaftsverträge zwischen den zu betreuenden vorschulischen und schulischen Einrichtungen und Mitarbeitern der Stomatologie.

Nach wissenschaftlicher und praktischer Prüfung verschiedener Fluoridpräparate, ihrer Applikationsweise, dem dafür notwendigen Zeitaufwand und der damit nachweislich zu erreichenden karieshemmenden Effektivität, empfehlen sich für den Einsatz zur organisierten Betreuung von Kindergruppen folgende Möglichkeiten des Vorgehens (Präventionsempfehlungen):

1. *Kombination der Fluoridapplikation mit Mundhygieneaktionen* in 8- oder 14tägigem Rhythmus. Als Kariespräventiva geeignet sind vor allem Aminfluoridpräparate, wie Elmex gelee® oder Elmexfluid®. Da bei der Zahnpflege Verschlucken nicht auszuschließen ist, sollte man diese bei Kindern unter vier Jahren nicht unkontrolliert zur Anwendung bringen.
   Bei täglicher Kombination der Mundhygiene mit einer Fluoridapplikation empfiehlt sich das Ausweichen auf Natriumfluorid-Lösung 0,1%ig (Standardrezeptur ARp 48-05). Handelt es sich aber um die Betreuung großer Kindergruppen, dürfte es organisatorische Schwierigkeiten bereiten, die Lösung in ausreichender Menge zu beschaffen. Sie selbst herzustellen ist nicht erlaubt.
2. *Wöchentliche Mundspülungen* mit 10 ml einer geeigneten Fluorid-Lösung, über jeweils 5 min. Diffusion und Wirksamkeit treten auch dann ein, wenn vor der Mundspülung keine Zahn- und Mundpflege vorgenommen werden konnte. Als

Kariespräventivum geeignet sind Natriumfluorid-Lösungen in 0,5%iger Konzentration (Standardrezeptur ARp 48-06).
3. *Applikation von Fluoridlack* (Duraphat®) in vierteljährlichem Abstand. Vorher sollte systematische Zahn- und Mundpflege erfolgen und für relative Trockenlegung Sorge getragen werden. Diese Form der Langzeitapplikation ist insofern besonders günstig, als sie nur geringen organisatorischen, zeitlichen und personellen Aufwand erfordert.

Die Anwendung von Fluoridlack ist vor allem bei solchen Kindern ratsam, die wenig Bereitschaft zur Mitarbeit erkennen lassen, was meist für die Altersgruppen jenseits des 10. Lebensjahres gilt. Insofern bietet sich auch die Aufeinanderfolge von zwei Organisationsformen an: bis zu den 4. Schulklassen wöchentliche Zahnreinigung mit Fluoridpräparaten, danach Fluoridlack-Applikationen bis zur Schulentlassung.

Alle drei Betreuungsformen sind mit der internen Darreichung von Fluoriden kombinierbar, also auch in Städten mit fluoridangereichertem Trinkwasser als präventive Zweit- oder Drittmaßnahme einzusetzen.

Wichtig ist die durch klinische Längsschnittstudien untermauerte Erkenntnis, daß der durch die Lokalapplikation von Fluoriden erzielte Kariesschutz bei zu frühzeitigem Abbruch des Angebots verlorengehen kann. In solchen Fällen erfolgt dann häufig ein sprunghafter Karieszuwachs, der sich möglicherweise gerade zu dem Zeitpunkt manifestiert, wenn der Jugendliche aufgrund seines Alters aus dem kinderstomatologischen Betreuungssystem entlassen wird. Für eine Erhaltungsdosis des lokalen Fluoridangebots – gegebenenfalls durch die Verwendung fluoridhaltiger Zahnpaste – sollte deshalb stets Sorge getragen werden.

Als Ergänzung der kollektiven Betreuung mit Fluoriden empfiehlt sich eine wöchentlich vorzunehmende Intensivzahnpflege mit Aminfluorid-Gelee (bei Klein- und Vorschulkindern allerdings nur unter der Aufsicht Erwachsener!).

Längsschnittuntersuchungen an definierten Probandengruppen haben gezeigt, daß die zu erzielende karieshemmende Effektivität all dieser Maßnahmen abhängig ist von der organisatorisch in den Schulen und Kindergärten möglichen Häufigkeit der Applikationen, daß sie aber auch mit dem Rhythmus des Zahnwechsels in unmittelbarem Zusammenhang steht (Abb. 99).

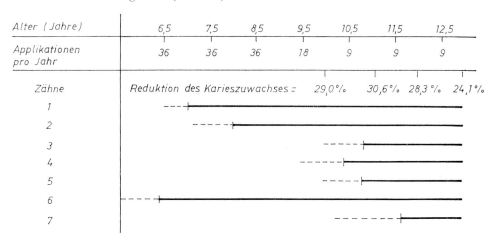

Abb. 99 Längsschnittstudie Aminfluorid (über 7 Jahre); dargestellt wird die Relation mittlerer Eruptionstermine bleibender Zähne zur Häufigkeit der in organisierten Aktionen in den einzelnen Altersgruppen möglichen Applikationen; schrittweise Aufhebung des statistisch nachweisbaren Kariesreduktionseffektes infolge des sprunghaften Karieszuwachses an den später durchbrechenden, weniger geschützten Zähnen

6.4. Früherfassung und Frühbehandlung

In der Früherfassung und Frühbehandlung oraler Erkrankungszustände *(sekundäre Prävention)* ist neben der Gesunderhaltung die zweite tragende Säule der organisierten kinderstomatologischen Betreuung zu sehen. Ihre Effektivität wird am erreichten Sanierungsgrad gemessen.

Unter dem System der kinderstomatologischen *Vorsorge*, *Behandlung* und *Nachsorge* versteht man die jahrgangsweise Erfassung der Kinder und Jugendlichen vom 3. bis zum 16. Lebensjahr durch Reihenuntersuchungen und terminisierte Nachfolgebehandlung. Die Vorsorgeuntersuchung dient der Feststellung eingetretener Schäden, die Nachsorgeuntersuchung der Behandlungskontrolle sowie der Erfassung möglicherweise neu aufgetretener Schäden.

Ob und wie es gelingt, diese Betreuungsaufgabe zu meistern, ist abhängig von den jeweils gegebenen strukturellen und ökonomischen Bedingungen, der zur Verfügung stehenden Kapazität, aber auch von der effektiven Auslastung der Arbeitszeit des Kinderstomatologen sowie des stomatologischen Personals. Obwohl die Früherfassung und Frühbehandlung auf die komplexe Betreuung des Kindes und Jugendlichen auszurichten ist, zwingt im allgemeinen die Höhe der Kariesverbreitung zur vorrangigen Konzentration des Vorsorge-, Behandlungs- und Nachsorgesystems auf deren Bewältigung. Die Kariesverbreitung wird somit zum entscheidenden Planungsparameter der Früherfassung und Frühbehandlung.

6.4.1. Beziehungen zwischen Kariesverbreitung und Dispensaire-Betreuung

Die quantitativen und qualitativen Faktoren des Kariesbefalls haben weitreichende Auswirkungen. Unter *quantitativen Faktoren* versteht man die in einer Reihenuntersuchung ermittelte Anzahl kariöser und zu extrahierender Zähne, einer durch Stadt-, Schul- oder Kindergartenzugehörigkeit charakterisierten Probandengruppe. Darüber hinaus spielen die Summe der Kinder mit primär kariesgesunden Gebissen, das Ausmaß des Kariesbefalls bei den karieskranken Kindern und das sich daraus für eine definierte Probandengruppe ableitende Sanierungsaufkommen eine wesentliche Rolle. Zu den markanten, klinisch faßbaren *qualitativen Faktoren* zählen hingegen:
1. der Kariesbefall einzelner Zähne oder bestimmter Zahngruppen in Abhängigkeit vom Alter der Kinder;
2. der Karieszuwachs (Neu- und Sekundärkariesbefall) innerhalb einer definierten Zeitspanne;
3. die Flächenausbreitung der Karies, der eingetretene Zerstörungsgrad der klinischen Krone sowie Kariesfolgeerscheinungen in der Pulpa und im apikalen Periodont.

Während die quantitativen Faktoren des Kariesbefalls vornehmlich für die Relation Kinderstomatologe zur Anzahl der Kinder maßgebend sind, bestimmen die qualitativen stärker die Ökonomie der Arbeitszeit; sie haben also mehr methodische und zeitökonomische Bedeutung. Beide zusammen aber bilden eine wesentliche Grundlage der Planung und Leitung der organisierten kinderstomatologischen Betreuung

6.4.2. Methodische Aspekte der Sanierung

Wichtig ist es, die beiden strategischen Komponenten – *Reihenuntersuchung* und *Nachfolgebehandlung* – so zu terminisieren, daß die Erfassung eines jeden Kindes in den entscheidenden Entwicklungs- bzw. Gefährdungsphasen gewährleistet wird. Das

System der Vorsorge, Behandlung und Nachsorge muß der epidemiologisch begründeten und klinisch erwiesenen Tatsache Rechnung tragen, daß sowohl am Milchzahn als auch am permanenten Zahn in der posteruptiven Reifungsphase der verhältnismäßig rasche Kariesfortschritt (vorwiegend akute Verlaufsform) innerhalb kurzer Zeit zur Mitbeteiligung des Zahnmarkes sowie zur Zerstörung der klinischen Krone führen kann. *Unter diesem Aspekt sind als Folge von Karies notwendig werdende Wurzelbehandlungen stets Zeichen schlechter Organisation* (KANTOROWICZ). Dies gilt ebenso für die profunde bzw. die unbehandelte Mehrflächenkaries.

Es kommt also darauf an, karieskranke Kinder zu einem Zeitpunkt zu erfasen und zu behandeln, in dem die eingetretenen Hartsubstanzschäden noch mit einfachen therapeutischen Maßnahmen (Einflächenfüllung) zu beheben sind („Prinzip des kleinsten Loches"). Er wird von folgenden Kriterien bestimmt:
1. Erstkariesbefall an einzelnen Zähnen bzw. Zahngruppen
2. Kariesprogression
3. altersabhängiger Karieszuwachs
4. mögliche Sekundärkaries nach erfolgter Behandlung.

Auftreten, Zuwachs und Progression des Kariesbefalls an den Zähnen der ersten und zweiten Dentition erfordern einerseits die Erfassung der Kinder in einem bestimmten Alter, andererseits in einjährigem Abstand.

6.4.2.1. Ersterfassung der Kinder

Für den Zeitpunkt der Ersterfassung ist zunächst das Betreuungsziel entscheidend; dieses wiederum ist kapazitätsabhängig. So wird man bei einer günstigen Relation zwischen der Anzahl verfügbarer Kinderstomatologen und der zu betreuenden Kinder anders entscheiden können als unter ungünstigeren Umständen. Prinzipiell sind optimale Lösungsvarianten anzustreben. Von den unterschiedlichen Gegebenheiten ausgehend, bieten sich grundsätzlich drei verschiedene Möglichkeiten an:
1. systematische Kariesbehandlung in beiden Dentitionen, mit dem Schwerpunkt der Früherfassung im Milchgebiß;
2. über die Behandlung kariöser Zähne hinaus konsequente Einbeziehung der systematischen Frühbehandlung entwicklungsbedingter Zahnstellungs- und Gebißanomalien sowie periodontaler Erkrankungen;
3. ausschließliche bzw. überwiegende Konzentration der Sanierungsarbeit auf den Kariesbefall der permanenten Zähne.

Als Zeitpunkt für die Ersterfassung empfehlen sich das 3. Lebensjahr (Kindergarten), die Einschulungsuntersuchung oder spätestens der Schuljahresbeginn.

6.4.2.2. Sanierungsschema

Der Zahnwechsel, das Auftreten sowie der Verlauf kariöser Zerstörungsprozesse erfordern sowohl eine aufsteigende Erfassung der Kinder als auch der Sanierung. Quantität und Qualität der Sanierungsleistung hängen dabei weitgehend von planmäßigem, systematischem Vorgehen ab. Begonnen wird stets mit den jüngeren Altersgruppen; schrittweise bezieht man dann die älteren Jahrgänge ein. Dort, wo erstmalig eine planmäßige Betreuung der Schulkinder erfolgt, empfiehlt sich ihr Aufbau nach dem von KANTOROWICZ vorgeschlagenen Schema:

Jahr	Schuljahr											
I. =	1	2	3					8				
II. =	1	2	3	4				8	9			
III. =	1	2	3	4	5			8	9	10		
IV. =	1	2	3	4	5	6		8	9	10	11	
V. =	1	2	3	4	5	6	7	8	9	10	11	12

Die Dynamik des Zahnwechsels sowie des altersabhängigen Erstkariesbefalls, nicht zuletzt aber auch die Forderung, den Schulabgänger mit saniertem Gebiß zu entlassen, machen allerdings (in Anbetracht der heutigen 10-Klassen-Schule) eine sinnvolle Modifikation des Sanierungsschemas notwendig.

Klasse	0	1	2	3	4	5	6	7	8	9	10
Alter der Kinder	5	6	7	8	9	10	11	12	13	14	15
Zähne		6	1	2	4	5	3	7	–	–	–
Jahr											
I.	0	1	2				6				10
II.	0	1	2	3			6	7			10
III.	0	1	2	3	4		6	7	8		10
IV.	0	1	2	3	4	5	6	7	8	9	10
V.	0	1	2	3	4	5	6	7	8	9	10

Dieses Sanierungsschema (nach KÜNZEL) gestattet sowohl die Erweiterung auf die Schulabgänger als auch die Einbeziehung des letzten Vorschuljahrganges.

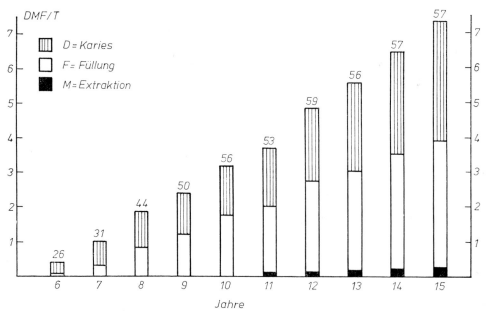

Abb. 100 Kariesverbreitung (DMF/T-Index) und Sanierungsgrad (FM–T-Index) in Plauen entsprechend dem Betreuungsstand von 1971. Die über den Säulen ausgewiesenen Zahlen weisen den prozentualen Sanierungsgrad der Altersstufe aus

Obwohl bei den jüngeren Kindern infolge des geringeren Kariesbefalls permanenter Zähne eine vollständige Sanierung leichter möglich ist als bei den älteren, erweisen sich die Sanierungsergebnisse (FM/T-Index) bei diesen häufig als besser. Der Sanierungsgrad der Kinder liegt in den ersten Schulklassen zumeist unter 50 % (Abb. 100). Dies signalisiert prinzipielle Fehler in der Schwerpunktkonzentration und ist ein Zeichen unausgewogener Organisation des Vorsorge-, Behandlungs- und Nachsorgesystems. Hinzu kommt, daß Sanierungsversäumnisse während der ersten Schuljahre sich später in einer qualitativen Verschlechterung der Betreuungsergebnisse auswirken, was schon allein die hohe Extraktionsrate bei den 12 bis 16 Jahre alten Kindern beweist.

In den *vorschulischen Einrichtungen* (speziell den Kindergärten) wird man zwar bestrebt sein, das Grundprinzip der Sanierung (Früherfassung und Frühbehandlung) einzuhalten, sich aber im Hinblick auf die Durchsetzung einer systematischen Sanierung den gegebenen Verhältnissen anpassen müssen. Charakteristisch dafür sind Kleinheit und breitere Altersschichtung der Probandengruppen sowie häufigere Fluktuation der Kinder. Bewährt haben sich sowohl die Gruppensanierung in poliklinischen Einrichtungen als auch die Behandlung der Kinder in der ihnen vertrauten Umgebung (im Kindergarten, mit transportablem Instrumentarium) sowie in mobilen stomatologischen Stationen.

6.4.2.3. Organisationsformen der Betreuung

Es gibt verschiedene Möglichkeiten, die stomatologische Erfassung und Betreuung der Kinder zu organisieren, entscheidend aber ist letztendlich nur der am Sanierungsergebnis meßbare Erfolg. Er wird sich immer dann einstellen, wenn es dem Kinderstomatologen und seinem Arbeitskollektiv gelingt, die Betreuungsarbeit in *Eigenleistung* zu bewältigen. Jede Trennung der Verantwortlichkeit führt ganz zwangsläufig zu Effektivitätseinbuße, sowohl bezüglich der Reihenuntersuchungen als auch hinsichtlich der notwendigen Behandlung. Dies haben schon die alten Systeme der „Schulzahnpflege" bewiesen, in denen die Verantwortung für Erfassung und Behandlung verschiedenen Zahnärztegruppen zugeordnet war. Selbstverständlich läßt es sich auch in einem modernen ausgewogenen System der Vorsorge, Behandlung und Nachsorge nicht ganz ausschließen, daß Kinder außerhalb dieses Systems behandelt werden; mitunter kann dies aus Kapazitätsgründen sogar wünschenswert sein. Aber der Effekt ist stets größer, wenn die Betreuung in einer Hand liegt. Insofern bedarf es auch der Abstimmung mit den Fachschwestern für Zahn- und Mundhygiene, die in das Erfassungs- und Betreuungssystem einbezogen werden sollten (gesetzliche Bestimmungen). Wo die Reihenuntersuchungen von einer dafür spezialisierten Fachschwester vorgenommen werden, setzt dies Arbeitskapazität des Kinderstomatologen für andere, vor allem kurative Aufgaben frei.

Ein weiteres Effektivitätskriterium des Betreuungssystems besteht in der Wechselbeziehung zwischen dem Kinderstomatologen und den zu erfassenden Kindern. Es bieten sich zwei Organisationsprinzipien an:

1. Erfassung und Untersuchung der Kinder in den vorschulischen und schulischen Einrichtungen; Behandlung in den kinderstomatologischen Ambulanzen bzw. Polikliniken, deren Standort in Abhängigkeit von demographischen Bedingungen lokalisiert sein sollte (kurze Anmarschwege, definierter Einzugsbereich).
2. Untersuchung und Behandlung der Kinder an ein und demselben Ort, unabhängig von der Art der stomatologischen Einrichtung (in Großstädten evtl. in Schulen

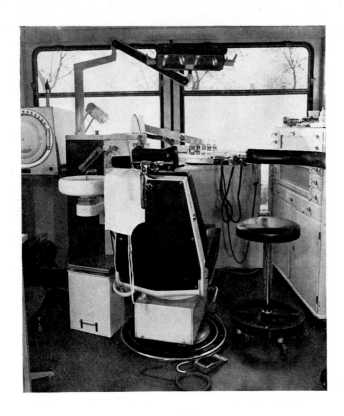

Abb. 101 Teilansicht der Innenausstattung einer mobilen stomatologischen Station

integrierte kinderstomatologische Ambulanzen, in Ballungszentren, kleinen Städten oder Landkreisen mobile stomatologische Stationen oder transportables Instrumentarium).

Die effektivste Organisationsform stellen die *stomatologischen Schulambulanzen* dar. Sie bieten vielfältige Vorteile: Erfassung und Behandlung sämtlicher Schulkinder, Realisierung eines Bestellsystems ohne Wartezeiten, keine weiten Anmarschwege, keine Störung des Unterrichts. Außerdem kann der Kinderstomatologe seine Arbeitszeit weit besser nutzen; die durch Wegfall der aufwendigen Reihenuntersuchungen frei werdende Zeit kommt der Behandlung zugute. Allerdings ist der für die Einrichtung und das Betreiben einer Schulambulanz erforderliche Aufwand (in Abhängigkeit vom Kariesbefall) lediglich in Schulen mit etwa 1 000 Schülern vertretbar. Durch Ferien, Stundenplangestaltung und nicht vorherzusehende Ausfallstunden, aber auch aufgrund der notwendigen Arbeitszeitplanung des Kinderstomatologen für mehrere Einrichtungen, werden die Schulambulanzen ansonsten meist nur zu 30 bis 40 % im Jahr ausgelastet. Nicht zuletzt müssen also volkswirtschaftliche Erwägungen über ihre Planung und Einrichtung entscheiden. Das gilt auch für den Einsatz *mobiler stomatologischer Stationen* (Kosten-Nutzen-Vergleich). Ihre Vorteile sind allerdings offensichtlich: Sie bestehen vor allem in der Möglichkeit flexibler Einsatzplanung in Landgemeinden und Ballungszentren, in der Gewährleistung einer qualitativ hochwertigen stomatologischen Betreuung (Abbildung 101), in der effektiven Gestaltung des Betreuungssystems und vor allem in der Erreichbarkeit guter Sanierungsergebnisse.

Sehr gut bewährt hat sich der Einsatz mobiler Stationen auch für die Anleitung von Kindergruppen zur Zahn- und Mundhygiene.

6.4.3. Wirkungsgrad der kinderstomatologischen Sanierungsarbeit

Das durch organisierte kinderstomatologische Betreuung angestrebte Sanierungsergebnis ist (neben den bereits angeführten Faktoren) auch vom Wirkungsgrad der kinderstomatologischen Arbeit abhängig. Rationalisierung und gute Arbeitsorganisation ermöglichen ihre optimale Gestaltung. Dies bezieht sich sowohl auf Reihenuntersuchungen und die klinische Arbeitszeitbilanzierung als auch auf die Effektivität der Arbeit selbst.

6.4.3.1. Zeitaufwand für Reihenuntersuchungen und Sanierung

Zu den notwendigen Arbeitsleistungen des Kinderstomatologen zählen Reihenuntersuchungen. Die dafür aufgewandte Zeit ist jedoch nur dann effektiv genutzt, wenn sie in richtiger Relation zu dem Zeitaufwand für die nachfolgende Behandlung steht. Richtwerte für das quantitative Verhältnis der beiden Variablen zueinander gibt es nicht, doch sollten sich Reihenuntersuchungen auf die Anzahl von Kindern beschränken, deren Behandlung gesichert werden kann.
Bei wissenschaftlichen Studien rechnet man für die Mundinspektion sowie die Aufzeichnung der Befunde in das Karteiblatt etwa 15 min pro Kind. Eine derartige Zeitplanung kann der kinderstomatologischen Untersuchung nicht zugrunde gelegt werden, dient sie doch im allgemeinen lediglich der Erfassung des Neukariesbefalls, der Füllungen und Extraktionen sowie der Behandlungsbedürftigkeit von Fehlbildungen des Gebisses. Eine Schulklasse mit etwa 35 Kindern läßt sich so erfahrungsgemäß in einer Stunde durchmustern. Da auch die An- und Abmarschwege zur Schule, die Vorbereitung der Untersuchung u. a. m. zeitlich in Rechnung zu stellen sind, bedarf es bei Reihenuntersuchungen in Schulen einer Arbeitsstunde für etwa 25 Kinder. Andererseits wird die mittlere Arbeitszeit pro Füllung (einschließlich der unproduktiven Zeit) mit maximal 20 min veranschlagt, so daß drei Füllungen pro Stunde als optimaler Richtwert effektiver Arbeitszeitauslastung angenommen werden können.
Der *Zeitaufwand für die Reihenuntersuchung* (= Rz) einer Probandengruppe läßt sich unter Zugrundelegung der angegebenen Werte als vergleichbares Maß nach der Formel

$$Rz = \frac{Kinder}{25}$$

errechnen, der notwendige *Zeitaufwand für die Behandlung* bzw. die Füllungen (= Fz) nach der Formel

$$Fz = \frac{D}{3} \quad bzw. \quad \frac{DFM}{3}.$$

Dividiert man den Zeitwert der Behandlung durch den der Reihenuntersuchung, so erhält man den *RF Zeitquotienten*. Unter Berücksichtigung des für 6 bis 16 Jahre alte Kinder typischen Kariesbefalls ergibt sich im allgemeinen ein mittlerer RF Zeitquotient von 1 : 15, der als orientierender Richtwert für die Optimierung der Arbeitszeitbilanzierung gelten kann. Bei jüngeren und gut betreuten Kindern (hoher Sanierungsgrad) ist er ungünstiger, bei älteren in der Regel günstiger.

6.4.3.2. Effektivität der Reihenuntersuchungen

Basis der meisten kinderstomatologischen Erfassungssysteme ist die Reihenuntersuchung in vorschulischen und schulischen Einrichtungen, also fern vom Arbeitsplatz des Kinderstomatologen. Dies bringt einerseits erhebliche Zeitverluste für den Stomatologen mit sich und schränkt andererseits (durch die in den Arztzimmern häufig unzureichenden Bedingungen) die Untersuchung auf eine bloße Inspektion ein, die lediglich epidemiologische Schätzungen erlaubt über die Verbreitung von Erkrankungen, speziell der Zahnkaries, andere inhaltliche Aktivitäten aber kaum gestattet.

Eine Optimierung des Wirkungsgrades der kinderstomatologischen Arbeit wird durch Vorgehen nach einem *reziproken Erfassungssystem* erzielt (wie es beispielsweise in Schulambulanzen oder fahrbaren Einrichtungen möglich ist), wenn also das Kind bzw. die Schulklasse zum Kinderstomatologen kommt und nicht umgekehrt. Nur unter den im stomatologischen Sprechzimmer gegebenen Bedingungen kann die Reihenuntersuchung zu einem aktiven Instrument der systematischen Betreuung werden, das dazu beiträgt, den Wirkungsgrad der kinderstomatologischen Arbeit zu steigern. Nicht nur, weil hier die Voraussetzungen gegeben sind, klinische Befunde an den Zahnhartsubstanzen evtl. röntgenographisch zu erfassen (Approximalkaries), sondern auch in Anbetracht erforderlicher Maßnahmen der kieferorthopädischen Prävention und Frühbehandlung (beispielsweise Einschleifen von Zwangsführungen), der vorbeugenden Bekämpfung periodontaler Erkrankungen (Mundreinigung) sowie der Nachsorge (Korrektur und Politur von Füllungen u. dgl.). Alles das kann man am stomatologischen Arbeitsplatz ohne größere Zeitverluste in die Reihenuntersuchung integrieren. Auf diese Weise werden Kapazitäten frei, die im Sinne der Effektivitätssteigerung sinnvoller nutzbar zu machen sind. Träger und Aktivator des Organisationsprinzips muß allerdings der Lehrer bzw. Erzieher sein. In Ländern, in denen sich diese Form der Betreuung durchgesetzt hat, ist eine erhebliche Steigerung der Sanierungsergebnisse zu verzeichnen.

6.4.3.3. Arbeitszeitbilanzierung

Eines der ökonomischen Hauptprobleme – als Schlüssel zur Erhöhung des Wirkungsgrades – ist die Arbeitsorganisation und somit die Arbeitszeitbilanzierung des Kinderstomatologen. Nach dem für das Gesundheitswesen empfehlenswerten Gliederungsschema (Abb. 102) wird die Arbeitszeit eingeteilt in effektive Zeit und in Zeitverluste, die vom Mitarbeiter abhängig oder unabhängig sind. Unter Berücksichtigung ökonomischer Aspekte muß die ergebnisorientierte Arbeitszeitorganisation darauf abzielen, die unmittelbar auf die Erfüllung des Arbeitsauftrages gerichtete, also opera-

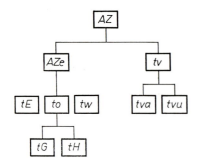

Abb. 102 Schema der Zeitgliederung für das Gesundheitswesen: AZ = Arbeitszeit, AZe = effektive Arbeitszeit, to = operative Zeit, tw = Wartungszeit, tE = arbeitsbedingte Erholungspausen, tG = Grundzeit, tH = Hilfszeit, tv = Zeitverluste, tva = vom Mitarbeiter abhängige Zeitverluste, tvu = vom Mitarbeiter unabhängige Zeitverluste (nach WALTHER)

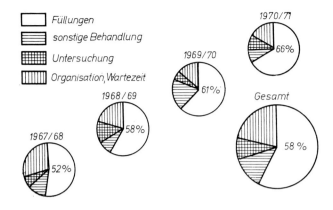

Abb. 103 Prozentuale Darstellung des Anteils der operativen und der unproduktiven Arbeitszeit und deren Beeinflußbarkeit durch Rationalisierung des Arbeitsablaufes in einer kinderstomatologischen Schulambulanz (nach GEIGER)

tive Zeit, anteilmäßig zu erhöhen. Verdeckte Reserven gilt es durch exakte Zeitanalysen aller Arbeitsverrichtungen zu erkennen und im Sinne der Effektivitätssteigerung zu nutzen.
Arbeitszeitanalysen in Schulambulanzen haben ergeben, daß der Anteil der unproduktiven Zeit (Organisation, Warten auf Patienten, laufende Wiederholung von für die therapeutischen Eingriffe notwendigen Vorbereitungen usw.) an der Gesamtarbeitszeit etwa 20% betrug. Auf die Füllungstherapie entfielen nur 58%, auf sonstige Behandlungsmaßnahmen 12% und auf Reihenuntersuchungen 9%. Durch verbesserte Arbeitsorganisation und Einführung der Langzeitbehandlung (Sanierung eines Quadranten oder einer Gebißhälfte in einer Sitzung) gelang es schließlich, die für die Füllungstherapie insgesamt aufgewandte (operative) Zeit von 52 auf 66% (zu Lasten der unproduktiven Zeit) zu steigern (Abb. 103).
Bessere Arbeitsorganisation führt also zu einer nachweisbaren Effektivitätssteigerung der Sanierungsarbeit. Rationalisierung des Behandlungsablaufs (einschließlich Einzelbehandlungen) und konsequente Einhaltung des Organisatonsplanes ermöglichen es, den Anteil uneffektiver Arbeit an der Gesamtarbeitszeit wesentlich einzuschränken.

6.4.4. Auswirkungen präventiver Maßnahmen auf das Betreuungssystem

Der in einer definierten Probandengruppe epidemiologisch geführte Nachweis der Summation kariesbefallener Kinder ist ein untrügliches Zeichen fehlender, unausreichender oder uneffektiver vorbeugender Kollektivbetreuung (KÜNZEL 1980) und gilt bei der Bewertung der kinderstomatologischen Betreuungsleistung als qualitativer Parameter (s. II. 6.1.). In übertragenem Sinne trifft dies auch für die anderen oralen Erkrankungen zu.
Bestimmend für die Konzipierung des kinderstomatologischen Betreuungssystems in einem Territorium ist allerdings zunächst die durch die Kariesverbreitung determinierte Behandlungsanforderung. Konsequenterweise müßten also alle epidemiologischen Bewegungen der Kariesverbreitung – konkret der Anstieg oder Rückgang – von unmittelbarer Auswirkung auf Inhalt und Struktur des festgelegten Betreuungssystems sein. Da im allgemeinen das stomatologische Potential aber noch nicht ausreicht, um die epidemiologisch determinierten Behandlungsanforderungen quantitativ wie qualitativ abzusichern, liegen gegenwärtig die meisten Planungsgrößen unterhalb der zu stellenden Anforderungen. Insofern bleiben dann auch geringere Veränderun-

gen in der Kariesverbreitung ohne Einfluß auf das Betreuungssystem. Anders ist die Situation in Wohnbereichen, in denen nach kariesvorbeugend wirksam gewordener präventiver Betreuung der jugendlichen Population bereits epidemiologisch ausweisbare Veränderungen des oralen Gesundheitszustandes eingetreten sind. So dezimiert beispielsweise ein Kariesrückgang von 40 bis 60 % die Behandlungsnotwendigkeit beträchtlich und setzt einen entsprechenden Teil der Arbeitskraft des Kinderstomatologen frei für andere, inhaltlich erweiterte Betreuungsaufgaben.

6.4.4.1. Kariesrückgang und Sanierung

Den unmittelbaren Zusammenhang zwischen dem präventiv bedingten Kariesrückgang in der ersten Dentition und dem daraus automatisch resultierenden Anstieg des Sanierungsgrades ohne Erhöhung der tatsächlichen Behandlungsleistung (Zahl von Füllungen) dokumentiert die graphische Darstellung in Abbildung 104.

Der prozentuale Anstieg des Sanierungsgrades (auf 47 %) korrespondiert mit einem über 50 %igen Kariesrückgang. Allein die Tatsche aber, daß in einer bestimmten Altersgruppe weniger Füllungen gelegt werden mußten, hat die Betreuungskapazität beträchtlich erweitert und so zur Verbesserung der Gesamtsituation im Verantwortungsbereich geführt.

Analoge Entwicklungen lassen sich auch für das permanente Gebiß unter Beweis stellen. Typisch dafür sind die im Rahmen der TWF Karl-Marx-Stadt durch Langzeit-

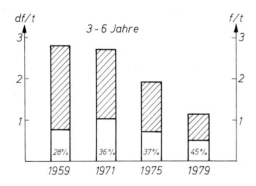

Abb. 104 Rückentwicklung der Kariesverbreitung im Milchgebiß 3 bis 6 Jahre alter Kinder in Plauen von 1959 bis 1979 nach schrittweiser Einführung vorbeugender Betreuungsmaßnahmen in den Kindergärten (Mundhygieneaktionen, Ernährungslenkung, Teilfluoridierung des Trinkwassers seit 1972 und Gesundheitserziehung); Anstieg des prozentualen Sanierungsgrades trotz rückläufiger Sanierungsaktivität infolge Kariesrückganges

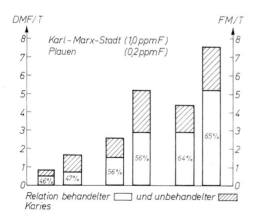

Abb. 105 Sanierungsgrad (FM/T-Index) bei verschiedenen Altersgruppen in Karl-Marx-Stadt nach 16 Jahren TWF (1975) sowie in der Vergleichsstadt Plauen (rechte Säulen)

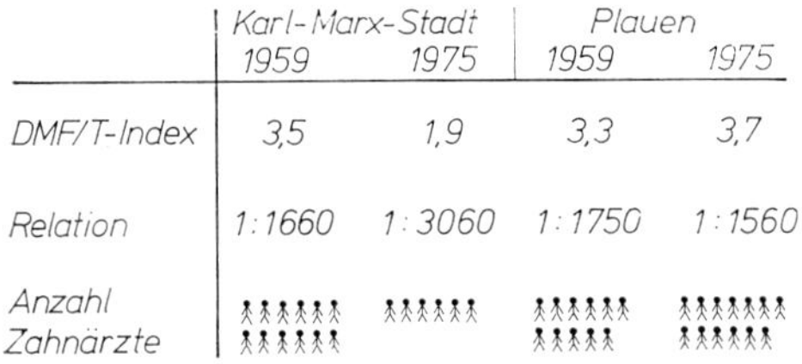

	Karl-Marx-Stadt		Plauen	
	1959	1975	1959	1975
DMF/T-Index	3,5	1,9	3,3	3,7
Relation	1:1660	1:3060	1:1750	1:1560
Anzahl Zahnärzte	⅄⅄⅄⅄⅄⅄⅄⅄⅄⅄⅄⅄	⅄⅄⅄⅄⅄⅄⅄⅄⅄⅄⅄	⅄⅄⅄⅄⅄⅄⅄⅄⅄⅄⅄	⅄⅄⅄⅄⅄⅄⅄⅄⅄⅄⅄

Abb. 106 Relation zwischen Kariesverbreitung (DMF/T-Index) im permanenten Gebiß und der Anzahl der für die Behandlung (Altersgruppe 6 bis 18 Jahre) notwendigen Kinderstomatologen; Karl-Marx-Stadt 1959 sowie nach 16 Jahren TWF; Plauen 1959 und 1975

vergleich ermittelten Sanierungsergebnisse. So lag die Kariesverbreitung (DMF/T-Index) nach 16 Jahren TWF unter dem in der fluorarmen Vergleichsstadt (Plauen) erzielten Sanierungsgrad (Abb. 105). Obwohl der Anteil kariesbehandelter permanenter Zähne für die jugendliche Gesamtpopulation in Plauen „nur" 45 % betrug, mußten dafür doppel so viele Füllungen gelegt werden wie in Karl-Marx-Stadt, wo mit weit weniger Mühe ein Sanierungsgrad von 55 % erreicht wurde. Wichtig in diesem Zusammenhang ist auch der Hinweis, daß die zunehmende Zahl von Probanden mit primär gesunden Gebissen die Betreuungsarbeit natürlich ebenfalls erleichtert.
Statistische Vergleiche vor und nach Einführung einer TWF lassen erkennen, daß, über größere Zeiträume gesehen, personelle Einsparungen (Versorgungsgrad Kinderstomatologe zu Kind) durchaus als Realität ins Kalkül einzubeziehen sind (Abb. 106). Als rückläufig erwiesen sich auch die Behandlungskosten ebenso die für die Sanierung der Kinder aufzuwendende Arbeitszeit. In Städten mit TWF vorgenommene Arbeitszeitstudien decken so immer mehr Reserven auf, die es im Sinne einer ergebnisorientierten Gestaltung der Arbeit des Kinderstomatologen zu nutzen gilt.
Neben den quantitativen Faktoren des fluoridbedingten Kariesrückganges haben auch eingetretene qualitative Veränderungen für die Arbeitsbilanzierung des Kinderstomatologen Bedeutung. Dazu zählen der Zuwachs an Einflächenkavitäten, das verzögerte Erstauftreten der Karies an bestimmten Zahngruppen, die fluoridprotrahierte Kariesprogression an den einzelnen Zähnen und der Häufigkeitsrückgang von Sekundärkaries.
Wichtig ist im System der kinderstomatologischen Betreuung nicht zuletzt auch, ob es gelingt, die Reihenuntersuchungen effektiv zu gestalten. Sie sind es jedoch nur, wenn der dafür notwendige Zeitaufwand zu dem für die Nachfolgebehandlungen erforderlichen in einem ausgewogenen Verhältnis steht. Die Wahrscheinlichkeit, in Reihenuntersuchungen behandlungsbedürftige Kinder zu erfassen, wird mit zunehmendem Kariesrückgang geringer, die Reihenuntersuchung damit bis zu einem gewissen Grade uneffektiver. In Städten mit kariesvorbeugend wirksam gewordener Fluoridanreicherung des Trinkwassers verändert sich die epidemiologische Situation aber auch aufgrund der fluoridbedingten Progressionsverzögerung des Kariesverlaufes am einzelnen permanenten Zahn und der dadurch herabgesetzten Gefahr von Folgeerscheinungen in der Pulpa und im apikalen Periodont. Es bietet sich dadurch die Chance zu einer optimierenden Veränderung des Sanierungsschemas.

6.4.4.2. Intervallsystem der Dispensaire-Betreuung

Das Prinzip des Intervallsystems beruht infolge wirksam gewordener Präventivmaßnahmen auf der Tatsache, daß Vorsorge, Behandlung und Nachsorge der Kinder zeitlich protrahiert erfolgen kann, ohne in der Population gebißdestruierende Auswirkungen des Kariesbefalls in Form von Mehrflächenkaries, Pulpitis bzw. apikaler Periodontitis oder gar Zahnverlust befürchten zu müssen. Mit einer solchen Situation kann

man nach etwa zehnjähriger interner Fluoridaufnahme der Kinder rechnen. Das Intervallsystem der Dispensaire-Betreuung besteht aus folgenden Teilelementen:
1. altersvariable Ersterfassung der Kinder in Abhängigkeit vom angestrebten Betreuungsziel;
2. aufsteigende klinische Überwachung des Gebißzustandes und Zahnwechsel der Kinder und Jugendlichen im *ungeraden Zweijahresrhythmus* der Schulklassen (1 – 3 – 5 – 7 – 9);
3. unmittelbar nach der Ersterfassung bzw. den Wiederholungsuntersuchungen terminisierte Sanierung in therapeutischer Eigenleistung;
4. Ergänzung der klinischen Inspektion durch röntgenographische Untersuchung (2 Bite-wing-Aufnahmen) der Seitenzahnbereiche (9. Schulklasse), um so auch eine klinisch nicht erfaßbare Approximalkaries der Prämolaren oder Molaren rechtzeitig der Behandlung zuzuführen;
5. klinische sowie röntgenographische Dokumentation des quantitativen und qualitativen Sanierungsergebnisses beim Schulabgänger als conditio sine qua non.

Als Betreuungsziele können dabei gelten:
1. Sanierung beider Dentitionen; Ersterfassung mit 5 Jahren und Zweiterfassung der Kinder in der 1. Schulklasse.
2. Einbeziehung umfassender präventiver Maßnahmen in das Aufgabengebiet des Kinderstomatologen und seines Kollektivs; Ersterfassung durch Reihenuntersuchungen in der ersten Schulklasse.
3. Ausschließliche Konzentration der Sanierung auf das permanente Gebiß (bei unausgewogener Relation Kinderstomatologe zu Kind); Ersterfassung in der 3. Schulklasse.

Erfolgt in einer 10-Klassen-Schule die Erfassung der Kinder nach dem Prinzip der aufsteigenden Intervalluntersuchung (Zweijahresrhythmus), so können bei 5 notwendigen Reihenuntersuchungen über 60% der für die jährlichen Untersuchungen notwendigen Arbeitszeit eingespart werden.

Die in Abbildung 107 wiedergegebene schematische Darstellung des Intervallsystems der Dispensaire-Betreuung veranschaulicht den Rhythmus der stomatologischen Überwachung und Betreuung eines Jahrganges, vom Schuleintritt der Kinder bis zu ihrem 16. Lebensjahr. Die Termine der Ersterfassung wie auch der Nach- bzw. Wie-

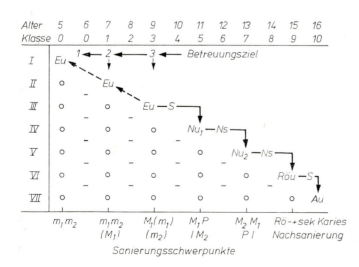

Abb. 107 Überwachungs- und Sanierungsschema der Kinder und Jugendlichen von der Vorschulperiode bis zum Schulabschluß nach dem Intervallsystem der Dispensaire-Betreuung für Wohngebiete mit wirksam gewordenen kariesvorbeugenden Maßnahmen unter Berücksichtigung des angestrebten Betreuungsziels. Eu = Erstuntersuchung; Nu_x = Nachuntersuchungen; S = Sanierungstermin; Ns = Nachsanierung; Röu = Röntgenuntersuchung; Au = Abschlußuntersuchung mit röntgenologischer Sanierungsdokumentation

derholungsuntersuchungen müssen dabei über Jahre terminisiert festgelegt sein (Schuljahresbeginn oder anderer Monat), und dürfen in einer bestimmten Variationsbreite den Zweijahresrhythmus nicht unterbrechen. Unter dieser Voraussetzung entspricht das System den Erfordernissen, weil es abgestimmt ist auf die Dynamik des Zahnwechsels, den altersabhängigen Erstkariesbefall einzelner Zähne beider Dentitionen, den Rhythmus des Karieszuwachses und die Kariesprogression.

Die Sanierungsschwerpunkte sind dabei klar umrissen, das Betreuungsziel ist anforderungsadäquat bestimmbar. Eine Ausweitung des Betreuungssystems auf das Vorschulalter (Betreuungsziel 1 und 2) ist in Abhängigkeit von der verfügbaren Kapazität jederzeit möglich, ebenso eine Erweiterung des Umfanges der Betreuung.

6.5. Dispensaire-Betreuung von Risikogruppen

Aus medizinischer Sicht versteht man unter einem *Risiko* die zeitweilige oder ständige Gesundheitsgefährdung durch schädigende Umwelteinflüsse, denen ein Kind während seiner Entwicklung ausgesetzt sein kann. Diese Definition schließt jedoch auch die Möglichkeit ein, daß die bestehende Gefährdung nicht unbedingt Schädigungen auslösen muß. Der Begriff „*Risikogruppe*" ist also inhaltlich variabel.

In Städten mit kariesvorbeugend wirksam gewordener Fluoridanreicherung des Trinkwassers hat sich gezeigt, daß die aus fluorarmen Wohngebieten zugezogenen Kinder in der Regel einen höheren Kariesbefall und schlechteren Sanierungsgrad aufweisen, als die ortsgeborenen. Außerdem ist bei ihnen die Gefahr der Gebißdestruktion größer. Sie stellen in dieser Situation also eine Risikogruppe mit erwiesener Gefährdung dar, die der gezielten Dispensaire-Betreuung bedarf. Ebenso können territoriale Unterschiede der Kariesverbreitung oder Gingivitishäufigkeit zeitweilig eine spezielle Betreuungsaktivität notwendig machen.

Anders verhält es sich bei Kindern, die aufgrund einer langwierigen oder ständigen Schädigung ihrer körperlichen bzw. geistigen Gesundheit und Leistungsfähigkeit in ihrer Persönlichkeitsentwicklung behindert, also in der Auseinandersetzung mit ihrer Umwelt beeinträchtigt sind. Die WHO definiert drei Gruppen von Schädigungen:

– die *Schädigung* (impairment) als Abweichung von der Norm, die sich in einer fehlerhaften Funktion, Struktur oder Entwicklung des Ganzen bzw. seiner Anlagen, Systeme, Organe, Glieder oder deren Teile äußert;
– die *Behinderung* (disability) als Beeinträchtigung, die das Kind erfährt, wenn es mit einem nicht geschädigten Individuum des gleichen Alters, Geschlechts und gesellschaftlichen Hintergrundes konfrontiert wird;
– die *Benachteiligung* (handicap) als ungünstige Situation, die der Betroffene infolge seiner Schädigung oder Behinderung in der ihm adäquaten psychosozialen, körperlichen, beruflichen und gesellschaftlichen Aktivität erfährt.

Eine *Schädigung* ist demnach die gestaltliche Veränderung, die *Behinderung* deren funktionelle Auswirkung und die *Benachteiligung* die mögliche soziale Folge.

Geschädigte Kinder gelten in der stomatologischen Betreuung als schwierig oder nur bedingt behandlungsfähig. Zumindest erfordert ihre Behandlung einen erheblichen Mehraufwand an Zeit. Nicht zuletzt auch deshalb sind die Gebißverhältnisse solcher Kinder mitunter katastrophal. Der Mangel an intensiver Kautätigkeit, die veränderte Speichelzusammensetzung und -konsistenz, längere Verweildauer der Nahrung im Munde, wie auch die Furcht vor oralen Verletzungen und die oft ausgeprägte manuelle Ungeschicklichkeit oder Unfähigkeit bedingen – zumal bei fehlender bzw. vernachlässigter Mundhygiene – eine karies- und gingivitisfördernde Situation, die zur schwer

aufzuhaltenden bzw. therapeutisch abzufangenden Gebißdestruktion führen kann. Zu den betreuungsbedürftigen *Zielgruppen* zählen aus dieser Sicht:
- körperlich, geistig und seelisch geschädigte Kinder (blinde, gehörlose, sprachgestörte, körperlich behinderte sowie geistig gestörte Kinder, bis hin zur Debilität und Imbezilität);
- sozial geschädigte bzw. gefährdete Kinder (verhaltensgestörte, milieugeschädigte und mißhandelte Kinder);
- hämophile Kinder, deren Gebißverhältnisse nicht selten schon in der Milchgebißperiode desolat sind, weil aus Sorge vor Gewebeblutungen (Mikroverletzungen der Schleimhaut) die Zahn- und Mundpflege bewußt vernachlässigt wird;
- juvenile Diabetiker, deren Kariesbefall zwar aufgrund der Einhaltung von Diätvorschriften niedrig sein kann, die aber zu gingivalen Entzündungen disponiert sind;
- Kinder mit LKGS-Spalten (bei ihnen macht sich spezielle Kariesprävention erforderlich);
- Kinder mit chronischen Erkrankungszuständen, längerfristig hospitalisierte Kinder, ebenso Kinder mit Anfallsleiden (Hydantoin-Hyperplasien der Gingiva).

Die Erfassung der geschädigten Kinder kann über die Bildungseinrichtungen oder die Institutionen des Kinder- und Jugendgesundheitsschutzes erfolgen. Dazu zählen allgemeinbildende Sonderschulen (für Blinde, Sehschwache, Gehörlose, Schwerhörige, Debile, Sprachgestörte, Körperbehinderte oder Verhaltensgestörte), sonderpädagogische Beratungsstellen (für Sprachgestörte, Hörgeschädigte und Zerebralparetiker), Dauerheime für schulbildungsunfähige förderungsfähige Kinder sowie Sondersprechstunden in medizinischen Einrichtungen (für Hämophile, Stoffwechselgestörte, Endokrinopathiker oder Spaltkinder).

Eine wirksame, gezielte stomatologische Dispensairebetreuung setzt gute Zusammenarbeit mit allen an der Rehabilitation beteiligten Fachgebieten und Verantwortungsbereichen voraus. Sie muß geplant, zeitlich abgestimmt, regelmäßig und ergebnisorientiert durchgeführt werden. Bei der Planung kann man davon ausgehen, daß es Zielgruppen gibt, bei denen die Schädigung des Kauorgans bereits eingetreten oder mit hoher Wahrscheinlichkeit zu erwarten ist. Dieser Umstand muß die einzuleitenden Maßnahmen bestimmen, seien sie nun vordergründig präventiv, kurativ oder rehabilitativ. Die notwendige Behandlung solcher Kinder sollte in den kinderstomatologischen Einrichtungen grundsätzlich außerhalb des normalen Sprechstundenrhythmus vorgenommen werden. Bei debilen Kindern ist mitunter die Sanierung unter Vollnarkose – dann aber in Spezialeinrichtungen – der empfehlenswerteste und effektivste Weg. Sprachgestörte, blinde oder hörgeschädigte Kinder können von den für ihre Erziehung Verantwortlichen in kleinen Gruppen zur Behandlung in die kinderstomatologische Einrichtung geführt werden. Auch der Einsatz einer mobilen stomatologischen Station für diesen Zweck wäre eine günstige Lösung.

Die präventive Betreuung erfolgt als Information und Instruktion bei der individuellen Erfassung der Kinder während der Sondersprechstunden in medizinischen Einrichtungen oder sonderpädagogischen Beratungsstellen. Die praktische Anleitung der Kinder kann dabei eine Fachschwester für Zahn- und Mundhygiene oder eine besonders geschulte Schwester übernehmen. Eine entscheidende Voraussetzung für präventive Gruppenbetreuung in den Sonderschuleinrichtungen ist die Fähigkeit der geschädigten Kinder zu Kommunikation und Mitarbeit. Während blinde Kinder zur Mitwirkung durchaus fähig sind und die stomatologischen Unterweisungen dankbar entgegennehmen, bereitet die Betreuung geistig geschädigter Kinder meist große Schwierigkeiten. Mitunter sind sie unfähig, eine Mundspülung oder gar Zahnreinigung vorzunehmen, so daß diese vom Pflegepersonal übernommen werden muß. In solchen Fällen empfiehlt sich der Einsatz von Fluoridlacken wie auch die Verwendung signalgebender Zahnbürsten (Klingelzeichen) oder ähnlicher Hilfsmittel.

Nicht selten steht das geschädigte Kind seiner Umwelt mißtrauisch, ängstlich und sensibel gegenüber. Einsicht und Vernunft fehlen oft. Es bedarf eines guten Einfühlungsvermögens, großer Geduld und pädagogischen Geschicks, solche Kinder so zu führen, daß sie schließlich die ihnen angebotene Hilfe auch annehmen.
Bei rechtzeitigem Eingreifen und kontinuierlicher Betreuung (individuelles Vorgehen oder Gruppenbetreuung) sind in der Regel alle oralen Probleme beherrschbar, auch wenn der Umgang mit geschädigten Kindern an den Kinderstomatologen höhere fachliche, psychologische und zeitliche Anforderungen stellt.
Statistische Vergleiche beweisen, daß es – bei ausgewogener stomatologischer Betreuung, in der Einheit primärer und sekundärer Prävention – zwischen gesunden und geschädigten Kindern weder hinsichtlich der oralen Gesundheit noch des Sanierungsgrades Unterschiede geben muß.

6.6. Schwangeren- und Mütterbetreuung

Die Betreuung der werdenden und jungen Mutter ist gesetzlich geregelt. Sie erfolgt nach festgelegten Richtlinien an Schwangeren- und Mütterberatungsstellen, über die auch der Stomatologe beratend und betreuend wirksam werden muß. Es ist dabei eine alte Erfahrung, daß während der Schwangerschaft zahnärztlich betreute Mütter den Zähnen wie auch der Gebißentwicklung ihres Kindes später größere Aufmerksamkeit widmen als nicht betreute.
Bislang sind jedoch keine speziellen präventiven Maßnahmen bekannt, durch deren Einsatz man bereits während der Schwangerschaft die Gebißentwicklung des Kindes wirksam beeinflussen könnte. Dies gilt auch für die interne Gabe von Fluoriden.
Da die Plazenta den Übertritt des Fluorids vom mütterlichen in den fetalen Blutkreislauf ganz offensichtlich partiell behindert *(Fluor-Plazentaschranke)*, ist die kariespräventive Wirkung pränataler Fluoridgaben anzuzweifeln. Zumindest konnte ein kariesheimmender Effekt noch nicht nachgewiesen werden. In diesem Zusammenhang ist auch erwähnenswert, daß dentalfluorotische Schmelzfleckungen an den Milchzähnen – selbst nach hoher Fluoridaufnahme der Mutter während der Schwangerschaft – absolut selten sind.
Hinsichtlich eventueller kariesprotektiver Resultate der gesetzlich verfügten Vitamin-D_2-Gaben, deren antirachitische Wirkung *(Rachitisprävention)* selbstverständlich außer Frage steht, ist ebenso Skepsis angebracht wie bezüglich solcher durch Verabreichung von Calciumtabletten an Schwangere.
Andererseits gibt es eine Reihe allgemeiner Maßnahmen (zu denen auch die Rachitisprävention zu zählen ist), deren konsequente Durchsetzung aus stomatologischer Sicht zumindest dispositionsverändernde oder -einschränkende Auswirkungen hat.
Unter Berücksichtigung der verschiedenen Entwicklungsphasen der Zähne sowie des Gebisses sollte der Kinderstomatologe werdenden und jungen Müttern folgende Empfehlungen geben:

Während der Schwangerschaft (pränatale Phase):
– ausgewogene Ernährung, Vermeiden von Mangelzuständen, speziell Avitaminosen;
– gesunde Lebensführung und Vermeiden bzw. frühzeitige Behandlung von Krankheiten, in deren Folge Strukturschädigungen oder Verfärbungen der Zähne möglich sind (z. B. Embryopathia rubeolosa, Morbus haemoliticus neonatorum, Schmelzhypoplasien bei Frühgeburten usw.);
– Vermeiden von Medikamenten, die sich auf die Zahn- und Gebißentwicklung nachteilig auswirken können (Zahnkeimschädigungen, LKGS-Spalten, Körperanomalien).

Während der Perinatal- und Kleinkindperiode:

- ausgewogene Ernährung des Säuglings (möglichst Bruststillung über eine längere Periode);
- Verhütung von Krankheiten, speziell infektiösen Darmerkrankungen (Resorptionsstörungen) sowie fiebrigen Erkrankungen;
- Vermeiden von Mangelzuständen jedweder Art (insbesondere Vitamin-D-, -A- und -C-Mangel); präventive Vitamin-D_2-Gaben sind auch zwecks Vorbeugung von Schmelzhypoplasien notwendig. (Ihre Reduktion von 10 auf etwa 2% gilt als erwiesen. Allerdings bewirken Überdosierungen Vitamin-D-Intoxikationen, die sich an den Zähnen gleichfalls als Hypoplasien abzeichnen können.)
- Vermeiden schädlicher Medikamente, speziell Tetrazykline (Xanthodontie) und Nitrofurantin; Vorsicht vor Fluoridüberdosierung!
- Frühzeitiges Einsetzen regelmäßiger Mundreinigung des Kindes durch die Mutter;
- rechtzeitiger Beginn (ab Säuglingsalter) interner Fluoridverabreichung entsprechend den Dosierungsbestimmungen.

Außerordentlich wichtig ist zahnärztliche Betreuung einer jeden Schwangeren und jungen Mutter auch dann, wenn während der Schwangerschaft keine klinisch faßbare Behandlungsnotwendigkeit bestehen sollte. Schwergewicht dieser Betreuung muß die Zahn- und Mundpflege sein, zu deren Intensivierung die werdende Mutter durch Plaqueanfärbung zu motivieren ist (orale Hygienisierung). Gleichzeitig hat systematische Aufklärung einzusetzen, wenn möglich verbunden mit konkreter Unterweisung.

Bei sauberen Mundverhältnissen tritt auch während der Gravidität keine Gingivitis auf. In analoger Weise gilt dies für den häufig apostrophierten Karieszuwachs. Zweifellos sind im Zuge der hormonellen Umstellung individuelle Veränderungen in der Konsistenz sowie im pH-Wert des Speichels möglich, welche die Bedingungen im Grenzbereich „Schmelz–Plaque–Speichel" ungünstig zu verändern vermögen, doch bleiben sie ohne nachteilige Auswirkungen, wenn für einwandfreie Mundhygiene Sorge getragen wird.

Die sogenannte *Schwangerschaftsgingivitis* ist gleichfalls eine plaqueabhängige Entzündung des Gingivasaumes, die allerdings durch hormonell bedingte Veränderungen der Gefäßpermeabilität und Bindegewebsauflockerungen begünstigt wird. Bei konsequenter Zahn- und Mundhygiene ist jedoch auch das Auftreten einer Gingivitis in graviditate vermeidbar.

6.7. Gesundheitserziehung

Im Gesamtsystem der medizinischen und sozialen Betreuung der Bürger kommt der „Gesundheitserziehung" die Aufgabe zu, das „Gesundheitsbewußtsein" der Menschen, als einen Teil des sozialistischen Bewußtseins, weiterzuentwickeln. Dabei wird angestrebt,
- jeden Bürger zu überzeugen und zu befähigen, sich selbst in seiner Gemeinschaft verantwortungsbewußt zur Gesundheit zu verhalten
- sowie ihn darüber hinaus zu befähigen, aktiv an der Gestaltung des Gesundheitsschutzes mitzuwirken.

Die Persönlichkeit des Menschen wird maßgeblich bestimmt von seiner eigenen, bewußten Aktivität, vornehmlich determiniert durch die gesellschaftlichen und sozialen Bedingungen. Gesundheitserziehung ist somit ein gesamtgesellschaftliches Anliegen, das von den staatlichen und gesellschaftlichen Bereichen getragen werden muß.

Den medizinischen Fachgebieten kommt dabei die Aufgabe zu, die jeweils spezifischen Aspekte zur Gesunderhaltung aufzuzeigen und inhaltlich zu definieren. Seitens der Stomatologie sind so die Normative zur Anerziehung der für das Kauorgan gesundheitsfördernden Maßnahmen zu erarbeiten und zu popularisieren.
Die Kinderstomatologie spielt dabei insofern eine besonders wichtige Rolle, als entsprechende Verhaltensweisen und Einstellungen beim einzelnen vor allem dann zur Selbstverständlichkeit werden, wenn es bereits in der frühen Kindheit gelingt, gesundheitsfördernde kulturhygienische Bedürfnisse zu wecken und weiterzuentwickeln. Aus diesem Grunde weist auch die „*Richtlinie für die regelmäßige zahnärztliche Betreuung der Kinder und Jugendlichen*" (1979) die Gesundheitserziehung als vorrangige Aufgabe des Kinderstomatologen aus. Er hat die Schuldirektoren, die Kindergarten- und Krippenleiterinnen sowie ihre Pädagogenkollektive bei der Herausbildung hygienischer und gesundheitsfördernder Verhaltensweisen der Kinder und Jugendlichen zu beraten. Die Schwerpunkte liegen dabei
- auf altersgerechter Erziehung zu gesunder Lebensweise, Gesunderhaltung und Förderung der gesunden Ernährung, speziell aber zu Mundhygiene sowie
- auf individuellen Gesprächen mit den Kindern und Jugendlichen wie auch ihren Eltern bzw. Erziehern zu spezifischen Problemen.

Die Richtlinie wurde durch entsprechende Verordnungen (s. II. 6.2.) ergänzt, in denen die unmittelbare Verantwortung der Erzieher präzisiert ist. Für die Vorbildwirkung gilt dabei, daß die Gesundheitserziehung bei sich selbst beginnt. Ausschlaggebend für den Erfolg der Gesundheitserziehung wird jedoch immer das unmittelbare Engagement des Kinderstomatologen und seines Arbeitskollektivs sein.

6.7.1. Methodische Hinweise

Das Wesen eines pädagogischen Prozesses besteht in der individuellen und kollektiven Führung des Lehrens und Lernens. In diesem Sinne sollte auch die Gesundheitserziehung in ausgewogenem Zusammenwirken von Fremdeinfluß und Selbsterziehung gestaltet werden. Dabei setzt der Erziehungsprozeß eine klare Zielstellung voraus, deren Umsetzung nach didaktischen Prinzipien zu erfolgen hat. Zu diesen zählen
- die Wissenschaftlichkeit sowie die Verbindung von Theorie und Praxis,
- die Einheit von Konkretem und Abstraktem,
- die Faßlichkeit des Dargebotenen, also das Verhältnis von Leistungsanforderung und Leistungsvermögen,
- die Systematik des Vorgehens und schließlich
- die Führung des Lehrenden sowie die Selbständigkeit des Lernenden.

Das jeweils angestrebte Ziel der Gesundheitserziehung wird über verschiedene methodische Wege umgesetzt und in der praktischen Arbeit auch differenziert gehandhabt:
- die *darbietende Methode*, also der Vortrag vor Kindergruppen, Erziehern, in Elternabenden oder im Schulunterricht;
- die *anleitende Methode*, in Form des persönlichen Gesprächs (beispielsweise bei Reihenuntersuchungen der Kinder) oder des Gruppengesprächs (Mütterberatung, Kinder in Ferienlagern usw.);
- die *anregende Methode*, also das selbständige und produktive Erlernen einer gesundheitsfördernden Maßnahme, wie dies beispielsweise Inhalt kollektiver Mundhygiene-Aktionen ist.

Die Wissensvermittlung und Wissensaneignung kann dabei auf unterschiedliche Weise erfolgen bzw. gefördert werden:

1. Durch Lehr- und Lernmittel, wie Modellnachbildungen, Darstellungen in Bild und Schrift, Diapositivserien, Lehrtafeln, Wandzeitungen u. ä.
2. Durch Einsatz von Massenkommunikationsmitteln, wie Plakaten, der Tagespresse, insbesondere aber Film, Rundfunk und Fernsehen.

Besondere Aufmerksamkeit gebührt einerseits dem unmittelbaren Kontakt des medizinischen Personals mit den Kindern, andererseits aber auch der guten Zusammenarbeit mit den Kindergärtnerinnen, Lehrern und Eltern, die ja Träger des Erziehungsprozesses sind.

Bewährt hat es sich, Ausstellungen oder Schul- und Klassenwettbewerbe zu organisieren (Wettbewerb „Gesunde Zähne" oder Einführung einer „Woche der Gebißgesundheit", Durchsetzung der sogenannten „*Waschbärbewegung*" u. ä.), informative Vorträge in Elternabenden oder anderen Veranstaltungen zu halten, bei der Schwangeren- und Mütterberatung mitzuwirken sowie im Unterricht (Biologie) die speziellen stomatologischen Probleme der Gesundheitserziehung herauszuarbeiten.

Die günstigsten Möglichkeiten direkter Einflußnahme auf die Kinder bieten sich bei Reihenuntersuchungen sowie im stomatologischen Sprechzimmer. Hinweise, die ein Kind vor dem Kollektiv seiner Gruppe oder Klasse erhält, haben erfahrungsgemäß eine sehr nachhaltige Wirkung, weil sie zur Erziehung des einzelnen durch das Kollektiv anregen.

Grundsätzlich ist die Mundinspektion bei jedem Kind mit einer individuellen Unterweisung zu verbinden, die jeweils vor oder nach der Reihenuntersuchung durch eine kollektive Aufklärung der Klasse oder Kindergruppe ergänzt werden sollte.

Als sehr wirksam hat sich die direkte Instruktion der Kinder in der Zahn- und Mundpflege vor jeder Behandlung erwiesen, vor allem dann, wenn das Erlernte in den nächsten Sitzungen bei Selbstkontrolle vor dem Spiegel unter Beweis gestellt werden muß. Wer die begeisterte Mitarbeit der kleinen Patienten einmal erlebt hat, wird diese Möglichkeit der Gesundheitserziehung im stomatologischen Sprechzimmer nicht mehr ungenutzt lassen, dient sie doch gleichermaßen der Herausbildung eines guten Patient-Arzt-Verhältnisses wie zur Förderung der Behandlungsbereitschaft des Kindes.

In größeren kinderstomatologischen Einrichtungen sollte heute ein entsprechend eingerichtetes Mundhygienezimmer mit mehreren, unterschiedlich hoch angebrachten Waschbecken und Spiegeln sowie einem stomatologischen Arbeitsplatz für die Fachschwester für Zahn- und Mundhygiene nicht mehr fehlen. Es gilt die Forderung, prinzipiell jedes zur Behandlung kommende Kind präventiv zu betreuen oder betreuen zu lassen. Dabei ist es durchaus legitim, von den Kindern zu verlangen, daß sie von der zweiten Sitzung an stets ihre Zahnbürste mitbringen und vor der Behandlung zunächst ihre Mundhöhle reinigen.

Instruktionen sind mit konkreten Präventionsmaßnahmen (Lokalapplikation von Fluoriden, mechanische Belagentfernung usw.) zu verbinden. Dies gilt ganz besonders für temporär kariesgefährdete Kinder (kieferorthopädische Geräte). Die Einrichtung sogenannter Rückrufsysteme hat sich als sehr vorteilhaft erwiesen. Die Fachschwester führt die Kinder in einer Kartei und kann so über längere Zeit (insbesondere über Gefährdungsperioden) ihre präventive Überwachung und Anleitung gewährleisten.

6.7.2. Vorrangige Schwerpunkte

Aus stomatologischer Sicht kommt es vor allem darauf an, mit althergebrachten Inhalten und Traditionen der Gesundheitserziehung zu brechen. *Gebißdestruktion ist weder erblich noch unabwendbar*, sondern läßt sich durch konsequentes Bemühen um die

Gesunderhaltung des Kauorgans vermeiden. In der Gesundheitserziehung verbirgt sich insofern für die Stomatologie die gewaltige Aufgabe geduldiger Umerziehung des ganzen Volkes.

In Anbetracht des heute abgesicherten Wissens um die exogene Kausa der Karies ist es ein grober Fehler, noch immer von einer vorrangigen Bedeutung endogener Faktoren zu sprechen und demgemäß ausgerichtete Empfehlungen zur Gesunderhaltung der Zähne zu geben. Während man im Elternhaus und in der Erziehungsstätte glaubt, alles Nötige für die Gebißgesundheit der Kinder getan zu haben, erleiden deren Zähne durch die lokale Streßwirkung des Zuckers (vor allem durch Zuckerabusus) möglicherweise nicht wieder gutzumachenden Schaden.

Wichtigste Aufgabe der stomatologischen Gesundheitserziehung ist die Herausbildung eines *„Zahnbewußtseins"* der Bevölkerung, mit dem zentralen Ziel der oralen Gesunderhaltung. Die inhaltlichen Schwerpunkte dafür umfassen:

1. Maßnahmen zur störungsfreien Entwicklung der Zähne sowie des gesamten Kauorgans (s. II. 3.2.1.);
2. Anerziehung einer adäquaten Zahn- und Mundpflege (s. II. 3.4.1.);
3. Ernährungslenkung sowie Ausschaltung aller lokal schädigend Einfluß nehmende Faktoren (s. II. 3.5.2.);
4. regelmäßige Gebißüberwachung, einschließlich rechtzeitiger Behandlung von Frühschäden, insbesondere Karies, Gingivitis und Unregelmäßigkeiten der Zahnstellung.

III. Teil

Klinik der Kinderstomatologie

1. Psychologische Hinweise für die stomatologische Betreuung des Kindes

Die stomatologische Behandlung zählt zu den unbeliebtesten medizinischen Eingriffen, bedingt sie doch zwangsläufig eine Reihe unangenehmer Eindrücke. Maßgebend dafür ist nicht zuletzt die Tatsache, daß der Stomatologe im Bereich des empfindlichsten Hirnnerven, des N. trigeminus, arbeitet. Dennoch macht sich die aktive Mitarbeit des Patienten erforderlich.
Für den Kinderstomatologen, der die Haltung des Kindes zur Pflege des Gebisses entscheidend beeinflussen kann, ergeben sich daraus verantwortungsvolle und schwierige psychologische Aufgaben, zu deren Lösung er umfassenderer Kenntnisse bedarf.

1.1. Die Behandlungsbereitschaft des Kindes beeinflussende Faktoren

Die Einstellung des Kindes zur stomatologischen Betreuung ist abhängig von vielfältigen Faktoren, wobei sich zwei Kategorien unterscheiden: individuelle Besonderheiten und Umwelteinflüsse. Zwischen den einzelnen Faktoren beider Kategorien besteht eine Wechselwirkung im Sinne von Rückkoppelungen. Das Verhalten des Kindes ist somit das Ergebnis sowohl endogener (konstitutioneller und hereditärer) als auch exogener Einflüsse (erzieherischer, gesellschaftlicher u. a.).
Im allgemeinen kann man sagen, daß das Kind – abgesehen von seiner geistigen Unreife – im Gegensatz zum Erwachsenen erheblich stärker und ungehemmter emotional reagiert, es ist psychisch und physisch noch labil, ermüdet schnell, verfügt nur über geringe Selbstbeherrschung und Konzentrationsfähigkeit.
Die Persönlichkeit des Kindes, seine Individualität, spielt selbstverständlich auch bei der Formierung seiner Behandlungsbereitschaft eine sehr wichtige Rolle. Je jünger es ist, um so mehr wird sein Verhalten von den typischen Besonderheiten der höheren Nerventätigkeit bestimmt. Erst im Verlauf der Entwicklung, als Folge von Umwelt- und Erziehungseinflüssen, bildet sich der Charakter des Kindes heraus; ein System für das Individuum typischer Formen der Bewertung und Handlung. Außer von diesen charakteristischen Eigenschaften ist das Verhalten des Kindes natürlich auch abhängig von seinem Temperament sowie von der Qualität und dem Niveau seiner intellektuellen Fähigkeiten.
Kennzeichnend für das emotionale Verhalten im Kindesalter sind intensive, unmittelbare und wenig differenzierte Reaktionen von kurzer Dauer. Negative emotionale Reaktionen, wie Angst, Zorn oder Haß, entstehen immer dort, wo grundlegende Bedürfnisse des Kindes unbefriedigt bleiben, also in Situationen, die es nicht bewältigt. Dazu zählt zweifellos auch die zahnärztliche Behandlung. In Affektzuständen kann sich die emotionale Spannung noch steigern, insbesondere bei unpädagogischem Vorgehen der Erwachsenen. Ungeeignete Erziehungsmaßnahmen haben nicht selten zur

Folge, daß sich negative Reaktionen fixieren; es kommt zu Erziehungsschwierigkeiten. Bei der stomatologischen Behandlung ist die Möglichkeit von Konfliktsituationen mit ungünstigen emotionalen Reaktionen des Kindes durchaus gegeben.
In Abhängigkeit davon, wie das Kind auf das Durchkreuzen seiner starken Trieb-, Drang- und Willenstendenzen reagiert (beispielsweise auf die Notwendigkeit, sich einer unangenehmen Behandlung unterziehen zu müssen), unterscheidet man drei Reaktionstypen der Frustration: den aggressiven, passiv-hostilen und passiven. Der erste Typ reagiert bei der stomatologischen Behandlung in der Regel mit Trotz und Ablehnung, der dritte mit Fluchtbemühungen. Das Verhalten des zweiten Typs liegt dazwischen. Er reagiert meist mit Flucht, seltener mit Aggressivität.
Ein weiterer, die Einstellung des Kindes zur stomatologischen Behandlung mitbestimmender Faktor ist sein Alter bzw. das erreichte Stadium seiner geistig-psychischen Entwicklung, disponieren doch bestimmte Phasen zu erhöhter Angst- und Trotzbereitschaft. Bei Kleinkindern löst beispielsweise jedes Einsamkeitsgefühl – hauptsächlich bei Abwesenheit der Mutter – Furcht und Angst aus. Mit zunehmender intellektueller Entwicklung und Erfahrung (meist gegen Ende des 2. Lebensjahres) verlieren sich Furcht und Unsicherheit dann schrittweise. Zunehmende Selbständigkeit kann sich aber auch negativ auswirken (Unfolgsamkeit, schlechte Gewohnheiten). Man bezeichnet diese Periode deshalb auch als das erste Trotzalter. Im Hinblick auf ein mögliches seelisches Trauma ist es sicherlich ungünstig, wenn die erste stomatologische Untersuchung bzw. Behandlung gerade in diese Phase fällt.
Um das 4. Jahr steigt die Kurve der Angstbereitschaft wiederum etwas an. Typisch für Kinder dieses Alters ist, daß sich bei ihnen – meist durch verzeichnete Informationen – konkrete Angstobjekte herauskristallisieren und so neue Quellen der Furcht bilden. Später läßt die Ängstlichkeit allmählich nach, um erst in der Präpubertät und Pubertät erneut zuzunehmen; zu einem Zeitpunkt also, zu dem die emotionale Spannung und Reizbarkeit allgemein erhöht sind.
Eine zweite Welle der Verselbständigung, die sich abermals in Trotzerscheinungen und Eigenwilligkeit äußern kann, setzt zu Beginn des Schulalters ein. Für den Zahnarzt ergibt sich daraus insofern eine unangenehme Situation, als um diese Zeit bereits die Behandlung des ersten Molaren erforderlich wird, bei der es einer guten Mitarbeit des Kindes bedarf.
Über das Verhalten des Kindes während der Behandlung entscheidet letztlich auch sein Gesundheitszustand. Jede somatische oder psychische, akute oder chronische Störung ist mit einer Tonusveränderung des zentralen und vegetativen Nervensystems verbunden. Das gilt ebenso für Ermüdung, Erschöpfungszustände, Unausgeschlafenheit und anderes.
Mit Veränderungen des Verhaltens und der Emotionalität muß man bei allen Organerkrankungen rechnen, gleichgültig, ob es sich um Herzkrankheiten, Diabetes mellitus, Nierenerkrankungen oder anderes handelt. Die Empfindlichkeit des Kindes ist bei solchen Zuständen gesteigert, sein Angstgefühl verstärkt.
Eine besondere Gruppe bilden psychoneurotische und psychopathische Kinder. Die modernen Theorien über die Entstehung von Neurosen erkennen als ätiologischen Hauptfaktor Konflikte an, die sich auf dem reaktiven Fundament bestimmter Dispositionen geltend machen. Man muß sich deshalb bewußt sein, daß gerade die stomatologische Behandlung unter bestimmten Bedingungen eine sehr stark wirksame Konfliktsituation darstellen kann, vor allem dann, wenn sich mehrere Sitzungen notwendig machen und jegliche Voraussetzungen für eine Psychoprävention fehlen.
Der Stomatologe sollte aber auch wissen, daß Gewohnheiten, wie Lutschen, Lippenbeißen u. dgl., meist durch Konflikt- oder Karenzsituationen bedingt bzw. deren Äußerung sind. Ebenso werden Trotzanfälle und hysterische Reaktionen durch Konfliktzustände ausgelöst, die mit akuter Angst verbunden sind.

Von den im Kindesalter verhältnismäßig seltenen psychopathischen Erscheinungen haben vor allem das Syndrom der psychomotorischen Unruhe Bedeutung und einige psychopathische Reaktionen, wie beispielsweise Zustände von Ratlosigkeit, die sich in panischer, unbeherrschbarer Angst äußern können.

Außerordentlich erschwert wird die stomatologische Behandlung des Kindes bei Vorliegen einer Oligophrenie. Sind hierbei mit dem intellektuellen Defekt stets auch Störungen der Affektivität und des Verhaltens verbunden. Beim erethischen Typ überwiegen Unruhe und gesteigerte Erregbarkeit beim torpiden Typ verminderte Erregbarkeit und Ängstlichkeit. Die Aufgabe des Zahnarztes ist um so problematischer, je ausgeprägter der intellektuelle Defekt des zu behandelnden Kindes ist. Mitunter erweist sich jegliche Kontaktnahme und psychologische Beeinflussung als unmöglich.

Mit erhöhter Labilität und psychischer Erregbarkeit muß man auch bei Epileptikern sowie bei leichten kindlichen Enzephalopathien rechnen. Bei Kindern mit Sinnesstörungen hingegen (Taubstumm- und Blindheit) werden das Gefühl der Isolation und die eingeschränkten Möglichkeiten der Kontaktknüpfung in der Regel zur Quelle gesteigerter Angst.

Ferner ist für den Stomatologen wichtig zu wissen, daß auch akute Infektionskrankheiten von unterschiedlich stark ausgeprägten Veränderungen der Emotionalität begleitet werden, und zwar in allen Erkrankungsphasen (im Prodromalstadium, während der Erkrankung wie auch in der Rekonvaleszenz). Akute psychotische Zustände kommen seltener vor. Die Gefahr besteht insbesondere bei infektiöser Hepatitis und Grippe.

Bei der Entwicklung der Behandlungsbereitschaft spielt auch das Geschlecht des Kindes eine bestimmte Rolle, resultieren daraus doch u. a. gewisse Differenzen in der Schnelligkeit des Verlaufs einzelner Entwicklungsphasen. Das spiegelt sich in Veränderungen der emotionellen Spannung wider, die bei Knaben und Mädchen anderen Gesetzmäßigkeiten unterliegen und in ihrem Verhalten während der Behandlung quantitative wie auch qualitative Unterschiede erwarten lassen. Während Knaben häufiger aggressiv reagieren, überwiegt bei Mädchen der hostile und passiv-hostile Typ.

Die Einstellung des Kindes zur stomatologischen Behandlung wird nicht zuletzt durch vielfältige Umwelteinflüsse geprägt. So besteht eine grundlegende Voraussetzung für seine gute Mitarbeit im häuslichen Milieu; in der bewußten Erziehung des Kindes in Familie und Schule zu gesunder Lebensweise, kultur-hygienischen Gewohnheiten und Selbstbeherrschung. Das positive Vorbild der Erwachsenen ist dabei von entscheidender Bedeutung. Dem Kinde die Behandlung zu erläutern, sollte aber besser dem Stomatologen vorbehalten bleiben.

Ungünstiges Milieu zählt zu den häufigsten Ursachen schlechter Mitarbeit von Kindern. Nachteilige Einflüsse in diesem Sinne haben Inkonsequenzen in der Erziehung, neurotisierende Familienverhältnisse, schlechte Vorbilder, verzeichnete Informationen und falsche Erziehungsmethoden, wie das Drohen mit stomatologischer Behandlung, aber ebenso übertriebene Sorge der Erwachsenen um den Gesundheitszustand des Kindes.

Mitunter kann die schlechte Mitarbeit eines Kindes allerdings auch durch die zahnärztliche Behandlung selbst ausgelöst sein, vor allem wenn dabei eine psychische Traumatisierung erfolgte. Bei behutsamem Vorgehen nach psychopräventiven Grundsätzen dürfte eine derart bedingte schlechte Mitarbeit jedoch eher reparabel sein als in Fällen, wo sie ihre Wurzeln in einem ungünstigen Milieu oder in der gestörten Persönlichkeit des Kindes hat.

1.2. Psychopräventive Möglichkeiten

Die Gemütsverfassung des Kindes während seiner Anwesenheit im stomatologischen Sprechzimmer wird davon geprägt, daß es die Situation mit allen Sinnen gleichzeitig wahrnimmt. Neben den dominierenden Eindrücken des Sehens und Hörens sind Gefühl, Geruch und Geschmack gleichermaßen beteiligt. Der Behandler sollte deshalb bestrebt sein, auch auf diese Sphäre psychopräventiv Einfluß zu nehmen. Dies ist um so wichtiger, als erschwerend hinzukommt, daß es sich nicht um reale Sinneswahrnehmungen handelt, sondern jede Empfindung des Kindes in einer solchen Situation gewisse emotionelle Verzeichnungen aufweist. Schon ein harmloser Gegenstand, wie die zahnärztliche Pinzette, kann zur Quelle panischer Reaktionen werden.

Unter den Aspekten psychologischen Herangehens an den Patienten läßt sich die stomatologische Behandlung in drei Phasen einteilen: Die erste Phase beginnt mit dem Eintritt des Kindes in das Wartezimmer. Die zweite fängt an mit dem Betreten des Sprechzimmers und endet mit dem Verlassen des Behandlungsstuhls. Als dritte Phase sollten sich Erläuterungen und Belehrungen anschließen, die der Arzt den Kindern und ihren Eltern gibt.

In der ersten dieser Phasen dominieren beim Kind in der Regel optische und akustische Eindrücke. In der zweiten folgen Gefühls-, Geruchs- und Geschmackswahrnehmungen, die zeitweilig sogar überwiegen können. Die letzte Phase ist dann wiederum überwiegend eine Angelegenheit des Hörens und Sehens.

Schon im Wartezimmer wird das Kind psychisch belastet. Einmal durch die Anwesenheit ängstlicher und weinender Kinder, zum anderen durch die ernsten Gesichter der Begleitpersonen und ganz besonders durch das Anhörenmüssen übertriebener „Erlebnisberichte". Der Anblick erregter und unordentlich aussehend aus dem Sprechzimmer kommender Patienten kann ebenso traumatisierend wirken wie von dort ertönendes Weinen und Schreien. Derart nachteilige Bedingungen lassen sich durch eine komfortable Wartezimmereinrichtung kaum einschränken. Sowohl die häufig empfohlenen Musiksendungen als auch Filmvorführungen und Fernsehen zur Ablenkung versagen hier oft völlig. Vom psychologischen Gesichtspunkt am vorteilhaftesten sind organisatorische Maßnahmen, die es ermöglichen, den Aufenthalt des Kindes im Wartezimmer weitgehend zu verkürzen.

Im Sprechzimmer kommt als weiterer Traumatisierungsfaktor das strenge Gesamtbild des Raumes hinzu, das man aus hygienischen Gründen schwerlich verändern kann. Lediglich eine gewisse Auflockerung durch harmonische Farbabstimmung ist möglich. Das im Raum dominierende, die Aufmerksamkeit des Kindes sofort auf sich lenkende, leichte Angstgefühle auslösende Objekt ist die Bohrmaschine. Dem klassischen Modell gegenüber hat die Turbine den Vorteil, weniger auffallend zu sein. Soweit möglich, sollte man dem Kind die Ansicht von Geräten und Instrumenten ersparen, die Instrumentenschränke also entsprechend einrichten.

Die Behandlung beginnt in der Regel mit dem Einschalten der Operationslampe. Beim Kleinkind empfiehlt es sich, auf die Benutzung des ihm unangenehmen Reflektors zu verzichten. Die Traumatisierung des kleinen Patienten erreicht ihren Höhepunkt mit dem Herantreten des Zahnarztes, der Instrumente in die Hand nimmt und an den Mund des Kindes heranführt. Im weiteren Verlauf der Behandlung treten diese optischen Eindrücke etwas in den Hintergrund. Vorherrschend sind dann Wahrnehmungen über Gehör, Tastempfindungen, Geruch und Geschmack (Abb. 108).

Bei den akustischen Eindrücken unterscheiden sich zwei Gruppen, sowohl qualitativ als auch durch ihren Wirkungsmechanismus. Zur ersten Gruppe zählen alle durch die Behandlung ausgelösten Geräusche, denen man ganz allgemein eine negative Auswirkung nachsagt. Von ihnen hervorgerufene Streßreaktionen entsprechen meist der Schallintensität. In die zweite Gruppe gehören vor allem das gesprochene Wort und

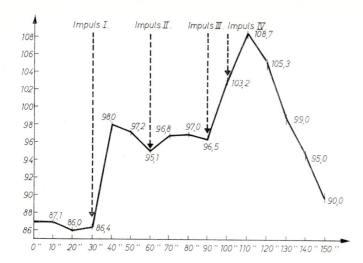

Abb. 108 Die Kurve veranschaulicht die Pulsfrequenz im Verlauf einer zahnärztlichen Behandlung. Impuls I = Einschaltung der Operationslampe; Impuls II = Herantreten des Arztes an das Kind; Impuls III = Demonstration der Bohrmaschine; Impuls IV = Einschalten der Bohrmaschine (außerhalb der Mundhöhle). Die maximale Differenz der Pulsschläge zwischen dem Beginn des Versuchs und der höchsten Streßsituation (Vorführen der Bohrmaschine) betrug im Durchschnitt 22,7

– im erweiterten Sinne – Weinen und Schreien als negative, Musik aber als positive Qualität. Der grundsätzliche Unterschied zwischen beiden Gruppen besteht darin, daß die Wahrnehmungen des Kindes bei der zweiten eine stark ausgeprägte emotionale Komponente aufweisen.

Unter den Phänomenen der ersten Gruppe wirkt ohne Zweifel das Bohrgeräusch am intensivsten in traumatisierendem Sinne, doch vermögen auch verhältnismäßig indifferente Geräusche, wie beispielsweise das Klirren von Instrumenten, den Zustand des Kindes ungünstig zu beeinflussen.

Aufmerksamkeit gebührt unter psychologischen Aspekten ferner der großen Gruppe komplexer Sinneswahrnehmungen über die Haut und Schleimhaut. Dabei handelt es sich vornehmlich um Schmerzempfindungen, des weiteren um all jene Empfindungen, die durch Reizung der Druck-, Wärme- und Kälterezeptoren ausgelöst werden. Die Mehrzahl der stomatologischen Eingriffe ist mit der Gefahr eines Druckreizes verbunden, da er vor allem bei überempfindlichen Kindern als Schmerz imponieren kann. Speziell beim Überschreiten eines bestimmten Schwellenwertes muß man diesem Umstand Rechnung tragen. Zu einem echten Problem wird der Druck beim Präparieren mit normaltourigen Geräten, bei der Instillation anästhesierender Lösungen wie auch bei der Mehrzahl chirurgischer Eingriffe, insbesondere bei Extraktionen.

Thermische Reize nimmt das Kind in der Regel erst wahr, wenn sie einen bestimmten Schwellenwert überschreiten oder die Empfindlichkeit des Zahnes erhöht ist (Pulpitis).

Welch große Bedeutung Geruchs- und Geschmackswahrnehmungen zukommen, wird schon allein daraus deutlich, daß bereits der für das stomatologische Sprechzimmer typische Geruch bei den meisten Menschen unangenehme Empfindungen auslöst. Hinzu kommt, daß Kinder den bei Applikation von Desinfektionslösungen, aber auch bei Verarbeitung schnellhärtender Kunststoffe oder anderer Materialien möglichen unangenehmen Geruch noch schlechter vertragen als Erwachsene. Ebenso empfinden sie den bitteren Geschmack der Anästhetika als störend, den sauren des abbindenden Phosphatzements, aber auch den metallenen des Wasserstoffperoxids sowie den herben Geschmack von Adstringentien.

Die Erfahrung hat gezeigt, daß die Traumatisierung des Kindes in einer Sinnessphäre ausreicht, um für längere Zeit den Schwellenwert der Empfindungen aller Sinnesorgane herabzusetzen. So kann beispielsweise ein bis dahin ruhiges Kind plötzlich

überempfindlich reagieren und alle anderen Sinnesreize (z. B. des Tastsinnes) in inadäquater Weise registrieren, sobald es ein anderes Kind weinen hört.
Bei der Festlegung von Grundsätzen der Psychoprävention muß man von den Erkenntnissen über die Möglichkeiten einer psychischen Traumatisierung in den einzelnen Sinnessphären ausgehen.
Die über den Gesichtssinn traumatisierend einwirkenden Noxen lassen sich in zwei Kategorien unterteilen: In die erste sind alle unvermeidbaren Einflüsse einzureihen, wie der Anblick von Behandlungsinstrumenten, der Bohrmaschine und anderer Geräte. Zur zweiten Kategorie zählen jene, die sich auf irgendeine Weise modifizieren lassen. Hierher gehören das Anleuchten des Patienten, der Anblick von Injektionsspritzen, chirurgischen Instrumenten, Blut und ähnlichem. Im Hinblick auf die erste Gruppe ist geschicktes psychologisches Vorgehen von entscheidender Bedeutung. Vor allem kommt es darauf an, das Kind durch zweckmäßige Erläuterungen auf die einzelnen Situationen vorzubereiten. Andererseits sollte man bestrebt sein, Injektionsspritzen, Extraktionszangen, Skalpelle und andere chirurgische Instrumente der Sicht durch Verdecken mit sterilem Mull möglichst zu entziehen, den man erst dann entfernt, wenn das Instrumentarium aus dem Gesichtsfeld des Kindes verschwindet. In ähnlicher Weise wird man zu vermeiden suchen, daß das Kind Blut sieht. Nach einer Extraktion läßt man es deshalb gleich auf einen sterilen Tampon aufbeißen.
Unangenehme Geräusche sind weitgehend einzuschränken, beispielsweise indem Instrumente grundsätzlich auf einem sterilen Tuch abgelegt werden, so daß sie nicht klirren. Komplizierter ist es schon mit dem Bohrgeräusch. Geeignete Erläuterungen und vorsichtiges Arbeiten vermögen traumatisierende Schallsensationen lediglich etwas zu kompensieren.
Störendes Schreien und Weinen anderer Kinder läßt sich nicht immer vermeiden. Das ist einerseits eine Frage der technischen Vollkommenheit schalldämpfender Einrichtungen, andererseits aber des organisatorischen Ablaufs der Sprechstunde. Schwer zu behandelnde Kinder sollten gesondert bestellt werden.
Das gesprochene Wort ist in der stomatologischen Sprechstunde der wichtigste Faktor; das erfolgversprechendste Mittel der Psychoprävention und Psychotherapie. Viele Beispiele für seinen positiven aber auch negativen Einfluß ließen sich anführen. Beim Kleinkind können schon Worte wie „Injektion", „Schmerz", „Stechen"', „Ziehen" usw. ein psychisches Trauma auslösen. Es empfindet sie als unangenehm, auch wenn es ihren Sinn noch nicht versteht, wie zum Beispiel „Anästhesie". Der Stomatologe muß deshalb sein Vokabular sorgsam wählen, und zwar nicht nur wenn er mit dem Kind spricht, sondern auch wenn er in dessen Gegenwart Anweisungen gibt. Das äußerst empfängliche Kind verfolgt gespannt die Gesamtsituation und kann durch ein Wort traumatisiert werden, das gar nicht ihm gilt, sondern an jemand anderen gerichtet ist.
Auf der anderen Seite hat das gesprochene Wort eine stark tonisierende Wirkung. Diesen vorteilhaften Einfluß gilt es über die gesamte Behandlung bewußt zu nützen. So empfiehlt es sich, jede Situationsveränderung zu kommentieren, werden doch manche Sinneseindrücke falsch oder verzeichnet signalisiert. Das Kind wird sich beruhigen und Vertrauen gewinnen, wenn man ihm das weitere Vorgehen in geeigneter Weise verständlich macht. Neben dem eigentlichen Inhalt und der Art solcher Erläuterung spielen auch Lautmalereien, Klang und Stärke der Stimme eine wichtige Rolle. Unter bestimmten Bedingungen kann die stimulierende Wirkung des gesprochenen Wortes so nachhaltig sein, daß sie selbst ungünstige Reize aus der Sphäre der übrigen Sinne zu kompensieren vermag.
Wichtigste Aufgabe der Psychoprävention in der Stomatologie bleibt nach wie vor der Kampf gegen den Schmerz. Vom Kind während der Behandlung einmal erlebtes Schmerzempfinden kann emotionell derart nachhaltig sein, daß es seine Behandlungs-

bereitschaft für längere Zeit beeinträchtigt. Glücklicherweise lassen sich praktisch alle stomatologischen Eingriffe für den Patienten schmerzfrei gestalten. Allerdings kommt es beim Kind nicht nur auf die Auswahl eines geeigneten Anästhetikums an. Ebenso wichtig sind die Applikationsart, richtige Indikationsstellung, gewebeschonendes Vorgehen während des Eingriffs und anderes mehr.

In die Schmerzkategorie der Haut- und Schleimhautempfindungen zählen auch Reizungen der Druckrezeptoren. Sie auszuschalten ist schwieriger als die eigentliche Schmerzbekämpfung, denn nicht einmal das Anästhetikum vermag die Druckempfindung zu verhindern. Hier hängt alles vom Einfühlungsvermögen des Behandlers und seinem engen Kontakt zum Kind ab. Er muß in jeder Situation abschätzen können, bis zu welchem Grade der Patient belastbar ist. Wesentliche Erleichterungen sind mit hochwertigem Instrumentarium zu erzielen.

Beim psychologischen Durchdenken der stomatologischen Behandlung darf man auch scheinbare Mikrotraumen, wie unangenehme Geruchs- oder Geschmacksempfindungen, nicht außer acht lassen, da sie die Behandlungsbereitschaft des Kindes gleichfalls beeinträchtigen können. Der Vorzug gebührt daher jenen Substanzen und Methoden, die das Kind am wenigsten belästigen. Das gilt auch für Desinfektionsmittel.

Aus psychologischer Sicht wäre es ein grober Fehler, die stomatologische Behandlung des Kindes bereits als beendet zu betrachten, sobald es den Behandlungsstuhl verläßt. Sowohl für den kleinen Patienten als auch für seine Eltern sind anschließende Erläuterungen und Belehrungen von großer Wichtigkeit, vor allem dann, wenn mit Folgeerscheinungen des stomatologischen Eingriffs zu rechnen ist. Das Unterlassen entsprechender Informationen könnte den Wert der Behandlung in den Augen des Patienten herabsetzen, vielleicht sogar sein Vertrauen zum Arzt negativ beeinflussen. Es empfiehlt sich, die Eltern über den Gebißzustand ihres Kindes aufzuklären, ihnen die geplanten Behandlungsmaßnahmen zu erläutern und gleichzeitig im Sinne der Gesundheitserziehung wirksam zu werden. Bei schweren Eingriffen muß das Gespräch mit den Eltern natürlich vorher erfolgen.

1.3. Umgang mit schlecht mitarbeitenden Kindern

Jede zahnärztliche Behandlung bedeutet für das Kind eine Belastungssituation, der es mit erhöhter emotioneller Spannung und Ängstlichkeit entgegensieht. Es empfindet sie mehr oder weniger als einen Komplex unangenehmer Erscheinungen. Abhängig davon, ob und wieweit der kleine Patient die Notwendigkeit akzeptiert und sich ihr unterordnet, lassen sich die Kinder in gut und schlecht mitarbeitende einteilen. Unabhängig davon kann es aber bei jeder stomatologischen Behandlung zu schlechter Mitarbeit kommen, ist doch für die kindliche Persönlichkeit eine ausgeprägte emotionelle Labilität typisch. Der Unterschied zwischen gut und schlecht mitarbeitenden Kindern ist meist rein quantitativer Natur. Letztlich kann man selbst bei ein und demselben Individuum oft keine exakte Abgrenzung vornehmen. Ein Kind, das sich in der ersten Sitzung verhältnismäßig gut behandeln ließ, kann schon in der nächsten die Mitarbeit völlig versagen. Bedenkt man die vielfältigen Einflußmöglichkeiten auf den emotionellen Augenblickzustand des zu behandelnden Kindes, so wird dies leicht verständlich. Man kann deshalb bei Kindern die Ergebnisse psychologischer und pharmakologischer Methoden zur Schmerzbekämpfung auch nur schwer voraussagen. Erst auf der Grundlage einer großen Zahl von Fällen und im Ergebnis mehrerer Sitzungen werden gewisse Rückschlüsse möglich.

Alle Ursachen schlechter Mitarbeit von Kindern haben einen gemeinsamen Nenner: die Angst. Sie ist auch untrennbarer Bestandteil des emotionellen Stresses.

Die Äußerungen, mit denen das Kind seine Angst in intensiver wie auch qualitativer Hinsicht manifestiert, sind sehr vielfältig. Manchmal handelt es sich dabei um Merkmale, die derart unauffällig sind, daß man sie leicht übersieht, beispielsweise um besondere Schweigsamkeit oder Geschwätzigkeit, um einen angespannten Gesichtsausdruck, unruhige Bewegungen oder übertriebene Reaktionen auf geringfügige Anlässe (z. B. Luft aus dem Lufthandstück, Berührung der gesunden Wange mit der Pinzette u. dgl.). In anderen Fällen läßt das Kind Fluchttendenzen erkennen, es weint oder will den Mund nicht öffnen. Manche Kinder verteidigen sich wild, versuchen in panischem Schrecken zu flüchten oder reagieren mit hysterischen Anfällen.

Bei der Behandlung schlecht mitarbeitender Kinder gilt es, um weitere psychische Traumen wie auch eine eventuelle Verschlechterung oder Fixierung des Zustandes zu vermeiden, alle psychoprophylaktischen Grundsätze konsequent einzuhalten. Der erste Schritt besteht darin, das Vertrauen des Kindes zu gewinnen. Die Ermittlung der eigentlichen Ursache seiner schlechten Mitarbeit ist der Schlüssel dazu. Am leichtesten zu bewältigen sind Fälle psychisch sonst ausgeglichener Kinder, deren schlechte Mitarbeit durch ein früheres unangenehmes Erlebnis bedingt ist, beispielsweise durch eine schmerzhafte ärztliche Behandlung. Hier kommt es vor allem darauf an, dem Kinde verständlich zu machen, daß nicht jede Behandlung unangenehm sein muß.

Bei Kindern mit gesteigertem Angstgefühl empfiehlt es sich, nur ganz allmählich von weniger aufwendigen zu belastenderen Maßnahmen überzugehen, um das Vertrauen des kleinen Patienten zu gewinnen. Bei Kleinkindern genügt manchmal schon die Anwesenheit der Mutter im Sprechzimmer, um ihnen das Gefühl der Sicherheit zu geben und damit die Voraussetzung für ihre Behandlungswilligkeit zu schaffen. In diesem Alter ist auch durch Ablenkung der Aufmerksamkeit des Kindes vom eigentlichen Eingriff, beispielsweise mit Spielsachen, viel zu erreichen. Vor aufwendigeren Behandlungsmaßnahmen empfiehlt es sich jedoch, das Kind medikamentös vorzubereiten.

Etwa vom 4. Lebensjahr an ist der kleine Patient Erläuterungen und Argumentationen zugänglich. Sie müssen natürlich seinem intellektuellen Fassungsvermögen angepaßt sein. Um das Kind von der Ungefährlichkeit jener Gegenstände, vor denen es sich fürchtet, zu überzeugen, sollte man ihm Gelegenheit geben, sich mit diesen vertraut zu machen. Lob und Anerkennung sind gleichfalls sehr wichtig und können viel dazu beitragen, Angstgefühle abzubauen.

Im Gegensatz zum Kleinkind ist bei Vorschulkindern die Anwesenheit der Eltern im Sprechzimmer eher von Nachteil, da sie die Kontaktaufnahme des Behandlers mit dem Kinde erschwert.

Probleme ergeben sich vor allem bei der Behandlung solcher Kinder, deren schlechte Mitarbeit auf einem pathologisch gesteigerten Angstzustand beruht. In der Regel handelt es sich dabei um eine anxiose Neurose, seltener um eine Psychose. Im weiteren Sinne gehören hierher auch Kinder mit übersteigerten Angstgefühlen aufgrund falscher Erziehung. Während die neurotischen Kinder in der Regel mit Fluchtreaktionen reagieren, zählt die Mehrzahl der psychotischen zu den aggressiven Patienten.

Bei diesen beiden Typen muß der Behandler sein psychologisches Vorgehen modifizieren. In Fällen der ersten Art ist die Leitlinie des Verhandelns in Mäßigung, Freundlichkeit und Liebenswürdigkeit angebracht, beim zweiten Typ dagegen werden eher Festigkeit, autoritatives Vorgehen und energisches Verhalten erfolgreich sein. In jedem Falle aber erfordert die Behandlung solcher Kinder viel Ausdauer und Selbstbeherrschung.

Zeigt das Kind panische Angst, so sollte man bestrebt sein, es zunächst von der Schmerzlosigkeit des Eingriffs, beispielsweise des Bohrens, zu überzeugen. Dabei wird es sich mitunter zu Beginn der Behandlung notwendig machen, den Patienten vorsichtig festzuhalten. Gelingt es, dem Kind die Überflüssigkeit seiner Angst zu dokumentieren, kann man die Behandlung in üblicher Weise fortsetzen. Diese Art des Vorgehens bewährt sich oft auch bei trotzigen Kindern, bei denen es darauf ankommt, daß sie die Notwendigkeit des sich Unterordnens erkennen. Unter dem Festhalten ist aber in keinem Falle ein Überwältigen zu verstehen. wodurch das Kind gezwungen würde, einen unangenehmen Eingriff auszuhalten. Bei allen Kindern, die sich aus Angst der Behandlung widersetzen, empfiehlt sich medikamentöse Vorbereitung, die zumindest die grundsätzlichen Voraussetzungen schafft für das Knüpfen eines Kontaktes und für psychotherapeutische Einflußnahme.

Eine im Zusammenhang mit der Schmerzbekämpfung häufig diskutierte Frage ist die nach dem Einsatz von Hypnose und Suggestion. Während die Hypnose immer auf Ausnahmefälle beschränkt bleiben wird und die Mitarbeit eines Psychiaters erfordert, zählt die Suggestion zu den in der stomatologischen Praxis am häufigsten angewandten Mitteln, auch wenn der Behandler sich dessen nicht immer bewußt ist. Allerdings führt die suggestive Einflußnahme des Arztes wegen der psychischen Verfassung des Kindes nicht immer zum angestrebten Ergebnis.

Schwierigkeiten bereitet insbesondere die Behandlung jener Kinder, die infolge starker Affekte oder eines geringen Intelligenzgrades nicht kontaktfähig sind. In Fällen der erstgenannten Art empfiehlt es sich, die Behandlung zunächst auszusetzen und das Kind für die nächste Sitzung medikamentös vorzubereiten. Bei älteren debilen Kindern oder schweren psychopathischen Fällen besteht meist nur unter Allgemeinnarkose die Möglichkeit einer Gebißsanierung.

Allgemeingültige, sich immer bewährende Richtlinien für den Umgang mit schlecht mitarbeitenden Kindern zu geben, ist kaum möglich, denn weit mehr als sonst kommt es bei diesen auf die Begabung und das Einfühlungsvermögen des Behandlers an, auf seine Fähigkeiten und Erfahrungen, aber auch auf seine Geduld und Entschlossenheit, die Behandlung mit Erfolg abzuschließen.

2. Die stomatologische Untersuchung des Kindes

Ebenso wie in anderen medizinischen Gebieten hat die stomatologische Untersuchung grundsätzliche Bedeutung, da von ihrer Qualität das gesamte therapeutische Vorgehen abhängt. In der Kinderstomatologie wird diese Wertigkeit noch durch präventive und psychopräventive Aspekte unterstrichen. Die Untersuchung ist eines der wichtigsten Mittel zur Kontaktknüpfung mit dem Kind und zur Gewinnung seiner Mitarbeit.
Die stomatologische Untersuchung muß systematisch vorgenommen werden. Bestens bewährt hat sich die prinzipielle Einhaltung gleichartigen Vorgehens. Nur auf diese Weise läßt sich das Übersehen wichtiger Symptome vermeiden. Die Untersuchung schließt folgende Komponenten in sich ein: die Gesamtbetrachtung des Patienten und seiner Anamnese, die extra- und intraorale sowie röntgenographische Untersuchung sowie eine Reihe ergänzender Untersuchungen.

2.1. Gesamtbetrachtung des Patienten und Anamnese

Die Gesamteinschätzung des Patienten ist in der Stomatologie nicht weniger wichtig als in anderen medizinischen Fachgebieten. Allerdings darf man sie nicht mit einer Gesamtuntersuchung verwechseln, die nur in indizierten Fällen vorgenommen wird. Von der Persönlichkeit des Kindes kann man sich meist schon nach Inspektion und einigen orientierenden Fragen ein Bild machen. Die Verknüpfung dieses Teils der Untersuchung mit der Anamnese ist deshalb wünschenswert. Man gewinnt so am ehesten einen Eindruck vom körperlichen wie auch vom psychischen Zustand des Patienten. Wichtige Syndrome (ektodermale Dysplasie, LANGDON-DOWN-Syndrom usw.) sind häufig bereits auf den ersten Blick erkennbar. Aus dem Verhalten des Kindes kann man wertvolle Hinweise für psychologisch richtiges Vorgehen ableiten. Um vom Patienten brauchbare anamnestische Angaben zu erhalten, müssen die Fragen so formuliert sein, daß sie für das Kind verständlich sind und nicht traumatisierend wirken. Bei ambulanten Patienten genügt meist eine auf die unmittelbaren Beschwerden orientierte Anamnese. Bei Kleinkindern müssen auch die Eltern befragt werden.

2.2. Extraorale und intraorale Untersuchung

Bei der extraoralen Untersuchung wird man vor allem auf Asymmetrien des Gesichtes (Periostitis, Tumoren. Parotitis usw.), auf Hautsymptome (Farbänderungen, Hautfisteln sowie verschiedenartige Effloreszenzen) und Veränderungen an den Lippen (Stomatitis angularis, Zyanose) achten. Darüber hinaus sind Innervationsstörungen (Fazialisparesen) zu erfassen wie auch Veränderungen der regionalen Lymphknoten.

Bei der Untersuchung der Mundschleimhaut gilt es, Farbe, Durchblutung, entzündliche und andere pathologische Veränderungen zu eruieren. Besondere Aufmerksamkeit gebührt der Gingiva sowie dem Zungenrücken, lassen sich doch an beiden Symptome von Allgemeinerkrankungen (Karenzzustände, endokrine Störungen, Hämoblastome usw.) nachweisen. Typische Symptome von Infektionskrankheiten finden sich vornehmlich an der Mundschleimhaut (Masern, Scharlach). In die Inspektion einzubeziehen sind die Ausführungsgänge der Speicheldrüsen, der Zungenuntergrund, die Zungengröße, der Lippensaum und die Gaumenkonfiguration.

Die Untersuchung der Zähne darf nicht ausschließlich ein Suchen nach Karies sein. Besondere Aufmerksamkeit gebührt den Belägen einschließlich des Zahnsteins, Pigmentationen und Verfärbungen der Zähne sowie dem Hygienezustand der Mundhöhle. Anomalien der Zahl, Form, Größe oder Stellung der Zähne sind ebenso zu vermerken wie alle Störungen der mesio-distalen Beziehungen (Gebißanomalien).

Zur Erfassung der Karies bedarf es der systematischen Untersuchung sämtlicher Zahnflächen aller Zähne, wobei den zu Karies disponierenden Bereichen, speziell den Fissuren und Approximalflächen, besondere Sorgfalt zu widmen ist. Bei Nachweis einer Karies muß man die Möglichkeit symmetrischen Auftretens in Betracht ziehen. Im Zusammenhang mit der Kontrolle durchgebrochener bleibender Zähne wird es sich manchmal als notwendig erweisen, den Entwicklungsstand der bleibenden Zahnkeime zu überprüfen und sich über das Zahnalter Klarheit zu verschaffen, was nur mit Hilfe von Röntgenuntersuchungen möglich ist.

2.3. Röntgenographische Untersuchung

Ganz allgemein kann man sagen, daß bei Kindern Röntgenaufnahmen häufiger erforderlich sind als bei Erwachsenen; dies einerseits wegen der notwendigen Fürsorge für das durchgebrochene Milchgebiß und andererseits wegen der Überwachung bleibender Zahnkeime. Letzteres ist sowohl für die Prävention als auch für die Behandlung verschiedener Störungen von Bedeutung.

2.4. Ergänzende Untersuchungen

Dazu zählen die mikrobiologische Untersuchung eitriger Exsudate bei perimandibulären Entzündungen, Sinusitiden und Lymphonodulitiden, aber auch Biopsien und Probeexzision.

Lassen sich weder aus der Anamnese noch aus den Untersuchungsbefunden Schlußfolgerungen auf eine Allgemeinstörung ableiten, so dürfte deren Ergänzung durch Laborbefunde (Blutbild, Blutsenkung usw.) angezeigt sein, gegebenenfalls auch eine Spezialuntersuchung vom Pädiater. Vor größeren stomatologischen Eingriffen, insbesondere wenn eine Allgemeinanästhesie indiziert ist, wird eine komplette präoperative Untersuchung erforderlich.

Trotz allgemeingültiger Prinzipien für das Vorgehen bei Untersuchungen wird deren Inhalt auch vom jeweils angestrebten Ziel bestimmt. Betritt beispielsweise ein Kind erstmalig das Sprechzimmer, so daß es zunächst auf das Anbahnen eines Kontaktes ankommt, geht man hier zweifellos anders vor, als wenn es sich um eine vorbeugende Untersuchung handelt oder um einen akuten Fall.

3. Röntgenologie

3.1. Umgang mit Kindern bei der Röntgenaufnahme

Bei richtigem Vorgehen ist die Anfertigung eines Röntgenbildes bei Kindern kein unangenehmer Eingriff und deshalb schon in der ersten Sitzung durchführbar. Selbstverständlich muß das Kind richtig vorbereitet und zur Mitarbeit gewonnen werden. Man sollte ihm erklären, daß man von seinem Zahn ein Bild anfertigen will und ihm zeigen, wie dies geschieht. Das Kind darf sowohl das Röntgenbild als auch den Film eingehend betrachten. Wichtig ist vor allem, ihm verständlich zu machen, daß es während der Aufnahme stillhalten muß, weil sonst das Bild verdorben werden könnte und wiederholt werden müßte. In der Regel beruhigen sich die Kinder bei einer solchen Vorbereitung, so daß die Anfertigung des Röntgenbildes keine Schwierigkeiten bereitet, wenn man vorsichtig und behutsam vorgeht. Die Ecken der Filme werden angebogen, um beim Einlegen keine Druckschmerzen auszulösen.

Soweit möglich, sollten kleine Filme Verwendung finden, die den Ausmaßen der kindlichen Mundhöhle angepaßt sind. Müssen mehrere Aufnahmen angefertigt werden, beginnt man in dem Bereich, in dem das Anlegen des Films die geringsten Beschwerden verursacht (Frontzahnbereich). Bei Röntgenaufnahmen von Molaren, insbesondere der oberen, wird bei überempfindlichen Patienten mitunter ein Schluckreflex ausgelöst, der sich durch Anwendung der richtigen Technik jedoch meist vermeiden läßt. Es kommt darauf an, den an den Ecken angebogenen Film möglichst mit der ganzen Fläche leicht anzulegen, ohne ihn mehr als unbedingt nötig nach hinten zu schieben. Dabei gibt man dem Kind die Anweisung, tief durch die Nase zu atmen und in Gedanken zu zählen, ähnlich wie bei der Abnahme von Abdrücken. Bei Kindern, bei denen diese Maßnahmen nicht ausreichen, wird man nicht umhinkommen, Antiemetika in Form von Zäpfchen oder Tabletten zu verabreichen (s. III. 5.). Unruhige Patienten müssen behutsam festgehalten werden. Läßt sich trotz aller Bemühungen die Mitarbeit des Patienten nicht erreichen, so daß eine intraorale Aufnahme unmöglich ist (bei Oligophrenie u. ä.), kann man die notwendige Übersicht auch durch Anfertigung einer extraoralen Aufnahme gewinnen. Muß jedoch gleichzeitig ein Eingriff ausgeführt werden empfiehlt es sich, das Kind auf die Diagnose und Therapie vorzubereiten.

3.2. Technik der Röntgenaufnahme

Bei der Einführung des Röntgenfilms in die Mundhöhle und seiner Fixation ist den einfachsten Mitteln der Vorzug zu geben. So sollten ältere Kinder den Film selbst mit dem Finger andrücken. Bei guter Mitarbeit des Kindes lassen sich in indizierten Fällen auch Filmhalter verwenden.

Tabelle 14   Einstellwinkel des Röntgentubus bei Kindern

Oberkiefer		Unterkiefer	
Milchmolaren	+30° bis +35°	Milchmolaren	+0°
Milcheckzähne	+35 bis +40	Milcheckzähne	—15° bis —20°
Milchschneidezähne	+40° bis +50°	Milchschneidezähne	—15° bis —20°

Prinzipiell gelten für die Lage des Patienten, seine Kopfhaltung und das Einlegen des Röntgenfilms in die Mundhöhle die gleichen Regeln wie bei Erwachsenen. Der einzige Unterschied besteht darin, daß man bei kleineren Kindern die Sitzhöhe verstellen muß. Bei ganz kleinen oder unruhigen Patienten hat es sich bewährt, das Kind von der Begleitperson (Mutter) auf den Schoß nehmen zu lassen. Die Einstelltechnik richtet sich nach den in Tabelle 14 angeführten Mittelwerten. Diese Angaben gelten jedoch nur für normal ausgebildete Kiefer. Bei flachem Gaumen oder tiefem Mundbogen stellt man hingegen einen kleineren Winkel ein.

Im Hinblick darauf, daß die kindlichen Gewebe im Vergleich zu denen des Erwachsenen weniger massiv sind, kann man die Expositionszeit etwa um $1/3$ niedriger halten.

Zur vorsichtigen und ökonomischen Aufnahmetechnik gehört auch die Wahl des geeigneten Filmformates. Will man nur einen Zahn aufnehmen, genügt das Format 2×3 cm. Steht es nicht zur Verfügung, ist auch das Format 3×4 cm brauchbar, das durch Abbiegen des Röntgenfilms in die gewünschte Größe gebracht werden kann. Für Übersichten empfehlen sich Aufbißaufnahmen unter Verwendung des nächst größeren Formates (4×5 cm). Zum Nachweis verdeckter Karriesläsionen an den Approximalflächen der Zähne eignen sich Flügelbißaufnahmen (Bite-wing). Sie sind für das Kind nicht nur schonender, sondern gestatten auch eine niedrigere Expositionszeit. Ist das dafür benötigte Filmformat nicht verfügbar, kann man die Aufbißfläche auch durch Umwickeln des Röntgenfilms mit Papier leicht anfertigen. Für extraorale Aufnahmen gibt es in der Kinderstomatologie ebenfalls eine breite Einsatzmöglichkeit. Sie sind nicht nur bei schlechtem Allgemeinzustand des Patienten sowie bei ausgedehnten pathologischen Prozessen (beispielsweise Kieferkontrakturen) indiziert, sondern vor allem auch aus psychologischer Sicht. Erfahrungsgemäß haben Kinder vor einer extraoralen Aufnahme weniger Angst als vor einer intraoralen.

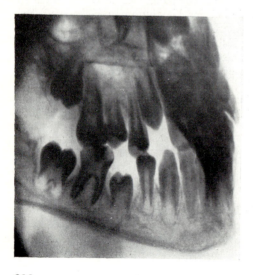

Abb. 109   Extraorale Röntgenaufnahme permanenter Zähne in unterschiedlichem Entwicklungsstadium

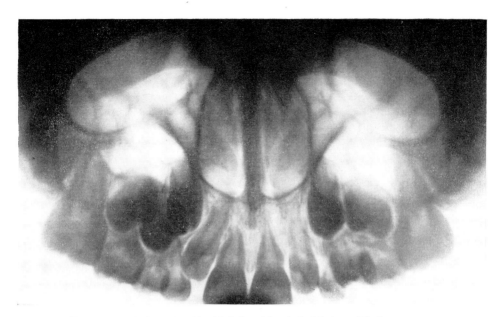

Abb. 110 Panoramaaufnahme des Oberkieferbereiches bei 8jährigem Kind

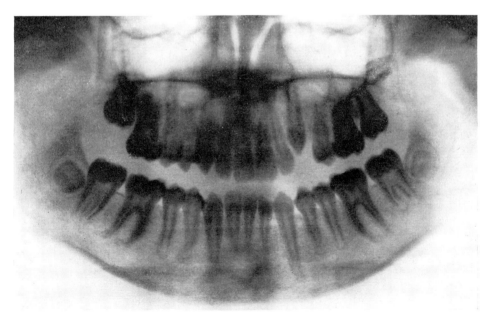

Abb. 111 Zonogramm eines 13jährigen Kindes

Wie bei Erwachsenen, so erweisen sich unter bestimmten Bedingungen auch im Kindesalter Panoramaaufnahmen als notwendig, die es ermöglichen, auf einem Röntgenbild sowohl eine als auch beide Zahnreihen mit dem zugehörigen Kieferbereich festzuhalten. Die leicht vergrößerte Aufnahme vermittelt eine Gesamtübersicht über den Gebißzustand, so daß sie bis zu einem gewissen Grade den Röntgenstatus zu ersetzen vermag, der sich beim Kinde mitunter schwer anfertigen läßt. Panoramaaufnahmen bieten also den Vorteil einer schnellen und übersichtlichen Orientierung. Zumeist muß man sie jedoch noch durch eine klassische Röntgenaufnahme aus jenem Bereich ergänzen, aus dem man ein Bild deutlicher gezeichneter Gewebeformierung benötigt (Abb. 109–111).

In der orthopädischen Stomatologie nutzt man zusätzlich die Fernröntgenaufnahme, insbesondere zur Beurteilung von Wachstumsabweichungen der Kieferknochen, somit der Beziehungen des Gebisses zu den Gesichts- und Schädelknochen.

3.3. Indikation der Röntgenuntersuchung bei Kindern

Die Indikation zur Anfertigung einer Röntgenaufnahme wird auch beim Kinde meist bedingt durch pathologische Prozesse, die den Zahn bzw. den Kiefer befallen haben. Um derartige pathologische Veränderungen richtig einschätzen zu können, bedarf der Zahnarzt guter röntgenologischer Kenntnisse.

3.4. Das normale Röntgenbild

Charakteristisch für die Röntgenbilder von kindlichen Gebissen sind die Zahnkeime der permanenten Zähne und die Zeichnung ihrer Umgebung. Im Hinblick auf die Platzverhältnisse kommt vor allem der Lokalisation der Zahnkeime im Kiefer Beachtung zu.

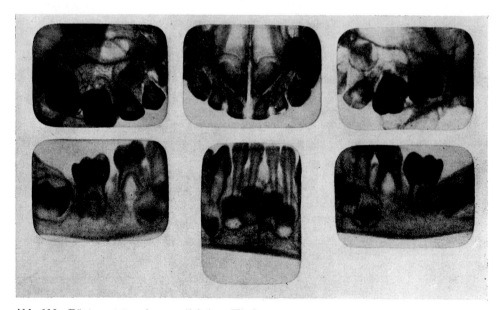

Abb. 112   Röntgenstatus eines zweijährigen Kindes

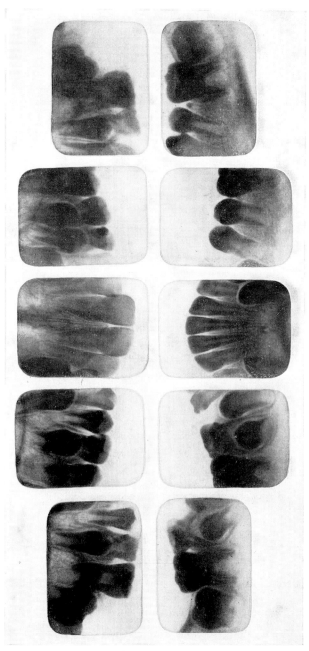

Abb. 113 Röntgenübersicht über ein Wechselgebiß

Selbstverständlich muß man bei der Beurteilung eines Röntgenbildes vom kindlichen Kiefer stets vom Alter des Kindes ausgehen, denn nicht nur hinsichtlich der Zähne bestehen erhebliche Unterschiede. Auch die Knochenzeichnungen, die kontrastgebenden bzw. transparenten Knochengebilde sowie die harten Periodontalgewebe sehen jeweils anders aus, ist doch für jedes Alter ein bestimmter Entwicklungsstand des Gebisses charakteristisch, das sogenannte Zahnalter (Abb. 112, 113).

3.5. Entwicklung der Zahnkeime

Die Anlage des Zahnkeims ist auf dem Röntgenbild früher erkennbar als die Ablagerung von Mineralsalzen. Er zeichnet sich im Kiefer als Aufhellungsbezirk ab, weist eine ovale Form auf und ist durch eine scharf gezeichnete Linie kompakten Knochens, der den Zahnkeim umgibt, gut abgegrenzt. Dieses Bild entspricht dem Differenzierungsstadium der Zahnhartsubstanzen vor der Mineralisation. Die beginnende Verkalkung wird als dichter Schatten sichtbar, der bei den Schneidezähnen zunächst die Schneidekante markiert, bei den Molaren hingegen die ersten Verkalkungszentren in den Höckern. Mit fortschreitender Mineralisation werden dann auch die anderen Anteile des Zahnes im Röntgenbild deutlich sichtbar.
Die Verkalkung der Wurzel beginnt am Boden der Pulpakammer, wo sich eine V-förmige Verschattung entwickelt. Diese Erscheinung ist ambesten bei den ersten unteren Molaren zu sehen. Die Verkalkung schreitet zur Wurzelspitze fort. Unvollständig gebildete Wurzeln weisen in Richtung Wurzelspitze verdünnte Dentinwände auf, die eine umfangreiche Pulpakammer umgeben, so daß das Foramen apikale trichterförmig auseinanderläuft (Abb. 114).

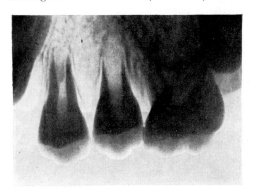

Abb. 114 Typisches Bild des Apikalbereiches von Prämolaren mit unvollständigem Wurzelwachstum

3.6. Physiologische Wurzelresorption

Der permanente Zahnkeim ist unter dem Milchzahn lokalisiert, dessen Wurzeln ihn umfassen. Gleichzeitig mit dem okklusalen Wachstum des Zahnkeims beginnt die Resorption des Milchzahnes. Sie setzt zuerst an jener Stelle ein, wo die Krone des permanenten Zahnes unmittelbaren Kontakt mit dem Milchzahn hat. Sobald dieser Milchzahn resorbiert ist, kommt es zu seiner Eliminierung. Unmittelbar danach erfolgt der Durchbruch des permanenten Zahnes. Normalerweise verlaufen beide Prozesse, der Durchbruch und die Resorption, kontinuierlich, nur in Ausnahmefällen kommt es bei diesen physiologischen Vorgängen zu Abweichungen. Beispielsweise wird der Milchzahn nicht immer vollkommen symmetrisch resorbiert, so daß ein oder zwei Wurzeln erhalten bleiben können. Ein solcher Zahn bleibt dann während

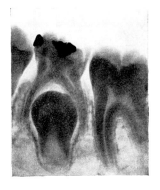

Abb. 115 Beziehungen der Milchmolaren zu einem permanenten Nachfolger im Röntgenbild

des physiologischen Austausches fest im Kiefer sitzen und es bedarf einer Röntgenaufnahme, will man sich über die Ursache der Abweichung Klarheit verschaffen (Abb. 115).

3.7. Lokalisation der Zahnkeime im Kiefer

Typisch für Röntgenaufnahmen vom frühen kindlichen Kiefer ist die kulissenartige Anordnung der Keime oberer und unterer Schneidezähne. Das Ausmaß dieser Zähne übertrifft bei weitem das ihrer Vorgänger. Diese Stellung ist in der Regel normal, da gleichzeitig mit dem Durchbruch der permanenten Zähne der Kiefer wächst, so daß die breiteren Schneidezähne ausreichend Raum für ihren Durchbruch finden.
Ähnlich verhält es sich mit den Eckzähnen, deren Zahnkeime im Röntgenbild immer sehr tief im Kiefer liegen, weil offensichtlich zunächst nicht ausreichend Raum für sie vorhanden ist. Aber auch hier tritt mit fortschreitendem Kieferwachstum eine räumliche Erweiterung und somit meist der natürliche Ausgleich ein. Die Schlußfolgerung auf die mögliche Retinierung eines solchen Eckzahnes wäre also verfrüht. Verdächtige Fälle sollte man allerdings unter Kontrolle halten.
Die Zahnkeime der Prämolaren sind in der Regel lingual lokalisiert und verlagern sich erst später zwischen die Wurzeln der Milchzähne. Im aufsteigenden Ast der Mandibula liegen normalerweise die Zahnkeime des ersten und zweiten Molaren, so daß auch hier zunächst der Eindruck herrschenden Raummangels entsteht. Im Verlauf des Kieferwachstums nimmt dann jedoch der Zahnkeim des ersten Molaren allmählich den Platz des zweiten Molaren ein und später in gleicher Weise der Weisheitszahn den des zweiten Molaren. Nur bezüglich dieses letzten Zahnes bleibt die Einengung durch Raummangel nicht selten bestehen, da zum Zeitpunkt seines Durchbruchs das Kieferwachstum bereits abgeschlossen ist.
Um sich anbahnende, tatsächliche Anomalien rechtzeitig zu erkennen und sie richtig einzuschätzen, muß der Kinderstomatologe den Stand der Zahnentwicklung innerhalb der Altersgruppen kennen.

3.8. Röntgenstrahlenschutz

Es ist eine unbestreitbare Tatsache, daß mit der Einführung von Röntgengeräten in die stomatologischen Einrichtungen und mit der indikatorischen Erweiterung der Röntgendiagnostik auch die Gefahr der Strahlenschädigung außerordentlich zugenommen hat, und das sowohl für den Patienten als auch für das betreuende Personal.

Um die Gefahr einer Strahlenschädigung des kindlichen Organismus zu vermeiden, sollte man nur bei entsprechender Indikation und gewährleistetem Schutz Röntgenaufnahmen veranlassen. Man muß sich vergegenwärtigen, daß das Kind nicht nur im zahnärztlichen Sprechzimmer einer Strahlenbelastung ausgesetzt ist. Während der Kindheit und Jugend machen sich bei den meisten Menschen zumindest drei weitere Röntgenuntersuchungen (Hüftgelenke, Lungen, Handgelenke usw.) erforderlich. Alle diese Dosen kumulieren sich ohne Rücksicht auf das zeitliche Vorgehen, so daß es zu Überschreitung der maximal zulässigen Dosisäquivalente kommen kann. Diese beträgt für Personen unter 18 Jahren 1,5 rem (= 0,45 mC kg^{-1}) jährlich.

Zur Vorsicht mahnt auch die Tatsache, daß der kindliche Organismus auf Röntgenstrahlen sehr empfindlich reagiert. So rufen beispielsweise bei machen Säuglingen schon 20% und bei älteren Kindern 35% der für Erwachsene noch zuträglichen Dosis eine Röntgendermatitis hervor. Besonders gefährdet sind die hochdifferenzierten Gewebe, insbesondere die Gonaden. Sie können auch bei Röntgenaufnahmen des Kopfes oder der Zähne in Mitleidenschaft gezogen werden. Im Frontalbereich geschossene Röntgenaufnahmen haben sich diesbezüglich als am gefährlichsten erwiesen. Entsprechende Untersuchungen lassen erkennen, daß die Belastung der Keimdrüsen durch Röntgenaufnahmen von Schneidezähnen $10\times$ größer ist als bei Aufnahmen anderer Gebißbereiche. Dem Keimdrüsengebiet darf deshalb beim Kinde höchstens eine jährliche Maximaldosis von 0,5 rem (= 0,15 mC kg^{-1}) zugemutet werden. Hinzu kommt, daß die ständig steigende Ionenstrahlung der Atmosphäre heute bereits so bedenkliche Ausmaße angenommen hat, daß sie keinesfalls unberücksichtigt bleiben darf.

Die Notwendigkeit umfassenden Strahlenschutzes beim Kinde ist aus all diesen Gründen ein dringendes Anliegen. Dem Strahlenschutz dienen hauptsächlich folgende Maßnahmen: maximale Verkürzung der Expositionszeit, Einsatz empfindlicher Röntgenfilme (evtl. ohne Folien), die Einführung von Filtern in die Röntgengeräte und die Verwendung von Blenden mit kleiner Öffnung zur Einengung des Strahlenkegels. Nicht zuletzt ist es notwendig, die Keimdrüsen des Kindes während der Strahlenexposition mittels Bleischürzen und durch zweckmäßige Lagerung des kleinen Patienten zu schützen. Keinesfalls darf der Zentralstrahl direkt auf die Keimdrüsen gerichtet werden!

4. Allgemeine Behandlungsplanung

Weit mehr als bei erwachsenen Patienten wird man sich bei Kindern zur Systematisierung des Behandlungsablaufes zwingen müssen, sowohl bezüglich der Anzahl von Sitzungen als auch hinsichtlich des jeweiligen Vorgehens. Eine klare *Behandlungskonzeption* ist deshalb unerläßlich.
Zunächst gilt es, auf der Grundlage systematischer Befunderhebung die Diagnose- und Indikationsstellung herauszuarbeiten. Probleme ergeben sich dabei in all jenen Fällen, in denen man den Verlauf der Erkrankung weiter verfolgen oder aber Laborbefunde abwarten muß. Prinzipiell ist bei der Behandlungsplanung von einer Gesamtbetrachtung der kindlichen Persönlichkeit auszugehen.
Bedeutung hat in erster Linie der *allgemeine Gesundheitszustand* des Kindes, in zweiter erst die *Dringlichkeit der Behandlung*. Bei kurz dauernden akuten Erkrankungen sind praktisch nur entlastende Eingriffe im Sinne der ersten Hilfe angezeigt, bei länger währenden stehen Sanierungsaspekte im Vordergrund. Die Behandlung ist dann darauf zu richten, vorhandene Erkrankungsherde auszuschalten, gleichzeitig aber dem Entstehen neuer Herde vorzubeugen. Dies zwingt mitunter zu einem gewissen Radikalismus. Hinsichtlich der Dringlichkeit haben akute und schmerzhafte Fälle den Vorrang. Die weitere Sanierung erfolgt dann in der Reihenfolge pulpagefährdende tiefe Karies, oberflächliche Karies, erhaltungswürdige Zähne mit infizierten Wurzelkanälen und Extraktion destruierter Zähne.
Eine nicht unbedeutende Rolle spielen ferner *psychologische* wie auch *ästhetische Aspekte*, die Fähigkeit des Patienten zur Mitarbeit bei umfangreichen konservierenden oder prothetischen Maßnahmen, der Kariesbefall des Gebisses sowie kieferorthopädische Indikationen. Das psychologische Vorgehen des Stomatologen muß dem jeweiligen Stadium der psychischen Entwicklung des Kindes entsprechen. Selbstverständlich ist jede Entscheidung über therapeutische Maßnahmen vom Entwicklungsstand des Gebisses abhängig.
Ausgehend von der Befunderfassung wird ein in allen Details festzulegender Behandlungsplan erarbeitet, dessen konsequente Einhaltung beste Arbeitsorganisation gewährleistet. Dies bezieht sich sowohl auf die Vorbereitung aller Arbeitsgänge als auch auf den zügigen Behandlungsablauf. Instrumente, Medikamente und das ganze für den Einzelfall benötigte Zubehör sollten den individuellen Gewohnheiten des Stomatologen gemäß zurechtgelegt werden. Bei allen diesen Vorbereitungen wie auch bei der Behandlung selbst kommt dem Hand-in-Hand-Arbeiten mit der stomatologischen Schwester große Bedeutung zu.
Folgende allgemeine Erfahrungswerte können der Behandlungsplanung zugrunde gelegt werden:
1. Maßgebend für das Verhalten des Kindes und sein Reagieren auf die ihm ungewohnte Umwelt ist seine körperliche Verfassung. Es sollte ausgeruht sein und nicht überfordert werden. Zur Behandlung bestellt man Kinder am besten vormittags

oder nach dem Mittagsschlaf. Jede Hast und Unruhe bei der Behandlung wirkt sich nachteilig aus.
2. Inhalt der ersten Sitzung sollte (wenn nicht ein akuter Anlaß vorliegt, der zu sofortigem therapeutischen Eingreifen zwingt) das Bemühen des Zahnarztes um das Vertrauen des Kindes sein. Es kommt darauf an, dem kleinen Patienten zunächst mit der ihm fremden Umwelt – dem Sprechzimmer, dem Behandlungsplatz und den Instrumenten – bekannt zu machen und ihm seine Scheu zu nehmen.
3. Erfolgt in der ersten Sitzung überhaupt eine Behandlung, muß sie möglichst schmerzfrei sein, um jede Schockwirkung auszuschalten. In der Regel werden nur unkomplizierte, weniger aufwendige Manipulationen vorgenommen, mit Schmerzen verbundene Eingriffe hingegen auf einen späteren Zeitpunkt verlegt.
4. Behandlungsbedürftige Zähne eines Quadranten sind möglichst gleichzeitig zu versorgen. Zumindest bei bestimmten Arbeitsgängen (beispielsweise Kavitätenpräparation) dürfte dies keine Schwierigkeiten bereiten. Werden mehrere Zähne in einer Sitzung behandelt, sollte man sich auf eine Seite beschränken, da es zu schmerzhaften Komplikationen kommen kann. Die Kaufunktion bleibt dann zumindest auf einer Seite unbeeinträchtigt.
5. Die Behandlungsdauer muß kurz sein. Unnötiger Zeitverlust durch Unüberlegtheit oder falsche Arbeitsorganisation ist zu vermeiden.
6. Die zurechtgelegten Instrumente (am besten als Tray) müssen den Größenverhältnissen der kindlichen Mundhöhle entsprechen.
7. Erhöhter Speichelfluß behindert den zügigen Behandlungsablauf; medikamentöse Vorbereitung ist empfehlenswert. Dies gilt auch für andere Indikationsbereiche der Prämedikation.
8. Letztlich sind auch die zeitlichen Möglichkeiten des Patienten zu berücksichtigen. Man wird bei Kindern, die jederzeit zur Verfügung stehen, anders vorgehen können als bei solchen, die nicht in gewünschtem Maße zur Behandlung kommen können.

In jedem Fall soll gute Behandlungsplanung gewährleisten, daß das Kind innerhalb kürzester Zeit in optimaler Weise, möglichst ohne psychische Traumatisation, saniert wird. Ziel ist dabei die Sicherung einer harmonischen Gebißentwicklung, bei gleichzeitiger Prävention von Komplikationen, welche die Gesundheit des Kindes gefährden könnten.

5. Prä- und Postmedikation

Mit einer eingriffsbezogenen Medikation, also der Gabe bestimmter Medikamente vor oder nach dem stomatologischen Eingriff, ist die Ausschaltung von Faktoren beabsichtigt, die sich auf den Behandlungsverlauf störend auswirken können. Die Prämedikation dient der Verminderung von übermäßiger Spannung und Angst, der Erhöhung der Schmerzschwelle, auch einer Dämpfung des Schluckreflexes und Hemmung einer Hypersalivation. Die Aufgaben der Postmedikation bestehen darin, einen ruhigen postoperativen Verlauf und den Schlaf des Patienten zu fördern, ihm die Nahrungsaufnahme zu erleichtern u. a. m.
Auf die vorrangige Bedeutung psychopräventiver und psychotherapeutischer Maßnahmen für die Sicherstellung einer möglichst störungsfreien Behandlung und Nachsorge wurde vorher hingewiesen. Vor allem bei Kindern wird selbst die beste Medikation psychologische Kenntnisse und umsichtiges Vorgehen des Behandlers nicht ersetzen können. Die Wirksamkeit derartiger Maßnahmen ist abhängig von der speziellen Ausbildung und auch von der individuellen Befähigung des in der Kinderstomatologie tätigen Zahnarztes. Der zeitliche Aufwand wird demzufolge erheblichen Schwankungen unterliegen.
Beide Maßnahmen, d. h. die Psychotherapie und die eingriffsbezogene Medikation, stellen indessen keine Alternative dar. Sie bezwecken beide die Schonung des Patienten und die Durchführbarkeit der Behandlung. Der Stomatologe wird im Einzelfall abzuwägen haben, wo der Schwerpunkt dieser Maßnahmen zu liegen hat. Eine Prämedikation sollte dem speziell gelagerten Fall vorbehalten sein und keinesfalls generell geübt werden. Sie erscheint aber beispielsweise zweckmäßig, wenn die alleinige psychische Einflußnahme erfolglos bleibt und ihr Aufwand in einen Widerspruch zur rationellen Behandlungsweise gerät, also letztlich zu Lasten der umfassenden kinderstomatologischen Betreuung gehen kann. Es könnte der Einwand gemacht werden, daß eine medikamentöse Ruhigstellung des Kindes die Möglichkeiten des Austausches mit dem Arzt und damit die Psychotherapie beeinträchtigt. Praktisch treten solche Probleme nur auf, wenn stark dämpfende Pharmaka oder Hypnotika in hoher Dosis verabfolgt werden. Der Vorteil einer Tranquilizer-Medikation besteht ja gerade darin, daß der anxiolytisch-relaxierende Effekt nach Dosen zustande kommt, die die intellektuelle Funktionen noch nicht wesentlich beeinflussen. Daß die Tranquilizer-Verabreichung die Wirksamkeit psychotherapeutischer Maßnahmen zu fördern vermag, zeigen Erfahrungen, nach denen bei späteren Sitzungen eine Prämedikation überflüssig wurde und der Patient der Behandlung ohne Schwierigkeit zugänglich war.

5.1. Pharmakologische Anwendungshinweise

Die Zahl der Arzneimittel, die sich für die eingriffsbezogene Medikation eignen, hat in den letzten Jahren zugenommen. Die erheblichen Fortschritte auf dem Gebiet der Neuropsychopharmakologie gestatten inzwischen zugleich eine gezieltere Beeinflussung bestimmter, die stomatologische Behandlung beeinträchtigender Symptome.
Unter den Neuropsychopharmaka eignen sich für eine Prä- oder Postmedikation besonders einige Neuroleptika bzw. anxiolytische Sedativa. Unter den Vertretern der ersten Gruppe sind insbesondere Phenothiazinderivate mit deutlich ausgeprägten zentralen Dämpfungseffekten brauchbar. In der Abbildung 116 finden sich die wesentlichsten Angaben zu deren Wirkungsweise und Wirkungsqualitäten. Wie ersichtlich, sind letztere recht weitgespannt. Ihre Kenntnis ist vor allem für die gleichzeitige Anwendung mit anderen Arzneimitteln von Bedeutung. So wird beispielsweise die Wirksamkeit von Analgetika dosisabhängig verstärkt bzw. potenziert. Aufgrund des vorliegenden Wirkungsspektrums erübrigt sich in der Regel auch eine zusätzliche Anwendung antiemetisch wirkender Pharmaka.

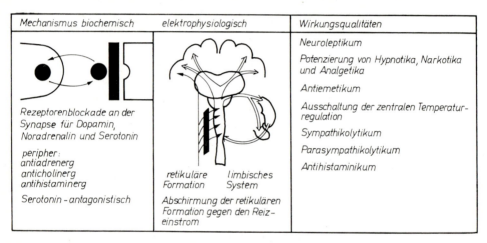

Abb. 116 Wirkungsweise und Wirkungsqualitäten der Neuroleptika (Chlorpromazin und Phenothiazinderivate)

Aus Tabelle 15 können Dosierungsempfehlungen für drei Neuroleptika, bezogen auf Altersstufen bzw. das jeweilige Gewicht, entnommen werden. Selbstverständlich sind die angegebenen Dosen als Richtwerte anzusehen. Zum Vergleich wurden die bei Erwachsenen gebräuchlichen Dosen zusammen mit den entsprechenden Einzel- und Tagesmaximaldosen angeführt. Chlorpromazin und Promazin haben ausgeprägt dämpfende Eigenschaften. Sie sind beim Chlorphenäthazin weniger stark; das Präparat wirkt deutlich antiemetisch. Seine recht gute Verträglichkeit läßt eine Anwendung auch bei Kleinkindern empfehlen.
Unter den anxiolytischen Sedativa (Tranquilizer) eignen sich für die eingriffsbezogene Medikation einmal die Benzodiazepinderivate Chlordiazepoxid und Diazepam. Sie wirken bremsend auf Erregungsabläufe im limbischen System, einer Gehirnformation, der wesentlich die Gestaltung der emotionell-affektiven Verhaltensweise zugeordnet wird. Die Abbildung 117 zeigt diese Wirkungsweise grobschematisch; die Wirkungsqualitäten sind an dieser Stelle ebenfalls ersichtlich. Die Hemmung polysynaptischer Reflexe wird sowohl durch diese Stoffe, deutlich auch durch das Propan-

Tabelle 15 Für die eingriffsbezogene Medikation geeignete Neuroleptika und ihre mittlere Dosierung bei jeweils alleiniger Gabe
GED: gebräuchliche Einzeldosis,
EMD: Einzelmaximaldosis,
TMD: Tagesmaximaldosis
Sofern nicht durch ® gekennzeichnet, sind die internationalen Freinamen angeführt

	Dosierung (g) für die Altersstufe					
	1 Jahr (10 kg)	3 Jahre (15 kg)	6 Jahre (20 kg)	10 Jahre (30 kg)	Jugendliche (50 kg)	Erwachsene
Chlorpromazin-hydrochlorid (0,025 g je Dragee)	–	–	0,025	0,025 bis 0,05	0,025 bis 0,05	GED: 0,025–0,1 EMD: 0,1 TMD: 0,2
Propaphenin®-liquidum 2 %, (pro Tropfen 0,001 g Wirkstoff)	0,01 (10 gtt.)	0,01 bis 0,015 (10–15 gtt.)	0,01 bis 0,02 (10–20 gtt.)	–	–	
Promazin (0,025 g je Dragee)	–	–	0,025 bis 0,05	0,05	0,05	GED: 0,025–0,05 EMD: 0,2 TMD: 0,5
Sinophenin®-Tropfen 2 % (pro Tropfen 0,001 g Wirkstoff)	0,01 (10 gtt.)	0,01 bis 0,02 (10 bis 20 gtt.)	0,02 bis 0,03 (20 bis 30 gtt.)	–	–	
Chlorphenäthazin-hydrochlorid (0,02 g je Dragee)	–	0,02	0,02	0,02 bis 0,04	0,04	GED: 0,02–0,1 EMD: 0,2 TMD: 0,3

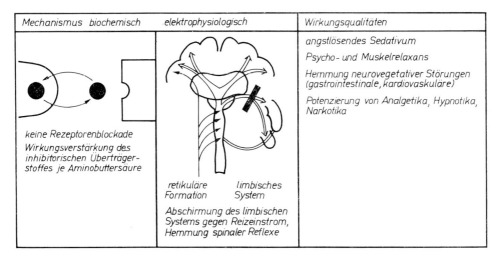

Abb. 117 Wirkungsweise und Wirkungsqualitäten anxiolytischer Sedativa (Benzodiazepinderivate, wie Diazepam)

Tabelle 16 Geeignete anxiolytische Sedativa (Tranquilizer); vgl. Angaben bei Tabelle 15

	Dosierung (g) für die Altersstufe					
	1 Jahr (10 kg)	3 Jahre (15 kg)	6 Jahre (20 kg)	10 Jahre (30 kg)	Jugendliche (50 kg)	Erwachsene
Meprobamat (0,2 g je Tablette)	0,05	0,1–0,2	0,1–0,2	0,2–0,3	0,3–0,4	GED: 0,2–0,4 EMD: 1,0 TMD: 5,0
Chlordiazepoxid (0,01 g je Dragee)	–	0,005	0,01	0,01–0,02	0,02	GED: 0,01–0,04 EMD: 0,025 TMD: 0,1
Diazepam (0,005 g je Tablette)	–	0,0025	0,0025 bis 0,005	0,005 bis 0,01	0,005 bis 0,01	GED: 0,0025–0,02 EMD: 0,01 TMD: 0,04

diolderivat Meprobamat bewirkt. Für die drei erwähnten Verbindungen finden sich Dosierungsrichtwerte in Tabelle 16. Zur Behebung von Angst- und Spannungszuständen sind vom Meprobamat wesentlich höhere Dosen erforderlich. Die therapeutische Breite dieser und der zuvor erwähnten Verbindungen ist beträchtlich.

Zur Beruhigung und Schlafförderung können auch Barbiturate verordnet werden. Hierfür eignen sich besonders Präparate mit länger anhaltender Wirkung, wie z. B. Phenobarbital. Ist der durch Neuroleptika oder anxiolytische Sedativa bewirkte Dämpfungseffekt für eine störungsfreie Behandlung des Kindes nicht ausreichend, so kann eine zusätzliche Ruhigstellung durch nachfolgende Gabe kurz wirksamer Barbiturate (Hexobarbital) erreicht werden. Derartige Kombinationen setzen entsprechende klinisch-pharmakologische Erfahrungen des behandelnden Kinderstomatologen voraus und sollten nur in Ausnahmefällen angewendet werden. Weitere Verordnungen betreffen die Hypersalivation (Atropinsulfat) sowie starken Hustenreiz. Letzterer kann durch angepaßte Dosen von Codeinphosphat oder Isoaminilcitrat über eine Dämpfung des Hustenzentrums in der Regel zuverlässig behandelt werden.

Unter den zahlreichen verfügbaren Analgetika sind für Prämedikationszwecke insbesondere solche mit raschem Wirkungseintritt zu bevorzugen. Über ihn verfügen Acetylsalicylsäure und Phenacetin, die zweckmäßigerweise kombiniert verabfolgt werden. Phenacetin sollte kleineren Kindern nicht allein gegeben werden (dosisabhängige Gefahr der Methämoglobinbildung). Auf die Wirkungsverstärkung durch andere Arzneimittel wurde bereits hingewiesen; sie gilt auch für die simultane Gabe von Hypnotika und Codeinphosphat. Kombinationspräparate mit anhaltender Wirkungsdauer eignen sich gut für die notfalls erforderliche Schmerzdämpfung nach erfolgtem Eingriff. Bewährt hat sich u. a. eine Kombination von Aminophenazon, Crotylbarbital und Coffein (Copyrkal®-Suppositorien für Spielkinder, Copyrkal®- Tabletten). Dosisorientierungen zu einigen der hier erwähnten Pharmaka sind in Tabelle 17 zusammengestellt. Sie beziehen sich jeweils auf die alleinige Gabe des betreffenden Arzneimittels.

Im allgemeinen ist bei der Prämedikation für eine ausreichend hohe Dosierung unter gleichzeitiger Vermeidung unnötiger Kombinationen von Pharmaka mit verschiedenen Wirkungsrichtungen Sorge zu tragen. Entsprechend dem zu behandelnden Zielsymptom wird sich eine an der oberen Grenze üblicher Einzelgaben gelegene Dosis oft als zweckmäßig erweisen. Dabei sind unter anderem auch deutliche Nebenwirkungen in

Tabelle 17 Arzneimittel bei verschiedenen Indikationen zur kinderstomatologischen Behandlung; vgl. Angaben bei Tabelle 15

	Dosierung (g) für die Altersstufe					
	1 Jahr (10 kg)	3 Jahre (15 kg)	6 Jahre (20 kg)	10 Jahre (30 kg)	Jugendliche (50 kg)	Erwachsene
Hexobarbital (0,25 g je Tablette)	–	0,05 bis 0,125	0,125	0,125 bis 0,25	0,25	GED: 0,2–0,5 EMD: 0,5 TMD: 1,5
Phenobarbital (0,015 g je Tablette; z. B. Lepinaletten®)	0,015	0,015 bis 0,03	0,03	0,03 bis 0,045	0,03 0,045	GED: 0,1–0,3 EMD: 0,4 TMD: 0,8
Codeinphosphat (0,03 g je Tablette)	–	0,0075	0,01 bis 0,015	0,015 bis 0,03	0,03	GED: 0,03 EMD: 0,1 TMD: 0,3
Isoaminilcitrat (Tropfen 5 %, z. B. Nullatus®; pro Tropfen 0,0025 g)	0,0125 (5 gtt.)	0,025 (10 gtt.)	0,0375 (15 gtt.)	0,0375 0,05 (15 bis 20 gtt.)	0,05 (20 gtt.)	GED: 0,05
Acetylsalicylsäure (0,5 g je Tablette)	–	0,25	0,5	0,5–1,0	0,5–1,0	GED: 0,5–3,0
Acetophen® (Acetylsalicylsäure 0,3 g und Phenacetin 0,2 g je Tablette)	–	½ Tablette	½ Tablette	1 Tablette	1 Tablette	GED: 1–2 Tabletten
Aminophenazon bzw. Propyphenazon (0,1 bzw. 0,3 g je Tablette)	0,05	0,1	0,1–0,2	0,2	0,2–0,3	GED: 0,1–0,6
Atropinsulfat (0,0005 g je Tablette)	–	0,00025	0,00025	0,0004	0,0005	GED: 0,00025–0,001 EMD: 0,001 TMD: 0,003

Kauf zu nehmen. Man muß sie im Falle der Prämedikation sehr weitgehend als akute pharmakodynamische Effekte der eingesetzten Pharmaka auffassen und von solchen Nebenwirkungen bzw. Schädigungsmöglichkeiten abgrenzen, die bei langfristiger Pharmakotherapie auftreten können. So entfallen z. B. Gefährdungsmomente in Richtung einer Gewöhnung oder Sucht für das Gebiet der Prä- und Postmedikation in der Kinderstomatologie. Erwähnt sei lediglich die bei Disponierten nach Chlorpromazin auftretende Senkung des Butdruckes. Nach hohen Dosen von Hypnotika und Neuropsychopharmaka ist schließlich eine mehr oder minder deutliche Einschränkung der psychophysischen Leistungen (auch Benommenheit, Ataxie) zu verzeichnen. Diese Nebenwirkungen haben große praktische Bedeutung im Hinblick auf die Teilnahme des ambulant behandelten Kindes am Straßenverkehr. Bekanntlich gilt eine derartige Gefährdung für Kinder in ganz besonderem Maße. Der behandelnde Kinderstomatologe hat sich vor Durchführung einer solchen Prämedikation unbedingt zu vergewissern, daß die Begleitung des Kindes gesichert ist.

5.2. Indikationen

Eine medikamentöse Vorbereitung in der Kinderstomatologie ist vor allem zur Sicherstellung eines ruhigen Behandlungsverlaufes bei Eingriffen, die längere Zeit beanspruchen, und zur Verbesserung der Behandlungsbedingungen bei schlecht mitarbeitenden Kindern indiziert.

5.2.1. Vorbereitung für langdauernde Eingriffe

Aufgrund entwicklungsbedingter psychischer und physischer Besonderheiten sind Kinder bedeutend weniger ausdauernd als Erwachsene. Es kommt daher sehr häufig vor, daß ein sonst ruhiges, diszipliniertes Kind bei protrahierten Eingriffen plötzlich die weitere Mitarbeit verweigert, weil es sich nicht länger zu konzentrieren vermag, von unangenehmen Wahrnehmungen belastet wird oder Schmerzen empfindet. Unter gleichzeitiger voller Ausnutzung psychotherapeutischer Möglichkeiten muß eine Prämedikation dann auf eine anhaltende Erhöhung der Schmerzschwelle und Dämpfung der Erregbarkeit zielen. Im Abschnitt zu den allgemeinen Anwendungshinweisen sind einige hierfür geeignete anxiolytische Sedativa, Neuroleptika und Hypnotika sowie Analgetika angeführt. Eine kombinierte Anwendung zentral dämpfender Phamaka und analgetisch wirkender Präparate kann dabei durchaus zweckmäßig sein. Eine Postmedikation sollte vor allem dann zur Anwendung gelangen, wenn nach der Behandlung stärkere Schmerzen und dadurch bedingte Unruhe zu erwarten sind. Die nachfolgende Arzneimittelverabreichung ist dann optimal wirksam, wenn sie mit dem Abklingen der Prämedikation einsetzt. In der Regel sind dabei kleinere Dosen schmerzstillender und ruhigstellender Medikamente ausreichend.

Eine medikamentöse Vorbereitung empfiehlt sich vornehmlich bei Eingriffen, die den Patienten aufgrund ihrer Schmerzhaftigkeit oder Dauer stark belasten, wie das beispielsweise bei der chirurgischen Entfernung eines retinierten Zahnes der Fall ist, bei der Versorgung von Unfallverletzungen mit freihändig gebogenen Schienen oder auch bei einzeitiger bzw. umfassender Gebißsanierung und dergleichen mehr. Die Prämedikation wird etwa 30 bis 60 min vor dem Eingriff vorgenommen. Sie erfolgt meist oral; Alter, Gewicht und der Zeitpunkt der letzten Nahrungsaufnahme sind bei der Dosierung selbstverständlich zu berücksichtigen.

5.2.2. Vorbereitung schlecht mitarbeitender Kinder

Während die Prämedikation bei gut mitarbeitenden Kindern mehr vorbeugende Bedeutung hat, erweist sich zur Vorbereitung schlecht mitarbeitender Patienten ein gezieltes medikamentöses Eingreifen in pathologisch gesteigerte, psychische und somatische Reaktionen oft als notwendig. Die Problematik dieser Aufgabenstellung bringt es mit sich, daß die Ergebnisse nicht immer voll befriedigen.

Die schlechte Mitarbeit vieler Kinder bei der stomatologischen Behandlung kann verschiedene Ursachen haben. Unter praktischen Gesichtspunkten lassen sich mehrere, gegeneinander nicht scharf abzugrenzende Gruppen unterscheiden. Zur ersten zählen Kinder, deren ungenügende Mitarbeit durch ausgeprägte Angst vor der Behandlung begründet ist. In einer zweiten Gruppe sollte man jene einordnen, die wegen geistiger Defekte zur Mitarbeit nur bedingt in der Lage oder unfähig sind. Bei einer dritten Gruppe wird die Behandlung durch einzelne störende Faktoren beeinträchtigt, die dem Willen nicht oder nur teilweise unterliegen (unkoordinierte Bewegungsabläufe und Zuckungen, erhöhter Schluckreflex, Reizhusten, Hypersalivation).

5.2.2.1. Ängstliche Kinder

Hochgradig ausgeprägte Angst- und Spannungszustände können abnorme psychische Reaktionen zur Folge haben. In Abhängigkeit von der Mentalität des Kindes äußern sie sich einerseits als passiver Widerstand, andererseits als Trotz oder aggressives Verhalten. Gleichfalls individuell sehr unterschiedlich ist die Intensität der Angstreaktion bei Kindern. Sie umfaßt viele Varianten, von Unruhe über mit Weinkrämpfen verbundene Fluchtversuche bis zu Zuständen der Unzurechnungsfähigkeit und hysterischen Anfällen. Während leichtere Angstreaktionen bei unterstützender Medikation anxiolytischer Sedativa in der Regel psychotherapeutisch zu beherrschen sind, erreicht diese Kombination des Vorgehens bei Kindern, die der Behandlung passiven Widerstand entgegensetzen, bereits ihre Effektivitätsgrenze. Bei aggressiven Patienten bereitet manchmal allein schon die Kontaktaufnahme Schwierigkeiten. Das Angstgefühl beherrscht die Kinder derart, daß die Ausschaltung des Bewußtseins durch Narkotika zum einzig möglichen Weg wird. Er ist jedoch nur bei spezieller Ausbildung des Stomatologen zu beschreiben bzw. an die Mitwirkung eines Anästhesiologen gebunden und setzt zudem entsprechende apparative Gegebenheiten voraus.

Schlecht mitarbeitende Kinder weigern sich häufig, Arzneimittel einzunehmen. Aus psychologischen Gründen sollte man aber stets bemüht sein, eine freiwillige Aufnahme der verordneten Medikamente zu erreichen. Dies ist durch eine angenehme Verabreichungsart zu fördern, wie z. B. die Dispersion oder Lösung des Präparates in Fruchtsaft.

Grundsätzlich ist eine Prämedikation bei ängstlichen Kindern auf zweierlei Weise möglich: kurzzeitig oder langzeitig. Die Entscheidung über das Vorgehen sollte in erster Linie von der Dringlichkeit des Eingriffs abhängig gemacht werden. Der wesentliche Nachteil der kurzzeitigen Prämedikation besteht in ihrer geringeren Zuverlässigkeit. Im allgemeinen gilt für sie die gleiche Behandlungskonzeption, wie sie für den lang dauernden Eingriff indiziert ist. In Abhängigkeit vom relevanten Zielsymptom, der ausgeprägten Angst vor der stomatologischen Behandlung, können höhere Dosen anxiolytischer Sedativa (z. B. Diazepam) wesentlich zur Sicherung der Behandlungsfähigkeit beitragen. Bei einem bestimmten Prozentsatz muß man allerdings, auch in Anbetracht der gelegentlich erheblichen Schwankungsbreite individueller Reaktionen nach psychotropen Pharmaka, mit Mißerfolgen rechnen. In solchen Fällen ist es ratsam, zunächst Palliativmaßnahmen zu ergreifen und die eigentliche Behandlung erst nach langzeitiger Vorbereitung einzuleiten.

Unter langzeitiger Prämedikation ist eine mehrere, mindestens jedoch zwei Tage lang erfolgende Verabreichung geeigneter Arzneimittel (anxiolytische Sedativa, Neuroleptika) zu verstehen. Sie erfolgt gewöhnlich dreimal täglich. Für ihre Dauer ist eine angemessene Betreuung des Kindes zu sichern (Beachtung gegebenenfalls eingeschränkter schulischer Leistungen und beeinträchtigter Sicherheit bei der Teilnahme am Straßenverkehr einerseits, andererseits Kontrolle der regelrechten Einnahme der verordneten Medikamente). Aber auch unter diesen Bedingungen sind Mißerfolge nicht ganz auszuschließen. Es ist dann ratsam, das Kind zur neurologischen Untersuchung zu überweisen und erst nach Rücksprache mit dem Neurologen das weitere Vorgehen festzulegen.

5.2.2.2. Kinder mit geistigem Defekt

Bei den Kindern dieser Gruppe ist die Abwehrreaktion hauptsächliches Hindernis für die stomatologische Behandlung. Es handelt sich dabei um unbedingte Reflexe, die zu den Schutzmechanismen des Organismus zählen. Derartige Reaktionen erfolgen unabhängig vom Willen des Kindes und sind deshalb weder verstandesmäßig zu hemmen noch mit psychotherapeutischen Mitteln zu beherrschen. Hier bestimmt in der Hauptsache der Grad des geistigen Defektes, in welchem Maße das Kind überhaupt zu einer Mitarbeit fähig ist.

Die medikamentöse Vorbereitung entspricht im wesentlichen den für ängstliche Kinder gültigen Grundsätzen, nur wird es – wie in der Psychiatrie üblich – verhältnismäßig oft notwendig sein, weitaus höhere Dosen zu verabreichen. Selbstverständlich muß der Kranke dabei unter dauernder Kontrolle stehen, zu diesem Zweck also stationär aufgenommen werden. Die Dosierung überläßt man zweckmäßigerweise dem Psychiater.

Sehr häufig gelingt es nicht einmal durch massive langzeitige Prämedikation, die für die Behandlung notwendige Ruhe zu erzielen. Es bleibt dann nur noch die Möglichkeit, die Behandlung in Vollnarkose vorzunehmen.

5.2.2.3. Kinder mit unwillkürlicher Hyperreaktivität

Zu dieser Gruppe gehören einmal Kinder, bei denen aufgrund von Erkrankungen des Zentralnervensystems (Chorea minor, extrapyramidale Störungen u. a.) vom Bewußtsein kaum oder nicht zu beeinflussende Bewegungsabläufe vorkommen. Meist sind es athetoide oder choreatische Zuckungen, doch kann sich auch ein Zittern unterschiedlichen Charakters zeigen. Alle diese Bewegungen können entweder manifest sein und unter dem Einfluß der Angst verstärkt oder aber erst durch den Eingriff ausgelöst werden. Grundsätzlich sollte in derartigen Fällen die Medikation unter Konsultation des Neurologen bzw. Psychiaters vorgenommen werden. In leichteren Fällen von Hyperreflexie können sogenannte zentrale Relaxantien, wie das Propandiolderivat Meprobamat, die Behandlung erleichtern bzw. ermöglichen.

Ein gesteigerter Schluckreflex findet sich vorübergehend bei Erkrankungen der oberen Atemwege oder des Gastrointestinaltraktes, vor allem aber als Symptom einer Neurose. Die zur Hemmung des Schluckreflexes verwendbaren Substanzen sind zahlreich, besonders empfehlen sich bestimmte Neuroleptika; auf ihre Wirkungsqualitäten wurde in Abbildung 116 hingewiesen. Über geeignete Präparate und ihre Dosierung gibt Tabelle 15 Aufschluß. Atropinsulfat hat bekanntlich gleichfalls antiemetische Eigenschaften.

In der kinderstomatologischen Praxis ist manchmal auch die Behandlung von Kindern erforderlich, die unter starken Hustenanfällen leiden. Bei ihnen sollte man selbstverständlich nur tatsächlich unumgängliche Eingriffe vornehmen. Eine auf dieses Symptom gerichtete Prämedikaion mit zentralen Hustensedativa (Codeinphosphat, Isoaminilcitrat) ist dann allerdings zweckmäßig (s. Tabelle 17). Zu einer reflexbedingten Hypersalivation kommt es bei Kindern während der stomatologischen Behandlung verhältnismäßig häufig. Allerdings ist der Speichelfluß nur selten so stark, daß er nicht mit den üblichen Mitteln beherrscht werden könnte (Speichelsauger, Watterollen u. dgl.). Besonders störend macht sich eine Hypersalivation bemerkbar, wenn ein Eingriff am Unterkiefer notwendig ist, bei dem das Arbeitsfeld also unbedingt trocken sein muß (z. B. Vitalamputation). Zur Hemmung der Speichelsekretion eignet sich insbesondere Atropinsulfat in Tablettenform; Dosierorientierungen sind in Tabelle 17 gegeben. Auf den Einsatz des Atropin als Prämedikationsmittel im Rahmen der Anästhesiologie sei hier nur verwiesen.

7. Anästhesie

Eine der entscheidenden Voraussetzungen für die stomatologische Behandlung des Kindes besteht in erfolgreicher Schmerzausschaltung. Die Durchführung schmerzhafter Eingriffe ohne Anästhesie ist heute kaum noch vorstellbar. In der ambulanten kinderstomatologischen Praxis wird – nicht zuletzt wegen ihrer Sicherheit – überwiegend die periphere Schmerzausschaltung bevorzugt. Dementgegen hat die zentrale Anästhesie nur dort Berechtigung, wo sich in Anbetracht des Umfanges bzw. der Art des Eingriffs die Bewußtseinsausschaltung als notwendig erweist. Vor allem die Unfähigkeit des Patienten zur Mitarbeit wird bei Kindern zur relativ häufigen Indikation der Allgemeinbetäubung. Selbstverständlich obliegt ihre Durchführung dem erfahrenen Anästhesisten. Gleichgültig, welchem Verfahren der Vorzug gegeben wird, ist eine entsprechende Prämedikation immer erforderlich. Mit ihrer Hilfe wird die Anästhesiewirkung trotz geringerer Dosierung vertieft und gleichzeitig die Gefahr einer Anästhesiekomplikation vermindert.

6.1. Periphere Schmerzausschaltung

Bei Kindern gelangen sowohl die Oberflächenanästhesie als auch die Injektionsanästhesie zur Anwendung.

6.1.1. Oberflächenanästhesie

Die permuköse Anästhesie beruht nach Resorption von der Oberfläche auf der Ausschaltung sensibler Elemente der Schleimhaut. Sie ist indiziert bei Extraktionen im Oberkiefer, zur Vervollständigung der Lokalanästhsie im palatinalen Gingivabereich (wo die Extraktionszange angesetzt wird). Ferner empfiehlt sie sich bei der Extraktion gelockerter Milchzähne oder Milchzahnwurzeln, vor der Adaptierung von Kronenringen wie auch zur Inzision oberflächlicher submuköser Abszesse.
Am zweckmäßigsten erfolgt die Oberflächenanästhesie mit einem Spray (z. B. Anästhesie-Spray®) oder Anästhesiesalben. Man kann aber auch einen mit der Lösung angefeuchteten Tampon entsprechender Größe für 1 bis 2 min auf den zu betäubenden Bereich legen.
Bewährt hat sich Tetrakainhydrochlorid (3%ig im Schleimhautanästhetikum „Tief®"). Da es jedoch von hoher Toxizität ist, darf die Maximaldosis bei älteren Kindern 0,02 g nicht übersteigen, während Klein- und Vorschulkindern nur 0,01 g verabreicht werden sollte, was 1 ml einer 1%igen Lösung gleichkommt. Infolge gesteigerter Resorption besteht insbesondere bei Gewebeentzündung die Gefahr einer Über-

dosierung. Die Applikation ist deshalb auf kleinere Flächen einzuschränken. Weniger toxisch ist das für eine Oberflächenanästhesie ebenfalls geeignete Lidocainhydrochlorid (in Konzentrationen bis zu 4%).

6.1.2. Injektionsanästhesie

Man versteht darunter sowohl die Infiltrations- als auch die Leitungsanästhesie, beides Verfahren, die in der Kinderstomatologie ein breites Einsatzfeld haben. Bei richtiger Applikationstechnik sind sie praktisch schmerzfrei durchführbar. Auch sind die anatomischen Verhältnisse der kindlichen Kiefer für die Injektionsanästhesie besonders günstig. Die dünne, sehr poröse Kompakta ermöglicht rasche Diffusion, so daß meist schon $1/2$ bis 1 ml einer 2%igen Lösung genügt.
Bezüglich der Wahl des Anästhetikums sollte man sich an die allgemeingültigen Richtlinien halten. So ist bei Verwendung von Derivaten der p-Aminobenzoesäure (Procain®, Novocain®) zu bedenken, daß der Vorteil ihrer geringen Toxizität durch die bestehende Gefahr von Überempfindlichkeitsreaktionen verringert wird. Als relativer Nachteil erweist sich auch die deutliche vasodilatatorische Wirkung, obgleich sie durch hohe Konzentrationen vasokonstriktorischer Stoffe kompensiert werden kann. Auf jeden Fall aber sind die angeführten Anästhetika nur für Patienten mit gesundem Herz-Kreislauf-System und vegetativer Stabilität geeignet. Bei richtiger Applikation ist eine Überdosierung nicht zu befürchten. Die durchschnittliche Maximaldosis für Erwachsene wird mit 1,0 g Procain angegeben. Allerdings muß man dabei eine große Toleranzbreite berücksichtigen sowie den Umstand, daß die Toxizität der Lösung mit der Höhe der Konzentration zunimmt. Bei Kindern sollte die Grenzkonzentration von 2% (aufgrund der schnelleren Resorption) keinesfalls überschritten werden.
Weiter Verbreitung erfreuen sich Anästhetika vom Amidtyp wie Lidocain (Xylocitin®, Lidocaton®), die sich durch schnellen Wirkungseintritt und besonders tiefe Anästhesie (zweimal intensiver als Procain) auszeichnen. Allergische Reaktionen wurden bislang kaum beobachtet. Aufgrund der vasokonstriktorischen Wirkung des Lidocain kommt man mit geringen Zusätzen aus oder kann ganz auf diese verzichten. Bessere Gewebeverträglichkeit (pH 7) und längere Anästhesiedauer sind weitere Vorzüge. Die Toxizität ist höher als bei den Estern der p-Aminobeonzoesäure; es muß entsprechend niedriger dosiert werden. Durch geringere Toxizität zeichnen sich in dieser Gruppe die Butacetoluide (Hostacain®) aus, die in der Leber schnelle Entgiftung erfahren. Als Anästhetika sind ferner Mepivacain (Scandicain®, Carbocain®) und Tolycain (Baycain®) erwähnenswert. Von den vasokonstriktorischen Zusätzen finden am häufigsten Adrenalin, Noradrenalin und Corbadin Verwendung. Für Kinder sollte man grundsätzlich Fertigpräparate mit dem niedrigsten Zusatz von Vasokonstringentien bevorzugen.

6.1.2.1. Lokalanästhesie (Infiltrationsanästhesie)

Sie bewirkt die Ausschaltung sensibler Elemente im Operationsfeld und hat ihre Indikation hauptsächlich bei chirurgischen Eingriffen an Zähnen des oberen Front- und Seitenzahnbereiches, wo die Stärke der Knochenkompakta die Diffusion des Anästhetikums zu den Nervenfasern zuläßt. Extraktionen, Wurzelspitzenresektionen, aber auch Repositionen subluxierter Zähne können unter Lokalanästhesie vorgenommen werden, ebenso chirurgische Eingriffe an den Weichteilen der Mundhöhle, wie sie beispielsweise zur Operation der Mukozele und Ranula, bei Weichteilnähten nach Traumen, bei Frenulektomie u. ä. notwendig sind. Ferner ist Lokalanästhesie bei verschiedenen endodontischen Maßnahmen angezeigt (Vitalamputation, Vitalexstirpation, Kavitätenpräparationen u. dgl.). Als besondere Form gilt die submuköse Anästhesie. Man wendet sie hauptsächlich zur Abszeßinzision an, meist kombiniert mit einer Leitungsanästhesie.

Bei der Lokalanästhesie erfolgt der Einstich an der vestibulären Kieferseite, im Bereich der sich abhebenden, mit den Fingern der linken Hand zu spannenden Umschlagfalte. Dabei ist die Öffnung der Kanüle dem Knochen zugewandt. Die Infiltration des Anästhetikums soll gleichzeitig mit dem Einstich beginnen und während des Vorschiebens der Nadel zum Periost erfolgen (unter welches allerdings nicht vorgedrungen wird!). Bei dieser Injektionsart kann das Kind den Mund geschlossen halten und den Kopf zur Seite wenden; psychologisch zweifellos ein Vorteil. Die Infiltration des Anästhetikums in das lockere Bindegewebe der Umschlagfalte bereitet Kindern keine Beschwerden. In Anbetracht der guten Durchlässigkeit des Knochens genügt an der Gaumenseite gewöhnlich schon ein geringes Anästhesiedepot, allerdings wird die Anästhesie in diesem Bereich wegen der sehr dünnen Schleimhautbedeckung zu einem wenig angenehmen Eingriff. Das Anästhetikum sollte deshalb sehr langsam infiltriert werden. Bei der örtlichen Betäubung der Weichteile ist ebenfalls langsam zu injizieren, wobei die Kanülenöffnung dem zu anästhesierenden Bereich zugewandt sein muß.

Eine submuköse Anästhesie wird eingeleitet, indem man die Kanüle mit nach außen gerichteter Öffnung – tangential zur Oberfläche – in die Schleimhaut einsticht. In der ersten Injektionsphase soll die Nadel lediglich unter die Schleimhaut dringen, wo zunächst eine kleine Menge der anästhesierenden Lösung drucklos zu deponieren ist. Erst dann schiebt man die Kanüle langsam bis in den zu betäubenden Bezirk vor. Selbst nach einwandfreier technischer Ausführung der submukösen Anästhesie erscheint die Schleimhaut etwas vorgewölbt und blaß (Anämisierung).

6.1.2.2. Leitungsanästhesie

Sie ermöglicht es, die Leitfähigkeit bestimmter Nervenbahnen durch Umspritzen vorübergehend zu unterbrechen. Am häufigsten gelangt die Mandibularanästhesie zur Anwendung, insbesondere vor chirurgischen oder konservierenden Eingriffen im Seitenzahnbereich des Unterkiefers, wo die dicke Knochenkompakta die Diffusion lokal applizierter Lösungen behindert. In der kinderstomatologischen Praxis sollte man der direkten Injektionstechnik insofern den Vorzug geben, als sie schnell ausführbar, schonend und in ihrer Wirkung zuverlässig ist.

Macht sich eine Mandibularanästhesie an der rechten Seite notwendig, steht der Behandler vor dem Patienten, mit der linken Hand den aufsteigenden Ast des Unterkiefers umfassend. Soll die Anästhesie aber links erfolgen, steht der Stomatologe am besten an der rechten Seite des Kindes, das für diese Prozedur im Ölpumpstuhl möglichst tief zu lagern ist. Als zweckmäßig hat sich erwiesen, den Daumen mit der ulnaren Kante an den Kauflächen der Molaren abzustützen, während der Zeigefinger unterhalb des Ohrläppchens angesetzt wird. Auf diese Weise kann man den Unterkiefer fest fixieren und so unvorhergesehenen Bewegungen des Kindes entgegenwirken, gleichzeitig aber den zu infiltrierenden Bereich gut übersehen.

Während die Injektionsspritze im Mundwinkel der anderen Seite aufliegt, erfolgt der Einstich in Höhe der oberen Grenze des palpierenden Daumens, nicht ganz 1 cm distal der sich abzeichnenden Crista temporalis mandibulae. Die Kanüle muß dann ohne

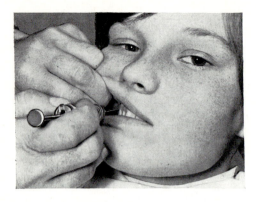

Abb. 118 Technik der Mandibularanästhesie bei geschlossener Zahnreihe

Richtungsänderung bis zum Knochenkontakt vordringen, wird schließlich etwas zurückgezogen und aspiriert, um die Anästhesielösung langsam deponieren zu können.
Da die bei der Mandibularanästhesie zu durchdringenden Weichteile relativ wenig empfindlich sind, vertragen Kinder die Injektion meist recht gut. Nur wenn die Lösung zu schnell oder in zu großen Mengen appliziert bzw. eine Nervenbahn getroffen wurde, stellen sich schmerzhafte Reaktionen ein.
Verweigert ein Kind die Mundöffnung, vermag man mittels der von LA GUARDIA empfohlenen Technik dennoch eine Mandibularanästhesie vorzunehmen. Die Nadel wird dann vom Mundvorhof aus an der medialen Seite des aufsteigenden Astes, in Zahnfleischhöhe der oberen Zähne eingestochen und bis zur Mitte des Ramus ascendens vorgeschoben, wo das anästhesierende Depot zu legen ist (Abb. 118). Nach dem in der Regel völlig schmerzlosen Einstich öffnen die Kinder meist von selbst den Mund, so daß die Anästhesie auf geläufige Art beendet werden kann. Bei jeder Mandibularanästhesie muß man sich durch Aspiration davon überzeugen, ob die Kanüle nicht etwa ein Gefäß durchdrungen hat.
Von den anderen Leitungsanästhesien kommen bei Kindern vor allem die am Tuber maxillae, Foramen infraorbitale und Foramen palatinum majus in Betracht, weniger jedoch am Foramen incisivum (sehr schmerzhaft) sowie am Foramen mentale. Eine Anästhesie des N. lingualis oder N. buccalis in Ergänzung einer Mandibularanästhesie erweist sich beim Kinde wegen der günstigeren Gewebediffusion meist als unnötig. Indikation und Technik der erwähnten Leitungsanästhesien entsprechen im wesentlichen den bei Erwachsenen gültigen Prinzipien.

6.1.3. Kontraindikationen der Injektionsanästhesie

Eine absolute Kontraindikation besteht kaum, doch sind manche Patienten überempfindlich gegenüber bestimmten Anästhetika oder gefäßkontrahierenden Zusätzen. Am häufigsten betrifft das Anästhetika aus der Gruppe der p-Aminobenzoesäure (Procain). In solchen Fällen kann man jedoch ohne Bedenken Betäubungslösungen anderer chemischer Gruppen anwenden, beispielsweise Lidocain. Zwar ist eine Überempfindlichkeit auch diesen Anästhetika gegenüber nicht ganz unmöglich, doch kommen derartige Reaktionen bei Kindern ohnehin nur selten vor. Selbstverständlich muß man sie bei anamnestischen Erhebungen dennoch in Erwägung ziehen.
Von den gefäßkontrahierenden Zusätzen dürfte vor allem Adrenalin oftmals kontraindiziert sein (bei Erkrankungen des Herz-Kreislauf-Systems, Nephropathie, Hyperthyreose, Diabetes mellitus sowie bei neurovegetativen Dystonien). Liegt eine der-

artige Erkrankung vor, sollte man besser Corbadrin als gefäßkontrahierenden Zusatz wählen. Bei Thyreopathien wiederum ist Corbasil kontraindiziert. In seltenen Fällen scheint überhaupt kein Vasokonstringens angebracht, so daß es notwendig wird, den Eingriff nach örtlicher Betäubung mit Lösungen ohne solche Zusätze vorzunehmen.

6.1.4. Komplikationen bei Injektionsanästhesie

Bei richtiger technischer Durchführung, einwandfreiem Instrumentarium und Verwendung moderner Anästhetika sind Komplikationen bei der Injektionsanästhesie Ausnahmen. Selbst abweichende anatomische Kieferverhältnisse geben nur selten dazu Anlaß. Eher verursachen unerwartete Bewegungsreaktionen des Kindes einen Zwischenfall bzw. Kanülenbruch. Am häufigsten sieht man in der kinderstomatologischen Praxis noch traumatische Ulzera, die – vorwiegend nach Mandibularanästhesie – durch Beißen an der unempfindlichen Unterlippe (Abb. 119) entstehen. Sie lassen sich leicht vermeiden, bedarf es dazu doch lediglich der Beaufsichtigung und Ermahnung des Kindes sowie entsprechender Hinweise an die Begleitperson.
Neben örtlichen Komplikationen kann die Verabreichung von Anästhetika an Kinder gelegentlich allgemeine Reaktionen auslösen bzw. einen psychogen bedingten Kollaps oder eine Reflexreaktion auf die instillierte Lösung. Bei ersterem handelt es sich meist um einen leichten Kreislaufkollaps, der sich in Blässe, kalten Schweißaustritt, seichter Atmung und schwachem Pulsschlag äußert. Absinken des Blutdrucks und Bewußtseinsverlust sind weitere Merkmale. In solchen Fällen ist es ratsam, folgendermaßen vorzugehen: Der Patient wird so gelagert, daß der Kopf niedriger als das Herz zu liegen kommt. Die unteren Extremitäten hebt man in ,,Taschenmesser-Lage" in die Senkrechte, wodurch eine ,,Autotransfusion" erfolgt. Ausreichende Zufuhr von Frischluft oder besser von Sauerstoff (mittels Atemgerät) muß gewährleistet sein.
Reaktionen auf die anästhesierende Lösung sind entweder Folge einer Intoxikation oder eines anaphylaktischen Schocks bei Überempfindlichkeit. Zur Intoxikation kann es durch übereilte Infiltration, intravasale Instillation oder Überdosierung kommen, seltener aufgrund von Leber- bzw. Nierenschäden und dadurch bedingten verzögerten Abbau. In Abhängigkeit davon, ob das Anästhetikum, die vasokonstrik-

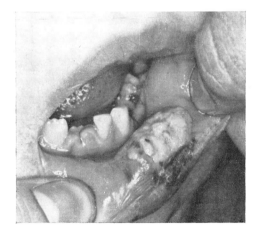

Abb. 119 Traumatische Lippenulzeration nach Mandibularanästhesie

torischen Zusätze oder beide die Intoxikation verursachen, unterscheiden sich deren Symptome.

Das klinische Bild der durch Anästhetika hervorgerufenen Intoxikation bestimmen in der ersten Phase toxische Krämpfe. Ihnen geht ein Gefühl des Unwohlseins voraus, Blässe, Schwindelgefühl bis zum Erbrechen. In dieser Phase ist der Blutdruck erhöht, die Puls- und Atemfrequenz beschleunigt. Bei schweren Intoxikationen folgt der Erregungsphase eine Lähmung des Zentralnervensystems, die mit Bewußtseinsverlust, Abfall des Blutdrucks sowie verlangsamter Puls- und Atemfrequenz verbunden ist.

In solchen Fällen kommt es in erster Linie darauf an, die grundsätzlichen Lebensfunktionen – Atmung und Kreislauf – zu sichern. Am wirksamsten geschieht das mit Hilfe von Atemgeräten. Die Entgiftung erfolgt relativ schnell (in etwa 30 min). Zentrale Analeptika sind in dieser Situation (wegen ihrer krampfauslösenden Eigenschaft) streng kontraindiziert ebenso die früher empfohlene intravenöse Verabreichung von Barbituraten. Diese Stoffe beeinträchtigen eher die Fähigkeit des Zentralnervensystems, das Sauerstoffangebot zu verwerten. In der Abwehrphase sollte man dem Blutdruckabfall mit Hilfe von Vasopressoren (z. B. Pholedrin®) entgegenwirken.

Wichtig ist es, toxische Krämpfe von epileptischen und tetanischen zu unterscheiden. Über eine vorliegende Epilepsie informiert die Anamnese. Dem eigentlichen Anfall geht dabei eine Aura voraus, der blitzartiger Bewußtseinsverlust folgt, erst dann setzen die Krämpfe ein. Bei tetanischen Krämpfen hingegen kann es sich um einen latenten Zustand handeln, der dem Patienten unbekannt ist. Tetanie wird durch eine Hyperventilation hervorgerufen, bei der es zur Mischung der Kohlensäureanreicherung mit nachfolgender Alkalisierung des Blutes kommt. Tetanische tonisch-klonische Krämpfe sind nicht von Bewußtseinverlust begleitet.

Während sich das Krampf- und Abwehrstadium bei Anästhetikaintoxikationen im klinischen Bild verhältnismäßig gut abgrenzen läßt, ist dies bei den durch Vasokonstriktorenzusätze bedingten Intoxikationen nicht der Fall. Im Vordergrund des Symptomenkomplexes stehen Reaktionen des vegetativen Nervensystems im Sinne einer Sympathikusreizung. Der Patient klagt über Herzklopfen, Ohrensausen, Kopfschmerzen und Angstzustände. Bei der Untersuchung sind Blutdruckanstieg, Tachykardie, Schweißausbruch, motorische Unruhe und Pupillenerweiterung nachzuweisen. In schweren Fällen geht die Hypertonie in Hypotonie über, es kommt zur Kreislaufinsuffizienz, zu Extrasystolen, mitunter Kammerflimmern. Gefährdet sind Kinder mit Herz-Kreislauf-Krankheiten, Morbus BASEDOW und Nephropathien. Leichtere Adrenalinreaktionen beobachtet man gelegentlich bei vegetativen Dystonien.

Sehr gefährliche Zustände treten auf, wenn das Anästhetikum und Vasokonstringens bei der Intoxikation synergistisch wirken. Die Reizerscheinungen können dabei so oberflächlich sein, daß sie übersehen werden, statt als rechtzeitiger Hinweis auf die Gefahrensituation Beachtung zu finden.

Allergische Reaktionen auf das Anästhetikum kommen bei Kindern zwar nicht oft vor, doch muß man sie, schon wegen der Möglichkeit einer Gruppenallergie, in Betracht ziehen. Wichtig ist der anamnestische Nachweis von Überempfindlichkeit. Am häufigsten zeigen sich Spätreaktionen in Form von Nesselsucht, Hautjucken, einem Quinckeödem oder asthmatischen Anfällen. Ein echter anaphylaktischer Schock wird nur selten ausgelöst. Symptomatologisch steht dann frühes Kreislaufversagen im Vordergrund, dem weitere allergische Reaktionen folgen.

Die Behandlung ist auszurichten auf Kreislaufanregung und Allergiebekämpfung: Verabreichung von Calcium iv. und Antihistaminika. In schweren Fällen empfehlen sich Kortikosteroide, 25 mg parenteral in wäßriger Lösung (Prednisolut®), bei Dringlichkeit Kortikoidinjektion in die Nasenmuschel.

6.1.5. Prävention der Anästhesiekomplikationen

Um Komplikationen bei der Anästhesie wirksam vorzubeugen, ist die Einhaltung folgender Grundsätze erforderlich: eingehende Anamnese (mit Fahndung nach allergischen Erscheinungen, Herz-Kreislauf-Erkrankungen, endokrinen Krankheiten usw.), psychologische und medikamentöse Vorbereitung des Kindes, Wahl der geeignetsten Anästhesielösung (evtl. in Absprache mit dem behandelnden Arzt), einwandfreies Instrumentarium, Beherrschen der Injektionstechnik (Schonung der Weichteile), Einhaltung aseptischer Kautelen und Beobachtung des Kindes über die Dauer der Anästhesie.

6.2. Zentrale Schmerzausschaltung

Obwohl die meisten stomatologischen Eingriffe bei Kindern unter peripherer Schmerzausschaltung ausführbar sind, gibt es eine Reihe von Fällen, in denen die Allgemeinbetäubung unumgänglich ist. Zur zentralen Schmerzausschaltung werden in der kinderstomatologischen Praxis die Inhalationskurznarkose oder die Langzeitnarkose (Inhalation sowie intravenöse Applikation) angewendet. Hauptindikationen für erstere sind schnell durchführbare Eingriffe, wie Inzisionen, einfache Extraktionen und ähnliches. Die intravenöse Anästhesie hingegen sie vor zeitlich aufwendigeren Eingriffen angebracht; die Zeitspanne von 30 min sollte sie jedoch nicht überschreiten. Sie eignet sich beispielsweise zur Extraktion mehrerer Zähne bei schlecht mitarbeitenden Kindern. Technisch schwierige oder längere Zeit erfordernde Eingriffe (wie Zysten- und Tumorexstirpation, Osteosuturen von Kieferbrüchen usw.) machen eine endotracheale Narkose notwendig.

Hervorzuheben ist in diesem Zusammenhang, daß prinzipiell jede Narkose dem Anästhesiologen überlassen bleiben sollte, der über die notwendige apparative Ausstattung verfügt. Vorher (nicht länger als 14 Tage) muß eine allgemeine Untersuchung des Patienten erfolgen. Über die zu wählende Art der Anästhesie entscheidet der Anästhesiologe, ausgehend vom Gesundheitszustand des Patienten sowie der Art und Dauer des bevorstehenden Eingriffs. Diese Erwägungen gelten selbstverständlich auch für die Prämedikation. Um bei schlecht mitarbeitenden Kindern eine eingehende stomatologische Untersuchung zu ermöglichen, genügt meist die medikamentöse Vorbereitung. Lediglich in Ausnahmefällen kann es angezeigt sein, auch Teile der Untersuchung (z. B. Röntgenaufnahmen) unter Narkose vorzunehmen.

Während der Anästhesiologe über die Narkoseart entscheidet und das dafür notwendige Instrumentarium vorzubereiten hat, kommt dem Stomatologen die Aufgabe zu, den in der Narkose vorzunehmenden Eingriff bis ins Detail zu planen. Das betrifft sowohl die Reihenfolge der Maßnahmen und Arbeitsgänge als auch das benötigte Instrumentarium und Material.

6.3. Planung der Gebißsanierung in Allgemeinbetäubung

Das Aufstellen des Sanierungsplanes ist eine sehr verantwortungsvolle und häufig schwierige Aufgabe, stehen doch dem Bestreben nach Erhaltung der Zähne häufig schwer lösbare technische Probleme gegenüber, eine unsichere Prognose oder die Gefahr von Komplikationen. Grundsätzlich zu stellende Forderungen sind: Befreiung des Kindes von Beschwerden und deren Ausschaltung für eine längere Zeit, Vorbeugen von Komplikationen sowie Herabsetzung der Gefahr einer Sekundärinfektion. Dabei sollten nur Methoden Anwendung finden, die eine definitive Lösung gewährleisten. Bewährt hat sich diesbezüglich die Einzeitbehandlung von Pulpaerkrankungen sowie des apikalen Periodonts.

Selbstverständlich muß eine in Allgemeinbetäubung vorzunehmende Gebißsanierung radikaler konzipiert werden als bei üblicher Behandlung.

Dennoch darf dieser Radikalismus nicht zu vermeidbaren Zahnverlusten und Gebißbeeinträchtigungen führen.

Grundsätzlich werden nur avitale Zähne mit ungünstigen Wurzelverhältnissen extrahiert, Zähne, deren Kronen nicht mehr rekonstruierbar sind, oder solche, die aus kieferorthopädischen Gründen entfernt werden müssen.

Die Sanierungskonzeption richtet sich auch nach der Prognose des Grundleidens. Besteht Aussicht auf eine bessere Mitarbeit des Kindes in der Zukunft und damit die Möglichkeit zur Inkorporation eines festsitzenden Ersatzes, sollte man bestrebt sein, auch avitale Zähne als Brückenpfeiler zu erhalten. Bei irreparablen Zuständen wäre es unsinnig, dem Patienten die mit der Behandlung infizierter Wurzelkanäle möglichen Komplikationen zuzumuten.

Sanierung des Milchgebisses

Die Allgemeinbetäubung hat hierbei nur eine relative Indikation. In Betracht kommen eher umfangreichere als vereinzelte Eingriffe; Kariesbehandlung lediglich dann, wenn sich Komplikationen ausschließen lassen.

Sanierung des bleibenden Gebisses

Im Vordergrund steht die Kariesbehandlung entsprechend den Regeln der Kavitätenpräparation *(Prävention der Sekundärkaries)*. Schwierigkeiten bereitet es, die metrische Kariesausbreitung zu beurteilen und Pulpavitalität nachzuweisen. In dieser Situation dürfte sich mitunter die direkte Revision der Pulpakammer als notwendig erweisen (an mehrwurzeligen vitalen Zähnen Vitalamputation, an einwurzeligen Vitalexstirpation). Der Pulpablutung beugt man dabei durch zusätzliche Injektionsanästhesie vor.

Bei Pulpa- und Periodontalerkrankung mehrwurzeliger Zähne wird extrahiert, bei einwurzeligen in einzeitigem Vorgehen wurzelgefüllt. Retinierte Zähne sind nur zu entfernen, wenn sie Komplikationen hervorgerufen haben. An prothetischen Maßnahmen kommen unter Allgemeinbetäubung nur Abdrücke mit hydrokolloiden Massen (für abnehmbaren Ersatz) in Betracht, seltener mit schnellhärtenden Kunststoffen (für den Kronenaufbau).

Um zu vermeiden, daß das Arbeitsfeld durch Blutungen unübersichtlich wird, empfiehlt es sich, zuerst die erforderlichen konservierenden und prothetischen Maßnahmen zu treffen, die chirurgischen Eingriffe hingegen zuletzt vorzunehmen.

Bei der Sanierung gilt es dann, nicht nur den Zähnen größte Aufmerksamkeit zu widmen, sondern gleichzeitig für die notwendige Behandlung der Weichgewebe Sorge zu tragen. Insofern ist es durchaus richtig, in den Sanierungsplan auch solche Eingriffe, wie Frenulektomie, Vestibulumplastik oder Gingivektomie einzubeziehen. Sie sind untrennbarer Bestandteil der komplexen Mundsanierung und dürfen auch bei schlecht mitarbeitenden Kindern nicht unterbleiben.

Selbstverständlich kann man bei der Sanierung in Allgemeinbetäubung nicht schematisch verfahren, sondern muß flexibel bleiben und das Vorgehen in jedem Fall unter Berücksichtigung des psychischen, physischen und somatischen Zustands des Patienten individuell entscheiden.

7. Erkrankungen der Zahnhartsubstanzen

Die Zähne sind während der Gebrauchsperiode verschiedenen Einflüssen ausgesetzt, die zur Ursache quantitativen Hartsubstanzverlustes werden können. Untergeordnete Bedeutung haben die physiologischen Veränderungen durch Altern und Abnützung. Lediglich im Milchgebiß kann es durch Demastikation zur merklichen Verkürzung der Zähne mit Freilegung des Dentins kommen. *Pathologische Abrasionen* mit Hypersensibilität des Dentins, Pulpareaktionen und Bißsenkung begegnet man selten, es sei denn, daß diesen durch kariöse Demineralisationen Vorschub geleistet wird. Häufiger finden sich an einzelnen Zähnen Schliff-Facetten *(Attrition)* als Ausdruck von Parafunktionen oder Fehlbelastungen bei dysgnathen Bißverhältnissen. Folgen unsachgemäßer Zahnreinigungstechnik, die sich in Form zervikal lokalisierter *keilförmiger Defekte* an prominent im Gebißbogen stehenden Zähnen abzeichnen, beobachtet man bei Kindern und Jugendlichen kaum. Der in beiden Dentitionen vorherrschende Destruktionsprozeß an den Zahnhartsubstanzen ist die Karies. Nur ausnahmsweise sind chemisch verursachte Demineralisationen zu konstatieren.

7.1. Erosion des Schmelzes

Unter Schmelzerosionen (Odontoklasie, Odontolyse) versteht man durch chemische Einflüsse ausgelöste Entkalkungsprozesse. Zunächst imponieren an den labialen Flächen der oberen mittleren, später auch der seitlichen Schneidezähne symmetrisch auftretende, weißliche (Abb. 120), mitunter leicht bräunlich verfärbte, rundliche Schmelzflecken, die sich halbmondförmig ausweiten und nach der Zervix hin eine Begrenzung zeigen. Erst später kommt es zur Dentinfreilegung und ihren klinischen Folgen. In seltenen Fällen zeigen sich die Veränderungen zuerst an den Okklusalflächen der Seitenzähne. Schmelzerosionen treten bei Kindern und Jugendlichen in jüngerer Zeit häufiger auf. Auslösende Ursache sind saure, Calcium komplexierende Fruchtsäuren, beispielsweise durch den übermäßigen Genuß von Zitrusfrüchten

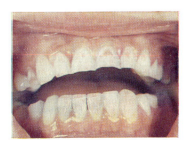

Abb. 120 Schmelzerosion 11 bis 23 bei 16jährigem Mädchen

(Orangen, Zitronen) oder daraus hergestellten sauren Fruchtgetränke. Gleicherweise ist auf den Abusus von Cola-Getränken (pH 2,5) hinzuweisen.

Die Diagnose ist in den Anfangsstadien schwierig. Besonders wichtig ist in diesem Zusammenhang die Diätanamnese.

Die Behandlung besteht in der Ausschaltung der Ursache, in der Langzeitapplikation von Fluoriden, Mundspülungen mit neutralisierenden Lösungen (Natrium-Bikarbonat) und gegebenenfalls im Verschleifen oder in Füllungstherapie. Gewisser Vorsicht bedarf es in solchen Fällen bei der Zahnpflege, insbesondere bezüglich der Verwendung abrasiver Zahnpasten.

7.2. Karies der Milchzähne

Obwohl die Karies der ersten Dentition im allgemeinen der des bleibenden Gebisses gleicht, unterscheidet sie sich von ihr durch einige Besonderheiten der Verlaufs. Ausschlaggebend dafür sind mikrostrukturelle wie auch anatomische Gegebenheiten. So ist der Schmelzmantel im Bereich der Kariesprädilektionsstellen – also am Fissurenfundus und an den Kontaktpunkten – nur 0,3 bis 0,6 mm dick. Unterschiedliche Mineralisationsqualitäten, vor allem in den perinatal gebildeten Schmelzanteilen, sowie die mitunter stark ausgeprägten Interglobularbezirke (Abb. 121) leisten der schnellen Ausbreitung der Karies Vorschub, die infolge der Kürze der Dentintubuli im dünnen Zahnbeinmantel (Tab. 18) zur frühen Mitbeteiligung des Zahnmarkes führt.

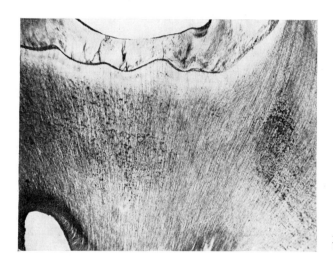

Abb. 121 Ausgedehnte Interglobularbereiche im Milchzahndentin

Tabelle 18 Durchschnittlicher Abstand in mm zwischen Pulpahorn und Schmelzoberfläche (nach KETTERL)

	1. Molar		2. Molar	
	mesial	distal	mesial	distal
Oberkiefer	0,16	2,54	2,54	3,23
Unterkiefer	2,42	2,48	2,78	3,18

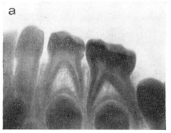
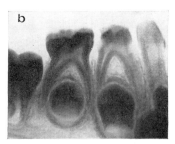
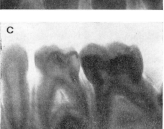
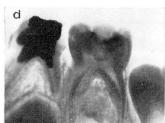

Abb. 122 Röntgenographische Formen der Milchzahnkaries: (a) approximale Kontaktkaries 75 und 74 in einem frühen sowie (b) an 85 und 84 in einem fortgeschrittenen Stadium; (c) schmelzunterminierende Dentinkaries (74); (d) Sekundärdentin am Pulpakammerdach bei zentraler tiefer Karies

Klinisch differenziert man die Karies der Fissuren, der Approximalflächen und des Zahnhalses mit einer metrischen Ausbreitung vom Schmelzinitial bis zur tiefen Karies. Schwierigkeiten bei der differentialdiagnostischen Abgrenzung ergeben sich am Milchzahn zwischen der *Caries media* und *profunda*. Der relativ kleine Dentinkörper wie auch das verhältnismäßig schnelle Fortschreiten der Karies bedingen nach dem Schmelzdurchbruch fließende, schwer unterscheidbare Übergänge, so daß die am bleibenden Zahn übliche metrische Differenzierung kaum beizubehalten ist.
Am Milchzahn verläuft die Karies überwiegend akut *(Caries acuta)*. Neben den besonderen strukturellen Bedingungen dürfte dafür vor allem das oft außerordentlich kariesfördernde Milieu (Süßigkeitenabusus, vernachlässigte Mundhygiene) maßgebend sein.
Die *Schmelzkaries* beginnt mit einer Aufrauhung der Oberfläche und weißlicher Verfärbung. An den Approximalflächen dringt sie meist trichterförmig zum Dentin vor. Daß man die flächige Ausbreitung seltener nachweisen kann, ist auf den starken basalen Schmelzwulst und die den Interdentalraum gut ausfüllende Papille zurückzuführen. Die erste Mitbeteiligung des Dentins ist zumeist nur röntgenographisch erfaßbar. Zunächst breitet sich die Karies unterminierend aus (Abb. 122), der Schmelz wird allmählich seiner Unterlage beraubt, bekommt an der okklusal-approximalen Kante ein opakes Aussehen und bricht schließlich ein. Klinisch imponiert dann eine unterschiedlich große Kavitation, das Dentin ist erweicht und von hellbrauner bis gräulicher Farbe. Selbst im Schmelz-Dentinübergang erweist sich das Zahnbein auf Sondierung als kaum sensibel.
Erste Anzeichen der *Fissurenkaries* sind entweder bräunliche bis braunschwarze Verfärbungen oder ein weißlicher, seitlich mehr oder minder über die Fissur reichender Fleck. Man nimmt den Karieseinbruch in der Regel erst dann wahr, wenn der Schmelz bereits unterminiert und transparent verändert ist.
Zur chronischen Karies *(Caries chronica)* kommt es vornehmlich im Zahnhalsbereich oder an den Seitenflächen der Frontzähne. Klinisch imponiert dann ein relativ festes, dunkel bis schwarzbraun verfärbtes Dentin. Chronisch bzw. langsam verläuft der kariöse Prozeß häufiger bei älteren Kindern (zunehmende Verengung der Dentintubuli).

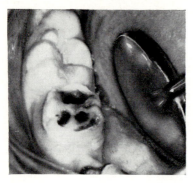

Abb. 123   Typische trockene Karies an okklusal minerlisationsgestörtem 85

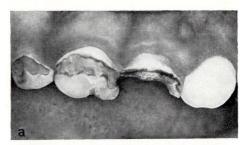
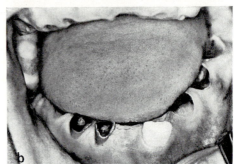

Abb. 124   Zirkuläre Milchzahnkaries an 12 bis 21 bei dreijährigem Kind (a) und Endzustand im Unter- und Oberkiefer bei einem sechsjährigen (b)

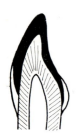
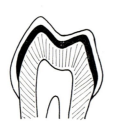

Abb. 125   Prä- und postnatal gebildeter Schmelz an Inzisiven und Molaren der ersten Dentition (schwarz = pränatale Bildungsperiode)

Sowohl die *Zementkaries* als auch eine *Glattflächenkaries* werden im Milchgebiß nur ausnahmsweise beobachtet, ebenso die *Caries sicca* (Abb. 123).
Typisch ist dagegen die *zirkuläre Milchkaries (Melanodontie)*. Sie befällt zunächst die oberen Schneidezähne (Abb. 124a), später auch die Milchmolaren sowie die unteren Inzisiven und tritt stets symmetrisch auf. Ihr Initial kennzeichnet eine im zervikalen Schmelzbereich lokalisierte, weißliche Demineralisation, die dazu tendiert, weniger in die Tiefe als vielmehr oberflächlich, in der Zirkumferenz des Zahnes fortzuschreiten. Auftreten, Lokalisation und Weiterentwicklung erklären sich aus dem Verlauf der Geburtslinie (Abb. 125). Die Karies beginnt zunächst im schlechter mineralisierten postnatalen Schmelz, während ihr der pränatal gebildete stärkeren Widerstand entgegensetzt. Die inzisalen Abschnitte werden zuletzt erfaßt; schließlich kommt es zum vollständigen Verlust der klinischen Krone. Das freiliegende Dentin ist dunkel pigmentiert und auf Sondierung unempfindlich. Überraschenderweise bleiben die Pulpen der erkrankten Zähne in dem durch Sekundärdentin eingeengten Kavum verhältnismäßig lange vital.
Die zirkuläre Milchzahnkaries tritt häufig schon im zweiten oder dritten Lebensjahr auf und führt frühzeitig zur totalen Zerstörung des Milchgebisses (Abb. 124b). Ursächliche Beziehungen zu einem übermäßigen lokalen Zuckereinfluß (Trösterkaries)

lassen sich anamnestisch eruieren. Fast immer macht die Mundhöhle des Kindes einen unsauberen Eindruck, der durch Entzündungen im Gingivasaum noch verstärkt wird.

7.3. Behandlung der Milchzahnkaries

Die Notwendigkeit, Milchzähne möglichst bis zu ihrer physiologischen Ausstoßung zu erhalten, macht die therapeutische Versorgung kariöser Kavitationen nach den Regeln der Kavitätenpräparation und Füllungstherapie zu einer unabdingbaren klinischen Forderung. Bestimmend für die im Milchgebiß vertretbaren Abweichungen sind:
1. die anatomische Kleinheit der Zähne,
2. der dünne Schmelz- und Dentinmantel,
3. der zervikale Schmelzwulst,
4. die Pulpatopographie,
5. das Kauflächenrelief,
6. die temporäre Funktion der Milchzähne.

Die Kariestherapie ist nicht einer einfachen Restaurierung verlorengegangener Hartsubstanz gleichzusetzen. Die Füllung hat vielmehr kurative Aufgaben. Sie soll das Fortschreiten des kariösen Zerstörungsprozesses unterbinden und dem Auftreten einer neuen Karies entgegenwirken. Mißerfolge in Form von Füllungsverlust oder Sekundärkaries (Abb. 126) sind jedoch verhältnismäßig häufig

Ohne Zweifel bereitet die einwandfreie Gestaltung einer Kavität am Milchzahn Schwierigkeiten, denn der verhältnismäßig dünne Schmelz- und Dentinmantel bieten bei dem weiträumigen Pulpakavum nur wenig Platz für eine ausreichende Verankerung, Unterfüllung und Füllung. Der okklusale Durchmesser des primären Dentins beträgt durchschnittlich 1,8 mm, der approximale 1,4 mm, er ist also wesentlich dünner als an den permanenten Molaren (2,85 und 2,3 mm). Hinzu kommen die an allen Zähnen weit in den Dentinkörper hineinragenden Pulpahörner.

Die *Sekundärkaries* an Füllungen nimmt zahlenmäßig in der Reihenfolge Zemente–Amalgam–Inlay ab. Das Auftreten wird begünstigt, wenn sich der Randschluß der Füllung verschlechtert und somit der Entwicklung eines kariesfördernden Milieus Vorschub leistet. Die sich am Übergang von der Füllung zum Schmelz entwickelnde Rinne kann eine Breite und Tiefe bis zu 500 μm erreichen, der kapilläre Spalt zwischen Kavitätenwand und Füllungswerkstoff Differenzen von 10 bis 100 μm. Alle diese Vorgänge haben am Milchzahn insofern gravierende Bedeutung, als das periphere Dentin wegen des dünnen Schmelzmantels von Speichel, Mikroorganismen und vergärbaren Kohlenhydraten leichter erreicht wird. Auf den kurativen Wert der Füllung nehmen folgende Faktoren direkten Einfluß:
1. *Kavitätenumriß*. Er wird zunächst bestimmt von der Ausbreitung der Karies und der Notwendigkeit, den Füllungsrand in Zonen zu verlegen, die der Selbstreinigung

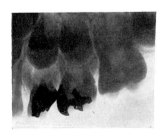
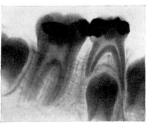

Abb. 126 Zervikale Unterminierung (Sekundärkaries) einer Amalgamfüllung an 85 (a); einwandfreier Randschluß an okklusal-mesialer Gußfüllung 65 (b)

zugängig sind. Eine Karies im Schmelz-Dentin-Übergang muß radikal entfernt werden. Dünne, überhängende Schmelzpartien sind abzutragen, die Umrißform ist in die stabilen Schmelzbereiche zu verlegen.

2. *Kavitätenwand und Schmelzkante*. Die Schmelzwand gestaltet man zur Außenkontur des Zahnes in einem angedeuteten stumpfen Winkel. Bei schräg verlaufender Schmelzoberfläche werden die Wände planparallel präpariert. Besonders bei Verwendung von Höchsttourengeräten kommt es bis zu einer Tiefe von 550 μm zur Auflockerung des Strukturgefüges. Nach der Präparation macht sich eine Glättung der Schmelzwände mit Stahlfinierern oder Sandpapierscheiben notwendig. Mikroskopische Aufrauhungen begünstigen die Entwicklung von Sekundärkaries. Die Schmelzkante wird gebrochen, um einer späteren Absprengung von Schmelzpartikeln vorzubeugen, wie sie nach mechanischer Belastung oder schon bei der abschließenden Oberflächenbearbeitung der Füllung eintreten kann.

3. *Schrumpfung des Füllungsmaterials*. Diese negative Eigenschaft weisen praktisch alle plastisch zu verarbeitenden Werkstoffe während ihres Härtungsvorganges auf. Auch das Haftvermögen des Materials an den Kavitätenwänden und seine Verarbeitung (Einhaltung der Vorschriften) spielen eine Rolle. Größter Wert ist auf Trockenhaltung der Kavität vor und während des Füllvorganges zu legen.

4. *Volumenverhalten*. Durch Expansion und Kontraktion unter thermischer Einwirkung wird im kapillären Spalt zwischen Füllung und Kavitätenwand ein Pumpeffekt provoziert, der das Vordringen von Flüssigkeiten zum Kavitätenboden begünstigt. Dieser Nachteil ist besonders bei Kunststoffen ausgeprägt, aber auch bei Zementen und Amalgamen.

5. *Füllungsrand*. Maßgebend sind der möglichst große Winkel der Füllungskante, die Qualität des Werkstoffes und seiner Verarbeitung sowie die Indikation. Gestaltung von Kavitätenwand und Schmelzkante bestimmen die Querschnittsform der Füllungskante. Bezüglich der Kantenfestigkeit haben sich die meisten Werkstoffe als unbefriedigend erwiesen. Löslichkeit des Materials und korrosive Vorgänge spielen gleichfalls eine Rolle. Besonders an den Okklusalflächen ist eine gute mechanische Widerstandsfähigkeit zu fordern.

7.3.1. Präparatives Vorgehen

Da das Verhalten des Kindes in der zahnärztlichen Sprechstunde vielfach durch Angst bestimmt wird, empfiehlt es sich, schon bei der Planung des präparativen Vorgehens einige allgemeingültige psychologische Empfehlungen zu berücksichtigen.

1. Beim Kleinkind, aber auch beim jüngeren Vorschulkind sowie bei unruhigen Kindern sind Handinstrumente zu bevorzugen.
2. Die Instrumente müssen scharf sein, um schnelles und gleichzeitig schonendes Arbeiten zu gewährleisten.
3. Das Kind sollte die Vorbereitungen für den Präparationsvorgang möglichst gar nicht wahrnehmen, damit seine Furcht nicht unnötig angeregt wird.
4. Bohrer und Schleifer sind jeweils nur kurze Zeit zu benutzen. Bei aufwendigerer Präparation wird es erforderlich, öfter Pausen einzulegen oder die Behandlung auf mehrere Sitzungen zu verteilen.
5. Sind negative Reaktionen des Kindes auf die Präparation zu befürchten, ist Prämedikation empfehlenswert.
6. Ängstlichen Kindern sollte man die Möglichkeit geben, durch Heben der Hand ihren Wunsch nach Unterbrechung des Präparationsvorganges anzuzeigen.

Weiche Dentinkaries ist immer mit einem scharfen Exkavator zu entfernen. Man arbeitet vom Kavitätenboden nach okklusal und vermeidet damit Druckschmerzen im Zahnmark. Auch mit einem langsam rotierenden Rosenbohrer kann vorsichtig vorgegangen werden. Die maschinelle Bearbeitung erfolgt in allen Tourenbereichen. Sowohl die Turbine als auch der Mikromotor sind einsetzbar.

Okklusale Kavitäten

Für das Vorgehen bestimmend ist das Kauflächenrelief, dessen verzweigte Fissuren und Grübchen in die Kavität einbezogen werden müssen. Der Umriß wird in die habituell saubere, möglichst stabile Schmelzzone verlegt. Die Kavitätenwände gestaltet man im Schmelzbereich planparallel, Retentionen sind mit Hilfe eines Kegelbohrers unterhalb der Schmelzgrenze anzulegen. Im Hinblick auf die Tiefe der Kavität gilt es, die Topographie der Pulpakammer zu berücksichtigen. Da das mesiale Pulpahorn des zweiten unteren Molaren und die koronale Begrenzung des ersten hoch herausragen, läßt sich der Boden der Kavität nicht gleichmäßig plan gestalten. In Anbetracht des wenig empfindlichen Zahnmarkes kann eine artifizielle Eröffnung vom Kind völlig unbemerkt erfolgen und bei Ausbleiben sachgemäßer Versorgung zur Ursache einer Pulpanekrose werden. Vor dem Legen jeder Unterfüllung ist deshalb Abtasten des gesäuberten Kavitätenbodens mit einer Millernadel erforderlich.

Trennt eine transversal verlaufende Schmelzleiste die Kauflächen, so besteht bei Vorliegen einer Initialkaries keine Notwendigkeit, beide Fissuren, oder – bei Erkrankung einer – die ganze Kaufläche in die Kavität einzubeziehen. In solchen Ausnahmesituationen sollte man diese punktförmig gestalten. Zwei Kavitäten anzulegen ist **nur** statthaft, wenn der transversale Schmelzwulst nicht kariesunterminiert ist.

Approximale Kavitäten

Die Möglichkeiten der Kavitätenpräparation an den Kontaktflächen der Molaren sind begrenzt. Die anatomische Krone des Milchzahnes ist zervikal stärker eingezogen als die des bleibenden Zahnes. Klinisch äußert sich das in einem ausgeprägten basalen Schmelzwulst, der ausladend über der Gingiva liegt. Aufgrund des weiträumigen Kronenkavums steht nur wenig Hartsubstanz zur Anlage der Kavität, insbesondere für die Schaffung einer ausreichenden zervikalen Stufe, zur Verfügung. Außerdem vermag der Schmelzmantel, bei ausgedehnter Präparation, die Stabilität der verbleibenden Hartsubstanzwände kaum zu gewährleisten. Obleich die Blackschen Forderungen (Extension, Retention und Widerstandsform) nach wie vor Gültigkeit haben, bedürfen sie im Milchgebiß doch der sinnvollen Anpassung an die jeweilige Situation. So wird man beispielsweise an der mesialen Kontaktfläche der ersten Molaren (bei Vorhandensein der Primatenlücke) anders vorgehen als bei geschlossenem Interdentalraum.

Falls nicht das *Scheibenschliff*-Verfahren Anwendung findet, muß eine genügend breite zervikale Schulter geschaffen werden, die dem approximalen Füllungsteil ein ausreichendes Widerlager gegen den Kaudruck gibt (Gefahr des Abscherens). Die Stufe ist möglichst oberhalb der Gingiva anzulegen, da dann der gingival verbleibende Schmelzanteil noch ausreichend stabil bleibt. Außerdem kommt es darauf an, für weitreichende orale und vestibuläre Extension zu sorgen. Im Hinblick auf die spätere Aufnahme von Amalgam sollten die zervikalen Ausmaße der Kavität breiter sein als die okklusalen. Der Schmelzrand wird nur geglättet, jedoch nicht mit dem Gingivarandschräger gebrochen. Bei tiefreichender Karies wird die zervikale Stufe unter das Niveau der Gingiva verlegt. Gegebenfalls ist für exakten Randschluß durch Legen einer Gußfüllung Sorge zu tragen. Die approximalen Wände sind divergierend zu gestalten und in die der Selbstreinigung zugängigen Bereiche zu verlegen. Dabei sollte

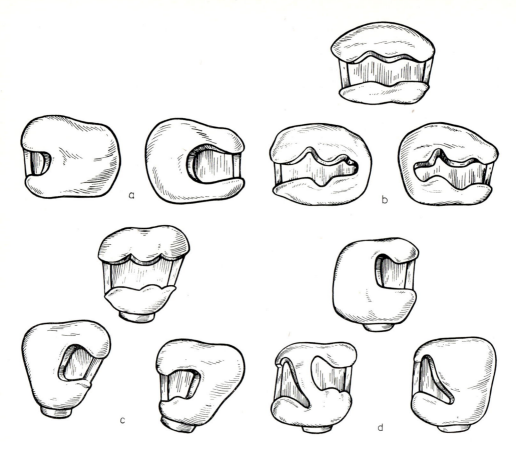

Abb. 127 Typische Kavitätenformen (nach Hartsock); erster (a) und zweiter (b) unterer sowie erster (c) und zweiter (d) oberer Molar

man bestrebt sein, die richtige Relation zwischen der notwendigen Extensions- und Retentionsform sowie der Stabilität der Hartsubstanzen zu finden. Im indizierten Fall wird man zugunsten der Retention den Schmelzkontakt zum Nachbarn (jedoch nicht zum ersten Molaren) belassen können.

Bei der präparativen Gestaltung der okklusalen Verankerung ist auf die topographische Lage der Pulpahörner zu achten. Die Vielfalt der Variationen okklusaler Verankerung sind in Abbildung 127 dargestellt. Bei beidseitigem Kariesbefall der Kontaktflächen sollte man eine zentrale Verbindung zur MOD-Kavität nur bei notwendiger Extension anstreben.

Fehlt okklusal der für die Verankerung plastischer Füllungsmaterialien notwendige Raum, so sind die oralen und vestibulären Zahnflächen zur Inlay-Verankerung zu nutzen. Nach Willet wird mit einem linsenförmigen Diamantschleifer von oral über okklusal nach vestibulär eine Rille angelegt, die man mit der approximalen Kavität verbindet. Auf diese Weise ist bei weitgehender quantitativer wie auch qualitativer Schonung der Hartsubstanz eine sichere Verankerung des approximalen Füllungsteils zu erreichen (Abb. 128). Um die Geduld des Kindes bei der Behandlung nicht übermäßig zu beanspruchen, sollte man das Inlay (nach Abdrucknahme mit Kerrmasse oder plastischen Abdruckmaterialien, unter Verwendung eines individuell hergestell-

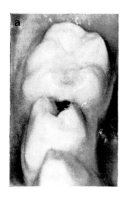 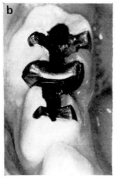

Abb. 128 Approximale Karies 85 und 84 (a); Gußfüllungen nach WILLET, Wiederherstellung des Kontaktpunktes (b)

ten Löffels) indirekt anfertigen. Man verlagert damit gleichzeitig die Hauptarbeit ins Labor. Als Gußmaterial eignet sich nur eine harte, mundbeständige Legierung (Silberpalladium), da das dünne Verankerungselement sonst unter der Kaudruckbelastung leicht brechen könnte.
Ist der Hartsubstanzverlust bereits so groß, daß eine Verankerung der Füllung in den Molarenfissuren nicht mehr möglich ist, schafft die Anwendung des Scheibenschliff-Verfahrens Retentionsmöglichkeiten an der gesunden Approximalwand. Es bietet ohnehin den Vorteil einer günstigeren zervikalen Randgestaltung der gegossenen Füllung. Die Schnittwinkelgröße beim Scheibenschliff beträgt optimal 12 bis 14°.
Zweifellos garantiert eine Gußfüllung die bestmögliche Versorgung des kariösen Defektes. Sie ist immer dann angezeigt, wenn zwei oder mehr Flächen eines Zahnes an Karies erkrankt sind und das Alter des Kindes die Indikation rechtfertigt.

Kavitäten an Frontzähnen

An den unteren Inzisiven wird man – falls sich Kavitätenpräparation erforderlich macht – den von Karies befreiten Defekt einfach mit Phosphatzement verschließen.
Zervikale Kavitäten werden an den Vorderzähnen nierenförmig gestaltet. Die Umrißform ist nur dann unter die Gingiva zu führen, wenn die Ausbreitung des kariösen Prozesses dazu zwingt, beispielsweise im Bereich postnatal gebildeten, demineralisierten Schmelzes. In solchen Fällen wird die Kavität in den Approximalraum gezogen. Retentionen erfolgen an der inzisal- und apikalwärts gerichteten Kavitätenwand (Kegelfräser).
Approximale Kavitäten sind möglichst klein zu halten. Die Retention des Füllungsmaterials wird zumindest durch zwei untersichgehend gestaltete Kavitätenwände sichergestellt. Günstigere Verhältnisse liegen an den Milcheckzähnen vor, die palatinal und zur Okklusalkante hin Raum für Verankerungen bieten.
Große Vorteile für die Füllungstherapie der Milchzähne, insbesondere für die Präparationstechnik, brachten die Composite-Materialien und die in Verbindung damit notwendige *Schmelz-Ätztechnik*. Ihre Anwendung ermöglicht es, sowohl flächenhafte Defekte zu beheben als auch Schneidekanten- und Eckenaufbauten zu gestalten. Vorteilhaft ist dabei vor allem die schonende Präparationstechnik, die sich nach der Kariesexkavierung im wesentlichen auf das Abtragen überhängenden Schmelzes und die Abschrägung der Schmelzränder beschränkt. Sie werden mit Säuren aufgerauht und so für die Verankerung des Composite-Materials vorbereitet.
Kariöse Approximalkanten der Eckzähne kann man in indizierten Fällen durch Gußfüllungen ersetzen. In Anlehnung an das Willetsche Prinzip wird dabei die orale und

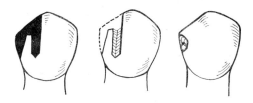

Abb. 129 Präparationsvorgang und Aufbau distaler Kanten von Eckzähnen

vestibuläre Fazies des Eckzahnes zur Verankerung herangezogen. Wie in Abbildung 129 dargestellt, ist über die Schneidekante hinweg eine Rille anzulegen, die Kante nach distal zu brechen und schließlich die Approximalwand nach dem Scheibenschliff-Verfahren zu gestalten.

7.3.2. Füllungsmaterialien

Das Füllungsmaterial darf keinerlei schädigende Wirkung ausüben, weder auf Zahnhartgewebe und Zahnmark, die umgebende Gingiva oder Schleimhaut noch auf den Organismus. Außerdem soll es eine ästhetisch befriedigende Versorgung des Zahnes gewährleisten.
Unter diesen Aspekten analysiert, steht heute auf dem Dentalmarkt kein Material zur Verfügung, das allen hinsichtlich der Füllungstherapie im Milchgebiß zu stellenden Anforderungen in idealer Weise gerecht würde. Am besten bewähren sich Inlays. Von den plastischen Füllungsmaterialien sind an erster Stelle die hochwertigen Silberamalgame zu nennen. Ihre mechanischen Eigenschaften sowie ihr Abschlußvermögen haben sich als befriedigend erwiesen. Der sich mit der Zeit verschlechternde Randschluß wird durch korrosive Vorgänge an den Füllungswänden ausgeglichen. Auch in dieser Hinsicht sind die non-γ_2-Amalgame den koventionellen Silberlegierungen überlegen.
Allerdings hängen gerade die qualitativen Eigenschaften des Silberamalgams weitgehend von der Dosierung und Verarbeitung ab. Beim Aufbau von Amalgamfüllungen im Approximalbereich sind in jedem Falle Matrizen zu verwenden (Abb. 130).

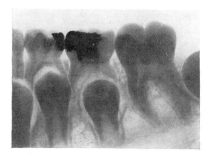

Abb. 130 Einwandfrei gestalteter Randschluß von Amalgamfüllungen 75 und 74

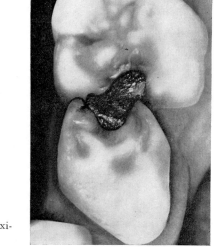

Abb. 131 Unsachgemäße Amalgamfüllung im Approximalbereich von Milchmolaren

Sowohl für die Gestaltung des Kontaktpunktes als auch für den einwandfreien interdentalen Randschluß ist dies unerläßlich (Abb. 131). Allerdings bereitet es, insbesondere an den ersten Molaren, wegen des basalen Schmelzwulstes Schwierigkeiten, die Matrizen anzulegen und zu befestigen.
Bewährt haben sich T-Bandmatrizen, die Universalmatrize nach MÜLLER sowie die Tofflemire-junior-Matrize. Erstere ist vor dem Füllen mit Holzkeilchen an den Zahn anzupressen, bei letzterer macht es sich notwendig, das Prämolarenband mit Hilfe einer Kronenschere schmaler zu gestalten. Andererseits ermöglicht aber auch die Verwendung maßgerechter Konturbänder oder Stahlringe, die mittels Punktschweißgerät paßgenau angefertigt wurden, ein erfolgversprechendes individuelles Vorgehen. Nach dem Kondensieren des Amalgams bzw. dem Einbringen von Composite-Material beläßt man sie zunächst im Munde, um sie dann in der nächsten Sitzung zu entfernen.
Speziell zur Versorgung von Milchzähnen empfiehlt man auch heute noch *Kupferamalgam*. Seine früher breitere Anwendung basierte auf dem guten Adaptationsvermögen und der bakteriziden Wirkung, infolge ständiger Abgabe von Hg- und Cu-Ionen. Auch werden Mängel beim Legen der Füllung (Trockenhaltung der Kavität) klinisch nicht so ohne weiteres offensichtlich. Die bekannten Nachteile glaubte man in Anbetracht der temporären Zweckbestimmung des Milchzahnes in Kauf nehmen zu können. Allerdings geben die geringe mechanische Widerstandsfähigkeit und Abriebfestigkeit, die zahnverfärbende Wirkung sowie die mögliche Gefahr einer Intoxikation allen Anlaß zu kritischer Wertung. Das letztgenannte Argument sollte man in diesem Zusammenhang weder überbewerten noch unterschätzen. Jedenfalls ist, besonders bei kariesanfälligen Milchgebissen mit vielen Füllungen, die Möglichkeit von Nebenwirkungen in Betracht zu ziehen. Aus experimentellen Untersuchungen weiß man, daß Kupferamalgam in dieser Hinsicht ungünstiger zu beurteilen ist als Silberamalgam. Sensibilisierungen und allergische Manifestationen können vorkommen. Weitaus wichtiger dürfte jedoch die Tatsache sein, daß bei Verarbeitung von Kupferamalgam der Quecksilbergehalt der Luft des Sprechzimmers ansteigt. Nach offenem Erhitzen von drei Rauten Kupferamalgam wird in einem mittelgroßen Sprechzimmer der höchst zulässige MAK-Wert von 0,1 mg/m^3 bereits um das 5fache überschritten.
Die Vorteile des *Kupferamalgams* wiegen seine Nachteile keineswegs auf. *Seine Verwendung zur Füllungstherapie bei Kindern ist kontraindiziert!*
Im Frontbereich wird man auf die Verwendung plastischer Werkstoffe nicht immer verzichten können. Silikate sind wegen ihrer pulpaschädigenden Wirkung an vitalen Zähnen abzulehnen. Für Siliko-Phosphatzemente gilt dies ebenso, da sie – ohne isolierende Unterlage appliziert – Pulpanekrosen auslösen.
Zur definitiven Füllung von Milchzahnkavitäten stehen auch die Phosphatzemente zur Diskussion. Gegenüber dem Zahnmark sind sie zwar unschädlich, doch fehlt es ihnen an ausreichender mechanischer Widerstandsfähigkeit. Ihre poröse Struktur begünstigt die Aufnahme von Feuchtigkeit sowie von Keimen und somit das Auftreten einer neuen Karies. Zum definitiven Verschluß der Kavität sind Phosphatzemente deshalb nur bei nahem Zahnwechsel vertretbar (ausschließlich an den Frontzähnen). Zusätze desinfizierender Substanzen bieten keinerlei Vorteile, ebensowenig die kupferhaltigen Zemente.
Füllungen aus Methakrylaten vermögen gleichfalls nicht zu befriedigen. Besonders nachteilig wirkt sich auch bei glasfaserverstärkten Materialien die unzureichende thermische Volumenunbeständigkeit aus. Vor allem am Füllungsrand treten sehr bald Mängel in Erscheinung.
Die Methakrylate sind in letzter Zeit weitgehend durch Composite-Materialien auf Harzbasis, mit Füllstoffen aus Quarz, Bariumglas oder speziellen Glaskeramiken

(Lithium-Aluminium-Silikat), verdrängt worden (Evicrol®, Clearfil Bond-System® und andere).
Wegen des vorherrschenden Raummangels wirft die Unterfüllung am Milchzahn Probleme auf. Bewährt haben sich Phosphatzemente und ZnO-Eugenolgemische, unbefriedigend hingegen sind Lacke. Als empfehlenswert erwiesen sich härtende Calciumhydroxid-Präparate (Dycal®, Hydrex®, oder Reocap-E®), mit denen man die Überkappung und Unterfüllung gleichzeitig vornehmen kann. Neuerdings fanden auch Cavity-Liner auf Calciumhydroxid-Basis positive Beurteilung (Hydroxyline®).

7.3.3. Rekonstruktion von Milchmolarenkronen

Bei der Versorgung kariöser Defekte an den Milchmolaren kommt es häufig vor, daß die zur Füllungsverankerung notwendige, gesunde Hartsubstanz nicht mehr zur Verfügung steht und eine Rekonstruktion mittels technischer Hilfsmaßnahmen in Erwägung gezogen wird. Dabei ist zu berücksichtigen, daß ausgedehnte koronale Hartsubstanzverluste meist bereits zu Folgeerscheinungen am Zahnmark oder periapikalen Periodont geführt haben. Rekonstruktive Maßnahmen sollten deshalb stets mit den für die Erhaltungswürdigkeit des Milchzahnes geltenden indikatorischen Gesichtspunkten der Pulpa- und Wurzelbehandlung übereinstimmen. Die Möglichkeiten einer Kronenrekonstruktion in mesiodistaler Ebene oder in der okklusal-periapikalen Vertikalen sind ohnehin begrenzt, weil die Wurzelkanäle nicht für die Anlage von Retentionselementen nutzbar sind (Resorption der Zähne), und der dünne Dentinkörper wenig Raum für die Anlage parapulpärer bzw. parakanalikulärer Stiftchen bietet (Abb. 132). Um eine Verankerung des Füllungsmaterials zu erreichen, muß man auf Bänder zurückgreifen, die den Zahn in seiner Außenkontur umfassen.
Bei der *Konturbandfüllung* erfolgt die Stumpfpräparation wie für eine Mantelkrone. Nach Exkavierung des kariösen Dentins wird ein den kaufunktionellen Erfordernissen in seiner Höhe anzupassender Ring aus Stahl oder Silber-Palladium mittels Phosphatzement fixiert (bei gleichzeitiger Abdeckung des Dentins) und dann mit Amalgam ausgefüllt. Er soll stufenlos am Gingivaverlauf abschließen. Die durch leichte Kaubewegungen funktionell nivellierte mastikale Fläche wird in der nächsten Sitzung beschliffen und poliert. Nachteile der Konturbandfüllung bestehen darin, daß sie viel Zeitaufwand erfordert und bei zu kleinem Kronenstumpf Lockerung von der Unterlage möglich ist.
Besser bewährt haben sich anatomisch vorgeformte Molarenbänder aus Chrom-Nickel-Stahl, wie sie für festsitzende kieferorthopädische Apparaturen geliefert werden. Die nasenförmige Eindellung kommt im Oberkiefer zwischen den bukkalen, im Unterkiefer zwischen die lingualen Tuberkula zu liegen. Der untere Rand soll unterhalb der Gingiva verlaufen. Durch Verwendung derartiger Molarenbänder spart man Zeit und Mühe, das approximale Beschleifen der Außenkontur des Zahnes entfällt. Folgende Arbeitsgänge sind notwendig:
1. Eliminierung der Karies und saubere Gestaltung der durch den Zerstörungsprozeß determinierten Umrißform.
2. Anpassung des Molarenbandes. Man schiebt es im Oberkiefer zunächst über die vestibuläre Zahnfläche und läßt es dann über die orale schnappen (im Unterkiefer umgekehrt). Gingivale Korrekturen erübrigen sich meist, für okklusale ist – wie bei Konturbandfüllungen – die Artikulation maßgebend (Abb. 133).
3. Nivellierung der Kaufläche, damit die nachfolgende Amalgamschicht in der Zirkumferenz mindestens 1,5 mm Kontakt mit dem Molarenband hat.

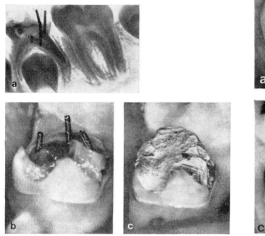
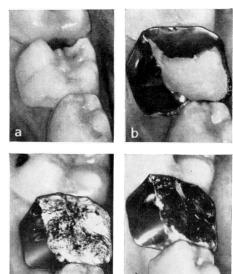

Abb. 132 Anlage parapulpärer Stifte (Unitek-Prinzip) (a und b) für Kronenaufbauten mittels Amalgam 75 (c)

Abb. 133 Rekonstruktion einer Milchmolarenkrone 85 mittels Molarenbändern und Ausfüllen mit Amalgam (a–d)

4. Pulpenschutz durch Überdecken der anliegenden Dentinpartie mit Kalziumhydroxid.
5. Aufsetzen des Bandes ohne Zementierung; zervikale Kavitäten werden vorher mit Amalgam gefüllt.
6. Einbringen des Amalgams und individuelle Kauflächengestaltung durch vorsichtige Kaubewegungen.
7. Nachpolieren in der nächsten Sitzung.

Für die Rekonstruktion von Milchmolaren werden auch konfektionierte Kronen aus Chrom-Stahl-Legierungen empfohlen. Während diese zur definitiven Versorgung bleibender Zähne aus den hinlänglich bekannten Gründen abzulehnen sind, können sie am Milchzahn durchaus gute Dienste leisten. Die Präparation ist bei Anwendung höchsttouriger Schleifgeräte in kurzer Zeit möglich, ohne daß man zur Separierscheibe greifen muß. Lokalanästhesie läßt sich allerdings nicht immer vermeiden.

Gingen an einem Milchmolaren nur die Approximalwände verloren, so kann die Rekonstruktion der mesio-distalen Ausmaße des Zahnes mittels PICHLER-Krone (Abb. 134) erfolgen. Bei der Präparation werden dann die vestibulären und oralen Schmelzpartien belassen. Der Ring ist in diesen Bereichen bogenförmig zu gestalten und unmittelbar bis an das Zahnfleisch heranzuführen. Geschliffen wird nur approximal.

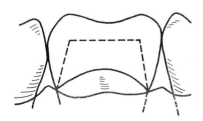

Abb. 134 PICHLER-Krone

An den Vorderzähnen sollte man Kronen nur ausnahmsweise rekonstruieren. Zweckmäßig sind gegossene Kronen aus mundbeständigen Legierungen.

7.3.4. Versorgung von Oberflächendefekten

Obwohl die Notwendigkeit, Milchzähne lege artis zu behandeln, außer Frage steht, sind bei superfiziellen Läsionen und nahem Zahnwechsel Ausnahmen in folgenden Fällen möglich:
1. flachen zervikalen Kavitäten,
2. Approximalkaries der Frontzähne,
3. superfizieller Fissurenkaries,
4. approximaler Schmelzkaries der Seitenzähne vor dem Durchbruch ihrer permanenten Nachbarn und
5. mineralisationsgestörten Okklusalflächen der Milchmolaren sowie Glattflächen der Frontzähne.

Ziel des Verschleifens ist es, das kariöse Dentin unter Ausschaltung von Retentionsstellen zu entfernen. Daraus läßt sich für jede Situation das entsprechende Vorgehen ableiten.

Im Frontzahnbereich wird approximal mit einer zweiseitig belegten Diamantscheibe gearbeitet, das freigelegte Dentin mittels Schmirgelscheiben geglättet. Die Approximalflächen sind konisch zu gestalten, so daß sich die klinische Krone nach dem Verschleifen inzisal verjüngt (Abb. 135).

Zervikal benützt man kugelförmige Diamanten. Wichtig ist auch hier die Glättung der Dentinoberfläche. Sehr gut eignet sich dazu ein Schlagpolierer, der gleichzeitig die mechanische Vermauerung der Dentinkanälchen ermöglicht.

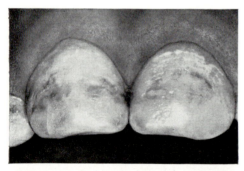

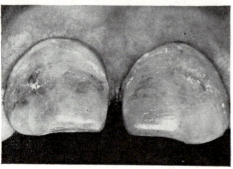

Abb. 135 Verschleifen von Approximalkaries sowie der mineralisationsgestörten Schmelzoberfläche oberer mittlerer Inzisiven bei gleichzeitigem Schaffen einer Lückenstellung

Das Vorgehen an den okklusalen Flächen der Milchmolaren muß abhängig gemacht werden von der Tiefe der Fissur und der Stärke des Schmelzes am Fissurenfundus. Die Karies wird man durch Fissureneinebnung allein jedoch kaum beseitigen können. Ratsam ist vielmehr das Legen einer punktförmigen Amalgamfüllung, dort, wo die bei Sondierung haftende Sonde auf eine Mitbeteiligung des Dentins schließen läßt *(Schliff-Punkt-Füllung)*.
Nach dem Verschleifen macht sich Imprägnierung des entblößten Dentins erforderlich. Die zu versorgende Zahnpartie wird zunächst gesäubert, getrocknet und entfettet.
Zur Abschirmung der freigelegten Dentinkanälchen finden verschiedene Agentien Anwendung. Ihre Wirkungsweise beruht auf der Bildung von Niederschlägen und der Eiweißkoagulation des Kanälcheninhalts. Bei der Verwendung von Ätzmitteln, wie überhaupt gewebeunfreundlichen Substanzen, ist wegen der möglichen Pulpaschädigung Vorsicht geboten. Zur Dentinversorgung werden empfohlen:

1. Magnesiumsilikofluorid (Cervin®). Als Lösung aufgebracht (3 bis 4 min) vermag es Fluor-Ionen abzugeben. Es bewirkt sowohl die Abschirmung der Dentinkanälchen als auch Desensibilisierung. Um jedoch eine optimale Wirkung zu sichern, ist Nachtouchierung mit Calciumhydroxid-Lösung (1 bis 2 min) erforderlich. Das oberflächenaktive Siliziumdioxid-Gel soll nach Antrocknung so lange wie möglich als Schutzfilm erhalten bleiben. Nach der Touchierung, die in mehreren Sitzungen erfolgen muß, darf das Kind deshalb nicht sofort harte Speisen kauen, die Zähne auch nicht gleich bürsten.
2. Silikonester-Verbindungen, die unter Mundfeuchtigkeit imprägnierend wirken (Tresiolan®). Bei diesem Verfahren machen sich mehrmalige Wiederholungen der Touchierung mit getränktem Wattebausch (jeweils für 2 bis 3 min) notwendig.
3. Silbernitrat in 20- bis 30%iger Lösung. Es wird für 30 bis 40 s aufgebracht, und mit Hydrochinon (20 s) oder 10%iger Formalinlösung gefällt. Ein Nachteil, den man im Milchgebiß in Kauf nehmen kann, besteht in der eintretenden Schwarzfärbung. Man muß die Eltern allerdings vorher darauf aufmerksam machen. Aufhalten läßt sich die Weiterentwicklung einer Karies am Milchzahn allein durch Silbernitrat-Imprägnierung jedoch nicht.
4. Howesche Lösung (ammoniakalisches Silbernitrat). Sie bietet den Vorteil, gewebefreundlicher zu sein als Silbernitrat und außerdem in geringem Maße schwarzfärbend zu wirken.

7.4. Karies der jugendlichen permanenten Zähne

Die permanenten Zähne von Kindern und Jugendlichen zeichnen sich im Gegensatz zu denen Erwachsener, durch relativ hohe Kariesanfälligkeit aus, die in Anbetracht des überwiegend akuten Kariesverlaufs bei fehlender Überwachung zum Anlaß rapiden Gebißverfalls werden kann.
Dem frühzeitigen Karieseinbruch wird einerseits durch die noch nicht abgeschlossene posteruptive Schmelzreifung Vorschub geleistet, andererseits durch das kariesbegünstigende Milieu der Wechselgebißperiode. Stellungsanomalien der Zähne, noch nicht eingeebnete Fissuren, die herabgesetzte Selbstreinigung und nicht zuletzt eine an kariogenen Kohlenhydraten (Saccharose) reiche, klebfähige Nahrung fördern die Belagbildung. Verhältnismäßig oft vorliegende Gingivitiden, der Kariesberall des Milchgebisses wie auch mögliche Mineralisationsmängel, begünstigen die Kariesentwicklung, insbesondere in der ersten Funktionsphase nach dem Durchbruch.

Aufgrund der übereinstimmenden Form und Struktur korrespondierender Zähne stimmen mitunter selbst Lokalisation und Verlauf der Karies in beiden Kieferseiten überein *(symmetrische Karies)*.

Am meisten kariesgefährdet sind die ersten Molaren. Das erklärt sich aus ihrem frühen Durchbruchstermin, dem langsamen Durchbruchsvorgang (Ausbildung der Selbstreinigung schwer zugängiger Schlupfwinkel im Gingivabereich) und dem verzweigten, ausgeprägten Fissurenrelief. Vor allem aber erstreckt sich ihre Mineralisation über eine zeitliche Phase, in welcher sich der Geburtsvorgang, die Umstellung von Brust- auf Flaschennahrung, Säuglingskrankheiten und viele andere Faktoren als Zäsuren der Mineralisationsqualität irreversibel an den Hartsubstanzen abzeichnen. Der erste Molar gilt deshalb nicht zu unrecht als das „Sorgenkind" der Kinderstomatologie, dem besondere Aufmerksamkeit gebührt.

7.4.1. Klinisches Bild

Der häufig akute Kariesverlauf am jugendlichen permanenten Zahn, mit frühzeitiger Irritation des Zahnmarkes, ist auf quantitative Unterschiede im Dentinaufbau zurückzuführen. Die unter der Schmelz-Dentingrenze transversal konfluierenden Dentinkanälchen spielen dabei ebenso eine wichtige Rolle (Abb. 136) wie ihre pulpawärts bis zu $4\,\mu m$ zunehmende lichte Weite, und ihr natürlicher Reichtum an organischer Substanz (Abb. 137).

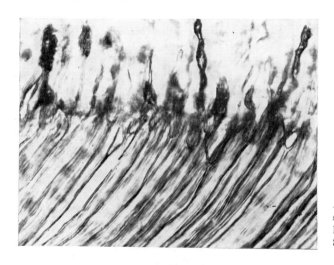

Abb. 136 Ausgeprägte transversale Verzweigungen der Dentinkanälchen im Grenzbereich des Schmelzes

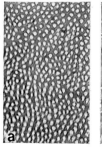 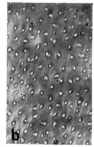

Abb. 137 Anzahl und Weite der Dentinkanälchen am pulpanahen (a) und pulpafernen (b) Zahnbein (250fach)

Bis zum 14. Lebensjahr dominiert die Fissurenkaries, später nimmt die Approximalkaries an Häufigkeit zu. Nicht selten beobachtet man bei Jugendlichen eine durch Mundatmung oder das Tragen kieferorthopädischer Geräte begünstigte Glattflächenkaries. Weniger oft kommt die zervikale Schmelzkaries vor. Sie tritt meist symmetrisch auf (insbesondere an Schneidezähnen und Molaren), wobei ihr Anfangsstadium durch eine weißliche Trübung und Auflockerung der Schmelzoberfläche charakterisiert wird. Ihre Entwicklungstendenz ist progressiv.

7.4.2. Hinweise zur Kariesbehandlung

Bei der Kariesbehandlung jugendlicher permanenter Zähne gilt es zwei Besonderheiten zu berücksichtigen: erstens die Topographie der Pulpakammer und zweitens die an organischen Substanzen reichen Dentinkanälchen (sogenanntes Loch im Zahn). Sie bedingen, daß es sowohl bei der Hartsubstanzpräparation als auch durch medikamentöse Einflußnahme leicht zu einer Schädigung des Zahnmarkes kommen kann.

Das Pulpakavum des jugendlichen Zahnes ist verhältnismäßig groß. Seine Einengung erfolgt nicht vor Abschluß des Wurzelwachstums und erreicht an den meisten Zähnen erst um das 16. Lebensjahr einen Entwicklungsstand (Dentinzuwachs), der günstigere Behandlungsbedingungen bietet. Zahl und Ausbreitung der Pulpahörner entsprechen im allgemeinen der anatomischen Kontur, selbstverständlich mit den entwicklungsbedingten topographischen Abweichungen. Vor allem an den ersten Molaren reichen das mesio-bukkale und mesio-linguale Horn weit nach oben. Die Kronenpulpa großer Schneidezähne läßt eine ausgeprägte Dreiteilung erkennen (Abb. 138), wobei das distale und mesiale Diverticulum pulpae weit ausladend sind. Bei mächtig ausgebildeten Tuberculum dentis findet sich im Sagittalschnitt evtl. ein nach palatinal hin-

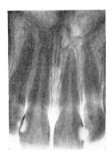

Abb. 138
Pulpatopographie
und Karies an oberen
Inzisiven bei 11jährigem Mädchen

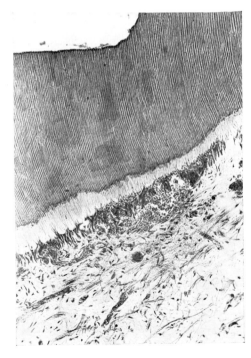

Abb. 139 Zelluläre Pulpareaktion 8 Tage nach Präparation der Kavität

ziehendes Pulpahorn, das beim Anlegen von Retentionen für einen Eckenaufbau sehr leicht angeschnitten werden kann. Für die Anlage parapulpärer Kanäle zur Stiftverankerung reicht der Dentinkörper oft nicht aus. An den Prämolaren ist das bukkale Pulpahorn ausladender als das orale.

Die Präparation der Zahnhartsubstanz muß schonend erfolgen. Mit niedrigen Umdrehungszahlen arbeitet man im Dentin trocken, wogegen bei hohen Wasserkühlung unentbehrlich wird. Hitze (Eiweißfällung jenseits von 53 °C), sowie Druckwirkung können leicht eine Schädigung des Zahnmarkes zur Folge haben. Neben Veränderungen der Odontoblastenfortsätze kommt es zur Aspiration der Odontoblasten, zu begrenzten Hyperämien, Hämorrhagien und Rundzellenansammlungen (Abb. 139).

Die eigentliche Füllungstherapie unterscheidet sich von der bei Erwachsenen angewandten nur insofern, als die beim Jugendlichen gegebenen biologischen und pathologischen Verhältnisse eine noch weitaus konsequentere Auslegung der Regeln der Kavitätenpräparation und Füllungstherapie erfordern. So ist Verschleifen initialer Kariesläsionen, Schmelzflecken und solitärer Hypoplasien, mit nachfolgender Refluoridierung, nur dann angezeigt, wenn es gelingt, über dem Dentin eine geschlossene Schmelzschicht zu erhalten. Freilegung des Zahnbeins bedeutet am jugendlichen permanenten Zahn Schaffung eines Zustands, der einer Zahnmarkschädigung – gleichgültig durch welche Reize – Vorschub leistet.

Im Kauflächenbereich der Zähne sind die Fissuren aufzuziehen und miteinander zu verbinden, der Kavitätengrund ist unter die Schmelz-Dentingrenze, der Kavitätenumriß in die habituell sauberen Zonen zu verlegen. In Anbetracht der ausgeprägten Fissuren gilt dies auch für die initiale Fissurenkaries, da es am Rande der Füllungen leicht zur Sekundärkaries kommen kann. Die für solche Fälle vorgeschlagene *Schliff-Punkt-Füllung* (Legen punktförmiger Amalgamfüllungen in eingeebneten, imprägnierten Fissuren) hat eine sehr begrenzte Indikation, nämlich nur an flachen, muldenförmigen Fissuren, bei ausreichender Schmelzdicke. Die Gestaltung punktförmiger Kavitäten und Füllungen sollte auf die Foramina coeca (obere Schneidezähne) sowie bukkale Molarengrübchen beschränkt bleiben.

Ganz exaktes Vorgehen erfordert die approximale Extension. Dabei muß jeglicher Schmelzkontakt zum Nachbarzahn ausgeschaltet und der Kavitätenumriß in einen der Selbstreinigung zugängigen Bereich verlegt werden. Die zervikale Stufe kommt unter das Niveau der Papille zu liegen. Ist der Nachbarzahn noch nicht durchgebrochen, kann die Kavität auf die Kontaktfläche begrenzt bleiben. Allerdings muß tadelloser Randschluß der Füllung gewährleistet sein und der Patient darauf hingewiesen werden, daß sich die Füllung nach Durchbruch des Nachbarzahnes der klinischen Sicht entziehen kann.

Außerordentlicher Konsequenz bedarf es ferner bei der Gestaltung der Extensionsform im erkrankten Zervikalbereich. Da der Demineralisationsprozeß auch bei einwandfreier Gestaltung des Füllungsrandes fortschreitet, geht Belassen oberflächlich aufgerauhten, weißlich verfärbten Schmelzes fast immer zu Lasten des Spätergebnisses.

Im Dentin ist alles erweichte und verfärbte Material radikal zu entfernen und dabei der Schmelz-Dentingrenze besondere Aufmerksamkeit zu widmen. Wegen des akuten Kariesverlaufs sowie des nicht immer eindeutigen Farbunterschiedes bereitet die Differenzierung zwischen gesundem und krankem Dentin mitunter Schwierigkeiten. Um nicht das Risiko einer Schädigung einzugehen, ist auf chemische Bestimmungsmethoden (Kupfersulfat, ammoniakalisches Silber) zu verzichten. *Härtegefühl und Sondenklang sind die einzig verläßlichen Kriterien der Dentinbeschaffenheit.*

7.4.3. Füllungsmaterialien

Vor ihrer definitiven Versorgung ist die Kavität mit Wasserstoffperoxid zu reinigen, mit reizlosen (nicht eiweißfällenden) Lösungen (unter Einwirkung von Warmluft) zu trocknen, und dann grundsätzlich eine Unterfüllung zu legen. Finden Silikate Verwendung, muß die Unterfüllung bis in die Nähe der Schmelz-Dentingrenze hochgezogen werden. Flüssig aufgebrachtes Phosphat kann auf das Zahnmark als Streß wirken.

Silikate haben ihre Indikation an den sichtbaren Stellen des Frontzahnbereiches, also zur Versorgung approximaler und zervikaler Kavitäten. Bei sachgemäßer Verarbeitung (Fernhaltung der Feuchtigkeit durch Anlegen von *Kofferdam*, Benutzung von HALLER-Klammern, Schutzlack u. dgl.) entsprechen sie mit einigen Einschränkungen den gestellten Anforderungen. Kontraindiziert sind sie hingegen für Eckenaufbauten sowie an Kavitäten, die unter das Zahnfleisch reichen (Gefahr der Gingivareizung). In solchen Fällen empfiehlt sich die Anfertigung einer Gußfüllung. Von gebrannten Porzellan- oder Kunststoffpreßinlays hingegen ist man in letzter Zeit immer mehr abgekommen.

Neue, vor allem bezüglich des Ecken- bzw. Schneidekantenaufbaus klinisch befriedigende Möglichkeiten bieten die *Composite-Materialien,* die – nach Anätzung der Schmelzoberfläche – entweder durch chemische Bindung, Adhäsion oder Mikroverzahnung zum Haften gebracht werden. Zwei Gruppen von Füllungsmaterialien unterscheiden sich nach ihrer Verarbeitung:

Bei der ersten Gruppe wird die Haftvermittlung des Füllungskörpers durch einen dünnflüssigen Oberflächenversiegler erzielt (zweiphasiges Arbeiten), bei der zweiten

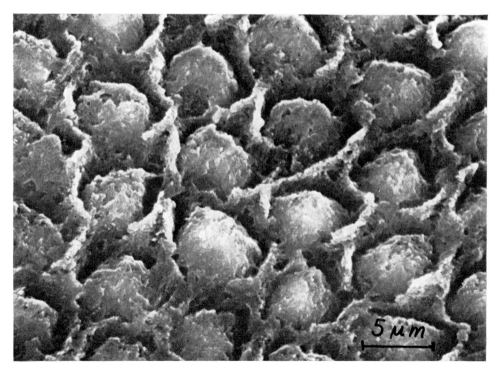

Abb. 140 Durch Anätzung vorbereitete Schmelzoberfläche (4500fach) zur Mikroverzahnung von Composite-Material

erfolgt der Füllungsaufbau – nach dem Anätzen – in einem Arbeitsgang. Enthält das Basismaterial Benzoinmethyläther (NUVA-System) zur fremdaktivierten Polymerisation mittels UV-Bestrahlung (Wellenlänge 360 nm), ist ein schichtweiser Aufbau des Füllungskörpers möglich.

Zur Anätzung der abgeschrägten Schmelzoberflächen findet in der Regel 35- bis 50%ige Phosphorsäure (über 1 bis 2 min) Verwendung, wodurch zunächst eine etwa 3 bis 5 μm starke Schicht abgetragen wird. Durch das selektive Anätzen der Schmelzprismen – sowohl in ihrem Zentrum als auch in der Peripherie – bis zu einer Tiefe von 5 bis 20 μm, erreicht man gleichzeitig die für die Mikroverzahnung notwendige Vergrößerung der Oberfläche und Mikroporosität (Abb. 140). Entscheidende Voraussetzung für den Halt der Füllung ist, daß das geschaffene Mikrorelief vollständig vom Kunststoff durchdrungen wird.

An die Verarbeitung der Composite-Materialien sind hohe Anforderungen zu stellen:
1. Gründliche Reinigung des Zahnes von allen Belägen mittels Reinigungspulver und Wasser, gegebenfalls mit Natriumhypochlorid-Lösung.
2. Kariesentfernung und Oberflächenpräparation (Abschrägung), bei Belassen von Schmelzpartien, die nicht dentinunterlegt sind (Trockenlegung durch Kofferdam).
3. Dentinbedeckung mit kunststoffkompatiblen und säureresistenten Materialien (Phosphatzement, Calciumhydroxid-Präparate).
4. Schmelzbehandlung mittels Säure (Wattepellet, Pinsel), die mindestens über 1 min einwirken muß, bei fluoridreichem Schmelz (fluoridreichen Trinkwassergebieten und z. B. in Städten mit Trinkwasserfluoridierung) mindestens 2min. Danach gründliche Reinigung mit Wasser, anschließend Lufttrocknung.
5. Auftragen des Füllungs- oder Versiegelungsmaterials mittels Kunststoffspatel bzw. Tantalinstrumenten, unter Verwendung vorfabrizierter Kronen aus Polykarbonaten.
6. Nachbearbeitung – wenn notwendig – mit kugel- oder flammenförmigen Diamantfinierern und Strips für interdentale Korrekturen. Nachauftragen von Füllungsmaterial zur Verbesserung der Oberfläche ist möglich.

Silberamalgame haben ihr hauptsächliches Anwendungsgebiet im Seitenzahnbereich, insbesondere für zentrale, zentralapproximale und zervikale Kavitäten, sind aber zur Versorgung von Kavitäten im palatinalen Bereich der Frontzähne ebenfalls gut geeignet.

Keinesfalls sollte man auf die erwiesenen werkstoffkundlichen Vorzüge der non-γ_2-Amalgame verzichten, zumal, wenn sie in qualitätsgarantierenden Darreichungsformen (Kapsel-Dosier- und -Misch-System) angeboten werden. Ihre klinische Überlegenheit gegenüber herkömmlichen Amalgamen beruht auf der höheren Korrosionsresistenz, der besseren Kantenfestigkeit und Randbeschaffenheit sowie im Oberflächenglanz.

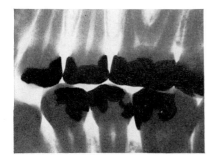

Abb. 141 Wiederherstellung eines Seitenzahnbereiches durch Inlay-Straße

Für *Gußmaterialien* gilt eine erweiterte Indikation (Eckenaufbauten, MOD-Kavitäten, Schneidenschutz, Aufbauten u. dgl.), wobei Goldlegierungen eine vorrangige Stellung einnehmen. Mit Silber-Zinn- und Silber-Palladium-Legierungen lassen sich gleichfalls gute Ergebnisse erzielen. Das Silber-Zinn-Inlay gewährleistet dauerhaften Randschluß, erweist sich aber stets dann als kontraindiziert, wenn bei geringer Widerstandsform der Kavität eine starke mechanische Beanspruchung zu erwarten ist, beispielsweise bei Schneidekantenschutz (Mindeststärke 2 mm).

Umsicht ist bei der totalen Neugestaltung von Kauflächen an den Seitenzähnen vonnöten (Abb. 141). Da sich die Antagonisten im Wechselgebiß schnell annähern, darf zwischen Beschleifen und Einsetzen der Gußfüllungen kein allzu großer Zeitraum verstreichen.

7.5. Individuelle Betreuung karieskranker Kinder

Ein besonderes klinisches Augenmerk gebührt Kindern mit desolaten Gebißverhältnissen, wie sie gelegentlich als Folge von Süßigkeitenabusus, gröblicher Verletzung der Mundhygiene oder lang dauernden Allgemeinerkrankungen bzw. Störungen der Speicheldrüsenfunktion auftreten können (Abb. 142). Sofortiges Eingreifen ist oberstes Gebot und zielt auf die umgehende Veränderung des oralen Milieus. Folgende Maßnahmen sind unabhängig von ihrer Reihenfolge angezeigt:

1. *Klinische* und *röntgenographische Befunderfassung;* evtl. Kieferabdrücke und Modellanfertigung zum Einzeichnen von Füllungen, Kronen, oberflächlichen Demineralisationen, Schmelzhypoplasien und kariösen Läsionen (Situationsvergleich vor und nach Betreuung).
2. *Ausschaltung des karies- und gingivitisfördernden Milieus* (in der ersten Sitzung) durch radikale orale Hygienisierung; nach Anfärben mit Revelatoren mechanische Belagentfernung, Spray, Gingivitisbehandlung und Mundspülungen mit desinfizierenden Lösungen; Verschleifen unnatürlicher Retentionsstellen sowie schleimhautreizender Schmelz-, Füllungs- und Kronenränder; Herunterschleifen karieszerstörter Zähne, möglicherweise bis unter das Gingivaniveau, provisorischer Verschluß von Kavitäten und Einsetzen von Schutzkronen.
3. *Kariesprotektion* der Zähne durch *Langzeitapplikation* von Fluoriden (Elmex gelee® mit Miniplastschiene, Fluoridlack Duraphat®, tägliche Mundspülungen mit Fluorid-Lösungen (NaF 0,5 %, Elmex fluid®) sowie Verordnung von Fluoridtabletten (tägl. 2 bis 3 mg), die langsam im Munde zergehen sollen.
4. *Systematische Unterweisung* des Patienten in der Technik der *Zahn- und Mundpflege* mit speziellen Instruktionen im Sinne einer konsequenten Plaquekontrolle

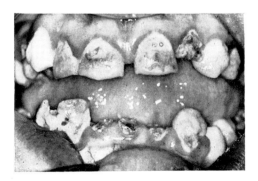

Abb. 142 Gebißdestruktion bei Xerostomie (Nichtanlage der Parotis) bei 15jährigem Knaben

(Approximalräume, gingivale Aspekte) und regelmäßige Überwachung der vom Patienten erzielten Fortschritte. Zur Hemmung der Plaquebildung sowie zur Gingivitisbekämpfung über zwei bis drei Wochen ein- bis zweimal täglich Mundspülungen mit Chlorhexidin-Lösung.

5. *Diätanamnese* und *Diätbehandlung* mit dem Ziel, sowohl die Ernährungsweise als auch die Ernährungsgewohnheiten zu analysieren, um den Patienten ihre Fehler am konkreten Beispiel deutlich machen zu können; 1. und 2. Frühstück, Mittagessen, Nachmittagpause, Abendessen; Näschereien, Süßigkeitskonsum in den letzten drei Tagen (was wurde bevorzugt). Auch an süße Getränke ist zu denken (Cola-Abusus usw.).

6. Überwachung der Gebißverhältnisse in einem *langzeitig angelegten Dispensaire* mit dem Ziel der Motivation des Kindes zur Mitarbeit sowie der Sofortbehandlung im indizierten Fall.

Die gleichen Prinzipien der Dispensairebetreuung haben in abgewandelter Form Gültigkeit für *kariesdisponierte Kinder*, z. B. bei Vorliegen stoffwechsel- oder anlagebedingter Strukturanomalien der Zahnhartsubstanzen. Grübchenförmige oder bandförmige Schmelzhypoplasien (speziell an den Frontzähnen) lassen sich gut mit adhäsiven Kunststoffen schließen. Bei Dentinogenesis, aber ebenso bei der Schmelzdysplasie ist zu berücksichtigen, daß der fehlende bzw. minderwertige Schmelz Füllungen nur ungenügenden Halt bietet und die nicht ausreichend feste Schmelz-Dentinverbindung spätere Absplitterungen begünstigt. Inkonsequenzen im präparativen Vorgehen zeitigen frühe Mißerfolge. Da der Füllungstherapie bestimmte Grenzen gesetzt sind, dürfte sich in schweren Fällen von vornherein eine Überkronung der Zähne als notwendig erweisen. Während im Frontzahnbereich eine ästhetische Korrektur mit Jacket- bzw. Plastmantelkronen von Eckzahn zu Eckzahn empfehlenswert ist, speziell bei Mädchen, müssen für den festsitzenden Ersatz im Seitenzahnbereich statische Gesichtspunkte bestimmend sein. Bei der prothetischen Restaurierung, die frühestens nach Abschluß des 16. Lebensjahres in Erwägung gezogen werden sollte, sind notwendig gewordene Korrekturen der Bißlage zu berücksichtigen.

7.6. Das temporär kariesgefährdete Kind

Unter temporär kariesgefährdet ist jenes Kind zu verstehen, bei dem durch äußere, zeitlich begrenzte Umstände eine kariesaktive Phase determiniert wird, wie sie durch das Tragen abnehmbarer oder festsitzender kieferorthopädischer Geräte oder durch das Anlegen von Kieferbruchschienen (Abb. 143) ausgelöst werden kann. Die zusätzlichen Retentionsstellen fördern die Plaqueakkumulation, die nicht nur eine Verschmutzung ist, sondern eine qualitative Veränderung in der mikrobiellen Besiedlung darstellt. Bei ungenügenden oder fehlenden oralhygienischen Maßnahmen und aufgrund des häufigen Vorhandenseins vergärbaren Substrats (Saccharose) kann es bei jungen Patienten relativ schnell zum Auftreten weißlicher Schmelzdemineralisationen oder zu kariösen Kavitationen kommen. Bei einer etablierten Plaque genügen 500 pH-Abfälle unter 5,5, um eine klinisch objektivierbare Demineralisation auszulösen. Untrügliches klinisches Symptom einer derartigen iatrogenen Schädigung ist die Lokalisation kariöser Läsionen an Glattflächen und kariesunanfälligen Bereichen der Zähne. Auch die Gingiva bleibt nicht verschont (Abb. 144). Ihre entzündliche Rötung und Schwellung im Retentionsbereich sowie erhöhte Sulkus-Fluid-Fließrate sind die Folgen. Neben den unter 7.5. genannten Maßnahmen ist zusätzlich an den Einsatz remineralisierender Lösungen zu denken.

Eine kieferchirurgische oder traumatologische Behandlung (Kieferbruchschiene) ohne individuelle präventive Betreuung nach den angegebenen Grundsätzen (II. 6.5.) wäre eine Unterlassung, die sich der Zahnarzt keinesfalls zuschulden kommen lassen sollte.

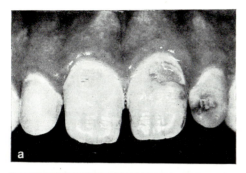

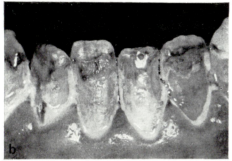

Abb. 143 Glattflächenkaries 11–22 (a) sowie vestibuläre Schmelzdestruktion 43–33 (b) nach 4monatigem Tragen einer Progenieschiene

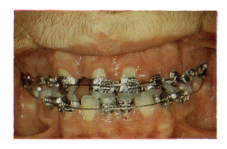

Abb. 144 Gingivitis bei eingeschränkter Zahn- und Mundpflege während einer kieferorthopädischen Behandlung mit festsitzenden Geräten

8. Erkrankungen der Pulpa und des apikalen Periodonts der Milchzähne

Das Zahnmark des Milchzahnes gleicht in seiner mikroskopischen Struktur dem des permanenten Zahnes. Allerdings hat die Resorption, an welcher die Milchzahnpulpa im wesentlichen unbeteiligt ist, auf ihre Struktur und biologische Leistungsfähigkeit gewissen Einfluß. Davon zeugen nachgewiesene regressive Metamorphosen am Bindegewebe sowie am Gefäßsystem und das Auftreten degenerativer Verkalkungen in karies- und abrasionsfreien Zähnen.

Klinischen Erfahrungen zufolge nimmt der kariöse Zerstörungsprozeß am Milchzahn einen rascheren Verlauf; das Pulpa-Dentin-System reagiert weniger sensitiv auf thermische sowie chemische Reize und geht bei Infektionen häufig ohne jegliche klinische Symptome zugrunde, doch ist das Zahnmark nicht jedem pathologischen Reiz schutzlos preisgegeben. Der Nachweis von Sekundärdentin im kariesanliegenden Bereich (Abb. 145) und von Hartsubstanzablagerungen nach vitaler Amputation sind dafür eindeutige Beweise.

Bedeutende Unterschiede zum bleibenden Gebiß bestehen hinsichtlich der anatomischen und histologischen Situation im periapikalen Bereich des Kindes. Bestimmend sind zunächst die Ersatzzahnleiste und das sich daraus entwickelnde Keimgewebe der permanenten Zähne, später die in der Verkalkung befindlichen, durchbrechenden Zähne sowie das zell- und gefäßreiche Resorptionsgewebe. Während der Milchzahn anfänglich in einer wohlgebildeten knöchernen Alveole ruht, verändert sich dies durch die Entwicklung des permanenten Zahnes insofern, als allmählich die ihn koronal überlagernde Knochenlamelle abgebaut wird, dann auch die Alveolenwand und schließlich die Zahnhartsubstanz des Milchzahnes. Seine apikale Situation unterliegt einem kontinuierlichen Wandel, der sowohl von klinischer als auch therapeutischer Be-

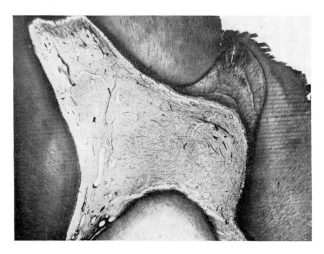

Abb. 145 Sekundärdentin im Zahnmark eines Milchmolaren unter profunder Karies

deutung ist. Pulpa- und Apikalerkrankungen kommen an den Zähnen der ersten Dentition verhältnismäßig häufig vor. Dies ist einerseits auf den hohen Kariesbefall der Milchzähne zurückzuführen, andererseits auf ihre therapeutische Vernachlässigung.

8.1. Pathologie des Zahnmarkes

Häufigste Ursache von Pulpaerkrankungen ist die kariesbedingte Intoxikation bzw. Infektion, während thermische wie auch chemische Reize keine erhebliche Rolle spielen. Eher sind schon akute Traumen in Betracht zu ziehen, latent verlaufende Pulpanekrosen nach Füllungen ohne pulpaschützende Unterlage und bei fortgeschrittener Resorption eine marginale Infektion. Die *aszendierende*, von apikalen Nachbarprozessen oder einer Osteomyelitis ausgehende Pulpitis zählt zu den Ausnahmefällen.

Dem Zahnmark bleibt meist nur wenig Zeit zur Mobilisierung seiner Abwehrkräfte. Hat die Karies den dünnen Schmelzmantel durchbrochen, erreicht sie das Markorgan verhältnismäßig rasch. Erste Irritationen des Zahnmarkes können bereits einsetzen, sobald sie den Schmelz an einer Stelle durchdrungen hat. Allerdings handelt es sich dann nur um leichtere Gewebereaktionen. Sie nehmen an Intensität zu, sobald eine toxische Irritation vorliegt oder die Invasion pathogener Keime in die Pulpa erfolgte.

In Abhängigkeit von Qualität und Dauer der Reizeinwirkung sowie der Gewebereaktion variieren Intensität, Verlauf und Form des Entzündungsprozesses. Die pathohistologischen Veränderungen gleichen denen des bleibenden Zahnes (Abb. 146). Unterschiede bestehen lediglich hinsichtlich des formalen Entzündungsablaufs.

Die erste Reaktion auf entzündungsauslösende Reize erfolgt meist in Form einer akuten serösen Entzündung *(Pulpitis acuta serosa)*. Pathohistologisch fallen Hyperämie und seröse Gewebedurchtränkung auf sowie mäßige Zellinfiltration im kariesanliegenden Bereich. Daß solche toxisch bedingten Entzündungen rückführbar sind, ist zwar anzunehmen, allerdings histologisch noch nicht erwiesen.

Intensive Schmerzreaktionen stellen sich in der Regel erst nach zusätzlicher Einwirkung exogener Reize ein, während der Entzündungsprozeß im allgemeinen meist schmerzlos abläuft.

Die akut-seröse Entzündung ist allem Anschein nach nur von kurzer Dauer und geht relativ schnell in ein purulentes Stadium über. Vermutlich währt aber der sich unter einer profunden Karies im Zahnmark vollziehende Prozeß schon längere Zeit, ehe in einem bestimmten Stadium seiner Entwicklung einsetzende Schmerzen Aufmerksam-

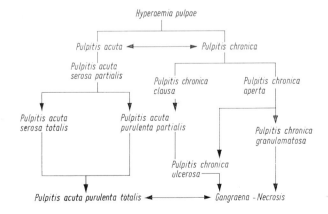

Abb. 146 Pathohistologische Formen von Pulpaerkrankungen

keit erregen. Erste entzündliche Manifestationen unter einer profunden Karies sind mitunter chronischer Natur *(Pulpitis chronica clausa)*. Sie ist schmerzlos und wird gekennzeichnet durch Anwesenheit von Zellen, die für die chronische Entzündung charakteristisch sind. Exazerbationen dieses Prozesses sind möglich. Bei Übertritt der pathogenen Keime in das Zahnmark geht der akut-seröse Prozeß in ein purulentes Stadium über *(Pulpitis acuta purulenta)*. Histologisch imponieren dabei eitrige Gewebeeinschmelzungen nebst leukozytären Infiltraten, eine intensive Exsudation sowie Stauungshyperämie. Während sich die pathologischen Veränderungen anfänglich in einem Pulpahorn lokalisieren, erfaßt die Entzündung später die ganze Kronenpulpa, läßt aber kaum Tendenzen zur weiteren Ausbreitung auf die Wurzelpulpa erkennen. Mitbeteiligung der Wurzelhaut ist selten. Der Prozeß neigt vielmehr zur lokalen Beschränkung und zum Übergang in eine chronische Entzündung demarkierenden Charakters.

Charakteristisch für die chronische Erkrankungsform ist ein mehr oder weniger umfangreicher nekrotischer Gewebebezirk, der zum vitalen Gewebe hin durch ein Ulkus abgegrenzt wird *(Pulpitis chronica ulcerosa)*. Dabei kann dieses sowohl im kariesanliegenden Bereich als auch in den Wurzelkanaleingängen oder tiefer lokalisiert sein, manchmal also eine Gangrän vortäuschen. Die Entzündungserscheinungen unter der Ulzeration nehmen jedoch apikalwärts an Intensität ab. Das Gewebe ist vital, funktionstüchtig und meist frei von pathogenen Keimen. Allerdings entwickelt sich die Pulpitis chronica ulcerosa nicht nur im Anschluß an einen akuten Entzündungsprozeß, sondern tritt unter Umständen auch ohne jegliche akute Vorzeichen in Erscheinung. Unter den Pulpaerkrankungen des Milchgebisses dürfte sie wohl eine der am häufigsten vorkommenden Formen sein.

Typisch für das Zahnmark des Milchzahnes ist die Tendenz, auf entzündliche Reize mit einer Proliferation zu reagieren *(Pulpitis chronica granulomatosa)*, jedoch nur dann, wenn das Pulpagewebe an einer Stelle bereits seiner schützenden Dentinschicht beraubt ist. In solchen Fällen bildet sich gefäßreiches, gut durchblutetes Granulationsgewebe mit epithelisierter oder fibrosierter Oberfläche, das die Kavität, den Wur-

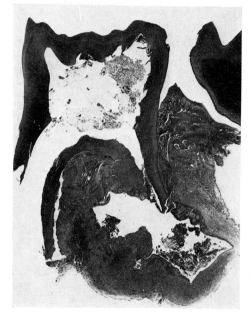

Abb. 147   Kariesbedingter Pulpazerfall an unterem Milchmolaren und radikuläre Zyste

zelkanaleingang und manchmal sogar das ganze Kronenkavum ausfüllen kann. Die tieferen Gewebeschichten des Zahnmarkes bleiben bei einer solchen chronisch granulierenden Entzündung frei von pathologischen Veränderungen, vital und reaktionsfähig. Pathogene Keime sind lediglich an der Oberfläche nachweisbar. Diese Form der Pulpitis besteht mitunter jahrelang unverändert. Außer gelegentlichen Blutungen, einer gewissen Druckempfindlichkeit und Geschmacksbeeinträchtigung bereitet sie dem Patienten keine Beschwerden.

Wird der Kariesreiz aber nicht rechtzeitig ausgeschaltet, setzt im Zuge der Weiterentwicklung des pathologischen Prozesses der nekrobiotische und nekrotische Zerfall des Zahnmarkes ein (Abb. 147). Zur reinen Nekrose kommt es dabei allerdings kaum. Fast immer handelt es sich um einen feuchten Brand *(Gangraena)*. Bei totalem, gangränösem Pulpazerfall dringen Mikroorganismen zunächst in die dem Wurzelkanal benachbarten Dentinkanälchen ein, erst später breitet sich der Infektionsprozeß auf das periapikale Gewebe aus und wird zur Ursache akuter oder chronischer Entzündungen (s. Abb. 147).

8.2. Pathologie des apikalen Periodonts

Die periapikalen Entzündungsprozesse gleichen denen im permanenten Bereich, doch bedingen die im kindlichen Kiefer vorliegenden anatomischen und physiologischen Gegebenheiten einige Besonderheiten des Verlaufs.

Die akute apikale Entzündung breitet sich relativ schnell aus, geht bald in ein eitriges Stadium über (Abb. 148) und findet schließlich auf dem Wege des geringsten Widerstandes Entlastung. Diese Entwicklung wird durch das Resorptionsgewebe, die

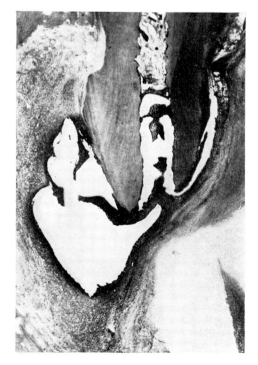

Abb. 148 Abszedierender Prozeß an unterem Milchmolaren in unmittelbarer Nachbarschaft zum bleibenden Zahnkeim

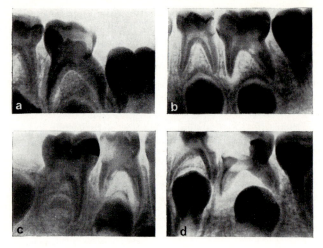

Abb. 149 Röntgenographische Befunde bei apikler Periodontitis an Milchmolaren: (a) 75 begrenzte und (b) 75 diffuse Ausbreitung; (c) interradikuläre Ausbreitung des apikalen Prozesses an 84; (d) Auflösung der koronalen Knochenlamelle der primitiven Alveole des Ersatzzahnkeimes durch apikalen Prozeß 75

lockere Knochenstruktur sowie die dünne Kompakta begünstigt. Es entsteht ein enostaler, subperiostaler oder submuköser Abzeß. Die akut-eitrige Entzündung ist deshalb bei Kindern von kurz anhaltenden Schmerzen begleitet. Nach dem Eiterdurchbruch bildet sich eine Fistel, die akuten Erscheinungen gehen in chronische über. Allerdings kommt es im Anschluß an eine akute Periodontitis leicht zur Osteomyelitis.

Im allgemeinen verlaufen Erkrankungen des apikalen Periodonts am Milchzahn von vornherein chronisch. Die granulierende, um das Foramen apicale lokalisierte, umschriebene Entzündung ist selten (Abb. 149a). Meist kommt es zu einer diffusen, rarefizierenden Ostitis (Abb. 149b) mit Tendenzen zur zervikalen Ausbreitung. Einschmelzungen der Alveolenkortikalis und des umgebenden Knochens führen schließlich zum völligen Verlust des interradikulären Septums (Abb. 149c). In anderen Fällen ist die entzündliche Knocheneinschmelzung primär interradikulär lokalisiert.

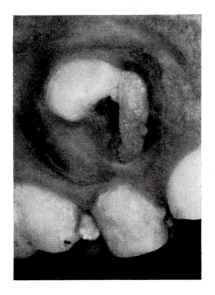

Abb. 150 Gingivadehiszenz an Wurzel des gangränösen 54 (Fenestration) und Freilegung der Kronenspitze 14

Nebenkanäle in der Bifurkation und mikroskopische Struktureigenheiten des Dentins am Pulpakammerboden der Milchzähne sind die Ursache dafür. Im Zuge der Weiterentwicklung einer apikalen Periodontitis ist auch die Einschmelzung der den Ersatzkeim koronal deckenden Knochenlamelle möglich (Abb. 149d), obwohl dies durch die kompakte Okklusalwand der primitiven Alveole lange verhindert wird. Schließlich imponiert die vollständige Osteolyse des Alveolarfortsatzes.
Äußeres Zeichen dieser Entzündungsvorgänge ist nicht selten Fistelbildung. In anderen Fällen erfolgt der Durchbruch des Prozesses marginal, der Eiter bzw. das eitrig vermischte Exsudat tritt über den Sulcus gingivae aus. Es entsteht dadurch der Eindruck, als würde der Zahn im Eiter „schwimmen". Der marginalwärts gerichtete Knochenabbau begünstigt die *Dehiszenz* der deckenden Gingiva (Abb. 150) mit Freilegung der Wurzel *(Fenestration)*.
Apikale Entzündungen (traumatisch oder mikrobiell induziert) können an den Hartsubstanzen pathologische Resorptionen auslösen, bei deren Reparation Verwachsungen zwischen Knochen und Zahn möglich sind. Diese, fast ausschließlich an den Milchmolaren zu beobachtenden *Ankylosierungen* (4 bis 6 %) können die Entwicklung und den Durchbruch der Ersatzzähne zeitweilig behindern.

8.3. Systematik der Befunderhebung

Die klinische Objektivierung von im Cavum pulpae ablaufenden pathologischen Prozessen bereitet insofern Schwierigkeiten, als nur wenige Symptome auf die entzündlichen Vorgänge hinweisen. Außerdem erschweren das weniger sensitive Verhalten des Milchzahnmarkes gegenüber thermischen und chemischen Reizen, aber auch das kindliche Unvermögen, wertbare anamnestische Hinweise zu geben, einzelne Schmerzqualitäten und -intensitäten zu differenzieren oder Aussagen über die Lokalisierbarkeit bzw. die Irradiation des Schmerzes zu machen, die Diagnose. Hinzu kommt, daß die kindliche Psyche zum Verzicht auf manche klinischen Prüfverfahren zwingt, weil die damit verbundene Schmerzprovokation in der Erlebnissphäre des Kindes zu einem unüberwindlichen Hindernis für die notwendige Behandlung werden könnte.
Diagnostisch weniger kompliziert sind alle chronischen Erkrankungsformen. Dazu zählen die ulzerierende und granulierende Pulpitis sowie die Gangrän mit und ohne klinisch latente apikale Beteiligung. Das Kind ist frei von intensiven Schmerzen, durchaus kontaktfreudig und auf dem Behandlungsstuhl allen Manipulationen zugänglich. Bei akuten Erkrankungen gilt es zunächst
1. den schmerz- und entzündungsauslösenden Zahn zu eruieren,
2. seine Vitalität bzw. Avitalität zu bestimmen und
3. die Weiterentwicklung des pathologischen Prozesses prognostisch einzuschätzen.
Dabei wird man versuchen müssen, die für die einzuleitenden therapeutischen Maßnahmen wichtige Befunde anhand der Anamnese des bisherigen Krankheitsverlaufs sowie des extra- und intraoralen klinischen Bildes diagnostisch einzukreisen.
Kinder im Vorschulalter vermögen bestenfalls Auskunft zu geben über das erste Auftreten, die Dauer und Periodizität der Schmerzen, doch auch das meist nur ungenau. Das einzig zuverlässige Kriterium ist deshalb der Nachtschmerz, der nicht nur den Schlaf der Kinder, sondern durch deren Unruhe auch den der Eltern stört. Wird der Schmerz durch den Kauakt provoziert, behindert dies die Nahrungsaufnahme oder das Kind verweigert sie.
Bei beeinträchtigtem Allgemeinbefinden (fiebrige Erscheinungen, blasses Aussehen u. dgl.) durch akute odontogene Ursachen liegt ein purulenter Prozeß vor. Gesichtsschwellungen auf der erkrankten Kieferseite und Lymphknotenschwellungen vervoll-

ständigen das klinische Bild. Hinweise auf den auslösenden Zahn vermitteln kariöse Defekte sowie Füllungen, aber auch Verfärbungen einzelner Zähne.
Wesentliche Schlußfolgerungen gestattet die *Perkussionsprüfung*. Dabei empfiehlt es sich, die horizontale und vertikale Belastung des Zahnes mittels allmählich zu steigerndem Fingerdruck vorzunehmen. Dem Kind ist eine solche direkte Berührung weniger unangenehm als die Untersuchung mit Instrumenten. Mit dieser Prüfung der Aufbißempfindlichkeit sollte man die Palpation der zahnumgebenden Kieferpartien verbinden. Es interessieren Druckempfindlichkeit, Schwellungen und Fluktuation.
Die *Palpation* erfolgt zunächst marginal, dann am Alveolarfortsatz und oral, vor allem im Oberkiefer (Cave! Zusammenbeißen der Zähne). Erst wenn man auf diese Weise den schuldigen Zahn ermittelt und sich der Mitarbeit des Kindes versichert hat, wird man eine vergleichende horizontale und vertikale Perkussionsprüfung mit dem Ende eines Instrumentengriffes (in der Regel einer Sonde) vornehmen. Nachweisbare Reaktionen sind nicht unbedingt Anzeichen apikaler Mitbeteiligung. Bei fortgeschrittener interradikulärer Resorption kann der Folgeprozeß in der Bifurkation lokalisiert sein, während sich das Zahnmark in den Wurzeln als frei von akuten Veränderungen erweist. Ratsam ist zunächst das Beklopfen der wahrscheinlich noch gesunden Zähne, zuletzt erst der verdächtigen. Hinweise auf den erkrankten Zahn vermittelt nicht nur der Perkussionsschmerz, sondern ebenso der dumpfere, kürzere Klopfschall (Vitalität des Zahnes). Allerdings verändert sich dieser mit dem Fortschreiten der resorptiven Wurzelverkürzung auch unter physiologischen Bedingungen.
Gewissen Einschränkungen hinsichtlich ihres Einsatzes und der Informationsmöglichkeit unterliegen auch die Sensibilitätstests. Auf eine Prüfung der elektrischen Reizschwelle wird man beim Klein- und Vorschulkind ohnehin verzichten müssen. Abgesehen davon, daß die damit verbundene Schmerzprovokation die Behandlungsbereitschaft des Kindes negativ beeinflussen würde, ist die Aussagekraft (Pulpaumwandlung, Stromableitung durch Füllungen oder bei Resorption) nur minimal.
Von den thermometrischen Verfahren eignet sich vor allem die Chlorethylprüfung, selbstverständlich mit den gleichen psychologischen und physiologischen Einschränkungen.
Die Dentinsondierung vermag nur ungenügende Informationen zu vermitteln. Eine Sondierung des Zahnmarkes mittels Millernadel hingegen ermöglicht Schlußfolgerungen auf den Sensibilitäts- bzw. Zerstörungsgrad. Abzugrenzen sind Reaktionen von seiten des Apikal- bzw. Resorptionsgewebes.
Das Röntgenbild ist zwar geeignet, die klinischen Untersuchungsverfahren wertvoll zu ergänzen, man wird aber, wenn das Kind Schmerzen hat, in der ersten Sitzung mitunter noch keine Aufnahme machen können. Außerdem gilt auch für das Röntgenbild, daß sich daraus nicht immer exakte Schlußfolgerungen auf den vorliegenden pathologischen Prozeß ableiten lassen. Besonders im Oberkiefer ist die apikale Situation aufgrund von Überprojektionen der Zahnkeime kaum eindeutig zu analysieren. Röntgenanatomisch günstigere Verhältnisse liegen im unteren Molarenbereich sowie an den oberen Inzisiven vor. Apikale und interradikuläre Aufhellungen, besonders wenn sie eine breite Verbindung zur primären Alveole des Zahnkeimes haben, deuten darauf hin, daß die Pulpa nicht mehr vital ist. Klinisch nachweisbare Fisteln lassen sich in ihrem Ursprung gut zuordnen. Auf das Einführen von Guttaperchastiften wie auch auf Einspritzen von Röntgen-Kontrastmitteln sollte man verzichten.
In unsicheren klinischen Situationen empfiehlt sich *exspektatives Vorgehen (Diagnosis ex juvantibus)*. Nach Einleitung zweckmäßiger Palliativmaßnahmen wartet man das Verhalten des Zahnes über 24 bis 48 Stunden ab, um erst dann die Entscheidung über die einzuleitende Therapie zu treffen.

8.4. Klinische Diagnostik

Trotz der im Milchgebiß geringeren diagnostischen Möglichkeiten gibt das klinische Bild weit mehr Aufschluß über die Art der Erkrankung, als allgemein angenommen wird. Folgende therapeutisch bedeutsame Differenzierungen lassen sich in Zusammenfassung der Befunderhebung vornehmen:

Pulpitis acuta serosa

Mediale bis profunde Karies, Pulpa mit geschlossener, gegebenenfalls röntgenographisch darstellbarer Dentindecke, die bei Millernadel-Sondierung noch nicht durchdringbar ist. Schmerzsymptome fehlen oder sind nur schwach ausgeprägt. Meist liegen exogen ausgelöste, durch Süßigkeiten oder Druck auf das Pulpadach provozierte, wenig intensive, ziehende, nur kurz anhaltende Beschwerden vor. Die schmerzende Kieferseite ist vom Kind bestimmbar, mitunter auch der Zahn. Nach Karieseliminierung und provisorischer Füllung können die klinischen Symptome völlig zurückgehen.
Die elektrische Sensibilitätsprüfung gibt keine sicheren Anhaltspunkte, Kältereaktionen gleichen in Dauer und Intensität zum Teil denen des gesunden Zahnmarkes. Liegt noch keine fortgeschrittene Resorption der Milchzahnwurzel vor, so ist eine Mitbeteiligung des Zahnhalteapparates auszuschließen.

Pulpitis acuta purulenta

Das Zahnmark ist noch von einer geschlossenen, wenn auch erweichten Dentin- bzw. Sekundärdentinschicht bedeckt, bei Druckanwendung mit einer Millernadel durch das Zahnbein evtl. sondierbar.
Schmerzen treten entweder spontan auf oder werden durch körperliche Anstrengungen (Sport, Spiel) bzw. thermische Reize (Wärme) provoziert. Sie halten über längere Zeit an, sind ausstrahlend, ziehend, auch pulsierend und nehmen nachts an Intensität zu. Auch Aufbißbeschwerden und Berührungsempfindlichkeit des Zahnes kommen vor. Trepanation des Kavums bringt Schmerzentlastung. Das Kind ist nur selten in der Lage, den Unter- oder Oberkiefer als Lokalisation der Schmerzen anzugeben. Die Lymphknoten können druckschmerzhaft sein.

Pulpitis chronica ulcerosa

Der Hartsubstanzbefund ist unterschiedlich, ebenso die Lokalisation der Ulzeration. Es sind alle Stadien von der tiefen Karies mit geschlossenem, aufgeweichtem Kavitätenboden bis zum vollkommenen Verlust der klinischen Krone möglich. Unterhalb der Ulzeration (Pulpahorn, Kanaleingänge oder weiter apikal) ist bei Millernadel-Sondierung vitales Gewebe nachweisbar. Das gleichzeitige Vorhandensein einer Gangrän in dem einen und von vitalem Gewebe mit Oberflächenulzeration im anderen Wurzelkanal eines Zahnes ist möglich. Differentialdiagnostisch sind (vor allem bei eingetretener Resorption) Reaktionen des Periapikalgewebes von der sogenannten partiellen Gangrän abzugrenzen.
Schmerzen bestehen in der Regel nicht, es sei denn, daß eingebissene Speisereste Druck auf das vitale Gewebe ausüben. Die Reaktionen auf thermische und elektrische Reize sind bei der geschlossenen Form gering.

Pulpitis chronica granulomatosa

Es liegt eine weit fortgeschrittene kariöse Zerstörung der klinischen Krone vor, mit Freilegung des Cavum dentis. In diesem imponiert eine rötliche, leicht bewegliche,

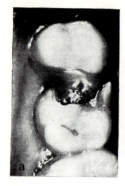 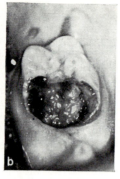

Abb. 151 Klinischer Vergleich eines Gingiva- und eines Pulpapolypen: (a) deutlicher Ursprung der Wucherung aus dem Marginalbereich 65; (b) granulierte Oberfläche des Pulpapolypen (75)

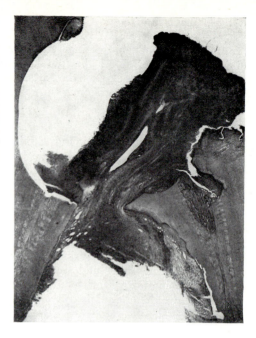

Abb. 152 Periodontalpolyp (Lupenvergrößerung)

bei Berührung blutende Granulation unterschiedlicher Größe (Abb. 151 b), die auch auf die Kanaleingänge beschränkt sein kann. Der Pulpapolyp besteht mitunter jahrelang. Klinische Beschwerden treten nur bei mechanischer Reizung auf. Differentialdiagnostisch abzugrenzen (durch Abheben von der Unterlage und den Nachweis des Ursprungs) sind der Gingiva-Polyp (Abb. 151 a) sowie vom interradikulären Raum ausgehende Periodontalpolypen (Abb. 152).

Gangraena

Hierbei ist der koronale Hartsubstanzbefund variabel. Mitunter weist der Zahn eine alte Steinzementfüllung oder Sekundärkaries an einer Amalgamfüllung auf, der Schmelz erscheint gräulich oder bräunlich verfärbt. Bestimmend für Auftreten und Art der Schmerzen sind die evtl. Mitbeteiligung der periapikalen Gewebe sowie der geschlossene oder offene Zugang des Cavum dentis. Der Klopfschall ist verändert, Abgrenzung zum resorptiven Wurzelabbau ist notwendig. Nur bei geschlossenem Pulpenkavum machen sich unmotivierte, dumpfe, schwer lokalisierbare Schmerzen bemerkbar. Reaktionen auf Kälte und elektrischen Strom fehlen. Treten bei einer Milchzahngangrän Schmerzen auf, liegt fast immer eine Mitbeteiligung des periapikalen Gewebes vor.

Periodontitis apicalis chronica

Der betroffene Zahn ist im allgemeinen symptomlos, es dominieren Befunde, wie sie für pulpatote Zähne typisch sind. Gestützt wird die klinische Diagnose durch Fisteln im Bereich des Alveolarfortsatzes (Abb. 153), auf die meistens röntgenographische Aufhellungen im Wurzelbereich hinweisen. Von Milchzähnen ausgehende Gesichtsfisteln sind ein seltener Befund. Die röntgenographische Ausbreitung des Periapikalprozesses kann unterschiedliche Ausmaße erreichen.

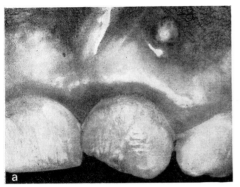 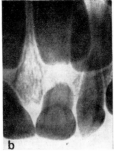

Abb. 153 Vestibularfistel (a) von 61 ausgehend (b) bei 4jährigem Knaben

Periodontitis apicalis acuta

Der klinische Befund am Zahn entspricht dem einer Gangrän. Alle anderen Symptome werden bestimmt von der Art, dem Verlauf und der Intensität des Prozesses. Hinsichtlich der diagnostischen Vielfalt der klinischen und röntgenographischen Symptome sei auf die ensprechenden Abschnitte verwiesen (s. III. 11.).

8.5. Indikation und Kontraindikation der Pulpa- und Wurzelbehandlung

Voraussetzung einer normalen Gebißentwicklung ist, daß die Milchzähne bis zu ihrer physiologischen Eliminierung erhalten bleiben. Insofern steht die Behandlungsnotwendigkeit pulpa- und wurzelkranker Milchzähne außer Frage. Die während der Milch- und Wechselgebißperiode existenten anatomischen und biologischen Unterschiede zum permanenten Gebiß erfordern nicht nur die Anpassung aller endodontischen Maßnahmen an die beim Kinde vorliegende Situation, sondern auch spezielle indikatorische Bewertungsmaßstäbe auf der Grundlage sowohl allgemeiner als auch lokaler Faktoren. Für den Einzelfall ergeben sich daraus vielfältige Varianten, die beim Entscheid
1. temporäre oder definitive Palliativmaßnahme,
2. endodontische Behandlung oder
3. Extraktion des Zahnes
beachtet werden müssen. Beim praktischen Vorgehen empfiehlt sich die Einhaltung einer differenzierten Systematik (Abb. 154).

1. *Allgemeine Verfassung des Kindes*

Maßgebend für die indikatorische Entscheidung ist in erster Linie die allgemeine Verfassung des Kindes und damit seine Behandlungsbereitschaft, die auch psychisch beeinträchtigt sein kann (s. III. 1.). Verweigert ein Kind die Mitarbeit, so hat das meist tiefere Ursachen (falsche Erziehung, Labilität, Krankheit). Bei vorübergehenden Störungen der Behandlungsbereitschaft (bedingt durch akute Allgemeinerkrankungen) oder eingeschränkter Behandlungsmöglichkeit, z. B. durch behinderte Mundöffnung, wird zu entscheiden sein, ob dem Palliativeingriff zu einem späteren Zeitpunkt zahnerhaltende Maßnahmen oder eine Extraktion folgen sollen.

Während allgemeiner Erkrankungen des Kindes und geschwächter Abwehrlage liegen immer ungünstige prognostische Bedingungen vor. Gegenüber dem sogenannten „Herdgeschehen" im Kindesalter ist auf der Grundlage gegenwärtiger Erkenntnisse eine reservierte Haltung angebracht.

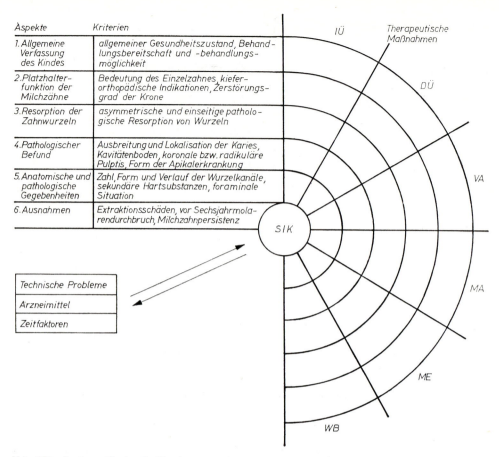

Abb. 154 Systematik der Indikation und Kontraindikation (= SIK) der Pulpa- und Wurzelbehandlung an Milchzähnen. Aspekte in der Reihenfolge ihrer Wertigkeit; wesentlichste Einzelfaktoren unter den Kriterien. Als im Milchgebiß praktizierbare Behandlungsverfahren: IÜ = indirekte Überkappung, DÜ = direkte Überkappung, VA = Vitalamputation, MA = Mortalamputation, ME = Mortalexstirpation, WB = Wurzelbehandlung. Der 6. Aspekt gilt für Ausnahmesituationen, in denen auf die genannten Behandlungsverfahren verzichtet werden könnte. Obwohl zur praktischen Handhabung nicht erforderlich, wäre theoretisch eine Punktwertung nach dieser Systematik möglich, vorausgesetzt, daß die allgemeine Indikation (1.) gerechtfertigt ist. Bestimmend für die Entscheidung sind darüber hinaus technische Probleme, die zeitlichen Möglichkeiten sowie die im Einzelfall anwendbaren Medikamente (nach KÜNZEL)

Zwar spricht die Beobachtung, daß bestimmte Symptome, wie blasses und schlechtes Aussehen, anhaltende Müdigkeit, Lustlosigkeit und unbegründete, wiederholt auftretende subfebrile Temperaturen, durch Extraktion infizierter Milchzähne behoben werden können, für die Möglichkeit einer odontogenen Fernwirkung im kindlichen Organismus. Andererseits waren in Vergleichsuntersuchungen an gesunden Kindern mit fistulierenden Zähnen weder Störungen des Allgemeinbefindens noch Veränderungen des Blutbildes bzw. der Blutsenkung nachzuweisen. Nach Mortalamputation auftretende subfebrile Temperaturen und Eßunlust sind Einzelbeobachtungen. Einem *Exodontismus* im Kindesalter ist demzufolge entschieden entgegenzutreten. Dem praktischen Vorgehen kann man folgende Regeln zugrunde legen:

- Bei Kindern mit allgemein beeinträchtigtem Gesundheitszustand und länger währenden Leiden sind bei desolaten Gebißverhältnissen infizierte Milchzähne und Wurzelreste zu beseitigen. Besteht Verdacht auf odontogene Fernwirkung, empfiehlt sich Antibiotikaschutz und grundsätzliche Zusammenarbeit mit dem Pädiater.
- Unter gleichen Bedingungen wird man, wenn es sich nur um einzelne erkrankte Zähne handelt, insbesondere bei lokal gegebener Indikation zur Erhaltung, nicht in jedem Falle radikal vorgehen müssen.
- Bei gesunden Kindern hingegen ist die Erhaltung pulpa- oder wurzelkranker Zähne eine medizinisch akzeptable Maßnahme. Steht der Zahnwechsel in nicht allzu ferner Zeit bevor, kann auch ein fistulierender Zahn belassen werden, sofern er seiner Funktion im Kauprozeß sowie als Platzhalter noch gerecht wird.

2. Die Platzhalterfunktion der Milchzähne

Auf die eugnathe Formierung der Zahnbögen haben die Milchinzisiven keinen nennenswerten Einfluß. Kariesbedingte Folgeerscheinungen treten an ihnen zumeist erst auf, wenn sich eine Behandlung infolge des nahen Zahnwechsels bereits erübrigt.

Anders ist die Situation im Stützzonenbereich. Beispielsweise wurden nach Extraktion der Milchmolaren im 3. bis 5. Lebensjahr Raumeinengungen von $1,9 \pm 0,3$ mm gemessen. Bestimmend für deren Ausmaß sind die Zahl der in einem Quadranten verlorengegangenen Zähne, die Lage der Ersatzkeime sowie funktionelle und genetische Einflüsse. Das dysgnathe Gebiß tendiert stärker zur Lückeneinengung als das eugnathe, wobei der Zeitpunkt des Zahnverlustes eine besondere Rolle spielt. Für die Einstellung der permanenten Zähne bleibt Zahnverlust dann ohne Bedeutung, wenn er nicht früher als zwei Jahre vor dem physiologischen Wechsel erfolgt. Die indikatorische Grenze für die Durchführung einer Pulpa- und Wurzelbehandlung im Kindesalter kann beim vollendeten 9. Lebensjahr gezogen werden (Abb. 155). Ausnahmen bilden die physiologische und pathologische Spätzahnung.

In Anbetracht der Variabilität mittlerer Durchbruchszeiten empfiehlt sich zur Bestimmung des frühesten Extraktionstermins *(2-Jahres-Regel)* die Verwendung von Zahnformeltabellen (Tab. 19), die unter Berücksichtigung des Dentitionsstandes Schlußfolgerungen auf das individuelle Durchbruchsmuster gestatten. So kann man aus dem Fehlen bleibender Zähne auf verzögerte Dentition schließen, während ihr Vorhandensein (bei der für Frühzahner typischen Zahnformel) für beschleunigten Durchbruch spricht.

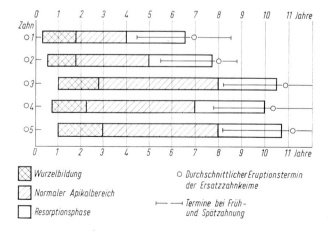

Abb. 155

Tabelle 19 Typische Zahnformeln von früh- und spätzahnenden Kaben und Mädchen (nach ADLER) während der Wechselgebißperiode (permanente Zähne im Fettdruck hervorgehoben). Der in einem bestimmten Lebensalter vorliegende Stand des Zahndurchbruchs erlaubt Schlußfolgerungen auf seinen individuellen Fortgang. Als unphysiologisch werden Durchbruchabweichungen von mehr als 2 Jahren gewertet

Knaben		Alter	Mädchen	
Frühzahner	Spätzahner	in J. u. Mo.	Frühzahner	Spätzahner
55 54 53 52 51 / 85 84 83 82 81	61 62 63 64 65 / 71 72 73 74 75	4:06	55 54 53 52 51 / 85 84 83 82 81	61 62 63 64 65 / 71 72 73 74 75
55 54 53 52 51 / 85 84 83 82 81	61 62 63 64 65 / 71 72 73 74 75	4:09	55 54 53 52 51 / 85 84 83 82 **41**	61 62 63 64 65 / 71 72 73 74 75
55 54 53 52 51 / 85 84 83 82 **41**	61 62 63 64 65 / 71 72 73 74 75	5:00	55 54 53 52 51 / **46** 85 84 83 82 **41**	61 62 63 64 65 / 71 72 73 74 75
55 54 53 52 51 / **46** 85 84 83 82 **41**	61 62 63 64 65 / 71 72 73 74 75	5:03	**16** 55 54 53 52 51 / **46** 85 84 83 82 **41**	61 62 63 64 65 / 71 72 73 74 75
16 55 54 53 52 51 / **46** 85 84 83 82 **41**	61 62 63 64 65 / 71 72 73 74 75	5:06 u. 5:09	**16** 55 54 53 52 51 / **46** 85 84 83 82 **41**	61 62 63 54 65 / 71 72 73 74 75
16 55 54 53 52 51 / **46** 85 84 83 82 **41**	61 62 63 64 65 / 71 72 73 74 75	6:00	**16** 55 54 53 52 **11** / **46** 85 84 83 82 **41**	61 62 63 64 65 / 71 72 73 74 75
16 55 54 53 52 **11** / **46** 85 84 83 82 **41**	61 62 63 64 65 / 71 72 73 74 75	6:03	**16** 55 54 53 52 **11** / **46** 85 84 83 **42 41**	61 62 63 64 65 / 71 72 73 74 75
16 55 54 53 52 **11** / **46** 85 84 83 **41**	61 62 63 64 65 / 71 72 73 74 75	6:06	**16** 55 54 53 52 **11** / **46** 85 84 83 **42 41**	61 62 63 64 65 / 71 72 73 74 75 **36**
16 55 54 53 **11** / **46** 85 84 84 **42 11**	61 62 63 64 65 / 71 72 73 74 75	7:00	**16** 55 54 53 **12 11** / **46** 85 84 83 **42 41**	61 62 63 64 65 / 71 72 73 74 75 **36**
16 55 54 53 **12 11** / **46** 85 84 83 **42 41**	61 62 63 64 65 **26** / 71 72 73 74 75 **36**	7:06	**16** 55 54 53 **12 11** / **46** 85 84 83 **42 41**	61 62 63 64 65 **26** / **31** 72 73 74 75 **36**
16 55 53 **12 11** / **46** 85 84 83 **42 41**	61 62 63 64 65 **26** / **31** 72 73 74 75 **36**	8:00	**16** 55 54 53 **12 11** / **46** 85 84 83 **42 41**	61 62 63 64 65 **26** / **31** 72 73 74 75 **36**
16 55 **14** 63 **12 11** / **46** 85 83 **42 11**	62 53 64 65 **26** / **31** 72 73 74 75 **36**	8:06	**16** 55 **14** 53 **12 11** / **46** 85 **42 41**	**21** 62 63 64 65 **26** / **31** 72 73 74 75 **36**
16 55 **14** 53 **12 11** / **46** 83 **42 41**	**21** 62 63 64 65 **26** / **31** 72 73 74 75 **36**	9:00	**16** 55 **14** 53 **12 11** / **46 44 43 42 41**	**21** 62 63 64 65 **26** / **31 32** 73 74 75 **36**
16 14 53 **12 11** / **46 44 43 42 41**	**21** 63 64 65 **26** / **31 32** 73 74 75 **36**	9:06	**16 15 14 12 11 21** / **46 44 43 42 41**	**21 22** 63 64 65 **26** / **31 32** 73 74 75 **36**
16 15 14 12 11 / **46 45 44 43 42 41**	**21 22** 63 64 65 **26** / **31 32** 73 74 75 **36**	10:00	**16 15 14 13 12 11** / **47 46 45 44 43 42 41**	**21 22** 63 64 65 **26** / **31 32** 73 74 75 **36**
16 15 14 13 12 11 / **47 46 45 44 43 42 41**	**21 22** 63 64 65 **26** / **31 32** 73 74 75 **36**	10:06	**16 15 14 13 12 11** / **47 46 45 44 43 42 41**	**21 22** 63 64 65 **26** / **31 32** 73 74 75 **36**
17 16 15 14 13 12 11 / **47 46 45 44 43 42 41**	**21 22** 63 64 65 **26** / **31 32** 73 74 75 **36**	11:00 u. 11:06	**17 16 15 14 13 12 11** / **47 46 45 44 43 42 41**	**21 22** 63 64 65 **26** / **31 32** 73 74 75 **36**
17 16 15 14 13 12 11 / **47 46 45 44 43 42 41**	**21 22** 63 64 65 **26** / **31 32** 73 74 75 **36**	12:00	**17 16 15 14 13 12 11** / **47 46 45 44 43 42 41**	**21 22** 63 64 65 **26** / **31 32 33** 74 75 **36**
17 16 15 14 13 12 11 / **47 46 45 44 43 42 41**	**21 22** 63 64 65 **26** / **31 32** 73 74 75 **36**	12:06	**17 16 15 14 13 12 11** / **47 46 45 44 43 42 41**	**21 22** 63 **24** 65 **26** / **31 32 33 34** 75 **36**
17 16 15 14 13 12 11 / **47 46 45 44 43 42 41**	**21 22** 63 **24** 65 **26** / **31 32 33** 75 **36**	13:00	**17 16 15 14 13 12 11** / **47 46 45 44 43 42 41**	**21 22** 63 **24** 65 **26** / **31 32 33 34** 75 **36**
17 16 15 14 13 12 11 / **47 46 45 44 43 42 41**	**21 22** 63 **24** 65 **26** / **31 32 33 34** 75 **36**	13:06	**17 16 15 14 13 12 11** / **47 46 45 44 43 42 41**	**21 22 23 24 25 26** / **31 32 33 34** **36 37**

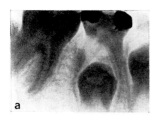 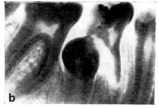

Abb. 156 Asymmetrische Wurzelresorption 85 mit Durchtrennung (a) und einseitigem Abbau (b)

Manchmal begünstigt auch eine kariesbedingte Verringerung des mesio-distalen Durchmessers der klinischen Krone die Lückeneinengung.

3. *Resorption der Milchzahnwurzeln*

Legt man der Erhaltungswürdigkeit eines Milchzahnes die 2-Jahres-Regel zugrunde, so scheint seine Resorption zunächst von untergeordneter Bedeutung. Es kommen jedoch vielfältige Variationen mit klinisch unerwarteten Abweichungen vor, die der Berücksichtigung bedürfen. Insbesondere bei Milchmolaren können asymmetrische Resorptionen zu interradikulärer Eröffnung des Pulpakavums, Wurzeltrennung oder ausschließlicher Resorption einer Wurzel führen (Abb. 156). Maßgebend dafür sind die Lagebeziehungen der permanenten Zahnkeime zu ihren Vorgängern sowie die Durchbruchsrichtung. Bemerkenswerte Abweichungen in der Resorption einzelner Zähne beobachtet man bei Vorliegen periapikaler Entzündungen, manchmal auch nach therapeutischen Maßnahmen.

4. *Pathologischer Befund*

Neben den anatomischen und physiologischen Gegebenheiten bestimmt er im wesentlichen die Wahl des Behandlungsverfahrens. Bei den kariesbedingten Pulpiditen wie auch bei unkomplizierter tiefer Karies und präparationsbedingter Pulpafreilegung gelangen die besprochenen indikatorischen Richtlinien zur Anwendung (s. III. 8.6.2.).

Ist die allgemeine Verfassung des Kindes gut, kann die Erhaltung des Zahnes selbst noch bei Vorliegen einer Gangrän angestrebt werden. Prognostisch günstig sind alle Fälle mit periapikalen vitalen Pulparesten (partielle Gangrän) zu beurteilen. Dagegen bestehen bei apikaler Mitbeteiligung nur dann Erfolgschancen, wenn der chronische Prozeß klein und abgegrenzt ist, vor allem aber weder eine Verbindung nach außen noch zur primitiven Alveole des Zahnkeimes hat. Periapikale Prozesse sprechen schlecht auf endodontische Maßnahmen an. Extraktionen sind also trotz aller Bemühungen um die Erhaltung der Milchzähne relativ häufig erforderlich:
– nach Abklingen akuter apikaler Entzündungen;
– bei chronisch apikalen Periodontitiden, wenn es zur Einschmelzung des interradikulären Septums oder gar zur Osteolyse des Alveolarfortsatzes gekommen ist, der Prozeß bereits zur Auflösung der koronal den Zahnkeim deckenden Knochenlamelle geführt hat, die Entzündung marginalwärts bis zum Sulcus gingivae vorgedrungen ist oder Fistelung vorliegt;
– bei Wurzelresten und Zähnen mit nicht mehr herstellbaren mesio-distalen Beziehungen;
– bei resorptions- oder kariesbedingter Dentinzerstörung im Bifurkationsbereich;
– bei Mißerfolg nach endodontischen Maßnahmen;
– in Verbindung mit der kieferorthopädischen Behandlung.

Unklar ist zum Teil das Schicksal des Nachfolgers, doch muß ein möglicherweise beschleunigter Durchbruch dessen Einstellung nicht unbedingt beeinträchtigen (Abb. 157).

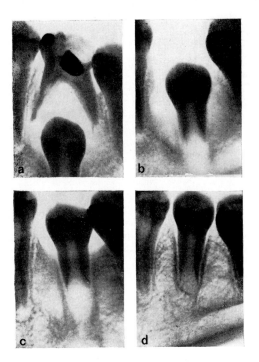

Abb. 157 Periodontitis apicalis 75 bei 11jährigem Knaben (a); Zustand 6 Wochen (b), 14 Monate (c) sowie 25 Monate (d) nach Extraktion. Permanenter Nachfolger bei weiter fortgeschrittenem Wurzelwachstum vital und funktionstüchtig

5. Anatomische und physiologische Gegebenheiten

Dem Streben nach Aufbereitung der Wurzelkanäle sind nicht selten natürliche Grenzen gesetzt. Während die einwurzeligen Zähne kaum vor Probleme stellen, ist dies bei den Milchmolaren um so häufiger der Fall. Die unteren haben in der Regel zwei, die oberen drei Wurzeln. Kennzeichnend für letztere ist die schwimmhautförmige Koaleszenz der distalen mit der palatinalen Wurzel (Kanalquerschnitt von langgezogener Achterform). Der erste untere Molar hat eine längere und breitere mesiale Wurzel mit charakteristischer Spaltungstendenz und zwei Apizes. Beides sind auch Merkmale der distalen Wurzel des zweiten unteren Molaren, die außerdem länger und stärker abgebogen ist als die mesiale.

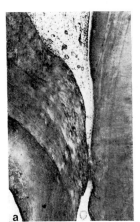
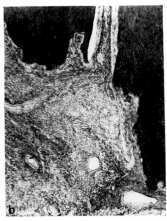

Abb. 158 Einengung des Wurzelkanaleinganges (a) durch sekundäre Hartsubstanzen; resorptiv erweitertes Foramen (b) an Milchmolaren

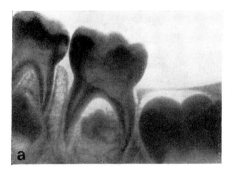
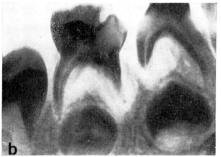

Abb. 159 Lokalisation des Zahnkeimes 35 läßt Elimination bei Extraktion von 75 befürchten (a); Gefahr der Vorkippung des ersten Molaren bei Extrakrion von 85 vor Okklusionseinstellung

Nach Abschluß der Wurzelbildung findet man sehr dünne, sich später durch sekundäre Hartsubstanzbildung noch weiter verengende Kanäle vor (Abb. 158a). Ein ausgeprägtes Ramifikationsgebiet fehlt. Hinsichtlich der foraminalen Situation sind drei Phasen differenzierbar: die Phase des noch unvollständig gebildeten, des anatomisch formierten und des bereits im Abbau befindlichen Foramen apicale. Klinische Bedeutung hat praktisch nur die dritte Phase. Resorptive Erweiterungen des Foramens sind möglich bei tangentialem Abbau des Dentins zur Kanalrichtung (Abb. 158b) wie auch bei resorptiven Leistungen des im apikalen Bereich alterierten Zahnmarkes.

Ausnahmen

Diese wird man bei bestimmten Indikationen in Kauf nehmen müssen. Sie sind bei gutem Gesundheitszustand des Kindes zu rechtfertigen, wenn durch die Extraktion eine Schädigung des permanenten Zahnkeimes zu befürchten ist (Abb. 159a) oder die Okklusionseinstellung der ersten Molaren noch bevorsteht (Abb. 159b); praktisch also lediglich bei Kindern unter sechs Jahren.

Vor eine Ausnahmesituation stellt auch der *persistierende Milchzahn*. Behindert er den Durchbruch oder die normale Einstellung permanenter Zähne, so ist umgehend zu extrahieren. Andernfalls können sie bis ins hohe Alter funktionstüchtig in der Zahnreihe stehenbleiben und rechtfertigen bei Erkrankung den Erhaltungsversuch.

8.6. Behandlung des erkrankten Zahnmarkes

Für die endodontische Behandlung der Milchzähne bestehen die gleichen therapeutischen Möglichkeiten wie zur Versorgung permanenter Zähne Erwachsener: die Vital- und Mortalverfahren sowie die verschiedenen Maßnahmen zur Behandlung infizierter Wurzelkanäle.

In Anbetracht der beim Kind notwendigen methodischen Varianten ist ihr Einsatz am Milchzahn jedoch unterschiedlich zu bewerten. Mittels endodontischer Behandlung werden Schmerzfreiheit, Ausschaltung lokaler und allgemeiner Schäden und biofunktionelle Erhaltung des Zahnes angestrebt. Dabei gilt es, alle iatrogenen Noxen zu vermeiden, die einerseits die Entwicklung der Gewebe, andererseits die Resorption der Milchzähne beeinträchtigen könnten. Die Gefahr einer Hemmung biologischer Funktionen durch therapeutische Maßnahmen wird allerdings oft überschätzt.

8.6.1. Schmerzkontrolle

Jegliche Form des Schmerzes wirkt sich nachteilig auf das Allgemeinbefinden des Kindes und seine Bereitschaft zur Behandlung aus. Schnelle Schmerzausschaltung ist deshalb von außerordentlicher psychologischer Wichtigkeit. Die einzuleitenden Maßnahmen sind direkt auf die auslösende Ursache zu richten, wobei man sich über das nachfolgende therapeutische Vorgehen im Hinblick auf die Zahnerhaltung im klaren sein muß. Zunächst aber geht es um die notwendige Entlastung auf der einen und die erforderliche Fernhaltung exogener Reize auf der anderen Seite.

Bei pulpitischer Schmerzursache wird das Kavum vorsichtig mit einem Löffelexkavator oder einem schnellaufenden Bohrer eröffnet. Zur Einlage empfehlen sich Kortikoid-Antibiotika-Kombinationen (Ledermix® u. ä.), die ein rasches und sicheres Abklingen der akuten Symptome gewährleisten, die Pulpaentzündung jedoch nicht zu beheben vermögen. Mit der Unterdrückung der Entzündungsmechanismen durch das Kortikoid werden die Abwehrkräfte der Pulpa herabgesetzt.

Insofern muß zur Weiterbehandlung in jedem Falle ein Mortalverfahren folgen.

Bei gleicher Indikation kann auch ein mit Chlorphenol-Kampher-Menthol (ChKM) getränkter Wattebausch für 4 bis 5 Tage eingelegt werden (fester Kavitätenverschluß).

Vor der Trepanation vitaler Zähne ist unter Umständen periphere Schmerzausschaltung ratsam. Oberflächenanästhesie der zahnumgebenden Weichteile reicht wegen ihrer geringen Tiefenwirkung zur Ausschaltung periodontitischer Schmerzreaktionen meist nicht aus. In beiden Situationen bewährt sich die Infiltrationsanästhesie mit gut diffundierbaren Lösungen. Eltern und Begleitpersonen sind aufzufordern, umgehend mit dem Kind wiederzukommen, falls die Schmerzen nicht nachlassen, sich verschlimmern, oder gar eine Verschlechterung des Allgemeinzustandes eintritt.

Nach Abklingen der Beschwerden wird devitalisiert. Da sich das Zahnmark meist schon nach Einlage eines anästhesierenden (Pantocain, ChKM) oder gerbenden Mittels (Kreosot, Trikresol-Formalin) schmerzlos amputieren läßt, kann man auf das Legen von Devitalisationspräparaten mitunter verzichten. Macht es sich jedoch für die Weiterbehandlung erforderlich, so sind Scherbenkobalt (Causticin schwarz®) oder Paraformaldehyd (Pulpex®) für 2 bis 8 Tage zu applizieren. Vom Legen paraformaldehydhaltiger Mittel auf die Kanaleingänge sollte man wegen möglicher Reizung der Periodontalgewebe (Cave! pulpo-periodontale Kanäle im Bifurkationsbereich) Abstand nehmen.

Arsenhaltige Devitalisationsmittel sind an den Milchzähnen kontraindiziert!

Bei akuten periapikalen Beschwerden läßt man den Zahn nach Trepanation offen und wirkt dem Eindringen von Speiseresten durch Legen eines Wattebausches entgegen. Auf diese Weise wird jedoch nur dann vorgegangen, wenn die Entlastung eitriger Prozesse erfolgen und – nach Überführung ins chronische Stadium – der Milchzahn extrahiert werden soll. Er ist dann durch Beschleifen zunächst außer Okklusion zu setzen. Bei periodontaler Mitbeteiligung oder Perkussionsschmerzen als Folge der Kanalinfektion, wird ähnlich der Pulpabehandlung verfahren: Einlage eines ChKM-Wattebausches in das breit eröffnete Kavum und Fletscherverschluß.

8.6.2. Vitalerhaltung

Die Erhaltung des Zahnmarkes ist die beste Prävention gegen eine pathologische Beeinträchtigung des apikalen Periodonts. Das gilt auch für den Milchzahn, an dem die Vitalerhaltung nicht weniger lohnend ist als am permanenten Zahn. Dennoch gibt es

bei anscheinend gleichartigen Voraussetzungen unterschiedliche Reaktionsabläufe, die bei der Entscheidung für ein Vitalverfahren der Berücksichtigung bedürfen.
1. Das Zahnmark des Milchzahnes ist in biologischer Hinsicht ungünstiger zu bewerten als das des permanenten Zahnes Jugendlicher oder jüngerer Erwachsener.
2. Der Kariesverlauf erfolgt am Milchzahn vornehmlich akut. Bei morphologisch gleicher Kariessituation dringen die pathogenen Keime hier im Dentin weiter vor als am bleibenden Zahn.
3. Auch bei klinischer Latenz liegen im Zahnmark weit häufiger Kariesfolgeerscheinungen vor als allgemein angenommen wird.
4. Infolge der Kleinheit und äußeren Konfiguration der Zähne, der Topographie der Pulpakammer sowie der Kariesausbreitung gelingt es nicht immer, die notwendigen Voraussetzungen für einen hermetischen Verschluß der Kavität zu schaffen. Auch ist nicht an allen Zähnen genügend Raum für Überkappungsmittel, Unter- und Deckfüllung vorhanden.
5. Der Beweis, daß eine durch Schmerzen klinisch angezeigte Pulpitis am Milchzahn rückführbar ist und das Zahnmark vital erhalten bleibt, ist bislang noch nicht zu führen gewesen.

Obwohl über recht gute klinische Erfahrungen mit Vitalverfahren berichtet wird, kommen Mißerfolge an Milchzähnen weitaus häufiger vor als am permanenten Zahn. Diese Beobachtung zwingt zu einer indikatorischen Einschränkung der Vitalverfahren. Sie sollen vornehmlich der klinisch gesunden Pulpa vorbehalten bleiben.

Indirekte Pulpaüberkappung. Am Milchzahn versteht man unter der indirekten Überkappung vornehmlich die Versorgung des pulpanahen, von Karies freien Kavitätenbodens. Infolge der geringe Ausmaße des Dentinkörpers (s. Tab. 18) kommt es hier schon bei der Präparation einer noch oberflächlichen Dentinkaries zu dieser Situation. *Nur selten wird man bei einer profunden Karies auch verändertes Dentin zurücklassen.*

Die *Definition* des am Kavitätenboden vertretbaren *Kariesrestes* ist schwierig. Im allgemeinen versteht man darunter braun bis dunkelbraun verfärbtes, gegenüber dem gesunden Nachbardentin auf Sondierung festes Zahnbein von geringem Ausmaß. Dieser Definition dürfte der Restkariesbefund nur bei chronischer Karies entsprechen. Die hierbei vorhandene Zone der Hypermineralisation sowie das im kariesanliegenden Bereich des Zahnmarkes abgelagerte Sekundärdentin schließen eine nachteilige Fernwirkung der Karies und vor allem eine Keiminvasion in das Zahnmark aus. Bei der akuten Form dominiert der fließende Übergang des demineralisierten, wenig verfärbten Dentins in das gesunde. Da die Karies breitbasig zur Pulpa vordringt, ist es nur selten möglich, eine akzeptable Ausgangssituation zu schaffen. Bei fehlendem oder schwach ausgeprägtem Farbunterschied, aber deutlicher Konsistenzabstufung, ist vom Versuch der Vitalerhaltung Abstand zu nehmen, ebenso bei Zähnen mit Caries profunda, in deren Folge pulpitische Sensationen aufgetreten sind. Bei allem Enthusiasmus im Hinblick auf die Rückführbarkeit entzündlicher Pulpaprozesse am bleibenden Zahn gilt für den Milchzahn um so mehr, daß das entzündete Zahnmark ein verlorenes Organ ist.

In Zweifelsfällen empfiehlt sich die schrittweise Exkavierung des erweichten kariösen Dentins und ein Zwischenverschluß der Kavität unter Verwendung von Calciumhydroxid für 4 bis 6 Wochen, um dann eine erneute Revision des Kavitätenbodens vorzunehmen.

Im indizierten Fall versorgt man den pulpanahen Kavitätenboden jedoch in einer Sitzung.
1. Schonende Kavitätenpräparation, Kariesexkavierung im pulpanahen Dentin mit Löffel-Exkavatoren.

2. Trockenlegen des Zahnes mit Hilfe von Watterollen, Reinigen der Kavität mit Wasserstoffperoxidlösung 3%ig (körperwarm), Trocknung mit Wattebausch und warmem Luftstrom, Kontrolle des Kavitätenbodens mittels Millernadel.
3. Aufschichten eines härtenden Calciumhydroxidzementes (der als Unterfüllung dienen kann) und sofortige Amalgamfüllung. Sind als Folge der Kavitätenpräparation oder aus anderen Gründen Komplikationen zu befürchten, wird sicherheitshalber für 8 bis 14 Tage eine Zwischeneinlage gelegt. Aufgrund seiner desensibilisierenden und desinfizierenden Wirkung sowie seines guten Abschlußvermögens eignet sich dazu Zinkoxid-Nelkenöl, das beim Legen der definitiven Füllung als Unterfüllung belassen werden kann.

Direkte Pulpaüberkappung. Die klinischen Erfolgsziffern der direkten Überkappung an Milchzähnen werden bei unterschiedlicher Beobachtungszeit mit 75 bis 95 % angegeben. Einschränkend ist dabei anzumerken, daß die Beurteilung des Erfolges vornehmlich auf dem Ausbleiben von Schmerzen und dem Fehlen röntgenographisch nachweisbarer Veränderungen, weniger aber auf Sensibilitätsproben oder repräsentativen histologischen Nachuntersuchungen beruht.

In gleichem Maße, wie die direkte Überkappung Befürwortung findet, steht man ihr auch ablehnend bzw. reserviert gegenüber. Kommt es bei der Eliminierung des letzten erweichten Dentins am Kavitätenboden zur unabsichtlichen Freilegung des Zahnmarkes, so wird über diesem stets eine von infiziertem Dentin umgebene Perforationsstelle zurückbleiben, was gleich einer Keiminvasion ins Weichgewebe ist.

Als Indikation der direkten Überkappung gilt die artifizielle Eröffnung im gesunden Dentin von Milchmolaren. Dazu zählen in erster Linie Fälle von Mikroperforationen, die bei der Kavitätenpräparation unbemerkt gesetzt und beim Abtasten des Kavitätenbodens mittels Millernadel zufällig entdeckt wurden. Positiv zu beurteilen ist der Austritt hellroten, arteriellen Blutes, während dunkelrotes auf eine Pulpaentzündung und somit ungünstige Prognose hinweist. Bei größeren, makroskopisch sichtbaren Perforationen sollte man die Entscheidung über die direkte Überkappung vom Alter des Kindes und damit vom Resorptionszustand des Zahnes, der Perforationsumgebung und anderen Kriterien abhängig machen. Die Wundversorgung wird mit Calciumhydroxid vorgenommen, die Kavität provisorisch mit Zinkoxid-Nelkenöl verschlossen (später Belassen als Unterfüllung). Erst in einer folgenden Sitzung ist der Zahn definitiv zu verschließen.

Vitalamputation. Sie empfiehlt sich nur an den Milchmolaren und ist angezeigt, wenn am klinisch symptomlosen Zahn im kariösen Dentin Pulpaentblößung erfolgte, oder aber ein auf das Kronenkavum lokalisiertes, chronisches Entzündungsgeschehen vorliegt. Als indikatorische Altersgrenze gilt das 7. Lebensjahr.

Die Möglichkeit ihres therapeutischen Einsatzes ist aber auch durch andere Faktoren eingeschränkt. Entscheidende Bedeutung kommt dem psychischen Verhalten des Kindes zu. Die sogenannten Probleme der Vitalamputation – Mitarbeit des Kindes, Injektion, Trockenhaltung des Operationsfeldes, technische Durchführung – sind jedoch vom psychologisch geschulten, in der Kinderbehandlung geübten Stomatologen gut beherrschbar. Der zeitliche Aufwand (15 bis 20 min) ist geringer als bei der mehrere Sitzungen beanspruchenden Mortalamputation. Technische Durchführung der Vitalamputation:

1. Vestibuläre Lokalanästhesie mit Lidocain (ausreichende Anästhesie in 1 bis 2 min), Kavitätenpräparation und oberflächliche Karieseliminierung am Kavitätenboden.
2. Reinigung mit H_2O_2 3%ig und Trockenlegung des Zahnes mittels Watterollen, deren Fixierung mit den Fingern erfolgen kann.
3. Abtragen des Pulpendaches (Fissurenbohrer Größe 5 im Schnellauf), Amputation der Kronenpulpa (Rosenbohrer Größe 5 oder 6, niedertourig), bei gleichzeitiger Gestaltung der Kanaleingänge (Cave! Perforationsgefahr) im Halbkugelform.

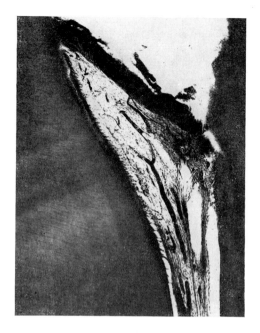

Abb. 160 Hartsubstanzbildung 22 Wochen nach Vitalamputation eines Milchmolaren bei 8-jährigem Knaben

4. Blutstillung mit H_2O_2 oder Calciumhydroxid-Lösung und mechanische Reinigung der Kavitätenwände unter Anwendung von Löffelexkavatoren.
5. Auftragen des Wundverbandmittels auf Amputationsstümpfe. Streichende Adaptierung mit dem abgerundeten Teil des Löffelexkavators und Überfließenlassen von Phosphatzement. Legen der Amalgamfüllung.

Akute Nachbeschwerden sind selten; eher kommt es zum latenten Gewebetod. Die klinischen Erfolge werden mit 60 bis 90 % angegeben, die histologischen liegen wesentlich niedriger. Wie an anderer Stelle ausgeführt (III. 10.2.), treten an den Zähnen mitunter intradentäre Dentinresorptionen auf.

Die Versorgung der Zahnmarkwunde erfolgt sowohl bei der direkten Überkappung als auch nach Vitalamputation mit Calciumhydroxid. Es bewirkt in direktem Kontakt mit dem Pulpagewebe zwar eine Oberflächennekrose, fördert aber durch die Alkalisierung der tiefer liegenden Gewebeschichten die Hartsubstanzbildung (Abb. 160), die bereits nach 6 bis 10 Wochen deutlich ausgeprägt sein kann. Bewährt haben sich Fertigpräparate ohne (Calxyl®, Reogan®) oder mit geringfügigen Röntgenkontrastzusätzen (Reogan-rapid®), ebenso schnellhärtende Calciumhydroxid-Zemente (Hydrex®, Cp-CAP®).

Gemische von Zinkoxid mit *Nelkenöl* bzw. *Eugenol* haben in *direktem Gewebekontakt entzündungsfördernde*, die Hartsubstanzbildung hemmende *Eigenschaften*.

8.6.3. Formokresol-Verfahren

Während man die Verwendung gewebeschädigender Desinfektionsmittel (Iod, Kreosot, Trikresol-Formalin) im allgemeinen zur Behandlung des Zahnmarkes ablehnt, wird ihnen mitunter eine günstige Wirkung auf das erkrankte Pulpagewebe zugesprochen.

Als Wirksubstanz wird eine Mischung von 19% Formaldehyd und 35% Trikresol (15% Glyzerol als Vehikel) verwendet, die auf die vital amputierte Pulpa für einige Minuten zur Wirkung gebracht wird; sogenannte einphasige „5-Minuten-Formokresol-Pulpotomie". In histologischen Präparaten findet sich unter der überdeckten Pulpawunde eine erhaltene, komprimierte, azidophile, faserige Oberflächenschicht; in den tieferen, schwächer anfärbbaren Geweben liegt eine leichte Zelldegeneration vor, entzündliche Veränderungen fehlen jedoch. Zwar kommt es zu keiner sekundären Hartsubstanzbildung, doch bleibt andererseits auch die durch Wundabdeckung mit Calciumhydroxid oder Mortalamputation induzierte intradentäre Resorptionstätigkeit aus. Die bisher vorliegenden Erfahrungen deuten darauf hin, daß die mit einer Gewebeschädigung erkaufte Desinfektion des Zahnmarkes die Mängel anderer Behandlungsverfahren ausschaltet und dadurch die Voraussetzungen für den Erfolg dieser Therapie schafft. Klinische Mißerfolge waren nach ein- und mehrjährigen Kontrollen in 20 bis 30 % der Fälle zu konstatieren; sie traten häufiger auf, wenn für die Behandlung mehrere Sitzungen notwendig waren. Allerdings konnte in jüngerer Zeit der Nachweis erbracht werden, daß nach Formokresol-Behandlungen an den permanenten Nachfolgern gehäuft Schmelzflecken auftreten.

8.6.4. Vitalexstirpation

Ziel des Behandlungsverfahrens ist die Hartsubstanzanlagerung im foraminalen Bereich der Wurzeln durch Abdecken des pulpo-periodontalen Gewebes mit Autoimplantat. Diese, für bleibende Zähne gültige Maxime ist infolge der zu erwartenden Wurzelresorption nicht auf die Milchzähne übertragbar. Außerdem machen die grazilen, gespreizten, häufig stark abgekrümmten Wurzeln die Anwendung der am bleibenden Zahn praktizierten Stufentechnik unmöglich. Dem Einsatz der Vitalexstirpation sind also im Milchgebiß natürliche Grenzen gesetzt.
Diese kritische Beurteilung gilt allerdings nicht für die vitale Exstirpation von Pulparesten in den Wurzelkanälen bei partieller Gangrän, deren Entfernung im Interesse der zügigen Weiterführung einer Behandlung notwendig wird. Man sollte dabei prüfen, ob eine Lokalanästhesie überhaupt erforderlich ist, oder ob die Pulpasensibilität nicht schon mit Hilfe eines Oberflächenanästhetikums ausgeschaltet und das Restgewebe dann mittels Exstirpationsnadel beseitigt werden kann.

8.6.5. Mortalverfahren

Bei der Behandlung kariesbedingter Entzündungen der Milchzahnpulpa nehmen die Mortalverfahren nach wie vor eine vorrangige Stellung ein. Weniger, weil man den biologischen Prinzipien nicht Rechnung tragen möchte oder kann, sondern weil eine Reihe von Vorzügen das Verharren in alten Bahnen mitunter noch als sinnvoll erscheinen läßt. Offensichtlich ist das Entzündungs- und Infektionsgeschehen im Zahnmark des Milchzahnes durch desinfizierende Substanzen besser zu beherrschen als am bleibenden Zahn. Die Resorption der Milchzähne wird durch die Mortalamputation nicht beeinträchtigt (Abb. 161).
Die *Mortalexstirpation* bereitet am Milchzahn mitunter technische Schwierigkeiten. Erstens ist sie nur an Zähnen durchführbar, die noch nicht der Resorption unterliegen und der Kanalaufbereitung zugängig sind (gekrümmte Kanäle, Obliterationen), zweitens besteht erhöhte Gefahr einer mechanischen oder medikamentösen Schädigung der

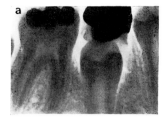
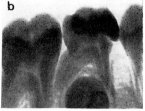

Abb. 161 Röntgenographisch normaler Resorptionsablauf 85 (b) 25 Monate nach Mortalamputation bei 8jährigem Patienten (a)

Periapikalgewebe. Soweit möglich, sollte deshalb der *Mortalamputation* der Vorzug gegeben werden. Sie ist vor allem indiziert bei koronaler Lokalisation des Entzündungsprozesses (Pulpitis coronalis).
Die Vorteile der Mortalamputation bestehen in der Verlegung des Operationsfeldes in zugängige Bereiche des Zahnes, in der Ausschaltung mechanischer Reizungen durch den möglichen Verzicht auf Wurzelkanalinstrumente, in der weitgehenden Vermeidung chemischer Reizungen der Periapikalgewebe und vor allem in ihrer leichten Durchführbarkeit. Hinzu kommt, daß die verhältnismäßig kleine Wurzelpulpa des Milchzahnes leichter zu mumifizieren und so für begrenzte Zeit zu erhalten ist, als die des bleibenden Zahnes. Die klinisch-röntgenographischen Ergebnisse sind unterschiedlich (65 bis 80%). Mißerfolge haben ihre Ursache meist in falscher Diagnosestellung bzw. Indikation, in fehlender Asepsis während der Behandlung oder nachfolgenden sekundären Infektionen, können aber auch auf pathogenen Noxen zurückzuführen sein oder mit dem Alter des Kindes im Zusammenhang stehen. Die Erfolgsquote liegt bei Kindern unter sechs Jahren höher als bei älteren.
Bestimmend für die Prognose ist immer die Lokalisation der Demarkation zwischen der Zerfallszone der Pulpa und dem noch vitalen Gewebe. In Abhängigkeit von der in den einzelnen Wurzelkanälen vorliegenden Situation sollte die Mortalamputation deshalb zur tiefen Amputation oder hohen Exstirpation ausgeweitet werden. Nach der Exstirpation ist der aufbereitete Wurzelkanal ohne Zwischeneinlagen möglichst umgehend definitiv abzufüllen.
Die vorkommenden Mißerfolge nach Mortalamputation mahnen allerdings, das Behandlungsverfahren nicht kritiklos oder leichtfertig anzuwenden. Von größter Wichtigkeit ist die Einhaltung aller aseptischen Kautelen und Grundregeln des technischen Vorgehens:
1. Kein Speichelzutritt, Verwendung steriler Instrumente, Vermeiden unnötiger Sitzungen, zügige Durchführung der einzelnen Behandlungsphasen.
2. Nach Devitalisation und Amputation (nur bis zum Kanaleingang) Reinigung mit H_2O_2 und Applikation einer tief wirksamen, gegebenenfalls Formaldehyd abspaltenden Lösung zur Fixierung und Desinfektion des Kanalweichgewebes (5 bis 7 Tage).
3. Danach Eröffnung ohne Speichelzutritt, Nachamputation und mechanische Reinigung (Luftstrom) bei Verzicht auf Flüssigkeit, da diese für das gegerbte Gewebe von Nachteil ist. Applikation eines „Dauerdesinfiziens", wozu sich die Trio-Paste nach GYSI am besten bewährt. Sofort dichter Verschluß durch Unter- und Deckfüllung.

An den Milchschneide- und -eckzähnen wird selbstverständlich der Exstirpation mit nachfolgender Wurzelfüllung der Vorzug gegeben.

8.7. Behandlung des infizierten Wurzelkanals

Der kariesbedingte Pulpatod geht in der Regel mit einer Infektion des Wurzelkanals, seines Wanddentins und des periapikalen bzw. lateralen Periodonts einher. Ziel der Wurzelbehandlung ist die Ausschaltung der Infektion und damit im Zusammenhang die Vermeidung bzw. Rückführung periapikaler Entzündungsprozesse, um einen für den kindlichen Organismus bis zum physiologischen Milchzahnverlust tragbaren Zustand zu sichern. Die Voraussetzungen dafür werden am permanenten Zahn durch maximale Kanalaufbereitung, Desinfektion und hermetische Abfüllung der Wurzelkanäle geschaffen. Der medikamentösen Keimbekämpfung kommt in dieser *therapeutischen Trias* nur sekundäre Bedeutung zu. Am Milchzahn fehlt zwar ein ausgeprägtes Ramifikationsgebiet, doch sind die Bedingungen im periapikalen Bereich deshalb keineswegs günstiger. Infolge des fortschreitenden Wurzelabbaus und des notwendigen Einsatzes weichbleibender Pasten zur Wurzelfüllung gelingt es nicht, optimale Verhältnisse zu schaffen. Auslaugung und Resorption des Füllmaterials sowie resorptive Erweiterung und Verlagerung des Foramen apicale begünstigen die Entwicklung toter Räume und somit ein Wiederaufflammen bzw. weiteres Ausbreiten der Infektion. Hinzu kommt, daß sich die *chronisch-apikale* Periodontitis *auf konservierende Maßnahmen zumeist therapierefraktär verhält* (Abb. 162). Insofern werden im Hinblick auf die Behandlung infizierter Wurzelkanäle an Milchzähnen noch recht unterschiedliche Auffassungen vertreten. Sieht man von bestimmten Varianten ab, so stehen einander folgende Grundtendenzen gegenüber:

1. Das Trepanieren, Drainieren sowie Herunterschleifen der Zähne zwecks Gewährleistung des Exsudatabflusses.
2. Trotz vorliegender Infektion Wahrung der Integrität des Wurzelkanalgebietes, technisches Vorgehen wie bei der Mortalamputation, bei mehr oder weniger umfangreicher Belassung des infizierten Materials. Dieser Empfehlung entsprechend werden – nach Säuberung des Kavums – die Kanaleingänge erweitert, der Wurzelkanal wird oberflächlich, unter Verwendung einer Saugspülkanüle, mit Natriumhypochlorit-Lösung gereinigt. Eine weitere Desinfektion strebt man durch Formaldehyd abspaltende Medikamente an. Zur Einlage ins Kavum findet Trikresol-Formalin, zur Abdichtung der Kanaleingänge Trio-Paste Verwendung.
3. Kanalaufbereitung und Wurzelfüllung bis zum Apex bzw. in den Bereich des physiologischen oder resorptiv verlagerten, evtl. erweiterten Foramen apicale.
4. Bei symptomlosen Zähnen Aufbereitung des Wurzelkanals über den Apex hinaus und – nach Zwischeneinlagen von Parachlorphenol – Überfüllung einer Wurzelpaste in den periapikalen Raum.

Überraschenderweise fehlen Ergebnisse exakter, über längere Perioden vorgenommener klinischer und röntgenographischer Nachprüfungen, welche die verschiedenen thera-

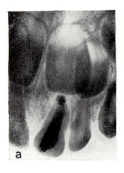
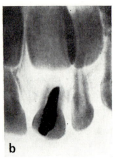

Abb. 162 Posttraumtische Gangrän 61 mit apikaler Periodontitis bei 4jährigem Knaben (a); Weiterentwicklung des Prozesses (trotz Keimbekämpfung und Jodoformpastenfüllung) 15 Monate nach Behandlung (b)

peutischen Empfehlungen ausreichend fundamentieren könnten. Bestimmend für die Art des Vorgehens bleibt somit vorerst die klinische Erfahrung.
Bei Wahrung der Integrität des Kanalgebietes kommt es seltener zu klinischen Komplikationen, was bei der Kinderbehandlung zweifellos ein Vorteil ist. Das technische Vorgehen erfordert erheblich weniger Zeit als bei anderen Methoden. Berücksichtigt man Form, Verlauf und lichte Weite der Wurzelkanäle an Milchmolaren, so sind weder eine Kanalspülung ohne vorherige Aufbereitung noch die Applikation desinfizierender Agentien in das Kavum hinsichtlich der Keimbekämpfung als ausreichend effektiv einzuschätzen. Gewährleistet wird durch diese Maßnahmen lediglich die Ausschaltung des infektiösen Nachschubs über die Kavität.
Setzt man als *Ziel* der endodontischen Behandlung des infizierten Wurzelkanals die *Schaffung eines für den kindlichen Organismus tragbaren Zustandes*, so muß man – auch vom theoretischen Aspekt – Optimales verlangen.
Im indizierten Fall ist daher dem mehr oder weniger klassischen Vorgehen, nämlich der Aufbereitung, Desinfektion und Wurzelfüllung, der Vorzug zu geben. Prinzipiell sollte man die Behandlung infizierter Wurzelkanäle auf wenige Sitzungen beschränken. Jede unnötige Verzögerung geht zu Lasten des Ergebnisses.

8.7.1. Aufbereitung der Wurzelkanäle

Die Kanalaufbereitung erfolgt mechanisch. Auf die Verwendung dentinzerstörender oder -lösender Substanzen wird bewußt verzichtet. Erstere führen leicht zu periapikalen Reizungen, während letztere nicht ausreichend effektiv sind. Dies bezieht sich an Milchzähnen auch auf die apikal wenig reizenden Chelatoren, wie EDTA-Präparate. Die direkte Applikation der Lösungen am Bestimmungsort ist bei Obliteration gleichfalls fraglich.
Vor der Kanalaufbereitung empfiehlt sich die mechanische Längenmessung mittels Parallel-Röntgentechnik. Die Längenmessung des Wurzelkanals mit elektrischem Strom *(Endometrie, Dentometrie)* oder Ultraschall *(Sonometrie)* bringt am Milchzahn keine Vorteile.
Oberstes Gebot der Kanalaufbereitung ist die Vermeidung mechanischer Irritationen des periapikalen Gewebes bzw. der Zahnkeime. Das setzt genaue anatomische und physiologische Kenntnisse voraus sowie ein außerordentlich behutsames Vorgehen. Sieht man von den Milcheckzähnen ab, so variiert die Gesamtlänge der noch nicht in der Resorption befindlichen Milchzähne zwischen 14 und 19 mm (Tab. 20). Die

Tabelle 20 Durchschnittliche Längenmaße in mm vor Eintreten der Resorption und Auftreten abrasiver Wirkungen (nach MÜLLER und DE JONGE)

Zahn	Kronenlänge	Gesamtlänge
61	6,0–7,3	17,0–19,0
62	5,5–6,8	14,5–17,0
71	5,0–6,6	15,0–19,0
72	5,6–7,0	15,0–19,0
63	6,5–7,8	17,5–22,0
73	6,5–8,1	17,5–22,0
64	5,8–6,5	14,0–17,0
74	6,6–7,0	14,0–17,0
65	6,0–6,7	16,5–18,5
75	6,5–7,2	17,5–19,5

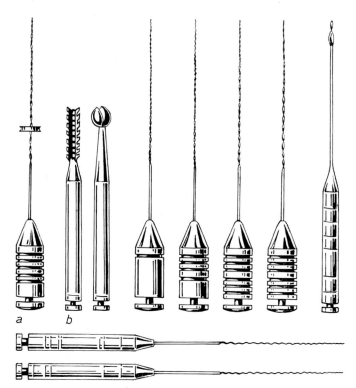

Abb. 163 Markiertes Kanalinstrument (a) sowie rationalisiertes Wurzelkanalinstrumentarium (b); Fissuren- und Rosenbohrer (Größe 5 oder 6) für Winkelstück kurz; je zwei Kanalfeilen und -bohrer wie auch Hedströmfeilen (Stärke 3 und 6); 2 Lentulo unterschiedlicher Größe, evtl. Kanaleingangserweiterer

angegebenen Daten stellen Durchschnittswerte für die allgemeine Orientierung dar. Längenmessungen der Wurzelkanäle und Markierung der maximalen Eindringtiefe am Aufbereitungsinstrument mittels Gummiplättchen (Abb. 163a) oder Kofferdam sind ratsam. Da die Aufbereitung des Wurzelkanals nicht ganz bis zum anatomischen bzw. resorptiv verlagerten Foramen erfolgt, wird die Markierung 2 mm kürzer angesetzt. Dabei ist zu bedenken, daß das Arbeitsende der Kanalinstrumente im allgemeinen zwischen 19 bzw. 21 und 29 mm variiert, von den Herstellern also nach der Länge bleibender Zähne konfektioniert wurde. Die Längenmarkierung liegt deshalb bei der Aufbereitung von Milchzahnwurzeln in der Regel am Anfang des Feilkörpers (16 mm Länge) oder ist bereits auf diesen vorverschoben.

In Anbetracht der grazilen Gestalt der Milchzahnwurzel sind Instrumente geringerer Stärke zu verwenden (maximale Stärke 7 oder 8). Das gilt für alle geeigneten Handinstrumente, vom Nervkanalbohrer über die Nervkanalfeile bis zur Hedströmfeile. Ungeeignet sind Rattenschwanzfeilen und die sogenannten Nervnadeln. Die Vielzahl der handelsüblichen Stärken und Formen von Kanalinstrumenten ist irreführend. Erfahrungsgemäß genügen einige wenige Instrumente, die in der Art eines Trays oder eines, den persönlichen Gewohnheiten entsprechend zusammengestellten Sortiments griffbereit zur Verfügung stehen sollten (Abb. 163b). Wie weit man bei der Kanalausschachtung vorwärts gehen kann, hängt ab vom klinischen und röntgenographischen Befund. Im wesentlichen gilt es, zwischen zwei Formen zu differenzieren: der sogenannten partiellen Gangrän, bei der im apikalen Bereich noch vitales Pulpagewebe oder aber eingewuchertes Resorptionsgewebe nachweisbar ist, und der chronisch-apikalen, in ihrer Ausdehnung begrenzten Periodontitis. Bei der erstgenannten Form erfolgen Aufbereitung und Reinigung des Wurzelkanals nur bis zum periapikalen Gewebe, bei letzterer hingegen sollte man bestrebt sein, den Apex zu erreichen und exakt abzufüllen.

8.7.2. Keimbekämpfung

Die Behandlung des infizierten Wurzelkanals ist mehr ein quantitatives als qualitatives Problem. Hat man erst einmal das infizierte Zerfallsprodukt und keimhaltiges Wanddentin aus dem Wurzelkanal entfernt, bedarf es weiter keiner besonderen Maßnahmen der Infektbekämpfung. Abgesehen davon sind die realen Möglichkeiten dazu ohnehin sehr begrenzt. Lediglich durch Einlagen desinfizierender Lösungen und nachfolgende antiseptische Wurzelfüllung kann die Keimzahl dezimiert werden. Reizende Medikamente mit sogenannter Tiefenwirkung sind abzulehnen. Dies gilt ebenso für Chlorphenol und Trikresol-Formalin wie für Silbernitrat-Lösung.
Geeignet sind Chlorphenol-Kampfer-Menthol-Lösungen, in Kampfer gelöstes Chlorxylenol (ED 84®) sowie Hydro-Merfen® in niedrigen Konzentrationen (2°/$_{00}$). Alle diese Präparate werden mit Hilfe einer watteumwickelten Millernadel appliziert und können für 3 bis 5 Tage im Kanal verbleiben. Liegen apikale Beschwerden nicht vor oder bleiben sie nach der Kanalaufbereitung aus, so genügen in der Regel eine oder maximal zwei Einlagen vor Abschluß der Behandlung mittels Wurzelfüllung.

8.7.3. Wurzelfüllung

Am Milchzahn zum Einsatz gelangende Füllmaterialien müßten nach kontraktionsfreier Härtung volumenbeständig, feuchtigkeitsunempfindlich, gewebefreundlich wie auch röntgensichtbar sein und resorptiven Einflüssen gleichen Widerstand entgegensetzen wie das Wurzeldentin. Nur ein Material, das allen diesen Anforderungen entspricht, könnte in jeder Phase der physiologischen und pathologischen Resorption der Zahnhartsubstanzen einen Zustand gewährleisten, in dem die Bildung toter Räume ausgeschlossen und eine zirkumapikale Erkrankung vermieden wird. Da es jedoch ein derart ideales Wurzelfüllmittel bislang nicht gibt, ist man genötigt, mit chemischen Substanzen und Kombinationen zu arbeiten, von denen man weiß, daß sie nicht in jeder Beziehung zu befriedigen vermögen. Die einen – widerstandsfähig gegenüber zellulärem und enzymatischem Abbau – eignen sich nicht zur Verwendung am Milchzahn, die anderen verfallen zu schnell der Resorption. Trotz einiger Nachteile gebührt nach wie vor der WALKHOFF-Paste der Vorzug (Pasta Jodoformii SR 81). Sie besteht aus Jodoform, Chlorphenol, Kampfer-Menthol und gegebenenfalls etwas Thymol. Eine gewisse resorptionsverzögernde Wirkung wird erreicht, wenn man der Paste Zinkoxid zusetzt. Zur Wurzelfüllung ungeeignet haben sich alle härtenden Materialien und nicht resorbierbaren Wurzelstifte aus Guttapercha, Silber bzw. Kunststoff erwiesen, ebenso reizende Formalin-Resorzin-Gemische (RIEBLER-Paste). Bezüglich der Verwendung von Calciumhydroxid-Pasten zur Wurzelfüllung an Milchzähnen liegen noch keine ausreichenden Erfahrungen vor.
Treten nach erfolgter Wurzelfüllung apikale Reizerscheinungen auf, ist zunächst abzuwarten. In der Regel klingen sie schnell ab, ansonsten muß der Zahn extrahiert werden.

8.8. Kompromißlösungen

Als Kompromißlösungen sind all jene Maßnahmen zur funktionellen „Erhaltung" des Milchzahnes zu werten, die den an die endodontische Behandlung pulpa- und wurzelkranker Zähne zu stellenden Anforderungen nicht voll entsprechen. Dazu zählen das Offenlassen und Herunterschleifen infizierter Wurzelkanäle nach Trepanation, Drainage der Pulpakammer nach WAISER und konservierende Maßnahmen als Zwischenlösung bis zur später vorgesehenen Extraktion.

Die Ansichten über solche Kompromißlösungen sind unterschiedlich und überwiegend im Konventionellen verhaftet. Unmögliche Sauberhaltung des Zahnes, die dadurch bedingte Förderung des kariogenen Mundmilieus sowie das Fortschreiten der Infektion, aber auch die Gefahr einer Exazerbation bzw. der Schmerzprovokation durch eingebissene Speisereste und schließlich die Geschmacksbeeinträchtigung sind hinreichende Gründe dafür, Kompromißlösungen nicht zum Leitmotiv des allgemeinen Vorgehens zu machen, sondern auf den Einzelfall zu beschränken. Eine Kompromißlösung ist vertretbar:
1. wenn die Extraktion des Milchzahnes wegen einer allgemeinen Erkrankung des Kindes auf einen späteren Zeitpunkt verschoben werden muß;
2. bei behandlungsunwilligen Kindern;
3. bei akuter oder subakuter periapikaler Entzündung bis zu deren Abklingen;
4. wenn im Molarenbereich der Zahn bis zum Durchbruch der ersten Molaren als Platzhalter belassen werden soll.
5. wenn die Gefahr besteht, daß bei der Extraktion des Zahnes der permanente Zahnkeim beschädigt wird.

In jedem Falle aber muß der definitive Extraktionstermin feststehen, der spätestens zum Zeitpunkt der Okklusionseinstellung der ersten Molaren gegeben ist. Allerdings hat sich gezeigt, daß Offenlassen oder Drainieren der Zähne nicht immer ausreicht, um einen Zustand der Ruhe herbeizuführen. Besonders bei fistulierenden Prozessen treten zwischenzeitlich subakute oder akute Exazerbationen auf, die dann zu einer radikalen Lösung zwingen. Die Ursache dafür ist im ständigen Nachschub infektiösen Materials über den Wurzelkanal zu sehen. In solchen Fällen kann man einen akzeptablen Zustand nur dann erreichen, wenn der über den Zahn bestehende Zugang zum Apikalbereich unterbunden wird. Überraschenderweise hat sich dazu die Wurzelkanalbehandlung mit nachfolgender Jodoformpasten-Füllung gut bewährt. Dabei scheint eine leichte Überfüllung nicht von Nachteil zu sein (Abb. 164). Fisteln bilden sich meist schon nach kurzer Zeit zurück, und es tritt ein Zustand der klinischen Ruhe ein. Röntgenographische Rückbildung des periapikalen Prozesses ist jedoch nicht zu erwarten.

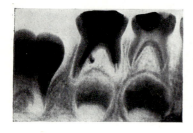 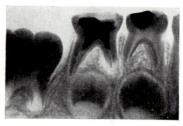

Abb. 164 Ruhigstellung eines fistulierenden Prozesses 85 durch Kanalreinigung und Überfüllung von Jodoformpaste bei $4^{1}/_{2}$jährigem Kind

9. Erkrankungen der Pulpa und des apikalen Periodonts jugendlicher permanenter Zähne

Zwischen den Erkrankungen des Zahnmarkes sowie der zirkumapikalen Gewebe bleibender Zähne von Jugendlichen und Erwachsenen bestehen keine prinzipiellen Unterschiede. Wenn im Rahmen dieser Besprechung klinischer Probleme des Kindesalters dennoch darauf eingegangen wird, dann nur im Hinblick auf Normabweichungen, wie sie während der posteruptiven Bildungsphase der Wurzeln möglich sind. Die Tatsache (s. Tab. 2), daß bestimmte Zähne bei ungestörtem Dentitionsverlauf die Okklusionseinstellung bereits mit fast formierten Wurzelspitzen erreichen, engt das Problem praktisch auf die oberen und unteren Inzisiven sowie die ersten Molaren ein. Erkrankungsursache ist bei ersteren hauptsächlich das akute Trauma, bei letzteren die Karies.

Definitionsgemäß versteht man also unter erkrankten *Zähnen* mit *unvollständigem Wurzelwachstum* solche, bei denen das röntgenographisch darstellbare Foramen die 1-mm-Grenze nicht unterschritten hat.

9.1. Physiologie und Pathologie des Zahnmarkes

Das Zahnmark des durchbrechenden permanenten Zahnes besitzt die hohe Leistungskraft sich differenzierender Gewebe. Im apikalen und periapikalen Bereich des Zahnes (Abb. 165) liegt ein Keimgewebe vor, das unter kaufunktioneller Belastung die Formierung der Wurzeln und des Alveolenfundus vornimmt. *Regressive Metamorphosen* des Zahnmarkes sind – unter physiologischen Bedingungen – während dieser Bildungsperiode auszuschließen. Erst jenseits des 14. Lebensjahres wurde das Auftreten ihrer Initialformen beobachtet. Auch *Dentikel* und *dystrophische Verkalkungen* kommen in diesem Alter nur ausnahmsweise vor. Durch das weite Foramen treten in das Cavum dentis starke, sich vielfach verzweigende Gefäße ein, die sowohl für ausreichenden Nachschub von Aufbaustoffen als auch für den Abtransport von Schlacken Sorge tragen. Bei Entzündungsreaktionen bietet die weite foraminale Passage günstige Kompensationsbedingungen. Erst verhältnismäßig spät entsteht eine Stauungshyperämie, die dann zur Ursache der Pulpanekrose werden kann.

Allen exogenen Reizeinwirkungen setzt das Zahnmark in dieser Phase aktiven Widerstand entgegen. Dafür zeugen Sekundärdentinbildung bei vordringender Karies, Hartsubstanzbildung des Zahnmarkes als Antwortreaktion auf Calciumhydroxid und nicht zuletzt die Fähigkeit zur Differenzierung sekundärer Odontoblasten sowie die Reversibilität initialer Entzündungsprozesse nach Eliminierung der auslösenden Ursache. Besonders ausgeprägt ist die Differenzierungsfähigkeit des Pulpagewebes im Bereich der Wurzelkanaleingänge.

Kariesbedingte Irritationen des Zahnmarkes stellen sich an jugendlichen permanenten Zähnen mitunter schon frühzeitig ein. Dabei besteht eine gewisse Wechselwirkung

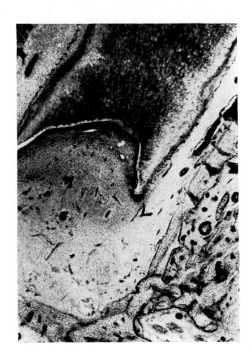

Abb. 165 Histologische Situation bei unvollendetem Wurzelwachstum im Apexbereich

Tabelle 21 Schema der klinischen Pulpitisdiagnostik nach DRIAK (überarbeitet)

Pulpitisformen	Spontanschmerzen	Perkussionsschmerzen	elektrische Prüfung
Hyperaemia pulpae	keine	—	unveränderte Reizschwelle
Pulpitis acuta serosa partialis	meist am Tag, mehr gleichmäßig stechend, lokalisierbar	—	herabgesetzte Reizschwelle bei Fortdauer der Reizung
Pulpitis acuta serosa totalis	am Tag oder nachts auftretend, ziehend, irradiierend	±	herabgesetzte Reizschwelle
Pulpitis acuta purulenta partialis	meist abends bzw. nachts dumpf klopfend, mit dem Pulsschlag synchron, lokalisierbar	—	erhöhte Reizschwelle
Pulpitis acuta purulenta totalis	Tag und Nacht meist klopfend	+	kein einheitlicher Befund
Pulpitis chronica clausa	meist keine	±	erhöhte Reizschwelle
Pulpitis chronica ulcerosa	fast keine bzw. schwache, kurz dauernde	±	erhöhte Reizschwelle
Pulpitis chronica granulomatosa	geringe	±	erhöhte Reizschwelle

zwischen der Qualität wie auch Quantität der Reizwirkung und der Art sowie Intensität der Pulpareaktion. Je stärker der pathologische Reiz ist, um so intensiver werden die Antwortreaktionen sein und um so schwerwiegender die Folgen für den Bestand des Gewebes. Allerdings reagiert das Zahnmark auf pathologische Reize unterschiedlich. Ausgeprägt sind im allgemeinen Tendenzen zu akut-serösen Entzündungsreaktionen reversiblen Charakters, zur demarkierenden chronisch-ulzerierenden, aber auch zur chronisch-proliferierenden Entzündung.

9.1.1. Diagnostik der Pulpakrankheiten

Das in einem starren Hartsubstanzmantel eingebettete, weder tast- noch sichtbare Markorgan schließt die Anwendung objektiver diagnostischer Verfahren aus. Als einzige Anhaltspunkte (in Verbindung mit der Anamnese) gelten der Schmerz sowie die Reaktionsschwelle auf exogene Reizung. Zwar unterscheiden sich der neuralgiforme und der pulssynchrone Schmerz, doch sind die auftretenden Schmerzen in Qualität und Intensität derart variabel, daß sie kaum Schlußfolgerungen auf den im Pulpenkavum vorliegenden pathologischen Befund zulassen. Beim unvollständig entwickelten permanenten Zahn ist das symptomatologisch differenzierte Diagnoseschema (Tab. 21) sehr unsicher, weil sich die weiträumige, gefäßreiche und intensiver reagierende Pulpa durch noch stärkere Abweichungen auszeichnet. Diese Unsicherheit

thermische Reize	chemische Reize	Befund am Kavitätenboden	Trepanation als letzter diagnostischer Behelf
vorübergehend empfindlich	vorübergehend empfindlich	mäßige Ausdehnung, relativ dicke Dentinschicht über der Pulpa	blutiges Exsudat
empfindlich (Kälte)	empfindlich	noch vorhandene dünne Dentinschicht über der Pulpa	Blutung
empfindlich (Kälte)	empfindlich	noch vorhandene dünne Dentinschicht über der Pulpa	Blutung
empfindlich (Wärme)	empfindlich	noch vorhandene dünne Dentinschicht über der Pulpa	blutig-eitriges bzw. eitriges Exsudat
empfindlich (Wärme)	empfindlich	ausgedehnte Karies, evtl. primäre Wurzelkaries	blutiges bis eitriges Exsudat
meist nicht empfindlich	meist nicht empfindlich	ausgedehnte Karies, dünne empfindliche Dentinschicht über der Pulpa	blutiges bzw. blutig-eitriges Exsudat
nicht empfindlich	nicht empfindlich	freiliegende Pulpa, sichtbares Geschwür	–
nicht empfindlich	nicht empfindlich	freiliegende Pulpa, proliferierendes Granulationsgewebe (Pulpapolyp)	–

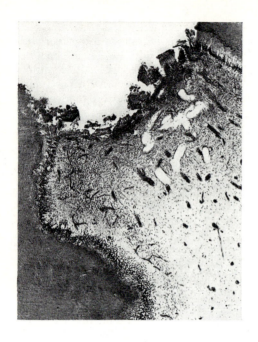

Abb. 166 Artifiziell entblößte Pulpa (Dentinsplitter, Hyperämie, seröse Durchtränkung, vereinzelte Zellinfiltrate)

der symptomatologisch gestützten klinischen Diagnostik macht eine Umorientierung von der rein patho-histologischen Basis auf klinisch-therapeutische Gesichtspunkte der Befundbewertung, in Abhängigkeit von den Möglichkeiten der Pulpabehandlung, unumgänglich:
1. Erhaltung der entzündeten oder akzidentell freigelegten Pulpa;
2. ihre partielle Erhaltung bei Opferung des erkrankten Gewebes;
3. ihre vollständige Eliminierung.

Von Bedeutung ist also vor allem die prognostische Einschätzung der Reversibilität bzw. Irreversibilität des Entzündungsprozesses und damit der Erhaltungswürdigkeit des Zahnmarkes. Dem Restkariesbefund am Kavitätenboden nach vorsichtiger Eliminierung des kariös erweichten Zahnbeins gebührt in diesem Zusammenhang größte Aufmerksamkeit. Bei geschlossenem Zahnmark empfehlen sich zur Absicherung der Diagnose Exkavierung, dichter Verschluß und anschließend Beobachtung über 24 Stunden *(exspektative Pulpitisdiagnostik)*.
Unter Berücksichtigung der Anamnese, des Befundes am Kavitätenboden, der Schmerzen wie auch der Reaktion des Zahnmarkes auf äußere Reize ist folgende therapeutisch orientierte Differenzierung von Pulpairritationen bzw. -erkrankungen zweckmäßig, wie dies in der jüngeren Literatur erneut akzentuiert wird:

Artifizielle Entblößung des Zahnmarkes

Im gesunden, kariesfreien Dentin punktförmige bis stecknadelkopfgroße Perforation. Leichte bis mäßige, gut stillbare Blutung. Das Zahnmark ist vital, auf Millernadelsondierung und Kältereiz hochempfindlich. Histologisch (Abb. 166) im Perforationsbereich mehr oder minder umfangreicher Gewebeverlust (Odontoblastenzone), in der Tiefenausdehnung begrenzte, mechanisch bedingte Hyperämie und Exsudation mit vereinzelten hämorrhagischen Bezirken sowie Dentinsplittern. *Differentialdiagnose:* Nekrose der Pulpa an vormals gefüllten Zähnen. *Therapie:* direkte Überkappung mit Calciumhydroxid.

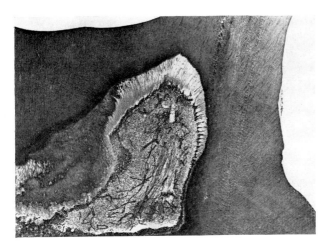

Abb. 167 Reversible Pulpitis

Tiefe Karies bei klinisch symptomloser Pulpa

Kariöser Dentinzerfall bis zum Pulpakavum, darüber eine geschlossene Zahnbeinschicht. Kavitätenboden nach Exkavierung erweichten Dentins hellbraun bis dunkel: braun, hart, manchmal auch weniger fest als gesundes Nachbardentin. Druck auf das evtl. flexible Pulpadach kann schmerzhaft sein. Anamnestisch lassen sich mitunter länger zurückliegende Schmerzattacken eruieren. Der Zahn ist kälteempfindlich. Mikroskopisch von pathologischen Symptomen freie oder hyperämische Pulpa im kariesanliegenden Bereich, Nachweis entzündlicher Rundzellen und leichter Exsudation möglich. Infolge toxischer Reizung häufig gesteigerte Sekundärdentinbildung. *Differentialdiagnose:* partiell-irreparable Pulpitis. *Therapie:* indirekte Überkappung.

Reversible Pulpitis

Nach Exkavation am Kavitätenboden gleicher Befund wie bei tiefer Karies klinisch gesunder Zähne. Geschlossene, verfärbte, harte, zumindest aber feste Dentindecke. Restkaries sondenhart bzw. in der Horizontalen mit Löffelexkavatoren nicht mehr abschälbar, mit Millernadel nicht zu durchdringen. Kein Perkussionsschmerz. Durch bakterio- sowie autotoxische, thermische, chemische oder mechanische Reize ausgelöste, spontan auftretende, manchmal ausstrahlende, häufig jedoch lokalisierbare, vorwiegend ziehende Schmerzen von kurzer Dauer und wechselnder Intensität. Erstmaliges Auftreten minimaler Beschwerden vor wenigen Tagen. Auf Kälte und elektrischen Reiz gesteigerte Empfindlichkeit. Mikroskopisch (Abb. 167) Hyperämie, exsudative Durchtränkung des Gewebes, mäßige Rundzelleninfiltration, evtl. bis in die Kanalpulpa, aber kein Gewebezerfall *(Pulpitis acuta serosa)*. Mitunter überwiegen chronische Zellelemente (Pulpitis chronica clausa). Röntgenographisch evtl. Sekundärdentin. *Differentialdiagnose:* irreversible Pulpitis, partiell-irreparable Pulpitis (expektative Diagnose). *Therapie:* indirekte Überkappung mit Calciumhydroxid, keine Antibiotika-Kortikoid-Kombinationen.

Irreversible Pulpitis

Dentin bis zur Pulpa kariös durchweicht, Karieseliminierung gelingt kaum ohne deren Freilegung. Verfärbte Dentinoberfläche aufgerauht, mit deutlichem Konsistenzunterschied zum gesunden Nachbardentin. Pulpa evtl. durch Restdentin mit Millernadel sondierbar. Vorwiegend spontan und nachts einsetzende, ebenso exogen provo-

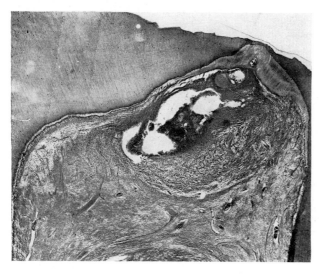

Abb. 168   Irreversible Pulpitis

zierte, lokalisierbare wie irradiierende, ziehende oder pulssynchrone Schmerzen, die oft länger anhalten. Ihr erstes Auftreten mitunter schon einige Zeit zurückliegend. Bei total seröser Entzündung beträchtlich gesteigerte Kälteempfindlichkeit, bei purulenter hingegen herabgesetzte oder verstärkte Wärmereaktion. Elektrische Reizschwelle bei ersteren gesenkt, bei letzteren erhöht. Histologisch (Abb. 168) infolge der Bakterieninvasion progrediente Veränderungen *(Pulpitis acuta totalis)* mit mehr oder weniger umfangreichen Leukozyteninfiltraten bzw. vereinzelten Abszeßhöhlen (Pulpitis acuta purulenta). Bei Beschränkung des purulenten Prozesses auf das Kronenkavum in der Wurzelpulpa meist schon Hyperämie, mitunter Perkussionsempfindungen. Röntgenographisch breitbasiger Kontakt zwischen tiefer Karies und Pulpahohlraum; letzte Dentinschicht gibt nur schwachen Röntgenkontrast. Bei unvollständigem Wurzelwachstum schwierige Bewertung des periapikalen Röntgenbefundes. *Differentialdiagnose:* Reversible und partiell-irreparable Pulpitis. *Therapie:* Bei koronaler Lokalisierbarkeit des Entzündungsprozesses Versuch einer Vitalamputation, andernfalls Pulpaeliminierung.

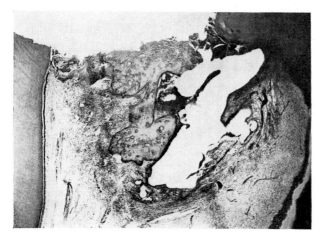

Abb. 169   Partiell-irreparable Pulpitis

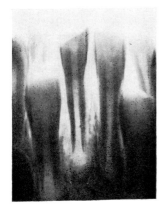

Abb. 170 Ähnlichkeit röntgenographischer Apikalbefinde bei posttraumatischer Gangrän (31) und unvollständigem Wurzelwachstum (41)

Partiell-irreparable Pulpitis

Am Kavitätenboden kariöser Erweichungsherd mit eröffnetem Pulpakavum, evtl. Pulpapolyp oder chronisch-granulierender Entzündungsprozeß. Zahnmark sondierungsempfindlich. Bei Druck oder infektiösem Nachschub schwer zu definierende, lokalisierbare Schmerzen, sonst überwiegend schmerzfrei. Fehlende thermische und chemische Reizempfindlichkeit, elektrische Reizschwelle aber erhöht. Auf Perkussion keine Reaktionen. Histologisch (Abb. 169) dominiert entweder ein chronisch-ulzerierendes bzw. proliferierendes Geschehen in der Kronenpulpa, oder es liegt ein alter purulenter Prozeß vor. Im Röntgenbild fehlt eine geschlossene Dentindecke über dem Cavum dentis. *Therapie:* Vitalamputation oder Pulpaeliminierung.

Nekrose oder Gangrän

Das Pulpakavum ist meist offen oder von einer durchgehend erweichten Dentinschicht bedeckt. Teilweise über Jahre beschwerdefrei, in anderen Fällen imponiert ein dumpfer, schwer lokalisierbarer, wandernder und unmotiviert auftretender Schmerz, der durch Wärme provoziert werden kann. Dumpfer Perkussionsschall ist charakteristisch. Der Zahn ist gräulich bis bräunlich verfärbt, keine Reaktionen auf Reizprovokation. Histologisch nekrotisches Gewebe sowie zersetzte Speisen (starke Infektion). Dentinwandung des Kavums kann tief erweicht sein. Bei röntgenographischer Einschätzung des Apikalbereiches Stand der Wurzelbildung beachten (Abb. 170)! *Differentialdiagnose:* Partiell-irreparable Pulpitis. *Therapie:* Bei Schmerzen bringt Kavumeröffnung schnell Linderung; nachfolgend Wurzelbehandlung, Kürettage bzw. Wurzelspitzenamputation.

9.1.2. Hinweise zur Behandlung von Pulpakrankheiten

Das sehr reparations- und regenerationsfreudige Gewebe des jugendlichen permanenten Zahnes rechtfertigt den breiten Einsatz vitalerhaltender Verfahren. Die günstigen reparativen Bedingungen erlauben eine Erweiterung der Indikation auf das pathologisch veränderte Zahnmark. Für die Durchführung der Therapie gelten die allgemeinen Prinzipien.
Indirekte Überkappung. Entscheidend für den Erfolg sind weitestmögliche Exkavierung des kariösen Dentins und dichter Verschluß der Kavität. Durch die Unterbindung des für die Mikroorganismen notwendigen Milieus kommt es nicht nur zur zahlen-

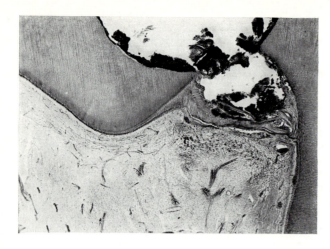

Abb. 171 Kontinuierlicher Hartsubstanzverschluß des Zahnmarkes ein Jahr nach direkter Überkappung mit Calciumhydroxid an 16 (HE, 25fach)

mäßigen Abnahme der Bakterienflora, sondern auch zur Austrocknung und Remineralisation des Kariesrestes. Eine schrittweise Entfernung des kariös erweichten Dentins kann bei der Gefahr einer Pulpafreilegung angezeigt sein (provisorischer Verschluß für 4 bis 6 Wochen). Die sekundäre Hartsubstanzbildung wird durch eine Überkappung mit Calciumhydroxid oder Verschluß der Kavität mit Zinkoxid-Nelkenöl gefördert. Antiseptische Lösungen (Chlorphenol, Oxichinolin, Silbernitrat), ebenso wie Antibiotika (gleich welchen antimikrobiellen Spektrums) sind kontraindiziert.

Die klinischen Ergebnisse der indirekten Überkappung von Zähnen mit tiefer Karies (über 95%) wie auch reversibler Pulpitis (um 70%) sind sehr befriedigend. Bestimmend für das Resultat der Ausheilungstherapie bei entzündlich erkrankten Pulpen ist allerdings weit weniger der Einsatz besonderer Medikamente (Antibiotika-Kortikoid-Kombinationen) oder Verfahren (Heilanästhesie, elektro-medikamentöse Pulpitistherapie), als vielmehr die richtige Indikationsstellung. Hat sich der pathologische Prozeß bereits zu einem irreversiblen entwickelt, gilt jeder Versuch der Vitalerhaltung als verfehlt.

Bei Vorliegen einer reversiblen Pulpitis wird nach Exkavierung des erweichten kariösen Dentins und Auswaschen mit 3%iger Wasserstoffperoxid-Lösung die Kavität für 24 Stunden mit Zinkoxid-Nelkenöl verschlossen. Halten die Beschwerden an, sollte man auf die angestrebte Vitalerhaltung des entzündeten Zahnmarkes verzichten. Meist klingen die Beschwerden jedoch ab, so daß der Zahn nach etwa 14 Tagen definitiv versorgt werden kann. Spätere Sensibilitätskontrollen sind allerdings notwendig.

Direkte Überkappung. Vornehmliche Indikation ist die akzidentelle Pulpaeröffnung. In der Regel läßt Wundversorgung mit Calciumhydroxid einen hartgewebigen Verschluß erwarten (Abb. 171). Das gilt auch bei Pulpafreilegung an Zähnen mit tiefer, unkomplizierter Karies. Hat die Karies jedoch breitbasigen Kontakt zum Pulpagewebe oder muß in der Perforationsumgebung infiziertes Dentin zurückgelassen werden (speziell bei akuter Karies), greift die Infektion später meist auf das Zahnmark über und wird zur Ursache eines Mißerfolgs. Zähne mit entzündlich erkrankter Pulpa *(irreversible Pulpitis)* haben insofern kaum Erfolgschancen, als bei ihnen nach der Wundversorgung weder mit einer Reparation der Entzündung noch mit der Restaurierung des Hartsubstanzdefektes gerechnet werden kann (Abb. 172).

Die Behandlungserfolge sind in indizierten Fällen außerordentlich gut (80 bis 90%), allerdings auch vom Wundverbandmittel (Calciumhydroxid) abhängig. Bestes Kriterium des Behandlungserfolges ist der röntgenologische Nachweis des fortschreitenden Wurzelwachstums.

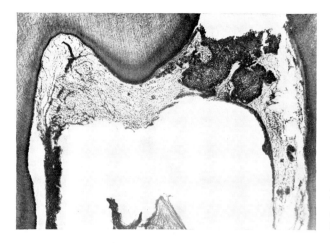

Abb. 172 Mißerfolg nach direkter Überkappung eines pulpitischen ersten Molaren 2 Monate nach Behandlung (HE, 25fach)

Vitalamputation. Sie gilt als Methode der Wahl für jugendliche permanente Zähne mit unvollständigem Wurzelwachstum. Indiziert ist dieses Verfahren bei tiefer, symptomloser Karies (Kariesbefund in der Perforationsumgebung), partiell-irreparabler Pulpitis sowie traumatisch freigelegtem Zahnmark. Insbesondere an kariesgeschädigten ersten Molaren sollte die Vitalamputation gezielter zum Einsatz gelangen.

Der Heilungserfolg (nach Wundverband mit Calciumhydroxid; Formokresol ist kontraindiziert) im Sinne einer hartgewebigen Abriegelung des Amputationsbereiches (Abb. 173) und der Erhaltung der Pulpavitalität hat sich in einem relativ hohen Prozentsatz als erreichbar erwiesen (70 bis 80 %). Der wichtigste Vorzug dieser Therapie besteht darin, daß sie die weitere Wurzelbildung sichert und damit die Ausschaltung all jener Komplikationen ermöglicht, die meist mit dem Versuch einer Pulpaexstirpation verbunden sind.

Voraussetzung des ungestörten Heilungsverlaufes ist die richtige technische Durchführung des Eingriffs, bedeuten doch sowohl die Eröffnung des Pulpakavums als auch die Amputation eines mehr oder weniger umfangreichen Gewebekomplexes sowie die nachfolgende Wundbedeckung eine zusätzliche mechanische, chemische und bakterielle Irritation, die es einzuschränken gilt durch Einhaltung folgender Grundsätze: Aufrechterhaltung aseptischer Kautelen (keimfreies Instrumentarium,

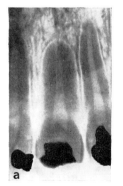
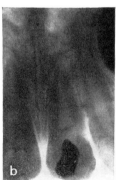
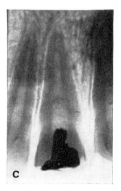
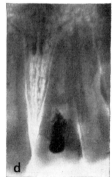

Abb. 173 Ausgeprägte Hartsubstanzbildung in der Pulpakammer oberer Inzisiven (a–d) bei Kindern und Jugendlichen nach unterschiedlich tiefer und lang kontrollierter Vitalamputation

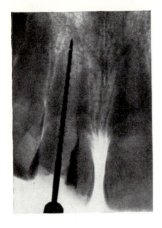

Abb. 174 Größenvergleich eines Kanalinstrumentes mit dem Kanallumen bei unvollständigem Wurzelwachstum

sterile Wattepellets, Trockenhaltung des Operationsfeldes), schonendes Abtragen des Zahnmarkes mit scharfem Rosenbohrer (der möglichst etwas größer sein sollte als das Kanallumen), Blutstillung mit Wasserstoffperoxid bzw. Calciumhydroxid-Lösung, druckloses Auftragen des Wundverbandmittels und schließlich dichter Abschluß der Kavität (Vermeidung von Sekundärinfektionen). Insbesondere an frakturierten Schneidezähnen ist es ratsam, die Amputationsstelle so tief wie möglich zu legen, da der Wurzelkanal für die spätere Aufnahme eines Halteelementes benötigt wird. Man leitet damit praktisch zu einer akzeptablen Form der Pulpaeliminierung über.

Pulpaeliminierung. Auf übliche Art durchgeführt, ist sie bei weitem Foramen problematisch und führt häufig zum Mißerfolg. Das Fehlen der gewohnten Führung für die Kanalinstrumente sowie das breitbasige Übergehen des Pulpa- in das Periapikalgewebe (Abb. 174) begünstigen sowohl die mechanische Verletzung als auch die Infektverschleppung. Mit Exstirpationsnadeln oder Querschnittsbohrer gelingt es hier kaum, das Zahnmark abzuschneiden. Rißwunden und schwer stillbare Blutungen sind die Folge. Häufig ist die gewünschte definitive Versorgung des Wurzelkanals in einer Sitzung nicht möglich. Das angestrebte Behandlungsziel, nämlich die apikale Abriegelung des Foramen und die Herausbildung eines Alveolenfundus, bleibt dann aus; eine apikale Periodontitis ist häufige Folge.

Vorheriges Devitalisieren des Zahnmarkes mit Scherbenkobalt oder Paraformaldehyd vermag die Situation keineswegs zu verbessern. Da sich die Demarkation zwischen nekrotisiertem und vitalem Gewebe nicht exakt bestimmen läßt, besteht immer die Gefahr einer Wundsetzung wie auch nachteiliger Fernwirkungen auf das apikale Gewebe, die einem Mißerfolg der Behandlung Vorschub leisten.

Zur Wurzelfüllung empfehlen sich härtende Calciumhydroxid-Präparate; bei Verwendung weicher Präparate ist die Überschichtung mit einem nicht resorbierbaren, den Wurzelkanal hermetisch abschließenden Material notwendig (Diaket, weniger geeignet ist Guttapercha). Für notwendige Zwischeneinlagen verwendet man ChKM oder Chlorhexidin-Lösungen.

9.2. Apikale Periodontitis

Die für die Antwortreaktion des Zahnmarkes auf pathologische Reize günstige apikale Bildungsphase erweist sich bei pathologischen Insulten für den Apikalraum als nachteilig. Nicht zu unrecht gilt die Behandlung infizierter Wurzelkanäle an Zähnen mit unvollständigem Wurzelwachstum deshalb als problematisch.

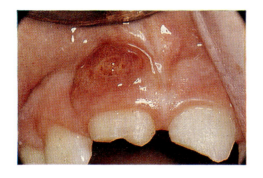
Abb. 175 Von 11 ausgehende Vestibularfistel bei 10jährigem

Eine Infektion des nekrotisch zerfallenen Zahnmarkes bleibt in dieser Situation nur selten auf den Wurzelkanal beschränkt. Das voluminöse, wenig widerstandsfähige Keimgewebe wie auch die lockere, an Markräumen reichere Knochenstruktur leisten der Ausbreitung pathogener Keime in den Apikalraum Vorschub, in dem die Mikroorganismen sehr günstige Milieubedingungen vorfinden.

Weniger häufig beobachtet man im jugendlichen Gebiß die von vornherein akut verlaufende, mit typischen klinischen Symptomen einhergehende Periodontitis (s. III. 11.). In der initialen Entzündungsphase handelt es sich vorwiegend um einen chronischen, klinisch latent ablaufenden Prozeß, der zur diffusen Ausbreitung ins Knochengewebe neigt und eine röntgenographische Demarkierung zum gesunden Gewebe hin vermissen läßt.

Histologisch kennzeichnend für diese Form der *Periodontitis apicalis chronica* sind nekrotisch zerfallene Gewebekomplexe, Granulationsgewebe und Rundzellinfiltrate, die gleichzeitig das Bild in den umgebenden Knochenmarkräumen beherrschen können. Die Initialstadien dieses Prozesses entziehen sich häufig der klaren röntgenographischen Beurteilung. Mitunter finden sich im periapikalen Drittel des Wurzelkanals entzündlich veränderte Pulpareste. Ganz offensichtlich ist ferner die Tendenz zum progredient-granulierenden Verlauf der Entzündung. Als Charakteristikum der *Periodontitis apicalis fistulosa* gilt ein an der vestibulären (Abb. 175) oder oralen Kieferseite, seltener extraoral lokalisiertes Fistelmaul, aus welchem sich auf Druck ein eitrig-blutig vermischtes Exsudat entleert. Bei Veränderung der allgemeinen Abwehrlage, infektiösem Nachschub oder Verlegen des Ausflußweges gehen die chronischen Apikalentzündungen am kindlichen Kiefer leicht in ein akutes Stadium über (s. III. 11.).

9.2.1. Befundeinschätzung und Behandlungsindikation

Trotz ausgewogener Indikation und technisch einwandfreier Vornahme der Behandlung sind therapierefraktäre Fälle nicht selten (s. Abb. 185). Schwer stillbare Blutungen, anhaltende Exsudation und wiederholte, teilweise eitrige Exazerbation des ostitischen Prozesses stellen kaum zu beherrschende Komplikationen dar. Dennoch sollte man – selbstverständlich nach Ausschluß einer allgemeinen Kontraindikation (Gesundheitszustand des Kindes usw.) und unter Berücksichtigung der kieferorthopädischen Indikation zum Lückenschluß (s. III. 19.1.2.) – dem Versuch eines konservativen Vorgehens den Vorzug geben. Die Erhaltungschance ist um so größer, je weiter die Wurzelbildung fortgeschritten, je kleiner also das Foramen apicale ist. Meist sind dann auch die Infektion des Kanaldentins sowie dessen Aufweichung geringer und durch desinfizierende Maßnahmen leichter zu beeinflussen.

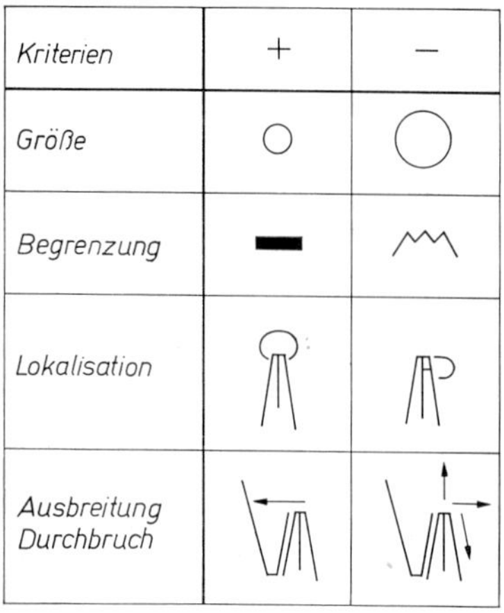

Kriterien	+	−
Größe	○	◯
Begrenzung	▬	⋀⋀
Lokalisation		
Ausbreitung Durchbruch		

Abb. 176 Indikatorische und kontraindikatorische Bewertungskriterien chronisch-apikaler Röntgenbefunde

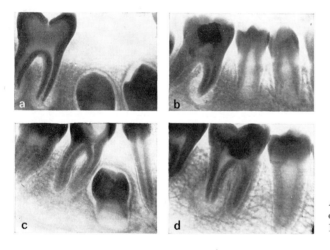

Abb. 177 Röntgenbefunde an ersten Molaren (a–d) bei apikalen Periodontitiden

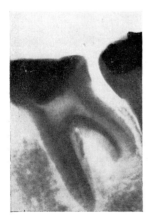

Abb. 178 Unscharf begrenzte, von beiden Wurzeln in den Bifurkationsbereich ziehende Aufhellung an unvollständig gebildeten 46 mit infiziertem Wurzelkanal

Die verschiedenen periapikalen Prozesse sprechen auf eine endodontische Behandlung unterschiedlich an. Röntgenographische Kriterien (Abb. 176), wie die Größe, Begrenzung, Lokalisation und Ausbreitung des periapikalen Prozesses, gestatten gewisse prognostische Schlußfolgerungen. Therapierefraktär verhalten sich oft größere, diffus in das umgebende Knochengewebe übergehende sowie lateral lokalisierte bzw. die Wurzelspitzen zervikalwärts stärker umgreifende Prozesse (Abb. 177a und b). Während der vestibuläre Durchbruch der Entzündung im allgemeinen günstig zu beurteilen ist, muß man Einbrüche in die Kieferhöhle oder in den Mandibularkanal, Ausbreitungen in die Bifurkation (Abb. 178) bzw. zum Marginalsaum des Zahnes hin wie auch das Übergreifen auf die Apikalbereiche von Nachbarzähnen als Kontraindikationen werten. Die größere Rückbildungschance nach endodontischen Maßnahmen haben kleinere (etwa bis Linsengröße), schärfer abgegrenzte periapikale Prozesse (s. Abb. 177d).

Eine weitere Kontraindikation ist immer dann gegeben, wenn an den Wurzeln des zu behandelnden Zahnes Resorptionen nachweisbar sind. Periapikale Prozesse an unteren Inzisiven sprechen auf konservierende Maßnahmen im allgemeinen schlecht an, selbst bei Vorliegen prognostisch günstig zu wertender Röntgenbefunde. Daß bei den indikatorischen Erwägungen die Restaurierungsmöglichkeit der klinischen Krone, die Wertigkeit des Zahnes (Abb. 177c) und der Zahnwechsel entsprechend berücksichtigt werden müssen, ist selbstverständlich.

9.2.2. Endodontisches Vorgehen

Eine endodontische Behandlung infizierter Zähne mit weitem Foramen kann unterschiedlichen Zielen dienen:
1. der temporären Erhaltung des Zahnes im Hinblick auf eine später in Erwägung zu ziehende prothetische Lösung (s. III. 19.2.2.);
2. der Verkleinerung des Prozesses zwecks Schaffung günstigerer Bedingungen für eine Resektion;
3. der Ausheilung des apikalen Prozesses und funktionellen Erhaltung des Zahnes, wobei das jugendliche Gewebe zur Ablagerung osteoider oder zementoider Hartsubstanz, also zur „Vermauerung" des Foramen angeregt werden soll (Abb. 179). Voraussetzung ist, daß es gelingt, das verseuchte Hart- und Weichgewebe zu beseitigen, energische Infektionsbekämpfung zu betreiben und somit das zum Wachstum der Mikroorganismen notwendige Milieu auszuschalten.

Vorbereitende Maßnahmen: Nur bei eitrig-sezernierenden periapikalen Prozessen wird der Wurzelkanal für einen oder zwei Tage offengelassen (lockerer Wattebausch);

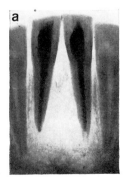
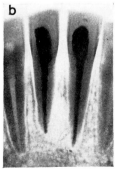

Abb. 179 Rückbildung eines chronisch-apikalen Prozesses an 41 und 31, bei 11jährigem Knaben, nach zweimaliger Chlorbegasung und Wurzelfüllung mit Chloropercha (a); Zustand nach 12 Monaten

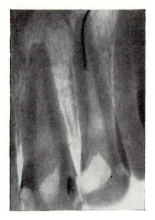

Abb. 180 Komplikation der Wurzelbehandlung durch unsachgemäßes Vorgehen; in den apikalen Prozeß an 22 geschobener Guttaperchapoint

ansonsten wird er nach biomechanischer Reinigung und Abraspeln der Kanalwandung verschlossen. *Messung* der *Kanallänge* und *Markierung* des Kleininstrumentariums sollten dabei selbstverständlich sein, allein schon um apikalen Irritationen vorzubeugen (Abb. 180).
Die Aufbereitung von Wurzelkanälen sollte prinzipiell unter Kofferdam erfolgen, was auch für die nachfolgenden Behandlungsphasen gilt.
Energische Keimbekämpfung im Wurzelkanal ist unerläßlich. Die in jüngerer Zeit erneut erhobene Forderung nach dem Einsatz *biologisch wirkender Lösungen* ist hypothetisch vertretbar, aber in Anbetracht der Infektionslage bei weitem Foramen keinesfalls von praktischer Relevanz.
Zur Zwischeneinlage ist ChKM zwar geeignet, doch dürfte seine Desinfektionskraft nicht in jedem Falle ausreichen. Günstig zu beurteilen sind merfen- oder oxichinolinhaltige Lösungen, deren antiseptische Wirkung in Form einer heißen Kanalspülung erhöht werden kann. Einen guten antimikrobiellen Effekt üben NaOCl-Lösungen aus (Natriumhypochlorid 0,5 bis 5,0 %), die zudem auf nekrotisierte Gewebe lösend wirken, was speziell bei weitem Foramen von Bedeutung ist. In jüngerer Zeit werden Chlorhexidin-Lösungen (0,2 %) favorisiert.
Bei fistulierenden Prozessen ist Durchspritzung mit Wasserstoffperoxid 3%ig angezeigt und in mehrtägigen Abständen zu wiederholen.

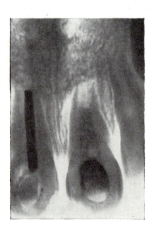

Abb. 181 Röntgenographischer Befund nach unsachgemäßer Wurzelfüllung bei posttraumatischer Gangrän 21

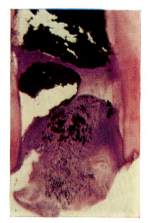

Abb. 182 Histologische Situation des in Abbildung 181 dargestellten Falles; Auslaugung und Abbau des Füllmaterials, tote Räume und entzündliches Granulationsgewebe

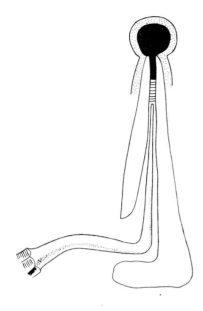

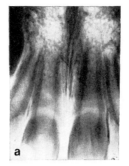 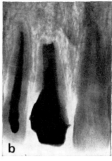

Abb. 184 Klinisch-röntgenographischer Zustand 8 Jahre (b) nach kombinierter Apex-Granulomfüllung an unvollständig gebildetem, traumatisch verletztem 11 (a)

Abb. 183 Kombinierte Apex-Granulomfüllung (nach O. MÜLLER; umgezeichnet)

Wurzelfüllung. Die Wahl des Wurzelfüllmaterials stellt vor Probleme, allein schon wegen der mitunter schwer zu unterbindenden Exsudation und der breiten apikalen Wundfläche. Aus diesen Gründen ist auch die Verwendung der sonst sehr bewährten Chloropercha, mit nachgeschobenem Guttaperchapoint, als alleiniges Füllmittel nicht ratsam. Aufgrund ihrer Feuchtigkeitsempfindlichkeit und wasserabstoßenden Eigenschaft leistet sie im Kontaktbereich nicht ausgetrockneter Kanalwände der Bildung toter Räume Vorschub und damit der Reinfektion bzw. dem Wiederaufflammen zurückgebliebener pathogener Keime. Zementhaltige Wurzelfüllmittel hingegen unterliegen der Auslaugung durch die Gewebesäfte und führen so zu einer apikal untragbaren Situation (Abb. 181 und 182).

Die günstigste Wirkung auf die apikalen Gewebe ist von den *biokompatiblen Calciumhydroxid-Präparaten* zu erwarten. Die Verwendung der Jodoformpaste hat rückläufige Tendenz, nicht zuletzt wegen ihrer resorptionsfördernden Wirkung auf die periodontalen Gewebe, in deren Folge es auch zum Abbau der Wurzeln kommen kann. Ihr Einsatz reduziert sich am permanenten Zahn mit weitem Foramen auf die wenigen indizierten Fälle einer kombinierten *Apex-Granulomfüllung.* Bei dieser wird lediglich der Apikalbereich mit Jodoformpaste abgefüllt und über diese nach Trocknung und Reinigung des Wurzelkanals Guttapercha appliziert, wobei ein leichter Stempeldruck ausgeübt wird (Abb. 183), um dann den erneut gereinigten Wurzelkanal mit Chloropercha auszufüllen. Diese Kombination verbindet den der Jodoformpaste eigenen Vorzug, die Regeneration des Gewebes zu stimulieren, mit der günstigen Eigenschaft der Chloropercha, einen dichten Verschluß zu ermöglichen, an welchem der Resorptionsprozeß zum Stehen gebracht und in günstigen Fällen eine bindegewebige Vernarbung erreicht werden kann (Abb. 184a und b).

9.2.3. Endodontisch-chirurgisches Vorgehen

Die endodontische Behandlung infizierter Wurzelkanäle und ihrer periapikalen Komplikationen bedarf mitunter der ergänzenden chirurgischen Intervention in Form einer Resektion, periapikalen Exkochleation oder Alveolotomie. Sie beruhen auf der

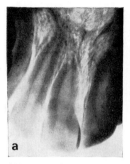 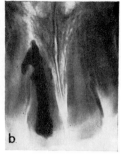 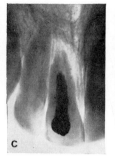 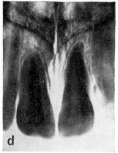

Abb. 185 Posttraumatische Gangrän nach leichter Subluxation 11 bei 12jährigem Knaben. Kein auffälliger apikaler Befund (a); Zustand nach zweiter Jodoformpastenfüllung (b) sowie nach 6monatiger Kontrollzeit (c). Infolge nicht zu unterbindender Sezernierung und wiederholten subakuten Exazerbationen Resektion und Befund nach weiteren eineinhalb Kontrolljahren (d)

Schaffung eines Zutritts zum periapikalen Raum bzw. seiner chirurgischen Revision (Abb. 185).
Die endodontisch-chirurgische Behandlung erfolgt stets unter Injektionsanästhesie. Zugang zum Periapikalbereich erlangt man nach Abklappen des Mukoperiostlappens durch Abmeißeln oder Abbohren des Knochens. Der Weichteilschnitt ist so zu führen, daß die spätere Wundnaht außerhalb des Operationsbereiches auf gesunden Knochen zu liegen kommt.
Sowohl bei der *Resektion* als auch bei der *periapikalen Exkochleation* wird aus dem Erkrankungsherd das Granulationsgewebe beseitigt. Der Unterschied zwischen beiden Verfahren besteht darin, daß man bei ersterem nach hermetischem Abschluß des Zahnes durch eine Wurzelfüllung die Wurzelspitze amputiert (reseziert), während die Wurzel bei letzterem in voller Länge belassen und der Wurzelkanal – intra operationem – unter Kontrolle gefüllt wird. Bei der *Alveolotomie* (apikale Lüftung) hingegen dringt man nur bis in den Periapikalraum vor, um ihn zu drainieren, verzichtet aber darauf, das Granulationsgewebe oder die Wurzel anzugehen.
Allerdings sind endodontisch-chirurgische Verfahren ausschließlich an Zähnen mit gut zugängigem Apikalbereich anwendbar. Diese Voraussetzung ist bei den oberen wie auch unteren Schneidezähnen, den Eckzähnen und Prämolaren gegeben. Molaren zwingen meist zu radikaleren Maßnahmen, der Extraktion oder bestenfalls einer Replantation.
Für Resektion, periapikale Exkochleation und Alveolotomie gilt gleichermaßen, daß sie ihre streng umrissene Indikation haben, die von der Wurzelkanalsituation, der Art des Zahnes und dem Alter des Patienten bestimmt wird.
Die periapikale Exkochleation ist vornehmlich bei weitem Foramen angebracht und die Alveolotomie – als selten notwendig werdende Palliativmaßnahme –, wenn nach Wurzelfüllung bzw. Überfüllung starke, nicht einzudämmende Schmerzen auftreten.
Dagegen sollte die Wurzelspitzenresektion avitalen Zähnen mit periapikalem Befund vorbehalten bleiben, insbesondere wenn der Wurzelkanal nicht zugängig oder der Zugang zum Apex durch irgendwelche Hindernisse bzw. abgebrochene Kanalinstrumente versperrt ist. Weitere Indikationen sind: komplizierte infizierte Wurzelkanäle und nicht heilende Apikalprozesse, wenn die Wurzelfüllung nicht bis zum Foramen apicale reicht; Zähne, an denen sich erst nach der endodontischen Behandlung ein Apikalprozeß entwickelte, oder ein bereits bestehender nicht heilte; Zähne mit radikulären Zysten; Zähne mit instrumentell verursachten Wurzelperforationen im Apikaldrittel sowie im Apikaldrittel frakturierte Zähne mit abgestorbenem Zahnmark.

10. Pathologische Resorptionen der Zähne

An den Hartsubstanzen der Radizes mikroskopisch nachweisbare Ab- und Anbauerscheinungen sind Ausdruck der periodontalen Anpassung an wechselnde funktionelle Bedingungen. Neben diesen physiologischen Veränderungen lassen sich an den Zähnen beider Dentitionen pathologische Resorptionen beobachten, die in fortgeschrittenen Stadien zur Ursache von Zahnverlust werden können. Trotz abweichender nomenklatorischer Auffassungen unterscheidet man prinzipiell zwei Grundformen: die extra- und intradentären Resorptionen (Abb. 186).

1. *Externe oder amputierende Resorptionen*

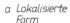

| a Lokalisierte Form | b Progressive Form | c Gleiche Vorgänge an retinierten Zähnen |

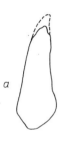 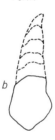 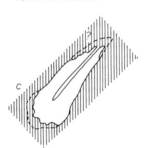

2. *Intradentäre Resorptionen*

| a Internes Granulom | b Externes Granulom | c Gleiche Vorgänge an retinierten Zähnen |

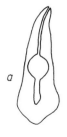 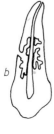 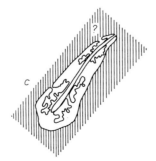

Abb. 186. Grundformen der Resorption durchgebrochener und retinierter Zähne (nach Bouyssou, Lepp und Zerosi)

10.1. Extradentäre Resorptionen

Röntgenographisch macht sich meist apikal oder zervikalwärts eine lokalisierte, scharf gezeichnete, unterschiedlich weit fortgeschrittene, quantitative Hartsubstanzeinbuße bemerkbar, die durch Knochenneubildung ersetzt sein kann. Als resorptionsauslösend gelten infektiöse Entzündungsprozesse (Abb. 187), akute und chronische Traumen (s. Abb. 323), medikamentöse Reize (Formalin, Jodoformpaste) sowie Tumoren (Osteoblastom, Sarkom, Karzinom, Ostitis fibrosa generalisata). Die seltenen idiopathischen, häufig generalisiert verlaufenden Resorptionen hingegen dürften auf Vitamin-A-Mangel oder Störungen des Endokrineums bzw. des Mineralstoffwechsels beruhen.

Bei Kindern und Jugendlichen sind infektions- wie auch traumabedingte Apikalprozesse häufigste Ursache externer Resorptionen. Aber auch kieferorthopädische Maßnahmen, Reimplantationen sowie follikuläre Zysten muß man als auslösende Faktoren in Betracht ziehen.

Zu den klinischen Symptomen zählen Änderungen des Klopfschalls, Lockerung der Zähne, Verfärbungen, Vitalitätsverlust und später Spontanfrakturen. Mitunter lösen Resorptionsprozesse bzw. deren Ursachen (z. B. Druck retinierter Zähne) neuralgiforme Beschwerden aus.

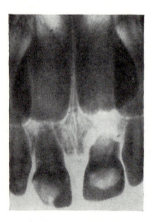

Abb. 187 Pathologische Resorption 61 durch apikalen Entzündungsprozeß bei 5jährigem Knaben

10.2. Intradentäre Resorptionen

Sie nehmen entweder von der Wurzelhaut oder aber der Pulpa ihren Ursprung. Im ersteren Falle, dem sogenannten externen Granulom (Synonyma: idiopathische Wurzelhautwucherung, internes Wurzelhautgranulom, Odontoklastoma), liegt eine von der Wurzelhaut ausgehende, infiltrierend und zentripetal fortschreitende, asymmetrisch lokalisierte (Abb. 188), solitär oder generalisiert auftretende Resorptionsform vor. Histologische Charakteristika sind resorptives Granulationsgewebe, Abbauerscheinungen im zirkumpulpären Dentin (Abb. 189a) ohne primäre Beeinträchtigung des Pulpagewebes (Abb. 189b), osteoide oder echte Knochenneubildung (Trabekulation) sowie räumliche Verbindung des Granulationsgewebes zur Wurzelhaut. Externe Granulome treten sowohl an den Zähnen der ersten als auch der zweiten Dentition (insbesondere bei Jugendlichen) nur selten in Erscheinung

Beim internen Granulom (Synonyma: Pink-Spots-Disease, Endodontoma, internes Pulpagranulom) handelt es sich demgegenüber um eine von der Pulpa ausgehende,

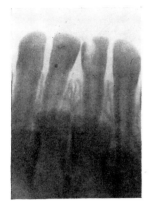

Abb. 188 Externes Granulom an 61 bei 3½jährigem Kind; exzentrisch, koronal-mesial lokalisierte Aufhellung (nach Spontakfraktur)

expansiv und zentrifugal fortschreitende, im koronalen, radikulären oder apikalen Bereich zentral lokalisierte, solitär, aber auch symmetrisch auftretende Resorption unterschiedlichen Ausmaßes. Pathogenetisch lassen sich zwei Formen differenzieren: der idiopathische und der infektiöse Typ. Der idiopathische Typ wurde an Milchzähnen wie auch an jugendlichen permanenten Zähnen bislang nur vereinzelt beobachtet. Man führt dies darauf zurück, daß das Zahnmark des Erwachsenen eher Tendenzen zu resorptiven Reaktionen erkennen läßt als jugendliches, sich erst differenzierendes Gewebe.

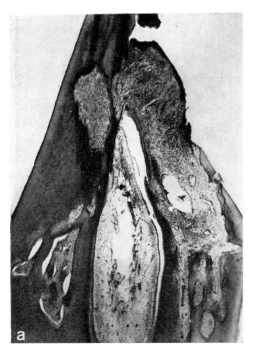
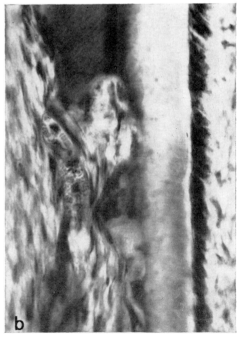

Abb. 189 Koronaler, intradentärer Resorptionsprozeß (a) mit zirkumpulpaler Ausbreitung (20-fach); zervikalwärts Trabekulation (mikroskopischer Befund zu Abb. 188) (b), Howshipsche Resorptionslakunen und Verharren des Abbauprozesses am Prädentin (300fach)

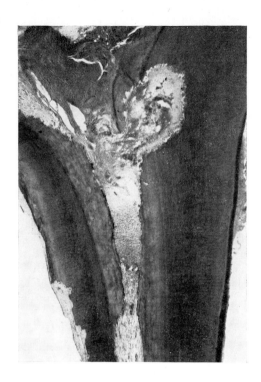

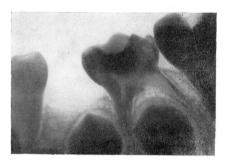

Abb. 190 Entzündliche, vom Pulpakavum ausgehende Dentinresorption (16fach)

Abb. 191 Intradentäre Resorption (infektiöser Typ). Vom Pulpenkavum an 75 ausgehender, ellipsenförmiger Aufhellungsprozeß mit Durchbruch zum Interdentalraum bei 7jährigem Kind

Häufiger kommt hier der infektiöse, ursächlich mit einer Karies bzw. mit den von ihr ausgehenden toxischen und mikrobiellen Insulten verbundene Typ vor. Histologisch kennzeichnet ihn eine produktive Entzündung, die schließlich zu einer fortschreitenden, vom Cavum pulpae peripherwärts sich ausbreitenden Resorption führt (Abb. 190). Röntgenographisch imponiert eine zentral lokalisierte, kreis- bzw. ellipsenförmige Dentinaufhellung, die durch die Hartsubstanz mit dem umgebenden Gewebe kommunizieren kann (Abb. 191). Die Resorptionen sind häufig therapeutisch bzw. medikamentös provoziert. Man beobachtet sie sowohl nach Mortalamputation als auch nach Vitalamputation und Pulpabedeckung mit Calciumhydroxid, Zinkoxid-Eugenol oder Formokresol (30 bis 60% der Fälle). Die Resorptionen sind nicht auf die medikamentöse Einwirkung, sondern auf die durch sie provozierte chronisch-resorptive Pulpaentzündung im Restgewebe zurückzuführen. Sie treten im Verlauf der ersten Monate nach der Behandlung auf und sind von unterschiedlicher Progressivität. Die Resorptionslakunen im pulpaanliegenden Dentinbereich erreichen zumeist nur geringe Ausmaße, so daß sie sich häufig der röntgenographischen Erfassung entziehen.

11. Odontogene Entzündungen der kieferumgebenden Weichteile

Bei den Entzündungen der kieferumgebenden Weichteile handelt es sich um Sekundärinfektionen, deren Ursache meistens infizierte Milchzähne oder permanente Zähne sind. In beiden Fällen verläuft die Entzündung gleichartig, doch besteht beim Milchzahn die Gefahr einer Schädigung des bleibenden Zahnkeimes. Das Röntgenbild vermag über die Größe eines periapikalen Entzündungsprozesses am Milchzahn nicht immer hinreichend Auskunft zu geben. Vielfach kann man nur vom klinischen Bild und dem Verlauf der Erkrankung auf den tatsächlich vorliegenden Zustand schließen.

11.1. Subperiostaler Abszeß

Der Subperiostalabszeß entsteht durch Eiteransammlung zwischen Knochenoberfläche und Periost. Bei akuten periapikalen Prozessen dringt der Eiter durch die Knochenmarkräume zur Knochenoberfläche vor, bis unter das Periost des Alveolarfortsatzes. In diesem Stadium ist das Zahnfleisch im Bereich der Wurzelspitze gerötet, entzündlich durchtränkt und druckschmerzhaft (Periostiti acuta). Weitere Charakteristika sind anhaltende, stechende Schmerzen, Vergrößerung und Schmerzhaftigkeit der regionalen Lymphdrüsen sowie erhöhte Körpertemperatur.
Mit zunehmender Eiteransammlung spannt sich das Periost, es wird angehoben und schließlich vom Knochen abgelöst. Im Verlauf von 2 bis 3 Tagen entwickelt sich auf diese Weise ein Subperiostalabszeß. Auf 38 bis 39 °C ansteigende Körpertemperatur und ödematöse Durchtränkung der umgebenden Weichteile gelten als typische Begleiterscheinungen seiner Entstehung. Lokalisiert sich der Abszeß am Oberkiefer, im Molarenbereich des Alveolarfortsatzes, verursacht er fast immer eine Schwellung der Wange wie auch des unteren Augenlides, mit Verengung der Lidspalte (Abb. 192). Im Bereich der oberen Schneidezähne kommt noch eine Lippenschwellung hinzu. Im Unterkiefer reicht die Schwellung bis zu dessen Rand, der jedoch gut tastbar ist (Abb. 193).
Die Schleimhaut über dem Abszeß und in seiner Umgebung ist geschwollen, durchtränkt, äußerst druckschmerzhaft und rötlich bis livid verfärbt. Auf Druck macht sich Fluktuation bemerkbar, die Spontanschmerzen dauern an.
Die Therapie beruht auf Entlastung durch intraorale Inzision. Der Schnitt wird bis zum Knochen geführt, das Periost bis in Höhe der beiden Nachbarzähne durchtrennt. Einlegen eines Jodoform-Gazestreifens sichert den Ausfluß des Eiters. Am zweiten Tag ist die Drainage zu entfernen. Je nach Dauer der Eiterexsudation muß sie allerdings mitunter zwei- bis dreimal erneuert werden. Danach setzt sehr bald eine Besserung des Allgemeinbefindens ein, die Schmerzen lassen nach, die Temperatur sinkt und die Weichgewebsschwellung geht zurück. Die Infektionsquelle, der infizierte

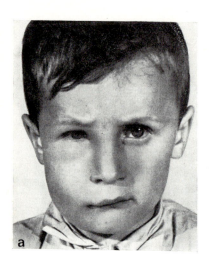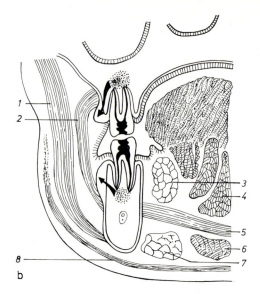

Abb. 192 Subperiostaler Abszeß des Alveolarfortsatzes im rechten Oberkiefer, ausgehend von 54 (a); Entwicklung des subperiostalen Abszesses auf dem Alveolarfortsatz des Ober- sowie Unterkiefers (b)

1 M.masseter
2 M.buccinatorius
3 Glandula sublingualis
4 M.genioglossus
5 M.mylohyoideus
6 M.geniohyoideus
7 Glandula submandibularis
8 Fascia colli superfic. u.Platysma

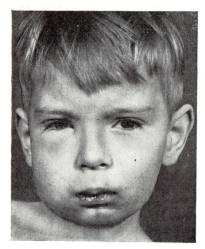

Abb. 193 Subperiostaler Abszeß des Alveolarfortsatzes im rechten Unterkiefer, ausgehend von 85

Zahn, wird nach Abklingen der akuten Symptome (mitunter aber auch schon vorher) entfernt. Im Milchgebiß sind infizierte Zähne in jedem Fall zu extrahieren, im bleibenden Gebiß nur die Molaren, während einwurzelige Zähne erhalten werden können.

11.2. Submuköser Abszeß

Unterbleibt die rechtzeitige Eröffnung des subperiostalen Abszesses, so bahnt sich der Eiter den Weg zur Oberfläche. Das vom Knochen abgehobene Periost verfällt der Nekrose und der Eiter gelangt schließlich unter der Gingivaschleimhaut ins Vestibulum oris. Die Schleimhaut des Alveolarfortsatzes ist dann vorgewölbt und dünn, es zeigt sich eine livide Verfärbung, manchmal scheint der Eiter hindurch, Fluktuation ist deutlich erkennbar. Spontanschmerzen fehlen, Druck löst nur geringe Beschwerden aus. Temperaturanstieg oder Gewebedurchtränkung sind nicht zu beobachten.

Therapie: Die Schleimhaut wird am unteren Abszeßrand durchschnitten, auf Wunddrainage kann man zumeist verzichten. Vom Knochen abgehobenes Periost und Schleimhautgewebe kehren von selbst wieder in ihre ursprüngliche Lage zurück, die Wundränder verkleben. Submuköse Abszesse treten an Milchzähnen außerordentlich häufig auf.

Nach Abklingen der Symptome ist – ähnlich wie beim subperiostalen Abszeß – die Infektionsquelle zu entfernen. Bleibt der Abszeß unbehandelt, bricht der Eiter in den Mundvorhof durch. Auf der Gingiva entsteht dann eine Fistel, aus der er über einige Tage ausläuft.

Manchmal bahnt sich die Eiterung ihren Weg durch die Weichgewebe der Haut, wo sich schließlich ein umgrenzter Unterhautabszeß entwickelt (Abscessus subcutaneus

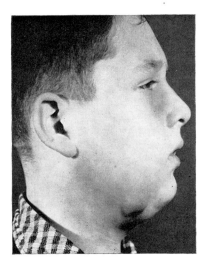

Abb. 194 Begrenzter Subkutanabszeß im unteren Mandibularbereich, ausgehend vom ersten Molaren

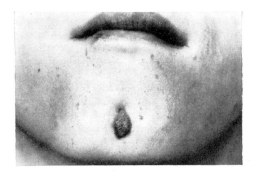

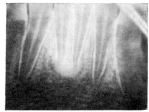

Abb. 195 Kinnfistel, ausgelöst durch apikale Periodontitis der unteren Schneidezähne

(Abb. 194). Wird nicht rechtzeitig chirurgisch eingegriffen, bricht der Abszeß auf und mündet an der Hautoberfläche als Fistel (Abb. 195). Derartige Fisteln können an der Wange, im Submandibularbereich, am Kinn und sogar am Hals lokalisiert sein, abhängig davon, ob die Eiterung von einem oberen oder unteren Zahn ausging. Sie heilen nach der Extraktion des erkrankten Zahnes ohne weitere Behandlung von selbst. Falls jedoch eine eingezogene Narbe zurückgeblieben ist, empfiehlt sich deren Exzision und plastische Naht.

11.3. Palatinaler Abszeß

Der Gaumenabszeß nimmt seinen Ursprung von infizierten seitlichen Schneidezähnen, palatinalen Wurzeln erster Prämolaren oder von Milchmolaren. Klinisch kennzeichnend ist eine kuppelförmige, unterschiedlich große, von der Umgebung deutlich abgegrenzte, die Mittellinie nicht überschreitende Schwellung (Abb. 196). Sie erweist sich als ziemlich schmerzhaft und fluktuierend, die darüberliegende Schleimhaut als livide und durchtränkt. Differentialdiagnostisch sind eine Osteomyelitis, verjauchte Zysten sowie Geschwülste abzugrenzen.
Die Behandlung des palatinalen Abszesses besteht gleichfalls in der Inzision, mit nachfolgender Drainage, da es bei der straffen Gaumenschleimhaut leicht zum Verkleben der Wundränder kommt. Empfehlenswert ist das Ausschneiden eines ovalen Fensters über dem Abszeß, wonach die Drainage dann allerdings entfällt. Um die Arteria palatina major nicht zu verletzen, wird der Schnitt nahe der Mittellinie in sagittaler Richtung geführt.

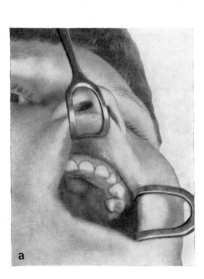
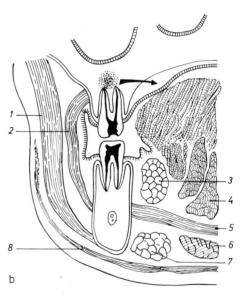

Abb. 196 Palatinaler Abszeß, ausgehend von 64 (a); Entwicklung des palatinalen Abszesses (b)

1 M.masseter
2 M.buccinatorius
3 Glandula sublingualis
4 M.genioglossus
5 M.mylohyoideus
6 M.geniohyoideus
7 Glandula submandibularis
8 Fascia colli superfic. u.Platysma

11.4. Permaxillärer Abszeß (Abscessus buccae)

Hierbei kann die Infektion von verschiedenen Zähnen des Oberkiefers, gelegentlich aber auch aus dem Unterkiefer in die Wange gelangen. Am häufigsten entwickelt sich die Entzündung aus einem über der vestibulären Umschlagfalte liegenden subperiostalen Abszeß, der in die Wangenweichteile durchbricht. Er liegt in der Regel in einem Bezirk, der vom vorderen Masseterrand, dem Infraorbitalrand und der Nase begrenzt wird, kann allerdings auch in den perimandibulären Bereich absinken.

Das klinische Bild ähnelt in vielem dem subperiostalen Abszeß, unterscheidet sich von ihm jedoch fast immer durch ein größeres kollaterales Ödem, das die ganze Wange wie auch das untere und obere Augenlid erfaßt, also zum Verschluß der Lidspalte führt (Abb. 197). Die Wangenschwellung fühlt sich fester an, die Haut ist gerötet und heiß. Bleibt die Entzündung auf die Wange beschränkt, so breitet sich die Schwellung nicht über den Jochbogen und den unteren Mandibularrand aus; beide bleiben tastbar.

Im weiteren Verlauf kommt es zur Kolliquation. Auf der geschwollenen Wange tritt dann ein auf Druck schmerzhafter, gegen seine Umgebung scharf abgegrenzter, glänzender, rötlich bis livid verfärbter Fleck in Erscheinung (Abb. 198). Hat sich der Abszeß bereits unter der Haut manifestiert, so ist Fluktuation fühlbar. Unterbleibt in diesem Stadium die Inzision, kommt es zu spontanem Eiterdurchbruch und zur Bildung einer Hautfistel.

Auch beim perimaxillären Abszeß sind Temperaturen von 39 bis 40 °C und Schüttelfrost keine Seltenheit. Der Pulsschlag des Patienten ist beschleunigt, im Harn finden

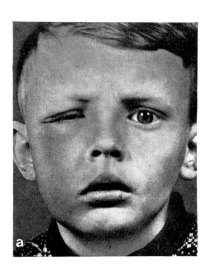
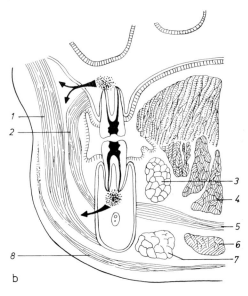

1 M.masseter
2 M.buccinatorius
3 Glandula sublingualis
4 M.genioglossus
5 M.mylohyoideus
6 M.geniohyoideus
7 Glandula submandibularis
8 Fascia colli superfic. u.Platysma

Abb. 197 Perimaxillärer Abszeß (a); Entstehung eines oberen und unteren Wangenabszesses odontogener Ursache (b)

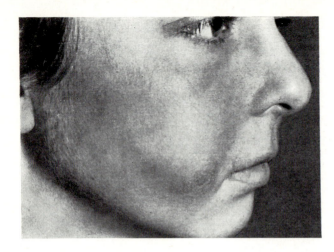

Abb. 198 Unterer Wangenabszeß vor dem spontanen Durchbruch

sich mitunter Eiweißstoffe. Das Kind macht einen erschöpften, somnolenten Eindruck.

Die Therapie ist chirurgisch und besteht in intraoraler oder extraoraler Abszeßeröffnung. Durch das Vestibulum oris gelingt diese nur bei hoch liegenden Fällen. Ansonsten wird in der Umschlagfalte inzidiert und mit einem Jodoformstreifen oder Plastikröhrchen drainiert. Extraoral eröffnet man tiefer in der Wange oder dicht unter der Haut liegende Abszesse, bei welchen die Gefahr des Außendurchbruchs und der Bildung einer Hautfistel besteht. Es genügt eine kleine Inzision, die für 1 bis 2 Tage mittels Gummidrain offengehalten wird. Handelt es sich jedoch um einen größeren Abszeß, dessen Infiltrat sich schon bis zum Mandibularrand ausgebreitet hat, so ist der Schnitt im unteren Bereich anzulegen und dann mit einer Peanschen Klemme in die Abszeßhöhle einzudringen. Die Operationswunde wird zunächst mit einem Gummidrain offengehalten (den man nach Eiterabfluß entfernt), anschließend aber durch Einlage eines Jodoformstreifens für 1 bis 3 Tage vor dem vorzeitigen Verschluß geschützt. Der chirurgische Eingriff erfolgt stationär, unter Abschirmung mit Chemotherapeutika.

11.5. Perimaxilläre Phlegmone (Phlegmona buccae)

Zur Wangenphlegmone kommt es im Kindesalter selten. Die häufiger von oberen als von unteren Zähnen ausgehende Infektion verbreitet sich verhältnismäßig schnell im lockeren Binde- und Fettgewebe der Wange, das durch bakteriotoxische Einwirkung leicht der Nekrose unterliegt. Kolliquation setzt weder in einem begrenzten Bereich noch in größerem Umfang ein. Es bilden sich viele kleine, diffus in der Wange verteilte Abszesse. Die Entzündung schreitet, sowohl auf direktem Wege als auch über die Gefäße, schneller fort als bei abszedierenden Formen.

Das klinische Bild der perimaxillären Phlegmone ähnelt dem der Abszeßentwicklung, aber mit gesteigerten Symptomen. Auffallend ist eine umfangreiche, diffuse, von den Schläfen bis zu den Augenlidern und zur Oberlippe reichende Wangenschwellung, die in der Regel auch auf die andere Gesichtsseite übergreift (Abb. 199). Stark erhöhte, von Schüttelfrösten begleitete Temperatur und beschleunigter Puls sind typisch, ebenso im Harn nachweisbare Eiweißstoffe. Das Kind ist abgespannt, erschöpft und

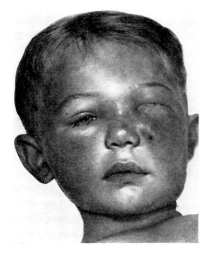

Abb. 199 Wangenphlegmone, bedingt durch infizierten 61, bei 4jährigem Knaben

somnolent. Als Komplikation der perimaxillären Phlegmone kann es zu einem Abszeß, einer Phlegmone der Augenhöhle oder zur eitrigen Thrombophlebitis des Sinus cavernosus kommen.

Bei Phlegmone ist rechtzeitiges, radikales Eingreifen unerläßlich. Durch Verabreichung hoher Dosen von Breitbandantibiotika gelingt es meist, die diffus fortschreitende Entzündung abzugrenzen. Mittels einfacher Inzision, die je nach der Lokalisation der Entzündung intra- oder extraoral vorgenommen wird, erreicht man den Eiter kaum. Meist tritt zunächst lediglich schmutziges, blutiges, übel riechendes Exsudat aus. Die Inzisionen müssen also umfangreich sein, es bedarf über einige Zeit der Sicherung des Abflusses durch Plastikdrains. Die Behandlung einer perimaxillären Phlegmone erfordert in jedem Falle Hospitalisation.

11.6. Retromaxillärer Abszeß

Entzündungen der perimaxillären Weichgewebe kommen nicht nur an der fazialen Wand des Oberkiefers oder am Gaumen vor, sondern können auch im Bereich des Tuber sowie der Facies infratemporalis maxillae auftreten. Eine Infektion dieses Raumes ist möglich bei Osteomyelitiden, vereiterten Kieferzysten, eitrigen Entzündungen der Kieferhöhle oder nach Tuberanästhesie. Bei Kindern sind derartige Erkrankungen allerdings ebenso selten wie die Phlegmone.

Der retromaxilläre Abszeß beginnt mit Fieber und Wangenschmerzen. Da sich der Entzündungsprozeß in unmittelbarer Nachbarschaft der beiden Mm. pterygoidei entwickelt, kommt es zur Kieferklemme. Im Anfangsstadium scheint das klinische Bild der Erkrankung unklar, da die in der Tiefe ablaufende Entzündung diagnostisch nur schwer erfaßbar ist. Erst später wird unter, dann auch über dem Jochbogen eine ödematöse Schwellung deutlich. Ihre genaue Abgrenzung durch den Jochbogen gilt als wichtiges klinisches Symptom. Bei der intraoralen Untersuchung fällt am äußersten Ende der oberen Umschlagfalte eine tastbare, auf Druck stark schmerzhafte Schwellung auf.

Die Behandlung des retromaxillären Abszesses basiert auf einer Inzision, die in der Umschlagfalte, hinter der Crista zygomaticoalveolaris, vorgenommen wird. Der dabei

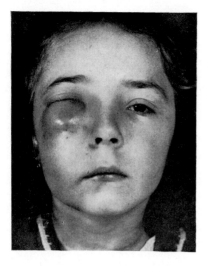

Abb. 200 Unterer Augenlidabszeß odontogener Ursache

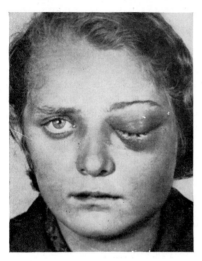
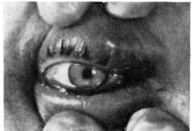

Abb. 201 Phlegmone der Augenhöhle odontogener Ursache; der aus der Orbita hervortretende Bulbus ist nur wenig beweglich und von einem chemotischen Wall umgrenzt

bis an den Knochen geführte Schnitt ermöglicht es, mit einer gebogenen Peanschen Klemme hinter den Tuber maxillae und unter den Jochbogen zu gelangen. Nach Abfluß des Eiters muß drainiert werden. Der Eingriff erfolgt stationär, unter Antibiotikaabschirmung.

Von den Zähnen des Oberkiefers ausgehende Infektionen bedingen häufig eitrige Entzündungen der Augenhöhle und ihrer Umgebung. Dabei kann sich die Infektion auf verschiedene Weise ausbreiten. Beim subperiostalen Abszeß des Alveolarfortsatzes geschieht dies kranialwärts, bis zum unteren Augenhöhlenrand. Die Folge ist dann entweder ein Abszeß des unteren Augenlides (Abb. 200) oder, wenn die Infektion den unteren Orbitalrand überschreitet, mitunter sogar ein Abszeß bzw. eine Phlegmone der Augenhöhle (Abb. 201).

Nicht weniger oft kommt es zur Infektionsausbreitung über die Gefäßwege, und zwar über die Angular- oder Augenvenen bzw. den Plexus pterygoideus.

Äußerst selten hingegen ist ein intraossales Fortschreiten der Infektion, von den oberen Schneide- oder Eckzähnen über die kleinen Parinaudschen Kanälchen. Eher kommt es schon zu einer der Ostitis ähnelnden Ausbreitungsform. Ein Übergreifen der Infektion über den Boden der Augenhöhle in die Orbita, bei Sinusitis maxillaris oder ethmoiditis, beobachtet man bei Kindern nur vereinzelt.

11.7. Perimandibulärer Abszeß

Von allen bisher geschilderten Entzündungsformen tritt der perimandibuläre Abszeß bei Kindern am häufigsten auf. Er hat seinen Ursprung sowohl an Milchzähnen als auch an bleibenden Zähnen. Die Infektion schreitet anfangs im Knochen fort, und zwar in Richtung auf seine Oberfläche, greift dann aber auf das Weichgewebe der Wange über. Die Mikroorganismen können allerdings durch das Periost auch direkt in das Weichgewebe gelangen.
Das klinische Bild ist charakteristisch. Eine von Anfang an gleichmäßig feste, kaum schmerzhafte Schwellung der Wange reicht bis über den unteren Mandibularrand, der nicht mehr tastbar ist. Dabei tritt ein Ödem des unteren Augenlides nur selten in Erscheinung. Die stärkste Schwellung wird meist unmittelbar über dem entzündungsauslösenden Zahn sichtbar (Abb. 202). Später kommt es im Ödembereich zu einer begrenzten, auf Druck stark schmerzhaften Verhärtung. Die Haut ist dann rötlich bis livide verfärbt und Fluktuation nachweisbar. Breitet sich die Entzündung bis zum Kieferwinkel aus, führt sie zur Kieferkontraktur. An der Schleimhaut des Vestibulum oris, mitunter aber auch am Mundboden, fallen Rötung und entzündliche Durchtränkung auf. Obwohl die Körpertemperatur bis zu 39 °C ansteigen kann, bleiben Schüttelfröste im allgemeinen aus.
Die Therapie ist darauf gerichtet, 1 cm unter dem Unterkieferrand eine extraorale Inzision vorzunehmen. Anschließend wird in die Wunde ein mit einer Sicherheitsnadel fixierter Plastikschlauch eingelegt, den man durch einen Gazestreifen ersetzt, sobald die Exsudation nachgelassen hat. Sulfonamid- oder Antibiotikagaben unter-

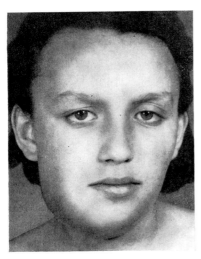
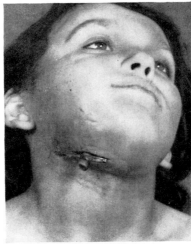

Abb. 202 Perimandibulärer Abszeß, ausgehend vom infizierten ersten Molaren, nach chirurgischer Versorgung

stützen den chirurgischen Eingriff. Ist zu erwarten, daß die Extraktion keine besonderen Schwierigkeiten bereitet, empfiehlt es sich, den Zahn beim extraoralen Eingriff zu entfernen. Anderenfalls muß man das Abklingen der akuten Symptome abwarten. Die Behandlung erfolgt auf jeden Fall stationär.

11.8. Submandibulärer Abszeß

Dabei gelangt die Infektion entweder direkt von den Molaren in die Submandibularloge oder aber indirekt aus Nachbarlogen bzw. auf dem Lymphwege. Das submandibuläre Gebiet ist sehr reich an Lymphknoten. Gerade im Kindesalter kommt es infolge ihrer Kolliquation bzw. ihres Zerfalls häufig zur Bildung von Abszessen. Behinderte Mundöffnung, oft aber auch Schluckbeschwerden, sind die ersten Anzeichen der Entzündung. Der submandibuläre Bereich schwillt leicht an, die Haut bleibt jedoch von normaler Farbe und Beweglichkeit, die Submandibularknoten hingegen erweisen sich als vergrößert und schmerzhaft. Wird die Entzündungsursache in diesem Stadium nicht ausgeschaltet, setzt eine Vergrößerung und Verhärtung des submandibulären Infiltrats ein, das schließlich von einem kollateralen, von der Wange bis zum Hals reichenden Ödem begrenzt wird. Der Unterkieferrand ist dann nur noch schwer tastbar (Abb. 203). Rötung der Haut über der Schwellung und deren Unverschiebbarkeit lassen mit Sicherheit auf Eiterbildung schließen. Die Schleimhaut der Mundhöhle erweist sich auf der vestibulären wie lingualen Seite als gerötet und ödematös ge-

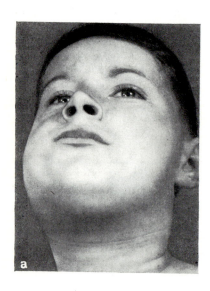
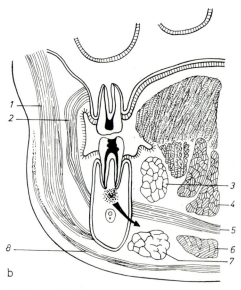

1 M. masseter
2 M. buccinatorius
3 Glandula sublingualis
4 M. genioglossus
5 M. mylohyoideus
6 M. geniohyoideus
7 Glandula submandibularis
8 Fascia colli superfic. u. Platysma

Abb. 203 Submandibulärer Abszeß nach Extraktion des ersten Molaren (a); Darstellung seiner Entwicklung (b)

schwollen. Durchtränkung ist sowohl im Bereich des Mundbodens als auch des Gaumenbogens zu konstatieren. Erhöhte Temperatur, mitunter auch Schüttelfrost, ergänzen das klinische Bild.
Therapeutisch bedarf es auch hier der Abszeßinzision. Der Schnitt wird etwa einen Finger breit vom unteren Mandibularrand geführt, Eiter abgelassen und die Wunde mit einem zu fixierenden Plastikschlauch drainiert. Ob man Antibiotika verabreichen muß oder darauf verzichten kann, ist abhängig vom Allgemeinzustand des unbedingt stationär aufzunehmenden Kindes.

11.9. Phlegmone des Submandibularbereiches und Mundbodens

Die meisten Entzündungen der kieferumgebenden Weichteile enden mit einem Abszeß. Mitunter läßt die Entzündung jedoch keine Tendenz zur Lokalisation erkennen, die natürlichen Abwehrkräfte des Organismus sind zu gering, so daß sich die Infektion schnell zwischen den Muskelbündeln und in den übrigen Geweben ausbreiten kann. Es entstehen dann viele kleine, diffus in den kieferumgebenden Weichteilen verteilte Abszesse. Aus den umfangreichen Nekrosen werden innerhalb kurzer Zeit Bakterientoxine und Zerfallstoffe resorbiert, die bald schon das Befinden des ganzen Organismus beeinträchtigen. Es entwickelt sich das klinische Bild einer schweren Erkrankung, mit Temperaturerhöhung, Schüttelfrost, Pulsbeschleunigung, Blutdrucksenkung und Vermehrung der Eiweißstoffe im Harn. Das Kind ist erschöpft und kraftlos (Abb. 204).
Die Behandlung der Phlegmone erfolgt einerseits lokal, indem man durch breite Inzisionen und Kontrainzisionen sowie ausgiebige Drainage für Eiterabfluß sorgt, andererseits aber auch allgemein, durch Verabreichung von Antibiotika und – wenn nötig – von Kardiaka. Manchmal ist eine Bluttransfusion unumgänglich.
Als gefürchtetste Erkrankung dieser Art gilt die Mundbodenphlegmone. Dabei dringt die Infektion über die Lymphwege und per continuitatem in die umgebenden Gewebe vor. Betroffen werden die Submandibular- wie auch die Sublingualloge, bei Fortschreiten des Prozesses ebenso die Para- und Retropharyngealloge. Weitere kaudale Ausbreitung der Infektion kann eine Mediastinitis zur Folge haben. Schreitet sie

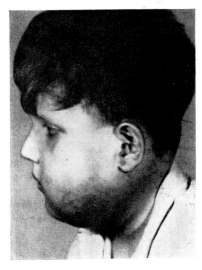

Abb. 204 Beginnende Phlegmone im Submandibular- und Mundbodenbereich

kranialwärts fort – über die Fossa pterygopalatina und infratemporalis – bedroht sie die Meningen. Diese Erkrankung ist lebensgefährlich, tritt aber im Kindesalter selten auf und erfordert selbstverständlich stationäre Behandlung.

11.10. Submentaler Abszeß

Der Submentalabszeß kommt bei Kindern weniger häufig vor als bei Erwachsenen. Auslösende Ursache sind infizierte Frontzähne, von denen sich die Infektion bis in die Weichteile ausbreitet.
Der Weichteilbereich ist bei diesem Abszeß unter dem Kinn geschwollen und vorgewölbt, so daß es verlängert erscheint, die Haut gerötet, gespannt, warm, druckschmerzhaft und unverschiebbar. Dabei macht die Mundbodenschleimhaut gewöhnlich einen normalen Eindruck, lediglich die Gingiva im Bereich des infizierten Zahnes weist häufig eine ödematöse Veränderung und Rötung auf. Die zwischen dem Zungenbein und dem unteren Mandibularrand befindliche Schwellung behindert die Mundöffnung. Während der Entstehung des Abszesses steigt die Temperatur meist auf 38 °C, der Allgemeinzustand aber bleibt unverändert.
Die Therapie beruht auf einer Inzision, wobei der Schnitt vertikal an der Mittellinie geführt wird. Anschließend drainiert man die Wunde mit einem Jodoform-Gazestreifen und entfernt gleichzeitig den infizierten Zahn.

12. Entfernung der Zähne

Bei der Zahnextraktion in der kinderstomatologischen Praxis erfordern die besonderen morphologischen Verhältnisse der kindlichen Zähne und Kiefer sowie die gebotene Rücksichtnahme auf den kleinen Patienten eine entsprechende Modifikation der Extraktionstechnik. Das ganze Vorgehen hat wohl überlegt, schonend und zielstrebig zu erfolgen.
Die weitverbreitete Ansicht, daß es sich bei der Extraktion eines Milchzahnes um einen einfachen Eingriff handelt, ist sachlich nicht immer zutreffend. Bei Zähnen mit teilresorbierten oder noch nicht resorbierten Wurzeln kann es durchaus vorkommen, daß ihre Entfernung Schwierigkeiten bereitet. Man sollte die Milchzahnextraktion daher keinesfalls unterschätzen und stets erst nach eingehender Überprüfung der vorliegenden Situation vornehmen.
Entscheidende Voraussetzungen für einen guten Extraktionsverlauf sind psychologisch richtiger Umgang mit dem Kind und völlige Anästhesie. Bei der Wahl der Anästhesieart wird sich der Kinderstomatologe zwangsläufig von dem zu erwartenden Schweregrad des Eingriffs leiten lassen müssen. Es ist ebenso falsch, einen Milchmolaren mit noch nicht resorbierten Wurzeln in Oberflächenanästhesie zu extrahieren, wie einen bereits gelockerten Zahn unter Leitungsanästhesie oder gar Rausch zu entfernen. Im wesentlichen gilt der Grundsatz, daß fest im Kiefer verankerte Zähne und Wurzeln in Injektionsanästhesie zu extrahieren sind.
Im Unterkiefer, insbesondere im Molarenbereich, gebührt der Leitungsanästhesie der Vorzug, da sie sowohl ökonomischer als auch schonender ist, erfordert die Lokalanästhesie doch zumindest zwei Einstiche. Analog wird bei Molarenextraktionen im Oberkiefer die Leitungsanästhesie hinter dem Tuber maxillae vorgenommen. In den frontalen Gebißbereichen hingegen genügt in der Regel die mit einer Oberflächenanästhesie der oralen Schleimhaut im Bereich des Zungenansatzes kombinierte labiale Infiltrationsanästhesie. Die Oberflächenanästhesie sollte lediglich bei der Extraktion völlig gelockerter Zähne und Wurzeln zur Anwendung gelangen (s. III. 12.2.).
Zur Zahnextraktion benutzt man bei Kindern zwar vorwiegend die gleichen Instrumente wie bei Erwachsenen, doch müssen sie in ihren Ausmaßen den anatomischen Gegebenheiten der kindlichen Mundhöhle angepaßt sein. Zur Grundausrüstung für Extraktionen im Oberkiefer zählen Schneidezahn-, Prämolaren- und Molarenzangen (paarig) sowie Wurzelzangen (Bajonett), während für den Unterkiefer Schneidezahn-, Molaren- und Wurzelzangen benötigt werden, wobei alle Zangenarten zumindest in zwei Formen des Zangenmauls (breit und schmal) greifbar sein sollten. Von den Wurzelhebern genügen für die kinderstomatologische Praxis wenige Typen (z. B. der Beinsche Hebel und der Krallenhebel nach WINTER oder SCHLEMMER). Natürlich hängt die Wahl des Instrumentariums bis zu einem gewissen Grade auch von den Gewohnheiten des Behandelnden ab.

12.1. Extraktionstechnik

Die einfache Extraktion erfordert das Ansetzen der Zange, die Luxation, evtl. Rotation und die Traktion. Um bei all diesen Vorgängen eine Traumatisierung des Kindes weitgehend zu vermeiden, ist es notwendig, die einzelnen Phasen richtig abzustufen und dafür Sorge zu tragen, daß sie fließend ineinander übergehen. So wird man sich manchmal für die palatinale Luxation entschließen, während in anderen Fällen der Rotation der Vorzug gebührt, oder von Anfang an die Traktion zweckmäßig ist. Welchen Weg man wählt, sollte grundsätzlich von den vorliegenden anatomischen Verhältnissen abhängig gemacht werden. Vor allem sind dabei die Wurzelform und -zahl sowie die Zahnform im Zervikalbereich von Bedeutung, ebenso die Beziehungen der Milchzähne zu den permanenten Zahnkeimen. Bestimmend für die Extraktionstechnik sind nicht zuletzt Qualität und Quantität des Knochengewebes im Alveolarbereich des Zahnes. Die maximale Luxation wird durch die Richtung des geringsten Widerstandes bestimmt (Abb. 205).

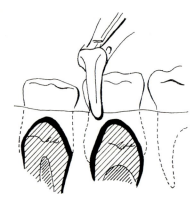

Abb. 205 Zweckmäßiges Ansetzen der Zangen bei Extraktion eines unteren Molaren

Um unnötige Verletzungen der umgebenden Gewebe zu vermeiden, muß der Extraktionsmechanismus vor dem Eingriff gut überlegt werden. Wegen der Gefahr einer Zahnkeimschädigung darf man das Zangenmaul bei Milchzähnen nicht zu hoch ansetzen. In dieser Hinsicht muß man auch bei der Anwendung von Wurzelhebern äußerste Vorsicht walten lassen. „Blindes" Arbeiten ist sehr gefährlich!
Die Weichteile können auf einfache Art geschützt werden. Sie besteht darin, daß der Behandler mit den Fingern seiner linken Hand die Schleimhaut des Alveolarfortsatzes deckt. Außerdem bedarf während der Extraktion der ganze Kopf des Kindes einer Fixierung. Entweder sorgt dafür die stomatologische Schwester oder bei Extraktionen im Unterkiefer der Behandelnde selbst.
Eine Aufklappung scheint in der kinderstomatologischen Praxis im wesentlichen nur angezeigt, wenn die Extraktion eine Fraktur zur Folge hatte und der Wurzelrest weder mit der Zange noch mit dem Hebel entfernbar ist, oder bei retinierten Zähnen. Die Technik des Aufklappens bei Kindern unterscheidet sich nicht wesentlich von einem derartigen Eingriff bei Erwachsenen. Allerdings ist wegen der permanenten Zahnkeime auch bei der Entfernung von Milchzahnwurzeln Vorsicht geboten. Daß die Aufklappung in der kinderstomatologischen Praxis geradezu als spezifisch gilt, beruht insbesondere auf der verhältnismäßig häufig erforderlichen chirurgischen Entfernung retinierter überzähliger Zähne.

12.2. Indikation und Kontraindikation der Extraktion

Obgleich die funktionelle und kieferorthopädische Bedeutung der Milchzähne keineswegs unterschätzt werden soll, ist doch unbestreitbar, daß das Milchgebiß im Hinblick auf die Extraktion weit größere indikatorische Freiheit läßt, als das bleibende Gebiß. Angezeigt ist die Extraktion bei folgenden Diagnosen:
1. Jugendliche Zähne mit irreversiblen Pulpaschädigungen;
2. Zähne mit ungünstigen anatomischen Verhältnissen sowie mit periapikalen Erkrankungen als Ursache perimandibulärer bzw. perimaxillärer Entzündungen;
3. Wurzeln und Zähne, deren Krone nicht mehr rekonstruiert werden kann;
4. infolge Unfallverletzungen nicht mehr erhaltungswürdige Zähne;
5. Zähne mit kieferorthopädischer Extraktionsindikation;
6. Zähne, deren Wurzeln durch pathologische Prozesse resorbiert sind;
7. Zähne mit radikulären Zysten, bei denen keine Voraussetzungen für eine endodontische Behandlung gegeben sind;
8. avitale Zähne, die Ursache von Lymphonoditiden sind und endodontisch nicht versorgt werden können;
9. durch Erkrankungen des marginalen Periodonts gelockerte Zähne;
10. Zähne, die in einem Frakturspalt der Kiefer liegen und die Reposition bzw. den Heilungsprozeß der Bruchenden behindern;
11. Zähne im Bereich von Tumoren sowie durch Osteomyelitis irreparabel gelockerte Zähne.

Alle Kontraindikationen sind mehr oder weniger relativ und vom augenblicklichen Zustand des Patienten sowie von dem in seiner Mundhöhle zu eruierenden Befund abhängig. So ist die Extraktion beispielsweise während der akuten Phase schwerer Allgemeinerkrankungen kontraindiziert, da sie den ohnehin geschwächten Organismus zusätzlich belasten würde. Ebenso sind bei Haemoblastosen, Dekompensationsstörungen des Herzens sowie bei exanthematischen Krankheiten mit schwerem klinischen Verlauf Extraktionen dem Patienten daher kaum zumutbar. Bei Blutkrankheiten ist jede Extraktion ohne entsprechende hämatologische Vorbereitung kontraindiziert. Selbstverständlich darf man auch dann nicht extrahieren, wenn die Mundhöhle selbst Lokalisationsort einer Krankheit ist (Stomatitis herpetica und ulcerosa, Soor u. dgl.).

Bezüglich einer Zahnextraktion im akuten Entzündungsstadium gehen die Ansichten auseinander. Die meisten Autoren plädieren dafür, den Eingriff nur vorzunehmen, wenn es der Allgemeinzustand des Patienten gestattet und die Extraktion einfach erscheint. Hat sich bereits ein Abszeß entwickelt, muß selbstverständlich gleichzeitig dessen Inzision erfolgen. Die Gefahr einer Komplikation wird durch Antibiotikaschutz vermindert.

12.3. Wundversorgung und Extraktionskomplikationen

Die Art und Weise der Wundversorgung hängt davon ab, ob es sich um eine einfache oder komplizierte Extraktion gehandelt hat. Nach leichten Extraktionen ist keine besondere Wundversorgung notwendig, meist genügt Auflegen eines sterilen Tupfers, auf welchen man den Patienten aufbeißen läßt. Dieser Maßnahme kommt nicht zuletzt psychologische Bedeutung zu, da das Kind dadurch die Blutung kaum bemerkt. Wundtoilette ist vor allem bei komplizierten Extraktionen erforderlich, wenn es zur Quetschung der Wundränder oder zu Verletzungen des interradikulären Septums kam. Wichtiger Bestandteil der Behandlung muß die Aufklärung des Patienten bzw. seiner Begleitperson sein.

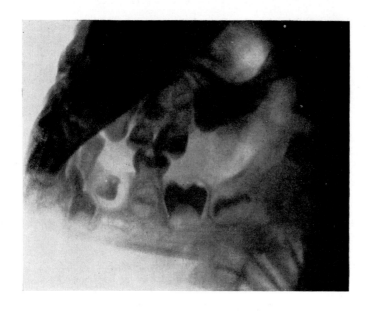

Abb. 206 Zahnkeimostitis infolge einer Milchzahnextraktion

Zu den häufigsten Komplikationen der Extraktion zählen Frakturen der Wurzel, Quetschungen der Weichgewebe und Verletzungen der Nachbarzähne. Durch Extraktion eines Milchmolaren kann es außerdem zur Luxation des permanenten Zahnkeimes kommen. Extraktion eines falschen Zahnes, Eröffnung der Kieferhöhle, Hineinstoßen der Zähne oder Wurzeln in die Kieferhöhle, Verletzung größerer Gefäße und dergleichen sind bedeutend seltener auftretende Komplikationen. Ihre Versorgung hat gemäß den in der Stomatologie allgemein geltenden Regeln zu erfolgen (Abb. 206).

Zu den unangenehmsten Extraktionskomplikationen gehören zweifellos das Verschlucken und besonders die Aspiration eines Zahnes. In solchen Fällen ist sofortige Überweisung des Kindes zum Facharzt unumgänglich.

Die meisten der hier angeführten Komplikationen werden durch unüberlegtes oder überstürztes Vorgehen verursacht und lassen sich durch exakte Voruntersuchung und entsprechende Extraktionstechnik vermeiden. Voraussetzung dafür ist allerdings, daß vollständige Anästhesie und evtl. medikamentöse Vorbereitung des Kindes die für den gesamten Eingriff notwendige Ruhe des Patienten gewährleisten.

Man teilt die Zwischenfälle nach Extraktionen in Früh- und Spätkomplikationen ein, wobei Wundschmerzen und Nachblutungen zu ersteren rechnen. Nach einwandfreier Anästhesie und richtiger Extraktionstechnik treten bei Kindern selten Wundschmerzen auf. Kommen sie dennoch vor, dauern sie meist nur kurze Zeit und sind mittels Analgetika gut zu beherrschen. Nachblutungen stellen sich dagegen im Kindesalter häufiger ein, vorwiegend bedingt durch lokale Faktoren.

Von den Spätkomplikationen überwiegen Entzündungen der Wunde und ihrer Umgebung sowie Spätblutungen. Während die Alveolitis bei Kindern kaum in Erscheinung tritt, wird eine Periostitis relativ oft ausgelöst. Die Behandlung dieser Komplikationen entspricht den für erwachsene Patienten geltenden Grundsätzen.

Spätblutungen deuten meist auf eine allgemeine Ursache hin. Es kommt deshalb darauf an, nicht nur die örtliche Versorgung sicherzustellen, sondern gleichzeitig für eine hämatologische Untersuchung des Kindes Sorge zu tragen.

Von einer Nachblutung spricht man dann, wenn es aus der Extraktionswunde verhältnismäßig lange oder überaus stark blutet. Unter physiologischen Bedingungen entwickelt sich bereits wenige Minuten nach der Extraktion ein festes Blutkoagulum, das die Alveole ausfüllt und die Wunde verschließt.

Jede Nachblutung muß entsprechend ihrer Ursache versorgt werden. Bei Blutungen, die durch örtliche Einflüsse bedingt sind, gilt es deshalb, in erster Linie Granulationsgewebe, Wurzelreste, abgebrochene Alveolenwände u. ä. zu beseitigen. Handelt es sich hingegen um Blutungen allgemeiner Natur, ist die Normalisierung der Blutgerinnung und evtl. eine Resistenzsteigerung der Gefäßwände anzustreben (Blut- oder Plasmatransfusionen, Vitamin C und K u. dgl.).

Von den zur lokalen Blutstillung geeigneten Maßnahmen gelangt die Wundkompression am häufigsten zur Anwendung. Die einfachste Form einer solchen Behandlung besteht im Auflegen eines sterilen Tupfers, der durch Aufbeißen fixiert wird. Bei intensiveren Blutungen und schlecht mitarbeitenden Kindern (Schluckreflex u. dgl.) wird man damit allerdings nicht viel erreichen. In solchen Fällen sind Wundnähte oder -tamponaden angezeigt.

Die Wundnaht wird unter Injektionsanästhesie gelegt, nach Abtragen der Wundränder und erfolgter Wundreinigung. Gestatten die anatomischen Verhältnisse keine enge Annäherung der Wundränder, sollte man sich bemühen, diese (über einer resorbierbaren Tamponade) mit Hilfe von Nähten zu erreichen. Bei Kindern ist es jedoch ratsam, erst dann zu tamponieren, wenn alle anderen Methoden versagen. Sehr geeignet sind resorbierbare Gelatine- oder Fibrinschwämme. Zu den unterstützenden Mitteln zählen lokale Hämostyptika, die hauptsächlich in Kombination mit der Wundkompression zum Einsatz gelangen.

13. Verpflanzung von Zähnen

Die Zahnverpflanzung ist ein Eingriff, bei dem der einer Alveole entnommene Zahn in diese wieder eingepflanzt (Replantation) oder an einem anderen Platz eingesetzt wird (Transplantation). Um eine autogene Transplantation handelt es sich, wenn die Verpflanzung des Zahnes beim gleichen Individuum erfolgt, um eine allogene Transplantation hingegen, wenn die Übertragung eines Zahnes von einem auf ein anderes Individuum vorgenommen wird.

13.1. Indikation der Verpflanzung im Kindesalter

Bei der Planung jeglicher Zahnverpflanzungen ist es notwendig, einige grundsätzliche Aspekte zu berücksichtigen: Den Typ des Zahnes, sein Entwicklungsstadium, das Alter des Patienten, dessen Gesundheitszustand, die anatomischen Verhältnisse im betreffenden Kieferbereich und kieferorthopädische Gesichtspunkte. Ist aber eine Allotransplantation vorgesehen, bedarf darüber hinaus die Frage der Gewebeverträglichkeit zwischen dem Spender und Empfänger der immunologischen Voruntersuchung, ehe der Eingriff erfolgen kann.
Bei Erwachsenen besteht insofern keine absolute Indikation zur Wiedereinpflanzung von Zähnen, als praktisch alle Defekte mit prothetischen Mitteln befriedigend versorgt werden können. Da diese Möglichkeiten im Kindesalter jedoch eingeschränkt sind, ist hier die Wiedereinpflanzung von Zähnen häufig die geeignetste Art der Behandlung. Neben funktionellen und ästhetischen Aufgaben erfüllt das Transplantat bei Kindern vor allem auch präventiv-orthodontische Anforderungen, verhindert es doch unerwünschte Neigungen oder Wanderungen von Nachbarzähnen in die Lücke und schafft so günstige Bedingungen für einen späteren festsitzenden Ersatz. Bei richtiger zeitlicher Festlegung der Transplantation ist die begrenzte Lebensfähigkeit des Plantats bedeutungslos, seine Indikation bei Kindern also durchaus gegeben.
Zwar kann man nicht in jedem Falle mit dem dauerhaften Halt eines implantierten Zahnes rechnen, doch genügt es ohnehin meist, wenn der Zahn bis zum Abschluß der Gebißentwicklung erhalten bleibt, bis zu dem Zeitpunkt in dem ein festsitzender Ersatz indiziert ist. Dem Kind kann auf diese Weise das langjährige Tragen einer abnehmbaren Prothese oder eines kieferorthopädischen Gerätes erspart werden.
Aufgrund neuerer Erkenntnisse ist der Erfolg von Allotransplantationen (gleichgültig welchen Organs) direkt von der Immunitätsreaktion des Empfängerorganismus abhängig. Das von einem Individuum auf das andere übertragene Gewebe kann zwar primär einheilen, stirbt aber nach einer bestimmten Zeit oft ab oder wird abgestoßen. Der Organismus des Empfängers reagiert damit auf die antigene Unterschiedlichkeit des transplantierten Gewebes, denn die antigene Ausstattung eines jeden Individuums ist genetisch vorbestimmt. Träger dieser Eigenschaften sind Transplantationsanti-

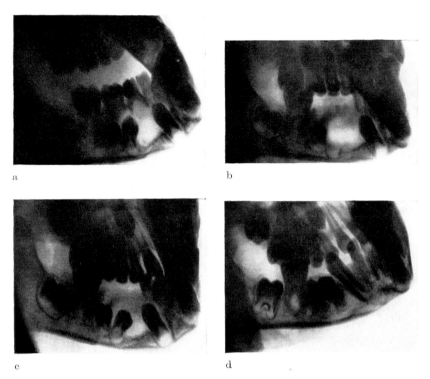

Abb. 207 Heilung (c und d) des bei einer Zystenexstirpation an 74 (a) luxierten 34 (b)

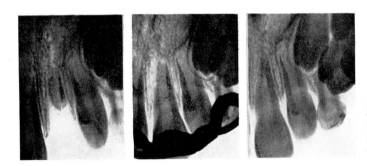

Abb. 208 Replantation eines Zahnes mit frakturierter Wurzel; Frakturheilung und Abschluß des Wurzelwachstums

gene des sogenannten histokompatiblen Systems. Beim Menschen wurde dieses System im Jahre 1965 an Leukozyten des peripheren Blutes entdeckt, es wird als HLA-System bezeichnet. Abhängig von ihrem Einfluß auf das Überleben eines Transplantates unterscheidet man starke und schwache Antigene.

Replantation kommt vorwiegend bei unfallbedingt luxierten Zähnen in Frage, ebenso bei versehentlich extrahierten oder luxierten Zähnen bzw. Zahnkeimen (Abb. 207). Sie empfiehlt sich mitunter auch bei luxierten Zähnen, bei denen gleichzeitig eine Fraktur im Apikaldrittel vorliegt (Abb. 208).

Seltener ist die Replantation bei Zähnen mit abgestorbener Pulpa indiziert, die sich infolge ihrer anatomischen Gegebenheiten oder aus anderen Gründen nicht mehr einwandfrei versorgen lassen (via falsa, abgebrochene Wurzelkanalinstrumente u. ä.).

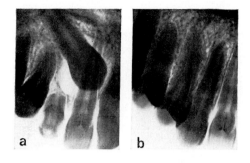

Abb. 209 Ergebnis der autoplastischen Transplantation eines retinierten oberen Eckzahnes an die Stelle eines persistierenden Milcheckzahnes (a), letzte Kontrollaufnahme nach 4 Jahren (b)

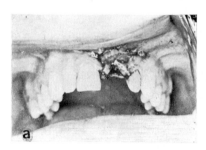
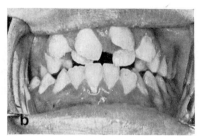
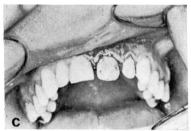

Abb. 210 Homoioplastische Transplantation eines großen Schneidezahnes (a); Gebiß des Spenders (b), Zustand nach Transplantation

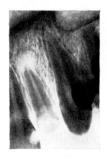
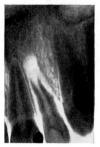
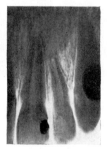

Abb. 211 Ergebnis der homoioplastischen Transplantation eines kleinen Schneidezahnes, vor, während und nach zweijähriger Kontrollzeit

Diese sollte man nur bei mehrwurzeligen Zähnen in Erwägung ziehen, während einwurzelige stets die Möglichkeit zur endodontischen oder endodontisch-chirurgischen Behandlung bieten.

Autoplastische Transplantationen haben bei Kindern im wesentlichen zwei Indikationen: entweder als Transplantation retinierter Eckzähne (Abb. 209), bei kieferorthopädisch ungünstigen Verhältnissen und ausreichendem Platz in der Zahnreihe (bei persistierenden Milchzähnen), oder zur Transplantation der Weisheitszähne in die Alveole extrahierter Molaren.

Alloplastische Transplantationen kommen einerseits im Seitenbereich der Kiefer in Betracht, wo man neben Weisheitszähnen auch aus kieferorthopädischer Indikation extrahierte Prämolaren verwenden kann, und andererseits im Frontzahnbereich (Abb. 210 und 211). Allerdings ist es sehr schwierig, Frontzähne zu gewinnen, die aus anatomischer und immunologischer Sicht geeignet sind.

13.2. Kontraindikation der Zahnverpflanzung

Im Hinblick auf die begrenzte Lebensfähigkeit von Plantaten ist ein solcher Eingriff nicht mehr indiziert, wenn durch kieferorthopädische Maßnahmen die Lückenschließung möglich erscheint. Gegen eine Plantation sprechen außerdem die umfangreiche Destruktion des Knochenlagers sowie ausgedehnte Entzündungsprozesse in der Zahnumgebung oder größere Verletzungen des Plantats. Ebenso sind ein schlechter Allgemeinzustand des Patienten und herabgesetzte Widerstandsfähigkeit des Organismus ungünstige Voraussetzungen.

13.3. Technik der Verpflanzung

Die bei der Zahnverpflanzung anzuwendende Technik ist hauptsächlich abhängig davon, ob es sich um eine Replantation oder eine Transplantation handelt. Bei letzterer wird die Methodik davon bestimmt, ob eine Autotransplantation vorgenommen werden soll oder eine Allotransplantation geplant ist.
Zur Replantation eignen sich sowohl Zähne mit erhaltener Pulpa als auch solche mit abgefülltem Wurzelkanal. Erstere finden vornehmlich bei der Behandlung unfallverletzter Zähne (Luxation) Verwendung, insbesondere bei der Replantation von Zähnen mit unvollständigem Wurzelwachstum. Für den Erfolg ist von großer Bedeutung, daß die seit der Luxation verstrichene Zeit so kurz wie möglich ist. Da bei Unfällen fast immer ein Kontakt mit infiziertem Material erfolgte, muß der Zahn zunächst grundsätzlich in physiologischer Lösung gereinigt und danach für 15 min in eine Lösung lokal wirksamer Antibiotika gelegt werden. Im zu gewährleistenden Schutz des Verletzten gegen eine Tetanusinfektion ist eine weitere unerläßliche Bedingung zu sehen.
Vor dem eigentlichen Eingriff ist der Knochen von Blutkoagula zu reinigen, am besten durch schonende Ausspülung mit physiologischer Lösung. Hinsichtlich der Wurzelhautreste auf dem Plantat sowie in der Zahnalveole bedarf es maximaler Vorsicht.
Bei Zähnen mit abgeschlossenem Wurzelwachstum wie auch bei Zähnen, die länger als zwei Stunden außerhalb der Mundhöhle waren, muß man den Wurzelkanal vor der Wiedereinpflanzung des Zahnes mit einer Wurzelfüllung versehen. Im Verlauf der Manipulation wird die Wurzel wiederholt mit physiologischer Kochsalzlösung befeuchtet.
Bei der Transplantation erfordert nicht nur das Plantat besonderer Pflege, sondern auch die den Zahn aufnehmende Alveole. Als günstig hat es sich erwiesen, wenn die Übertragung unmittelbar nach der Entnahme des Zahnes aus dem Gewebe erfolgt. Die Alveole, in die der Zahn implantiert werden soll, muß mit ihrem Ausmaß annähernd der Form und Größe der Wurzel des zu verpflanzenden Zahnes entsprechen. Prinzipiell gilt die Regel, Wurzeln kleineren Umfangs in einen etwas größeren Raum einzupflanzen, da die Einheilungstendenzen besser sind. Es hat den Anschein, als würde durch zu große Transplantate an einigen Stellen der Alveolenwand unange-

messener Druck ausgelöst, der zur vorzeitigen Resorption des Knochenlagers führen kann. Die richtige Lage des Plantats ist durch Fixation sicherzustellen.
Wichtig ist auch die zeitliche Abstimmung der Entnahme des retinierten Zahnes bzw. Plantates mit der Extraktion des Zahnes, an dessen Stelle das Plantat treten soll. Beide Eingriffe sind so zu planen, daß die Zeitspanne, in welcher sich das Plantat außerhalb des Knochens befindet, so kurz wie möglich gehalten wird. Bei der Allotransplantation sollte man möglichst direkt von Mund zu Mund transplantieren.

13.4. Prognose der Zahnverpflanzung bei Kindern

Wegen der Kompliziertheit derartiger Eingriffe ist bezüglich der Prognose der Zahnverpflanzung Zurückhaltung geboten. Im wesentlichen kann man sagen, daß Replantationen bessere Erfolgschancen haben als autoplastische Transplantationen, während sich die alloplastischen Transplantationen bislang noch im Erforschungsstadium befinden. Über ihren Erfolg entscheidet in erster Linie die Übereinstimmung der hauptsächlichen HLA-Antigene des Spenders und Empfängers.
Zu jenen Faktoren, die eine Zahnverpflanzung negativ zu beeinflussen vermögen, zählt vor allem das Alter des Patienten, erfolgt doch die Resorption um so schneller, je jünger er zum Zeitpunkt des Eingriffs war. Große Bedeutung kommt auch der schonenden technischen Durchführung zu. Weitere, die Lebensfähigkeit eines verpflanzten Zahnes möglicherweise ungünstig beeinflussende Faktoren sind u. a. Destruktionen der Alveole, zu starker Implantatdruck auf die Alveolenwand, vorzeitige Belastung oder Überlastung des Zahnes und selbstverständlich schlechter Allgemeinzustand des Kindes.
Auf der Grundlage inzwischen vorliegender umfangreicher Erfahrungen mit der Zahnverpflanzung bei Kindern kann man sagen, daß replantierte Zähne – bei richtiger Indikation und technischer Durchführung des Eingriffs – voll ihre Aufgabe der Platzhalterfunktion erfüllen. Erfolge sind in annähernd 70 % der Fälle zu verzeichnen, bei Transplantationen zumindest in 50 %. Als Erfolgskriterium gilt dabei, ob das Plantat seine Platzhalterfunktion so lange erfüllt, bis es möglich ist, festsitzenden Ersatz anzufertigen.

14. Erkrankungen des marginalen Periodonts und der Mundschleimhaut

Die Mundhöhle wird gern als Spiegel des Organismus bezeichnet, da in ihr nicht selten die ersten oder gar einzigen Symptome allgemeiner Erkrankungen manifest werden (s. IV. 10.). Im anderen Falle sind die oralen Veränderungen jedoch ausschließlich durch lokale Ursachen bedingt oder Ausdruck eines pathologischen Geschehens auf der Grundlage reaktionsbeeinflussender endogener Vorgänge. Dies gilt auch für den in der Entwicklung befindlichen menschlichen Organismus und betrifft sowohl das marginale Periodont als auch die Mundschleimhaut und Zunge.
Die ursächliche Differenzierung der pathologischen Prozesse ist nicht immer leicht und stellt an den Kinderstomatologen hohe diagnostische Anforderungen. Frühzeitige Zusammenarbeit mit dem Pädiater und anderen Fachvertretern ist ein unumstößliches Gebot.
Für die Behandlung des örtlichen Geschehens gilt jedoch, daß dieses – unabhängig von der Ursache – dem Kinderstomatologen obliegt.

14.1. Periodontale Erkrankungen

Das Periodont ist die funktionelle Einheit der den Zahn stützenden Gewebe, die sich durch Gemeinsamkeit ihrer Genese und Trophik auszeichnen. Dazu zählen das Wurzelzement des Zahnes, die Wurzelhaut, die knöcherne Alveolenwand und die Gingiva. Der dento-gingivale Verschluß wird durch ein regenerationsfähiges Verbindungsepithel aufrechterhalten, das aufgrund seiner besonderen Eigenschaften vom übrigen Sulkus- sowie Gingivaepithel zu unterscheiden ist. Dieses Verbindungsepithel (Epithelansatz, Saumepithel) ist in beiden Richtungen von Stoffen, unter bestimmten Bedingungen auch von Zellen (transmigrierende Leukozyten, Mikroorganismen usw.) passierbar. Die über dieses Epithel durch einen phlogogenen Mechanismus ausgelöste gingivale Entzündung sowie die später folgende Kontinuitätsunterbrechung im Bereich des dento-gingivalen Verschlusses stellen den Anfang einer Reihe von pathologischen Vorgängen dar, die unter dem Begriff *periodontale Erkrankungen* zusammengefaßt werden. Jüngere wissenschaftliche Erkenntnisse belegen eindeutig, daß unter den erkrankungsauslösenden Faktoren den lokal Einfluß nehmenden die absolute Priorität zukommt. *Diese Tatsache ist von unmittelbarer Bedeutung für die Prävention und Therapie der periodontalen Erkrankungen.*
Auch aus dieser Sicht empfahl es sich, von den historisch belasteten Termini abzugehen und in Übereinstimmung mit den „Application of the international classification of diseases to dentistry and stomatology" (ICD-DA) der WHO (1978) für das Zahnbett den Begriff „Periodont" und für seine Erkrankungen den der „*Periodontitis*" einzuführen – nicht zuletzt in dem Bestreben nach Verbesserung internationaler Verständigungsmöglichkeit. Unter Bezug auf die ICD-DA von 1978 werden drei Gruppen periodontaler Erkrankungen unterschieden:

1. Gingivitis, in allen ihren Erscheinungsformen.
2. Periodontitis marginalis.
3. Atrophia periodontalis.

Bei Kindern verlaufen die pathologischen Vorgänge im wesentlichen wie bei Erwachsenen, doch bestehen infolge unterschiedlicher Reaktionen der sich differenzierenden Gewebe Abweichungen in den Details. Das Periodont unterliegt während der Bildungs- und Entwicklungsphase des Gebisses einem ständigen Gestaltswandel mit entsprechenden funktionellen Anpassungsvorgängen.

Für die kinderstomatologische Praxis ergibt sich daraus, daß die Gingiva des Kindes verhältnismäßig anfällig, das Zahnstützgewebe insgesamt jedoch sehr widerstandsfähig ist. Dies erklärt den überwiegend superfiziellen und nur selten zu beobachtenden progressiven Verlauf der Gingivitis im Kindesalter. Nur schwere endogene Störungen vermögen die Differenzierungsvorgänge zu hemmen oder gar das anpassungsfähige Periodont zu zerstören.

14.1.1. Gingivitiden

Die orale Plaquebildung an Gingiva und Schleimhäuten ist wie an den Zähnen ein physiologisches Phänomen. Erst ab einem bestimmten Maturationsgrad, der abhängig ist von der Quantität und Qualität der mikrobiellen Besiedlung, wirkt die Plaque pathologisch *(24-Stunden-Plaque)*. Dann aber gilt ganz eindeutig der Merksatz, daß „*jede Plaque, die Kontakt zur Gingiva hat, eine Entzündung hervorruft*".

Deshalb ist es sachlich falsch, die histologisch im Gingivagewebe nachweisbaren Entzündungselemente *(subklinische Gingivitis)* als einen physiologischen Zustand (sogenannte physiologische Gingivitis) zu werten. Bereits in dieser Phase vermittelt die gesteigerte Sulkus-Fluid-Fließrate den ersten klinisch objektivierbaren Hinweis auf das sich anbahnende pathologische Geschehen, das sich schließlich in erhöhter Blutungsbereitschaft der Gingiva äußert.

Jede Gingivaentzündung ist somit plaqueabhängig *(plaque-assoziierte Gingivitis)*. Klinisch unterscheidet man die ausschließlich lokal induzierte Entzündung *(primäre Gingivitis)* von der superponierten *(sekundäre Gingivitis)*, bei der die lokale Gewebereaktion durch ein modifizierendes endogenes Geschehen bestimmt wird. *Traumatische Gingivitiden* (entzündliche Hypertrophie, Ulzeration oder Desquamation) kommen im Kindesalter eher vor als chemisch ausgelöste Entzündungsprozesse.

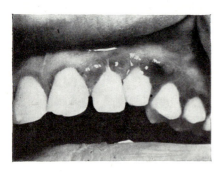

Abb. 212 Begrenzte entzündliche Gingivareaktion nach Tragen einer Kunststoffschiene

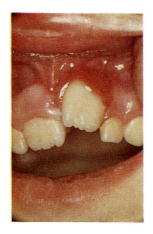

Abb. 213 Gingivitis eruptiva 21

Stets aber treten Entzündungen der Gingiva erst nach dem Zahndurchbruch auf. Sie sind entweder alleiniges Krankheitsbild oder Symptom einer Stomatitis *(Gingivo-Stomatitis)* und können akut oder chronisch verlaufen. Kennzeichnend für die primäre Gingivitis ist einerseits, daß die Ausdehnung der Entzündung mit der Einflußsphäre des entzündungsfördernden Reizes übereinstimmt (Abb. 212), andererseits ihr gutes Ansprechen auf lokale Behandlung. Für die sekundäre Gingivitis gilt das Gegenteil. Ausschließlich für das Kindesalter typisch ist die Gingivitis eruptiva (Abb. 213).

14.1.1.1. Gingivitis simplex (Plaque-assoziierte Gingivitis, akute und chronische Gingivitis, Schmutzgingivitis)

Im Anfangsstadium dominiert eine akute Entzündung der Interdentalpapillen *(Papillitis)*, später wird der gesamte Gingivalsaum erfaßt. Während die Gingivitis zunächst auf den Vestibularbereich begrenzt bleibt, kommt es im weiteren Verlauf zur Mitbeteiligung der Interdentalgingiva sowie des palatinalen Gingivasaumes (Abb. 214).
Die Gingiva ist gerötet, leicht geschwollen und blutet bei mechanischer Reizung *(rote Gingivitis)*. In fortgeschrittenen Stadien kommt es zur deutlichen Zweiteilung der Papillen sowie zur Ausbildung von Gingivataschen. Die Schmerzhaftigkeit ist gering, doch kann sie Anlaß zur Einschränkung der Kautätigkeit geben und so indirekt zur weiteren Verschlechterung des klinischen Bildes beitragen. Gingiva und Zähne sind von weißen, gräulich bis schmutziggelben Belägen überzogen (Materia alba), Zahnstein hingegen findet sich seltener.
Prädisponierend wirken Zahnstellungs- und Gebißanomalien, die Selbstreinigung erschwerende anatomische Bedingungen, ungenügende Kautätigkeit, starker Kariesbefall, überstehende Füllungen, Kronen und Matrizenbänder sowie kieferorthopädische Geräte (s. Abb. 144), temporäre Schienen, aber auch die Belagbildung fördernde Nahrung und nicht zuletzt Mundatmung.
Wird dem lokalen Geschehen nicht durch rechtzeitige Behandlung und verbesserte Mundhygiene Einhalt geboten, kann die Entzündung in ein chronisches Stadium übergehen. Die

Gingivitis chronica

wird durch eine livide Tönung der Papillen und des Gingivalsaumes gekennzeichnet *(blaue Gingivitis)*. Dabei ist die Gingiva ödematös geschwollen und auf Berührung leicht blutend. Immer liegt eine Verschmutzung mit allen ihren Auswirkungen vor, nicht selten fallen an den Zähnen grüne Beläge auf (s. Abb. 57).

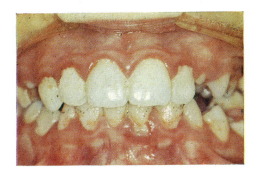

Abb. 214 Gingivitis simplex

Grundsätzlich ist bei Patienten im Kindesalter zu bedenken, daß der chronischen Gingivitis auch ein endogenes Geschehen zugrunde liegen kann. Allgemeinerkrankungen schwächen die Resistenz sowie die Abwehrmechanismen des Periodonts, während mikrobiell verursachte Gingivitiden in Zeiten hormoneller Umstellung kompliziert werden. Typische Beispiele für ersteres sind Leukämien oder Vitamin-C-Mangelerscheinungen (s. IV. 10.), für letztere die *Pubertätsgingivitis*.
Die bei beiden Geschlechtern während der Pubertät zu beobachtende Gingivaentzündung läßt sich durch mundhygienische Maßnahmen ebenso beherrschen bzw. ausschalten wie jede plaque-assoziierte Gingivitis. Nur wenn nicht rechtzeitig eingegriffen wird, ist die Ausbildung hyperplastischer, mit Verdickung des Epithels und Bindegewebes einhergehender, gegebenfalls dann therapierefraktärer Gingivitiden möglich. Mundatmung begünstigt in solchen Fällen das Fortschreiten des Erkrankungsprozesses, in dessen späterem Verlauf es zum Abbau des knöchernen Zahnbetts unter Bildung von Periodontaltaschen kommen kann.

14.1.1.2. Gingivitis ulcerosa (ANUG)

Als charakteristisch für die akute nekrotisierend-ulzerierende Gingivitis gelten im Anfangsstadium der ulzerierende Zerfall der Papillenspitzen, später des Gingivalsaumes sowie stärker ausgeprägte Schmerzhaftigkeit und Blutungsneigung auf Berührung. Pseudomembranen aus Fibrin, zerfallenen Leukozyten und desquamierten Epithelzellen sowie Foetor ex ore und erhöhter Speichelfluß vervollständigen das zumeist durch eine fuso-spirilläre Infektion ausgelöste klinische Bild. Mitunter ist die ulzerierend-nekrotische Gingivitis Teilsymptom einer Stomatitis (Plaut-Vincenti), die das Allgemeinbefinden beeinträchtigt (s. 14.2.1.).
Die Gingivitis ulcero-necroticans tritt in mehr als 70% der Fälle bei Individuen zwischen dem 15. und 30. Lebensjahr auf und geht leicht in eine *ulzerierende Periodontitis* über. Bei Kindern unter 10 Jahren ist sie selten. Ein Frühjahr- und Herbstgipfel im Auftreten sind erwiesen.

14.1.1.3. Gingivitis hyperplastica

Dabei handelt es sich um eine unterschiedlich determinierte, *lokal* oder *generalisiert* auftretende Überschußbildung des Bindegewebes.
Zu den lokalisierten Formen (begrenzt auf den Gingivabereich eines Zahnes oder einer Zahngruppe) zählen alle *Epuliden* (s. IV. 6.2.1.3.); zu den generalisierten die *Fibromatosis gingivae* sowie die *Hydantoin-Gingivitis*.

Fibromatosis gingivae (Gingivitis neoplastica, Parodontoma, Elephantiasis gingivae)
Bezüglich ihrer Ursache bestehen insofern noch Unklarheiten, als ein derartiges Krankheitsbild sowohl bei gesunden Kindern vorkommt (meist um das 10. Lebensjahr, als *idiopathische Form*) als auch in Verbindung mit anderen Manifestationen (wie allgemeinen Entwicklungshemmungen, geistigen Defekten, Skelettanomalien, Cherubismus bzw. Hypothyreoidismus) auftritt. Bekannt sind Fälle von autosomal dominanter Vererbung der Bindegewebshyperplasien sowie deren häufigeres Vorkommen (10%) bei Hypertrichose.
Die Tatsache, daß sich Hyperplasien nicht vor dem Zahndurchbruch entwickeln und nach Extraktionen zurückgehen, gibt Anlaß zu der Annahme, daß möglicherweise

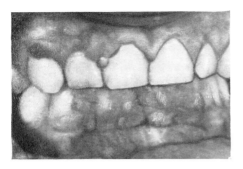
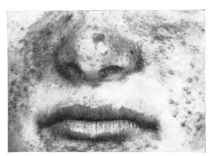

Abb. 215   Fibröse, entzündungsfreie Gingivawucherungen bei einem an Morbus PRINGLE (Adenoma sebaceum) erkrankten 15jährigen Mädchen

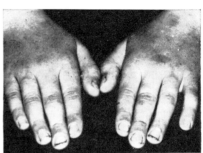

Abb. 216   Perinasal lokalisierter gelblich-rötlicher Knötchenausschlag sowie Hauteffloreszenzen der Hände bei dem in Abbildung 215 dargestellten Fall

die Existenz einer plaque-assoziierten subklinischen Entzündung notwendige Voraussetzung für die Entwicklung der Hyperplasien ist.
Im Anfangsstadium sind lediglich die Papillen, später der Gingivalsaum und schließlich auch die unverschiebbare (attachet) Gingiva hyperplastisch verändert. Mitunter erreichen die Hyperplasien im Endstadium (s. Abb. 399) eine Dicke von 1 cm und können dadurch die Zahnkronen völlig verdecken *(Elephantiasis gingivae)*. Der Lippenschluß ist dann meist behindert, der Zahndurchbruch retardiert. Die Hyperplasien sind fest, die deckende Schleimhaut ist normalfarben (rosa) und höckrig. Schlupfwinkelbildung fördert das Auftreten atypischer Entzündungen, die dann das eigentliche klinische Bild überlagern.
Zu dieser Form generalisierter Hyperplasien zählen auch fibromatöse Wucherungen an der Gingiva, wie man sie als Teilsymptom eines Adenoma sebaceum (Morbus PRINGLE) beobachtet (Abb. 215).
Bei diesem dominant vererbten Leiden, das häufig mit geistigen Degenerationserscheinungen einhergeht und sich mitunter erst im 8. bis 10. Lebensjahr entwickelt, imponieren neben tuberösen Veränderungen an Händen und Füßen perinasal lokalisierte, gelbliche bis rot-braune, derbe Knoten (Abb. 216).

Hydantoin-Hyperplasie der Gingiva

Als Nebeneffekt der Dauerbehandlung zerebraler Anfälle mit Diphenylhydantoin-Präparaten – insbesondere der Epilepsie – treten in etwa 50 % der Fälle Hyperplasien der Gingiva auf (Abb. 217), die klinisch der Fibromatosis gingivae ähneln, jedoch häufig entzündlich überlagert sind. Kinder scheinen für Hyperplasien prädestinierter zu sein als Erwachsene. Bestimmend für das Ausmaß der gingivalen Veränderungen sind zunächst Dauer und Dosierung der Antikonvulsiva.
Das hyperplastische Gewebe unterscheidet sich sublichtmikroskopisch von der normalen Gingiva gesunder Menschen weder hinsichtlich des kollagenen Faseranteils noch bezüglich der Fibroblastenzahl und -größe. Es liegt deshalb die Deutung nahe, daß durch die Hydantoingaben der Regelmechanismus des Bindegewebewachstums

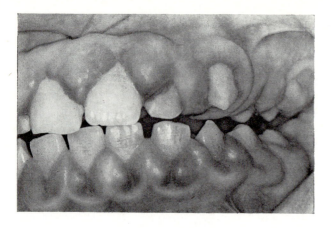

Abb. 217 Phenytoinbedingte Gingivahyperplasie bei 13jährigem Epileptiker

aufgehoben und so – auf der Basis einer mikrobiell induzierten Immun- und Entzündungsreaktion – der Weg zur Überschußbildung freigegeben wird. Hydantoingaben senken die IgA-Speichelkonzentration und beeinflussen sowohl den Folsäuremetabolismus als auch die Lymphozytenaktivität.

Konsequente Plaquekontrolle (s. II. 4.4.2.) beugt hydantoininduzierten gingivalen Hyperplasien langfristig vor, bereits vorhandene bilden sich trotz weitergeführter bzw. reduzierter Medikation zurück. Chirurgischen Eingreifens bedarf es nur im Extremfall (Gingivoplastik); bei nachfolgender Plaquekontrolle lassen sich Rezidive vermeiden. Allerdings ist der mitunter psychisch labile Epilepsiepatient oft nicht leicht zur Mitarbeit motivierbar.

14.1.1.4. Gingivitis desquamativa (Gingivosis)

Dies ist eine bei Kindern sehr selten vorkommende (Abb. 218), vorwiegend bei Frauen zwischen dem 20. und 40. Lebensjahr zu beobachtende Gingivitis, die mit hormonellen Dysregulationen bzw. immunologischen Störungen in Verbindung gebracht wird und auf einer Schädigung der Basalzellen des Gingivaepithels beruht.

Klinisch imponieren dabei fleckige, vornehmlich auf der unverschiebbaren Gingiva lokalisierte, intensive Rötungen sowie Desquamationen des Epithels, die sich mit einem Tupfer leicht abwischen lassen (positives NIKOLSKIJ-Phänomen). Kompliziert wird die Erkrankung durch mikrobielle Verschmutzung und die damit verbundenen entzündlichen Überlagerungen (Blutungsneigung).

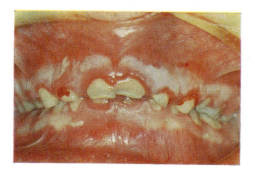

Abb. 218 Gingivitis desquamativa bei 12jährigem Knaben

Die Behandlung kann langwierig sein und konzentriert sich auf Wiederherstellung der Mundhygiene. Probleme ergeben sich dabei insofern, als die Zahnpflege mittels mechanischer Einflußnahme infolge der gesteigerten Verletzlichkeit des Epithels schwierig sein kann.

14.1.2. Periodontitis marginalis (Parodontitis marginalis chronica progressiva, Parodontopathia inflammata profunda, entzündliche Paradontolyse)

Die Entwicklung einer Gingivitis zur Periodontitis marginalis, mit Periodontaltasche und alveolärem Knochenabbau, ist eine Frage der Zeit. Bei Kindern beobachtet man vorwiegend auf einzelne Periodontien begrenzte Prozesse mit einzukreisender Ursache, wie hochansetzendes Lippenbändchen (Abb. 219), unsachgemäß ausgeführte kieferorthopädische Maßnahmen (Abb. 220) oder überstehende Füllungen bzw. Kronen. Erst um das 14. Lebensjahr häufen sich dann die klinisch und röntgenographisch diagnostizierbaren Anfangsstadien einer progressiven Periodontitis *(Gingivo-Periodontitis)*, wie sie in verschiedenen Verlaufsformen beim Erwachsenen fast die Regel ist.
Generalisierte marginale Periodontitiden zählen im Kindes- und Jugendalter zu den Seltenheiten. Treten sie dennoch auf, führen sie meist zu frühzeitigem Zahnverlust in beiden Dentitionen, so daß die betroffenen Patienten in der Regel um das 20. Lebensjahr bereits zahnlos sind. Derart progressiv verlaufende Erkrankungsformen des marginalen Periodonts faßt man zusammen unter dem Begriff *juvenile Periodontitis*.
Ihr röntgenographisches Kennzeichen ist der Abbau des knöchernen Zahnbetts; nicht zu verwechseln mit vertikalen Knochenzeichnungen, wie sie mitunter an durchbrechenden Zähnen zu beobachten sind (Abb. 221).
Die klinischen Manifestationen treten mitunter bereits im 2. oder 3. Lebensjahr in Erscheinung *(infantile Periodontitis)*, häufiger bei Mädchen als bei Knaben. Typisch für den klinischen Verlauf sind zunächst Gingivaentzündungen, mit auffällig wenig Plaque bzw. Zahnstein. Später entwickeln sich pathologische Taschen, es tritt Retraktion der Gingiva ein, mit Freilegung des Wurzelzementes (Abb. 222). Schrittweise kommt es dann zur Lockerung und schließlich zum vorzeitigen Verlust der Milchzähne. In Abhängigkeit von der auslösenden Ursache sowie vom Beginn des Erkrankungsprozesses lassen sich röntgenographisch zwei Formen unterscheiden.

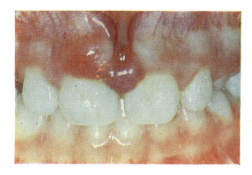 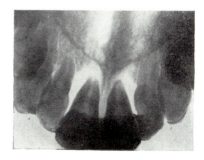

Abb. 219 Vestibulär und palatinal lokalisierte Entzündung bei hochansetzendem Lippenbändchen

Abb. 220 Durch unsachgemäßen orthodontischen Eingriff ausgelöste Alveolardestruktion 11 und 21

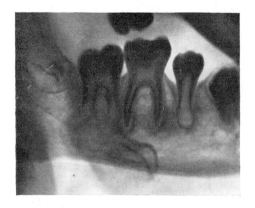

Abb. 221 Röntgenographisch vorgetäuschte vertikale Knochentaschen während des Zahndurchbruchs

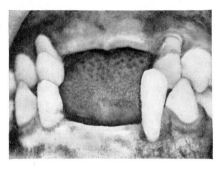

Abb. 222 Periodontalbefund bei 4jährigem Mädchen mit Keratoma palmare et plantare

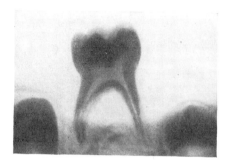

Abb. 223 Destruktion des Alveolarkammes 85 bis 83 bei 4jährigem Mädchen

Bei der *ersten Form* unterbleibt bereits die regelrechte Herausbildung des knöchernen Zahnbettes. Diese Situation ist für die *Hypophosphatasie* kennzeichnend, der eine familiär auftretende Aktivitätsminderung der alkalischen Phosphatase zugrunde liegt. Meist kommt es in solchen Fällen schon im frühen Kindesalter zu Knochenveränderungen; die ersten periodontalen Symptome manifestieren sich mitunter bereits um den 15. bis 18. Lebensmonat. Die Milchzähne können sich im Kiefer nicht festigen und gehen frühzeitig verloren. Allerdings kommt es auch an den Zähnen zu Bildungsstörungen; die Pulpenkaven sind unverhältnismäßig groß, das Wurzeldentin hingegen bleibt schmal.

Bei der *zweiten Form* der infantilen Periodontitis wird das knöcherne Zahnbett zwar zunächst gebildet, dann aber durch entzündliche Rarefikation frühzeitig abgebaut. Selbst Zahnkeime werden dabei freigelegt. Neben unterschiedlich ausgeprägten Schwundvorgängen imponiert im Endstadium das scheinbare Freischweben der Milchzähne *(floating-in-air)* (Abb. 223).

Die Eltern werden auf einen derartigen Oralbefund in der Regel erst aufmerksam, wenn dem Kinde das Kauen von Obst sowie härterer Nahrung Beschwerden bereitet oder sein Allgemeinbefinden infolge des progredienten Prozesses beeinträchtigt ist. Lymphonoditis, subfebrile Temperaturen und leichte Ermüdbarkeit charakterisieren diesen Zustand. Gelegentliche lokale Komplikationen sind Periodontalabszesse oder retrograde Pulpitiden.

Kennzeichnendes Beispiel für den Verlauf einer derartigen periodontalen Destruktion ist das nur sehr selten zu beobachtende Krankheitsbild der Akatalasie. Der durch einen

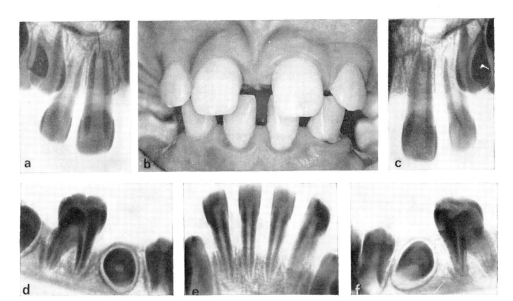

Abb. 224 Juvenile (infantile) Periodontitis bei Akatalasie; bei der Erfassung im 4. Lebensjahr des Kindes lag fast vollständiger Milchzahnverlust vor. Bis zum zeitlich normalen Durchbruch des ersten Molaren trug es totale Prothesen. Zustand mit 8 Jahren; trotz laufender Überwachung, pädiatrischer Behandlung sowie intensiver Mundpflege (bei Vermeidung von Wasserstoffperoxid) fortschreitende Destruktion des Alveolarfortsatzes, mit Wanderung durchgebrochener Zähne; klinisch (b) Taschenbildung und röntgenographisch (a, d und f) vorzeitiger Durchbruch der Prämolaren

Ein-Gen-Ein-Enzym-Defekt verursachte Blutkatalasemangel verläuft zumeist asymptomatisch. In ausgeprägten Fällen kommt es zu rezidivierend chronischen Ulzerationen der Mund- und Nasenschleimhaut, zu Sinusitiden oder eitrigen Tonsillitiden. Manifestiert sich der Enzymdefekt schon im frühen Kindesalter (um das 2. Lebensjahr), so ist die Zerstörung des Periodonts – neben einer ulzerösen Gingivo-Stomatitis – dominierendes klinisches Symptom der Erkrankung.
Pathogenetisch liegt dem periodontalen Zerstörungsprozeß aller Wahrscheinlichkeit nach eine durch Methämoglobin bedingte, örtliche Hypoxie bzw. Anoxie des Gewebes zugrunde. Bei der Erythrozytenkatalase wird Wasserstoffperoxid in H_2O und O_2 gespalten. Unterbleibt dieser Vorgang, wandelt sich das Hämoglobin in Methämoglobin um. In der zervikalen Plaque kommt es dann zur Akkumulation von Wasserstoffperoxid und sekundär zu einer Störung der Sauerstoffversorgung. Unvermeidliche Folge ist die periodontale Destruktion.
Klinisch imponieren anfangs gingivale Entzündungen und Nekrosen, dann setzt Retraktion der Gingiva ein, es kommt zur Freilegung der Milchzahnwurzeln, Lockerung der Zähne und schließlich zu deren Ausstoßung. Nach einer Zeitspanne eventueller Zahnlosigkeit wiederholt sich dieser Vorgang auch während des Durchbruchs der permanenten Zähne (Abb. 224). Den für beide Dentitionsphasen typischen Verlauf des Zahndurchbruchs sowie der periodontalen Zerstörung bis zum frühzeitigen Verlust der permanenten Zähne, demonstriert die in Abbildung 225 wiedergegebene Röntgenserie.
Juvenile Periodontitiden sind fast ausnahmslos *obligate* oder *fakultative Begleiterscheinungen* allgemeiner Erkrankungen. *Obligat* treten sie auf bei
— Keratoma palmare et plantare hereditarium (Papillon-Lefévre-Syndrom)
— Hypophosphatasie (Phosphatasemangel-Rachitis, Rathbun-Syndrom)

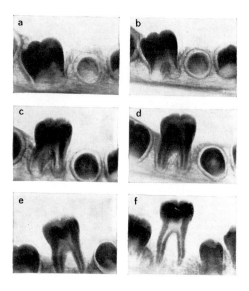

Abb. 225 Röntgenographische Kontrollserie von 46 des in Abbildung 224 dargestellten Falles; (a) Befund mit 4,08 Jahren, (f) mit 11,01 Jahren. Zu keiner Zeit der Durchbruchs- oder Funktionsphase des dargestellten ersten Molaren Ausbildung des knöchernen Zahnbetts

- Akatalasie (Akatalasämie, TAKAHARA-Krankheit)
- Trisomie 21 (LANGDON-DOWN-Syndrom)
- Autoimmunkrankheiten (Autoaggressionserscheinungen), deren Ursache noch nicht eindeutig erkannt ist, und die deshalb als *idiopathische Form* der juvenilen Periodontitis eingestuft werden.

Als *fakultative Begleiterscheinungen* beobachtet man juvenile Periodontitiden als Komplikation bei folgenden Stoffwechselstörungen und Allgemeinerkrankungen:
- Endokrinopathien, wie juvenilem Diabetes und Hyperthyreoidismus
- Möller-Barlowsche Krankheit (Vitamin-C-Mangel)
- Blutkrankheiten, wie Leukämie, zyklische Neutropenie, Panmyelopathie, Erythroblastenanämie
- Hand-Schüller-Christiansche Krankheit
- Fallotsche Tetralogie
- Feerscher Neurose (infantile Akrodynie)
- Neurofibromatose (Morbus RECKLINGHAUSEN).

Fakultative juvenile Periodontitiden treten meist erst im permanenten Gebiß auf und verlaufen mitunter progredient (Abb. 226). Schon um das 20. Lebensjahr kann völliger Zahnverlust die Folge sein.

Die *Betreuung* von Patienten mit juveniler Periodontitis, insbesondere der obligaten Formen, stellt vor schwer zu lösende Aufgaben. Prinzipiell gilt, daß alle Fälle dem

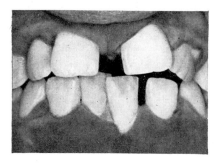

Abb. 226 Juvenile Periodontitis mit Zahnwanderungen bei Morbus RECKLINGHAUSEN bei 12-jährigem Knaben; klinisch Gingivitis, Periodontaltaschen und Zahnlockerungen

Pädiater zur internistischen Durchuntersuchung zu überweisen sind, lassen generalisierte Abbauerscheinungen des marginalen Periodonts im Kindesalter doch mit hoher Wahrscheinlichkeit auf eine endogene Störung schließen. Die *Lokalbehandlung* obliegt dem Kinderstomatologen. Oft macht sich jahrelange Betreuungsarbeit erforderlich, der auch große psychopräventive Bedeutung zukommt.

14.1.3. Atrophia periodontalis (Rezession, Atrophia alveolaris praecox, involutive Gingiva- oder Periodontalatrophie, Gingivaretraktion)

Primär entzündungsfreie Involutionserscheinungen des Periodonts kommen sowohl im Milchgebiß als auch im frühen permanenten Gebiß vor. Sie treten an einzelnen Zähnen, symmetrisch an Zahngruppen, aber auch generalisiert auf. Ihre Häufigkeit wird für Kinder unter 15 Jahren mit etwa 10% angegeben.
Meist beginnt der Prozeß an unteren Inzisiven oder Eckzähnen, nicht selten an prominent im Zahnbogen stehenden Zähnen. Kontemporär mit der vestibulär lokalisierten Gingivarezession erfolgt die Rückbildung der alveolären Knochenwand. Der Nachweis von Zementkaries gilt für diesen primär entzündungsfreien Prozeß als pathognomisch. Allerdings verwischen superponierte Entzündungen oft das klinische Bild. Während Periodontaltaschen fehlen, ist die Herausbildung McCallscher Girlanden (= wulstige Verdickung des Gingivalsaumes) möglich (Abb. 227), ebenso das Vorhandensein von Stillmanspalten.
Die Ursachen der Gingivarezession konnten bislang nicht eindeutig geklärt werden. Man nimmt an, daß ein Zusammenhang zu chronisch traumatischen Einflüssen besteht (Fingernagelkratzen am Gingivalsaum einzelner Zähne, mechanische Zahnreinigungshabits, kieferorthopädische Behandlung) und spricht daher auch von der *Gingivitis artefacta*.
Symmetrisches Auftreten gingivaler Involutionen an den palatinalen Flächen der ersten Molaren sowie an den Inzisiven wird neuerdings als selbständige, wenngleich ätiologisch unklare Form der Atrophia periodontalis gedeutet. Sie endet häufig um das 20. Lebensjahr mit dem Verlust der genannten Zähne, ohne auf andere Periodontien überzugreifen.
Ätiologisch gleichfalls unklar sind die generalisiert auftretenden Formen der Atrophia periodontalis, die bereits im Milchgebiß manifest werden können (Abb. 228). Allerdings beobachtet man sie nur selten.

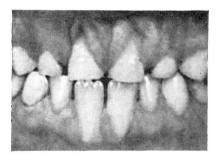

Abb. 227 Primär entzündungsfreie Gingivarezession (ausgeprägte McCall-Girlanden 51 und 61 während des Zahnwechsels)

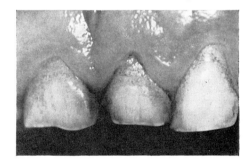

Abb. 228 Primär entzündungsfreier Schwund des Periodonts (Atrophia periodontalis) im Milchgebiß bei 5jährigem Knaben

14.1.4. Behandlung periodontaler Erkrankungen

Während zur Gingivitisbehandlung meist die Einleitung hygienischer Maßnahmen ausreicht, erfordern die komplizierten Formen periodontaler Erkrankungen auch beim jugendlichen Patienten die Ausrichtung der Therapie nach den allgemein gültigen periodontologischen Regeln, wenn auch mit unterschiedlicher Gewichtung:
1. Hygienisierung der Mundhöhle (Plaquekontrolle)
2. lokal-medikamentöse und funktionelle Maßnahmen
3. periodontal-chirurgische Eingriffe und
4. stomatologische Dispensairebetreuung (s. II. 6.5.).

Die Behandlung periodontaler Erkrankungen, die sich auf dem Boden eines vorliegenden Grundleidens entwickelt haben, zeitigt bei Kindern – relativ gesehen – oft bessere Ergebnisse als bei Erwachsenen. Maßgebend dafür ist der Zeitpunkt der einsetzenden Therapie des Grundleidens. Dies gilt sowohl für eine Reihe sekundärer Gingivitiden als auch für Gingivo-Periodontitiden (*Gingivitis scorbutica*, *Gingivitis diabetica*, *Hydantoin-Hyperplasien* usw.).

Die Behandlung des Grundleidens obliegt dem Spezialisten Der Kinderstomatologe trägt die Verantwortung für die Ausrichtung der lokalen Therapie.

Da sowohl therapieresistente Gingivitiden als auch juvenile Periodontitiden nicht selten das einzige Symptom eines bis dahin unerkannt gebliebenen Grundleidens sind, gilt es in jedem Falle, umgehend für die Überweisung des Kindes zur pädiatrischen Untersuchung zu sorgen.

14.1.4.1. Hygienisierung der Mundhöhle

Die allgemeinen Prinzipien (s. II. 4.4.) haben auch für die Behandlung periodontaler Erkrankungen volle Gültigkeit. In der ersten Sitzung ist eine schonende, aber konsequente Entfernung aller weichen und harten Niederschläge (Beläge) vorzunehmen; dies schließt die Ausschaltung der entzündungsfördernden Bedingungen, wie Verschleifen überhängender Füllungsränder, Beseitigung traumatischer Okklusionen usw. ein.

Während dies bei einfachen Gingivitiden – insbesondere bei behandlungswilligen und behandlungsfähigen Kindern – ohne Schwierigkeiten möglich sein dürfte, wird man ausgeprägte akute Entzündungen erst zum Abklingen bringen müssen, ehe sich umfassendere Hygienisierungsmaßnahmen realisieren lassen.

Besonders geeignet sind Spray-Behandlungen, die schnell Linderung verschaffen. Man entfernt auf diese Weise weiche Beläge und Speisereste und erzielt gleichzeitig eine schonende, aber wirkungsvolle Massage.

Die Verwendung schlecht schmeckender Lösungen ist bei Kindern (unter 6 Jahren) nicht zu empfehlen. Rivanol (in 1%iger Verdünnung) oder Kamillenextrakte (Kamillan®) genügen. Bei Kleinkindern wird sich die Mundreinigung auf das Auswischen mit einem watteumwickelten Holzstäbchen (getränkt im Wasserstoffperoxid-Lösung) beschränken müssen (Cave bei Akatalasie!).

Vorsicht ist bei dem Versuch der Schmerzlinderung durch lokal aufgetragene Anästhesie-Lösungen (Schleimhautanästhetikum „Tief"®) geboten, da infolge der großflächigen Resorption toxische Reaktionen nicht ausgeschlossen sind. Erst nach Abklingen der akuten Symptome kann radikaler vorgegangen werden. Zahnsteinentfernung erfolgt mit Instrumenten oder mittels Ultraschall (Ultrastom).

Diätanamnesen und dementsprechend ausgerichtete Hinweise zur Ernährungslenkung (Zuckerrestriktion!) ergänzen das Vorgehen. Probleme können sich im Hinblick

auf die Ausschaltung belagfördernder Faktoren insofern ergeben, als diese (Gebißanomalien oder zur Mundatmung zwingende nasale Veränderungen u. ä.) sich vielfach nur durch zeitraubende Behandlung beheben lassen.
Alle klinischen Bemühungen bedürfen der häuslichen Unterstützung durch den Patienten, der richtige Zahn- und Mundpflege möglicherweise erst erlernen muß (Plaqueanfärbung, z. B. Eladent-Zahnputztest). Besonders wichtig ist systematische Reinigung der Zahnzwischenräume („Fädeln") mittels gewachstem Seidenfaden. Ohne bewußte Mitwirkung des Patienten besteht kaum die Chance eines Dauererfolges.
Während für die häusliche Zahn- und Mundpflege ansonsten die allgemeinen Regeln gelten (s. II. 3.4.), ist bei manchen Fällen periodontaler Erkrankungen eine sinnvolle Modifikation des technischen Vorgehens notwendig. Empfehlenswert sind die Vibrationsmethoden (die allerdings eine gute Unterweisung wie auch Geschicklichkeit des Kindes voraussetzen) sowie die STILLMAN- bzw. CHARTERS-Methode.
STILLMAN-Methode: Zunächst wird der Bürstkopf so zur Zahnachse parallel gestellt, daß die Borsten den Marginalsaum um etwa 2 mm überragen. Dann erfolgt eine leichte Drehung von etwa 45°. Bei leichtem, aber ausreichendem Druck wird die Gingiva ischämisch und färbt sich wiederum hellrot, wenn man – ohne die ursprüngliche Position aufzugeben – leichte mesio-distale Vibrationsbewegungen ausführt, bei langsamer okklusaler Verschiebung der Bürste. Selbstverständlich sind nacheinander alle Periodontien auf diese Weise zu massieren, wobei auf jede Partie etwa 10 bis 15 s lang eingewirkt werden sollte. Kräftiges Mundspülen schließt den Reinigungs- und Massageprozeß ab. Besonders angezeigt ist diese Methode bei Gingivahyperplasien. Selbst Hydantoin-Hyperplasien können auf diese Weise – trotz weitergeführter Medikation – zur Rückbildung gebracht werden, wenn es auch Wochen oder Monate dauert.
CHARTERS-Methode: Die – im rechten Winkel zur Längsachse der Zähne – am Gingivalsaum angelegte Bürste führt unter leichtem Druck Rotationsbewegungen aus, wobei die Borsten ununterbrochen mit den Zähnen in Kontakt stehen und gleichzeitig die Gingiva massieren. Im V-förmigen Interdentalraum werden sie an der Papille eingeengt. Die „Schüttelbewegung" erfolgt drei- bis viermal und wird dann – nach Versetzen des Bürstkopfes um jeweils eine Zahnbreite – von links nach rechts durchgehend, in allen vestibulären und oralen Gebißabschnitten wiederholt.
Zur Verbesserung der Durchblutung ist *digitale Massage* recht wirkungsvoll. Sie soll immer in der Strömungsrichtung vorgenommen und öfter am Tage wiederholt werden. Watteumwickelte, mit Kamillen- oder Salbeiextrakten angefeuchtete Zahnstocher dienen gleichfalls der Massage (einführen in den Interdentalraum, dann streichende Bewegungen von der Gingiva zum Zahnhals). Eine zusätzliche Unterstützung dieser mechanischen Maßnahmen ermöglichen sogenannte therapeutisch wirksame Zahnpasten, Pulver oder Mundwässer.

14.1.4.2. Lokal-medikamentöse und funktionelle Maßnahmen

Zur Entzündungsbekämpfung eignen sich desinfizierend oder adstringierend wirkende Lösungen. Besonders geeignet sind Mundspülungen mit Chlorhexidin (0,2 %) oder Zahn- und Mundpflege mit Chlorhexidin-Gel (Dentosmin®). Bei ulzerierenden Prozessen versprechen Lokalantibiotika schnelle Besserung.
Mitunter empfiehlt sich die Anlage eines Verbandes, der über Nacht belassen wird. Bewährt haben sich der Zinkoplast-Verband (4 Teile Zinkoxid, 1 Teil Methakrylat, plastisch mit Chlumsky-Lösung angemischt) wie auch das Abdecken wunder und stark entzündeter Bereiche mit Gewebeklebern. Der Vorteil solcher Verbände

beruht einerseits auf der Ruhigstellung der erkrankten Marginalpartien, andererseits auf der Fernhaltung lokaler Reizfaktoren und der zeitweiligen Veränderung des mikrobiellen Lebensmilieus. Medikamentöse Zusätze zu den Verbänden vermögen die Heilung zu fördern, sind aber nicht unbedingt notwendig.

Der Sauerstoffanreicherung des Gewebes dienen mit Wasserstoffperoxid beschickte Kunststoffstreifen (Gingivox®), die in Abständen von 2 bis 3 Tagen für jeweils 4 bis 10 min (Zeit abhängig von der individuellen Verträglichkeit; Brennen möglich) auf die Gingiva zu applizieren sind.

Bei progressiven Prozessen geht man zunächst wie bei der Gingivitis vor. Liegen solitäre oder auf wenige Periodontien begrenzte Periodontaltaschen vor, wird kürretiert. Ein epitheliales und bindegewebiges Reattachement ist besonders beim jugendlichen Patienten möglich. Nicht außer acht lassen sollte man in diesem Zusammenhang die Ausschaltung okklusaler Fehlbelastungen im Bereich einzelner Zahngruppen.

Bei fortgeschrittenem periodontalen Abbau sind Extraktionen nicht immer vermeidbar. Gehen dadurch mehrere Zähne verloren, ist im permanenten Gebiß für ihren Ersatz Sorge zu tragen. In seltenen Fällen kann auch nach dem totalen Verlust der Milchzähne eine Interimslösung notwendig werden.

14.1.4.3. Periodontal-chirurgische Maßnahmen

Chirurgische Eingriffe am marginalen Periodont sind bei Kindern nur selten erforderlich. Indiziert sind sie im permanenten Gebiß – mit Ausnahme hochansetzender Frenula – nur, wenn eine therapieresistente hyperplastische Gingivitis oder Fibromatosis gingivae vorliegt. Es geht dann vor allem um die Abtragung von Überschußbildung am Gingivalsaum. Als Methode der Wahl empfiehlt sich dazu die Gingivoplastik. Vorsicht ist bei hyperplastischen Gingivitiden geboten, falls das Grundleiden diagnostisch noch nicht ermittelt werden konnte (Cave bei Verdacht auf Blutkrankheiten, insbesondere Leukämie!).

14.2. Stomatitiden

Unter einer Stomatitis versteht man an mehreren Stellen gleichzeitig auftretende, diffuse oder lokalisierte, oberflächlich verlaufende Entzündungen der Mundschleimhaut, an denen die Gingiva primär oder sekundär beteiligt sein kann *(primäre bzw. sekundäre Gingivitis)*.

Die Einteilung der Stomatitiden erfolgt entweder nach ihrer Ätiologie bzw. Ausdehnung oder nach ihrem zeitlichen Verlauf unter Zugrundelegung pathologisch-anatomischer Aspekte. Bei Kindern hat darüber hinaus eine Unterscheidung nach ihrem Auftreten in verschiedenen Altersgruppen Berechtigung. Für das Säuglingsalter ist z. B. die Stomatitis soorica charakteristisch, für das Kleinkind- und Vorschulalter hingegen die Stomatitis herpetica, während im Schulalter vorwiegend die Stomatitis catarrhalis auftritt und bei Jugendlichen die Stomatitis ulcerosa.

Verschiedene allgemeine und lokale Faktoren vermögen Stomatitiden auszulösen, doch kann die Erkrankung auch ausschließlich endogenen Ursprungs sein. Ursächlich kommen thermische, mechanische, chemische und andere Reize in Betracht, während Infektionen, Stoffwechselstörungen, endokrine sowie allergische Erscheinungen die Entwicklung einer Mundschleimhautentzündung allgemein begünstigen.

14.2.1. Akute Stomatitiden

Charakteristisch ist zunächst eine aktive, von exsudativen Komponenten freie Rötung der Mundschleimhaut *(Stomatitis simplex)*, wie man sie nach Aufnahme zu heißer Speisen beobachtet oder als Initialstadium durch allgemeine Ursachen ausgelöster Stomatitiden. Im Verlaufe der Weiterentwicklung zur

Stomatitis catarrhalis

gesellen sich dem Enanthem exsudative Erscheinungen hinzu, zellige Infiltrationen, erhöhte Schleimabsonderung und Blutungsneigung. Nicht selten kommt es zu einer geringen Fibrinexsudation, die – zusammen mit abgestorbenen Epithelien – weißliche Schleimhautbeläge bildet. Meist ist die katarrhalische Stomatitis Symptom einer Infektion der oberen Atemwege bzw. einer infektiösen oder allergischen Erkrankung des Kindes.

Stomatitis vesiculosa

Als deren typisches Merkmal gilt eine durch seröse Exsudatansammlung in den obersten Schleimhautschichten entstandene, kurzlebige Blase, deren Zerstörung zur Entwicklung einer Erosion führt (Abb. 229). Häufigste Ursache der vesikulösen Entzündung sind Viruserkrankungen, bei Kindern vor allem die Stomatitis herpetica (s. IV. 10.4.1.1.), doch kann sie auch durch allergische Reaktionen hervorgerufen werden bzw. Symptom einer Hautkrankheit sein.

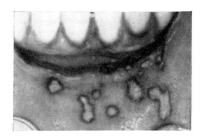

Abb. 229 Vesikulöse Entzündung der Mundschleimhaut

Stomatitis ulcerosa

Dieses Krankheitsbild wird gekennzeichnet durch den nekrotischen Zerfall einzelner Schleimhautbezirke, insbesondere durch Geschwüre, in deren Umgebung eine unterschiedlich stark ausgeprägte Entzündungsreaktion nachweisbar ist. Die Ulzera sind dabei entweder durch mechanische, chemische bzw. thermische Einflüsse bedingt oder Ausdruck infektiöser, toxischer und allergischer Reaktionen.

Im Gegensatz zu anderen ulzerierenden Entzündungen tritt die Stomatitis ulceromembranacea *(Stomatitis ulceronecroticans)*, als selbständige klinische Einheit in Erscheinung. Ätiologisch und pathogenetisch handelt es sich um eine Mischinfektion (Borellia VINCENTI und Bacillus fusiformis), die vorwiegend bei Patienten im 17. bis 20. Lebensjahr zu beobachten ist, bei Kindern hingegen seltener vorkommt. Sie entsteht plötzlich, ohne irgendwelche Prodromalsymptome. Bei steigender Temperatur setzt eine katarrhalische Gingivitis ein, die relativ schnell ulzeriert. Die Ulzera sind vornehmlich an den Papillenspitzen lokalisiert, die dann wie abgeschnitten wirken. Sowohl die Entzündung als auch der ulzeröse Zerfall zeigen sich im Vestibularbereich der Frontzähne am stärksten ausgeprägt, doch werden mit der Zeit alle Stellen befallen, die günstige Bedingungen für die Vermehrung anaerober Keime bieten. Gingiva-

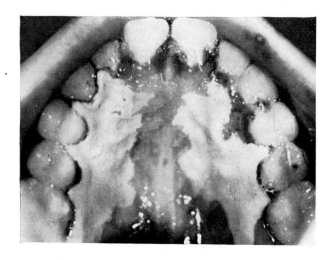

Abb. 230 Pseudomembranöse Entzündung der Mundschleimhaut

und Periodontaltaschen, die Gingiva überlagernde Füllungen sowie alle der Selbstreinigung schwer zugängliche Bezirke sind prädisponiert.
In schweren Fällen kann der ulzeröse Zerfall die gesamte Gingiva erfassen. Die regionalen Lymphknoten sind dann geschwollen und schmerzhaft, es besteht ein typischer, durch Vermehrung anaerober Keime ausgelöster Foetor ex ore. Der Patient fühlt sich erschöpft, es liegt erhöhte Salivation vor, die Nahrungsaufnahme ist stark schmerzhaft. Erschöpfungszustände und Nachlassen der Abwehrkraft beobachtet man bei einer Ulzerosa verhältnismäßig häufig, auch scheint eine gewisse Disposition mitbestimmend. Bei kranken Kindern mit stark herabgesetzter Abwehrlage kann die Stomatitis unter Umständen in gangränösen Zerfall der Schleimhaut oder Noma übergehen (s. Abb. 379).

Stomatitis pseudomembranacea

Bei der pseudomembranösen Entzündung überwiegt die exsudative Komponente; aus Fibrin und nekrotisierten Oberflächenschichten der Schleimhaut entwickeln sich Pseudomembranen. Diese Entzündungsform ist charakteristisch für Diphtherie, kommt aber bei schweren toxischen und allergischen Erkrankungen gleichfalls vor. Im Kindesalter konstatiert man sie häufiger als bei Erwachsenen (Abb. 230).

14.2.2. Chronische Stomatitis

Die Stomatitis chronica ist bei Kindern verhältnismäßig selten. Ihr äußerst variables pathomorphologisches Bild umfaßt sowohl Erytheme, Ödeme und verschiedene Formen produktiver Entzündungen als auch Geschwüre. Die bei Erwachsenen oft vorherrschende Hyperkeratose aber findet sich im Kindesalter kaum. Auslösende Ursache können lokale Reize oder Kontaktallergien sein. Allgemeine Faktoren kommen ursächlich kaum in Betracht.
Durch das Tragen kieferorthopädischer Geräte kann gelegentlich eine Stomatitis prothetica ausgelöst werden. Herabgesetzte Speichelsekretion oder verminderte Immunglobulin-Konzentrationen begünstigen ihre Entwicklung. Ebenso sind mangelhafte Mundhygiene und eine Überempfindlichkeit der Schleimhaut gegenüber Kunststoffen als Ursache in Betracht zu ziehen.

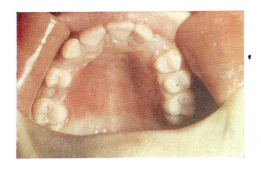

Abb. 231 Stomatitis prothetica bei 11jährigem Knaben nach Tragen einer kieferorthopädischen Platte

Als klinische Kennzeichen fallen Rötung und Anschwellung der Schleimhaut im Kontaktbereich auf (Abb. 231).
Chronische Stomatitiden können auch Symptom einer Allgemeinerkrankung oder Ausdruck einer toxisch-allergischen Reaktion sein. Vor allem aus Mangelzuständen, Blut- und Hautkrankheiten resultieren manchmal derartige Entzündungen.

14.2.3. Grundsätze der Stomatitisbehandlung

Die Ursache der Erkrankung (lokal oder allgemein) bestimmt das Schwergewicht der Behandlung. Bei Stomatitiden besteht weit eher die Möglichkeit einer Kausalbehandlung als bei Gingivitis, doch bedarf sie stets der Ergänzung durch lokale Maßnahmen. Wurde die Mundschleimhautentzündung durch örtliche Einflüsse ausgelöst, gebührt der Lokalbehandlung das Primat. In solchen Fällen empfiehlt es sich, folgendermaßen vorzugehen: Kamillenspülung, Spray mit 1%iger Rivanol-Lösung, Touchierung mittels 1%iger wäßriger Gentianaviolett-Lösung, Mundspülungen mit Chlorhexidin-Lösung oder Lokalantibiotika.
Obgleich bei den durch allgemeine Faktoren bedingten Stomatitiden selbstverständlich die Behandlung der Grundkrankheit Mittelpunkt jeglicher Therapie sein muß, kommt hier derartigen Spülungen als zusätzlicher lokaler Maßnahme Bedeutung zu.
Bei schweren Stomatitiden sollte man bestrebt sein, die Widerstandsfähigkeit des Organismus durch Verabreichung stärkender Mittel zu fördern. Hohe Vitamindosen (Vitamin C und B-Komplex), eiweißhaltige Kost und in indizierten Fällen Antibiotika-Gaben, dienen diesem Ziel.
Liegt eine ulzerierende Stomatitis vor, wird die Therapie durch Spülungen der Interdentalräume mit milden antiseptischen Lösungen (3%ige Wasserstoffperoxid-Lösung oder 2%ige Rivanol-Lösung 1 : 1) ergänzt. In schweren Fällen ist parenterale Injektion von Antibiotika ratsam, um die Heilung der ulzerierenden Entzündung zu beschleunigen.

14.3. Glossitiden

Entzündungen der Zunge verlaufen entweder oberflächlich *(Glossitis superficialis)* oder tiefgreifend *(Glossitis profunda)*. Erstere kann selbständiges Krankheitsbild oder Symptom einer Stomatitis sein, während letztere isoliert auftritt, meist als Folge lokaler Reizung.

Aufgrund des typischen Aufbaus der Zungenschleimhaut unterscheiden sich auch die pathologischen Veränderungen von denen der übrigen Mundschleimhaut. Klinisch markant ist insbesondere der Zustand der filiformen Papillen, deren Hypertrophie die Bildung verschiedenartiger Beläge provoziert, während ihre Atrophie eine glatte Zungenoberfläche bewirkt. Alle für Stomatitiden typischen Entzündungsformen (einfache, katarrhalische sowie bläschenförmige) können auch an der Zungenoberfläche auftreten, doch wird das klinische Bild hier stets von der Anwesenheit hypertrophierter oder atrophierter filiformer Papillen bestimmt.

Superfiziell verlaufende Entzündungen der Zunge haben im allgemeinen die gleichen Ursachen wie Stomatitiden. Neben lokalen Faktoren sind es vor allem Infektionen, Stoffwechselstörungen, hormonelle Einflüsse oder toxisch-allergische Reaktionen, die sie hervorrufen. Allerdings haben Zungenveränderungen häufig eine Verbindung zu Mangelerscheinungen, während sich an der Gingiva vorwiegend hormonelle Disharmonien geltend machen. Insgesamt reagiert die Zungenschleimhaut des Kindes weitaus schneller und mit augenfälligeren Veränderungen als die des Erwachsenen. Für die klinische Praxis erweist sich die Einteilung der Glossitiden unter Berücksichtigung des Papillenzustandes am zweckmäßigsten.

14.3.1. Glossitiden mit Hypertrophien der filiformen Papillen

Wichtigstes klinisches Merkmal ist der vermehrte Zungenbelag, den man bei Kindern stets als Begleiterscheinung infektiöser und gastrointestinaler Erkrankungen beobachtet, häufig aber auch als Symptom einer Stomatitis. Zungenbeläge sind vor allem kennzeichnend für Scharlach (s. IV. 10.4.2.1.) und *Stomatitis herpetica* (s. IV. 10.4.1.1.). Bei letzterer bilden sich dicke, weiße, frisch erscheinende Beläge, die an Zungenrand und -spitze von rundlichen oder ovalen Erosionen unterbrochen werden. Erhöhter Speichelfluß hält die Zungenoberfläche glatt (Abb. 232). Weißliche Zungenbeläge fallen auch im Anfangsstadium des Typhus auf. Später erfolgt sowohl in der Mittellinie als auch in den Randbezirken Desquamation, so daß schließlich ein V-förmiger Belag verbleibt.

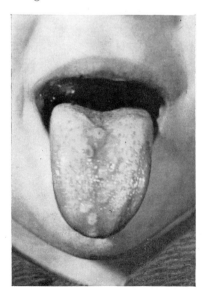

Abb. 232 Glossitis vesiculosa

Andere, mit fiebrigen Reaktionen einhergehende Infektionskrankheiten erkennt man vielfach an einem weißlichen, unterschiedlich starken Zungenbelag, der bei schweren Erkrankungszuständen oder Dehydratation gelbliche bis graue Farbe annimmt. Die Zunge wirkt dann trocken und rissig.
Lokal wird die Belagbildung durch alle schmerzhaften Affektionen forciert, die zur Vernachlässigung der Mundhygiene führen. Am häufigsten trifft dies zu bei chirurgisch oder traumatisch bedingten Folgezuständen. Nach Blutung weisen die Beläge gelbliche oder bräunliche Färbung auf.

14.3.2. Glossitiden mit Atrophien der filiformen Papillen

Hervorstechende Symptome sind zweifellos das Fehlen von Belägen sowie die glatte Oberfläche im erkrankten Zungenbereich. Besonders oft ist Scharlach Ursache einer Epitheldesquamation. Die filiformen und fungiformen Papillen schwellen dabei an und verleihen der Zunge ein himbeerartiges Aussehen. Als Hauptmerkmal der durch Mangelerscheinungen bedingten Glossitis gilt eine Atrophie der Papillen, die bei allen mit Vitamin- (Vitamin-B-Komplex) oder Eisenmangel einhergehenden Krankheiten auffällt. Man rechnet diese Form der Glossitis dementsprechend zum klinischen Bild der perniziösen Anämie (Huntersche Glossitis), Pellagra oder Sprue. Die im Verlauf langdauernder Antibiotikaverabreichung auftretende Zungenglättung gehört ebenfalls zu diesem Typ der Glossitiden. Ihr klinisches Bild kann außerordentlich vielfältig, ihr Verlauf sehr wechselhaft sein. Während sich anfangs nur vereinzelt atrophische Inseln finden und man an der übrigen Zungenschleimhaut vorübergehend eine Vermehrung des Zungenbelages beobachtet, kommt es später zur Vergrößerung und zum Zusammenfließen der atrophischen Bereiche, bis schließlich die ganze Zungenoberfläche mehr oder weniger befallen ist. Die Zunge wirkt dann wie lackiert, weist eine satte rote Farbe auf, die Zungenfurchen erscheinen geglättet. Infektionen gegenüber erweist sich die atrophische Zunge als anfällig. Subjektiv klagen die Patienten häufig über Zungenbrennen. Begrenzte Atrophien der Zungenschleimhaut können aber auch durch lokale Faktoren hervorgerufen werden (Abb. 233), beispielsweise durch länger einwirkende Reize (scharfe Schmelz- und Füllungsränder u. dgl.). Zum Unterschied von den durch Mangelzustände bedingten Atrophien treten die von lokalen Einflüssen ausgehende Affektionen solitär, mit typischer Lokalisation zum Zungenrand auf (Abb. 234).

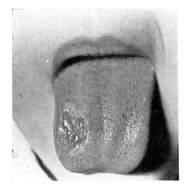

Abb. 233 Durch lokale Ursachen (scharfe Ränder) ausgelöste, begrenzte Atrophie der Zungenpapillen

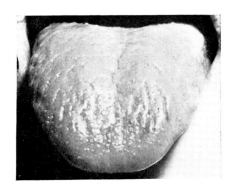

Abb. 234 Glossitis bei Mangelerkrankung

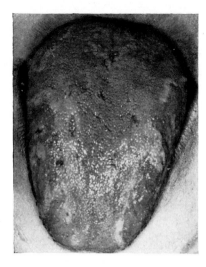

Abb. 235 Lingua geographica

Für die Behandlung der mit Hypertrophien bzw. Atrophien einhergehenden superfiziellen Glossitiden gilt im wesentlichen der gleiche Grundsatz: Ausschaltung der lokalen bzw. allgemeinen Ursache. Bei Kindern empfehlen sich Touchierungen mit Gentianaviolett und Kamillenspülungen.

Zur Gruppe der superfiziell verlaufenden Zungenerkrankungen zählt man im allgemeinen auch die *Lingua geographica* und *villosa nigra* sowie die *Glossitis rhombica mediana*, obgleich es sich dabei nicht um Entzündungen, sondern um angeborene Veränderungen handelt.

Lingua geographica

Man diagnostiziert sie bei Kindern verhältnismäßig oft (Abb. 235). Das klinische Bild markieren atrophische Schleimhautbereiche von unterschiedlicher Form und Größe, die ein durch Belagansammlung entstandener Wall umgrenzt. Im Aussehen der Zunge vollziehen sich ständig Veränderungen, die um so auffälliger sind, je geringer die Widerstandsfähigkeit des Organismus ist. Aufgrund dieser Beobachtung und der Tatsache, daß die Kinder über dem Zungenbrennen ähnelnde Beschwerden klagen, werden diese irrtümlicherweise vielfach mit Allgemeinerkrankungen in Verbindung gebracht. Die Ursache der Lingua geographica blieb bislang ungeklärt, vermutlich beruht sie auf erblichen Komponenten. Eine Kausalbehandlung ist also nicht möglich. Dennoch sollte man, wenn Beschwerden auftreten, dem Kind keine reizenden Speisen verabreichen.

Lingua villosa nigra

Für dieses bei Kindern relativ häufig auftretende Krankheitsbild sind verlängerte filiforme Papillen von dunkler Färbung charakteristisch, die an Haare erinnern. Die Hyperkeratose der filiformen Papillen wird ausgelöst durch eine über längere Zeit währende Reizung mit desinfizierenden Lösungen, Wasserstoffperoxid oder Antibiotika. Dabei ist es gleichgültig, ob diese Substanzen lokal oder allgemein verabreicht wurden.

Glossitis rhombica mediana

Als unverkennbares Merkmal der so bezeichneten seltenen Zungenanomalie gilt ein glattes, von filiformen Papillen freies, rhombisches Feld in der Mitte des hinteren Zungendrittels.

15. Pathologie und Klinik der Gebißanomalien

15.1. Systematische Erfassung von abwegigen Entwicklungen und Gebißanomalien

Als Gebißanomalien bezeichnet man verschiedene Varianten der Zahnstellung wie auch der Okklusionsbeziehungen, die genetisch und durch äußere Einflüsse bedingt sind, oder auf „Zufälligkeiten" während des Entwicklungsgeschehens beruhen. Gegenwärtig bedarf etwa jedes vierte Kind einer kieferorthopädischen Behandlung. Daraus leitet sich die zwingende Notwendigkeit ab, durch systematische Erfassung aller Kinder zu gewährleisten, daß ihre Gebißentwicklung überwacht und gegebenenfalls steuernd eingegriffen wird. Beispielsweise kann eine rechtzeitige Änderung der Umweltbedingungen das ätiologische Geschehen positiv beeinflussen. Nicht zuletzt bewirkt die kieferorthopädische Therapie eine Verschiebung der äußeren Einflüsse. In diesem Sinne wären einmal jährlich Reihenuntersuchungen aller Kinder während des Zahnwechsels wünschenswert.

15.2. Bedeutung der Normvorstellung

Varianten der Gebißmorphe, als Abweichungen von der sogenannten korrekten anatomischen Okklusion, sind qualitativ wie auch quantitativ bestimmbar. Finden sich jedoch in der Bevölkerung nicht einmal 5% völlig einwandfreie Gebisse, dann muß man in diesen Fällen von idealen Gebissen sprechen. Die geringe Häufigkeit schließt aus, daß man sie zur „Norm" im Sinne des Regelmäßigen erhebt. Der Normbegriff in der Kieferorthopädie dient zur Zielorientierung in Richtung auf diese korrekte Okklusion und entsprechende Entwicklungsbedingungen.
Die „Norm" ist also eine zweckbestimmte, lediglich als Maßstab und Schablone gültige Vorstellung. Selbst wenn sie auf Durchschnittswerten basiert, die durch Vermessen idealer Gebisse errechnet und statistisch gesichert wurden, kann sie nur als Arbeitshilfe betrachtet werden.
Die Annahme des „Normalen" bleibt an integrierende Vorstellungen für Bezugskriterien gebunden, die neben morphologischen Eigenheiten auch den funktionellen Bedingungen Rechnung tragen und erst in der Abstimmung aufeinander das „normale Gebiß" repräsentieren. Im Vergleich zu einer individuellen Gebißsituation genügt es nicht, die Abweichungen für sich allein zu prüfen, vielmehr bedarf es einer komplexen Einschätzung, insbesondere im Hinblick auf eine Verbindlichkeit der Aussage unter den Bedingungen des individuellen Falles. Man bestimmt zunächst die Abweichungen von der „Norm", um dann zu ermitteln, ob eine Korrektur im Sinne der Schablone den individuellen Gegebenheiten besser Rechnung tragen würde. Dies bezieht sich sowohl auf die Vorstellung von der „normalen" Entwicklung als auch auf die Beurtei-

lung der sogenannten Gebißanomalien. Die unkritische Anwendung von Normvorstellungen könnte eher in die Irre führen als helfen.

15.3. Diagnostische Möglichkeiten bei abwegigen Entwicklungen und Gebißanomalien

Zur Diagnose beginnender Fehlentwicklungen bzw. Anomalien des *zahnlosen Säuglingskiefers* bieten sich vier Kriterien an:
1. Die durch die Alveolarwälle charakterisierte Form der Zahnbögen. Sie ist vor allem beim schreienden Säugling gut zu erkennen, doch läßt sich – wegen der fließenden Übergänge – oft nur schwer eine Typenzuordnung vornehmen.
2. Das Ausmaß der Berührung der Alveolarfortsätze.
3. Die sagittalen Lagebeziehungen der Kiefer zueinander. Diese zu ermitteln, fällt insofern nicht leicht, als bei Säuglingen (aufgrund des noch nicht differenzierten Kiefergelenkes und der schlaffen Bänder) die Beweglichkeit des Unterkiefers ziemlich groß ist, so daß er dem manuellen Druck des Untersuchers nachgibt. Außerdem schiebt der schreiende Säugling den Unterkiefer oft nach vorn. Man wird also die normale Ruhestellung des Unterkiefers zum Oberkiefer mehrmals ertasten müssen. Den besten Überblick über die Ruhelage (Ruheschwebe mit dazwischengelegter Zunge) gewährleistet das Spreizen der Lippen des schlafenden, also liegenden Säuglings. Um beim sitzenden Kind einen Eindruck zu gewinnen, empfiehlt es sich, die Untersuchung im Anschluß an das Essen vorzunehmen, wenn der Säugling noch auf den Eß- und Schluckvorgang ausgerichtet ist.
4. Die Morphologie der Schneidenplatte (inzisales Plateau) mit vertikalen Kontaktverhältnissen der Alveolarwälle.

Funktionelle Beobachtungen mit verbindlicher Aussagekraft anzustellen, bereitet bei Kleinstkindern große Schwierigkeiten. Sehr wichtig und einfach zu beurteilen ist die Atmungsform während des Schlafes und im Zusammenhang damit die Kontaktbeziehung der Lippen zueinander.

Die *Morphologie des Milchgebisses* gestattet eine Beurteilung in allen drei Dimensionen. Neben der allgemeinen Bewertung der Zahnbogenform, in Relation zum sogenannten Normalgebiß, können in Zweifelsfällen auch Normwerte als Hilfsmittel herangezogen werden. Wie im bleibenden Gebiß (Pontscher Index) lassen sich – basierend auf einer großen Anzahl normaler Gebisse – Indexwerte für das Verhältnis zwischen Schneidezahngröße und Transversalabstand der Zahnbögen errechnen, um auf diese Weise eine Schablone zum Vergleich mit dem individuellen Fall zu gewinnen. Man geht dabei von der Summe der vier oberen Schneidezahnbreiten aus, die (mit einem Stechzirkel oder den schmal geschliffenen Meßbranchen eines Meßschiebers) jeweils am größten mesial-distalen Durchmesser gemessen werden. Die Meßpunkte für die transversale Zahnbogenbreite liegen im Oberkiefer des Milchgebisses an der tiefsten Stelle der Kaufurche des ersten Milchmolaren (vordere Zahnbogenbreite) sowie an der gleichen Stelle der lingual-mesialen Fissur des zweiten Milchmolaren; dort, wo sie einen Winkel bildet (hintere Zahnbogenbreite). Im Unterkiefer sind – bezogen auf normale Okklusion – jeweils die korrespondierenden Stellen zu werten: für die vordere Zahnbogenbreite der bukko-distale Höcker des ersten Milchmolaren, für die hintere Zahnbogenbreite der mittlere bukkale Höcker des zweiten Milchmolaren. Fällt man nun vom inzisialen Drittel der Labialflächen der Milchschneidezähne ein Lot auf die Verbindungslinie zwischen den Meßpunkten der ersten Milchmolaren, so ergibt sich die vordere Zahnbogenlänge (Abb. 236). Klinisch sind diese Abstände am einfachsten mit einem orthodontischen Zirkel zu bestimmen oder mit Hilfe eines gewöhnlichen Stechzirkels und eines Millimetermaßes.

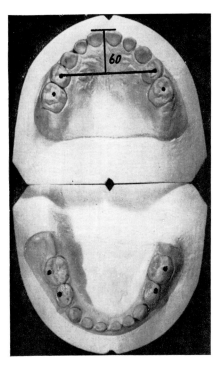

Abb. 236 Meßpunkte für die vordere und hintere Zahnbogenbreite sowie die vordere Zahnbogenlänge im Milchgebiß

Tabelle 22 Indexwerte für das Milchgebiß im Bereich der Vertrauensgrenzen (p = 5%; nach EISMANN und WARNATSCH); für die Mädchen treffen häufiger die niedrigen, für die Knaben die höheren Werte zu

Summe der Schneidezahnbreiten SJ	vordere Zahnbogenbreite 54:64 84:74	hintere Zahnbogenbreite 55:65 85:75	vordere Zahnbogenlänge im Oberkiefer
Primär lückiges Milchgebiß			
19	30,4–37,1	35,5–41,9	13,1–17,7
20	30,8–37,4	36,1–42,4	13,5–18,0
21	31,3–37,8	36,7–43,0	13,8–18,3
22	31,8–38,2	37,3–43,5	14,2–18,6
23	32,2–38,7	37,9–44,1	14,5–18,9
24	32,6–39,1	38,5–44,7	14,8–19,2
25	33,0–39,5	39,0–45,3	15,1–19,5
26	33,4–40,0	39,6–45,9	15,4–19,9
Lückenloses Milchgebiß			
20	28,7–35,1	32,6–40,8	11,5–18,2
21	29,4–35,7	33,5–41,6	12,0–18,5
22	30,1–36,3	34,5–42,4	12,5–18,8
23	30,8–36,8	35,4–43,2	12,9–19,2
24	31,4–37,5	36,3–44,1	13,4–19,6
25	32,1–38,2	37,2–45,0	13,7–20,0
26	32,6–38,8	37,9–45,9	14,1–20,5

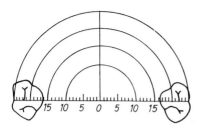

Abb. 237 Milchzahnbogenmuster (nach A. M. Schwarz)

Die unterschiedlichen Indexwerte (Tab. 22) lassen darauf schließen, daß es sich bei den Grundformen, dem primär lückigen und dem lückenlosen Milchgebiß, um verschiedene Zahnbogengrundstrukturen handelt. Allerdings kommt derartigen Normwerttabellen lediglich die Bedeutung untergeordneter diagnostischer Hilfsmittel zu, insbesondere, wenn sie das Milchgebiß betreffen. Diese Einschränkung ist nicht nur wegen der hohen Streuungswerte erforderlich, sondern auch, weil während des Zahnwechsels und der weiteren Gebißentwicklung noch entscheidende strukturelle Veränderungen eintreten können.

Das genormte *Milchzahnbogenmuster* (Abb. 237) wurde von A. M. Schwarz zur Bewertung der Zahnbogenform empfohlen. Es weist vier gedruckte Halbkreise auf, mit gemeinsamem Mittelpunkt und je 5 mm Abstand voneinander, über einer in Millimeter eingeteilten Grundlinie. Diese wird dem Gipsmodell des Oberkiefers so angelegt, daß sie durch die faziale Querfurche der zweiten Milchmolaren verläuft, während die senkrechte Mittellinie mit der Raphe palatina media übereinstimmt. Für die Beurteilung hat dann jeweils jener Halbkreis als Schablone Gültigkeit, der die zweiten Milchmolaren von außen berührt. Größere Abweichungen der Seiten- und Frontzähne deuten anormale Verhältnisse an. Dieses einfache Verfahren ist an das Vorhandensein eines Modells gebunden, für Reihenuntersuchungen im Munde hingegen kaum geeignet.

Bei der Früherfassung (Reihenuntersuchung) kommt es hauptsächlich darauf an, durch Befunderhebung mit einfachen Mitteln Hinweise auf solche Kinder zu erhalten, die der weiterführenden Betreuung bedürfen. In dieser Hinsicht vermittelt die Beurteilung der Gesichtsbreite im Vergleich zum Gebiß gewisse Anhaltspunkte. Da die größte Zahnbogenbreite bei Normalgebissen häufig etwa halb so groß ist ($r = 0,5$), wie die größte knöcherne Jochbogenbreite, gestattet das Verhältnis zwischen beiden diagnostische Schlußfolgerungen. Der Izardsche Index findet seinen Ausdruck in der Formel:

$$\frac{\text{Zahnbogenbreite}}{\text{Jochbogenbreite}} = \frac{1}{2}.$$

Die Kenntnis der zwischen beiden bestehenden Relation versetzt in die Lage, von einem individuellen Schädeltyp einigermaßen auf die seiner Struktur entsprechende Breite der Zahnbögen und daraus abgeleitet auf die Zahngrößen zu schließen.

Beim Pontschen Index ist die Summe der mesial-distalen Kronendiameter der Inzisiven Bezugswert. Weil aber die Zahngrößen einerseits und die übrigen Kiefer- und Gesichtsstrukturen andererseits komplizierten Vererbungseinflüssen unterliegen, bleibt in Zweifelsfällen offen, ob ein Engstand auf disproportional (zum individuellen Schädelaufbau) zu großen Zähnen beruht oder Ausdruck eines auf Umweltfaktoren zurückzuführenden Wachstumsdefizits ist. Zur Ermittlung der erforderlichen Werte legt man die Meßenden eines gynäkologischen Beckenzirkels am größten transversalen Abstand der Jochbögen (meist 2 bis 2,5 cm vor dem Tragus) an (Abb. 238).

Da der Izardsche Index (1 : 2) stets auf den knöchernen Schädel Bezug nimmt, macht es sich notwendig (als Kompensation für die mitgemessene Weichteilbedeckung), bei

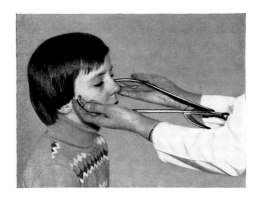

Abb. 238 Messen der Jochbogenbreite mit Hilfe eines gynäkologischen Beckenzirkels

Kindern unter 6 Jahren 8 mm und bei älteren Kindern bzw. Jugendlichen bis zum 18. Lebensjahr 10 mm von der festgestellten Jochbogenbreite zu subtrahieren. Individuelle Unterschiede in der Quantität der Weichteilbedeckung bleiben dabei zwar unberücksichtigt, doch dürfte die Aussagekraft der annähernden Werte vollauf genügen. Um die größte Zahnbogenbreite zu bestimmen, muß man die am weitesten nach bukkal ausladenden Flächen der am posterioren Ende stehenden Milchmolaren später der ersten bzw. zweiten oder dritten Molaren) erfassen. Aus dem Vergleich zwischen den Ist- und Sollwerten der Zahnbogenbreite (nach dem IZARD-Index) wird dann ersichtlich, ob die vorliegende Zahngröße in etwa diesem Schädeltyp entspricht oder nicht. Dafür ein Beispiel: Bei einem Schulkind beträgt der größte Jochbogenabstand 120 mm. Zieht man 10 mm für die Weichteilbedeckung ab und dividiert dann durch 2, resultiert als Sollwert für die schädelbezogene Zahnbogenbreite 110 : 2 = 55 mm. Werden als größte Zahnbogenbreite (an den Bukkalflächen der Molaren) 53 mm gemessen, so gestattet der Schädelbau voraussichtlich nur eine therapeutische Weitung um einige Millimeter, will man kein Rezidiv riskieren. Platzmangelerscheinungen in der Zahnreihe lenken unter diesen Bedingungen die Aufmerksamkeit auf eine ungünstige Zahngrößenrelation, die durch transversale Entwicklung nur begrenzt beeinflußbar ist.

Röntgenaufnahmen bei orthoradialer Einstellung ermöglichen eine ziemlich genaue Festlegung der Größe der permanenten Zahnkeime im Seitenzahngebiet *(sagittale Platzbilanz)*, so daß es nicht schwerfallen dürfte, Prognosen bezüglich der weiteren Entwicklung zu stellen. Sagittale Abweichungen von der normalen Bißlage beurteilt man am besten nach dem Okklusionsverhältnis der Eckzähne. Bei Regelbiß beißt die Kronenspitze des oberen Eckzahnes nach bukkal, in den Interdentalraum zwischen den unteren Kaninus und den ersten Milchmolaren bzw. ersten Prämolaren. Von der Mandibula als beweglichem Kiefer ausgehend, werden Bißverhältnisse, bei denen die untere Zahnreihe im Verhältnis zur oberen weiter anterior steht, als *Vorbiß* bezeichnet, die umgekehrte Situation hingegen als *Rückbiß*.

Abweichungen in der Vertikalen manifestieren sich entweder als *offener Biß* (hier reicht die Durchmesserbestimmung der lichten Weite bei Antagonistenpaaren und deren Auszählung aus) oder als *Tief-* bzw. *Deckbiß*. Um das Ausmaß eines *Überbisses* zu ermitteln, empfiehlt es sich, in Schlußbißstellung den Abschluß der Schneidekanten der oberen Schneidezähne parallel zur Kauebene auf die Labialflächen der Antagonisten zu übertragen. Von diesem Niveau aus wird dann mit Stechzirkel oder Meßschieber der Abstand bis zur Schneidekante des unteren Zahnes gemessen.

Wichtige Maßnahmen zur Diagnostik im Milch- und Wechselgebiß sind folgende Funktionsproben:

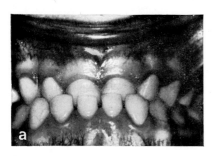 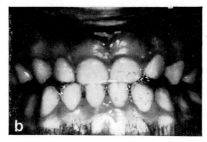

Abb. 239   Unterer Frontzahnvorbiß in Schlußbißposition (a) und in Schneidekantenbißstellung (b)

1. Größte *Rück- und Vorbißmöglichkeit* des Unterkiefers. Zum Vorschieben des Unterkiefers lassen sich Kinder in der Regel leicht anregen (Nachahmung). Schwieriger ist es schon, sie zu einer Verlagerung nach rückwärts zu veranlassen. Die Prüfung der *Schneidekantenbißmöglichkeit* (Abb. 239) wird erleichtert, wenn man einen oberen und unteren Schneidezahn mit einem Instrument oder mit dem Finger markierend beklopft und das Kind dann auffordert, mit diesen Zähnen aufeinander zu beißen. Leichtes Vibrieren der Fingerspitzen am Kinn bewirkt eine Lockerung, aus der sich – nach plötzlichem Druck – der Unterkiefer meist nach dorsal verschieben läßt. Seine Rückverlagerung gelingt vielfach auch, wenn man das Kind schlucken oder sprechen läßt und gleichzeitig dorsalwärts auf das Kinn drückt.
2. Die *Bewegungsbahn* der unteren Zahnbogenmitte während der Öffnungs- und Schließbewegung des Mundes. Im Normalfall verläuft sie – bis auf unbedeutende Abweichungen – in einer Ebene. Bleibt bei Vorliegen einer Abweichung der unteren Zahnbogenmitte (Wanderungen innerhalb des Zahnbogens sind vorher auszuschließen) die Differenz zur Mittelebene bei Mundöffnung bestehen, so kann daraus gefolgert werden, daß sie muskulär und evtl. auch artikulär fixiert ist. Stellt sich hingegen die untere Mittellinie nach Lösen des Zahnreihenkontaktes auf die Gesichtsmittellinie ein, wird sie also erst beim Schließen der Kiefer (nach Kontaktaufnahme der Zahnreihen) abseits geführt, handelt es sich um eine gebißbedingte (dentale) *Zwangsführung* (Abb. 240).
3. *Einstellen der Zahnreihen in Regelbißposition (Zielbiß)*. Lassen sich die Zahnreihen (lokale Zahnwanderungen ausgenommen bzw. gedanklich rekonstruiert) mit ihren Mittellinien auf die Gesichtsmedianebene ausrichten sowie gleichzeitig in Regelbißposition bringen, und ergeben sich dabei transversal annähernd gleiche Bißsituationen, ist die Prognose günstig. Werden bei dem Versuch jedoch asymmetrische Verhältnisse deutlich, dürfte es sich bei der vorliegenden Gebißanomalie um genetische oder pathologische Besonderheiten handeln.
4. Beurteilung der *Artikulationsverhältnisse*. Um die Artikulationsverhältnisse einschätzen zu können, veranlaßt man das Kind, Kaubewegungen nach den Seiten und nach vorn auszuführen. Die dabei in Kontakt verbleibenden Zähne sind ein Gradmesser für die Funktionstüchtigkeit des Gebisses. Erweist sich bei dieser Prüfung jedoch, daß größere Partien unbelastet bleiben, gilt es festzustellen, ob evtl. eine von bestimmten Zähnen ausgeübte Zwangsführung vorliegt. Am sichersten ermittelt man den individuellen Kaumodus beim Essen. Vom Zerkauenlassen ungenießbarer Dinge (Watterollen) ist abzuraten. Kauen unter der Maßgabe, nicht schlucken zu dürfen, wird zwangsläufig verstandesmäßig kontrolliert und bleibt damit unwillkürlich auf den vorderen Teil der Mundhöhle beschränkt. Wertvolle

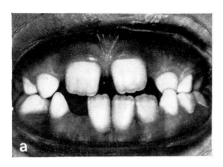
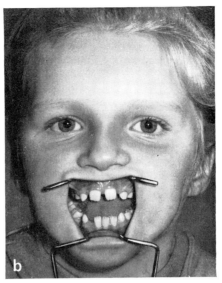

Abb. 240 Transversale Okklusionsstörung links: Unterkiefermittellinie weicht in Schlußbißstellung ein wenig nach links ab (a); bei Mundöffnung wird die vorhandene Zwangsführung der 73 74 75 mit ihren Antagonisten aufgehoben, die Unterkiefermittellinie stellt sich sogar etwas nach rechts ein (b)

Hinweise auf bestimmte Bewegungsbahnen vermitteln dagegen die unterschiedliche Abnutzung von Milchzahnkronen und atypische Schliffacetten.

5. *Funktionseinschätzung der Mundweichteile.* Bei fehlendem Lippenschluß (z. B. bedingt durch chronische Mundatmung oder offenen Biß) bestehen schon im Ruhezustand anormale Spannungen im Mundringmuskel sowie in den Wangen, auch kann die Zunge eine falsche Lage einnehmen. Alle diese Merkmale verstärken sich noch beim Schlucken und Sprechen, in der Bewegung kommen evtl. weitere Besonderheiten dazu. Mitunter handelt es sich nur um rein spielerische Angewohnheiten, doch vermögen vorliegende Gebißanomalien das Einspielen solcher *Parafunktionen* sowohl zu erleichtern als auch zu provozieren. Weiterhin ist dem Lippen-, Zungen- oder Wangensaugen bzw. -pressen Beachtung zu schenken, ebenso dem Kauen mit oder auf diesen Weichteilen.

Eine wichtige Aufgabe des Kinderstomatologen besteht in der *Wechselgebißperiode* darin, Gebißanomalien festzustellen und zu entscheiden, ob ihre Behandlung *dringend notwendig*, *notwendig* oder *wünschenswert* ist, die Behandlung einzuleiten oder für rechtzeitige Überweisung zum Spezialisten Sorge zu tragen ist. Das erfordert nicht unerhebliches diagnostisches Fingerspitzengefühl. Da Modellanalysen in der kinderstomatologischen Praxis kaum möglich sein dürften, wird sich die Diagnostik hauptsächlich auf den klinischen Befund stützen müssen. Die für das Milchgebiß empfohlenen Untersuchungsmöglichkeiten sind sinngemäß auch in der Wechselgebißperiode sowie im *permanenten Gebiß* anwendbar.

Dem an Alveolarfortsätzen und Mundweichteilen zu eruierenden *Tastbefund* wird in der Praxis leider noch viel zuwenig Beachtung geschenkt, obwohl er sehr aufschlußreich sein kann. Am besten geht man dabei bimanuell vor und vergleicht beide Seiten. Im Wechselgebiß lassen sich auf diese Weise (ohne Röntgenaufnahmen) häufig Zahnanlagen und ihr wahrscheinlicher Durchbruchsstand ermitteln, Verdachtsdiagnosen bezüglich der Nichtanlage bleibender Zahnkeime stellen, aber auch Zysten und Tumoren, Narbenzüge, Fistelgänge sowie tiefe Ansätze von Schleimhautfalten konstatieren. Enorales Betasten des Mundringmuskels verhilft nicht selten zum Erkennen disharmonischer Muskelspannungen in Ober- und Unterlippe, drücken diese doch den untersuchenden Finger manchmal förmlich aus dem Vestibulum. In solchen

Tabelle 23 Indexwerte für das bleibende Gebiß im Bereich einfacher Streuung für Knaben und Mädchen getrennt (errechnet nach Angaben von BRÄUNIGER, MÜHLBERG und WEISKOPF)

Summe der Schneidezahnbreiten SJ	vordere Zahnbogenbreite 14:24 34:44	hintere Zahnbogenbreite 16:26 36:46	vordere Zahnbogenlänge Lo
Knaben			
27	33,0–37,0	44,2–47,8	15,2–19,8
28	35,2–36,8	45,2–49,9	17,1–20,1
29	36,0–39,0	47,5–50,1	16,8–19,6
30	34,4–38,4	44,8–51,2	17,0–19,4
31	35,4–39,2	46,7–51,7	17,0–19,4
32	36,1–39,3	47,5–51,7	17,4–19,8
33	36,8–39,8	47,6–52,4	17,8–20,6
34	36,8–40,6	48,6–52,0	18,5–20,9
35	37,9–39,1	48,7–52,3	19,5–21,3
36	38,3–40,7	49,5–52,1	19,0–21,2
Mädchen			
27	33,4–35,4	44,3–46,5	14,5–16,7
28	34,3–36,7	44,2–47,8	15,9–18,2
29	34,0–37,8	45,0–49,6	16,0–18,1
30	33,6–36,5	45,1–49,3	15,9–18,5
31	35,3–37,7	46,1–49,7	16,2–18,4
32	34,9–38,1	45,9–50,2	16,8–19,4
33	35,0–38,9	46,1–49,7	17,5–19,7
34	36,3–38,5	46,1–48,7	18,0–20,6

Fällen füllt die Unterlippe, zumindest mit ihrem vestibulären Anteil, in Ruhe und Funktion eine sagittale Stufe zwischen den Zahnreihen aus; ein Umstand, den man bei der kieferorthopädischen Behandlung berücksichtigen muß und der keinesfalls unterschätzt werden sollte.
Als eine gewisse Hilfe zur Beurteilung der Zahnbogenform kann man den Pontschen Index (Tab. 23) zu Rate ziehen. Die *Meßpunkte* für die vordere Zahnbogenbreite liegen im Oberkiefer des bleibenden Gebisses in der Mitte der Fissur des ersten Prämolaren, im Unterkiefer am Kontaktpunkt zwischen dem ersten und zweiten Prämolaren. Für die hintere Zahnbogenbreite befindet sich der Meßpunkt an der tiefsten Stelle des Kauflächenreliefs des oberen ersten Molaren, d. h. im Winkel der mesial-bukkalen Fissur. Im Unterkiefer entspricht bei fünfhöckrigen ersten Molaren die Spitze des mittleren bukkalen Höckers dem korrespondierenden Punkt, bei vierhöckrigen hingegen die Spitze des distal-bukkalen Höckers. Die vordere Zahnbogenlänge (Lo) wird lotrecht gemessen, und zwar vom inzisalen Drittel der Labialflächen der mittleren Schneidezähne bis zur Verbindungslinie der beiden Vierermeßpunkte (Abb. 241). Infolge von Zahnwanderungen stehen die beiden ersten Prämolaren mitunter nicht auf gleicher Höhe, doch läßt sich dies klinisch nur schwer exakt bestimmen. Da im allgemeinen eine Tendenz zur Anteriorwanderung im Seitenzahngebiet vorherrscht, bezieht man sich bei der Messung der vorderen Zahnbogenlänge auf den am weitesten posterior stehenden ersten Prämolaren. Lediglich wenn hinter einem ersten Prämolaren eine Lücke vorhanden ist, dürfte die unterschiedliche Position durch Einwanderung nach posterior bedingt sein.

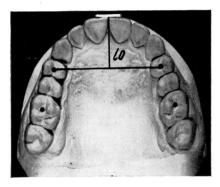

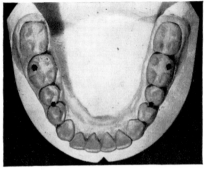

Abb. 241 Meßpunkte für die vordere und hintere Zahnbogenbreite sowie die vordere Zahnbogenlänge im permanenten Gebiß

Wegen der Korrespondenz der Meßpunkte des Ober- und Unterkiefers im normalen Gebiß gelten die transversalen Oberkieferwerte gleichzeitig für den Unterkiefer. Da jedoch die oberen Schneidezähne ihre Antagonisten normalerweise labialwärts um etwa 3 mm überdecken, ist der Sollwert der unteren Zahnbogenlänge entsprechend geringer, und zwar um die Dicke der oberen Schneidekanten, also durchschnittlich um 2 bis 3 mm.

Erheblich bedeutsamer als Vergleiche mit Normwerten ist bei Untersuchungen im Munde des Patienten die *Beurteilung der individuellen Gebißverhältnisse*. Man geht dabei von der Anzahl der durchgebrochenen Zähne aus, die genau zu zählen sind, da geschlossene Zahnreihen durchaus keine Gewähr bieten für das tatsächliche Vorhandensein aller Zähne.

Mit dem *Zahnalter* (Zahnungsalter) wird das individuelle Verhältnis der durchgebrochenen Zähne zum Lebensalter charakterisiert, wobei der Vergleich mit Normwerttabellen (s. Tab. 19) eine adäquate, stark verfrühte *(Dentitio praecox)* oder stark verzögerte *(Dentitio tarda)* Entwicklung erkennen läßt. Schwankungen im Bereich der Streuung sind unauffällig. Das Nachhinken der Zahnungsentwicklung darf im allgemeinen als günstiger eingeschätzt werden als das Gegenteil, da für die Auswahl kieferorthopädischer Maßnahmen ein größerer Spielraum besteht.

Beim *Engstand* (Platzmangel) fällt auf, daß die Zähne geschachtelt, zueinander gedreht, teilweise aber auch völlig außerhalb des Zahnbogens stehen. Das Raumdefizit kann sich jedoch auch als *Lückenverengung* nach Milchzahnverlust äußern. Bei Vorhandensein des entsprechenden Zahnes auf der Gegenseite ist das Ausmaß der eingetretenen Veränderung durch Messen mit dem Stechzirkel oder dem kieferorthopädischen Meßschieber genau feststellbar. Eine unübersichtlichere Situation liegt vor, wenn im Seitenzahngebiet größere Lücken bestehen. Beträgt die Distanz zwischen der mesialen Fläche des ersten Molaren und der lateralen Kante des kleinen

Schneidezahnes weniger als 21 mm, dürfte (wenn man von der häufigen Breitensumme der Schneidezähne von 32 mm ausgeht) kaum damit zu rechnen sein, daß sich die Prämolaren und der Eckzahn noch normal einordnen.

An dem zu Lückenverengungen führenden *Einwandern von Zähnen* sind hauptsächlich die Molaren beteiligt. Ist wenigstens ein lückenloser, annähernd normal geformter Gebißquadrant vorhanden, gewinnt man einen Eindruck von der erfolgten Zahnwanderung, indem man den Patienten veranlaßt, seine Kiefer auf der „gesunden" Seite (unter Einstellung der kiefereigenen Mitte auf die Gesichtsmittellinie) in Regelbißposition zu bringen. Milchzähne erleichtern dabei die Orientierung. Vergleiche des „gesunden" ersten Molaren mit dem Antagonisten ermöglichen es, das ungefähre Ausmaß der Zahnwanderung zu ermitteln, müßten diese Zähne doch eigentlich gleichfalls in Regelbißokklusion stehen.

Hat man erst einmal eine Vorstellung von der normalen Zahnbogenform (Anordnung der Zähne ohne Engstandsymptome und Zwischenlücken), vermag die Einstellungsprobe in Regelbißposition (Zielbiß) auch Auskunft zu geben über evtl. Protrusionen bzw. Retrusionen, über die Aufnahmebereitschaft des Oberkiefers für eine reguläre Einstellung des Unterkiefers sowie über den Umfang der notwendigen therapeutischen Maßnahmen.

Dazu dient die Beurteilung der Zahnreihen auf ihre gegenseitigen Differenzen im Vergleich zu normalen Verhältnissen in transversaler, sagittaler und vertikaler Richtung. Die Einnahme der Zielbißstellung wird über das taktile Sensorium (durch Beklopfen der Inzisiven zur Orientierung für den Patienten) erleichtert.

Um im Munde zu einer genauen Beurteilung der *Platzverhältnisse* zu gelangen, genügt im allgemeinen das Vermessen desjenigen Gebißbereiches, in dem Platzmangel auffällt. Meist dürfte es sich dabei um das Schneide- bzw. Seitenzahngebiet handeln (Abb. 242). Die Summe der gemessenen Kronendiameter der einzelnen Zähne spiegelt den Platzbedarf wider, während der Abstand zwischen den Kontaktpunkten der an das interessierende Zahnbogenstück angrenzenden Nachbarzähne den Platzvorrat charakterisiert. Aus der Differenz zwischen beiden Werten ergibt sich der Platzmangel im Zahnbogen. Fehlt in einem solchen Gebißabschnitt mehr als eine halbe Zahnbreite Platz, wird Anwendung der Extraktionstherapie fast immer unumgänglich sein. Im Schneidezahnbereich erfaßt man das Platzangebot durch Vermessen der Entfernung zwischen dem Kontaktpunkt des Eckzahnes der einen Seite und dem mesialen Kontaktpunkt des mittleren Schneidezahnes der anderen Seite sowie von dort zum Kontaktpunkt des Eckzahnes dieser Seite (s. Abb. 242).

Im frühen Wechselgebiß (wo es nicht selten darum geht, die Indikation für eine Zahndurchbruchssteuerung mittels Extraktionen festzulegen) fällt diese Art der Beurteilung im Seitenzahngebiet insofern schwer, als die Milchzähne der Stützzone (mit anderen Dimensionen) keine klaren Voraussagen für die Einstellung der bleibenden Seitenzähne gestatten. Enorale Röntgenaufnahmen verhelfen hier zur Klärung. Allerdings lassen sich die am Röntgenbild gemessenen Werte der bleibenden

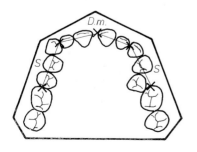

Abb. 242 Zur Beurteilung der Platzverhältnisse wird die Summe der bogenbezogenen Kronendiameter der interessierenden Zahngruppe mit dem durch Segmentstrecken erfaßten Platzvorrat im Verlauf des Zahnbogens verglichen (Umzeichnung in Anlehnung an LUNDSTRÖM)

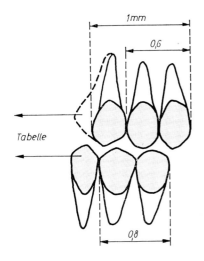

Abb. 243 Bei der Bestimmung der Kronendiameter noch nicht durchgebrochener Eckzähne und Prämolaren nach dem enoralen Röntgenbild, müssen projektionsbedingte Verzeichnungsfehler berücksichtigt werden. Die Zahlen spiegeln die durchschnittlichen Abzugswerte wider (nach Lutz)

Zähne nicht direkt verwerten, da die Projektion vergrößernd wirkt. Unter üblichen Aufnahmebedingungen werden die oberen Prämolaren jeweils um 0,3 mm und der obere Eckzahn um 0,4 mm zu groß dargestellt. Für die obere Stützzone ergibt sich daraus ein durchschnittlich notwendiger Gesamtabzug von 1 mm (Abb. 243). Im Unterkiefer beträgt der Korrekturwert für den ersten Prämolaren 0,3, für den zweiten 0,5 mm. Die Größe des unteren Eckzahnes entnimmt man – wegen der kaum vermeidbaren projektorisch bedingten Verzeichnung – einer Tabelle, der die Korrelation zwischen mittlerem Inzisivus und Kaninus zugrunde liegt. Sie sollte auch zu Rate gezogen werden, wenn der obere Eckzahn stärker verzeichnet ist (s. Abb. 262).

Am okkludierenden Gebiß gebührt dem Ausmaß des *Überbisses* Beachtung, der bei Überdeckung bis zu einem Drittel der Krone des unteren Antagonisten (bis 4 mm) noch als normal gewertet wird. Bei *offenem Biß* zählt man die Anzahl der Antagonisten ohne gegenseitigen Kontakt und mißt die jeweils klaffende Distanz. Im allgemeinen gilt, daß die Prognose um so ungünstiger ist, je mehr Antagonistenpaare beteiligt sind und je weiter der offene Biß nach posterior reicht. Wesentliche Bedeutung kommt ferner der Bestimmung der sogenannten *sagittalen Stufe* zu, des sagittalen Abstands zwischen oberer und unterer Frontzahnreihe in Höhe der Kauebene. Protrusion der oberen Schneidezähne, Retrusion der unteren Front sowie Rücklage des Unterkiefers insgesamt können – einzeln oder miteinander kombiniert – die morphologische Grundlage dafür sein. Sobald diese Abweichungen stärkeren Umfang annehmen, sind fast immer auch die aufliegenden Weichteile in Mitleidenschaft gezogen, insbesondere die Lippen mit dem Muskulus orbicularis oris.

Die *Ruheschwebe* festzustellen, bereitet bei Reihenuntersuchungen insofern Schwierigkeiten, als die meisten Kinder den Mund unaufgefordert öffnen, sobald sie vor den Zahnarzt treten. Dadurch entfällt für den Untersucher die Möglichkeit, durch unerwartetes Spreizen der Lippen einen Eindruck von der Lage der Kiefer bei Entspannung zu gewinnen. Man kann also nur versuchen, diesen Zustand durch entsprechende Aufforderungen an das Kind (z. B. „schließe ganz bequem deine Lippen") herbeizuführen. Vor allem für die Beurteilung von Bißlageabweichungen und Bißhebungen vermittelt die Ruheschwebe wichtige Hinweise.

Im übrigen haben die für das Milchgebiß beschriebenen Funktionsproben in gleicher Weise Bedeutung für das Wechselgebiß und jugendliche permanente Gebiß.

15.4. Formen der Zahnstellungs- und Gebißanomalien

Um die Vielzahl von „Fehlbildungen" bzw. Zahnstellungs- und Bißunregelmäßigkeiten gegenüber den Normvorstellungen ordnen zu können, hat man (nach unterschiedlichen Gesichtspunkten) verschiedene Klassifikationsschemata entwickelt. Neuere Untersuchungen haben gezeigt, daß eine charakteristische Bestimmung nur möglich ist, wenn schädel- und gebißbezügliche Merkmale Berücksichtigung finden. Die Beurteilung ersterer ist vorwiegend an Fernröntgenaufnahmen des Kopfes gebunden, die dem Kinderstomatologen im allgemeinen nicht zur Verfügung stehen. Deshalb wird im folgenden auf Leitsymptome orientiert, die bei der klinischen Untersuchung einfach zu erfassen sind, die Aufmerksamkeit auf bedeutungsvolle Merkmale lenken und davon ableitbare Verallgemeinerungen erlauben, die für die weitere kieferorthopädische Betreuung richtungweisend sind.

15.4.1. Säuglings- und Milchgebiß

Die beim Neugeborenen nachweisbaren Formvarianten der Alveolarbögen lassen bereits auf das Vorliegen anormaler Verhältnisse schließen. Eine röntgenographische Lagebestimmung der Milchzahnkeime kann zwar wertvolle Hinweise vermitteln, doch sind Strahlenbelastungen der Kleinstkinder durch Routineuntersuchungen nicht vertretbar.
Bereits die ersten durchbrechenden Milchzähne können ihre normalen antagonistischen Beziehungen verfehlen, wobei die unteren Inzisiven bei geschlossenen Kiefern labialwärts vor den oberen stehen und damit als einzelne sagittal fehlverzahnte Schneidezähne imponieren (Abb. 244). Aus dieser Position kann sich im weiteren das Leitsymptom unterer Frontzahnvorbiß entwickeln. Ätiologisch bilden dafür Erbeinflüsse das wesentliche Fundament.
Durch starkes Fingerlutschen können die Kiefer bereits im 1. Lebensjahr deformiert werden, vor allem in vertikaler Richtung. Nachweislich klaffen deshalb bei 20 bis 40% aller Kleinkinder etwas die Frontzahnreihen. Ob es sich dabei um Lutschfolgen handelt oder um normale frontale Spalten, sei dahingestellt.
In der Anfangszeit der Orthodontie richteten sich therapeutische Bemühungen lange Zeit fast ausschließlich auf das permanente Gebiß des Jugendlichen, ohne die Untersuchung des Milchgebisses überhaupt in Erwägung zu ziehen. Die nach der Jahrhundertwende stark dominierende Meinung ANGLES und seiner Schüler, Gebißanomalien wären vornehmlich auf lokale Ursachen zurückzuführen, deren deformierender Einfluß sich besonders während des Durchbruches der ersten Molaren auf das permanente Gebiß auswirkte, bestärkte noch in dieser Einseitigkeit. Erst mit der Entwicklung herausnehmbarer kieferorthopädischer Behandlungsapparaturen begann man sich auch für das Milchgebiß zu interessieren. Ein spürbarer Aufschwung aber

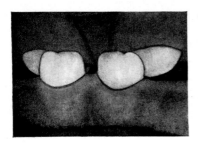

Abb. 244 Sagittal falsch verzahnte mittlere Milchschneidezähne

war zu verzeichnen, als vorbeugende Erwägungen und Fragen der Frühbehandlung spruchreif wurden. Inzwischen hat sich erwiesen, daß die Häufigkeit von Anomalien im Milchgebiß 35 bis 50% beträgt.
Während die Beurteilung der Kieferverhältnisse im zahnlosen Mund noch Schwierigkeiten bereitet, sind im Milchgebiß bestimmte Stellungs- und Gebißanomalien bereits deutlich zu unterscheiden. Neben ausgeprägten Normabweichungen gibt es morphologische Varianten in allen Abstufungen, bis hin zu Grenzfällen im Übergangsbereich zum Normalen.
Hauptsächlich treffen folgende Leitsymptome zu:

Ausgeprägte sagittale Schneidezahnstufe

Charakteristisch ist das sagittale Klaffen der Zahnreihen im Frontzahngebiet, wobei die unteren Milchschneidezähne weit lingual der oberen stehen. Die Kinder fallen meist bereits durch eine typische Physiognomie („Vorstehende Zähne") auf. Intraoral macht die Stufe auf sich aufmerksam, allerdings darf man sich nicht irritieren lassen, weil die Kinder vielfach, beeinflußt durch die Untersuchungssituation, bei der Inspektion den Unterkiefer nach vorn schieben. Aus den Zielbißbedingungen läßt sich ableiten, ob eine Rücklage der Mandibula gegenüber dem Oberkiefer, eine Protrusion der oberen Schneidezähne, Retrusion der unteren Inzisivi oder Kombinationsformen dieser Komponenten bestimmend sind. Oft stellt sich dabei dar, daß der obere Zahnbogen gegenüber dem unteren transversal schmaler ist. Ausgeglichene Platzverhältnisse (evtl. mit kleinem Diastema mediale) im Frontzahngebiet (Abb. 245) weisen auf verstärkte Erbeinflüsse hin, während Platzüberschuß (Lücken) in Verbindung mit Asymmetrien (Abb. 246) den Verdacht auf Fingerlutschen als additiven Kausalfaktor lenken. Funktionelle Besonderheiten sind mehr oder weniger immer vergesellschaftet, weswegen die Atmungsform und die Weichteilverhältnisse untersucht werden müssen. Die präventive Betreuung erstreckt sich auf Abgewöhnung möglichen Fingerlutschens, Sicherung der gewohnheitsmäßigen Nasenatmung, evtl. unterstützt durch Anwendung von Mundvorhofplatten.

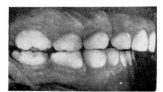 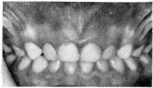 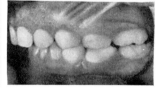

Abb. 245 Ausgeprägte sagittale Schneidezahnstufe, die Platzverhältnisse im Zahnbogen sind ausgeglichen, Rückbiß beiderseits

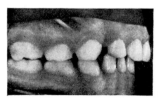 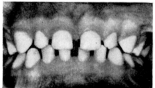 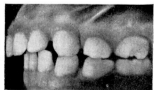

Abb. 246 Ausgeprägte sagittale Schneidezahnstufe, lückiger Stand der oberen und unteren Schneidezähne, Rückbiß beiderseits

Fehlender vertikaler Okklusionskontakt im Frontzahnbereich

Erreichen die Schneidekanten der oberen bzw. der oberen und unteren Frontzähne nicht die Kauebene, so daß ein mehr oder weniger großer Spalt dazwischen bleibt, dann fehlt vertikaler Okklusionskontakt, was auch treffend als offener Biß bezeichnet wird. Er ist häufig mit Lückenbildung in der oberen Zahnreihe und Rückbiß vergesellschaftet (Abb. 247). Das Zustandekommen solcher Deformierungen beruht hauptsächlich auf Lutschangewohnheiten und lingualen Parafunktionen (Zungenpressen, -saugen und -kauen), doch tragen augenscheinlich auch genetische Grundbedingungen dazu bei. Auf jeden Fall fordern präventive Gesichtspunkte die frühestmögliche Abgewöhnung von Parafunktionen und die Normalisierung der funktionellen Abläufe. Mundvorhofplatten bieten sich als einfache apparative Mittel zur Unterstützung an.

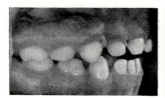 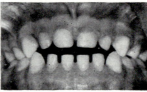 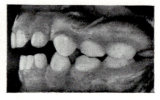

Abb. 247 Fehlender vertikaler Okklusionskontakt im Schneidezahnbereich mit lückiger Frontzahnstellung und Rückbiß beiderseits

Tiefer Überbiß der Schneidezähne

Gekennzeichnet wird der ausgeprägte Überbiß (tiefer Biß) besonders durch die oberen mittleren Schneidezähne, welche die unteren (bei frontaler Aufsicht) um mehr als die Hälfte, nicht selten sogar völlig, verdecken. Mitunter wird jedoch auch der Eindruck erweckt, als würden die besonders steil oder etwas nach palatinal invertierten (geneigten) Inzisivi mitsamt ihrem Alveolarfortsatz „durchhängen" (Abb. 248). Genetische Faktoren sind für die Entstehung dieser Anomalie neben Wachstumseigen-

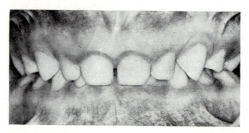

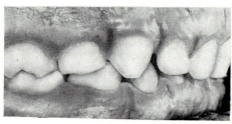 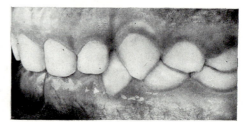

Abb. 248 Tiefer Überbiß der Schneidezähne

heiten vorrangig bestimmend. Die präventive Betreuung erstreckt sich auf die Schaffung und Förderung günstiger Wachstums- und Entwicklungsbedingungen (Nasenatmung, konservierende Erhaltung der Milchzähne).

Der untere Frontzahnvorbiß

Die unteren Schneidezähne beißen labialwärts vor die oberen, eine sagittale Stufe kann, muß aber nicht vorliegen. Ein wichtiges, prognostisch günstiges Differenzierungsmerkmal stellt die Fähigkeit des Kindes dar, seine unteren und oberen Schneidezähne miteinander in inzisalen Kontakt zu bringen (Abb. 249). In solchen Fällen entsprechen Ober- und Unterkiefer einander annähernd in ihrer Größe. Selten weist das Seitenzahngebiet transversale Falschverzahnungen auf. Dafür sind Zwangsführungen, besonders der Milcheckzähne, offensichtlich. Neben Erbanlagen können Kaugewohnheiten, Lutschen sowie auch linguale Parafunktionen ursächlich eine Rolle spielen. Aus präventiver Sicht ist die Beseitigung der Zwangsführungen und die Überstellung der fehlverzahnten Frontzähne zur frühzeitigen Gewährleistung normaler Funktionsbeziehungen erforderlich.

Ist der Patient auch mit Unterstützung des Untersuchers nicht in der Lage, seine Schneidezähne miteinander in Abbißkontakt zu bringen, liegt eine prognostisch ungünstige Form vor. Meist wird sie gekennzeichnet von einer Betonung des Untergesichts (Kinnpartie), da der Unterkiefer gegenüber dem Oberkiefer eine verstärkte Wachstumstendenz widerspiegelt. Mitunter deutet eine auffällige Anteriorverlagerung der Mandibula sogar schon beim zahnlosen Säugling (im zweiten Vierteljahr)

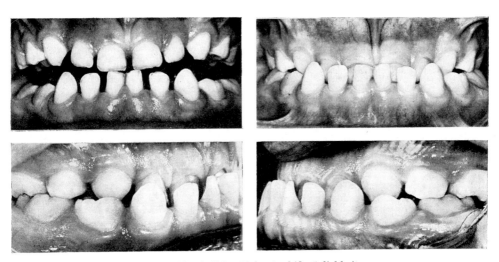

Abb. 249   Unterer Frontzahnvorbiß mit Schneidekantenbißmöglichkeit

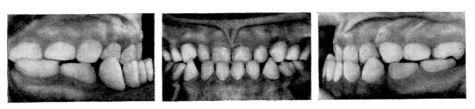

Abb. 250   Unterer Frontzahnvorbiß ohne Schneidekantenbißmöglichkeit

dieses Wachstumsmuster an. Die Disproportionen zwischen den Kiefern geben sich auch in transversalen Fehlverzahnungen zu erkennen, indem die oberen Milchmolaren mit ihren bukkalen Höckern in die Längsfurchen der Antagonisten beißen (Abb. 250). In ätiologischer Beziehung steht der Einfluß von Erbfaktoren im Vordergrund. Eine frühzeitige Überweisung zum Spezialisten ist angezeigt, da, wenn überhaupt, nur durch langwierige und vielseitige therapeutische Einflußnahmen eine Änderung der Wachstumsbedingungen zu erreichen ist.

Transversal falsch verzahnte Seitenzähne

In extremen Fällen beißen die unteren Schneide- und Eckzähne einer Seite labialwärts vor ihre Antagonisten (sagittale Fehlverzahnung), während im betreffenden Seitenzahngebiet die oberen bukkalen Höcker in die Längsfurchen der unteren Milchmolaren eingreifen (transversale Abweichung). Dabei kommt es im Verlaufe des Zahnbogens zu einer Überkreuzung, weswegen diese Situation auch vielfach als Kreuzbiß bezeichnet wird (Abb. 251). Mitunter beschränkt sich die Fehlverzahnung auf einzelne seitliche Antagonistenpaare. Im Gegensatz zu späteren Entwicklungsstadien kommen im Milchgebiß transversale Falschverzahnungen fast immer nur auf einer Kieferseite vor. Meist sind Zwangsführungen vorhanden, Schmelzpartien, die den Unterkiefer bei statischer und/oder dynamischer Okklusion aus seiner normalen (zur Mittelebene des Kopfes ausgerichteten) Position seitwärts abdrängen. Ätiologisch haben – neben Erbeinflüssen und endogen determinierten Wachstums- und Zahnformvarianten – auch Fingerlutschen, einseitige Kaugewohnheiten, spezielle Schlaflagen oder Mundatmung gewisse Bedeutung. Stellt sich nach Lösung des Zahnreihenkontaktes bei der Mundöffnung die Unterkiefermitte auf die Gesichtsmittellinie ein, darf man hoffen, im Laufe der weiteren Entwicklung durch relativ einfache präventive Betreuung eine Normalisierung zu erreichen. Dazu sind die Zwangsführungen zu beschleifen, bringen Muskelübungen Unterstützung, und nötigenfalls sind apparativ stimulierte Abstimmungen der Zahnbögen aufeinander erforderlich.

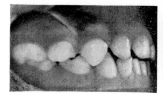 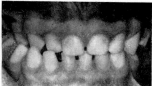 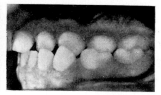

Abb. 251 Transversal falsch verzahnte 52 53 54 55 mit Überkreuzung der Zahnreihe bei 82 mit Mittellinienabweichung nach rechts

Platzmangel im Schneidezahnbereich

Platzmangelerscheinungen, die sich als Engstand darstellen, kommen im Milchgebiß relativ selten vor und bleiben auf den Schneidezahnbereich beschränkt. Sie äußern sich bei Regel- oder Rückbiß in mehr oder weniger ausgeprägten Drehungen der Inzisivi um ihre Längsachsen oder darin, daß sie in einem gedrängten Zahnbogen gestaffelt sind (Abb. 252). Aus ätiologischer Sicht kommt erblichen Komponenten das Primat zu. Die präventive Betreuung beschränkt sich auf Optimierung der Wachstums- und Entwicklungsbedingungen sowie auf Nachkontrollen zum Schneidezahnwechsel.

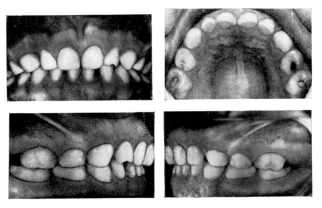

Abb. 252 Platzmangel im Milchschneidezahnbereich

15.4.2. Wechselgebißperiode und permanentes Gebiß

Im permanenten Gebiß manifestiert sich eine große Zahl differenter, untereinander abgestufter Formvarianten. Berechnungen weisen auf mehrere Millionen hin. Schon allein die 32 Bauelemente der Bezahnung werden durch eine erstaunliche Variabilität der Gestalt charakterisiert. So können ungünstige Zahngrößenkombinationen bereits örtliche Okklusions- und Stellungsanomalien bewirken. Hinzu kommen die komplizierten, multifaktoriellen Entwicklungsprozesse, die sowohl mit dem allgemeinen Schädelwachstum verbunden sind als auch lokalisiert ablaufen, wie beispielsweise beim Ausgleich der Dimensionsunterschiede zwischen den Milchzähnen und ihren Nachfolgern sowie bei der variablen Sequenz des Zahndurchbruches.

In dieser Formenvielfalt erlauben Leitsymptome Grobzuordnungen zum klinischen Erfahrungsschatz, erfordern aber gleichzeitig weiterführende bzw. ergänzende Befunderhebungen zur Erfassung des spezifisch Individuellen. In der Praxis wird oft nicht nur ein überzeugendes Leitsymptom erkennbar sein. Mitunter liegen zwei etwa gleich-

Leitsymptom	Dimension	beteiligte Zähne
Platzmangel	transversal und/oder sagittal	Einzelzähne oder Zahngruppen
Platzüberschuß	transversal und/oder sagittal	Einzelzähne oder Zahngruppen
Fehlverzahnungen	transversal und/oder sagittal	Einzelzähne oder Zahngruppen
ausgeprägte sagittale Schneidezahnstufe	sagittal	Zahngruppen
unterer Frontzahnvorbiß	sagittal	Zahngruppen
Steilstand (incl. Invertierung) der oberen Inzisivi	sagittal	Zahngruppen
fehlender Okklusionskontakt	vertikal	Zahngruppen
tiefer Überbiß der Schneidezähne	vertikal	Zahngruppen

wertige kombiniert vor. Die Systematik orientiert auf die drei senkrecht zueinander angeordneten sogenannten Gebißebenen. So werden auffällige transversale (mit Beziehung zur Raphe-Median-Ebene), sagittale (mit Beziehung zur Tuber-Ebene) und vertikale (mit Beziehung zur Kauebene) morphologische Symptome gewertet. Doch sind auch Leitsymptome funktioneller Natur zu gebrauchen, wenn der Befund ein typisches klinisches Erscheinungsbild widerspiegelt, das für weiterführende Verallgemeinerungen herangezogen werden kann. Aus didaktischen Gründen erfolgt zunächst die Beschränkung auf morphologische Merkmale.

Platzmangel

Eine Diskrepanz zwischen Platzbedarf der bleibenden Zähne und Raumangebot im betreffenden Kieferabschnitt ist ein sehr häufiges Symptom, das für viele Gebißanomalien ausschlaggebende Bedeutung hat. Engstand kann ausschließlich im Schneidezahnbereich (Abb. 253) auftreten und manifestiert sich damit als transversale Anomalie, oder das Seitenzahngebiet (Abb. 254) betreffen und ist dann als sagittale Abweichung einzuordnen. Nicht zuletzt gibt es auch kombinierte Formen, als Ausdruck eines Platzdefizits im Gesamtzahnbogen (Abb. 255). Bedingt durch mannigfache Abstufungen ist diesem Leitsymptom eine außerordentliche Formenvielfalt eigen. Häufig ist Platzmangel im Schneidezahnbereich mit Regelbiß gekoppelt. Die Inzisivi stehen gestaffelt hintereinander (Abb. 256), zueinander gedreht (Abb. 257) oder in asymmetrischen Kombinationen dieser Grundformen. Die Differenz zwischen der Summe der zahnbogenbezogenen mesial-distalen Kronenbreiten und dem im Zahn-

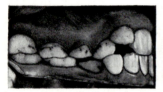 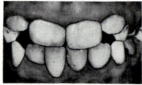 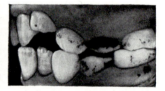

Abb. 253   Platzmangel im Schneidezahnbereich

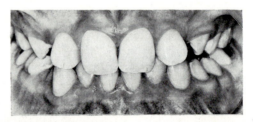

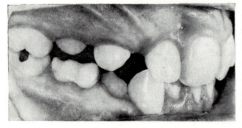 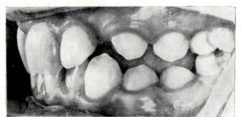

Abb. 254   Platzmangel im Seitenzahnbereich (insbesondere für 13 23)

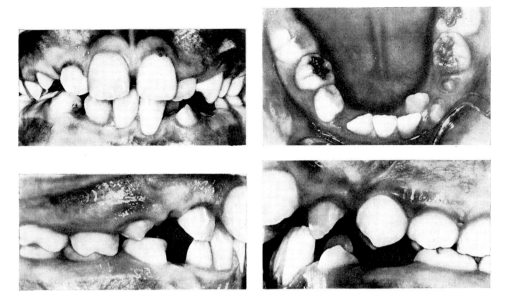

Abb. 255 Platzmangel über den gesamten Zahnbogen verteilt

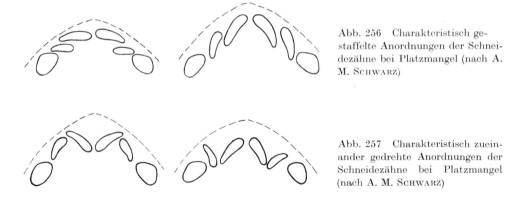

Abb. 256 Charakteristisch gestaffelte Anordnungen der Schneidezähne bei Platzmangel (nach A. M. SCHWARZ)

Abb. 257 Charakteristisch zueinander gedrehte Anordnungen der Schneidezähne bei Platzmangel (nach A. M. SCHWARZ)

bogen vorhandenen Platz kennzeichnet das Ausmaß des Engstandes. Beträgt er, bei annähernd gleichmäßiger Verteilung, weniger als ein Drittel der Kronenbreite des mittleren Schneidezahnes, ist eine Behandlung zwar wünschenswert aber nicht unbedingt erforderlich. Liegt ein mittlerer Engstand um bis zu zwei Drittel des Diameters vor, besteht die Notwendigkeit (und bei darüber hinausgehendem Raumdefizit sogar die dringende Notwendigkeit!), therapeutisch einzugreifen. Die Entscheidung wird nach Einstellung aller bleibenden Inzisivi gefällt.

Im frühen Wechselgebiß kann vorliegender Platzmangel leicht übersehen werden, wenn mit den seitlichen Schneidezähnen vorzeitig auch die Milcheckzähne ausgestoßen wurden *(unterminierende Resorption)*. Die bleibenden Inzisivi finden dadurch genügend Raum zur richtigen Einstellung in die Zahnreihe, so daß schließlich nur die verkleinerten (Abb. 258) oder völlig geschlossenen Eckzahnlücken auf den vorhandenen

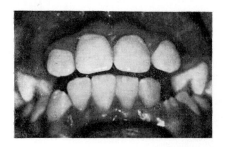

Abb. 258 Versteckter frontaler Engstand (nach vorzeitiger Ausstoßung von 53 und 63; angedeutet ist noch die ehemalige gestaffelte Stellung von 12 und 22 entsprechend Abb. 256)

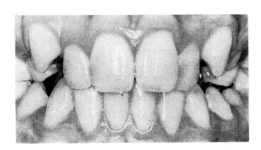

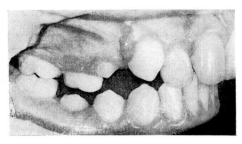
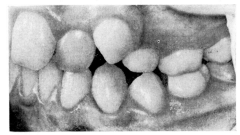

Abb. 259 Platzmangel im Seitenzahngebiet (Eckzahnaußenstand)

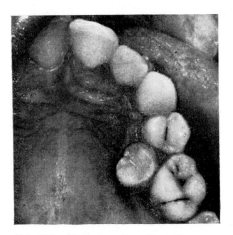

Abb. 260 Platzmangel zur Einstellung von 25 in die Zahnreihe

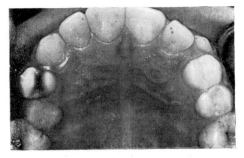

Abb. 261 Nach vorzeitigem Milchmolarenverlust und unterschiedlicher Durchbruchsfolge drückt sich der Platzmangel links durch die Verengung der Lücke von 23 und rechts von 15 aus

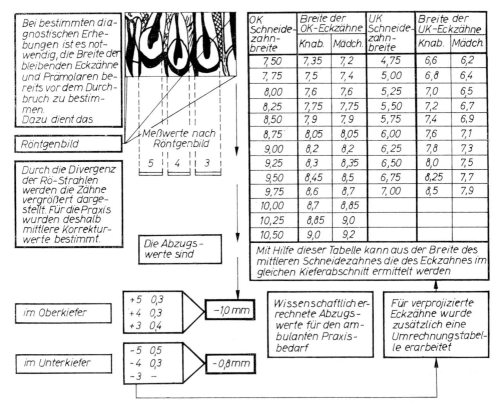

Abb. 262 Bestimmung der Kronendiameter der Eckzähne und Prämolaren vor ihrem Durchbruch (nach LUTZ)

Engstand hinweisen. Bei Regelbißokklusion im Seitenzahngebiet ist in solchen Fällen eine *Steuerung des Zahndurchbruches mit Hilfe von Extraktionen* indiziert.
Platzmangel im Seitenzahngebiet äußert sich infolge der Reihenfolge des Durchbruches hauptsächlich in Raumeinengungen für den Eckzahn (s. Abb. 254, Abb. 259) oder den zweiten Prämolaren (Abb. 260). Bei genetisch bedingtem Platzmangel kann daraus innerhalb eines Kiefers Seitenungleichheit resultieren (Abb. 261). Als Ausdruck eines Entwicklungsdefizites mit einem Mißverhältnis zwischen Zahn-, Alveolarbogen- und Kiefergröße unterscheidet man den *echten (primären) Engstand* vom sogenannten *symptomatischen (sekundären) Engstand.* Letzterer wird durch vorzeitige Milchzahnverluste zusätzlich gefördert, indem konsekutive Wanderungen der Nachbarzähne in die Lücke einsetzen.
Mitbestimmend für die Platzaufteilung im Seitenzahngebiet ist das Größenverhältnis der Milchzähne zu ihren bleibenden Nachfolgern und deren Durchbruchsfolge. Die Variationsbreite der Differenz zwischen den mesio-distalen Kronendiametern *(Leeway-space)* ist beträchtlich, dennoch kann insbesondere im Oberkiefer nicht ohne weiteres mit Platzüberschuß in der ersten Dentition gerechnet werden. Durchschnittszahlen sind vielfach irreführend. Um rechtzeitiges therapeutisches Eingreifen zu gewährleisten, sollte nach Einstellung der Schneidezähne mit Engstanderscheinungen anhand enoraler Röntgenaufnahmen (Abb. 262) sofort eine *Platzbilanzierung im Seitenzahngebiet* erfolgen. Der Befund ermöglicht wichtige prognostische Schluß-

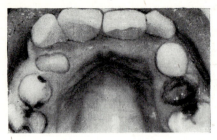

Abb. 263 Hyperodontie eines rechten seitlichen Schneidezahnes (Supplementärzahn)

folgerungen und bekräftigt gegebenenfalls die Indikation zur frühzeitigen Extraktionstherapie. Sind die ersten Prämolaren bereits durchgebrochen oder liegt Platzmangel um mehr als eine Viertel Eckzahnbreite bei Rückbiß vor, empfiehlt es sich, die Behandlung einem kieferorthopädisch Versierten zu überlassen.

Platzmangel kann auch durch überzählige Zähne *(Hyperodontie)* hervorgerufen werden. Man findet sie verhältnismäßig häufig im Zwischenkieferbereich als durchgebrochene bzw. retinierte *Zapfenzähne* (s. Abb. 25) oder als über das gesamte Gebiß verteilte *Supplementärzähne* (Abb. 263) von eumorpher Gestalt. Dysmorphe, sogenannte *Supernumerärzähne* sollten zur Engstandbehebung möglichst bald entfernt werden. Zwar bedürfen im allgemeinen aus Platzgründen auch die Supplementärzähne der Extraktion, doch kann es sich unter Umständen als sinnvoller erweisen, statt des gesunden, normal geformten überzähligen Zahnes einen kariösen Nachbarzahn zu entfernen. Spontaner Platzausgleich ist bei rechtzeitiger Extraktion möglich, doch muß mitunter auf die Wanderungstendenz der Nachbarzähne mit kieferorthopädischen Maßnahmen Einfluß genommen werden.

Platzüberschuß

Im Vordergrund stehen Erscheinungsbilder mit auffälligen Lücken als Ausdruck des Platzüberangebotes im Zahnbogen. Sie können über das gesamte Gebiß verteilt oder an bestimmten Stellen lokalisiert sein. Sehr selten kommt es vor, daß als primäre Anomalie die Bezahnung gegenüber den Grundstrukturen der Alveolarbögen dimensionsmäßig unzureichend ist und deswegen zwischen den Zähnen kleine Lücken imponieren *(echtes Lückengebiß)*. Frühzeitiges mesiales und distales Beschleifen der Milcheckzähne und -molaren zur Reduzierung von deren Kronendurchmesser (Abb. 264), soll einen Aufschluß der bleibenden Zähne nach anterior provozieren, der später durch Anwendung kieferorthopädischer Geräte unterstützt wird. Um zu gewährleisten, daß die Behandlung rechtzeitig eingeleitet wird, sollten Milchgebisse mit auffällig großen Lücken (Abb. 265) bis zum Schneidezahnwechsel in Dispensairekontrolle verbleiben. Größe und Stellung der Inzisivi, in Verbindung mit der röntgeno-

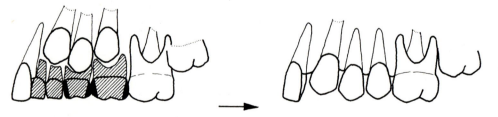

Abb. 264 Mesiales und distales Beschleifen der Milchmolaren zur Provozierung der Anteriorwanderung der bleibenden Seitenzähne und Molaren (nach HOTZ)

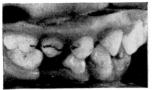
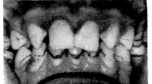
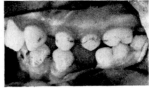

Abb. 265 Hypodontie 12, 22, 35, 41, 45

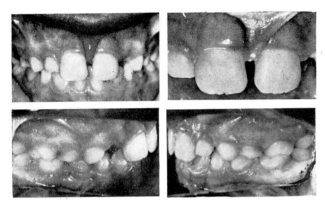

Abb. 266 Diastema mediale mit tiefem Ansatz des Frenulum labii superior

graphischen Platzbilanz des Seitenzahngebietes, sind die Hauptdeterminanten für die Festlegung einer konsekutiven Betreuungsstrategie. Häufiger resultiert Platzüberschuß im Zahnbogen aus der Nichtanlage *(Hypodontie)* von Zähnen. Er ist um so ausgeprägter, je mehr Zahnanlagen fehlen. Bevorzugt sind bestimmte Zahngattungen, z. B. seitliche obere Schneidezähne, zweite Prämolaren oder untere Inzisivi (s. Abb. 265).

Bei derartigen Anomalien gilt es, in der Wechselgebißperiode so früh wie möglich zu entscheiden, ob sich durch kieferorthopädische Maßnahmen ein lückenloser Zahnbogen erreichen läßt, oder mittels Vorbehandlung lediglich günstigere Voraussetzungen für die spätere prothetische Versorgung angestrebt werden sollen. Dazu ist erforderlich, daß zwischen Kinderstomatologen, Kieferorthopäden und dem später für die prothetische Behandlung Verantwortlichen eine prognostisch ausgerichtete, verbindliche Betreuungskonzeption abgestimmt wird.

Liegt eine ausgeprägte *Oligodontie* (Vielzahl von Nichtanlagen) vor, macht sich schon im Kindesalter die Eingliederung abnehmbaren Ersatzes notwendig.

Vielfach fällt eine markante Lücke (Abb. 266) zwischen den beiden oberen mittleren Schneidezähnen solitär *(Trema)* oder in Kombination mit weiteren Abweichungen auf. Ist ihre Entstehung weder auf fehlende oder überzählige Zähne zurückzuführen, noch auf eine Protrusion oder sekundäre Aufspreizung der Inzisivi nach Bißsenkung, wird dafür die Bezeichnung „echtes" *Diastema mediale* angewandt. Anderenfalls handelt es sich um die sogenannte „unechte" Form. Nach straffem Abziehen der Oberlippe wird zwischen den mittleren Schneidezähnen und am inzisalen Teil der Papilla inzisiva manchmal ein ischämischer Bezirk sichtbar; der Ausdruck eines tiefen Ansatzes des Frenulum labii superior ist (s. Abb. 266). Tritt in diesen Fällen mit Einstellung der seitlichen Schneidezähne und im Vorlauf des Durchbruches der Eckzähne keine Reduzierung der Zwischenlücke ein, ist noch vor Einstellung der Kanini eine

Frenulotomie angezeigt. Sie erleichtert Selbstkorrekturen. Anderenfalls ist eine kieferorthopädische Behandlung einzuleiten.

Vorwiegend in transversaler Dimension imponiert der Platzüberschuß nach traumatischem Verlust von Schneidezähnen. Unmittelbar nach der Sofortversorgung ist aus gleicher Notwendigkeit wie bei Hypodontie vom Kinderstomatologen, Kieferorthopäden und Prothetiker gemeinsam die langfristig abzustimmende Therapiekonzeption aus den individuellen Gegebenheiten abzuleiten.

Ausgeprägte sagittale Schneidezahnstufe

Sie wird gekennzeichnet durch sagittales Klaffen der Frontzahnreihen, wobei die unteren Schneidezähne vielfach weit in den Gaumen hineinragen und die Schleimhaut berühren (Abb. 267). Morphogenetisch kommen alveoläre Abweichungen, wie Protrusion im Oberkiefer und Retrusion im Unterkiefer, skelettale Fehlanordnungen der unteren zur oberen Zahnreihe, aber auch Kombinationsformen in Frage. Im Verein mit der Einschätzung des Gesichtsaufbaues vermittelt der Zielbiß eine Vorstellung, welche Faktoren mitbeteiligt sind. Meist ist der obere Zahnbogen in bezug auf den unteren zu schmal. Der Transversaldistanz zwischen 33 und 43 kommt dabei eine Schlüsselrolle zu. Sowohl in Ruhe als auch in Funktion legt sich die Unterlippe mehr oder weniger in die sagittale Stufe ein. Die Oberlippe erscheint häufig zu kurz, um die oberen Inzisivi abzudecken und Kontakt mit der Unterlippe herzustellen. Die Notwendigkeit therapeutischen Eingreifens ist gegeben, bei intensiver Mitbeteiligung der Weichteile sogar dringend notwendig und erfordert spezielle kieferorthopädische Kenntnisse.

Fingerlutschen kann ätiologisch vorrangig Bedeutung haben. Dann befinden sich evtl. zwischen den protrudierten Frontzähnen Zwischenlücken, es existieren Asymmetrien (je nach Einlagerung des Lutschfingers). Selbstheilung der Anomalie kann noch bis ins 10. bis 12. Lebensjahr erfolgen, vorausgesetzt, daß es gelingt, dem Kind das Lutschen und weitere Parafunktion völlig abzugewöhnen. Frühzeitige Behandlung mittels Mundvorhofplatten fördert den Normalisierungsprozeß. Falls ein Jahr nach Abstellen der Lutschgewohnheit noch keine deutliche Besserung eintrat, muß Überweisung zum Spezialisten erfolgen, spätestens nach Einstellung der ersten Prämolaren.

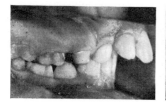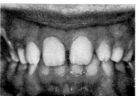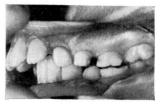

Abb. 267 Ausgeprägte sagittale Schneidezahnstufe mit Rückbiß

Fehlverzahnungen in der Transversalen

Im Seitenzahngebiet okkludieren einzelne Antagonistenpaare, Zahngruppen oder die ganze Zahnreihe in transversaler Richtung falsch miteinander *(Nonokklusion, transversaler singulärer Antagonismus, Kreuzbiß)*. Wenn die oberen Seitenzähne nicht wie normal die korrespondierenden Zähne des Unterkiefers nach vestibulär überragen, sondern die bukkalen unteren Höcker die oberen Zähne wangenwärts übergreifen, liegt als Okklusionsform Kreuzbiß vor. Er kann sich einseitig (Abb. 268) maximal vom mittleren Schneidezahn bis zum Weisheitszahn erstrecken (wobei die untere Mittel-

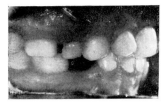 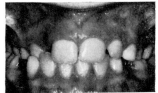 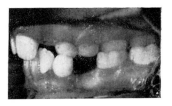

Abb. 268 Rechtsseitige transversale Fehlverzahnung (Kreuzbiß)

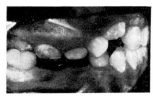 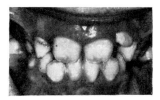 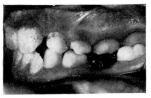

Abb. 269 Doppelseitige transversale Fehlverzahnung (Kreuzbiß) im Molarenbereich

linie meist nach der betroffenen Seite verschoben ist) oder doppelseitig (Abb. 269) ausgeprägt sein, von den Eckzähnen bis zu den dritten Molaren. Als alleinige Fehlstellung sind Kreuzbisse im Bereich der Molaren und der zweiten Prämolaren kieferorthopädisch nicht unbedingt behandlungsbedürftig, wenn durch Beschleifen die Artikulationshindernisse beseitigt werden können. Nonokklusionen erfordern kieferorthopädische Therapie.

Werden im frühen Wechselgebiß einseitige transversale Fehlokklusionen ausschließlich durch Milchzahnkronen bedingt, und stellt sich bei Mundöffnung die Unterkiefermitte auf die Gesichtsmittellinie ein, dann genügt es meist, die Zwangsführungen durch Beschleifen zu beheben. Danach ist mit Selbstheilung zu rechnen. Bis zur regelrechten Verzahnung der Prämolaren und zweiten Molaren ist jedoch Kontrolle nötig.

Transversale Fehlverzahnungen mit konstanter Abweichung der Unterkiefermitte bei Mundöffnung gehören unbedingt frühzeitig in kieferorthopädische Behandlung, um die Dysfunktionen erfolgreich beeinflussen zu können.

Fehlverzahnungen in der Sagittalen

Sieht man von sagittalen Fehlokklusionen im Seitenzahngebiet ab, die im Zusammenhang mit den Leitsymptomen Platzmangel und ausgeprägte sagittale Stufe erfaßt werden, ziehen einzelne obere Schneidezähne die Aufmerksamkeit auf sich, die lingual ihrer Antagonisten beißen (Abb. 270). Soweit die Patienten noch in der Lage sind, die Inzisivi in Schneidekantenkontakt zu bringen und ausreichend Platz vorhanden ist, läßt sich durch einfache Maßnahmen (Daumendruck, schiefe Ebene) die Überstellung erreichen. Danach heilen durch Fehlbelastungen bedingte periodontale Schäden weitgehend spontan ab. Besteht keine Schneidekantenbißmöglichkeit, ist die Überweisung zum Kieferorthopäden ohne Zeitverzug erforderlich.

Unterer Frontzahnvorbiß

Während beim vorher beschriebenen Leitsymptom die Zahnstellungs- und Bißanomalien weitgehend lokaler Natur sind, läßt die sagittale Fehlverzahnung von drei und mehr oberen Frontzähnen, die lingual der Antagonisten beißen, kompliziertere ätiologische Zusammenhänge vermuten. Dementsprechend kann sich die Therapie schwie-

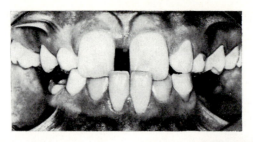
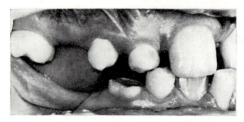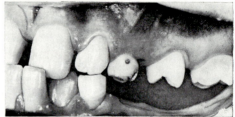

Abb. 270 Sagittale Fehlverzahnung von 11 21. Durch die Fehlbelastung von 31 und 41 sind bereits labial periodontale Abbauerscheinungen zu erkennen. Um die Verlängerung der oberen Seitenzähne zu blockieren, ist die Eingliederung einer Lückenhalterprothese erforderlich

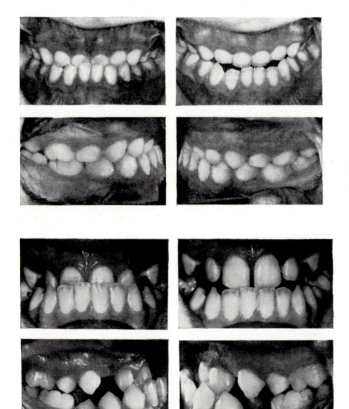

Abb. 271 Unterer Frontzahnvorbiß mit Fehlverzahnung von 12 11 21 22, Schneidekantenbiß ist möglich

Abb. 272 Unterer Frontzahnvorbiß mit Fehlverzahnung von 15 14 12 11 21 22 24 25; die Schneidekanten können nicht miteinander in Berührung gebracht werden, die untere Zahnreihe okkludiert in Vorbißsituation

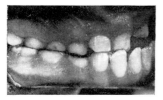 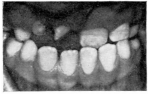 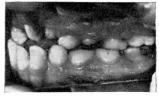

Abb. 273 Unterer Frontzahnvorbiß bei einer plastisch-chirurgisch versorgten rechtsseitigen Lippen-, Kiefer-, Gaumenspalte

rig gestalten und die Prognose ist unsicher. Gute Dienste für die klinische Einschätzung leistet wieder die Funktionsprobe der Schneidekantenbißmöglichkeit (Abb. 271). Ist sie voll gewährleistet, kann man die Gebißanomalie im allgemeinen mittels einfacher aber unumgänglicher therapeutischer Maßnahmen beherrschen. Knappe oder fehlende Schneidekantenbißmöglichkeit (Abb. 272) läßt auf muskuläre bzw. muskulärartikuläre Anpassungsvorgänge schließen, kann jedoch auch vorwiegend genetischstrukturelle Ursachen haben. Die Überweisung solcher Fälle an den Kieferorthopäden sollte stets so bald wie möglich erfolgen, da einerseits dringende Behandlungsnotwendigkeit vorliegt und andererseits das Ziel der Therapie um so sicherer erreicht wird, je früher es gelingt, Wachstumsvorgänge für die Normalisierung auszunutzen. Die Erfolgschancen reduzieren sich, je umfangreicher skelettale Disproportionen im Gefolge einer vorwiegend genetisch gesteuerten Fehlentwicklung vorliegen. In solchen Fällen überragen die Frontzähne der Mandibula mit einer mehr oder weniger großen Stufe nach anterior ihre Antagonisten. Der gesamte Unterkieferzahnbogen ist im Vergleich zur Maxilla vorverlagert, so daß Vorbiß und im Seitenzahngebiet häufig Kreuzbiß beobachtet wird (s. Abb. 272). Die massige Zunge füllt den unteren Zahnbogen aus, der Kieferwinkel ist gestreckt, das Kinn wirkt prominent. Zwar äußert sich diese Anomalie vornehmlich im Unterkiefer, doch weisen bestimmte Symptome auf eine gewisse gleichzeitige Wachstumshemmung des Oberkiefers hin, beispielsweise wenn der Zahnwechsel dort auffallend langsam erfolgt. Kieferorthopädische Maßnahmen vermögen oft nur Teilerfolge zur Vorbereitung einer vorauszuplanenden späteren plastisch-kieferchirurgischen Versorgung zu bewirken. Unterer Frontzahnvorbiß kann auch bei einem normal ausgebildeten Unterkiefer entstehen, wenn der Oberkieferzahnbogen unterentwickelt bleibt infolge von Lippen-, Kiefer-, Gaumenspalten und deren plastisch-chirurgischer Versorgung (Abb. 273), durch Hypodontien oder umfangreichen vorzeitigen Milchzahnverlust. Ob die frontale Fehlverzahnung im Seitenzahngebiet mit regulärer Okklusion oder Kreuzbiß auftritt, hängt nicht zuletzt von der Art und dem Ausmaß der Operationsnarben bzw. von der Anzahl nicht angelegter Zähne ab. Kollektive Betreuung der Patienten vom Säuglingsalter an (in Lippen-Kiefer-Gaumenspalten-Zentren), gewährleistet die beste Rehabilitation; die frühzeitige Einleitung kieferorthopädischer Maßnahmen bei Zahnunterzahl das günstigste Ergebnis.

Fehlender vertikaler Okklusionskontakt

Er liegt vor, wenn Frontzähne, seltener Seitenzahngruppen, nicht die Okklusionsebene erreichen, so daß auch bei festem Zusammenbeißen eine Distanz zwischen den Zahnreihen bestehenbleibt (offener Biß). Sind nicht mehr als vier Antagonistenpaare von der vertikalen Okklusionsstörung betroffen, war oder ist fast immer als Auslöser für die Fehlentwicklung Fingerlutschen im Spiel. In vielgestaltiger Form können Besonderheiten, wie Asymmetrien des Zahnbogens, Lateralverdrängung des Unterkiefers, einseitiger Rückbiß und andere, auf die individuelle Angewohnheit hindeuten.

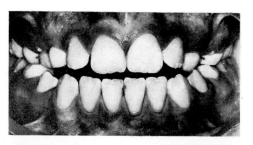
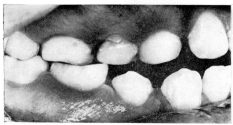
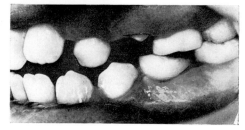

Abb. 274 Fehlender vertikaler Okklusionskontrakt bei 53 12 11 21 22 63. Die nach vorn gefächerten unteren Schneidezähne deuten auf Preßdruck der Zunge hin

Im allgemeinen sind solche Abweichungen jedoch lokal begrenzt *(alveoläre Form)*. Bei fehlendem Zusammenbiß von mehr als sechs Antagonistenpaaren liegen strukturelle Besonderheiten des Kieferaufbaus *(gnathische Form)* vor, bei 4 bis 6 Paaren meist Mischformen (Abb. 274). Je einflußreicher die skelettalen Komponenten sind, um so eher ist Spezialbehandlung nötig. Weitere Hinweise dazu gibt der Gesichtsaufbau: das Untergesicht wirkt vergrößert, der Unterkieferwinkel abgeflacht.
Da bis ins Schulalter hinein Selbstkorrekturen nach Abgewöhnen des Lutschens möglich sind, gebührt diesem Erziehungsziel größte Aufmerksamkeit. Wurde es erreicht, sollte man die Entwicklungstendenz des Gebisses etwa ein halbes Jahr beobachten (Kontrollmessungen der lichten Distanz), um festzustellen, ob begründete Aussicht auf Spontanheilung besteht oder eine kieferorthopädische Behandlung eingeleitet werden muß. Das Klaffen der Zahnreihe ermöglicht das Einspielen ungünstiger funktioneller Verhaltensweisen von Mundweichteilen (Zunge, Lippen, Wangen), die den offenen Biß unterhalten und deshalb auch therapeutisch beeinflußt werden müssen (s. Abb. 274).

Steilstand der oberen Schneidezähne

Charakteristisch ist die Steilstellung beider mittlerer oberer Schneidezähne (Abb. 275) oder aller Inzisivi des Oberkiefers (Abb. 276), die sogar zur invertierten, d. h. nach innen geneigten Position, gesteigert sein kann. Die unteren Inzisivi können dadurch beim Zusammenbiß völlig von ihren Antagonisten überdeckt (Deckbiß) werden. Bei ausgeprägten Formen ist Aufbiß auf die labiale bzw. palatinale Schleimhaut des Gegenkiefers keine Seltenheit. Im Gegensatz zu ihren Kronen sind die Zahnwurzeln (auch im Seitenzahnbereich) nach vestibulär geneigt. Verlängert man gedanklich die Zahnachsen, so konvergieren sie nach kaudal. Daran wird deutlich, welch umfangreiches Stützgerüst (große apikale Basis) der Zahnbogen zur Verfügung hat, selbst wenn im Bereich der Zahnkronen Engstand vorliegt (palpatorische Kontrolle). Je nachdem, ob sich der Unterkiefer durch Engstellung seiner Front der gegebenen Situation angepaßt hat oder einen normalen Zahnbogen aufweist, okkludieren die Zahn-

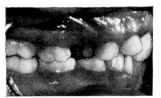 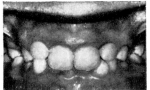 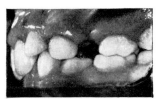

Abb. 275 Steilstand von 11 und 21 mit Regelbiß (im Molarenbereich durch Wanderung oberer Zähne nach anterior infolge Verlust 54 und kariöser Destruktion 64 Rückokklusion)

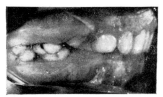 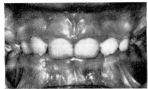 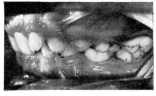

Abb. 276 Steilstand von 12 11 21 22 mit Regelbiß (11 21 invertiert)

reihen in Regel- oder Rückbiß. Die gnathische Gebißanomalie gibt sich mit einer ausgeprägten Einziehung zwischen Lippe und Kinn im allgemeinen Gesichtsausdruck zu erkennen. Kieferorthopädische Behandlung muß entweder mit Beginn des Durchbruchs der Schneidezähne oder nach Einstellung der ersten Prämolaren eingeleitet werden.

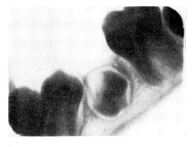

a

b

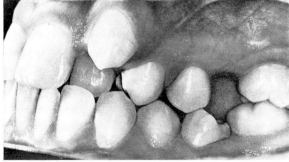

Abb. 277a Zahnkeim-dystopie 35 (Krone kaudalwärts gerichtet)
b Außenstand von 23 bei fehlendem Platz im Zahnbogen und Fehlokklusion von 22 24
c Lingualer Durchbruch von 35 45. Nichtanlage von 41

c

Zahnkeimdystopien

Sieht man davon ab, daß Wanderungen der Nachbarzähne eintreten können, wenn der normale Standort im Zahnbogen unbesetzt bleibt, so verursacht die Verlagerung von Zahnkeimen bzw. die Entwicklung von Zähnen am falschen Ort (Abb. 277a) im allgemeinen nur lokale Störungen. Am häufigsten betreffen derartige Dystopien die oberen Eckzähne (Abb. 277b) sowie die zweiten Prämolaren (Abb. 277c). Dabei herrscht ein Trend zur Verlagerung nach lingual vor. Neben regulärer kieferorthopädischer Therapie kann der Spezialist im indizierten Fall die Korrektur auf chirurgisch-orthopädischem Wege vornehmen.

16. Kieferorthopädische Betreuung im Rahmen der Kinderstomatologie

Man kann auf kieferorthopädischem Gebiet die therapeutischen Maßnahmen bestimmten Behandlungsperioden zuordnen. So orientiert sich die Einteilung von Hotz nach den markanten Phasen der Gebißentwicklung. Man unterscheidet danach:

Frühbehandlung im engeren Sinne	im reinen Milchgebiß
Frühbehandlung	in der 1. Phase des Wechselgebisses
normale Behandlung	in der 2. Phase des Wechselgebisses
Spätbehandlung 1. Phase	um die Durchbruchszeit der 2. Molaren
Spätbehandlung 2. Phase	nach endgültiger Einstellung der 2. Molaren

Da zwischen Zahnungsalter und Behandlungsmethoden enge Zusammenhänge bestehen, vermittelt das Schema praktische Hinweise.
Die Frühbehandlung im engeren Sinne beschränkt sich auf das Milchgebiß.
Bei der kieferorthopädischen Frühbehandlung in allgemeiner Auffassung beginnt die Therapie der Zahnstellungs- und Bißanomalien im Zeitraum zwischen der Einstellung der ersten Molaren und nach Durchbruch der acht Schneidezähne. Als frühzeitige Behandlung kann man aber auch verstehen, wenn therapeutisch eingegriffen wird, sobald sich eine Anomalie herauszubilden beginnt (beispielsweise bei drohender Nonokklusion durch ungenügende Aufrichtung durchbrechender zweiter Molaren). Eine solche Initialbehandlung vermag oft binnen kurzer Zeit günstige Voraussetzungen für die gesunde Weiterentwicklung zu schaffen.
Die normale kieferorthopädische Behandlung setzt dann in der 2. Phase des Wechselgebisses ein, nach Einstellung der ersten Prämolaren bis zum Durchbruch der zweiten Molaren.
Als Spätbehandlung gelten nach obiger Einteilung jene Maßnahmen, die erst nach Abschluß des Zahnwechsels erfolgen. Zu unterscheiden ist dabei zwischen der prognostisch günstigeren ersten und der weniger günstigen zweiten Phase. Erstere liegt um die Durchbruchszeit der zweiten Molaren, letztere etwa nach dem 14. Lebensjahr. Bestimmend für das Ende der zweiten Phase sind weniger biologische Gründe als vielmehr Umwelteinflüsse. Das unterstreichen die Erfahrungen mit festsitzenden Geräten. Deshalb wird die orthodontische Therapie normalerweise erst nach Einstellung aller Seitenzähne eingeleitet. Wie viele andere, hat auch die Hotzsche Einteilung nur begrenzte Aussagekraft, vermag sie doch manchem speziellen Aspekt nicht gerecht zu werden.
Kieferorthopädische Betreuung läßt sich auch aus präventiver Sicht differenzieren. Primäre kieferorthopädische Prävention besteht vornehmlich in der Ausschaltung ungünstiger ätiologischer Umwelteinflüsse. Dadurch sollen möglichst optimale, störungsfreie Voraussetzungen für eine normale Entwicklung geschaffen werden. Sekundäre kieferorthopädische Prävention ist die Früherfassung und -beeinflussung lokal ungünstiger Entwicklungsbedingungen (z. B. posteriorer Abschluß der Milchzahn-

reihen, Leeway-space u. a.) für normale Zahnstellung und Okklusion. Die tertiäre kieferorthopädische Prävention bezieht sich auf das frühzeitige therapeutische Abfangen vorwiegend erblich determinierter Gebißanomalien.
Die Einflußnahme ist dabei als ein Umweltfaktor anzusehen, der bei initialem Eingreifen oder als rechtzeitig mitwirkender additiver Anteil im multifaktoriellen ätiologischen System gewissermaßen die Weichen der Entwicklung in die normale Richtung stellt. Dabei ist die Umstellung funktioneller Bedingungen das ausschlaggebende Kriterium für den Effekt. In der Praxis ergeben sich zwischen den Präventionsformen fließende Übergänge. Die einzelnen Präventionsmaßnahmen dürfen nicht nur auf bestimmte Gebißentwicklungsperioden eingeengt werden, sondern sind potentiell in den gesamten Wachstumsablauf einfügbar, können aber auch Bestandteil einer kieferorthopädischen Behandlung sein.

16.1. Behandlung von Lutschanomalien

Zunächst kommt es darauf an, dem Kind das Lutschen vollständig abzugewöhnen. Erst wenn das gelungen ist, hat es Sinn, eine apparative Therapie zur Beseitigung der Lutschfolgen einzuleiten. Auskünfte der Eltern zur Lutschanamnese reichen oft nicht aus. Sehr gut bewährt hat es sich dagegen, die Kinder zur selbständigen Führung eines Lutschprotokolls (s. II. 5.1.4.) anzuregen. Sie berichten darin zwanglos über ihre Angewohnheit, und legen sie aufgrund der Selbstkontrolle meist nach spätestens zwei- bis dreimonatiger Protokollführung ab. Ansonsten werden zum Abgewöhnen des Fingerlutschens wie auch zur Beeinflussung bereits eingetretener Stellungsveränderungen der Zähne und Kiefer verschiedene kieferorthopädische Behandlungsmittel empfohlen:
Der Verhinderung des Daumenlutschens und lingualer Parafunktionen sollen (nach Angaben amerikanischer Autoren) *festsitzende Apparaturen* dienen, die durch linguale Gitter und Dorne inhibierend wirken. Eine Form wird ihres Aussehens wegen und als Abschreckungsmittel offiziell als „Heuharke" bezeichnet. Wir sahen uns bisher noch nicht veranlaßt, derartige festsitzende Geräte anzuwenden.
Herausnehmbare Inhibitionsapparaturen gibt es in vielen Varianten. Unseres Erachtens gebührt den *Mundschilden* nach KRAUS der Vorzug, besonders wenn auch das Abgewöhnen der Mundatmung apparativer Unterstützung bedarf. Ausgangspunkt für ihre Herstellung sind anatomische Modelle der Kiefer (Abb. 278a), bei denen man die Umschlagfalte möglichst natürlich abformt. Durch Einbeißen in eine hufeisenförmige, erweichte Wachsrolle *(Konstruktionsbiß)*, wird im Munde des Kindes der Regelbiß eingestellt und gleichzeitig versucht, die physiologische Ruheschwebe des Unterkiefers zu erfassen. Danach erfolgt an den Modellen die Einzeichnung des Übergangs zwischen fester und beweglicher Schleimhaut. Anschließend bringt man nach koronar zu (parallel zur ersten Linie, aber in 2 bis 3 mm Abstand) eine zweite Markierung an. Schließlich wird an den durch Wachskonstruktionsbiß gegeneinander fixierten Modellen eine gleichmäßige Platte rosa Modellierwachs angeformt (Abb. 278b), die über die bukkalen und labialen Flächen der Zähne und Alveolarfortsätze bis zur ersten inneren Markierung reicht. Sobald sie abgekühlt und isoliert ist, drückt man eine zweite Platte rosa Modellierwachs an, die sich bis zur Grenze der Umschlagfalte (markierende Linie) erstreckt. Damit ist die Wachsform für die spätere *Hemmungsplatte (vestibular screen)* fertiggestellt. Nach dem Abkühlen wird sie abgenommen, eingebettet und in Kunststoff übertragen (Abb. 279 und 280a). Natürlich können solche Platten auch im Auffließverfahren hergestellt werden (indem man dorsal kleine Wachsränder zum Abdämmen des zähflüssigen Materials anbringt). Eine zweite Wachsplatte

ist dann nicht erforderlich. Bei lingualen Parafunktionen kann man (mit Hilfe zweier retromolar verlaufender Drahtführungen) lingual der Zahnreihen einen weiteren, allerdings wesentlich kleineren Schild aus Kunststoff befestigen (Abb. 280 b). Auch für die Anfertigung dieses *doppelten Mundschildes* gilt, daß jede unmittelbare Berührung des Zahnsystems mit der Apparatur vermieden werden muß.

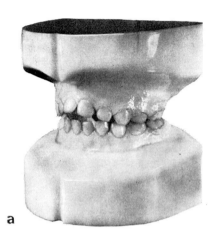
a

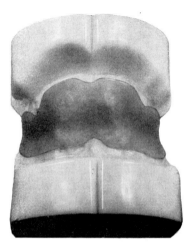
b

Abb. 278 Herstellung des Mundschildes nach KRAUS (a) Modelle mit vertikal fehlendem Okklusionskontakt der Milchschneidezähne (Lutschfolge) und Rückbiß um eine halbe Prämolarenbreite (b) Vestibuläre Abdeckung der Modelle mit Plattenwachs, das bis 2 mm unterhalb der Umschlagfalte reicht

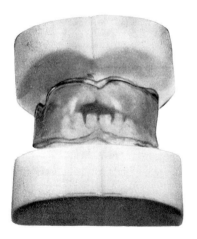

Abb. 279 Einfache Kraussche Mundvorhofplatte (Vestibular screen); am durchsichtigen Kunststoff markiert sich der Randwulst, mit dem sich das Gerät in Höhe der Umschlagfalte am Kiefer abstützt

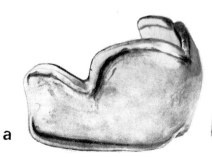
a

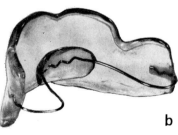
b

Abb. 280 Mundvorhofplatte nach KRAUS (a) einfache Form (Vestibular screen) (b) doppelte Form (Vestibular-oral-screen)

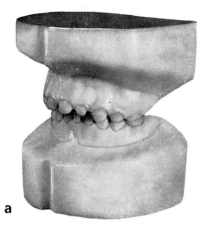 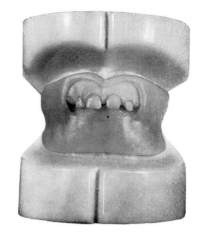

Abb. 281 Herstellung der individuellen Mundvorhofplatte nach Hotz: (a) Modelle mit vertikal fehlendem Okklusionskontakt der Milchschneidezähne (Lutschfolge) und Rückbiß um eine Prämolarenbreite; (b) vestibuläre Abdeckung der Modelle mittels Plattenwachses. Die oberen Schneidezähne und ihr Alveolarfortsatzanteil bleiben davon frei, damit ihnen die Vorhofplatte anliegt

Durch Anwenden derartiger Konstruktionen wird versucht, gebißverbildende funktionelle Einflüsse auszuschalten und so die Normalisierung des orofazialen Systems zu erreichen. Die Eliminierung der negativen Umwelteinflüsse bewirkt vielfach eine Verschiebung der ätiologischen Konstellation und damit – je nach der genetischen Determination – Selbstheilung oder Rückbildung der additiven Lutschsymptome bei primär erbbedingten Anomalien. Mit fortschreitender Entwicklung des Gebisses werden die Erfolgschancen allerdings geringer.

Als funktionskieferorthopädisches Gerät im weiteren Sinne gilt die *Mundvorhofplatte* nach Hotz. Diese im Vestibulum liegende Platte soll – nur durch Muskelkräfte aktiviert – auf bestimmte Partien des Gebisses einwirken. Ihre Anfertigung erfolgt gleichfalls nach einem *Konstruktionsbiß*, und zwar auf Ober- und Unterkiefermodellen, welche die Umschlagfalte überall gut wiedergeben (Abb. 281a).

Durch Verschieben des Unterkiefers aus seiner anormalen Ruhelage in eine neue Gewohnheitshaltung werden die Anpassungsfähigkeit des Organismus angesprochen und gleichzeitig durch die Mundvorhofplatte funktionsmechanische Reize auf das Gebißsystem übertagen. Wird durch übertriebene Vorverlagerung und Bißsperre des Unterkiefers die individuelle Anpassungsfähigkeit aber überfordert, empfindet das Kind die durch das Gerät vorgegebene Kieferhaltung als lästig. Es versucht dann, sie zu umgehen, oder weigert sich, die Apparatur zu tragen. Diese Ablehnung kann sich auch darin äußern, daß es die Platte nachts mit der Zunge aus dem Mund stößt oder herausnimmt. Bewährt hat sich eine (gegenüber der Ruheschwebe) leicht erhöhte Bißsperre und Vorverschiebung des Unterkiefers, maximal um eine halbe Prämolarenbreite.

Zum Konstruktionsbiß läßt man die Kinder in eine kompakte, gut erweichte Wachsrolle einbeißen, die den Unterkieferzähnen aufliegt. Nach Abkühlung werden die beiden Gipsmodelle der Kiefer in Übereinstimmung mit den Kauflächenreliefs eingefügt. Das vestibulär der Labialflächen bzw. Bukkalflächen überstehende Wachs wird beschnitten.

Entsprechend ihrer Indikation soll die Mundvorhofplatte auf den protrudierten oberen Frontzähnen aufsitzen, im Seitenzahngebiet hingegen abstehen, um eine Weitung des

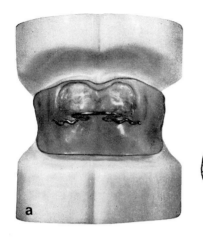 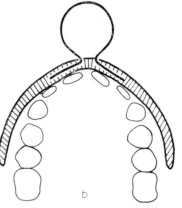

Abb. 282 Individuelle Mundvorhofplatte nach Hotz: (a) Oberhalb des Halteringes erkennt man, wo das Gerät den Schneidezähnen aufliegt; (b) die Mundvorhofplatte sitzt den oberen Inzisivi auf, steht im Seitenzahngebiet dagegen ab

Zahnbogens unter Abhaltung der Wangenmuskulatur zu ermöglichen (Abb. 282b). Zu diesem Zweck werden all jene Bereiche, an denen die Platte nicht anliegen darf, auf den Arbeitsmodellen mit einer etwa 1 bis 2 mm dicken Wachsplatte abgedeckt und nach Abkühlung isoliert (s. Abb. 281b). In Höhe der Lippenspalte biegt man einen horizontal gerichteten Drahtring (in 1 mm Stärke), der einem Finger bequem Raum bietet. Die Retentionen müssen dem Verlauf des Zahnbogens entsprechen, medial aber einen Abstand von etwa 5 mm einhalten, damit später, wenn nötig, ein Luftloch in die Platte eingefräst werden kann (Abb. 282). Sind diese Vorbereitungen getroffen, drückt man eine gut erweichte Platte rosa Modellierwachs über den freien sowie den mit Wachs abgedeckten Gebißpartien an. Sie soll von Umschlagfalte zu Umschlagfalte und dorsal bis zur distalen Kante des zweiten Milchmolaren reichen. Der Haltering wird darin fixiert. Nach Abheben der Wachsschablone ist diese mit dem Ring schräg nach unten einzubetten und in Kunststoff zu übertragen. Die Ränder werden rund gestaltet, die Außenseite wird poliert, während man die Innenseite nur glatt bearbeitet und hervorstehende Interdentalpartien abflacht, da die Platte nicht in Zahnlücken eingreifen soll (s. Abb. 282a).

Es empfiehlt sich, jüngeren Kindern die Platte nur zum Schlafen in den Mund zu geben. Vor allem aber muß der Patient veranlaßt werden, seine Lippen ständig über der Platte zu schließen. Dieses Bemühen ist zu unterstützen durch Zugübungen am Haltering, wobei die Lippenmuskulatur dem Fingerzug entgegenwirken und die Apparatur im Mund fixieren soll. Ob durch dieses Training eine echte Steigerung der Muskelkraft erzielt wird, hat weniger Bedeutung als die Tatsache, daß die Lippenmuskulatur größere Fertigkeiten erwirbt und dadurch eine bessere funktionelle Abstimmung zwischen Ober- und Unterlippe erfolgt.

Über die Auflagefläche der Platte an den protrudierten Schneidezähnen wirken sich funktionelle Impulse der Lippenmuskulatur aus, die zur Retrusion führen. Die Tendenz des Unterkiefers, sich in seine gewohnte Stellung zurückzuverlagern, setzt die Unterlippe unter Spannung, was wiederum den Patienten veranlaßt, die Mandibula nach anterior zu schieben. Auf diese Weise wird der linguale Funktionsraum vergrößert. Da das Kind dabei in der Regel durch die Nase atmet, kann die Zunge ihre bislang meist kaudale Lage aufgeben und sich normal in die Gaumenwölbung einbetten (s. Abb. 92). Dem Oberkiefer-Seitenzahngebiet werden dadurch linguale funktionelle Reize vermittelt. Die an den seitlichen Zähnen und Alveolarfortsätzen abstehende Mundvorhofplatte bewirkt, daß die Wangenmuskulatur für die Zeit des Tragens keinen Funktions- und Auflagedruck ausüben kann, was eine Erweiterung des Oberkieferbogens erleichtert (s. Abb. 282b).

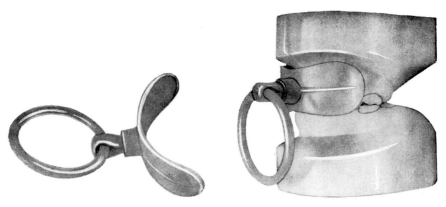

Abb. 283 Genormte Mundvorhofplatte nach SCHÖNHERR

Mit zunehmender, gewohnheitsmäßiger Vorverlagerung des Unterkiefers und einsetzender Retrusion der oberen Inzisivi verliert die Mundvorhofplatte an Wirksamkeit. Durch Auftragen von schnellhärtendem Kunststoff in dem Gebiet, das die Frontzähne beeinflussen soll, kann man diesem Mangel begegnen. Bis zur endgültigen Regelbißeinstellung muß zwischen Platteninnenseite und unterem Frontzahnbogen stets ein freier Raum bleiben. Gleichzeitig ist darauf zu achten, daß bei weiterer Vorverlagerung des Unterkiefers die seitlichen Flügel nicht mit den Zähnen oder Alveolarfortsätzen in Berührung kommen, würde doch dadurch die Anteriorbewegung der Mandibula gehemmt. Bei der Umstellung vom Rückbiß zum Regelbiß kommt es (im Verhältnis zum Oberkiefer) zu einer scheinbaren Vergrößerung des Unterkieferzahnbogens. Durch Ausfräsen an den Innenseiten der dorsalen Enden der Mundvorhofplatte kann wieder Spielraum geschaffen werden.
Industriell hergestellte Mundvorhofplatten sind in drei Größen erhältlich (Abb. 283).
Sowohl bei dem Leitsymptom fehlender vertikaler Okklusionskontakt als auch bei dem einer ausgeprägten sagittalen Schneidezahnstufe ist eine Mundvorhofplatte indiziert. Besonders günstig reagieren Lutschprotrusionen. Ebenso kann sie bei habituellen Mundatmern angezeigt sein, die häufig an Erkältungskrankheiten leiden. Dabei muß man allerdings bedenken, daß solche Kinder nicht ohne weiteres den nasalen Luftweg zu gebrauchen verstehen. Daraus resultieren unter Umständen angstvolle Erstickungsanwandlungen beim ersten Einsetzen der Apparatur, besonders bei individuell hergestellten Platten, die den Mundvorhof verhältnismäßig dicht abschließen. Um einen solchen psychischen Schock zu vermeiden, sollte man in die Mundvorhofplatte frontal, in Höhe der Lippenspalte, ein etwa 5 mm weites Notluftloch einfräsen. Mit zunehmender Gewöhnung des Kindes an das Gerät wird es allmählich verkleinert und schließlich wieder ganz geschlossen.
Aus herkömmlichem Kunststoff angefertigte individuelle Platten brechen leicht und sind daher für Kinder, die sich vorwiegend in Gemeinschaftserziehung befinden, weniger geeignet. Statt dessen empfiehlt sich die Verwendung elastischer, genormter Mundvorhofplatten. Ihre Anwendung und der erzielte therapeutische Effekt sollten jedoch von Zeit zu Zeit kontrolliert und keinesfalls dem Selbstlauf überlassen werden. Im Hinblick auf die Einbeziehung dieser Therapie in die organisierte kinderstomatologische Betreuung muß allerdings erwähnt werden, daß die in Kindergruppen damit erreichbaren Ergebnisse bislang noch nicht mit einem zur Beweisführung ausreichenden Untersuchungsmaterial belegt werden konnten. Bekanntlich bestehen bei Lutschanomalien in hohem Maße Tendenzen zur Selbstausheilung, und es ist noch unge-

klärt, ob die Wirkung der Mundvorhofplatte auf funktionskieferorthopädischen Impulsen, Selbstheilungstendenzen des Organismus nach Inhibition oder auf der Neuorientierung störender funktioneller Abläufe beruht. Wahrscheinlich gibt das harmonische Zusammenwirken aller genannten Faktoren, unterstützt durch den Muskelübungseffekt, den Ausschlag.

16.2. Beschleifen von Zwangsführungen

Zweckentsprechendes Beschleifen von Zahnkronen schafft bei Anomalien im Milchgebiß oftmals die Voraussetzungen für eine Selbstheilung. Im Wechselgebiß können sekundär Präventiveffekte bewirkt werden. Bei der Beseitigung vorzeitiger Okklusionskontakte und Zwangsführungen (s. Abb. 271) vermittelt die funktionelle Analyse Hinweise auf die Prognose. Die beim Leitsymptom ausgeprägte sagittale Schneidezahnstufe kann sich nach Abstellen von Lutschangewohnheiten die Anteriorverlagerung des Unterkiefers trotz Anwendung von Mundvorhofplatten verzögern, falls eine transversale Verengung im Bereich der Milcheckzähne die Regelbißeinstellung behindert. Um festzustellen, ob der Oberkiefer aufnahmebereit ist für den Unterkiefer oder nicht, läßt man das Kind die Mandibula in Regelbißstellung (Zielbiß) vorschieben. Kürzen der Milcheckzahnspitzen und teilweises Abtragen der palatinal abfallenden Kronenflächen im Oberkiefer sowie der korrespondierenden vestibulären Partien im Unterkiefer gewährleisten umgehend dessen größere Beweglichkeit und somit auch normale Kaufunktion. Dies wirkt sich sowohl auf die transversale Erweiterung der Zahnbögen als auch hinsichtlich der Neutralbißeinstellung günstig aus.

Unterer Frontzahnvorbiß, bei dem keine Möglichkeit besteht, die Schneidezähne miteinander in Kontakt zu bringen, bedarf schon frühzeitig der kieferorthopädischen Behandlung. Bei Aufbißkontakt (s. Abb. 239b) der Milchfrontzähne und mäßigem, umgekehrtem Überbiß hingegen empfiehlt sich das Einschleifen von Führungsflächen. Der labiale Schneidekantenteil der unteren Inzisivi und der palatinale der oberen sind – ohne Kürzung der Zahnkronen – abzuschrägen (Abb. 284a), bei gleichzeitiger Beseitigung evtl. Zwangsführungen im Eckzahn- (Abb. 284b) und Milchmolarenbereich. Man erkennt sie daran, daß in der Endphase der Kieferschlußbewegung die untere Zahnreihe noch etwas weiter nach anterior geleitet wird. Bewährt hat sich zur *Identifizierung von Zwangsführungen* auch das Einbeißenlassen in eine Platte erweichten Wachses. Gegen Licht betrachtet, läßt sie durchgebissene oder verzerrte Stellen erkennen, die auf vorzeitigen Okklusionskontakt und Zwangsführungen hin-

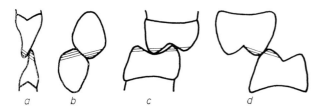

Abb. 284 Therapie durch Beschleifen von Zahnkronen (nach HELLGREEN)
Prinzipiell werden geneigte Führungsebenen gestaltet; (a) bei einzelnen fehlokkludierenden Schneidezähnen oder unterem Frontzahnvorbiß mit Schneidekantenbißmöglichkeit; (b) bei Eckzähnen in sagittaler Richtung, wenn diese als Zwangsführung bei unterem Frontzahnvorbiß eine Rolle spielen; (c) und (d) in transversaler Beziehung an Prämolaren und Molaren bei entsprechenden Fehlverzahnungen mit geringem Höcker-Fissuren-Einbiß bzw. Überbiß

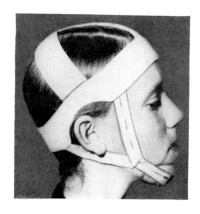

Abb. 285   Kopf-Kinn-Kappe

deuten. Bißproben mit dünnem Artikulationspapier ermöglichen ebenfalls eine Orientierung.

Wird es erforderlich, die Überstellung der Schneidezähne zu unterstützen, so ist es ratsam, das Kind eine *Kopf-Kinn-Kappe* tragen zu lassen (Abb. 285). Befürchtet man bei knappem Überbiß Rezidivgefahr, sollte man (im Milchgebiß) die Kronen der Seitenzähne ein wenig abtragen und dadurch eine artifizielle Bißsenkung herbeiführen.

Um günstige Voraussetzungen für die Gebißentwicklung zu gewährleisten, sind bei transversal falsch verzahnten Seitenzähnen des Milchgebisses (s. Abb. 249) die Zähne so einzuschleifen, daß alle Okklusions- oder Artikulationshindernisse beseitigt werden, die das Wachstum bis zur normalen Zahnbogen-Form beeinträchtigen könnten. Dazu gehört, daß man die Höckerspitzen des Seitenzahnbereiches kürzt und im Oberkiefer nach palatinal-zervikal, im Unterkiefer nach bukkal-zervikal geneigte Führungsebenen schafft (Abb. 284c). Der Patient muß danach in der Lage sein, die Seitenzähne mühelos aneinander vorbeizubewegen; Kaubewegungen werden ihm dadurch erleichtert.

Prognostische Schlußfolgerungen gestattet die *Bahn des Unterkiefers bei der Öffnungs- und Schließbewegung.* Stellt sich bei vorliegender Lateralabweichung des Unterkiefers dessen Mittellinie auf die Gesichtsmitte ein (s. Abb. 240), so kann man mit spontaner Normalisierung der Zahnbogen- und Okklusionsverhältnisse rechnen. Sie erfolgt nach Beseitigung jener Zwangsführungen, die den Unterkiefer in der Schlußbißphase in die transversale Fehlverzahnung drängen. Wird vom Patienten in solchen Fällen die Unterkiefermitte auf die Mitte des Oberkiefers eingestellt, kommt es beiderseits zu gleichen, sagittalen Bißlagebeziehungen. Ungünstig ist die Prognose dagegen, wenn die Unterkiefermitte auch während der Mundöffnungsbewegung gegenüber der Gesichtsmitte verschoben bleibt, oder bei übereinstimmender Einstellung beider Mittellinien sowohl sagittal als auch transversal erhebliche Disharmonien auffallen. In derartigen Fällen ist Überweisung zum Kieferorthopäden notwendig, der mittels spezieller Maßnahmen eine therapeutische Beeinflussung der Muskulatur wie auch des Kiefergelenkes versuchen wird.

Durch approximales Beschleifen der Milchmolaren, bis zum Niveau der dento-gingivalen Verbindung, kann die Krone in ihrem mesial-distalen Durchmesser reduziert werden, um Wanderungen von Nachbarzähnen auszulösen. Im Sinne sekundärer Prävention lassen sich dadurch Steuerungen beim Zahndurchbruch erreichen, wobei dem Leeway-space besondere Beachtung geschenkt werden muß (Abb. 264).

Jede Beschleifungstherapie sollte ergänzt werden durch eine nachdrückliche *Belehrung* der für die Erziehung des Kindes Verantwortlichen. Sie müssen wissen, daß einerseits

zu kräftigem Kauen anregende Kost (bei gleichzeitiger Einschränkung verweichlichender Nahrung) die bislang gehemmte oder nur ungenügend genutzte Kaufunktion zu aktivieren vermag, andererseits aber optimale funktionelle Betätigung wiederum das Wachstum, die Entwicklung sowie die Kräftigung des Gebisses fördert.
Um die mit dem Beschleifen verbundene psychische und physische Belastung einzuschränken und Schmerzen weitgehend zu vermeiden, empfiehlt es sich – vor allem bei Vorschulkindern – größere Abtragungen in mehreren Sitzungen vorzunehmen. Die Rotationsrichtung des Schleifinstrumentes sollte möglichst mit dem Zahnbogen übereinstimmen, um die Zähne nicht zu starken Erschütterungen auszusetzen. Ist es jedoch unumgänglich, entgegengesetzt zum Zahnbogenverlauf zu arbeiten, muß man zumindest bestrebt sein, die Vibration des Zahnes durch Abstützen mit den Fingern zu mindern. Außerdem finden bei kleinen Kindern selbstverständlich keine großen Schleifsteine und nur gut zentrierte Instrumente Verwendung. Der Überhitzung wird durch Befeuchten vorgebeugt.

16.3. Myotherapie

Die bereits vor einem halben Jahrhundert von ROGERS angewandte Myotherapie beruht auf dem bewußten Training bestimmter Muskeln oder Muskelgruppen, mit dem Ziel, Gebißanomalien durch den formenden Einfluß der Funktion günstig zu beeinflussen. Man hat dabei jedoch die Erfahrung gemacht, daß allein durch myofunktionelle Behandlung weder im späten Wechselgebiß noch im bleibenden Gebiß Erfolge zu erzielen sind. Bei jüngeren Kindern hingegen bestehen aufgrund der noch relativ großen morphologischen Plastizität durchaus Chancen. Voraussetzung ist allerdings, daß die Patienten schon fähig sind, vorgeführte Übungen bewußt nachzuahmen. Im 4. Lebensjahr dürfte das kaum Schwierigkeiten bereiten. Der Effekt der Myotherapie hängt hauptsächlich vom Fleiß sowie von der Ausdauer des Kindes und seines Erziehers ab. Unseres Erachtens dürfte eine Behandlung, die ausschließlich auf Myotherapie beruht, kaum ausreichen, doch ist deren Anwendung als unterstützende Heilmaßnahme ratsam. Dabei gilt es zu beachten, daß alle Anweisungen leicht verständlich und die Übungen einfach sein müssen, damit das Kind sie richtig auszuführen vermag (sein Spielbedürfnis nutzen!).
Im Hinblick auf Selbstheilungsvorgänge und Regelungsmaßnahmen kommt dem Mundschluß mit zwanglosem Lippenkontakt entscheidende Bedeutung zu. Bei Mundatmung, schlaffer Lippenhaltung oder anderem Fehlverhalten der Mundringmuskulatur bewähren sich daher folgende Muskelübungen:
1. *Fingerzug am Ring der Mundvorhofplatte*. Dabei soll die Lippenmuskulatur das Gerät im Munde festhalten. Um Saugeffekte bei dieser Übung auszuschalten oder zumindest zu verringern, empfiehlt sich eine Durchbohrung der Mundvorhofplatte in sagittaler Richtung. Besonders bei genormten Platten ist dies vorteilhaft, weil dadurch über den Ringansatz ein Ausgleich zum atmosphärischen Luftdruck geschaffen wird.
2. *Geldstück-Halteübung* (DUYZINGS). Eine schwere Münze (5- oder 20-Mark-Stück) ist ausschließlich mit Lippenkraft waagerecht zu halten, also ohne Inanspruchnahme der Zähne, nur mit den Lippen. Um das von vornherein anzustreben, sollte man das Geldstück beim Vorführen der Übung an den Labialflächen der oberen Schneidezähne abstützen und die Lippen in dieser Stellung zusammenpressen lassen.
3. *Spielkarten-Halteübung*. Zuerst wird eine Spielkarte mit den Lippen waagerecht gehalten, später durch Steigerung der Kartenzahl die Fertigkeit des Kindes und somit auch der therapeutische Effekt erhöht (Abb. 286).

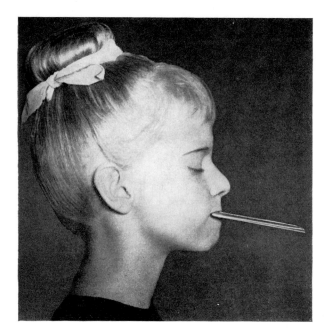

Abb. 286 Spielkarten-Halte-übung

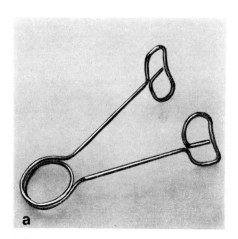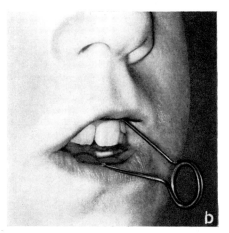

Abb. 287 Lippenaktivator (nach Dass): (a); in situ (b) Gerät zum Üben zwischen den Lippen

4. *Lippenaktivator nach* Dass. Dabei handelt es sich um einen (ähnlich der Schlaufe einer Sicherheitsnadel gebogenen) Drahtapparat (0,5 mm federhart), dessen Federkraft das Kind beim Zusammenpressen der Lippen überwinden muß (Abb. 287).
5. Lippenschluß und *Sprechen über Watterollen*, die in die Umschlagfalte hinter den Lippen deponiert wurden (links und rechts des Frenulum labii). Das Kind soll auf diese Weise mehrmals täglich Sätze mit möglichst vielen Lippenverschlußlauten (P, B oder M) üben (z. B.: Meister Müller mahle mir meine Metze Mehl, meine Mutter muß mir morgen Mehlmus machen).

Bei einseitigen transversalen Fehlverzahnungen mit Abweichung der Mittellinie empfiehlt es sich, nach Beschleifen von Zwangsführungen, maximales *Lateralverschieben des Unterkiefers* nach der gesunden Seite zu üben. Um Parafunktionen und Fehllagen der Zunge zu beeinflussen, ist *Zungengymnastik* angebracht, die vorwiegend aus Orientierungsübungen besteht (die Zunge so weit wie möglich nach links oder rechts verlagern, zur Nase oder zum Kinn führen, herausstrecken und dgl.). Ansaugen der Zunge am harten Gaumen wie auch Zungenschnalzübungen sind gleichfalls nützlich.

16.4. Abgewöhnen der Mundatmung

Als günstige Voraussetzungen für eine normale Entwicklung sowie für die Beeinflussung von Gebißanomalien haben sich gesunde Respirationsverhältnisse erwiesen. Um habituelle oder vorwiegende Mundatmer auf Nasenatmung umzustellen, sollte man sie bereits im Vorschulter entsprechende Übungen ausführen oder Mundvorhofplatten tragen lassen. Voraussetzung für den Erfolg einer derartigen Therapie ist selbstverständlich die ausreichende Gängigkeit der nasalen Luftwege, von der man sich durch zeitweiligen Verschluß des Mundes (das Kind soll einen Schluck Wasser im Mund behalten) leicht überzeugen kann. Ist sie nicht gegeben, muß Überweisung zum Hals-Nasen-Ohren-Arzt erfolgen.

Neben Lippenschlußübungen (wie im Zusammenhang mit der Myotherapie beschrieben) fördert möglichst langes Ansaugen von Papierstückchen an die Nasenlöcher die Umgewöhnung (Abb. 288).

Bei der Verwendung von Mundvorhofplatten kommt es vor allem darauf an, den Eltern und Erziehern klarzumachen, daß diese „Gymnastikgeräte für den Mund" nur zum Erfolg führen können, wenn das Kind die Lippen über der Platte geschlossen hält. Es muß also tagsüber immer wieder dazu ermahnt werden. Um zu vermeiden, daß das Gerät nachts herausfällt, kann man das Kind nach einigen Tagen veranlassen, sich selbst einen schmalen Streifen Heftpflaster „zur Erinnerung" über den Mund zu kleben (von der Oberlippe zur Unterlippe). Mit Hilfe derartiger Maßnahmen läßt sich vielfach schon nach wenigen Wochen gewohnheitsmäßiger Mundschluß er-

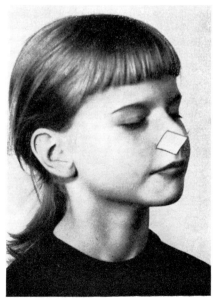

Abb. 288 Ansaugen von Papierstückchen an die Nasenlöcher zur Förderung der Nasenatmung

zielen. Nasenatmungsübungen (z. B. mit einem Schluck Wasser im Mund sportliche Übungen ausführen, während der Schularbeiten Sicherung des Mundschlusses mittels durchsichtigem Klebeband u. ä.) unter Anleitung und Kontrolle der Erzieher kommt in diesem Zusammenhang große Bedeutung zu.

16.5. Überwachung und Steuerung des Zahnwechsels

Der Zahnwechsel ist eine äußerst dynamische Phase der Gebißentwicklung. Sorgfältige Überwachung und rechtzeitige Einleitung entsprechender therapeutischer Maßnahmen (sekundäre und tertiäre Prävention) ermöglichen es in vielen Fällen, der Entstehung von Anomalien bereits im Initialstadium Einhalt zu gebieten. Dafür einige Beispiele: Auf die Wichtigkeit unversehrter Stützzonen für die richtige Einstellung der ersten Molaren wurde schon mehrfach hingewiesen. Ihrer Führungshöcker wegen haben diese Zähne – im Hinblick auf die Verzahnung beider Zahnbögen – eine Schlüsselstellung inne. Während des Durchbruchs der ersten bleibenden Zähne können vorangegangene *Lutschangewohnheiten* bewirkt haben, daß die Mandibula in Dorsallage abgedrängt steht und die ersten Molaren in singulären Antagonismus geraten. Sehr leicht rutscht der Unterkiefer dabei um eine ganze Prämolarenbreite in Rückbiß ab. Man sollte daher unbedingt bestrebt sein, Kindern noch vor Durchbruch der ersten Molaren das Fingerlutschen abzugewöhnen.

Entsprechend ihrem späteren Standort im Zahnbogen, werden die Zahnkeime der Molaren – wurzelwärts ihrer Vorderzähne – hintereinander angelegt. Sind die Kronen stärker gekippt, als es der Kaukurve entspricht, kann es vorkommen, daß der durchbrechende erste Molar mit seiner mesialen Kante an der Kronenwölbung des zweiten Milchmolaren hängenbleibt (Abb. 289). Die Ursache dafür dürfte im Wachstumsrückstand des Knochensystems oder in einem zwischen Zahn- und Kiefergröße bestehenden Mißverhältnis zu suchen sein. Durch Anlegen einer Ligatur aus sehr weichem Draht (den man oberhalb und unterhalb der Berührungsflächen der verhakten Zähne durchzieht, um ihn dann – durch Zusammendrehen der Enden – zunehmend zu aktivieren) sind Separation und *Aufrichtung des Molaren* erreichbar. Bei mäßigen Verhakungen anderer Zähne führt diese Methode gleichfalls zum Erfolg, vorausgesetzt, daß genügend Platz zur achsengerechten Einordnung zur Verfügung steht. Aber auch eine Zirkumligatur, an der ein Gummizug befestigt wird, vermag Abhilfe zu schaffen (Abb. 290).

Die Gewohnheit, die *Wangen einzuziehen* und darauf herumzukauen, kann bewirken, daß durchbrechende Molaren in Infraokklusion verharren und Tendenzen zur Kreuzbißverzahnung erkennen lassen. Meist sind die betreffenden Schleimhautbezirke entzündlich oder hyperplastisch verändert. Eine einfache Platte (mit retromolaren Draht-

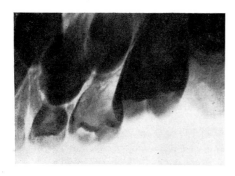

Abb. 289 Verhaken des ersten Molaren unter der distalen Kronenwölbung des zweiten Milchmolaren

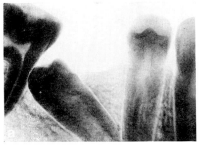
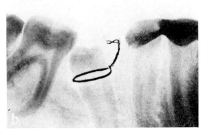
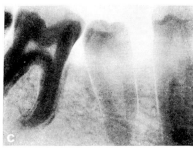

Abb. 290 Aufrichten eines an 46 verhakten Prämolaren mittels Zirkumligatur und Gummizug: (a) vor der Behandlung; (b) teilweise Aufrichtung; (c) nach abgeschlossener Behandlung

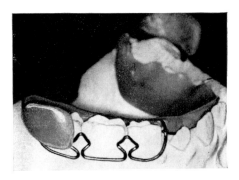

Abb. 291 Untere Platte mit vestibulären Inhibitionspelotten gegen Wangenkauen

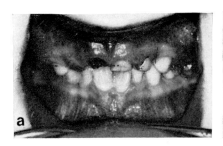
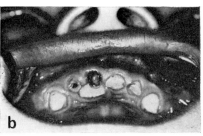

Abb. 292 Sagittale Fehlverzahnung des rechten mittleren Schneidezahnes bei Milchzahnwurzelpersistenz: (a) in Okklusion wirkt die Gebißsituation unauffällig; (b) palatinal der Wurzel des mittleren Milchschneidezahnes ist erkennbar, daß sich der Nachfolger lingual an ihr vorbeigeschoben hat und in Fehlverzahnung geriet. Nach Entfernung der Wurzelreste ist die Überstellung einfach

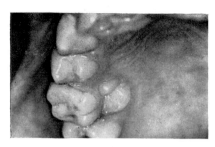

Abb. 293 Resorption der palatinalen Milchzahnwurzel durch anlagebedingten Durchbruch von 15 (gaumenwärts); Durchbruchs- und Artikulationshindernis

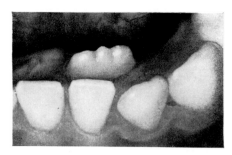

Abb. 294 Durchbruch des zu großen 31 lingual seines Vorgängers. Extraktion des mittleren und seitlichen Milchschneidezahnes erforderlich

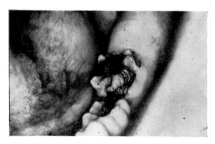

Abb. 295 Durch Amalgamfüllungen miteinander verhakte 75 und 36

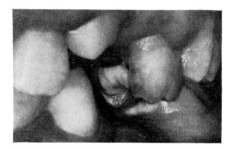

Abb. 296 Als natürlicher Platzhalter für die unteren Molaren wirkt ein verlängerter oberer erster Milchmolar. Kronenkürzung oder Extraktion sollte erst erfolgen, wenn der Antagonist durchbricht

führungen für Inhibitionspelotten im Vestibulum) sichert in solchen Fällen (durch Abhalten der Wangen) bald normale Verhältnisse (Abb. 291).
Zur Zeit des *Frontzahnwechsels* bedingen schon geringfügige Zufälligkeiten eine sagittale Fehlverzahnung, vorwiegend sind jedoch Abweichungen der Keimlage oder *persistierende Milchzahnwurzelreste* dafür verantwortlich. In leichten Fällen genügen meist hebelnde Spatelübungen, um die gewünschte Überstellung zu erreichen, doch müssen den Zahndurchbruch behindernde Wurzelreste vorher entfernt werden (Abb. 292). Normalerweise reicht die lytisch-resorptive Fähigkeit des Zahnsäckchens aus, um den Milchzahn zum Ausfall zu bringen. Bricht aber ein permanenter Zahn nicht in natürlicher Richtung durch, verfehlt er teilweise die Milchzahnwurzeln, so daß sie nur partiell eingeschmolzen werden. Sobald die Krone des bleibenden Zahnes die Gingiva durchstoßen hat, verpufft also der die Resorption fördernde Wachstumsdruck sozusagen ins Freie; der Milchzahnrest verursacht schließlich ein mechanisch bedingtes Abirren des Nachfolgers. Rechtzeitige Extraktion solcher Reste von Milchzähnen ist daher angebracht (Abb. 293).
Untere Schneidezähne verfehlen ihre Vorgänger manchmal infolge ihrer *keimbedingten Staffelstellung* (Abb. 294). Auch in derartigen Fällen ist Entfernung der betreffenden Milchzähne ratsam, unter Umständen im Sinne einer Zahndurchbruchssteuerung mit Hilfe von Extraktionen. Liegt ein *Diastema mediale* vor, macht sich kontrollierende Lückenmessung erforderlich. Behindert nach Einstellung der seitlichen Schneidezähne bei ausbleibender Verengungstendenz (Kontrollmessungen) ein tief

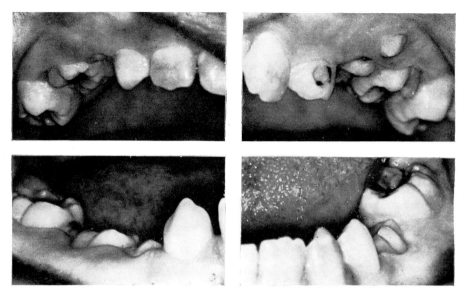

Abb. 297 Reinklusion aller zweiten Milchmolaren

ansetzendes Lippenbändchen den Lückenschluß, ist Frenulotomie angezeigt. *Überzählige Zähne* sollte man im frühen Wechselgebiß entfernen. Wird der physiologische Ausfall von Milchmolaren durch überstehende, verhakte oder gar miteinander *verbundene Füllungen* von Nachbarzähnen verhindert (Abb. 295), schafft eine Extraktion dem Nachfolger freie Bahn.
Persistierende Milchzähne geben Anlaß zum Verdacht auf Hypodontie. Läßt die Röntgenaufnahme erkennen, daß es sich nur um eine geringe Zahnunterzahl handelt, ermöglicht Entfernung des Milchzahnes den Nachbarzähnen Lückenschluß durch Einwanderung. Unterstützendes Beschleifen darf später nicht versäumt werden. In bestimmten Fällen empfiehlt es sich allerdings, vom Beschleifen eines verlängerten Milchmolaren Abstand zu nehmen, und zwar dann, wenn er als *natürlicher Lückenhalter* das Einwandern von Zähnen in eine Milchzahnlücke verhindert (Abb. 296).
Ätiologisch unklar sind sogenannte *Reinklusionen*. Milchzähne, aber auch bleibende Zähne, die bereits die Kauebene erreicht hatten, ziehen sich scheinbar (vorgetäuscht durch das Wachstum der übrigen Zähne) oder tatsächlich wieder in den Kiefer zurück. Man beobachtet diesen Vorgang am häufigsten bei zweiten Milchmolaren (Abb. 297), die vollständig unter dem Zahnfleisch verschwinden können. In die so entstandene Lücke kippen dann die Nachbarzähne ein. Bisherige Erfahrungen sprechen dafür, solche Milchzähne zur Zeit des normalen Ausfalls zu extrahieren und – in ausgeprägten Fällen – eine kieferorthopädische Behandlung anzuschließen.
Manchmal verläuft der *Zahnwechsel unregelmäßig*. Während z. B. die Seitenzähne des Milchgebisses ohne erkennbaren Grund bis um 90° nach lingual abkippen können, brechen die Prämolaren relativ weit bukkal, am abfallenden Teil des Alveolarfortsatzes durch. Entfernt man die Milchzähne, stellen sich die bleibenden Zähne fast immer im Zahnbogen ein.
Aus der unterschiedlichen Größe der Kronen von Milchmolaren und Prämolaren resultiert häufig anterior-posterior ein Raumüberschuß (Leeway-space), der bei regelrechter Durchbruchsfolge günstige Voraussetzungen für die normale Einstellung der Zähne gewährleistet, insbesondere im Oberkiefer. Bricht der Eckzahn hingegen we-

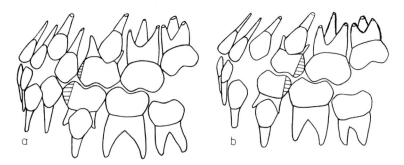

Abb. 298 Beschleifen der Milchmolarenkronen, mesial oder distal, zur Auslösung von Zahnwanderungen (nach HOTZ): (a) Beschleifen des mesialen Kronenanteiles des zweiten Milchmolaren ermöglicht einem früh durchbrechenden Eckzahn die Posteriorverdrängung des ersten Prämolaren; (b) Beschleifen des distalen Kronenanteiles des zweiten Milchmolaren leitet frühzeitig die Anteriorwanderung der Molaren ein

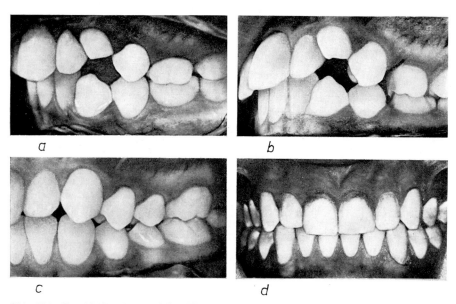

Abb. 299 Beschleifen des mesialen Kronenanteiles der zweiten Milchmolaren erleichtert die Einstellung der Eckzähne: (a) vor Behandlungsbeginn und (b) nach Beschleifen (c) ohne weitere Hilfe Einordnung der Eckzähne bis zum Durchbruch der zweiten Prämolaren; (d) Abschlußergebnis nach apparativer Bißumstellung

sentlich vor dem zweiten Prämolaren durch, ist es notwendig, den mesialen Kronenteil des zweiten Milchmolaren bis zum Wurzelansatz zu *beschleifen* (Abb. 298a). Dadurch wird die physiologisch erforderliche Posteriorverdrängung des ersten Prämolaren ermöglicht, während der zweite Milchmolar den ersten Molaren an seinem Platz hält (Abb. 299). Folgt dem Kaninus im Durchbruch augenscheinlich bald der zweite Prämolar, kann dessen Vorgänger gleich extrahiert werden (Abb. 300). In der Endphase einer Zahndurchbruchssteuerung mittels Extraktionen (nach Entfernung der ersten Prämolaren) erweist sich mitunter das Beschleifen des distalen Kronen-

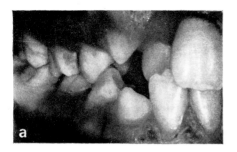
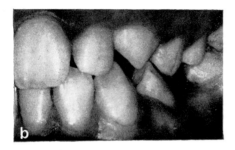

Abb. 300 Extraktion des zweiten Milchmolaren zur Steuerung des Zahnwechsels: (a) Bei Übereinstimmung der Mittellinien und Regelbißposition im Molarenbereich liegt bei 12 eine sagittale Fehlverzahnung vor. Es besteht die Gefahr, daß der durchbrechende Eckzahn sich zu stark nach anterior ausrichtet; (b) linke Kieferseite regelrechte Bißverhältnisse; 25 bereits eingereiht. Mit baldigem Durchbruch des gleichen Zahnes auf der Gegenseite kann gerechnet werden. Nach Extraktion seines Vorgängers ist keine Anteriorwanderung des ersten Molaren zu erwarten. Der obere Eckzahn hat die Möglichkeit, 14 nach posterior abzudrängen; dieser Vorgang kann durch okklusales Beschleifen von 85 gefördert werden.

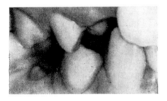

Abb. 301 Der palatinal abfallende Grat des bukkalen Höckers 14 wird (durch den vestibulären Höcker seines Antagonisten) zu einer Zwangsführung, die zu Rückbißverzahnung führt und die Posteriorverdrängung durch den Eckzahn erschwert (Abtragen dieses Höckergrates)

anteils des zweiten Milchmolaren als zweckmäßig, vor allem dann, wenn es darum geht, rechtzeitig eine größere Anteriorwanderung der bleibenden Molaren einzuleiten (s. Abb. 298 b).

Auch im Wechselgebiß ist es unerläßlich, durch Milchzähne bedingte *Zwangsführungen* zu beseitigen, indem man die betreffenden Zähne beschleift. Neben sagittalen und transversalen Fehlverzahnungen (s. Abb. 251 u. 271) gebührt in diesem Zusammenhang jenen bleibenden Zähnen Beachtung, die beim Durchbruch an lingual oder okklusal-zentral abfallende Höckerflächen von Milchzähnen geraten und dadurch in Kreuzbiß geführt werden. Auf gleiche Weise können sich bleibende Zähne auch gegenseitig behindern (Abb. 301). Nicht selten bricht der zweite Molar nach vestibulär gerichtet durch. Bei vorherrschender vertikaler Durchbruchskomponente besteht dann die Gefahr, daß er aufgrund einer Zwangsführung seines palatinalen Höckers an seinem Antagonisten bukkal vorbeibeißt und so in *Nonokklusion* gerät. Funktionelle Belastung würde diese Anomalie noch verstärken, während rechtzeitiges Beschleifen der Antagonistenhöcker (Abb. 284 d) einer solchen Fehlentwicklung den Anlaß nimmt.

Unvollkommene Kronenaufbauten karieszerstörter erster Molaren wie auch Zahnlücken bieten den Antagonisten Raum zur *Verlängerung*. Eine Verhakung mit ihren posterioren Gegenzähnen kann sich als Zwangsführung auswirken, die den Unterkiefer nach anterior, in Frontzahnvorbißsituation abdrängt. Das Zustandekommen derartig ungünstiger Artikulationsverhältnisse wird durch Beschleifen oder mittels Füllungstherapie (bei Erhaltung der Kronenkonturen) vermieden.

Die bestehenden Möglichkeiten zur Überwachung und Steuerung des Zahnwechsels sind äußerst vielfältig und mit den hier angegebenen Beispielen keineswegs erschöpft. Dem Kinderstomatologen bieten Reihenuntersuchungen und kurative Maßnahmen beste Gelegenheiten, kritische Situationen der Gebißentwicklung frühzeitig zu erkennen. Oft bedarf es dann nur geringen therapeutischen Aufwandes, um lenkend einzugreifen. Selbstverständliche Voraussetzungen dazu sind Grundvorstellungen über das normale Entwicklungsgeschehen sowie die Fähigkeit zur Erfassung der individuellen Eigenart. Bestimmend für alle therapeutischen Entscheidungen aber sollte in erster Linie der Grundsatz sein, dem Organismus auf dem Wege zum „normalen" Wachstum größtmögliche Freiheit und Unterstützung zu gewähren.

16.6. Behandlung von sagittalen Fehlverzahnungen und unterem Frontzahnvorbiß mit Schneidekantenbißmöglichkeit

Im reinen Milchgebiß erfolgt sie am einfachsten durch *Beschleifen* (s. Abb. 284a). Unterstützend wirkt eine *Kopf-Kinn-Kappe* (s. Abb. 285), die den Unterkiefer durch Gummizugwirkung nach posterior orientiert. Man stellt sie wie folgt her: Vom Kinn des Patienten wird zunächst (mit einer warmplastischen oder anderen Abformmasse) ein Abdruck genommen, um dann – auf dem davon gewonnenen Gipsmodell – eine Kunststoffschale zu formen, die sich dem Kinn genau anpaßt. Sie muß einerseits festen Halt haben, also groß genug sein, darf aber andererseits (vor allem am Übergang vom Kinn zum Hals) keine Druckstellen verursachen. Die dem Unterkieferrand aufliegenden dorsalen Ränder werden entweder gebördelt und mit einem Schlitz versehen oder erhalten pilzförmig gestaltete Kunststoffknöpfchen bzw. eingearbeitete Drahthaken zur Befestigung eines Lochgummibandes. Ein dem Kopf angepaßtes Stirnband aus widerstandsfähigem Stoff wird durch zwei feste, kreuzweise über dem Scheitel anliegende Bänder haubenförmig ergänzt. Schließlich befestigt man vor und hinter den Ohren noch zwei weitere Bänder, die so miteinander zu vernähen sind, daß von ihnen aus ein möglichst langes Stück Gummiband über den Unterkieferrand zur Kinnkappe gespannt werden kann. Der Verschluß an der Stirnhaube erfolgt mittels Vernähen oder Knopf und Knopfloch. Wesentlich ist bei der Kopf-Kinn-Kappe, daß der Gummizug in Richtung der unteren Zahnreihe nach posterior wirkt. Faltenloses Auskleiden der Kinnkappe mit weichem Wildleder macht das Tragen angenehmer. Durchbrechende Schneidezähne, denen sagittale Fehlverzahnung droht (Abb. 302), können durch *Spatelübungen* eingelenkt werden. Eine solche mechanische Einflußnahme bewährt sich auch bei knappem falschem Überbiß. Es kommt dabei darauf an, daß das Kind einen Holz- oder Metallspatel (einen flachen Löffelstiel oder den Stiel seiner Zahnbürste) an die palatinale Fläche des Zahnes anlegt, der überstellt werden soll. Bei leicht geschlossenem, durch die Kaumuskulatur fixiertem Mund ist dieser „Hebel" so an den labialen Flächen der unteren Schneidezähne abzustützen, daß zwi-

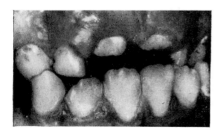

Abb. 302 Drohende sagittale Fehlverzahnung bei Durchbruch der oberen mittleren Schneidezähne. Nach Beschleifen (s. Abb. 284a und b) der als Zwangsführung wirkenden Milcheckzahnspitzen kann Überstellung durch Spatelübungen versucht werden

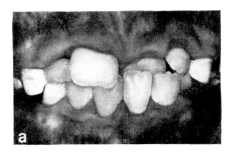
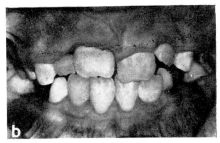
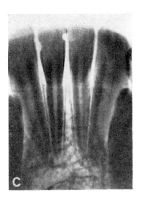

Abb. 303 Überstellung des sagittal fehlverzahnten 21 mittels Fingerdruck in einer Sitzung; (a) bei ausreichendem Raum vor Behandlung; (b) Zustand nach Überstellung und Kontrollaufnahme (c) nach 2¼ Jahren

schen Spatelachse und Kauebene ein Winkel von 45 bis 70° liegt. Intermittierender Fingerdruck in Richtung zum Kinn schiebt die oberen Inzisivi allmählich nach labial, den Unterkiefer nach posterior. Es empfiehlt sich, diese Hebelübungen – zumindest in der ersten Zeit – unter Kontrolle (Kinderstomatologe oder Stomatologische Schwester) ausführen zu lassen. Sie könnten sonst falsch oder nicht intensiv genug zur Anwendung gelangen. Bei guter Mitarbeit des Kindes muß die Überstellung innerhalb weniger Tage gelungen sein.

Die hohe Elastizität des kindlichen Knochens und das weite Foramen apicale eben erst durchgebrochener Zähne ermöglichen es sogar, einzelne sagittale Fehlverzahnungen mit mittlerem Überbiß in einer einzigen Sitzung zu überstellen, und zwar ausschließlich *mittels Fingerdruck* (Abb. 303). Voraussetzung dafür ist allerdings, daß kein Engstand vorliegt. Man fordert das Kind auf, die Schneidekanten miteinander in Kontakt zu bringen und drückt dann die unteren Zähne mit dem Daumen so lange nach lingual, bis die obere Schneidekante nach labial übergleitet. Meist geschieht dies innerhalb weniger Minuten. Dann läßt man – bei Aufrechterhaltung des Fingerdrucks – den Patienten fest zusammenbeißen. Schon nach einer Viertelstunde bildet sich in der Regel ein ausreichender Überbiß. Dem Kind wird nun untersagt, den Mund zu öffnen, den Eltern aber die Aufsichtspflicht übertragen, nicht zuletzt, um ihnen ihre Mitverantwortung bewußt zu machen. Eine elastische Binde, die man dem Patienten fest um Kinn und Scheitel wickelt, erleichtert dem Kind, die Anweisungen einzuhalten. Dennoch empfiehlt es sich, dies über 1 bis 2 Stunden in der Sprechstunde zu kontrollieren. Nach einer Belehrung der Eltern über die Notwendigkeit, auf richtiges Kauen des Kindes zu achten, kann man es dann entlassen. Wir raten den Eltern, ihren Kindern „zur Erinnerung" während der ersten Mahlzeiten leicht einen Finger auf das Kinn zu legen. Druck ist dabei zu vermeiden, um nicht unbewußte Gegenreaktionen zu provozieren. Eine Nachkontrolle am nächsten Tag zeigt, ob das erzielte Resultat Bestand hatte. Bei entsprechender Unterstützung durch die Eltern sind negative Befunde selten.

Zur Behandlung von sagittalen Fehlverzahnungen sowie unterem Frontzahnvorbiß mit Schneidekantenbißmöglichkeit und tieferem Überbiß bewährt sich die *heraus-*

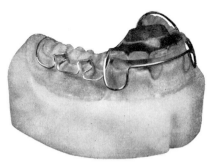 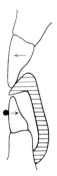

Abb. 304 Herausnehmbare schiefe Ebene nach Brückl

Abb. 305 Konstruktion der herausnehmbaren schiefen Ebene im Sagittalschnitt (nach Brückl)

nehmbare schiefe Ebene (Brückl-Platte): Eine Kunststoffplatte, die lingual der unteren Zahnreihe mit Pfeilklammern (aus 0,7 mm starkem, harten bis federhartem rostfreiem Stahldraht) oder anderen Halteelementen befestigt wird (Abb. 304). Die freien Klammerteile sollen den vestibulären Wölbungen des Alveolarfortsatzes folgen, und zwar in etwa 1 mm Abstand von der unbeweglichen Schleimhaut, so daß sie auf diese keinen Druck ausüben und auch nicht bis zur beweglichen Umschlagfalte reichen.

Angefertigt wird das Gerät auf einem Gipsmodell der Kiefer. Liegt eine – auf funktionelle Fehlbelastungen zurückzuführende – Protrusion unterer Schneidezähne vor, erweist es sich als vorteilhaft, die Kronen und Alveolen dieser Zähne schon am Modell „hohlzulegen". Das geschieht durch Abdecken mit einer Plastilin- oder Hartwachsschicht von 1 bis 2 mm Stärke nach lingual, vor Anformen des Wachses für die spätere Kunststoffplatte. Der so geschaffene Hohlraum gestattet am fertigen Gerät eine Lingualbewegung der unteren Inzisivi (Abb. 305).

Um in retrudierendem Sinne auf untere Schneidezähne einwirken zu können, biegt man (aus federhartem Stahldraht von 0,7 mm Stärke) einen Labialbogen, der in der lingualen Kunststoffplatte verankert und dann – zwischen Eckzahn und 1. Prämolaren hindurch – am Kontaktpunkt über die Zahnreihe geführt wird, und zwar in Richtung auf die Umschlagfalte. Mit einer U-Schlaufe versehen, verläuft er, in halber Höhe den Labialflächen der Schneidezähne anliegend, auf der anderen Seite in gleicher Weise (s. Abb. 304). Die U-Schlaufe soll in etwa 1 mm Abstand von der Gingiva gelegt werden und nicht weiter als 5 mm vom Zahnfleischrand zur Umschlagfalte hin reichen, um Druckstellen zu vermeiden. Über den unteren Frontzähnen ist der Kunststoff als giebelartige schiefe Ebene zu gestalten, deren First etwa einer gedachten Verbindungslinie zwischen den Eckzähnen entspricht. Der nach lingual abfallende Teil kann etwas ausgehöhlt werden, um eine bequemere Lagerung der Zunge zu ermöglichen. Die labiale Führungsebene muß einen Winkel von 45 bis 55° zur Kauebene bilden (Abb. 306). Alle inzisalen Kanten faßt man vestibulär etwa 2 mm in Kunststoff. Die

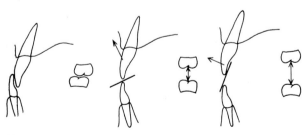

Abb. 306 Abhängigkeit der Wirkung einer schiefen Ebene von ihrem Neigungswinkel zur Kauebene (nach Hotz). Wird er zu flach gewählt, sind die intrudierenden Kräfte vorherrschend; ist er zu steil, resultiert daraus eine zu große Bißsperre

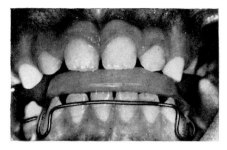 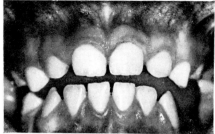

Abb. 307   Artifiziell offener Biß durch eine falsch konstruierte, über 7 Monate im Mund belassene herausnehmbare „schiefe Ebene"

Höhe der schiefen Ebene sollte so gewählt sein, daß es dem Patienten nicht leichtfällt, mit seinen oberen Zähnen hinter das Gerät zu beißen. Transversal erstreckt sich die Platte bis zu den normal okkludierten Nachbarzähnen (s. Abb. 304). Beim Einsetzen ist es notwendig, die schiefe Ebene (nach Überprüfung der Situation mit Artikulationspapier) den Gegenzähnen entsprechend einzuschleifen, dürfen doch beim Zusammenbeißen nur die überzustellenden Zähne inzisal flächig Belastung erhalten, während ihre Nachbarn außer Kontakt bleiben müssen.

Die Wirksamkeit der Apparatur ist gewährleistet, wenn die Schneidezähne im Aufbiß (bei seitlicher Betrachtung) zumindest Kopfbißstellung erkennen lassen oder bereits in einem normalen sagittalen Okklusionsverhältnis stehen. Weiterhin beobachtet man beim Zusammenbeißen eine leichte Labialbewegung der oberen Zahnkrone sowie eine vorübergehende Ischämie im vestibulären Zahnfleischrandgebiet. Das Anspannen des Labialbogens geschieht erforderlichenfalls durch Verengung der U-Schlaufen. Besondere Aufmerksamkeit gebührt den *Milcheckzähnen*, deren unabgekaute Zahnkronen in Okklusion oft keine Posteriorverlagerung des Unterkiefers gestatten, so daß zweckentsprechende Abtragung vor der Abdrucknahme (s. Abb. 284b) unumgänglich ist. Die therapeutische Wirksamkeit der schiefen Ebene hängt in entscheidendem Maße davon ab, ob sie konsequent und vor allem *auch beim Essen* getragen wird. Geschieht das, erreicht man meist schon innerhalb weniger Tage eine sichere Überstellung. Spätestens muß dieser Effekt aber nach 14 Tagen eingetreten sein. Längere Anwendung des Gerätes könnte evtl. einen artifiziell offenen Biß verursachen (Abb. 307). Bleibt der Erfolg aus, ist dies fast immer darauf zurückzuführen, daß der Patient die Trageanweisungen nicht befolgte oder Konstruktionsfehler vorliegen. Trifft keines von beiden zu, empfiehlt sich Überweisung zum Kieferorthopäden.

Selbstverständlich bleiben auch nach gelungener Überstellung und daraufhin erfolgtem Absetzen der Apparatur Nachkontrollen erforderlich. Da die erzielte therapeutische Wirkung hauptsächlich auf einer Posteriorverlagerung des Unterkiefers beruht, okkludieren nun zwar die Schneidezähne normal, im Seitenzahngebiet sowie im Molarenbereich besteht jedoch vielfach vorübergehend noch ein geringer offener Biß. Bei richtiger funktioneller Belastung normalisiert er sich aber verhältnismäßig rasch, indem sich der Biß senkt, so daß voller Zahnreihenkontakt eintritt.

Bis zu diesem Zeitpunkt neigen manche Kinder dazu, den Unterkiefer wieder vorzuschieben, weil sie – wenn auch unbewußt – bestrebt sind, wie gewohnt im Molarenbereich zu kauen. Nicht selten wird dadurch der bereits erreichte Überstellungseffekt zunichte gemacht. In solchen Fällen vermögen nur erneutes, kurzfristiges Tragen der schiefen Ebene, Beseitigung evtl. übersehener Zwangsführungen (Milcheckzähne) und Aufklärung des Kindes wie auch seiner Eltern über die Zusammenhänge den endgültigen Erfolg zu sichern.

Die Posteriorverlagerung der Mandibula führt mitunter zu Rückbißokklusion, doch gleicht sich diese innerhalb weniger Wochen oder Monate von selbst aus.
Sagittale Zwangsverzahnungen zu beheben, ist nicht nur im Interesse normaler Okklusions- und Artikulationsverhältnisse notwendig, sondern trägt im kindlichen Gebiß auch entscheidend dazu bei, periodontale Fehlbelastungen und ihre Folgeerscheinungen auszuschalten.

16.7. Frenulotomie zur Behandlung des Diastema mediale

Beim Diastema mediale behindert manchmal ein tief ansetzendes Frenulum labii superior den Lückenschluß. Ein geringfügiger chirurgischer Eingriff genügt, um dieses Hindernis zu beseitigen. Er wird vorgenommen nach dem Deponieren anästhesierender Lösung (vestibulär im Lippenbändchen, palatinal im Foramen incisivum) und kurzer Wartezeit. Mit zwei Fingern greift man von oben in die Umschlagfalte, und zwar so, daß das Frenulum gestrafft zwischen beiden liegt. Von der Höhe des Alveolarkammes erfolgt dann – zwischen den Schneidezähnen beginnend – mit kleinen, nachsetzenden Schnitten das Abtrennen des Lippenbändchens vom Zahnfleisch. Dabei wird das Skalpell fast parallel zur Gingivaoberfläche geführt (Abb. 308a). Bereits nach einem etwa 5 mm langen Schnitt (noch vor Erreichen der Umschlagfalte) kommt es zu einer fühlbaren Entspannung der Lippe. Von den Enden eines bis auf den Knochen reichenden Querschnitts, der das Frenulum nach links und rechts um etwa 3 mm überragt (Abb. 308b), zieht man schließlich – im spitzen Winkel – zwei Schnitte in Richtung auf die mesial-zervikalen Flächen der Schneidezähne. Dabei soll allerdings nur der Gingivalsaum im Gebiet des Diastemas erfaßt werden (Abb. 308c). Palatinal wird (entsprechend dem Vorgehen im Vestibulum) gleichfalls ein Querschnitt gelegt, lediglich im vorderen Drittel der Papilla incisiva. Schräge Schnitte führen von seinen Enden zu denen des Vestibulums. Insgesamt ähnelt dieser Schnittverlauf der Form einer Sanduhr, wobei der obere, vestibuläre Teil, größer ist als der palatinale (Abb. 308d). Die umschnittenen Weichgewebe einschließlich des Periosts löst man dann mit einem geraden, scharfen Löffel heraus, so daß der Knochen freiliegt. Wenn nötig, sind oberflächliche, bindegewebige Reste mit dem gleichen Instrument oder einem Exkavator auszukratzen. Das straffe Bindegewebe in der Mediansutur wird belassen, der Knochen bleibt unversehrt. Wundversorgung erfolgt durch Aufbringen von Gelatineschwamm (Gelaspon). Nähte machen sich nicht erforderlich, die Heilung erfolgt per secundam. Das Kind sollte in den ersten Tagen nach dem Eingriff keine harte Nahrung beißen. Mundspülungen fördern den Heilungsverlauf. In der Regel granuliert die Wunde schon nach kurzer Zeit komplikationslos aus, binnen vier Wochen ist sie völlig verheilt, nach einem halben Jahr nichts mehr davon zu erkennen.
In Einzelfällen kann sich die physiologische Höherverlagerung des Ansatzes des Oberlippenbändchens über die Zeit des Schneidezahnwechsels, bis zur Einstellung der Eckzähne verzögern oder ganz ausbleiben. Dabei sistiert meist auch das Diastema mediale, woraus ein Kausalzusammenhang abgeleitet wird. Wenn in vierteljährlichen Abständen aufeinanderfolgende Kontrollmessungen bis zum Alter von 11 Jahren (nach erfolgtem Durchbruch der unteren Kanini) keine Lückenschlußtendenz erkennen lassen, ist Exzision des zwischen die Inzisivi reichenden Anteils des Frenulums angezeigt. Im allgemeinen wird dadurch die Selbstkorrektur ausreichend unterstützt. Anderenfalls ist apparative Behandlung erforderlich.

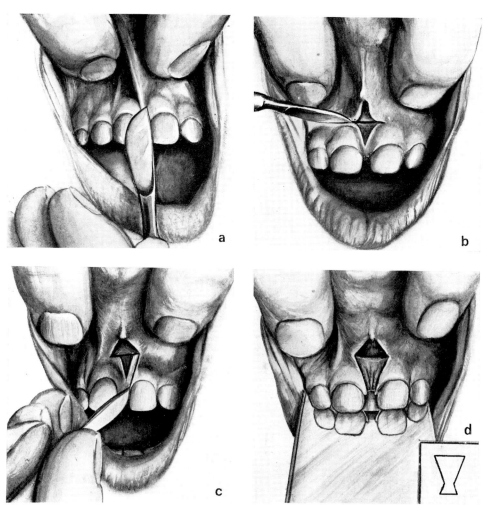

Abb. 308 Phasen der Frenulotomie: (a) Das Frenulum wird mit kleinen, nachsetzenden Schnitten von der Gingiva getrennt. (b) Ein Querschnitt, der das Periost durchtrennt, begrenzt in Richtung auf die Umschlagfalte. Zwischen den Fingern erkennt man das abgelöste Oberlippenbändchen (c). Von den Enden des Querschnitts erfolgen im spitzen Winkel zwei Schnitte in Richtung auf die mesial-zervikalen Flächen der Schneidezähne. (d) Operationssituation nach Herauslösen der Weichteile (rechts unten Schnittfigur). Ein in die Mundhöhle eingeführter Spiegel soll den Befund auf der palatinalen Seite demonstrieren

16.8. Kieferorthopädische Aspekte bei der Extraktion nicht erhaltungswürdiger permanenter Zähne

Unvermeidliche, aber nicht sofort erforderliche Extraktionen sollte man in ein möglichst günstiges Entwicklungsstadium verlegen. Beispielsweise empfiehlt es sich, erste Molaren (wenn es die Situation erlaubt) erst kurz vor dem Durchbruch des zweiten Molaren (also etwa im 11. Lebensjahr) zu extrahieren. Zu diesem Zeitpunkt sind die Prämolaren meist schon durchgebrochen, so daß sie die Bißhöhe halten können.

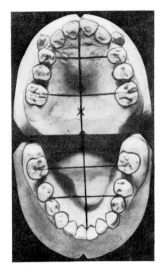

Abb. 309 Zustand nach Extraktion aller ersten Molaren. Obwohl die Extraktionslücken im Oberkiefer nahezu geschlossen sind, bewirkt die Zahnwanderung keine Auflockerung des Engstandes bei den Eckzähnen

Andererseits stehen die zweiten Molaren noch tief genug unter der Kauebene, um sich vorerst hinter den ersten Molaren Platz zu schaffen und später in die Lücke einzuwandern. Diese wird dann in günstigen Fällen im weiteren Verlauf der Gebißentwicklung geschlossen (im Oberkiefer innerhalb von 1 bis 2 Jahren, während es im Unterkiefer 2 bis 4 Jahre dauert), indem der Lückenschluß etwa zu einem Drittel von vorn, zu zwei Dritteln durch Anteriorbewegung des zweiten Molaren erfolgt. Bei voll durchgebrochenen Eckzähnen wirken sich diese Zahnbewegungen auf die Frontzähne kaum aus, Auflockerung eines dortigen Engstandes ist also nicht zu erwarten (Abb. 309).

Allerdings gelten alle diese Regeln und Beobachtungen nur für das Verhalten der Zähne im unverbildeten Gebiß. Bei Gebißanomalien, unabhängig vom Schweregrad, kann man zwar erfahrungsgemäß in etwa 30% der Fälle mit guten Resultaten rechnen, beim Rest sind jedoch nicht unerhebliche und kieferorthopädisch nur schwierig zu beeinflussende Okklusionsstörungen (Kippungen, Rotationen, Wanderungen) der Nachbarzähne zu erwarten.

Besteht lediglich Anlaß zur *Extraktion eines ersten Molaren*, sollte man davon absehen, etwa aus Gründen der Symmetrie auch den korrespondierenden Zahn im gleichen oder im Gegenkiefer zu entfernen, denn die evtl. auftretende unbedeutende Mittellinienverschiebung ist ohne weiteres in Kauf zu nehmen. Erst, wenn der Zustand von mindestens drei ersten Molaren befürchten läßt, daß es nicht gelingt, sie über das 2. Lebensjahrzehnt hinaus zu erhalten, empfiehlt sich *systematische Entfernung aller ersten Molaren*.

Wie bereits erwähnt (s. II. 5.1.7.), haben Extraktionen im Wechselgebiß meist ein gewisses Entwicklungsdefizit auf der betroffenen Kieferseite zur Folge. Werden nur die ersten Molaren des Oberkiefers entfernt, kann der dadurch bedingte Ausfall an Längenwachstum – insbesondere bei Tendenz zum Vorbiß – beispielsweise verkehrten Frontzahnüberbiß bewirken. Um derartige Fehlentwicklungen zu verhüten, ist es in solchen Fällen unter Umständen angebracht, auch im Unterkiefer zu extrahieren, selbst wenn dafür keine entsprechende Indikation (Karies) vorliegt.

Bei Regelbiß und ganz besonders bei Rückbiß ausschließlich die ersten Molaren des Unterkiefers zu extrahieren, hat sich als ungünstig erwiesen, weil Kippungen der zweiten Molaren wie auch die Verlängerung der oberen ersten Molaren Artikulationshindernisse verursachen und den Lückenschluß beeinträchtigen. Um mögliche Folgeerscheinungen – wie zunehmendem Überbiß und sagittalem Schneidekantenabstand

– zu begegnen, sollte man bestrebt sein, durch gleichzeitige Extraktion der oberen ersten Molaren das Endresultat günstiger zu gestalten.

Erwünschte Zahnbewegungen zu unterstützen, vermögen nicht nur kieferorthopädische Behandlungsgeräte. Schon das Beschleifen störender Höcker kann erleichternd wirken. In anderen Fällen fördert der Aufbau abgekauter oder zerstörter Zahnkronen (mittels Füllung mit geneigten Flächen) eine bestimmte Zahnverschiebung bzw. die Retention. Nur selten erfordert der kariöse Zerstörungsgrad die *Extraktion von Frontzähnen*. Eher ist deren frühzeitiger Verlust auf Traumen zurückzuführen (s. III. 18.1.2.2.).

16.9. Steuerung des Zahndurchbruchs mit Hilfe von Extraktionen

Auf der Basis der Analyse und folgerichtigen Nutzung bestimmter Entwicklungsabläufe bei Engstandfällen können Regelungseffekte allein durch Zahnextraktionen erzielt werden. Dem Kinderstomatologen ist die Anwendung dieses Behandlungsverfahrens, bei erheblichem Platzmangel im Schneidezahnbereich, mit *Schachtelstellung der Inzisivi und Neutralbiß* allerdings nur unter Vorbehalt zu empfehlen (Abb. 310).

Mitunter werden beim Durchbruch der permanenten Schneidezähne nicht nur ihre Vorgänger, sondern auch deren laterale Nachbarn ausgestoßen, vor allem, wenn die bleibenden Zähne sehr groß sind. Bewirken beispielsweise die seitlichen Schneidezähne den Ausfall der Milcheckzähne, so haben die vier Inzisivi dann genügend Platz im Zahnbogen, um sich unter teilweiser oder völliger Ausfüllung der Eckzahn-

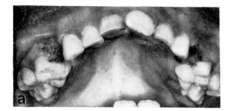
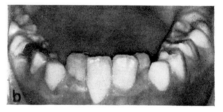

Abb. 310 Auffälliger Platzmangel, besonders im unteren Schneidezahnbereich: (a) Oberkiefer (b) Unterkiefer; Überwachung zweckmäßig, da evtl. Steuerung des Zahndurchbruchs mittels Extraktion notwendig ist

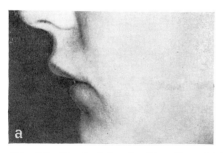
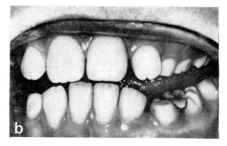

Abb. 311 Parafunktion der Unterlippe: (a) Lippenstellung in Ruhelage; (b) beim Schlucken wird die Innenseite der Unterlippe in eine ausgeprägte sagittale Schneidezahnstufe eingesaugt. Nach Ausfall des linken unteren Eckzahnes unterstützt diese Parafunktion die Wanderung der unteren Schneidezähne in die Lücke

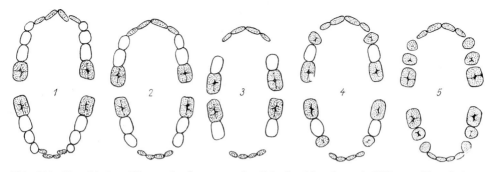

Abb. 312 Verschiedene Phasen der Steuerung des Zahndurchbruches mit Hilfe von Extraktionen (nach Hotz): (1) Frontaler Engstand nach Durchbruch der vier oberen und unteren Schneidezähne; (2) spontane Korrektur der Frontzahnstellung nach Extraktion der Milcheckzähne; (3) Ausfall der ersten Milchmolaren; (4) Durchbruch und Extraktion der ersten Prämolaren (Röntgenkontrolle!); (5) Durchbruch der Eckzähne und zweiten Prämolaren. Restlücken schließen sich beim Durchbruch der zweiten und dritten Molaren

lücke ohne Engstandsymptome einzuordnen (s. Abb. 258). Die Einengung der Eckzahnlücken kann gleichfalls durch Parafunktionen der Weichteile forciert werden, was es bei der Behandlung zu bedenken gilt (Abb. 311). Ein bestehendes Größenmißverhältnis zwischen bleibenden Zähnen und Milchzähnen ist nicht nur an der Wurzelresorption benachbarter Zähne erkennbar. Im Röntgenbild der Stützzonen weist gedrängte Keimstellung deutlich darauf hin. Richtige Frontzahnstellung im frühen Wechselgebiß vermag in solchen Fällen nur vorübergehend zu befriedigen, wenn nicht durch rechtzeitiges Entfernen eines Prämolaren in jedem Gebißquadranten für die zuletzt wechselnden Seitenzähne Raum geschaffen wird. Eine solche *Steuerung des Zahndurchbruchs mit Hilfe von Extraktionen* gewährleistet, daß die von der Natur eingeleiteten „Regelungsvorgänge" im späten Wechselgebiß konsequente Fortsetzung finden. Sie kann jedoch auch indiziert sein, ohne daß es zur vorzeitigen Ausstoßung von Milchzähnen kam. Die Entscheidung darüber sollte man aber grundsätzlich erst nach dem vollständigen Durchbruch der vier Schneidezähne treffen; also etwa im 8. oder 9. Lebensjahr des Patienten.

Bei Platzmangel im Schneidezahnbereich und einer Gesamtbreite der Inzisivi von mehr als 33 mm, liegen vielfach transversale Differenzwerte (Pont-Index) vor, die 6 mm übersteigen. Nach Bestimmung des Izardschen Index wird dann häufig offensichtlich, daß die für eine konservative Behandlung (Weitung und Streckung der Zahnbögen zur Einordnung der Zähne) notwendigen Voraussetzungen von der Struktur des Schädelgerüstes her nicht gegeben sind. Außerdem ermöglicht die Größenbestimmung der bleibenden Seitenzahnkeime nach dem Röntgenbild (s. Abb. 262) ziemlich genaue Schlußfolgerungen auf die zu erwartenden Platzverhältnisse, die oft ebenfalls durch Engstand charakterisiert werden oder zumindest einen Platzüberschuß (aufgrund der Größendifferenz zwischen Milch- und bleibenden Zähnen) ausschließen.

Hat man sich für eine Steuerung des Zahndurchbruchs mit Hilfe von Extraktionen (Abb. 312/1) entschieden, werden zunächst alle Milcheckzähne entfernt, was im Verlauf von 1 bis $1^{1}/_{2}$ Jahren zur Spontankorrektur im Frontzahnbereich führt (Abb. 312/2). Die Praxis beweist, daß Schachtelstellungen (s. Abb. 256) auf die Extraktionstherapie besser ansprechen als zueinander gedrehte Zähne (s. Abb. 257). Dann wartet man den Durchbruch der ersten Prämolaren ab und erleichtert ihn in der Schlußphase durch Extraktion der ersten Milchmolaren (Abb. 312/3 u. 312/4). Bestimmend für das weitere Vorgehen ist der Entwicklungsstand der übrigen Seitenzähne. Röntgenaufnahmen geben darüber Aufschluß. Sprechen deutliche Anzeichen dafür, daß der Eckzahn vor dem zweiten Prämolaren durchbricht, empfiehlt es sich, den ersten Prämolaren zu entfernen, sobald mit dem baldigen Durchbruch des Eckzahnes zu rechnen ist. Der zweite Milchmolar und sein Nachfolger hindern den ersten Molaren daran, in die dem Kaninus vorbehaltene Lücke einzuwandern, vorausgesetzt, daß dessen Durchbruchsrichtung annähernd normal ist. Bei weit fortgeschrittener Entwicklung der Eckzähne kann unter Umständen sogar die chirurgische Entfernung noch unter dem Zahnfleisch liegender erster Prämolaren angebracht sein. Steht der Ausfall des zweiten Milchmolaren (nach Einordnung des Eckzahnes) kurz bevor, sollte man zunächst den weiteren Zahnwechsel abwarten. Indessen stellt sich der zweite Prämolar ein, und die Molaren schließen nach anterior auf. Gewinnt man jedoch den Eindruck, daß mit dem Wechsel des zweiten Prämolaren noch nicht zu rechnen bzw. eine Verzögerung zu erwarten ist, wird es notwendig, den distalen Kronenanteil des Milchmolaren zu beschleifen (s. Abb. 298b), um den bleibenden Molaren die Orientierung und Verlagerung nach anterior zu ermöglichen. Den Milchzahn zu extrahieren, dürfte in solchen Fällen kaum zweckmäßig sein, bestünde dann doch die Gefahr, daß die Molaren schneller nach anterior wandern, als der Prämolar durchbricht, was wiederum Platzmangel zur Folge haben könnte.

Ist damit zu rechnen, daß der zweite Prämolar früher durchbricht als der Eckzahn, muß der erste Prämolar so lange im Zahnbogen belassen werden, bis sich der zweite Prämolar vollständig eingestellt hat. Er verhindert dann das Wandern des Molaren, während der erste Prämolar als Platzhalter für den Eckzahn wirkt. Um diesem die Chance zu bieten, den Platz seines Nachbarn voll in Anspruch zu nehmen, extrahiert man den Prämolaren erst dann, wenn deutliche Anzeichen den Durchbruch des Kaninus ankündigen.

In der Endphase der Zahndurchbruchssteuerung mit Hilfe von Extraktionen erfolgt also ein Ausgleich des Mißverhältnisses zwischen Zahngröße und Kiefergröße durch Reduzierung des Gebisses um vier Zahneinheiten. Als Resultat präsentieren sich spätestens nach Durchbruch der Weisheitszähne zwei lückenlose, wohl geordnete Zahnbögen, in denen allerdings die ersten Prämolaren fehlen (Abb. 312/5). Das ästhetische Ergebnis ist dennoch ausgezeichnet, da der jetzt an den Eckzahn anschließende zweite Prämolar in seiner Form dem ersten Prämolaren weitgehend ähnelt. Ausgeprägter frontaler Engstand kann jedenfalls durch Anwendung der Extraktionstherapie völlig behoben oder zumindest erheblich gemildert werden.

Es bedarf dennoch des ergänzenden Hinweises, daß dieses in vieler Hinsicht so vorteilhafte Verfahren nur dann zum vollen Erfolg führt, wenn jede der notwendigen therapeutischen Maßnahmen in der richtigen Phase der Gebißentwicklung und unter Berücksichtigung der individuellen Besonderheiten Anwendung findet. Das setzt genaue Überwachung des Patienten und konsequente Einhaltung aller vereinbarten Kontrolltermine voraus. Beschränkung auf die empfohlene Indikation, detaillierte Kenntnis der Entwicklungsabläufe und Beherrschung des Therapieverfahrens sichern vor Mißerfolgen.

17. Chirurgisch-kieferorthopädische Behandlung von Zahnstellungs- und Kieferanomalien

Anomalien der Kiefer treten in sehr unterschiedlichen Formen auf. Die Normabweichungen können einerseits geringfügig und wenig auffällig sein, andererseits aber die Funktion des Kauorgans sowie das Aussehen des Patienten schwer beeinträchtigen. Nicht immer wird die Korrektur dieser Anomalien auf kieferorthopädischem Wege möglich sein, sie bedarf dann der chirurgischen Unterstützung. Ziel der Eingriffe ist es, durch Beseitigung von Hindernissen die kieferorthopädische Behandlung entweder zu erleichtern oder überhaupt erst zu ermöglichen. Die Vorteile des kombinierten Vorgehens bestehen in der Verkürzung der Behandlungsdauer und in der Ausschaltung der Rezidivgefahr.

Das ausschließlich chirurgische Vorgehen ist angebracht bei jenen Anomalien, bei denen eine apparative Behandlung versäumt wurde oder versagte, ebenso bei Deformitäten der Kiefer, die wegen ihres Schweregrades die kieferorthopädische Behandlung von vornherein ausschließen.

17.1. Kieferorthopädische Indikation von Zahnextraktionen

Sie ist gegeben, wenn die Zahnentfernung die Spontanheilung einer Anomalie erwarten läßt oder aber den Durchbruch von Zähnen und deren Einreihung in die Okklusionsebene erleichtert. Diese Fragen wurden im Abschnitt 16.8. eingehend behandelt, so daß sich die nachfolgenden Ausführungen auf die Extraktion retinierter Zähne beschränken.

Die Extraktion retinierter Zähne, insbesondere der Schneide- und Eckzähne, erfordert eine genaue röntgenographische Bestimmung ihrer Lage und palatinalen bzw. vestibulären Lokalisation. Diese erfolgt am zweckmäßigsten nach dem von PORDES empfohlenen Verfahren: Vestibulär lokalisierte Zähne erscheinen bei orthoradialer Projektion verdeckt. Richtet man den Zentralstrahl aber derart exzentrisch, daß er schräg zu den Interdentalsepten einfällt, so weicht der palatinal liegende Zahn gegenüber dem Kontrollzahn von der Strahlenrichtung ab, der vestibulär lokalisierte scheinbar in Gegenrichtung. Der auf diese Weise röntgenographisch ermittelten Lage des retinierten Zahnes entsprechend, erfolgt dann das chirurgische Vorgehen.

Obere, vestibulär lokalisierte retinierte Eckzähne werden nach einem Schnitt entfernt, wie er bei der Wurzelspitzenresektion Anwendung findet (Abb. 313). Nach Abklappen des Mukoperiostlappens trägt man im Bereich der angenommenen Kronenlage den Knochen mit einem Meißel oder einer Fräse bis zum Zahnschmelz ab, um schließlich die ganze Kronenfläche wie auch den anliegenden Wurzelteil freizulegen und den Knochen mit kleinen Bohrern zu unterminieren. So wird ein Ansatzpunkt für den Hebel (meist den Beinschen) geschaffen, mit dem man den Zahn vorsichtig luxiert.

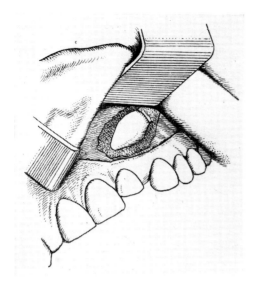

Abb. 313 Vestibuläre Freilegung eines retinierten oberen Eckzahnes

Gelingt danach die Entfernung des Zahnes noch nicht, müssen weitere Bereiche der Wurzel freigelegt werden, evtl. bis zur Wurzelspitze. Um einer Verletzung von Nachbarzähnen vorzubeugen und versehentliches Eindringen in die Nasen- oder Kieferhöhle zu vermeiden, empfiehlt es sich, grundsätzlich entlang der Zahnoberfläche in die Tiefe zu gehen. Der Knochen ist dabei mit einem Hohlmeißel oder einem kleinen Rosenbohrer zu entfernen. In der Wunde verbliebene Knochenreste werden mit einem Löffel beseitigt, scharfe Knochenränder mit einer Fräse geglättet und im koronalen Bereich der Zahnfollikel ausgeschält. Der Mukoperiostlappen wird mit einigen Seidenfäden vernäht und die Wunde für 24 Stunden mit einem Jodoformstreifen drainiert. Es kommt dadurch weniger zu postoperativen Schwellungen.

Bei palatinaler Lokalisation des retinierten Eckzahnes erfolgt der Eingriff von palatinal (Abb. 314). Um das Operationsfeld besser zugänglich zu machen, ist es ratsam, den liegenden Patienten bei hängendem Kopf zu operieren, mitunter erweist es sich aber auch als günstiger, wenn er sitzt, mit unterlegter Schulter und stark nach hinten geneigtem Kopf. Der Schnitt wird unter lokaler Anästhesie oder beidseitiger des

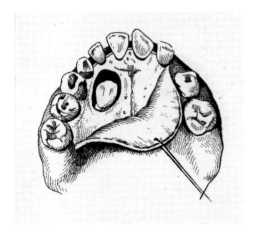

Abb. 314 Palatinale Freilegung eines retinierten oberen Eckzahnes

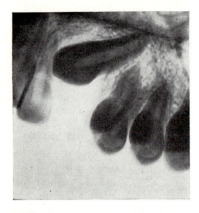
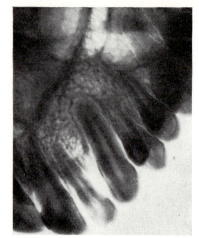
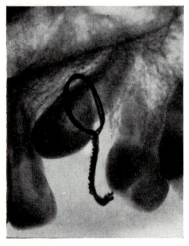

Abb. 315 Einregulierung eines oberen Eckzahnes in die Zahnreihe

N. palatinus major parallel zum Zahnfleischrand geführt. Man beginnt damit etwa in der Mitte des Gaumens, an der Seite des retinierten Zahnes, und führt den Schnitt unter Umgehung der Papilla incisiva auf die andere Seite. Das ermöglicht eine breite Freilegung des Operationsfeldes und wenn nötig auch seine Erweiterung. Mit einem Raspatorium wird das Mukoperiost des Gaumens von der knöchernen Unterlage abgehebelt und mittels Fixationsnaht von der Wunde ferngehalten. Der Zahn sollte jedoch nur so weit freigelegt werden, wie es notwendig ist, um ihn herauszuheben zu können. Besteht die Gefahr einer Verletzung von Nachbarzähnen, dann dürfte es zweckmäßig sein, den Zahn zunächst im Zahnhalsbereich mit einem Fissurenbohrer zu durchtrennen, um dann Krone und Wurzel einzeln zu entfernen. Nach der Wundtoilette wird mit Seidennähten im Bereich der Interdentalpapillen verschlossen. Auf den Wundlappen appliziert man für 2 bis 3 Tage einen Verband, der dem Entstehen eines Hämatoms vorbeugen und gleichzeitig der Abhebung des Lappens vom Knochen entgegenwirken soll. Geeignet dafür sind präoperativ angefertigte Kunststoffplatten. Manchmal liegt ein retinierter Zahn quer zum Alveolarfortsatz. In solchen Fällen bewährt es sich, sowohl von vestibulär als auch von palatinal einzugreifen, den Zahn zu durchtrennen und die beiden Teile von der jeweiligen Seite zu entfernen.
Bei der chirurgischen Entfernung retinierter Eckzähne kann es gelegentlich zur Eröffnung der Kiefer- oder Nasenhöhle kommen. Folgen bleiben in der Regel aus, die

Perforation heilt spontan. Mitunter ist es indiziert, obere und untere Eckzähne durch Regulierung in die Zahnreihe einzugliedern (Abb. 315). Bei waagerecht liegenden oder von der Mittelachse der Krone abweichenden Zähnen hat ein solcher Eingriff nur Sinn, wenn die natürliche Zahnreihe ausreichend Platz bietet (s. Abb. 209). Ist diese Voraussetzung gegeben, werden zunächst die Krone und der Zahnhalsbereich vom Knochen befreit. Um den Zahnhals legt man dann eine Drahtschlinge, mit welcher der Zahn allmählich in die Zahnreihe hineingezogen wird. Etwa eine Woche nach dem operativen Eingriff kann damit begonnen werden. Das Einordnen eines Eckzahnes nimmt mehrere Monate, evtl. auch bis eineinhalb Jahre in Anspruch. Läßt sich ein retinierter Eckzahn auf diese Weise nicht in die normale Stellung ziehen, so bestehen noch folgende Möglichkeiten des Vorgehens: chirurgische Entfernung des Zahnes und Lückenschluß durch festsitzenden Zahnersatz oder kieferorthopädische Maßnahmen; Belassen des Zahnes, Transplantation in die Zahnreihe oder chirurgisches Aufrichten. Für welchen Weg man sich entscheidet, muß in jedem Fall abhängig gemacht werden von der Lage des retinierten Zahnes, den vorliegenden topographischen Bedingungen sowie vom klinischen und röntgenographischen Befund.

Ein Belassen des retinierten Zahnes kommt nur in Betracht, wenn seine Aufrichtung unmöglich erscheint, die unmittelbare Umgebung nicht gefährdet ist und klinische Symptome fehlen.

17.2. Chirurgische Schwächung des alveolären Knochens

Dieses Verfahren findet Anwendung, wenn die für eine kieferorthopädische Behandlung von Gebißanomalien günstigste Zeit bereits versäumt wurde. Es beruht darauf, die Widerstandsfähigkeit des Alveolarfortsatzes durch Anschnitt oder Exzision der Kortikalis und Spongiosa zu vermindern und dadurch eine apparative Regulierung zu erleichtern.

17.2.1. Osteotomie des Alveolarfortsatzes nach Bichlmayr

Hierbei wird der Knochen des Alveolarfortsatzes durch Exzision der Kortikalis und Spongiosa an der Seite geschwächt, in die der Zahn oder die Zahngruppe verschoben werden soll. Will man die oberen Frontzähne dorsalwärts verlagern, erfolgt palatinal eine Keilexzision, geht es darum, sie lateralwärts zu bewegen, dann in den Zahnzwischenräumen.

Die Operation geschieht unter Lokalanästhesie. Der Schnitt wird palatinal an den Interdentalpapillen entlang geführt und der Mukoperiostlappen so abgehebelt, daß die Alveolenränder gut zu übersehen sind. Mit einem Fissurenfräser trägt man ein keilförmiges Stück Knochen ab, dessen Basis etwa der Wurzelbreite der Zähne entspricht und deren Ende bis zu den Wurzelspitzen reicht. So wird das in die Zähne eintretende Gefäß-Nervenbündel geschont. Nach Reinigung des Operationsfeldes ist die Wunde mit Seidennähten zu schließen. Etwa 8 bis 10 Tage später kann mit der kieferorthopädischen Behandlung begonnen werden, die einige Monate in Anspruch nimmt. Die Zähne bleiben vital.

Diese Operation nimmt man bei Patienten im Alter von 14 bis 30 Jahren vor. Sie dient zur Distalverlagerung der oberen Frontzähne bei Protrusion, zum Ausgleich eines offenen Bisses oder auch zur Mesialverlagerung bei Diastema.

17.2.2. Kortikotomie nach Köle

Die Kortikotomie hat die gleiche Aufgabe wie die Operation nach BICHLMAYR; auch sie soll die kieferorthopädische Behandlung erleichtern. Im Gegensatz zu dieser wird lediglich die Kortikalis des Alveolarfortsatzes durchtrennt.
Bei lückiger Spitzfront im Oberkiefer empfiehlt sich die vestibuläre und palatinale Durchtrennung der Kortikalis im Bereich der Interdentalsepten. Danach ist im Verlauf von 10 bis 12 Wochen eine ausreichende Dorsalverlagerung der Zähne möglich.
Bei tiefem Biß mit Distallagerung des Unterkiefers nimmt man die Kortikotomie im Ober- und Unterkiefer vor. Im Oberkiefer wird die Kortikalis vestibulär, zwischen den seitlichen Schneidezähnen und Eckzähnen, mitunter auch zwischen letzteren und den ersten Prämolaren, bis etwa 1 cm oberhalb der Wurzelspitzen durchtrennt, und von hier bis zur Apertura piriformis nasi. Palatinal setzt die Kortikotomie an den gleichen Stellen an, der Gaumen wird jedoch halbkreisförmig, oberhalb der Wurzelspitzen durchtrennt. Im Unterkiefer erfolgt die Schwächung der Kortikalis vestibulär und lingual zwischen den gleichen Zähnen wie im Oberkiefer. Etwa 1 cm unterhalb der Wurzelspitzen werden zu den vertikalen Schnitten horizontale angelegt.
Nach der Heilung setzt die kieferorthopädische Behandlung ein, die etwa 8 bis 10 Wochen in Anspruch nimmt. Weitere 6 bis 8 Monate sind dann noch zur Erhaltung des erzielten Behandlungsergebnisses notwendig.
Die Kortikotomie bewährt sich auch zur Ausweitung des Unterkiefers. In solchen Fällen wird die Kortikalis lediglich vestibulär zwischen jenen Zähnen durchtrennt, die bewegt werden sollen. Bis über die Wurzelspitzen hinaus anzulegende senkrechte Schnitte sind horizontal zu verbinden. Zwischen diesen Horizontalschnitten trägt man die Kortikalis zusätzlich 2 bis 3 mm unterhalb des Alveolarrandes mit einem Meißel ab. Die aktive kieferorthopädische Behandlung wird unmittelbar nach der Heilung eingeleitet und dauert, einschließlich der Retention, 8 bis 10 Monate.

17.2.3. Alveolotomie nach Kufner und Dal Pont

Die Alveolotomie dient der Korrektur einzelner oder mehrerer unregelmäßig stehender Zähne. Sie unterscheidet sich von der Kortikotomie dadurch, daß hier – in ein oder zwei Operationsphasen – das zahntragende Segment mit einem Meißel oder Fissurenbohrer abgetrennt und in die gewünschte Lage gebracht wird, in der man es dann für eine etwa 4 bis 6 Wochen während Heilungszeit mit einer Schiene (evtl. intermaxillär) fixiert. Die Operation erfolgt unter Lokal- und Leitungsanästhesie. Über die vertikale Schnittführung im Mukoperiost ist die Knochenverschalung in der ganzen Dicke des Alveolarfortsatzes zu durchtrennen und nach der Tunnelierung des Mukoperiosts zwischen den beiden Grenzschnitten eine horizontale Osteotomie, 3 bis 5 mm von den Wurzelspitzen entfernt, vorzunehmen. Die periostale Ernährung bleibt so erhalten, was für den ungestörten Heilungsverlauf von Bedeutung ist.
Mit der Alveolotomie kann man retrudierte Zähne im Ober- wie auch im Unterkiefer erfolgreich korrigieren, ebenso Unregelmäßigkeiten nach Spaltoperation bei Kindern und Erwachsenen.

18. Traumatologie

Traumatische Folgezustände an Zähnen zählen zu den alltäglichen Fällen der kinderstomatologischen Praxis. Man beobachtet sie am häufigsten bei den 7 bis 14 Jahre alten Kindern. Prädilektiert sind die oberen Inzisiven, selten werden die unteren sowie die Eckzähne in Mitleidenschaft gezogen, und nur ausnahmsweise sind die Prämolaren und Molaren betroffen. Unfallverletzungen treten als Brüche in Erscheinung oder haben die Lockerung bzw. den Verlust von Zähnen zur Folge. Gleichzeitige Verletzungen des Alveolarfortsatzes bzw. der Kiefer sind möglich.

Kieferfrakturen sind bei Kindern seltener als bei Erwachsenen; einerseits entfallen die berufsbedingten Unfallursachen, andererseits sind sie wegen des geringeren Körpergewichtes der Kinder sowie der größeren Elastizität ihrer Kieferknochen seltener.

18.1. Unfallverletzungen permanenter Zähne

Unter traumatischen Zahnverletzungen versteht man durch exogene Krafteinwirkung bedingte Kontinuitätstrennungen der Zahnhartsubstanzen *(Gewaltfrakturen)*. Sie kommen als Quer-, Schräg- oder Längsfrakturen vor.

Von ihnen unterscheiden sich die pathologischen Frakturen, die insbesondere an hypomineralisierten oder durch Karies bzw. endodontische Maßnahmen geschwächten Zähnen auftreten, wie auch Spontanfrakturen im Zuge einer fortschreitenden Schwächung der Hartsubstanz (z. B. bei internem Granulom). Bei Jugendlichen sind pathologische Frakturen selten.

Die vielfältigen Möglichkeiten direkter und indirekter Krafteinwirkung, besonders aber die unterschiedliche Einwirkungsrichtung, bedingen mannigfaltige Frakturformen und sonstige Verletzungen. Ihre Klassifikation empfiehlt sich nach thera-

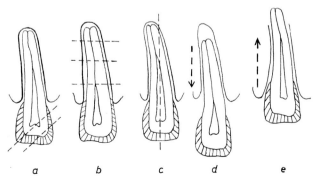

Abb. 316 Mögliche Unfallverletzungen der Zähne: (a) unkomplizierte und komplizierte Kronenfrakturen; (b) Wurzelfrakturen; (c) Längsspaltungen; (d) Subluxation; (e) Intrusion

peutischen Gesichtspunkten, nach denen folgende Formen zu unterscheiden sind (Abb. 316):

Extraalveoläre Frakturen
– unkomplizierte
– komplizierte

Intraalveoläre Frakturen
– zervikale
– Wurzelmitte
– apikale

Längsspaltungen

Luxationen
– partielle (Subluxation)
– totale

Kontusionen und Intrusionen.

Als *unkomplizierte extraalveoläre Frakturen* gelten Verletzungen der Zahnkrone ohne Pulpafreilegung, unabhängig davon, ob die Bruchlinie in den schmelztragenden Anteilen verläuft oder im pulpaentfernten bzw. pulpanahen Dentinbereich. Dagegen spricht man bei erfolgter Pulpafreilegung von einer *komplizierten extraalveolären Fraktur* (Abb. 317). Der Bruchspalt kann dabei durch ein oder beide Pulpahörner verlaufen, das Zahnmark aber auch im vollen Querschnitt freilegen.

Unter den *intraalveolären Frakturen* sind alle zervikal, in der Mitte oder im apikalen Drittel der Wurzel lokalisierten Brüche zu verstehen. Meist handelt es sich um Querfrakturen, seltener um ausgeprägte Schrägfrakturen. Eine zusätzliche Komplizierung kann durch Dislokation des peripheren Fragmentstückes erfolgen (Abb. 318a). Sind sowohl das koronale als auch das apikale Fragment verlagert, liegt eine *Subluxationsfraktur* vor.

Apikale Quetschungen *(Kontusion)* zählen als einfachste Form der traumatischen Verletzung, obgleich sie manchmal eine Gefäßstrangulation zur Folge haben. Gravierender sind die Subluxation und Luxation des Zahnes (Abb. 318c und d). Sie können als selbständige Verletzungsformen auftreten oder mit einer Fraktur des Zahnes vergesellschaftet sein (Abb. 318b).

Zwischen dem Hartsubstanzschaden und der Luxation besteht ein gewisser Zusammenhang; je größer der Hartsubstanzdefekt, um so geringer der Luxationsgrad. Die Ursache hierfür dürfte in der Einwirkungsrichtung des Traumas liegen. Es sind vor

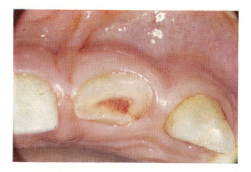 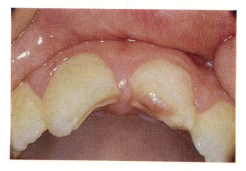

Abb. 317   Breitflächige Pulpafreilegung 21, eine Stunde nach Schlageinwirkung (a); granulierende Pulpitis 21, eine Woche nach komplizierter Kronenfraktur (b)

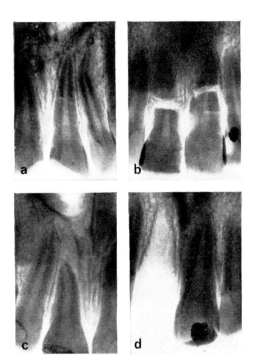

Abb. 318 Röntgenographische Darstellung verschiedener Formen von Unfallverletzungen der Zähne; unkomplizierte Kronenfraktur 12 sowie komplizierte Kronen- und Wurzelfraktur 11 (a); Wurzelfrakturen mit Dislokation der peripheren Fragmentstücke 11 und 21 (b); Subluxation 11 (c); Zustand der Alveole nach Luxation 11 (d)

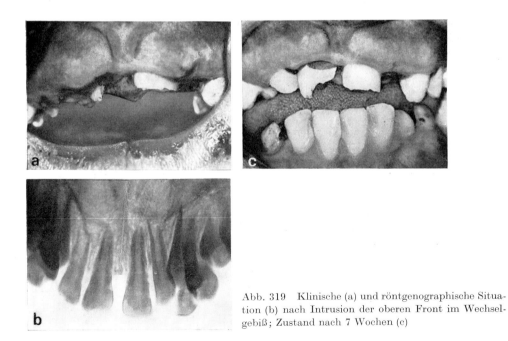

Abb. 319 Klinische (a) und röntgenographische Situation (b) nach Intrusion der oberen Front im Wechselgebiß; Zustand nach 7 Wochen (c)

allem die indirekten Krafteinwirkungen, die zur Subluxation oder Luxation eines
Zahnes führen. In der Folge von Gewalteinwirkung kann es aber auch zur Hineintreibung *(Intrusion)* des Zahnes in den Knochen (Abb. 319) kommen.

18.1.1. Symptomatologie

Die Symptomatologie unfallverletzter Zähne ist sehr vielfältig. Bei vitalen Zähnen
dominieren Berührungsempfindlichkeit der freiliegenden Pulpa, Schmerzhaftigkeit
bei Bewegung des peripheren Fragmentstückes und unterschiedlich stark ausgeprägte
Aufbißempfindlichkeit. Typische pulpitische Schmerzen treten vornehmlich bei geschlossenem Kavum sowie intraalveolären Frakturen auf, lokalisierbar oder intermittierend. Die Reaktionsintensität des Zahnmarkes auf thermische und elektrische
Reize kann erhöht, aber auch verringert sein. Bei apikal traumatisierten Zähnen
herrscht Aufbißempfindlichkeit vor, während bei akuten Prozessen an avitalen
Zähnen ein dumpfer, schwer definierbarer Schmerz überwiegt. Auf den Zustand des
marginalen Perlodonts weisen Schwellungen, Rötungen sowie Zerreißungen der
Gingiva hin, verbunden mit Blutungsbereitschaft und Berührungsempfindlichkeit.
Bei unverletztem Zahnfleisch lassen die zuletzt genannten Symptome auf Infraktionen
oder Frakturen des Alveolarfortsatzes schließen.

18.1.2. Prognose und Indikation

Unfallfolgen im kindlichen und jugendlichen Gebiß konfrontieren den Stomatologen
mit einer Fülle diagnostischer und therapeutischer Probleme. Vielfach sind die Auswirkungen des Traumas erst nach längerer Zeit erkennbar. Nicht selten bestehen sie
in einer nachteiligen Beeinflussung des Wachstums und der Entwicklung der Kiefer.
Entscheidende Voraussetzung für den Erfolg der notwendigerweise planmäßigen und
langfristigen stomatologischen Betreuung ist die richtige prognostische Einschätzung
der individuellen Situation. Auch kieferorthopädische Gesichtspunkte müssen dabei
eine Rolle spielen. Allgemeine Regeln dienen zwar der Orientierung, entbinden aber
nicht von der Verantwortung, für den Einzelfall die bestmögliche therapeutische
Variante zu finden, die allen speziellen Bedingungen Rechnung trägt.
Die Prognose unfallverletzter Zähne ist relativ unsicher. Bestimmend sind die Lokalisation des Frakturspaltes, der Subluxations- bzw. Dislokationsgrad, der Zustand
des Pulpagewebes sowie des apikalen (Stand der Wurzelbildung) und marginalen Zahnstützgewebes, vor allem auch das Alter des Patienten und schließlich die zwischen
Unfall und Behandlungsbeginn vergangene Zeitspanne. In jedem Falle wird man sich
– unter Berücksichtigung der Anamnese – zunächst sowohl durch klinische Untersuchung als auch mit Hilfe des Röntgenbildes Einblick in die vorliegende Situation
verschaffen müssen. Der Beurteilung des Alveolarfortsatzes, des Alveolenfundus und
des Kiefers kommt dabei größte Bedeutung zu.
Wesentliche röntgenographische Hinweise auf den Zustand des knöchernen Zahnlagers
vermittelt die Alveoleninnenkortikalis.
Die Entscheidung, ob der unfallverletzte Zahn noch zu erhalten ist oder besser extrahiert werden sollte, muß dann getroffen werden, wenn man die Heilungsaussichten
real eingeschätzt und alle Möglichkeiten einer Restaurierung des Hartsubstanzdefektes erwogen, dabei aber auch die kieferorthopädische Indikation in Betracht
gezogen hat.

Als nichterhaltungswürdig gelten Zähne mit Längsspaltungen, ausgeprägten Schrägfrakturen oder Frakturen im oberen Drittel der Wurzel. Die Schwierigkeiten der peripheren Fragmentfixierung einerseits, und die Gefahr einer Infektion durch marginal entzündliche Prozesse andererseits, lassen bei vitalen Zähnen ebenso wie bei avitalen jeden Behandlungsversuch von vornherein kontraindiziert erscheinen. Bemühungen, das Wurzelfragment für einen Stiftaufbau zu gewinnen, sind unter endodontischem Aspekt ein zweifelhaftes Unterfangen. Infolge der Infektionsbegünstigung muß man auch in einem Kieferbruchspalt stehende sowie intrudierte Zähne als nicht erhaltungswürdig werten.

18.1.2.1. Reaktionen des Pulpa- und Periapikalgewebes

Früh- und Spätreaktionen des Pulpa- und Apikalgewebes lassen Schlußfolgerungen auf die Aussichten einer Vitalerhaltung des Zahnes zu, haben also gleichfalls prognostische Bedeutung. Günstige Bedingungen sind bei Zähnen mit unvollständig gebildetem Foramen gegeben (III. 9.1.2.), deren Zahnmark gut durchblutet ist und somit hyperämische wie auch exsudative Prozesse leichter zu kompensieren vermag.
Traumen nach abgeschlossenem Wurzelwachstum ziehen häufig apikale Irritationen, Quetschungen oder Zerreißungen des Gefäß-Nervenbündels nach sich, die zur Pulpanekrose führen können. Trotzdem sollte man am jugendlichen permanenten Zahn die Reparations- und Regenerationsfähigkeiten der Pulpa nicht unterschätzen. Sensibilitätsausfälle sind keineswegs Beweis einer Pulpanekrose, kann doch das Ausbleiben sensibler Reaktionen auch durch ein apikales Hämatom, eine Kompression oder Zerreißung der sensiblen Nervenelemente im Apexbereich bedingt sein. In solchen Fällen stellt sich die Sensibilität nach Aufhebung der kompressiven Anästhesie bzw. Regeneration des Nervengewebes in einigen Wochen wieder ein. Selbst eingetretene Zahnverfärbungen gehen zurück. Bei unkomplizierten extraalveolären Kronenfrakturen, Kontusionen und geringfügig luxierten Zähnen ist es notwendig, das Verhalten des Zahnmarkes über Tage oder auch Wochen zu prüfen, bevor man sich für eine Kavumeröffnung entscheidet. In Ausnahmefällen können jedoch bei intensiven pulpitischen oder periodontitischen Prozessen Sofortmaßnahmen angezeigt sein, die den Pulpatod zur Folge haben.
Nicht immer kommt es zur Restitutio ad integrum des traumatisch geschädigten Zahnmarkes, doch stellt auch die in etwa 1 bis 5 % der Fälle klinisch-röntgenographisch diagnostizierbare Obliteration des Pulpakavums einen biologisch tragbaren Zustand dar. Neben der gelblichen Verfärbung des Zahnes und fehlender Pulpareaktion imponiert eine Verzeichnung des Pulpakavums bis zur Homogenität des Röntgenschattens (Abb. 320). In ihrer pathologischen Begriffsbestimmung ist die Obliteration weiter zu fassen, da die histologischen Befunde keineswegs einheitlich sind (Abb. 321). Am häufigsten kommt es zur Einengung des Kavums durch Sekundär-

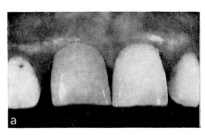
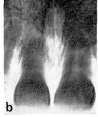

Abb. 320 Gelbliche Verfärbung von 11 (a) und Vitalitätsverlust nach Subluxation im 12. Lebensjahr; röntgenographisch Pulpaobliteration nach 21 Jahren (b)

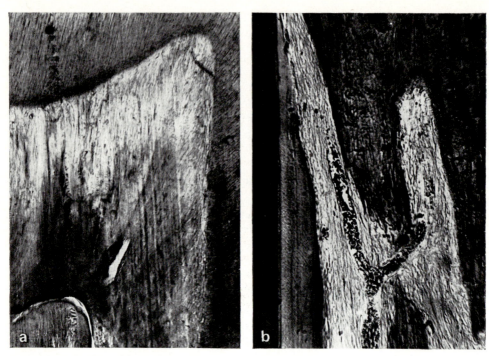

Abb. 321 An 34 zartgewebige Metaplasie des Pulpagewebes (a) bei 12jährigem Knaben 6 Monate nach akutem Trauma (koronaler Abschnitt); Hartgewebelücken mit derbfaserigem Bindegewebe und Gefäßen (b) sowie Sekundärdentin

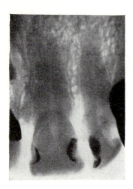

Abb. 322 10 Jahre nach Unfallverletzung von 21; erhaltene Vitalität und konsolidierte intraalveoläre Fraktur

dentin oder zu einer hartgewebigen Metaplasie. Die Hartsubstanzausfüllung ist dabei keineswegs homogen; in Lücken und Spalten finden sich Bindegewebe und Gefäße, über die offensichtlich ein gewisser Stoffwechsel aufrechterhalten bleibt.
Bei den intraalveolären, in ihrer Prognose unsicheren Frakturen, ist die Erhaltung des Zahnmarkes von besonderer Wichtigkeit. Am ungünstigsten einzuschätzen sind diesbezüglich Frakturen der zervikalen Wurzelhälfte. Ein Erhaltungsversuch ist hier lediglich bei lebender Pulpa und apexnaher Frakturlokalisation indiziert. Unter Beteiligung des Zahnmarkes wie auch der Wurzelhaut kommt es nach Organisation des Blutkoagulums durch Granulationsgewebe sowie spätere Differenzierung der Mesenchymalzellen in sekundäre Odontoblasten bzw. Zementoblasten zur osteoiden

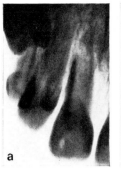
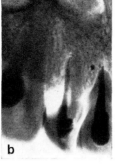

Abb. 323 Traumabedingte Apikalresorption an 11 (a); nach Subluxation totaler einseitiger Wurzelabbau an 12, Reponierung und Wurzelbehandlung der Schneidezähne im 12. Lebensjahr

Konsolidierung der Frakturstücke (Abb. 322), vorausgesetzt, daß keine ausgeprägte Dislocatio ad longitudinem vorliegt. Allerdings sind auch bindegewebige Bruchheilungen im Sinne einer Pseudoarthrose möglich. Gute Aussichten auf Vitalerhaltung bestehen bei radikulären Infraktionen, speziell an Zähnen mit weitem Foramen.
In die prognostischen Erwägungen einbeziehen sollte man unbedingt auch traumatisch induzierte Apikalreaktionen, kommt es doch dadurch nicht selten zu Wurzelresorptionen, die unter Umständen zum Verlust des Zahnes führen können (Abb. 323). An vital gebliebenen Zähnen wurden röntgenographisch diagnostizierbare Abbauerscheinungen in etwa 4% der Fälle beobachtet, an avitalen dagegen in etwa 15%. Bei letzteren waren die röntgenographischen Veränderungen fast immer mit einer chronischen Periodontitis vergesellschaftet. Besonders disponiert dazu sind subluxierte und luxierte (reponierte oder reimplantierte) Zähne.
Stirbt das Zahnmark während der Beobachtungszeit bzw. im Verlauf der Behandlung ab, oder liegt von vornherein eine posttraumatische Gangrän vor, so gelten hinsichtlich der Einleitung endodontischer bzw. chirurgischer Maßnahmen die bereits erläuterten indikatorischen Grundsätze (s. III. 9.2.1.).

18.1.2.2. Kieferorthopädische Aspekte

Bei der prognostischen Einschätzung der jeweiligen Situation muß grundsätzlich auch die Möglichkeit eines evtl. kieferorthopädischen Lückenschlusses in Betracht gezogen werden. Übersieht man für die Erhaltung des Zahnes folgenschwere Komplikationen, so kann der für die kieferorthopädische Behandlung günstige Zeitpunkt überschritten werden. Die indikatorische Entscheidung ist rasch zu fällen, denn sie erlaubt zumeist keine spätere Änderung ohne Abstriche am Behandlungsergebnis.
Lücken durch fehlende (oder zu extrahierende) Frontzähne können ausgeglichen werden durch
1. natürlichen oder kieferorthopädisch unterstützten Lückenschluß der überwiegend nach posterior anschließenden Zähne;
2. Verkleinerung oder Transposition der Lücke mit späterer prothetischer Versorgung;
3. Offenhalten der Lücke für eine spätere prothetische Lösung.
Die Alternative zum kieferorthopädischen Lückenschluß bzw. die ergänzende Versorgung stellt die prothetische Behandlung dar. Deshalb muß bereits zum Zeitpunkt der Erstversorgung nach dem Unfall in unmittelbarer Absprache zwischen Kinderstomatologen, Kieferorthopäden und Allgemeinstomatologen, der die spätere prothetische Behandlung übernimmt, die Betreuungsstrategie abgestimmt werden.

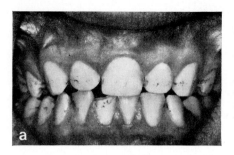 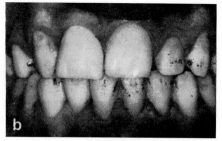

Abb. 324 Nach unfallbedingtem Verlust des rechten oberen mittleren Schneidezahnes wurden der laterale Nachbar wie auch die ihm folgende Seitenzahn- und Molarenreihe bis zum Lückenschluß nach anterior bewegt (a); der rechte seitliche Schneidezahn wurde im Erwachsenenalter (mittels Keramikmantelkrone) dem Aussehen seines linken Nachbarn angepaßt; desgleichen erfolgte eine Überkronung von 42 (b)

Günstige Voraussetzungen für einen kieferorthopädischen Ausgleich der Unfallfolgen sind im frühen Wechselgebiß (nach Durchbruch der ersten Molaren und Inzisiven) gegeben.
Der Vorteil beruht auf der möglichen Einstellung eines natürlichen Zahnes in die frühere Lücke, selbst wenn dabei vielleicht ästhetische Mängel bzw. eine nicht ganz optimale Zahnachsenstellung in Kauf genommen werden müssen. Wichtig ist allerdings, daß nach dem Verlust einzelner Zähne vollständiger Lückenschluß gewährleistet werden kann, andernfalls würde eine prothetische Lösung nur erschwert.
Bei Verlust eines Zahnes je Gebißquadrant gelingt der kieferorthopädische Lückenschluß leichter (Abb. 324), eine prothetische Lösung kommt daher nur ausnahmsweise in Betracht (z. B. bei kleinen Zähnen und großer apikaler Basis oder beim Vorliegen eines breiten Diastema mediale). Gehen in einem Quadranten mehrere Zähne verloren, läßt sich durch die kieferorthopädische Therapie meist nur eine Lückenverkleinerung erreichen, die aber bessere statische Voraussetzungen für einen festsitzenden Ersatz schafft.
Anpassungsextraktionen im Gegenkiefer können insofern bedeutsam sein, als mit dem Lückenschluß eine Verkleinerung des Zahnbogens einhergeht. Bei Regelbißverhältnissen im Seitenzahngebiet muß daher fast immer auf der gleichen Seite im Unterkiefer ein Schneidezahn extrahiert werden, um eine Zahnbogengrößendiskrepanz auszugleichen und vollständigen Lückenschluß, insbesondere durch Mesialwanderung der Eckzähne, zu ermöglichen. Entschließt man sich nach Verlust der beiden oberen mittleren Inzisivi zum kieferorthopädischen Lückenschluß, sind folgerichtig zwei untere Schneidezähne zu entfernen. Liegt dagegen Rückbißokklusion mit oder ohne Protrusion der oberen Front vor, sind im allgemeinen keine Anpassungsextraktionen erforderlich. Sinngemäßer Überlegungen bedarf es nach dem Verlust unterer Frontzähne, nur daß in solchen Fällen aus ästhetischen Gründen für Anpassungsextraktionen im Oberkiefer die ersten Prämolaren in Frage kommen.
Ist der kieferorthopädische Aufschluß erfolgt, kann das ästhetische Bild dann im Erwachsenenalter durch Anfertigung von Jacketkronen weiter verbessert werden. Gelingt es jedoch, die Achsen der restlichen Frontzähne so auszurichten, daß ihre Schneidekanten eine horizontale Linie bilden, erübrigt sich zuweilen die Überkronung.
Die Aussicht auf kieferorthopädischen Lückenschluß wird um so geringer, je älter der Patient zum Zeitpunkt des Unfalls ist. Im *späteren Wechselgebiß*, insbesondere nach Einstellung der Eckzähne, ist die Behandlung bereits sehr aufwendig (festsit-

zende Apparaturen) und außerdem prognostisch unsicher. Deshalb gilt es, das Für und Wider aller Möglichkeiten therapeutischen Vorgehens zu erwägen und dabei folgende Fakten zu beachten:
1. Größe der Lücke,
2. Größe, Position und Achsenrichtung der benachbarten Zähne,
3. Zahnalter (Durchbruchsstand und -richtung der im Kiefer liegenden Zähne),
4. Platzverhältnisse (Engstand oder lückige Stellung),
5. Zahnzahl (Nichtanlage oder echte Überzahl),
6. Verzahnungsverhältnisse im Seitenzahnbereich,
7. Stellung der oberen zu den unteren Frontzähnen (Überbiß, sagittale Schneidezahnstufe, Mittellinienverhältnisse),
8. Bereitschaft und Vermögen des Patienten zur Mitarbeit.

Dem letzten Punkt gebührt besondere Aufmerksamkeit, können doch schulische Belastung und pubertätsbedingte psychische Krisen die Zusammenarbeit empfindlich stören. Die Verwendung festsitzender Behelfe vermag dann auch keine günstigeren Voraussetzungen zu schaffen. Eher wird man mangelhafte Mitarbeit sowie unsachgemäße Zahn- und Mundpflege als Kontraindikationen solcher Behandlungsmittel werten müssen.

Nach Einstellung aller Seitenzähne und zweiten Molaren (im permanenten Gebiß) dürfte es mitunter zweckmäßig sein, die kieferorthopädische Zielstellung so weit zu reduzieren, daß lediglich eine Verbesserung der statischen Verhältnisse angestrebt wird, in Vorbereitung auf die spätere Versorgung mit festsitzendem Zahnersatz. Manchmal genügt es schon, die Lücke offenzuhalten. Trägt der Patient ohnehin eine aktive Platte, empfiehlt sich aus ästhetischen Gründen das Ansetzen von Kunststoffzähnen. Reine Lückenhalterprothesen dürfen die Gebißentwicklung nicht stören, und erfordern regelmäßige Kontrollen. Erfahrungsgemäß werden sie vom Patienten kaufunktionell voll genutzt. Da die Platte aber – trotz der Halteelemente – gewisse Bewegungen ausführt, kann sie Weichteilreizungen verursachen. Durch Abstützungselemente läßt sich eine vertikale Schleimhautentlastung erreichen. Im allgemeinen wird nach zwei Jahren die Anfertigung einer neuen Lückenhalterprothese notwendig. Aus kariesvorbeugenden Gründen, aber auch zur Entlastung des Periodonts und der Gingiva, sollten die Platten nur tagsüber getragen werden.

Obgleich man die Reimplantation wegen ihrer zeitlich begrenzten Erfolgschance zurückhaltend beurteilt, kann sie bei traumatisch bedingtem Frontzahnverlust (der kieferorthopädischen Lückenschluß ausschließt) doch angezeigt sein. Der reimplantierte Zahn vermag durchaus die wenigen Jahre bis zur endgültigen prothetischen Versorgung als „natürlicher" Platzhalter zu dienen (s. III. 13. 1.).

18.1.3. Endodontische Behandlung

Im Hinblick auf Sofortmaßnahmen ist prinzipiell zwischen unfallverletzten Zähnen mit lebender und abgestorbener Pulpa zu unterscheiden. Für die Versorgung letzterer gelten die Regeln zur Behandlung infizierter Wurzelkanäle.

Bei erhaltungswürdigen vitalen Zähnen nimmt man solange von allen pulpagefährdenden Maßnahmen Abstand, bis das eindeutige Urteil über die Pulpavitalität gefällt werden kann.

Bei extraalveolären unkomplizierten Frakturen ist zunächst das Ausmaß des Hartsubstanzverlustes für die Behandlung maßgebend. Verläuft die Fraktur durch den schmelztragenden Kronenteil, wird verschliffen.

Verblieb über dem Kavum eine stärkere unbeschädigte Zahnbeinschicht, wird mit Magnesiumsilikofluorid (Cervin-Reogan®) oder mit Tresiolan® imprägniert. Je näher

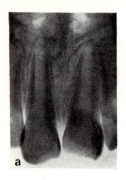 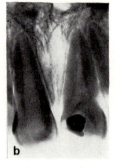

Abb. 325 Komplizierte extraalveoläre Fraktur 21; Röntgenbefund 3 Tage nach dem Unfall (a); $3^{1}/_{2}$ Jahre nach partieller Pulpotomie (b) hartgewebige Abriegelung der Amputationsstelle und Abschluß des Wurzelwachstums

jedoch die Pulpa liegt, um so notwendiger ist eine direkte Überkappung mit Calciumhydroxid, das mittels Zelluloidhülse oder provisorischer Kunststoff- bzw. Metallkrone (3 bis 4 Wochen) am Ort fixiert wird (s. Abb. 399). Zu einem späteren Zeitpunkt wird der Zahn nach stufenloser Kronenpräparation mit einer Plastmantelkrone versehen, die nach etwa zwei Jahren der Erneuerung bedarf (III. 19.2.).
Bei leichteren pulpitischen Sensationen an unkompliziert frakturierten oder traumatisch irritierten Zähnen sollte man zunächst Analgetika verordnen. Erst bei starken, bis zur Unerträglichkeit gesteigerten Schmerzen wird trepaniert, die ausgeblutete Pulpa mit ChKM-Wattebausch bedeckt und der Zahn provisorisch verschlossen. Später erfolgt bei geschlossenem Foramen eine Wurzelbehandlung.
Größere Schwierigkeiten bereitet die Behandlung der komplizierten extraalveolären Frakturen. Bei freiliegendem Pulpahorn ist direkt zu überkappen. Liegt im Bereich des evtl. über mehrere Stunden äußeren Einflüssen ausgesetzten Zahnmarkes ein Ulkus vor, macht sich die Erweiterung der direkten Überkappung zur partiellen Pulpotomie erforderlich, wobei man unter Anästhesie etwa 2 bis 3 mm tief amputiert. Die Heilungsaussichten sind dann günstig (Abb. 325).
Bei breiter Freilegung des Zahnmarkes, speziell an Zähnen mit noch nicht abgeschlossenem Wurzelwachstum (s. Abb. 173), empfiehlt sich Vitalamputation. Dabei bestimmen das Ausmaß des Hartsubstanzverlustes sowie für die Retention des späteren Ersatzes notwendige Bedingungen die Lokalisation des Amputationsquerschnittes (s. Abb. 340 bis 342). Ungünstig sind die Voraussetzungen bei mehr als 50%igem Verlust der klinischen Krone wie auch bei querem Verlauf der Fraktur. Im letztgenannten Fall wird man tief amputieren, um für ein stifttragendes Element Platz zu schaffen. Erwägungen bezüglich der Endversorgung stellen eine Vitalamputation mitunter in Frage und geben Anlaß (bei ausgebildetem Foramen) zu exstirpieren.
Grundsätzlich erfordern alle Vitalverfahren anschließende Reaktionskontrollen des Zahnmarkes über ein halbes Jahr, weil sich Mißerfolge oft erst später einstellen.
Bei Subluxation extraalveolär frakturierter Zähne muß für Exartikulation (Einschleifung) und Immobilisierung (Drahtligatur, Schienung) Sorge getragen werden. Liegt eine ausgeprägte Subluxation vor, ist der Zahn unter Anästhesie zu reponieren und für 3 bis 5 Wochen zu fixieren.
Ähnlich wird man bei erhaltungswürdigen Zähnen mit intraalveolären Frakturen verfahren. Nach Immobilisierung des peripheren Fragmentes kann Spontanheilung erfolgen. Ist die Pulpa eines im apikalen Drittel frakturierten Zahnes nekrotisch, wird die Wurzelspitze bis zum Frakturspalt reseziert (Abb. 326).
Die konservierende bzw. prothetische Endversorgung unfallverletzter Zähne ist bei Kindern prinzipiell auf einen späteren Zeitpunkt zu verlegen. Die am jugendlichen permanenten Zahn sehr leicht mögliche Pulpagefährdung durch das Präparationstrauma, aber auch die begrenzte Lebensdauer festsitzenden Ersatzes lassen es rat-

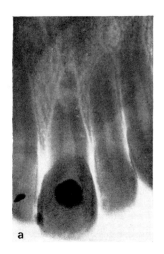 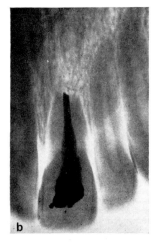

Abb. 326 Wurzelfraktur im apikalen Drittel 21, Gangrän (a); Zustand nach Resektion (b)

sam erscheinen, die definitive Lösung erst nach dem 16. Lebensjahr anzustreben. Das Kavum des vitalen Zahnes hat dann kleinere Ausmaße, und die Hartsubstanz bietet mehr Raum für die Retention. Die Endversorgung wurzelbehandelter Zähne verschiebt man gleichfalls auf später, allein schon wegen der im Wechselgebiß andersartigen Okklusions- und Artikulationsverhältnisse. Daß die Gingiva in dieser Zeit eine entwicklungsbedingte Umformung (physiologische Retraktion) erfährt, kann für den zervikalen Randschluß allerdings von Nachteil sein.

18.2. Unfallverletzungen im Milchgebiß

Vor allem beim Kleinkind, das Laufen lernt und seine Umwelt zu entdecken sucht, kommen traumatische Verletzungen verhältnismäßig häufig vor. Die erste Stelle nehmen im Milchgebiß Luxationen ein (Abb. 327), ihnen folgen Intrusionen, während Frakturen seltener sind. Dies ist darauf zurückzuführen, daß die klinische Krone der Milchzähne im Vergleich zu den bleibenden Zähnen, ein umgekehrtes Längen-Breitenverhältnis aufweist. Der noch in der Entwicklung befindliche Knochen, mit seinen weiten Spongiosaräumen, ist nachgiebiger, die Verbindung der Wurzel zur Alveoleninnenkortikalis weniger innig. Vor allem aber gibt die zwischen Milchzahnwurzel und permanentem Zahnkeim liegende Knochenlamelle bei stärkeren Kraft-

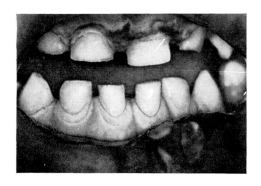

Abb. 327 Subluxation 61 und 62 mit Weichteilverletzungen bei vierjährigem Kind

einwirkungen kein stabiles Hypomochleon ab. Von Bedeutung sind außerdem Entwicklungs- und Resorptionsstand der Wurzeln. Aufgrund ihrer exponierten Stellung im Gebiß, betreffen traumatische Verletzungen vornehmlich die oberen Schneidezähne, weniger die unteren und nur in Ausnahmefällen die Eck- und Seitenzähne.

18.2.1. Spätfolgen nach Milchzahntrauma

Das Zahnmark wird, unabhängig von der Art der Milchzahnverletzung, fast immer in Mitleidenschaft gezogen. Obwohl seine Vitalität nach vorübergehenden Sensibilitätsausfällen evtl. erhalten bleibt, kommt es meist zur Pulpanekrose sowie zu entsprechenden Fernwirkungen auf das periapikale Gewebe. Äußeres Kennzeichen dafür ist Graufärbung des Zahnes (Abb. 328). Temporäre Veränderungen können durch Diffusion von Blutpigmenten in das Zahnbein bedingt sein. Verfärbt sich nach einem Unfall ein Zahn gelb, so deutet das auf Obliteration des Pulpakavums hin. Verzögerungen der physiologischen Resorption sind dadurch nicht zu befürchten. Nachteiligen Einfluß nimmt die durch ein Trauma bedingte apikale Periodontitis mitunter auf die Mineralisation des Ersatzzahnkeimes. Mehr oder minder ausgeprägte Schmelzflecke legen dafür später Zeugnis ab. Intrusionen lösen manchmal Verletzungen des Schmelzbildungsorgans aus, die dann wiederum partielle Hypoplasien (Ausstanzungsdefekte) nach sich ziehen oder aber eine Stauchung des Zahnkeimes und so die Ent-

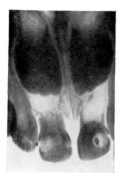
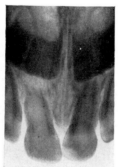

Abb. 328 Traumafolgen an oberen Milchinzisiven; unvollständiges Wurzelwachstum 61 und pathologische Wurzelresorption 51 nach Trauma im 2. Lebensjahr; unvollständiges Wurzelwachstum 51 mit Periodontitis chronica fistulosa und Zustand nach unkomplizierter Kronenfraktur 61 zwei Jahre nach Trauma

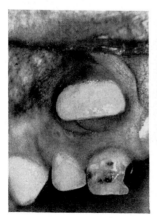
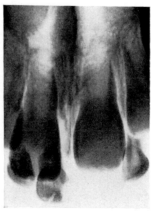

Abb. 329 Veränderte Durchbruchsrichtung 11 nach frühkindlichem Milchzahntrauma

wicklung von Sichelzähnen (Dilazeration) verursachen (s. I. 6.1.). Anormaler (Abb. 329) wie auch verzögerter Durchbruch einzelner Zähne können gleichfalls Spätfolgen einer Unfallverletzung sein.

18.2.2. Untersuchung, Indikation und Behandlung

Der unfallverletzte Milchzahn erfordert selten besondere therapeutische Maßnahmen. Die Sofortversorgung konzentriert sich im allgemeinen auf Schmerzbeseitigung, danach wird der weitere klinische Verlauf abgewartet.
In der ersten Sitzung dürfte die Untersuchung des Kindes dann Schwierigkeiten bereiten, wenn neben dem Milchzahntrauma Verletzungen der Weichgewebe mit Schwellungen und Blutungen vorliegen. Man sollte sich zunächst mittels gefühlvoller Palpation der zahnumgebenden Gewebe Klarheit über Art und Ausmaß der Verletzung verschaffen. Nur stark gelockerte, nicht mehr fest mit dem Zahnhalteapparat verbundene Zähne, bei denen die Gefahr der Aspiration besteht, sind sofort zu entfernen. Ansonsten werden lediglich die Wunden unter Lokalanästhesie gereinigt und chirurgisch behandelt. Bei schweren Komplikationen empfiehlt sich antibiotische Abschirmung. Die Eltern von Kleinkindern sind anzuweisen, die Wunde laufend zu reinigen. Ältere Kinder veranlaßt man zu Mundspülungen mit adstringierenden Lösungen (Kamillenextrakt). Im Verlaufe von 6 bis 8 Tagen kommt es dann zur Rückbildung der Weichgewebsödeme. Rißwunden verheilen verhältnismäßig gut per granulationem. In der nächsten Sitzung ist eingehende Information über den eingetretenen Schaden möglich. Auf jeden Fall sollte eine Röntgenaufnahme die klinische Inspektion ergänzen.
Zwangsläufig wird das therapeutische Vorgehen weitgehend vom Entwicklungs- und Resorptionsstand des Zahnes bestimmt. Traumatisierte Zähne mit noch nicht abgeschlossenem Wurzelwachstum haben die besten Chancen. Kommt es im Verlaufe von 3 oder 4 Wochen nicht zur Festigung des Zahnes, sollte man ihn extrahieren.
Frakturen sind an Milchzähnen selten. Handelt es sich um Absplitterungen des Schmelzes, ist zu verschleifen, bei freiliegendem Zahnmark wie auch bei Lokalisation der Fraktur im Wurzelbereich wird extrahiert.
Als häufigste Verletzungsform hat sich die Milchzahnluxation erwiesen. Sie kann unterschiedlich ausgeprägt sein. Von leichteren Verletzungen nehmen die Eltern vielfach keine Notiz, so daß man sie erst dann zu Gesicht bekommt, wenn bereits apikale Komplikationen vorliegen. Obgleich der Einfluß chronischer Prozesse auf die permanenten Zahnkeime nicht überbewertet werden sollte, ist es ratsam, möglichen Strukturstörungen durch radikales Vorgehen entgegenzuwirken. Lediglich bei der umgrenzten chronischen Periodontitis wird nach Kanalreinigung mit einer resorbierbaren Paste abgefüllt.
Bei ausgeprägten Subluxationen empfiehlt es sich, den Zahn durch Fingerdruck zu reponieren und evtl. mittels einfacher Kunststoffschiene zu fixieren, also ruhigzustellen. Eine Replantation luxierter Milchzähne könnte mehr schaden als nützen. Meist kommt der Patient damit ohnehin erst in die Sprechstunde, wenn es bereits zu spät ist.
Bei Intrusionen, die durch achsengerechte Krafteinwirkung auf den Milchzahn bedingt sind, wird dieser apikalwärts, häufig in die primitive Alveole des Ersatzzahnkeimes, hineingetrieben. Mitunter kommt er dabei unter das Niveau der Gingiva zu liegen (Abb. 330). Kompliziert wird die Verletzung durch entzündliche Schwellungen, Blutungen und Zerreißung der Weichgewebe. Wegen Schmerzhaftigkeit und Aufbißempfindlichkeit verweigern Kinder in solchen Fällen die Nahrungsaufnahme. Auch

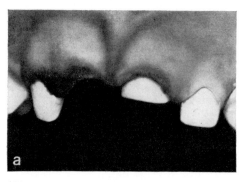 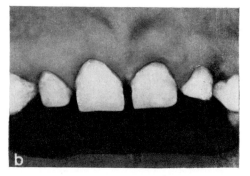

Abb. 330 Normale Einstellung (b) der intrudierten mittleren Milchinzisiven; ohne Behandlung (a)

bei derartigen Unfallverletzungen gilt abwartendes Verhalten unter Berücksichtigung der gegebenen Hinweise als die beste Lösung. Jeder Versuch der Extraktion oder Reponierung ist in der akuten Phase fehl am Platze. Eine alte klinische Erfahrung besagt, daß intrudierte Zähne nach einiger Zeit erneut durchbrechen und ihren Platz in der Zahnreihe einnehmen.
Kieferorthopädische Behandlung luxierter oder intrudierter Milchzähne macht sich kaum notwendig, doch erfordern sowohl deutliche Unfallfolgen, als auch Bagatelltraumen eine Dispensairebetreuung der Kinder bis zum Abschluß der ersten Phase des Wechselgebisses, um bei eventuellen Folgen an den bleibenden Zähnen rechtzeitig und zielstrebig eingreifen zu können. In diesem Zusammenhang können planmäßige Entfernung geschädigter Zähne und anschließender kieferorthopädischer Lückenschluß angebracht sein.
Traumatische Verluste von Milchschneidezähnen bleiben ohne nachteilige Folgen auf die Gebißentwicklung, wenn sie das voll ausgebildete Milchgebiß betreffen. Sind im Seitenzahngebiet jedoch noch nicht alle Milchzähne durchgebrochen, können Frontzahnlückenverengungen eintreten. Bei Kindern, die jünger als $2^{1}/_{2}$ Jahre sind, kann man dem kaum entgegenwirken; man muß abwarten. Im allgemeinen ist eine therapeutische Entscheidung auch erst im Wechselgebiß erforderlich.

18.3. Frakturen der Kiefer

Häufigste Ursachen von Kieferfrakturen bei Kindern sind Stürze bei Spiel und Sport. Verkehrsunfälle, Sturz aus größerer Höhe oder Aufschlagen auf einen mit dem Mund gehaltenen Fremdkörper kommen seltener vor. Der Heilungsprozeß verläuft aufgrund guter Regenerationsfähigkeit des kindlichen Organismus in der Regel schnell und günstig.

18.3.1. Frakturen des Alveolarfortsatzes

Sie sind bei den Kindern die häufigste Frakturform und treten überwiegend im Oberkiefer auf, meist bedingt durch direkte Krafteinwirkung, oder vertikale, die Achse des Zahnes betreffende. Gewöhnlich geht der Bruch aus von der Alveole, verläuft zunächst schräg oder vertikal, um dann abzubiegen und sich horizontal über den Zahn oder der Wurzelspitze fortzusetzen. Die Zähne bleiben unverletzt, werden luxiert oder frakturieren. Das Bruchstück ist mehr oder minder verschoben, mitunter stark

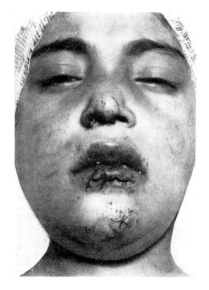
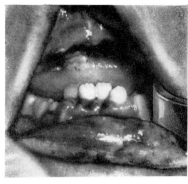

Abb. 331 Rißwunde der Unterlippe und Kinnhaut; Subluxation 11, Luxation 21, Intrusion 22 und Alveolarfortsatzfraktur im Bereich 42–32

disloziert und beweglich, wobei dann auch die deckenden Weichteile verletzt sind. Schon bei einfachen, oralwärts dislozierten Frakturen kommt es in der Regel zur Zerreißung der vestibulären Schleimhaut (Abb. 331). Die Behandlung erfolgt entsprechend dem klinischen und röntgenographischen Befund. Bei Alveolarfortsatzfrakturen im *Milchgebiß* mit unbeschädigten Zähnen, unverletzter Schleimhaut und ohne auffällige Dislokation, wird für 14 bis 21 Tage mittels einfacher Drahtligatur oder einer Schiene aus schnellhärtendem Kunststoff immobilisiert. Oft kann man die Ruhigstellung des Bruchstückes schon durch Fixierung der Kiefer auf der gesunden Seite erreichen. Sind die umgebenden Weichteile verletzt und die Fragmentenden disloziert, machen sich Reposition, Versorgung des Mukoperiosts und Immobilisation notwendig. Dabei ist besondere Vorsicht geboten, gilt es doch, alle am Periost haftenden Teile, insbesondere die permanenten Zahnkeime, vor Beschädigung zu bewahren.

Alveolarfortsatzfrakturen im *bleibenden Gebiß* werden auf ähnliche Weise versorgt, allerdings bedarf es hier der Immobilisation für etwa 3 bis 5 Wochen. Sensibilitätsprüfung der Zähne ist nach abgeschlossener Heilung unerläßlich. Gehen Zähne oder Bruchstücke verloren, so werden die scharfen Ränder des benachbarten Knochens geglättet, die Wunde vernäht. Verheilt der Alveolarfortsatz in falscher Stellung, muß eine kieferorthopädische Nachbehandlung erfolgen.

18.3.2. Frakturen des Unterkiefers

Der Unterkiefer frakturiert entweder direkt am Ort der Krafteinwirkung oder aber in einem entfernteren Bereich. So kann ein Sturz auf das Kinn Frakturen eines oder beider Gelenkfortsätze zur Folge haben. Infolge der Elastizität des kindlichen Knochens und des festeren Periosts bricht der Kiefer verhältnismäßig oft nur an (unvollständige Fraktur). Bei völliger Kontinuitätsunterbrechung spricht man vom kompletten Bruch, der eine, zwei oder mehrere Frakturlinien aufweisen kann (Abb. 332). Von außerordentlicher Wichtigkeit ist dabei die Lokalisation des Bruches. Er verläuft entweder in der unmittelbaren Umgebung des Zahnkeimes oder durchquert und verletzt diesen. Da Heilungen selbst bei Ostitis der Bruchflächen noch möglich sind, sollte

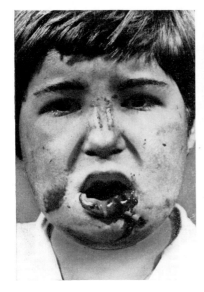
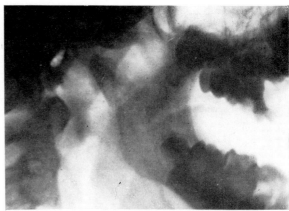
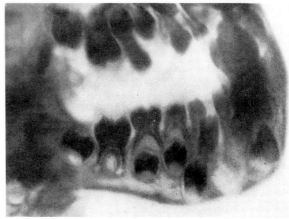

Abb. 332 Riß- und Quetschverletzung der Unterlippe wie auch des Kinns bei dreifacher Fraktur des Unterkiefers; Fraktur des linken Gelenkhalses, des rechten Gelenkköpfchens und des Unterkieferkörpers zwischen 72 und 73

man erst nach eingetretener Nekrose extrahieren. Vereiterte Zahnkeime werden sequestriert.

Im Kindesalter überwiegen zwar einfache Frakturen mit unverletzter Schleimhautbedeckung, doch kann stärkere Krafteinwirkung Zerreißungen der Schleimhaut, der kieferumgebenden Weichteile wie auch der Haut zur Folge haben. Die Fraktur ist dann sowohl zur Mundhöhle hin als auch nach außen offen, und somit der Gefahr einer direkten Infektion ausgesetzt (komplizierte Fraktur). Die Erfahrung lehrt aber, daß selbst solche *komplizierten Frakturen* bei Kindern fast immer komplikationslos heilen. Ist gleichzeitig der Knochen zertrümmert *(Trümmerfraktur)*, muß man bestrebt sein, möglichst alle mit dem Periost verbundenen Bruchstücke zu erhalten, ebenso natürlich die Zähne und Zahnkeime in unmittelbarer Umgebung sowie direkt im Frakturbereich.

Am häufigsten kommen Frakturen im Vorschul- und Schulalter vor, doch sind auch intrauterine und sogenannte Geburtsfrakturen bekannt. Letztere können durch Zusammendrücken der Kiefer mit der Geburtszange entstehen, aber auch durch den Fingerzug in der Mundhöhle des Kindes, zur Flexion seines Kopfes. Ist die Widerstandsfähigkeit des Knochens durch Geschwülste, Entzündungen oder eine angeborene Bruchanfälligkeit herabgesetzt, sind pathologische Frakturen möglich.

Unterkieferfrakturen werden bei Kindern von den gleichen lokalen Symptomen begleitet wie bei Erwachsenen: Spontanschmerzen in Ruhelage und ihre Steigerung bei Mundöffnung, Schwellung im Frakturbereich sowie eine Funktionsstörung, die sich in Unfähigkeit zur Nahrungszerkleinerung äußert. Der Mund läßt sich weder normal öffnen noch schließen, die Sprache des Patienten ist näselnd und unverständlich. Ungewöhnliche Beweglichkeit, evtl. Krepitation, und Verschiebung der Bruchenden vervollständigen das Bild. Gehirnerschütterung wie auch traumatischer Schock sind in Verbindung mit Frakturen des Unterkiefers stellen.

Auch die Behandlung von Unterkieferfrakturen entspricht der bei Erwachsenen: Korrektur der Frakturenden und Immobilisation. Die Reposition muß umgehend erfolgen, bevor Muskelverkürzungen eintreten können, und solange der Bluterguß sowie die Reaktionen der Mundumgebung noch gering sind. Eine frühzeitige Korrektur ist bei Kindern schon wegen des wesentlich schnelleren Heilungsverlaufes notwendig, andernfalls bestünde die Gefahr des Verheilens der Bruchenden in falscher Stellung.

Gewöhnlich wird die Frakturkorrektur von Hand vorgenommen, lediglich bei größerer Verschiebung der Bruchstücke und alten Frakturen empfiehlt sich eine mechanische Reposition mittels Gummizügen. Bei Komminutivfrakturen mit Weichgewebeverletzung hingegen erfolgt die Einstellung der Bruchenden auf chirurgischem Wege, bei gleichzeitiger Versorgung des Weichgewebes. Die reponierten Kieferteile werden dann geschient und so bis zur völligen Heilung in der richtigen Lage gehalten. Zur Behandlung subperiostaler Frakturen, mit unbeweglichen und unverschobenen Fragmenten, genügt bei Kleinkindern (2 bis 4 Jahre) das Anlegen einer Gummimanschette oder auch eines Heftpflasterverbandes für 8 bis 12 Tage. Vollständige Frakturen mit größerer Verschiebung und Beweglichkeit bedürfen der Drahtschienung und intermaxillären Fixierung über 14 bis 21 Tage. Bereitet die Befestigung einer Schiene – infolge kleiner Milchzähne oder teildurchgebrochener bleibender Zähne – Schwierigkeiten, so immobilisiert man die Kiefer mittels schnellhärtendem Kunststoff. Auf diese Weise kann auch die interdentale Drahtfixierung zwischen beiden Kiefern wirksam vervollständigt werden. Zur Nachbehandlung schlecht verheilter, Okklusionsstörungen bewirkender Frakturen, hat sich die Verwendung des ANDRESEN-HÄUPL-Gerätes bewährt.

Knochennähte sind im Kindesalter bei Frakturen des Unterkiefers nur ausnahmsweise zulässig, da die Gefahr der Zahnkeimschädigung und ostitischer Komplikationen besteht, in deren Folge Abszedierung und Eliminierung der Drahtnaht möglich wäre. Extraorale Schienen (ROGER und ANDRESEN) werden zur Behandlung von Frakturen des Gelenkköpfchens oder -fortsatzes heute kaum noch angewandt. Bei Kleinkindern sind die Heilungstendenzen nach Gelenktraumen ohnehin gut, wenn rasch für die Sicherung der Normalokklusion Sorge getragen wird.

Bei komplizierten Unfallfolgen im Gelenkbereich stellen sich häufig Wachstumsstörungen ein, die zu Gesichtsasymmetrien führen. Teilsymptome im Gebiß sind dann einseitiger Kreuzbiß, Rückbiß, Mittellinienverschiebung, Protrusion oder Engstand. Eine kieferorthopädische Behandlung solcher Gebißanomalien bringt jedoch kaum Nutzen, da das Gesichtswachstum dadurch nicht beeinflußbar ist. Nach Abschluß des Zahnwechsels wird man sich in solchen Fällen mit einer Kompromißtherapie begnügen müssen.

18.3.3. Frakturen des Oberkiefers

Man beobachtet sie bei Kindern selten, und nur als Folge sehr starker Krafteinwirkung auf den Gesichtsschädel (Hufschlag eines Pferdes oder bei Verkehrsunfällen). Meist sind dann auch noch andere Gesichtsknochen frakturiert, so daß eine Klassifikation

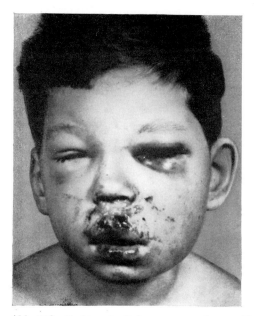 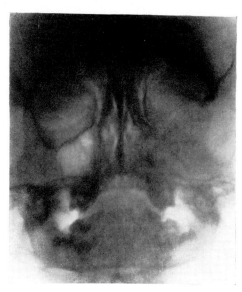

Abb. 333 Fraktur des linken, zygomatiko-maxillären Komplexes

nach LE FORT kaum möglich ist (Abb. 333). Häufig handelt es sich um Komminutivfrakturen, evtl. verbunden mit einer Commotio oder Contusio cerebri. Die Weichteile im Bereich der Gewalteinwirkung dürften fast immer gequetscht und lazeriert, das Mukoperiost der Mundhöhle zerrissen sein. Nasenknochen und -scheidewand weisen in der Regel gleichfalls Frakturen auf, ebenso der Jochbogen. Er ist oft in einige Teile zerbrochen oder im ganzen in den Nasopharyngealraum hineingedrückt. Die Zähne können herausgeschlagen, zwischen den Knochenfragmenten verkeilt oder frakturiert sein. Frakturen werden stets von starken Mund- und Nasenblutungen begleitet.
Die Behandlung muß sich einseits nach der vorliegenden örtlichen Situation, andererseits nach dem Allgemeinzustand des Kindes richten. Sie besteht in Blutstillung, Reinigung der Mundhöhle von Fremdkörpern und Blutkoagula, Weichgewebeverschluß sowie Reposition und Immobilisation der frakturierten Knochen. In Fällen von Gehirnkomplikationen macht es sich erforderlich, zunächst das Abklingen der Symptome abzuwarten, und erst dann die definitive Versorgung der Fraktur vorzunehmen. Reposition und Immobilisation des Oberkiefers wie auch jedes anderen Gesichtsknochens erfolgen unter Anwendung der üblichen Methoden. Zurückgebliebene Okklusionsstörungen werden mit kieferorthopädischen Geräten nachbehandelt, verlorengegangene Zähne ersetzt.

18.3.4. Schußverletzungen der Kiefer

Sie verdienen gleichfalls Aufmerksamkeit (Abb. 334). Bei Frakturen, die von einem Durchschuß verursacht wurden, ist das Gewebe im Ein- und Ausschußbereich schonend zu exzidieren und – wenn möglich – die Verletzung des Knochens wie auch seiner unmittelbaren Umgebung zu revidieren. Die mit dem Periost noch verbundenen Absplitterungen werden belassen und reponiert, abgelöste, frei in der Wunde liegende

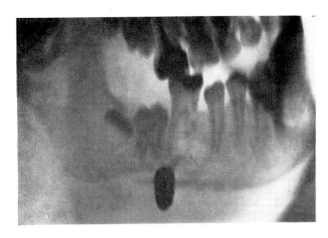

Abb. 334 Schußverletzung des linken Unterkiefers

Knochensplitter hingegen entfernt. Vor dem Vernähen der Weichteile führt man in die Operationswunde einen Drain. Gelockerte Zähne sind zunächst für 14 bis 21 Tage starr, anschließend für 7 bis 10 Tage mit intermaxillären Gummizügen elastisch zu immobilisieren.

Besonders sorgfältiger Behandlung bedürfen Schußverletzungen, die mit Weichteil- und Knochenverlust einhergehen (Abb. 335). Hierbei ist es ratsam, lediglich nekrotische Gewebsteile und völlig freiliegende Knochensplitter zu entfernen, die übrigen Weichteile aber, selbst stark zerrissene, zum Defektverschluß bzw. zur Deckung der Knochenstümpfe zu verwenden. Die definitive Behandlung solcher Verletzungen erfolgt etappenweise. Zuerst gilt es, die mesio-distalen Kieferbeziehungen der Fragmente durch Reponierung wiederherzustellen. Erst nach deren starrer Immobilisierung werden die Weichteildefekte plastisch gedeckt (Rundstiellappen, indische Plastik), der Hartgewebsverlust des Kiefers durch ein freies Knochentransplantat ersetzt. Für die weitere Gebißentwicklung ist durch kieferorthopädische Maßnahmen Sorge zu tragen. Später macht sich evtl. die Anfertigung eines festsitzenden oder herausnehmbaren Ersatzes notwendig.

18.3.5. Verletzungen der Weichteile

Weichteilverletzungen beruhen auf den gleichen Ursachen wie Frakturen. Verkehrsunfälle, Schußverletzungen sowie Schädigungen nach traumatischen, chemischen und physikalischen Einwirkungen spielen ebenfalls eine Rolle. Zur Ersten Hilfe gehören grobe Reinigung der Wundumgebung und Anlegen eines Druckverbandes. Während bei kleinen Gesichtswunden das Auflegen salbenfreien sterilen Mulls ausreicht, werden bei größeren, stark blutenden Wunden Blutstillung durch Druck bzw. durch Annäherung der Wundränder mittels Heftpflaster oder Gefäßunterbindung notwendig. Gesichtswunden teilt man wie folgt ein:
1. Einfache Wunden: Abschürfungen, verbunden mit Eindringen von Fremdkörpern, Quetschungen, Schnittwunden, Riß-Quetschwunden, Stichwunden
2. Wunden mit Gewebeverlust (Verlustverletzungen)
3. Durchtrennungswunden.

Abschürfungen entstehen durch Verlust der oberen Hautschichten. Um die Ausbildung pigmentierter Narben bzw. verunstaltender Tätowierungen zu vermeiden, gilt es den Abschürfungsbereich gut zu reinigen. Zur Fremdkörperentfernung (feiner Sand,

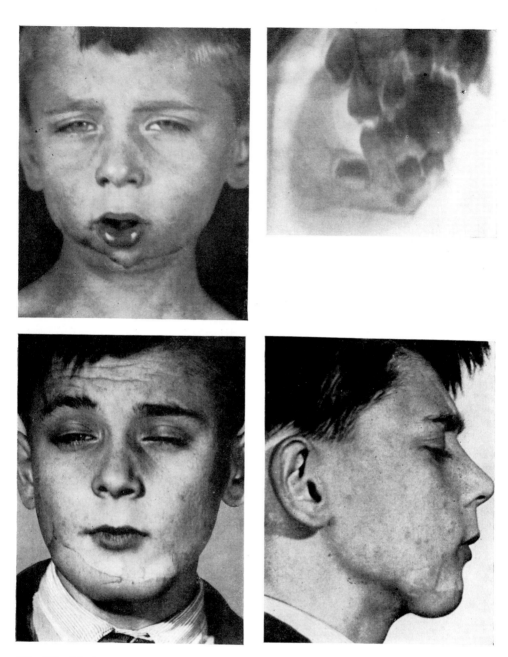

Abb. 335 Schußverletzung mit Kinnabschuß (im Kindesalter) und Spätresultat nach Rekonstruktion der Weich- und Hartgewebe

Staub usw.) können ein scharfes Bürstchen oder auch die Kante eines Messers dienen, bei gleichzeitiger scharfer Spülung mit steriler physiologischer Kochsalzlösung und anschließendem Salbenverband.

Bei durch stumpfen Aufprall entstandenen *Quetschwunden* mit erhalten gebliebener Kontinuität der Haut bildet sich ein Hämatom, das mittels essigsaurer Tonerde (Umschläge) oder Punktion behandelt wird. Charakteristisch für *Schnittwunden* ist, daß sie die Haut, aber auch tiefer liegende Gewebebereiche durchtrennen und scharfe Ränder aufweisen. Fremdkörper sind unter Wundspreizung zu entfernen. Der Wundverschluß erfolgt vom Boden zum Rand, ohne Exzision.

Quetsch- und *Riß-Quetschwunden* unterscheiden sich von Schnittwunden durch Unebenheiten der Wundränder, die durch Schnittkorrektur begradigt werden müssen.

Stichwunden haben glatte Ränder und weisen mitunter Verunreinigungen auf. Ihre Versorgung entspricht der von Schnittwunden.

Schußverletzungen sind praktisch immer infiziert. Ihre Behandlung besteht im Entfernen nekrotischer Bereiche und Fremdkörper, in Wundtoilette und Drainage.

Eine primäre Naht sollte man bei Gesichtswunden innerhalb von 24 Stunden legen, nur ausnahmsweise von 48 Stunden. Danach ist die Wunde ödematös verändert und infiziert. Sie muß dann zu einer primären Sutur vorbereitet werden, die nach weiteren 2 bis 3 Tagen erfolgt. Ältere, also infizierte Wunden reinigt man zunächst, um nach 4 bis 7 Tagen eine Korrektur bzw. die Schließung der Wundränder vorzunehmen (sekundäre Sutur).

Wunden mit Gewebeverlust sind meist durch Zerreißungen und Quetschungen kompliziert. Ihre Behandlung erfordert sorgfältige Entfernung aller Fremdkörper, einwandfreie Wundtoilette, vorsichtige Blutstillung und Schonung aller Gewebeteile. In Erstbehandlungen kann man fehlende Haut mitunter durch freie Hautlappen ersetzen.

Bei penetrierenden Wunden handelt es sich vorwiegend um Schußverletzungen der Weichgewebe, Kiefer und Schleimhäute, die nicht selten Kommunikationen der Mundhöhle zur Nasen- oder Kieferhöhle bzw. nach außen entstehen lassen. Die Behandlung umfaßt Wundverschluß durch Vernähen der Mundschleimhaut, Reposition und Fixation der Kieferfragmente, Verschluß der Hautwunde sowie Drainage der Höhlen und Weichgewebewunden.

Durch *Biß* verursachte *Zungenverletzungen* treten in der Regel als kleine, begrenzte Wunden des Zungenrandes bzw. -rückens in Erscheinung, die keiner Behandlung be-

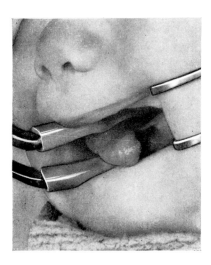

Abb. 336 Bißverletzung des Zungenrandes

dürfen. Größere tiefreichende, stark blutende Wunden kommen seltener vor. Ihre Versorgung erfordert Gefäßunterbindung und Vernähen der oberflächlichen Schichten (Abb. 336).

Durch Fallen auf einen scharfen Gegenstand entstehen häufig Verletzungen des Mundbodenbereichs. Es sind *Rißwunden*, die manchmal bis in die Mundhöhle reichen, neben der üblichen Versorgung also Drainierung erfordern. Bei Verletzungen des weichen Gaumens durch in die Mundhöhle eingeführte Gegenstände (überwiegend Rißwunden) genügt es, die Wundränder zusammenzufügen und zu vernähen.

Bißwunden unterscheiden sich von den besprochenen Wunden durch starke Kontamination, der Gefahr der Infektübertragung vom Tier auf den Menschen und die Wundart. Es kann sich sowohl um oberflächliche Abschürfungen und Kratzwunden handeln als auch um Rißwunden oder umfangreiche Defekte mit Zerschmetterung der Weichgewebe und Knochen, bzw. Verlust hervorstehender Gesichtsteile (Nase, Ohrmuschel).

Die Therapie ist abhängig von der Art der Verletzung, ähnlich wie bei einfachen Wunden. Größere Exzisionen und Wunddrainage bilden die Regel. Flache Wunden werden mit einem freien Hautautotransplantat gedeckt, verlorengegangene Weichgewebsbereiche erst nach Heilung der ursprünglichen Wunde definitiv ersetzt. Unerläßlich sind Gaben von Antibiotika und Antitetanusserum.

Bei Verletzungen durch *Schlangenbiß* dürfte es sich meist um den Biß einer Kreuzotter handeln, der im Gesichtsbereich sehr gefährlich sein kann. Charakteristisch sind zwei feine, etwa 1 cm voneinander entfernte Einstiche, anfangs geringe Schwellung, ins Violette tendierende Verfärbung der umgebenden Haut und starke Schmerzhaftigkeit. Die Schwellung breitet sich innerhalb weniger Stunden über das ganze Gesicht aus. Eingedrungene Toxine nehmen umgehend Einfluß auf das Atem- und Vasomotorenzentrum und können binnen weniger Minuten Atembeschwerden, Unpäßlichkeit, Schüttelfrost, Mundtrockenheit und Schwächeanfälle bewirken. Das Kind ist erschöpft, sein Puls schnell und schwach, kalte Schweißausbrüche sind typisch.

Die Behandlung muß sofort einsetzen. Zunächst wird sowohl intramuskulär als auch im Verletzungsbereich Antiserum injiziert, letzterer außerdem mit Procain umspritzt, um durch die Blockade der Nervenendigungen neurotoxischen Wirkungen des Schlangengiftes vorzubeugen. Ferner empfehlen sich Diszision oder Exzision der Einbißstelle und bei ausgeprägten Allgemeinsymptomen Verabreichung von Lobelin, Prostigmin®, Pilocarpin, wenn nötig auch Bluttransfusion.

Durch unachtsamen Umgang mit Tintenstift verletzen sich vornehmlich Schulkinder. Meist dringt dabei die Spitze des Tintenstiftes in die Unterhaut ein, wo sie abbricht. Im Auflösungsbereich entwickelt sich dann ein Abszeß, den weder lokal noch allgemein auffällige Symptome begleiten. In solchen Fällen sind Revision der Einstichstelle (Exzision des verfärbten Gewebes) sowie des Abszesses, Inzision und Drainage angezeigt.

Zu *Gesichtsverbrennungen* durch Feuer, Dampf oder Begießen mit kochenden Flüssigkeiten kommt es bei Kindern nicht selten. Man unterscheidet vier Verbrennungsgrade gekennzeichnet durch das gemeinsame Symptom eines sich in wenigen Stunden über das ganze Gesicht ausbreitenden Ödems. Beim 1. Grad der Verbrennung treten Hautrötungen auf, die manchmal eine vorübergehende Hyperpigmentation zur Folge haben, ansonsten aber heilen, ohne Spuren zu hinterlassen. Für Verbrennungen 2. Grades ist Blasenbildung typisch. Innerhalb von drei bis vier Wochen erfolgt Spontanheilung, doch bleiben erhebliche Narben und Pigmentveränderungen zurück. Verbrennungen 3. Grades charakterisieren aschgraue, gelbe oder braunschwarze Schorfe. Sie heilen nach mehreren Wochen unter kontrahierender Narbenbildung, die zu Lippen- oder Augenlidektropie, aber auch zur Deformierung der Nase bzw. sogar des ganzen Gesichtes führen kann. Mitunter werden dadurch Entwicklungshemmungen der Kiefer

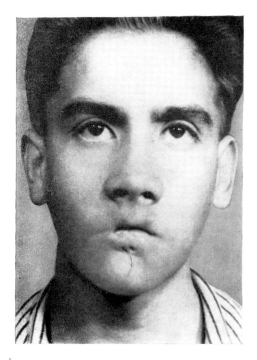

Abb. 337 Stenose der Mundöffnung nach Stromverbrennung

sowie Funktionsstörungen des Gebisses verursacht. Eine Verbrennung 4. Grades schädigt darüber hinaus auch Muskulatur und Gesichtsknochen, was den Allgemeinzustand des Patienten insofern noch verschlechtert, als sich die Abstoßung des nekrotischen Gewebes über mehrere Monate hinziehen kann. In der Regel bleiben schwere, entstellende Deformationen zurück, erhebliche Funktionsstörungen, oft aber auch daraus resultierende psychische Hemmungen und Angstreaktionen.

Bestimmend für die Art der Behandlung ist der Verbrennungsgrad. Grundsätzlich aber wird zunächst ohne Verband begonnen; die verbrannten Bereiche bleiben der Luft ausgesetzt. Bei Verbrennungen 1. und 2. Grades kann man die Krustenbildung durch Infrarotbestrahlung oder Puderapplikation beschleunigen. Bei Verbrennungen 3. und 4. Grades, wie auch bei infizierten Wunden, empfiehlt sich nach 14 Tagen ein Umschlag mit Borwasser oder Kamille. In jedem Falle sind Antibiotika allgemein und lokal zu applizieren. Die Nekrosen lassen sich dann leichter entfernen. In der 3. Woche erfolgt Deckung mittels eines Hautautotransplantates.

Gesichtsverätzungen haben sich bei Kindern ebenfalls als verhältnismäßig häufiger Befund erwiesen. Säureverätzungen lösen eine trockene Nekrose aus, Laugenverätzungen hingegen eine kolliquierende, ödematöse. Nur rechtzeitige Neutralisation vermag die Auswirkungen einzudämmen.

Verbrennungen durch *elektrischen Strom* ziehen sich vor allem Kleinkinder zu, indem sie einen stromführenden Draht in den Mund nehmen. Die Verletzungen sind dann vorwiegend an den Lippen, im Mundbereich oder auf der Zunge lokalisiert und evtl. mit Verbrennungen 3. oder 4. Grades identisch. In solchen Fällen bleiben schwere, verunstaltende Deformierungen und funktionelle Störungen nicht aus. Infolge Stenose der Mundöffnung kann beispielsweise sowohl die Nahrungsaufnahme als auch die Sprechfunktion erheblich beeinträchtigt sein (Abb. 337). Die Behandlung erfolgt in gleicher Weise wie bei allen anderen Verbrennungen. Bei lokal begrenzten Prozessen (z. B. Lippe) sind keilförmige Exzision der Nekrose und Wundsutur ratsam.

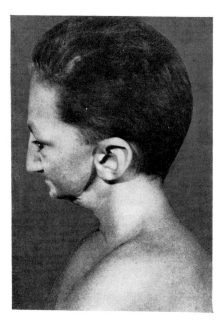 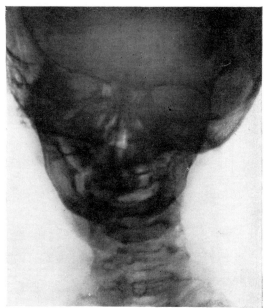

Abb. 338 Schwere Schädigung der Gesichtsweichteile und -knochen nach Röntgenbestrahlung (Patient im Alter von 12 Jahren)

Röntgen- und Radiumbestrahlungen, wie sie bei Kindern zur Tumorbehandlung (Hämangiom, eosinophiles Granulom usw.) angewandt werden, können akute oder chronische Schädigungen der Haut, der Schleimhaut, des Kieferknochens aber auch des Gebisses (Abb. 338) verursachen. Bereits während der Bestrahlung oder in den ersten Wochen danach auftretende Veränderungen zeigen sich auf der Haut als Erytheme, die einer Sonnenverbrennung ähneln, auf der Mundschleimhaut als Enantheme. Weitere Stadien sind dann die exsudative Epidermitis und an der Schleimhaut die Stomatitis. Auf der Epidermis werden Rötung, gegebenenfalls Schwellung, Juckreiz und schließlich Schmerz bemerkbar, später eine Pigmentänderung, die über Monate anhalten kann. An der Mundschleimhaut entwickeln sich weiße oder gelbliche, fibrinöse, leicht infizierbare Beläge. Alle durch Strahlenschäden bedingten Haut- und Schleimhautveränderungen haben temporären Charakter, chronische Schädigungen gelangen erst nach Monaten oder Jahren zur Beobachtung. Die Haut ist dann trocken, atrophiert, ungewöhnlich pigmentiert, von feinen Varikosen und Teleangiektasien durchsetzt. Selbst Rhagaden und Geschwüre sind möglich. Desquamation, Nekrose und Atrophie der Mundschleimhaut ergänzen das Bild. Erfolgte eine Schädigung der Speicheldrüsen, äußert sie sich in Reduktion der Speichelsekretion, Sklerosieren der Muskulatur und evtl. Nekrotisieren der Kieferknochen. Um eine besonders schwere Komplikation handelt es sich bei Osteoradionekrose, weil diese in der Mundhöhle Infektionen begünstigt, aber noch häufiger Osteomyelitiden mit langsamer Sequestration und Heilung.
Kieferbestrahlungen während der Entwicklungsphase können Knochen- und Gebißschäden nach sich ziehen. Infolge des Eingriffs in die Wachstumszentren stagniert unter Umständen die Kieferentwicklung, was wiederum die verschiedenartigsten Kieferdeformitäten bedingt (eingefallenes Gesicht bei Oberkieferschäden, Mikrogenie und Vogelgesicht bei Unterkieferschäden (s. Abb. 338). Eine Schädigung der per-

manenten Zahnkeime kann deren Entwicklungshemmung zur Folge haben. Das Wurzelwachstum wird unterbrochen, die Wurzeln bleiben kurz und spitz. Das Pulpakavum kann fehlen oder hartgewebig obliteriert sein, der Zahndurchbruch erfolgt mitunter vorzeitig.

Die Behandlung bleibender Strahlenschäden ist wenig effektiv und erfordert sehr großen Aufwand. Man sollte ihnen durch enge Zusammenarbeit mit dem Radiologen weitestgehend vorbeugen.

18.4. Erste Hilfe bei Kiefer- und Gesichtsverletzten

Unter Erster Hilfe versteht man alle Maßnahmen, die unmittelbar nach einem Unfall notwendig sind, um das Leben des Verletzten zu erhalten. Sie werden entweder noch am Unfallort eingeleitet oder in einer Fachklinik getroffen. Freihaltung der Atemwege, Blutstillung, Schockbekämpfung und Wundversorgung sind die wichtigsten Aufgaben der Ersten Hilfe, die – falls kein Arzt verfügbar ist – auch von Laien geleistet werden kann.

Im Hinblick auf die Erhaltung des Lebens wie auch auf den Erfolg der weiteren Behandlung des Verunglückten kommt der Laienhilfe, die meist direkt am Unfallort erfolgt, besonders große Bedeutung zu. Sie richtet sich in erster Linie darauf, der Erstickungsgefahr vorzubeugen. Nachdem in der Mundhöhle vorhandene Fremdkörper entfernt wurden, bringt man den Verletzten in stabile Seitenlagerung und stützt seine Stirn ab. Bei Rückenlage muß der Kopf seitlich, über eine Halsstütze nach hinten, unten gelegt werden. Leichte Blutungen stillt man durch Auflegen von Mullstreifen, stärkere mittels digitaler Kompression der entsprechenden Gefäße. Blutungen aus dem Frakturspalt lassen sich durch Annäherung der Bruchenden und deren Fixierung mittels Heftpflaster zum Stehen bringen. Der Verunglückte ist mit Decken oder Kleidungsstücken gut zuzudecken, vor allem, wenn er einen Schock erlitten hat. Weiter ist es erforderlich, ihm Flüssigkeit zu verabreichen, vorausgesetzt, daß er bei Bewußtsein ist. Beim Transport, der immer im Beisein einer Begleitperson erfolgen sollte, gilt es vor allem, auf sorgsame Lagerung des Verletzten zu achten.

Die vom Arzt zu leistende erste Hilfe geht weit über diese Maßnahmen hinaus. Bei Erstickungsgefahr sind zunächst alle Fremdkörper aus Mundhöhle und Rachenraum zu entfernen, die zurückgesunkene Zunge wird fixiert, das Blut aus den oberen Atemwegen abgesaugt und bei Vorliegen eines Mundbodenhämatoms für Abfluß Sorge getragen. Lassen sich die oberen Weichteile auf diese Weise nicht frei machen, so bedarf es einer Koniotomie oder Tracheotomie. Vorliegende Blutungen werden durch digitale Kompression gestillt. Gelingt dies nicht, macht es sich notwendig, die verletzten Gefäße oder auch die äußere Halsschlagader zu unterbinden. Bei Nasenblutungen tamponiert man die vordere bzw. hintere Öffnung der Nasenhöhle. Die genannten operativen Maßnahmen erfordern bestimmte technische und fachliche Voraussetzungen, kommen also am Unfallort nicht in Frage.

Hat der Verletzte einen Schock erlitten, ist aber bei Bewußtsein, wird er in einem ruhigen Raum waagerecht hingelegt, zugedeckt und mit warmen Flüssigkeiten versorgt. Der eingetretene Flüssigkeitsverlust kann durch Verabreichung von Tee, Kaffee oder Obstsäften, gegebenenfalls auch von physiologischer Lösung ausgeglichen, der Plasmaverlust mittels Blut- oder Plasmatransfusion behoben werden. Bei starkem Blutverlust ist eine sofortige Transfusion unumgänglich. Zur Schmerzbekämpfung sind Analgetika oder Prokain geeignet; aber auch die Vagosympathikus-Blockade nach WISCHNEWSKIJ hat sich bewährt.

Im Verlauf verschiedener Erkrankungen, insbesondere von Herzkrankheiten, Unfällen durch Strom- oder Blitzschlag, Verletzungen durch chemische Substanzen bzw. Traumen, wie auch bei Erstickungsgefahr, kann plötzlich der Kreislauf versagen. Der Kranke verfällt dann in eine tiefe Bewußtlosigkeit, es kommt zu Atemstillstand sowie zum Schwinden des Puls- und Herzschlages. Die Pupillen werden weit und reagieren nicht mehr auf Lichteinfall. Blutungen aus offenen Wunden versiegen in solchen Fällen. Diese Periode des klinischen Todes dauert etwa 4 bis 6 min an, ehe sie in den biologischen Tod übergeht. Während dieser Zeitspanne benötigt der Kranke wirksame Hilfe. Sie muß sich vor allem darauf richten, die Sauerstoffversorgung des Organismus zu garantieren. Dies ist zu erreichen durch äußere Herzmassage und künstliche Beatmung; Maßnahmen, die auch entsprechend ausgebildete Laien durchführen können.

Unter äußerer Herzmassage versteht man das rhythmische Niederdrücken des Brustkorbes, also das Andrücken des Herzens an die Wirbelsäule. Dabei muß der Kranke in Rückenlage, auf einer harten, geraden Fläche liegen. Der Behandelnde kniet neben ihm. Nachdem man die Hände überkreuzt in Höhe des Schwertfortsatzes auf das Brustbein aufgelegt hat, drückt man den Brustkorb um einige Zentimeter nieder, und zwar in Richtung zur Wirbelsäule. Dadurch wird das Blut aus dem Herzen in die Gefäßbahnen gepreßt und damit der Blutumlauf künstlich angeregt. Während der Weitung des Brustkorbes nach Druckunterbrechung füllt sich das Herz erneut mit Blut. Der gesamte Vorgang muß in der Minute etwa 60- bis 80mal wiederholt werden Bei kleinen Kindern führt man die Herzmassage nur mit einer Hand aus.

Die künstliche Beatmung sollte gleichzeitig mit der Herzmassage sofort einsetzen. Gebräuchlichste manuelle Methode ist die nach HOLGER-NIELSEN. Diese Form der Atemspende beruht im Aufblasen der Lungen des Kranken mit Atemluft des Beatmers, entweder von Mund-zu-Mund, besser durch Mund-zu-Nase-Beatmung. Vor der künstlichen Beatmung muß man zunächst feststellen, ob die oberen Atemwege des Verletzten frei sind (Fremdkörper, Blutkoagula, Auswurf). Ist dies der Fall, wird der Kopf des Patienten auf der einen Hand weit nach hinten geneigt, die Zunge sowie der ganze Unterkiefer mit der anderen Hand vorgezogen und so die direkte Beatmung durchgeführt, am besten unter Dazwischenlegen eines Tuches. Der Atemrhythmus wiederholt sich 12- bis 15mal in der min. Die Mund-zu-Nase-Beatmung bietet den Vorteil, daß sie eine exakte Abdichtung der Atemwege durch den Verschluß des Mundes mit der den Kiefer haltenden Hand garantiert, die Atemwege optimal durchgängig sind und eine Aufblähung des Magens durch Reduzierung des Insufflationsdruckes vermieden wird. Besteht gleichzeitig Atem- und Kreislaufstillstand, muß man abwechselnd 2- bis 5mal je min mit dem Mund beatmen und im Anschluß jeweils 10- bis 30mal äußere Herzmassage durch Brustbein-Kompression ausüben. Bei kleinen Kindern ist Vorsicht geboten. Ihre Lungen dürfen nur so weit aufgeblasen werden, wie sich der Brustkorb bewegt. Zu starkes Dehnen könnte die Zerreißung der Lungenalveolen zur Folge haben.

Zur Freihaltung der Atemwege dient am bewußtlosen Patienten blinde Intubation mittels flexiblen Gummischlauches. Man muß heute von jedem Arzt erwarten können, daß er diese Maßnahme technisch beherrscht.

Sowohl Herzmassage als auch künstliche Beatmung sind in gleichmäßigem Rhythmus bis zur völligen Wiederkehr der Herz- und Atemtätigkeit bzw. bis zum Beginn der stationären Behandlung fortzusetzen. Sinnlos ist weiteres Bemühen nur, wenn sich bereits irreversible letale Symptome eingestellt haben.

18.5. Hinweise zur Versorgung Kiefer- und Gesichtsverletzter

Während unfallverletzte, luxierte wie auch frakturierte Zähne ambulant versorgt werden können, bedürfen Verletzungen der Weichteile, der Zunge und Kieferfrakturen einer Behandlung in speziellen stationären Einrichtungen, die über entsprechende technische Voraussetzungen verfügen.

Grundsätzlich sollte man solche Verletzungen unmittelbar nach dem Unfall behandeln. Kieferfrakturen sind gleichzeitig mit der chirurgischen Therapie der Weichteile – falls eine solche notwendig ist – zu versorgen. Fragmentstücke werden reponiert und immobilisiert. Auf diese Weise beugt man nicht nur möglichen Komplikationen der Bruchheilung vor (Ostitis, Osteomyelitis, Abszeß), sondern erzielt auch das beste funktionelle sowie ästhetische Ergebnis. Komplizierter ist lediglich die Behandlung mit größeren Weich- und Hartgewebeverlusten einhergehender Frakturen (s. III. 18.3.5.). Hier wird die Verabreichung von Antitetanusserum zur unumgänglichen Pflicht. Wurde das Kind bereits mit Anatoxin geimpft, macht sich eine Revakzination mittels 1 ml Anatoxin über 24 Stunden notwendig. Bei großen Verletzungen gibt man darüber hinaus Antitetanusserum (3000 E). Bisher ungeimpfte Kinder erhalten sowohl Anatoxin als auch Antitetanusserum.

Bei allen Kindern, bei denen erstmalig eine Applikation von Antitetanusserum erfolgen soll, muß zunächst in der Anamnese nach allergischen Krankheiten geforscht werden, um einem anaphylaktischen Schock vorzubeugen. Bei nachweisbarer Allergie ist es zweckmäßig, von der Verabreichung des Serums abzusehen, das Kind statt dessen nur mit Anatoxin zu impfen und die Wunde dann chirurgisch zu versorgen (Exzision). Scheint es hingegen angebracht, dennoch Antitetanusserum anzuwenden, so empfiehlt sich die stufenweise Durchführung des Subkutantests „trial doses". Dabei injiziert man 0,1 ml des Serums, das im Verhältnis 1:100 in physiologischer Kochsalzlösung gelöst wurde, und wartet dann 1 Stunde ab. Bei negativem Resultat werden weitere 0,1 ml Serum gegeben, diesmal in einer Verdünnung von 1:10. Erst nach einer weiteren halben Stunde darf dann der Test mit 0,1 ml unverdünntem Serum erfolgen.

Aus vorbeugenden Gründen finden bei allen Kieferfrakturen Antibiotika Anwendung. Empfehlenswert ist Penizillin, für dessen Dosierung das Alter des Kindes und die Verletzungsart bestimmend sein müssen.

18.6. Betreuung von Kindern mit Kieferfrakturen

Bei Kieferbrüchen erfordert die Ernährung des Patienten besondere Maßnahmen. In den ersten Tagen nach dem Unfall dürfte normale Nahrungsaufnahme wegen anhaltender Schmerzen kaum möglich sein. Man verabreicht dem Kind flüssige Nahrung, die es mit dem Löffel zu sich nehmen, langsam trinken oder durch die Zahnzwischenräume saugen kann. Ist Mundöffnung aufgrund der Kieferfixation nicht möglich, und liegen geschlossene Zahnreihen vor, so erfolgt die Nahrungszufuhr über ein hinter dem letzten Molaren eingeführtes Gummiröhrchen, das auf eine Schnabeltasse aufgesetzt wird. Bei Verletzungen des Mundbodens, des Rachenraumes oder Kehlkopfes muß der stationär zu betreuende Patient über eine Magensonde oder auf rektalem Wege ernährt werden, ergänzt durch subkutane Infusion und intravenöse Applikation hydrolysierten Eiweißes in Zuckerlösung. Nach einigen Tagen, noch während der Zeitspanne der intermaxillären Fixation, kann man dann zu halbflüssiger oder breiiger Nahrung übergehen. Selbstverständlich ist die energetische Vollwertigkeit jeder Ernährungsform zu gewährleisten. Das Sättigungsgefühl des Patienten und seine Gewichtskontrolle gelten als Kriterien.

Große Bedeutung als wichtiger Bestandteil der Behandlung von Kieferverletzten hat die Aufrechterhaltung der Mundhygiene, da bei ihnen die Selbstreinigung der Mundhöhle wegen Fixation entfällt. Zurückbleibende, faulende Nahrungsreste rufen Appetitlosigkeit sowie gastrointestinale Störungen hervor und verzögern somit die Gesundung des Patienten. Schwere Gingivitiden, ja selbst Abszeßbildung und Kieferentzündungen können durch mangelhafte Mundhygiene provoziert werden. Mundreinigung mittels scharfem Spray oder Flüssigkeitsstrahl ist daher nach jeder Nahrungsaufnahme unerläßlich. Speisereste entfernt man mit einer Pinzette oder mit einem watteumwickelten Stäbchen, das in 3%iger Wasserstoffperoxid-Lösung getränkt wurde. Außerdem sind regelmäßige Mundspülungen mit lauwarmem Wasser oder mit Kamillenlösungen empfehlenswert, aber auch Plaquebekämpfung mittels Chlorhexidin-Lösung (0,2 %) und Kariesprotektion mittels wiederholter Lokalapplikation von Fluoriden (III. 7.6.).

19. Prothetische Maßnahmen

Die zunehmende qualitative Verbesserung der kinderstomatologischen Betreuung bedingt, daß an alle stomatologischen Fachdisziplinen immer höhere Anforderungen gestellt werden. Das gilt auch für die prothetische Betreuung von Kindern. Im Vergleich zur prothetischen Therapie im Erwachsenenalter kommt es bei Kindern vor allem darauf an, den entwicklungsbedingten morphologischen und physiologischen Besonderheiten der oralen Strukturen Rechnung zu tragen. Wegen der wachstumsbedingten Veränderungen sind hier alle prothetischen Konstruktionen temporärer Natur und dürften keine Gewebeschädigungen hervorrufen.
Jeder Zahnersatz bei Kindern muß einerseits den grundsätzlichen Anforderungen – Funktion, Phonetik und Ästhetik – genügen, soll andererseits aber auch den normalen Abschluß der Zahn- und Kieferentwicklung erleichtern und somit orthodontisch-präventive Aufgaben erfüllen. Daraus ergeben sich zwangsläufig sehr enge Beziehungen zwischen der Kinderprothetik und der orthopädischen Stomatologie.
Die Hauptaufgabe der Prothetik besteht beim Kinde in der Schaffung bestmöglicher Voraussetzungen für eine definitive Therapie im Erwachsenenalter. Prothetische Restaurationen bei Kindern können also immer nur vorbereitende Maßnahmen für die spätere definitive Versorgung sein. Vornehmlich handelt es sich im Kindesalter entweder um die Rekonstruktion von Kronen einzelner Zähne oder um partiellen Zahnersatz. Darüber hinaus können bei Kindern prothetische Konstruktionen, wie Druckplatten zur Blutstillung nach Zahnextraktion, Fixationsschienen u. dgl. erforderlich werden.
Alle Arten von Zahnersatz wie auch prothetischer Konstruktionen für Kinder haben insofern ihre eigene Problematik, als sie – unabhängig von der eigentlichen Zweckbestimmung – stets die spezifischen Eigenschaften der Mundgewebe im jeweiligen Alter berücksichtigen müssen. Jede Konstruktion ist so zu gestalten, daß sie in späteren Entwicklungsphasen der Zähne und Kiefer ausgewechselt werden kann, selbstverständlich bei pulpaschonendem Vorgehen. Ersatz verlorengegangener Zähne darf weder die Kieferentwicklung im betroffenen Bereich hemmen, noch Pfeilerzähne gefährden. Die sinnvoll konstruierte Prothese muß sowohl die durch den Zahnverlust eingetretene Lücke schließen als auch die regelrechte Position der Pfeilerzähne und deren biologische Wertigkeit sichern, um auf diese Weise günstige Bedingungen für eine definitive Versorgung im Erwachsenenalter zu gewährleisten (Abb. 339). Besonderer Behutsamkeit bedürfen bei Kindern die Periodontalgewebe, da sie auf exogene Reize sehr empfindlich reagieren.

19.1. Rekonstruktion permanenter Zähne

Die klinische Krone kann durch äußere Einflüsse geschädigt werden (am häufigsten durch Karies oder Traumen). doch ist ihre Rekonstruktion oft auch aufgrund abnormer Formbildung (einschließlich Hypoplasien) indiziert oder wegen pathologi-

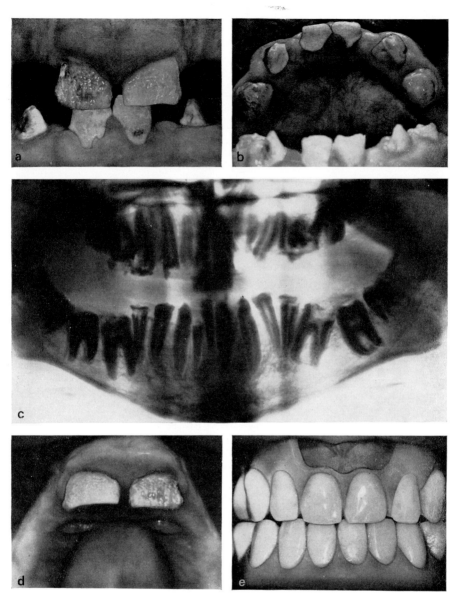

Abb. 339 Prothetische Zwischenlösung mit Coverdenture-Prothesen (e) bei 16jährigem Knaben mit Amelogenesis imperfecta (a) und (b) sowie Dentitio tarda (c); Zustand nach Extraktion der nur teildurchgebrochenen und teilweise tiefzerstörten Zähne im Oberkiefer (d) (Sammlung Erfurt)

scher Abrasionen, wie man sie bei bestimmten Entwicklungsanomalien der Zähne beobachtet (Dentinogenesis imperfecta u. a.).
Unabhängig von der Ursache, sollte der Ersatz verlorengegangener oder fehlender Zahnhartsubstanz in jedem Falle so bald wie möglich erfolgen. Maßgebend für diesen Grundsatz sind nicht nur ästhetische Aspekte, sondern vor allem die Notwendigkeit der Erhaltung günstiger Entwicklungsbedingungen. Für die zu wählende Form der

Rekonstruktion entscheidend sind der allgemeine Entwicklungsgrad des Gebisses, das Ausmaß des Defektes und der Zustand des Pulpa-Dentin-Systems.

19.1.1. Kronenrekonstruktion an vitalen Zähnen

Wichtigstes Anliegen aller rekonstruktiven Maßnahmen muß die Vitalerhaltung des Zahnmarkes sein. Insbesondere an Zähnen mit unvollständigem Wurzelwachstum bestimmen daher die Entfernung des Defektes vom Kavum, der Stand der Zahnentwicklung sowie das Ausmaß des Hartsubstanzverlustes die Art und Weise des Vorgehens. Unter Umständen kann schon ein verhältnismäßig kleiner Hartsubstanzdefekt die Pulpa gefährden, wenn nicht sorgsam genug verfahren wird.

Die Rekonstruktion von Kronen an vitalen Zähnen hat bei Kindern vor allem die Aufgabe, die Pulpa zu schützen und unerwünschten Wanderungen der Nachbarzähne bzw. der Antagonisten entgegenzuwirken. Plastmantelkronen sind für diesen Zweck am besten geeignet. Ihre Anwendung sichert in der Regel eine dauerhafte Retention des Dentinverbandes (Calciumhydroxid).

In frühen Entwicklungsstadien des kindlichen Gebisses, wenn schon bei leichter Präparation die Gefahr einer Schädigung des weit ausladenden Zahnmarkes besteht, empfiehlt es sich, nach schonender Präparation mit geringer Substanzabtragung und supragingivaler Präparationsgrenze stufenlose Schutzkronen aus Plastmaterial zu verwenden. Solche dünnwandigen Mantelkronen werden nach ringloser Abformung des Zahnes mit plastomeren Massen aus heißpolymerisiertem Plast auf einem Modell hergestellt. Nach der Präparation sollte man die abgeschliffenen Flächen zweckmäßigerweise mit Fluoridlösung (keine Aminfluoride!) refluoridieren. Nachdem der gefährdete Bereich mit Calciumhydroxidpaste überdeckt wurde, ist die Schutzkrone mit Phosphatzement zu befestigen. Sie sollte keinesfalls in den Subgingivalbereich reichen. In seltenen Ausnahmefällen, z. B. bei ausgeprägten Parafunktionen oder ungünstigen Bißverhältnissen, wird es erforderlich sein, für eine stabile Kronenrestauration zu sorgen. Dann ist eine dünnwandige Gußkrone aus Edelmetallegierung angezeigt. Diese haben allerdings den Nachteil ästhetisch ungünstigen Aussehens, was für den Patienten evtl. psychisch belastend sein könnte. Es ist deshalb unbedingt notwendig, sowohl dem Kinde selbst als auch seinen Eltern Sinn und Notwendigkeit dieser Schutzkrone in verständlicher Weise zu erklären. Selbstverständlich wird eine solche unschöne Krone nur über die erforderliche Zeit belassen und dann rechtzeitig für eine ästhetisch befriedigende Lösung Sorge getragen. Dafür müssen jedoch zwei Voraussetzungen gegeben sein: Die Wurzelentwicklung muß zumindest soweit fortgeschritten sein (Abb. 340), daß im Falle einer Komplikation die Durchführung einer endodontischen Behandlung möglich ist (bei Schneidezähnen in der Regel um das 11. bis 12. Lebensjahr). Der zweite bestimmende Faktor ist das anatomische Ausmaß der Kronenpulpa.

Zur definitiven Versorgung des Zahnes kann man erst übergehen, wenn die Pulpakammer im Kronenbereich soweit verkleinert ist, daß man Composite-Materialien applizieren oder die für eine Jacketkrone erforderliche Präparation vornehmen kann.

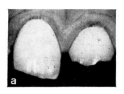 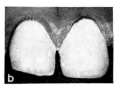

Abb. 340 Stufenlose Präparation von 21 nach Trauma (a) und provisorische Krone (b)

Bei größeren Hartsubstanzverlusten gilt als wichtigste Voraussetzung, daß die Bruchlinie im gesamten Ausmaß des Zahnes zumindest 2 mm entfernt vom Gingivarand verläuft. Auch der möglichst geringen Belastung des Zahnes durch den Antagonisten kommt erhebliche Bedeutung zu. In Abhängigkeit vom Bruchverlauf, dem Ausmaß des Hartsubstanzverlustes und der Konfiguration der Kronenpulpa wählt man folgende Rekonstruktionsarten:

1. Rekonstruktion mittels Composite-Materialien

Ecken- bzw. Schneidekantenaufbauten mit Hilfe oberflächenverankerter Füllungsmaterialien sind insbesondere nach traumatischen koronalen Hartsubstanzverlusten indiziert, vor allem wenn der Schmelz – nach präparativer Abschrägung und Säureätzung – ausreichende Retentionsmöglichkeiten bietet (s. III. 7.4.3.). Das freiliegende Dentin ist in jedem Falle mit Phosphatzement oder Calciumhydroxidpräparaten zu überschichten.

2. Schneidekantenaufbau mit Hilfe einer Retentionskavität an der palatinalen Fläche des Zahnes

Derartiges Vorgehen empfiehlt sich hauptsächlich bei Schrägfrakturen mit Verlust der mesialen oder distalen Kante. Die Tiefe der Schwalbenschwanzverankerung muß dabei bis zur Schmelz-Dentingrenze reichen. Als Materialien sind Gold-Platin-Legierungen am geeignetsten. Entsprechend den im Einzelfall bestehenden Möglichkeiten, kann der Ersatz auf direktem oder indirektem Wege angefertigt und schließlich mit Phosphatzement am Bestimmungsort befestigt werden. Dieses Vorgehen erfordert besonders behutsames Präparieren, um die für die spätere Anfertigung einer Jacketkrone notwendigen Voraussetzungen zu erhalten. Als relative Kontraindikationen gelten ungünstige Artikulationsverhältnisse (tiefer Biß, Antagonistenwanderung in die Lücke) und zu starke Druck- bzw. Hebelwirkung beim Kauvorgang.

3. Plastmantelkrone

Vor allem bei größeren Substanzverlusten oder Formanomalien vitaler Zähne bewährt sich – schon allein aus ästhetischen Gründen – die Anfertigung einer stufenlosen Plastmantelkrone. Dabei muß die Stumpfpräparation äußerst vorsichtig erfolgen und die Präparationsgrenze leicht supragingival lokalisiert werden. Die Gingiva darf nicht in unmittelbaren Kontakt kommen. Reicht die Bruchlinie unter die Gingiva, ist eine Plastmantelkrone allerdings kontraindiziert. Nach Abschluß der Entwicklung erfolgt dann die definitive Versorgung mit Jacketkronen aus keramischem Material nach entsprechender Präparation mit zervikaler Stufe.

Außer dem Hartsubstanzersatz an Frontzähnen kann im Kindesalter mitunter auch die Rekonstruktion vitaler Prämolaren oder Molaren erforderlich sein. Vor allem geben Turner-Zähne zu einem derartigen Vorgehen Anlaß, aber auch Hartsubstanzverluste infolge hypoplastischer Bildung oder pathologischer Abrasion. Die Voraussetzungen für eine solche Behandlung sind ähnlich, wie bei der Kronenrekonstruktion im Frontzahnbereich, nur daß hier ästhetische Gesichtspunkte stark in den Hintergrund treten. Vor dem Abschluß der Gebißentwicklung werden die Zähne in der Regel mit Metallgußkronen geschützt. Im Hinblick auf den Umfang der Pulpakammer kann man sich dabei mit minimalen Präparationen zufrieden geben. Nach Abschluß der Zahnentwicklung eignen sich zur Versorgung von Prämolaren auch Composite-Materialien oder Facettenkronen, während für Molaren Gußkronen aus Edelmetalllegierungen zu empfehlen sind.

Hinsichtlich ihrer prothetischen Versorgung bedürfen vitalamputierte Frontzähne insofern besonderer Beachtung (Abb. 341), als sie meist zu frühzeitiger Kronen-

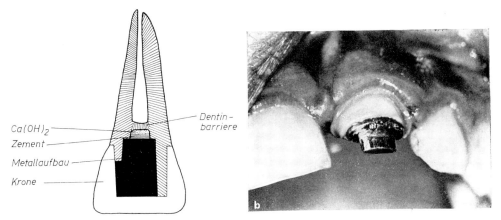

Abb. 341 Darstellung einer Kronenrekonstruktion nach Vitalamputation (a = schematisch); (b) klinische Situation vor Aufzementieren einer Plastkrone

rekonstruktion Anlaß geben. Dafür sind vor allem zwei Faktoren maßgebend: Erstens die bestehende Notwendigkeit, einer anormalen Stellung von Nachbarzähnen oder Antagonisten vorzubeugen (die Eröffnung der Pulpakammer durch Unfallverletzung ist häufig mit einem großen Hartsubstanzdefekt verbunden) und zweitens ästhetische Aspekte.

Um unerwünschte Zahnwanderungen zu verhindern, empfiehlt es sich, zunächst Plastmantelkronen einzusetzen. Entscheidende Voraussetzung dafür ist jedoch, daß der Hartsubstanzverlust die Schaffung eines belastungsfähigen Kronenstumpfes als Fundament für die temporäre Plastmantelkrone und die später anzufertigende definitive keramische Mantelkrone erlaubt. In geeigneten Fällen läßt sich auch Composite-Material verwenden. Die definitive Rekonstruktion kann erst erfolgen, wenn die dafür notwendigen Voraussetzungen gegeben sind. Dazu zählen unter anderem die Herausbildung einer ausreichend starken Dentinbarriere im Bereich der Amputation, die den Wurzelbereich der Pulpa von der ursprünglichen Kavität abgrenzt, sowie das Fortschreiten des Wurzelwachstums.

Über das Ausmaß der neugebildeten Hartsubstanz gibt das Röntgenbild Aufschluß, über seine Qualität informiert die direkte Revision.

Ein weiterer wichtiger Faktor ist die Tiefe der Kavität. Bei großem Substanzverlust im Kronenbereich sollte die Amputationsstelle in Höhe der anatomischen Einengung des Pulpakavums liegen, um für das weitere Wurzelwachstum günstigere Bedingungen zu schaffen. Im Hinblick auf prothetische Therapie mittels Stiftaufbau (definitiv!) kommt der Dicke des Dentinmantels im zervikalen Bereich große Bedeutung zu. Vitalexstirpation der Wurzelpulpa ist allerdings erst nach Abschluß des Wurzelwachstums indiziert. Obwohl eine ausreichend starke Neubildung von Hartsubstanz in der Regel bereits $1/2$ Jahr nach der Amputation vorliegt (s. Abb. 173), sollte doch der Abschluß des Wurzelwachstums (meist 1 Jahr nach der Durchführung des Eingriffs) abgewartet werden.

Zur prothetischen Versorgung koronal frakturierter Zähne nach erfolgter Vitalamputation haben sich verschiedene Verfahren bewährt:

1. Ersatz der verlorengegangenen Zahnhartsubstanz durch Rekonstruktion mittels Composite-Material, direkt in der Mundhöhle (als langfristiges Provisorium im sichtbaren Zahnbereich);

2. Inlay oder Teilkronen (im nicht sichtbaren Bereich);
3. Stiftaufbau und Plastmantelkrone.

Bei all diesen Möglichkeiten handelt es sich um Modifikationen von Methoden, die ansonsten bei der Rekonstruktion wurzelbehandelter Zähne Anwendung finden.

Zunächst ist die alte Füllung zu entfernen und die neu gebildete Hartsubstanz zu revidieren. Dabei empfiehlt es sich in jedem Falle, die Sensibilität des Zahnes durch Auflegen eines Chloräthylwattebausches zu prüfen. Danach wird der Kavitätenboden mit Calciumhydroxid und einer möglichst dicken Phosphatzementschicht bedeckt. Die Kronenrekonstruktion mittels Composite-Material im sichtbaren Zahnbereich erfolgt in der Regel mit Hilfe einer Zelluloidkrone, die man nach Erhärten des Materials entfernt, um dann die Form des Zahnes nötigenfalls zu korrigieren und schließlich die Oberfläche zu polieren.

Gute Ergebnisse erzielt man auch mit Inlays oder Teilkronen, die nach Abformung auf direktem oder indirektem Wege (Elastomere) im Laboratorium angefertigt und mit Zement befestigt werden.

Eine dauerhafte Lösung bieten Stiftaufbauten mit Plastmantelkronen, deren Anfertigung vergleichbar ist mit der Versorgung wurzelbehandelter Zähne bei Kindern. Erst nach Beendigung des Wurzelwachstums wird die endodontische Behandlung vorgenommen und anschließend der Stiftaufbau (mit Retentionskasten im zervikalen Wurzelbereich; Stiftlänge $1/2$ bis $2/3$ der Wurzellänge) direkt modelliert und in Edelmetall gegossen.

Über die Art des Vorgehens entscheiden im Einzelfalle die vorliegenden Bedingungen (auf die im Zusammenhang mit der Rekonstruktion avitaler Zähne bereits näher eingegangen wurde). In der Praxis geht der definitiven Lösung mit höherem Arbeitsaufwand in der Regel eine provisorische Versorgung voraus.

19.1.2. Kronenrekonstruktion an avitalen Zähnen

Während die Verfahrensweise bei vitalen Zähnen vor allem vom Entwicklungsstand des betroffenen Zahnes abhängig ist, kann man avitale Zähne bei Kindern befriedigend versorgen, vorausgesetzt, daß der Kanal einwandfrei gefüllt wurde. Die einfachste Rekonstruktionsart für avitale Zähne ist der Ersatz mit Composite-Materialien als provisorische Lösung. Sie hat allerdings ihre indikatorischen Grenzen, die vom Destruktionsgrad der Krone bestimmt werden. Man sollte immer dann davon Abstand nehmen, wenn die Bruchlinie unter die Gingiva reicht oder der eingetretene Hartsubstanzverlust mehr als zwei Drittel der Zahnkrone beträgt.

In der Kinderstomatologie findet in der Regel der Stiftaufbau mit Plastmantelkrone Anwendung. Dabei handelt es sich im wesentlichen um eine Plastmantelkrone, die auf einen Stumpfaufbau aufgesetzt wird. Ihre Besonderheit besteht lediglich darin, daß man den Stiftaufbau im Wurzelkanal verankert. Der Wurzelstift aus Edelmetall soll in seiner Dimension möglichst den Kanalinnenwänden entsprechen, während im zervikalen Bereich die zu schaffende Retentionskavität für eine zusätzliche Stabilisierung sorgt und Torsionskräften entgegenwirkt. Die äußere Stufe muß entweder ausschließlich im Hartsubstanzbereich liegen oder partiell durch den Stumpfaufbau gebildet werden, falls über den Kronendefekt hinaus Aussprengungen im Wurzelbereich vorliegen.

Bei der Gestaltung von Stiftkronen sollte man sich stets konsequent an folgende Prinzipien halten:

1. Bei jugendlichen Zähnen mit breitem Wurzelkanal muß jede Schwächung der Kanalwände vermieden werden. Den Eingang des Wurzelkanals darf man nicht unnötig erweitern.
2. Die Verankerung im Wurzelkanal hat so zu erfolgen, daß der Wurzelstift zylindrisch, aber keilförmig ist, das Lumen möglichst voll ausfüllt und mindestens über die Mitte der Wurzel reicht.
3. Um einer späteren Gingivareizung durch die Krone vorzubeugen, ist es notwendig, grundsätzlich supragingival zu präparieren, selbst wenn dadurch das ästhetische Aussehen beeinträchtigt werden sollte.

Geeignetste Legierungen für Stiftaufbauten bestehen ohne Zweifel aus Edelmetallen. Dabei müssen Wurzelstift und Stiftaufbau immer aus der gleichen Legierung bestehen.

Für die Rekonstruktion von Prämolaren gelten die gleichen Gesichtspunkte wie bei Frontzähnen. Als definitive Kronen im Erwachsenenalter sind Facettenkronen, Aufbrennkeramikkronen oder Gußkronen indiziert.

19.2. Ersatz fehlender Zähne

Prothetische Konstruktionen bei Zahnverlust oder Nichtanlage von Zähnen müssen gleichermaßen der funktionellen, phonetischen und ästhetischen Rehabilitation dienen. Bei Kindern haben sie darüber hinaus auch noch bestimmte kieferorthopädisch-präventive Aufgaben zu erfüllen. Entweder sollen sie Lückenhalter sein für die nachfolgenden permanenten Zähne oder Stimulator zur Durchbruchsbeschleunigung retinierter Zähne. Nach abgeschlossener Zahnentwicklung eingegliedert, fungieren sie selbstverständlich als definitiver Ersatz.

Alle angeführten Formen sind unter Berücksichtigung der gegebenen Entwicklungsbedingungen so zu konstruieren, daß sie weder die Entwicklung der Kiefer hemmen noch einzelne Zähne gefährden bzw. am Durchbruch hindern. Auch gilt es, Reizungen des Periodonts zu vermeiden. Diesen vielfältigen Anforderungen vermag lediglich abnehmbarer Ersatz gerecht zu werden. Da festsitzender die Pfeilerzähne starr verbindet, ist er beim Kind kontraindiziert.

Der Zahnersatz wird wie üblich nach Abformung aus Kunststoff angefertigt. Nach längerem Tragen einer abnehmbaren Platte beobachtet man bei Kindern gelegentlich eine Gingivitis, vergleichbar mit dem Erscheinungsbild, das bei Erwachsenen unter sogenannten Kragenprothesen vorkommt. Fehlende dentale Abstützung, Schleimhautbedeckung einschließlich der marginalen Periodontien und lokale Reizung durch das ständige Tragen der Prothesen oder auch Verschmutzung können die Ursache sein.

Gute Haltbarkeit der Prothesen läßt sich meist auf der Grundlage der Adhäsion erreichen. Sie setzt aber voraus, daß weite Schleimhautflächen zur Verfügung stehen. Im Oberkiefer sollte man die Platte möglichst über den ganzen harten Gaumen führen. Auf Klammern zur Retention abnehmbarer Prothesen ist bei Kindern besser zu verzichten, um nachteilige Nebenwirkungen auszuschließen. Jede Verkleinerung der Prothesenbasis bedingt sowohl eine Verschlechterung der Retention als auch Überbelastung der Zähne und Periodontien. Bei sehr kleinen Prothesen besteht außerdem die Gefahr des Verschluckens.

Da Lückenhalterprothesen nach traumatischem Frontzahnverlust wie auch von Spaltpatienten evtl. ständig getragen werden, empfiehlt es sich, sie zur Schonung der periodontalen Gewebe wenn möglich dental abzustützen (Abb. 342, 343).

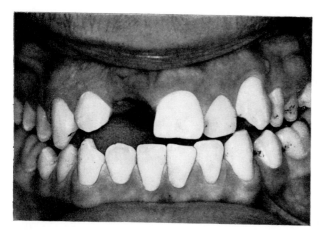

Abb. 342 Zahnverlust nach Unfallverletzung

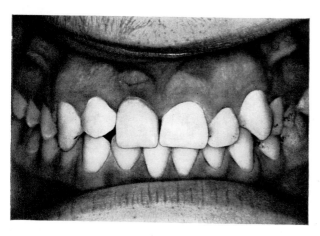

Abb. 343 Ersatz durch Lückenhalterprothese (s. Abb. 342)

19.2.1. Ersatz von Milchzähnen

Im Milchgebiß müssen häufig durch Traumen verlorengegangene Frontzähne ersetzt werden. Die Prothese dient dann vornehmlich der phonetischen Funktion bei gleichzeitiger Verbesserung der Ästhetik. Die Platzhalterfunktion ist hier noch von untergeordneter Bedeutung.
Durch Karies destruierte Milchmolaren ersetzt man in der Regel nur, wenn größere Lücken entstanden sind oder (aufgrund einer Oligodontie) bereits vorlagen. Ansonsten gibt es bezüglich der Notwendigkeit des Ersatzes einzelner Zähne verschiedene Ansichten. Ohnehin muß jeder Fall individuell entschieden werden, ausgehend von der Gebißformierung sowie von den mesio-distalen Beziehungen der Kiefer, abhängig vom Zahn und von den Gebißquadranten, in welchem er verloren ging. Aber auch das Alter des Kindes, seine psychische Verfassung und andere Faktoren sind zu berücksichtigen.
Die Dynamik der kindlichen Gebißentwicklung begrenzt die Funktionstüchtigkeit abnehmbarer Prothesen im Vergleich zu denen Erwachsener erheblich. Regelmäßige Kontrollen sind unerläßlich, um an der Prothese rechtzeitig den erforderlichen Raum

für durchbrechende Zähne ausschleifen zu können. In bestimmten Entwicklungsphasen dürfte sich allerdings die Neuanfertigung des Ersatzes als zweckmäßiger erweisen.

Im allgemeinen kann das Kind den ersten Zahnersatz etwa bis zum 6. Lebensjahr tragen, denn bis zu diesem Zeitpunkt treten normalerweise keine wesentlichen sagittalen oder transversalen Kieferveränderungen ein. Zu Beginn des einsetzenden Zahnwechsels wird es jedoch notwendig, die frontalen Bereiche der Prothese zu entfernen und für die ersten Molaren an den auslaufenden Kieferkämmen Aussparungen anzulegen. Mit Abschluß des 8. Lebensjahres müssen dann die vestibulären Anteile des Ersatzes (im Bereich des ersten und zweiten Milchmolaren) beseitigt werden (s. III. 17.). Bei Verlust einzelner Zähne könnten auch festsitzende Platzhalter Verwendung finden, nur darf man sie nicht wie festsitzende Brücken konstruieren. Empfehlenswert sind freie Endglieder, die sich auf den angrenzenden Zahn stützen.

Da Kinder ihre Lückenhalterprothese in der Regel länger tragen als ein orthodontisches Gerät, muß man darauf achten, daß der Zahnersatz keine nachteiligen Auswirkungen hat. Größte Vorsicht ist diesbezüglich auch bei totalem Ersatz des Milchgebisses geboten. Fehlende Kontrolle kann hier eine schwerwiegende Wachstumshemmung nach sich ziehen.

19.2.2. Ersatz permanenter Zähne

Das Konstruktionsprinzip entspricht dem für den Ersatz von Milchzähnen gültigen. Auch hier werden die adhäsiven Kräfte weitgehend genutzt und ansonsten Retentionen mittels Klammern (kieferorthopädische Klammern, wie Pfeil- oder Jacksonklammern zur zusätzlichen Retention) vorgenommen.

Grundsätzlich sollte man bei Kindern den Platz für einen späteren Ersatz nur offenhalten, wenn kieferorthopädischer Lückenschluß nicht möglich ist. Das gilt in gleichem Maße für Lücken nach traumatischem Zahnverlust. Als definitive Lösung kommt ein abnehmbarer Ersatz lediglich in den seltenen Fällen von umfangreichem Zahnverlust oder Oligodontie in Betracht (wenn also weder die Lückengröße, noch die Anzahl und Position der Pfeilerzähne günstige Voraussetzungen für einen späteren festsitzenden Ersatz bieten). Ratsam ist es dagegen, die ausgedehnte Kinderprothese bei Oligodonten mit kieferorthopädischen Behelfen zu kombinieren, um dadurch günstige Voraussetzungen zu schaffen in bezug auf die Pfeilerposition und die

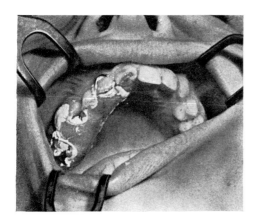

Abb. 344 Druckplatte zur Blutstillung nach Extraktion

erwünschte Distanz für die definitive Endversorgung. Eine vorausschauende, komplexe Therapieplanung ist in jedem Falle unbedingt erforderlich.

Im weitesten Sinne zählen zum abnehmbaren Ersatz auch Deckplatten zur Blutstillung nach Zahnextrakoion (Abb. 344). Es handelt sich dabei um Akrylatplatten, die einen festen Verband von Extraktionswunden ermöglichen. Indiziert sind sie vornehmlich bei Kindern mit Blutungsübeln. Die Herstellung erfolgt auf einem Modell nach Alginatabformung. Um die Platte unmittelbar nach dem Eingriff einsetzen zu können, erfolgt die Abformung bereits vor der Extraktion. Der zu extrahierende Zahn wird dann wegradiert und auf dem so vorbereiteten Modell die Akrylatplatte fertiggestellt. In jedem Falle muß sie die Extraktionswunde überdecken und sich sowohl palatinal (gegebenenfalls lingual), als auch vestibulär mindestens über die beiden Nachbarzähne der Lücke erstrecken. Der Retention solcher Platten dienen Drahtklammern an den Nachbarzähnen. Zur Verbesserung des Abschlusses empfiehlt es sich, vor dem Einsetzen einer Deckplatte Zinoxid-Eugenol aufzutragen. Die Liegezeit beträgt etwa eine Woche.

IV. Teil

Spezielle Probleme der Kinderstomatologie

1. Entzündungen im Kiefer- und Gesichtsbereich

1.1. Entzündungen der Lippen und der Zunge

1.1.1. Cheilitis

Lippenentzündungen, wie sie als Begleitsymptom der Stomatitiden und einiger Hautkrankheiten auftreten, beobachtet man bei Kindern verhältnismäßig häufig. Wesentlich seltener kommen eitrige Entzündungen vor, die als schwere Erkrankung mit möglichem letalen Ausgang zu werten sind.
Die Entzündung tritt in interstitieller, phlegmonöser oder abszedierender Form auf. Sie wird durch eine Infektion verursacht, die entweder direkt in die verletzte Haut bzw. Schleimhaut eingedrungen ist, oder aus einem die Lippe umgebenden Entzündungsprozeß, beispielsweise von Periostitiden, Ostitiden oder Furunkeln, auf diese übergegriffen hat.
Bei der phlegmonösen Form schwillt die Lippe auffällig an, verhärtet und rötet sich, schmerzt, ist unbeweglich, ihre Umgebung ödematös. Die regionalen Lymphknoten sind vergrößert und reagieren auf Druck außerordentlich schmerzhaft. Diese charakteristischen lokalen Veränderungen werden begleitet von einer deutlichen Beeinträchtigung des Allgemeinzustandes. Die Temperatur des Patienten steigt bis 39 °C, das Kind ist erschöpft, hat Kopfschmerzen und mitunter Schüttelfrost.
Die Gefährlichkeit dieser Entzündung beruht auf der möglichen Infektionsausbreitung über die Gefäße in den Sinus cavernosus. Derartige Thrombophlebitiden lassen sich therapeutisch nur schwer beherrschen und enden meist tödlich.

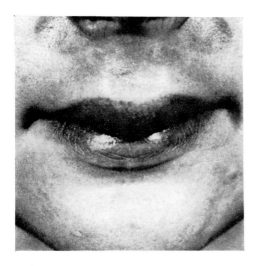

Abb. 345 In der Oberlippenmitte lokalisierter Abszeß

Kinder werden von eitrigen interstitiellen Entzündungen selten befallen. Häufiger kommt es zur Abszeßbildung, meist nach Bißverletzungen der Lippe. Eine Stomatitis ist als Ursache nur ausnahmsweise zu beobachten.

Der Abszeß kann sich sowohl in der Ober- als auch in der Unterlippe entwickeln, wobei diese gerötet, fest, krustös bedeckt und auf Druck stark schmerzhaft ist (Abb. 345). Fluktuation wird meist erst dann nachweisbar, wenn der Eiter bereits unter die Haut, das Lippenrot oder die Schleimhaut gelangte. Die regionalen Lymphknoten sind vergrößert und druckschmerzhaft. Trotz der auf 38 °C erhöhten Temperatur ist der Allgemeinzustand des Patienten nur unbedeutend beeinträchtigt.

Die lokale und allgemeine Behandlung der eitrigen Lippenentzündung (Umschläge mit antiphlogistischen Lösungen, Röntgenbestrahlung und Antibiotikagaben) erfolgt stationär. Chirurgisch wird lediglich der Abszeß angegangen, wobei die Inzision an der Stelle vorzunehmen ist, über die er am günstigsten erreicht werden kann.

1.1.2. Glossitis

Eitrige Zungenentzündungen können diffusen, phlegmonösen Charakter haben, aber auch abgegrenzt, abszedierend sein. Von der phlegmonösen Entzündung wird die ganze Zunge befallen *(Glossitis profunda interstitialis)*, die abszedierende hingegen bleibt auf einzelne Bereiche beschränkt. Der Abszeß kann sich oberflächlich unter dem Zungenrücken entwickeln, tiefer in einer der beiden Zungenhälften liegen oder am Zungengrund, zwischen den Muskelfaszien entstehen (Abb. 346).

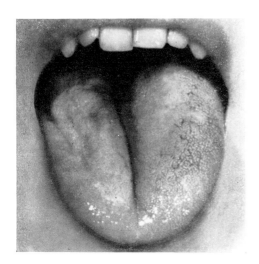

Abb. 346 Posttraumatischer Abszeß der linken Zungenhälfte bei 14jährigen Knaben

Derartige Entzündungen kommen bei Kindern verhältnismäßig selten vor, nach schweren Stomatitiden oder Infektionskrankheiten (Typhus, Windpocken u. dgl.). Häufiger treten sie nach Insektenstichen oder Fremdkörperverletzungen auf, vor allem, wenn eine pyogene, mitunter putride Infektion in das Zungengewebe gelangte. Verjauchte Mundboden- oder Zungenzysten sowie Entzündungen, die aus Nachbarbereichen übergegriffen haben, können gleichfalls zur Ursache der Erkrankung werden.

1.1.2.1. Entzündungen im beweglichen Teil der Zunge

Die phlegmonöse Entzündung entwickelt sich sehr schnell und wird gekennzeichnet durch auffallende Zungenschwellung. Die Zunge füllt dabei bald die ganze Mundhöhle aus, drängt die Zahnreihen auseinander und dringt sogar nach außen. Jede Bewegung ist außerordentlich schmerzhaft, die Nahrungsaufnahme erschwert oder ganz unmöglich, die Sprache des Patienten wird unverständlich. Die Submandibulardrüsen sind vergrößert, die Temperatur steigt auf 39 bis 40 °C an. Häufig bestehen gleichzeitig Atembeschwerden. Kommt es zur Entwicklung eines Rachenödems, besteht infolge Verlegung der Luftwege unmittelbare Erstickungsgefahr. Eine zirkumskripte Entzündung der Zunge verläuft weitaus langsamer als die interstitielle. In der Regel ist sie Folge einer Entzündung der Nachbarbereiche. Auf ihre Lokalisation weisen Schwellung und Druckschmerzhaftigkeit des betroffenen Zungenteils hin. Fluktuation läßt sich in Anbetracht der Beweglichkeit der Zunge nur schwer nachweisen, besonders wenn es sich um einen basalen Abszeß handelt. Mit Sicherheit zu diagnostizieren ist ein solcher Abszeß meist nur mittels Punktion.
Die ihn begleitenden subjektiven Beschwerden erreichen nie den Schweregrad wie bei der phlegmonösen Entzündung. Lediglich beim Abszeß der Zungenbasis sind sie ähnlich intensiv. In Abhängigkeit von der Keimvirulenz und der Größe des Abszesses ist die Temperatur etwas oder beträchtlich erhöht.
Die stets stationär vorzunehmende Behandlung besteht in intraoraler bzw. extraoraler Inzision sowie Drainage. In die submentale, vertikale Wunde wird ein mit Sicherheitsnadel fixiertes Plastikröhrchen eingeführt. Antibiotika sind immer zu verabreichen, entsprechend dem Ausmaß der Entzündung sowie der allgemeinen Veränderungen. Bei drohender Asphyxie durch Kehlkopfödem wird Konio- oder Tracheotomie erforderlich.

1.1.2.2. Entzündungen des Zungengrundes

Entzündungen der Sublingualloge kommen als selbständige Erkrankung kaum vor Sie treten mitunter nach Zahnextraktionen, häufiger noch im Anschluß an eine Entzündung der Submandibularloge auf.
Solche Entzündungen erfassen den Zungengrund teilweise oder ganz und verlaufen je nach Keimvirulenz ruhiger oder auch stürmisch. Manchmal beobachtet man in der Nachbarschaft von Extraktionswunden (vor allem nach Extraktion der Milchmolaren sowie des ersten Molaren) ein entzündliches Infiltrat, das sich nicht über den gesamten Sublingualbereich ausdehnt, sondern auf die Innenseite des Unterkiefers beschränkt bleibt. Hier entwickelt sich evtl. ein kleiner, umgrenzter Abszeß.
Hat die Entzündung den Zungengrund völlig ergriffen, so ist die Schleimhaut gerötet und ödematös, die Zunge angehoben und nach der gesunden Seite hin verschoben, ihre Beweglichkeit eingeschränkt. Sowohl der Schluckprozeß als auch die Mundöffnung sind infolge der Schmerzhaftigkeit erschwert. Die Temperatur des Kindes steigt auf 38 bis 39 °C an (Abb. 347).
Die Behandlung in der Sublingualloge lokalisierter Entzündungen muß chirurgisch und zwar stationär erfolgen. Kleinere Abszesse an der inneren Unterkieferseite werden durch einen Schnitt eröffnet, der direkt bis an den Knochen zu führen ist. Eine Drainage der Wunde erübrigt sich im allgemeinen, meist genügt es, mit Hilfe einer kleinen Peanschen Klemme am nächsten Tag für die Erweiterung der Wundränder Sorge zu tragen. Hat der eitrige Entzündungsprozeß jedoch bereits den ganzen Zungengrund und vielleicht sogar die Submandibularloge erfaßt, legt man den Schnitt unter dem unteren Mandibularrand (Abb. 348). Antibiotikaschutz ist dabei unerläßlich. Ebenso ist eine Drainage mittels fixiertem Plastikröhrchen erforderlich.

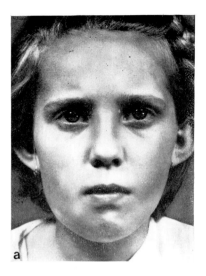
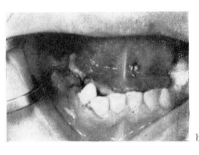
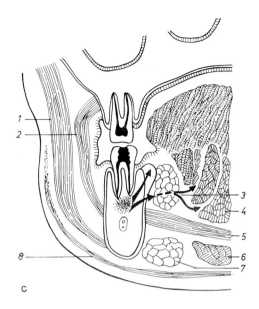

1 M. masseter
2 M. buccinatorius
3 Glandula sublingualis
4 M. genioglossus
5 M. mylohyoideus
6 M. geniohyoideus
7 Glandula submandibularis
8 Fascia colli superfic. u. Platysma

Abb. 347 Zungengrundabszeß, der sich nach der Extraktion von 85 und 46 entwickelte (a); typische Mundhaltung (b); schematische Darstellung der Infektionsausbreitung in den Sublingualbereich und die Zunge (c)

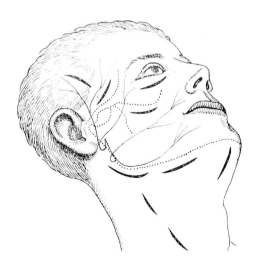

Abb. 348 Schnittführung bei eitrigen Entzündungen der kieferumgebenden Weichteile

1.2. Spezifische Entzündungen

Charakteristische Merkmale spezifischer Entzündungen sind – im Gegensatz zu den gewöhnlichen, pyogenen – der chronische Verlauf, die besondere makroskopische Form und die Anwesenheit von spezifischem Granulationsgewebe. Letzteres gibt Anlaß, diese Entzündungen als spezifische Granulome zu bezeichnen. In der kinderstomatologischen Praxis kommen sie nicht allzu häufig vor.

1.2.1. Aktinomykose

Die Aktinomykose ist eine chronische, durch aerobe und anaerobe Aktinomyzeten ausgelöste Krankheit. Diese Keime leben saprophytisch in kariösen sowie gangränösen Zähnen, in Periodontaltaschen wie auch in den Krypten der Tonsillen. Sie werden in der Regel nur dann pathogen, wenn sie (z. B. bei einer Periostitis, einem perimandibulären Abszeß oder dgl.) in eitrig entzündetes Gewebe gelangen.
Beim Menschen befällt die Aktinomykose vor allem die Weichteile. Sie lokalisiert sich im Gesicht oder am Hals und wird deshalb auch *zervikofaziale Aktinomykose* genannt. Meist tritt sie im Perimandibularbereich auf und zwar in der Nähe des Kieferwinkels. Hier beginnt sie gewöhnlich als einfacher peri- oder submandibulärer Abszeß, der nach einem chirurgischen Eingriff zwar zurückgeht, doch nicht vollständig ausheilt. Das entzündliche Infiltrat bleibt bestehen und vergrößert sich nach einiger Zeit wieder, bis es schließlich im ursprünglichen Inzisionsbereich oder in dessen unmittelbarer Umgebung erneut zur Entwicklung eines oder mehrerer unterschiedlich großer Abszesse kommt. Diese perforieren entweder spontan oder müssen inzidiert werden. Im dünnflüssigen Eiter finden sich feine, gelbliche Körnchen, die aktinomykotischen Drusen.
Die Haut des gesamten Entzündungsbereiches ist dunkelrot bis violett verfärbt, gespannt, glänzend und bretthart infiltriert. Dabei muß das derbe Infiltrat nicht überall gleich stark ausgeprägt sein. Der fast immer auf den befallenen Bereich beschränkt bleibende, sich nur selten in die Nachbargewebe oder in die Tiefe ausbreitende Prozeß verläuft ohne allgemeine Symptome und verursacht weder besondere Beschwerden noch ungewöhnliche Lymphknotenreaktionen. Maßgebend für die Diagnose sind das klinische Bild, Drusennachweis im Eiter sowie im Granulationsgewebe durch Kultivierung oder histologische und serologische Untersuchungen (Agglutination).
Ebenso selten wie die zervikofaziale Form ist bei Kindern die Knochenaktinomykose. Sie wird ausgelöst durch Aktinomyzeten, die über infizierte Wurzelkanäle oder aus perimandibulären Entzündungsprozessen in den Knochen gelangen. Die Entzündung lokalisiert sich stets im Bereich des Kieferwinkels. Klinisch ähnelt diese Aktinomykose dem Sarkom.
Tritt die Knochenaktinomykose peripher auf, so handelt es sich um eine kortikale, durch Entzündungsübertritt vom Periost oder Weichgewebe hervorgerufene, bei Kindern kaum zu beobachtende Ostitis, in deren Folge es zur Sequestrierung der Kortikalis kommt.
Zentral hingegen offenbart sich die Erkrankung als *aktinomykotische Osteomyelitis* oder *aktinomykotischer Tumor*. Im Kiefer entwickeln sich dabei zahlreiche, unterschiedlich große, kommunizierende, mit Granulationsgewebe ausgefüllte Höhlen. Die Knochenentzündung wird von einer produktiven Entzündung des Periosts begleitet, die häufig zu einer auffallenden Schwellung des Kiefers führt. Die Weichteile sind gleichfalls in Mitleidenschaft gezogen, weisen Einziehungen auf, fühlen sich hart an und sind von Fisteln sowie Abszessen durchsetzt.

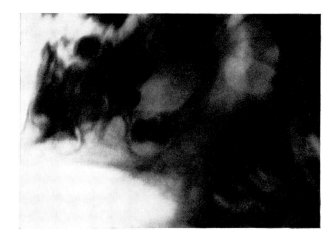

Abb. 349 Im rechten Unterkieferwinkel lokalisierte, aktinomykotische Auftreibung

Bei der tumorösen Form kommt es zu ähnlichen Knochenveränderungen wie bei der osteomyelitischen, allerdings bleiben hier die Weichteile unbeteiligt. Die Haut über dem Tumor ist nach wie vor frei beweglich, Fistelbildung nicht zu konstatieren. Das *Aktinomykom* entwickelt sich ganz allmählich, ohne jedes Anzeichen einer Entzündung, und erreicht mitunter bemerkenswerte Größe. Bei Kindern beobachtet man diese Form der Erkrankung am häufigsten.

Im Röntgenbild sind Verdickungen des Kieferkörpers sowie durch periostale Knochenapposition bedingte, oberflächlich lokalisierte, unscharfe Konturen erkennbar, der Kieferkörper weist gezackte oder rundliche, unterschiedlich große Knochendefekte auf, die kleinen Zysten ähneln (Abb. 349).

Die aktinomykotischen Abszesse werden chirurgisch angegangen, inzidiert und der Eiter evakuiert. Nach erfolgter Exkochleation des Granulationsgewebes ist die Operationshöhle mit einem Jodoform-Gaze-Streifen zu drainieren. Zur allgemeinen Therapie verabreicht man Antibiotika, insbesondere Penizillin, Aureomyzin oder Terramyzin. Empfehlenswert sind außerdem Röntgenbestrahlungen in einer Gesamtdosis von 2 bis 3 gy. Autovakzine sowie polyvalente Heterovakzine haben sich gleichfalls bewährt.

1.2.2. Tuberkulose

Hervorgerufen wird sie durch das Mycobacterium tuberculosis hominis bzw. bovinus, aber auch durch atypische Mykobakterien. Sie kann im Mund- und Gesichtsbereich als primäre wie als sekundäre Erkrankung auftreten.

Eine primäre Tuberkulose der Mundhöhle ist bei Kindern, die noch nicht tuberkulös erkrankt waren, selten. Das erklärt sich vor allem aus der bei ihnen größeren Resistenz der Mundhöhlengewebe gegenüber Infektionen. Ausschlaggebend dafür, daß die Ansiedlung und Entwicklung des Kochschen Tuberkulosebazillus verhindert wird, sind aber nicht zuletzt die Speichelumspülung der Schleimhaut und der Selbstreinigungseffekt durch den Kauprozeß.

Einer primären Mundhöhlentuberkulose begegnet man hauptsächlich bei Kindern zwischen dem 8. und 12. Lebensjahr, vereinzelt jedoch auch schon im frühen Kindesalter und sogar bei Säuglingen. Betroffen werden vorwiegend Kinder tuberkulosekranker Familien, allerdings ist auch eine Infektion durch den Erreger der Rinder-

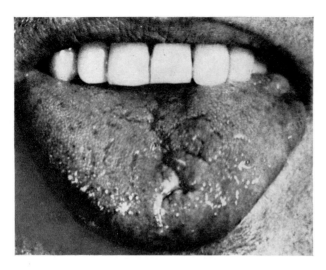

Abb. 350 Ulzerierende Form
einer primären Zungentuberkulose

und Haustiertuberkulose möglich. Das Trinken der Milch tuberkulosekranker Kühe war nicht selten zur Ursache der Erkrankung geworden.
Allerdings können auch Schleimhautverletzungen, Störungen durch einfache Entzündungsprozesse, Extraktionswunden, Schleimhautdefekte im Bereich durchbrechender Zähne oder marginale Taschen Eintrittspforten der Infektion sein.
Die tuberkulöse Affektion entwickelt sich in einer Inkubationszeit von acht Tagen bis zu zwei Monaten im Inokkulationsbereich, tritt an der Zunge und Mundschleimhaut als Geschwür, an der Gingiva hingegen als flache Granulation in Erscheinung. Das Aussehen des Ulkus ist typisch, doch wird seine Schmerzhaftigkeit oft übertrieben geschildert. Sehr starke Beschwerden verursachen meist nur die ulzerierenden Zungenrhagaden (Abb. 350).
Im Gegensatz zu den Geschwüren, ist die tuberkulöse Granulation von flächenförmigem Wachstum, weich, schwammig und leicht blutend. Sie lokalisiert sich zumeist im Gingivabereich oberer Frontzähne und breitet sich von hier über den Alveolarfortsatz bis zum harten Gaumen aus. Erfolgt der therapeutische Eingriff nicht rechtzeitig, sind Lockerung bzw. Verlust der Zähne die unausbleiblichen Folgen.
Bei beiden Affektionsformen kommt es zur Schwellung der regionalen Lymphknoten, die dann gut tastbar, jedoch nur in Ausnahmefällen schmerzhaft sind. Es entwickelt sich ein Primärkomplex, ähnlich wie bei Lungen-Tb.
Eine Mundhöhlentuberkulose kann allerdings auch von völlig unspezifischem Entzündungscharakter sein und dadurch lange unerkannt bleiben. Mittels Tuberkulinreaktion wie auch mit Hilfe bakteriologischer und histologischer Untersuchungen lassen sich Schwierigkeiten der klinischen Diagnostik aber überwinden.
Die lokale Therapie beschränkt sich auf Touchierungen mit Gentianaviolett, während zur allgemeinen Behandlung Streptomyzin und INH verabreicht werden, bei gleichzeitiger Gabe von Vitamin C und D.
Häufiger als die primäre Tuberkulose tritt im Mund- sowie Gesichtsbereich die sekundäre in Erscheinung. Die Infektion gelangt entweder durch die Blut- bzw. Lymphbahn in die Mundhöhle oder aber auf trachealem Wege, per continuitatem bzw. aus tuberkulösen Nachbarherden. Voraussetzung für die Ansiedlung des Mykobakteriums und die Auslösung der tuberkulösen Entzündung an der wenig anfälligen Mundschleimhaut sind besondere, durch Zusammenwirken allgemeiner und lokaler Faktoren entstehende Bedingungen. Zu den allgemeinen Ursachen zählen temporäre

oder dauernde Anergien, zu den lokalen hingegen frische Schleimhautverletzungen wie auch chronische, durch schlechte Mundhygiene oder Verletzung bei der Nahrungszerkleinerung bedingte Entzündungen.
Als tuberkulöse Sekundäraffektionen kennen wir im orofazialen Bereich folgende Krankheitsbilder: den Lupus vulgaris, tuberkulöse Ulzera und Granulationen an der Mund-, Zungen- bzw. Gaumenschleimhaut, die Tuberkulose der Gesichtsknochen, der Speicheldrüsen sowie der Lymphknoten.

1.2.2.1. Tuberculosis ulcerosa

Tuberkulöse Ulzera lokalisieren sich an den verschiedensten Stellen der Mundschleimhaut, an Wange, Zunge, Gaumen oder Gingiva, vornehmlich im Bereich von Schleimhautverletzungen und zwar fast ausschließlich bei Kranken mit Lungentuberkulose.
Typisch sind unregelmäßige, unterminierte und ausgebuchtete Geschwüre mit erhöhtem Rand, auf deren Boden sich einzelne gelbliche Knötchen bilden. Infolge der starken Schmerzhaftigkeit der Affektionen verweigern die Kranken häufig die Nahrungsaufnahme, was wiederum eine Verschlechterung ihres Allgemeinzustandes nach sich zieht.
Die klinische Diagnose tuberkulöser Geschwüre ist in jedem Falle durch histologische Untersuchung im Randbereich exzidierten Gewebes zu sichern.
Zur lokalen Therapie empfehlen sich Touchierungen mit Gentianaviolett und anästhesierenden Lösungen, um die Schmerzempfindlichkeit der Ulzera herabzusetzen und dem Patienten die Nahrungsaufnahme zu erleichtern. Die Behandlung des Primärherdes in der Lunge ist selbstverständliche Voraussetzung.
Die granulierende Form der Tuberkulose bevorzugt in der Mundhöhle vor allem die Gingiva. Lokalisiert sind die weichen, höckrigen, leicht blutenden Granulationen in der Nähe des Zahnhalses. Sie führen langsam zur Destruktion des Alveolarfortsatzes oder gar zur Elimination der Zähne. Die bei ulzerierender Tuberkulose empfohlene Therapie sollte auch hier Anwendung finden.

1.2.2.2. Tuberkulose der Gesichtsknochen

Von allen beschriebenen Tuberkuloseformen kommen bei Kindern Erkrankungen der Gesichtsknochen am häufigsten vor. Die Infektion erfolgt dabei entweder aus tuberkulösen Prozessen der umgebenden Weichteile oder auf hämatogenem Wege. Die Entzündung kann sowohl proliferativer Art sein als auch zu Verkäsung, Kolliquation bzw. Eiterbildung führen. Nach der Perforation des Abszesses entsteht eine Hautfistel, aus der dünnflüssiger Eiter und sandkorngroße Sequester ausgeschieden werden.
Als Prädilektionsstellen der tuberkulösen Ostitis haben sich im Gesicht das Stirnbein sowie der Orbitalbereich des Oberkiefers erwiesen. Die Entzündung beginnt in der Nähe des äußeren Augenwinkels mit einer festen, schmerzlosen, unterschiedlich großen Schwellung, die dann in einen frühzeitig perforierenden Abszeß übergeht. In der Umgebung des sich entwickelnden, dünnflüssigen Eiter sezernierenden Fistelmaules sind blasse Granulationen zu konstatieren. Nach der Heilung bleibt im Fistelbereich eine Narbe zurück, die verhältnismäßig häufig eine Ektropie des unteren Augenlides verursacht.
Therapeutisch kommt nur Ganzheitsbehandlung der Erkrankung in Frage. Örtlich wird wie bei den unspezifischen Ostitiden verfahren.

1.2.3. Syphilis

Die Syphilis ist unter den spezifischen, im Kindesalter auftretenden Entzündungen die seltenste. Wenn die dafür charakteristischen Mundhöhlenerscheinungen hier dennoch besprochen werden, so lediglich aus informativen Gründen.
Syphilis – hervorgerufen durch die Treponema pallida – kann angeboren oder auch erworben sein. In der Mundhöhle offenbaren sich beide Formen.
Zum typischen Bild des ersten Stadiums einer erworbenen Syphilis gehört das Ulcus durum, welches an der Lippe, Zunge oder Gingiva, an den Tonsillen, aber auch am Gaumen lokalisiert sein kann. Die schmerzlose Ulzeration hat einen weichen, sich über das Schleimhautniveau erhebenden Rand und einen harten, speckig glänzenden Grund.

Im zweiten Stadium herrscht die Generalisation vor. In der Mundhöhle fallen dann Veränderungen der Gaumensegel und der Tonsillen (Angina syphilitica) auf, an der Schleimhaut entwickeln sich nässende Plaques (Plaques muqueuses et plaques opalines). Alle diese Veränderungen sind außerordentlich infektiös.

Das dritte Stadium wird durch das Auftreten von Gummen oder diffusen Infiltraten in der Mundhöhle charakterisiert. Sie zeigen sich vor allem an Zunge, Gaumen oder Tonsillen und sind indolent. Ist der Kieferknochen befallen, kommt es zu einer syphilitischen Osteomyelitis.

Erfolgt die Infektion intrauterin (Syphilis connata), auf transplazentarem Wege, so können sich die postnatalen Erscheinungen sowohl schon frühzeitig als auch später bemerkbar machen. Zu den Frühsymptomen dieser Krankheit (Syphilis connata recens) zählen Haut- und Schleimhautveränderungen, die bereits in den ersten Lebenswochen erkennbar werden und jenen des zweiten Stadiums einer generalisierten Syphilis entsprechen. Nach der Heilung bleiben in der Umgebung der Mundwinkel sowie der Lippen strahlenförmig angeordnete Narben zurück, die sogenannten Parrotschen Streifen. Auffallend ist ein bald nach der Geburt einsetzender Schnupfen (Coryza syphilitica) mit blutig-eitrigem Exsudat. Spätbefunde der intrauterin erworbenen Syphilis (Syphilis connata tarda) sind zwischen dem 15. und 20. Lebensjahr zu konstatieren und ähneln den lokalisierten Veränderungen (Abb. 351) der tertiären Syphilis. Dazu rechnet man an verschiedenen Stellen der Mundhöhle auftretende Gum-

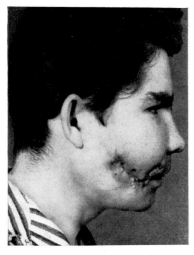
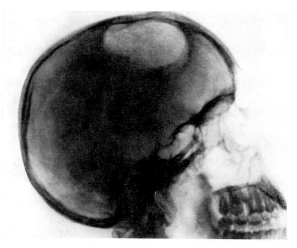

Abb. 351 Wangengumma und Knochendefekt im frontoparietalen Bereich bei Syphilis connata tarda

men und flache Infiltrate, die Sattelnase wie auch die Hutchinsonsche Trias (Keratitis parenchymatosa, Labyrinthtaubheit und Hutchinsonsche Zähne).

1.3. Entzündungen der Lymphknoten

1.3.1. Anatomie

Die im seitlichen und vorderen Gesichtsbereich sowie im Submandibularraum lokalisierten Lymphknoten werden allgemein in drei Gruppen eingeteilt: Zur hinteren Gruppe zählen die Lymphonodi parotidici und auriculares, zur mittleren die Lympho-

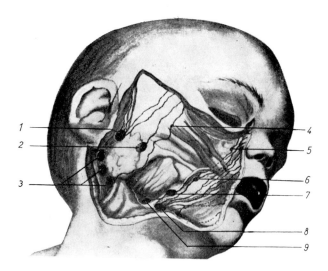

Abb. 352 Lymphknoten der Wange (nach ROUVIER). 1. Nodus lymphaticus preauricularis (suprafascialis); 2. Nodus lymphaticus preauricularis (subfascialis); 3. Nodus lymphaticus parotideus inferior; 4. Nodus lymphaticus zygomaticus; 5. Nodus lymphaticus infraorbitalis; 6. Nodus lymphaticus buccinatorius; 7. Nodus lymphaticus supramandibularis; 8. Nodus lymphaticus retrovascularis

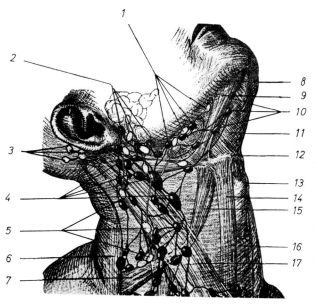

Abb. 353 Lymphknoten des Submandibular- und Halsbereiches (nach ROUVIER). 1. Nodi lymphatici submandibulares; 2. Nodi lymphatici parotidei; 3. Nodi lymphatici retroauriculares; 4. Nodi lymphatici cervicales profundi (superiores); 5. Nodi lymphatici cervicales superficiales; 6. M. trapezius; 7. M. omohyoideus (venter inferior); 8. Corpus mandibulae; 9. M. digastricus; 10. Nodi lymphatici submentales; 11. M. mylohyoideus; 12. Os hyoides; 13. Cartilago thyreoidea; 14. M. sternohyoideus; 15. M. omohyoideus (venter superior); 16. Glandula thyreoidea; 17. M. sternocleidomastoideus

nodi buccales, ebenso die submandibulären und infraorbitalen Lymphknoten, während die vordere Gruppe von den submentalen gebildet wird. Darüber hinaus gebührt in diesem Zusammenhang auch den Halslymphknoten Beachtung (Abb. 352 und 353).

1.3.2. Unspezifische Entzündungen

1.3.2.1. Akute Formen

Ursache der Entzündung ist eine Infektion, die vornehmlich über die afferenten Lymphbahnen in die Lymphknoten gelangt, weniger häufig auf dem Blutwege. Letzteres erfolgt insbesondere während oder nach akuten Infektionskrankheiten, wie Scharlach, Masern, Röteln und Typhus. Zu Entzündungen lymphatischer Ursache kommt es nach Traumen (Infektion über leichte, durch die Nahrungszerkleinerung bedingte Schleimhautverletzungen bzw. durch größere, tief ins Gewebe reichende Verletzungen), oder nach entzündlichen Prozessen im Gesichtsbereich (Stomatitis, Glossitis, infizierte Wurzelkanäle, periapikale Ostitis, Periostitis, vereiterte Zysten, Angina), aus denen die Lymphe in den befallenen Lymphknoten fließt.
Entzündungen der Lymphknoten werden meist von einer monomikrobiellen, seltener von einer plurimikrobiellen Infektion ausgelöst. In der Regel sind Staphylokokken oder Streptokokken beteiligt, aber auch Kolibakterien und anaerobe Keime der Mundhöhle nachweisbar.

Lymphonoditis submandibularis

Besonders oft beobachtet man Entzündungen der submandibulären Lymphknoten, die sich allmählich entwickeln. Während die Schmerzhaftigkeit im submandibulären Bereich nicht sonderlich ausgeprägt ist, erweisen sich die vergrößerten Lymphknoten auf Druck als schmerzhaft. Sie sind gut abgegrenzt und anfangs noch frei beweglich. Mundöffnung bereitet keine Schwierigkeiten.

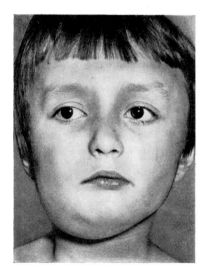

Abb. 354 Lymphonoditis submandibularis ascendens

Innerhalb von zwei bis drei Tagen entsteht am Unterkieferrand eine schmerzhafte, diffuse Schwellung, die den ganzen Submandibularbereich ausfüllen und den Unterkieferrand überschreiten kann. Sie breitet sich nach hinten bis zum Kopfwender, und nach vorn bis zum Venter mandibularis des zweibäuchigen Kiefermuskels aus. Die Haut darüber spannt und reagiert auf Druck schmerzhaft, ebenso die linguale Unterkieferseite. Die Beweglichkeit des Unterkiefers ist zu diesem Zeitpunkt bereits eingeschränkt. Die Mundschleimhaut erweist sich auf der erkrankten Seite als ödematös, die Körpertemperatur schwankt zwischen 37,5 und 38 °C. Das kranke Kind verweigert die Nahrungsaufnahme, schläft schlecht, wirkt teilnahmslos, abgespannt und erschöpft (Abb. 354).
Gelingt es in diesem Stadium, die Ursache der Erkrankung auszuschalten, kann die Entzündung ausnahmsweise zurückgehen. Ansonsten nehmen die Schmerzen an Intensität zu und bekommen reißenden Charakter, die erhöhte Temperatur hält an oder steigt noch weiter. Die gerötete Haut tendiert manchmal zu livider Verfärbung, was auf bevorstehenden Eiterdurchbruch schließen läßt. Fluktuation ist nicht mit Sicherheit nachzuweisen, da sich anfangs nur wenig Eiter sammelt und außerdem eine feste Unterlage fehlt.
Man vermag eine Entzündung der submandibulären Lymphknoten durchaus von Entzündungen ihrer Umgebung zu unterscheiden, wenn die Differenzierung auch nicht immer leicht fällt. Differentialdiagnostisch kann es sich dabei um einen in der Submandibularloge ablaufenden Entzündungsprozeß handeln, um perimandibuläre Infiltrate oder Abszesse, aber ebenso um eine Entzündung der submandibulären Speicheldrüsen. Schwierigkeiten bereitet die Diagnose, wenn die Infektion die Kapsel des Lymphknotens durchbrochen und in den umgebenden Weichteilen eine Eiterung hervorgerufen hat. In solchen Fällen überdeckt das klinische Bild der Entzündung im erkrankten Bereich die Symptome der eitrigen Lymphonoditis und Perilymphonoditis, so daß eine Unterscheidung praktisch nicht mehr möglich ist.
Im Anfangsstadium einer Lymphknotenentzündung sind Bekämpfung der Ursache, Erhaltung der Mundhygiene und kalte Umschläge mit antiphlogistischen Lösungen als Behandlung ausreichend. Läßt das klinische Bild aber vermuten, daß die einfache Lymphonoditis bereits in eine eitrige übergeht, bieten sich zwei verschiedene therapeutische Wege an: a) nach Ausschaltung der Ursache Umschläge mit essigsaurer Tonerde und Verabreichung von Antibiotika (Penizillin); b) zunächst gleichfalls Beseitigung der Ursache, dann aber warme Umschläge oder Bestrahlungen mit der Soluxlampe, um auf diese Weise die Vereiterung des Lymphknotens bzw. der ganzen Lymphknotengruppe zu beschleunigen.
Handelt es sich um die Entzündung eines einzelnen Lymphknotens, wird im Bereich der stärksten Schwellung oder Rötung inzidiert. Mittels einer Peanschen Klemme („Moskyto") dringt man in die Kapsel des Lymphknotens ein, läßt den Eiter ausfließen und drainiert schließlich. Meist reicht Drainage mit zwei oder drei Perlonfäden aus.
Sind jedoch bereits mehrere Lymphknoten entzündet, so empfiehlt es sich, wie bei der chirurgischen Behandlung von Abszessen vorzugehen. Unter Antibiotikaschutz wird der typische submandibuläre Schnitt gelegt, der Eiter evakuiert und ein mittels Sicherheitsnadel fixiertes Plastikröhrchen eingelegt. Weitere Antibiotikagaben erfolgen nur, wenn der lokale oder allgemeine Befund es erfordert.
Diesem therapeutischen Vorgehen gebührt schon deshalb der Vorzug, weil erfahrungsgemäß die lokalen und allgemeinen Entzündungssymptome nach Anwendung der Antibiotikatherapie zwar sehr schnell schwinden, doch nur, um schon wenige Tage nach Absetzen des Medikaments erneut in Erscheinung zu treten, und zwar stürmischer als vorher. Die dann unumgängliche chirurgische Behandlung ist zwangsläufig radikaler und zeitraubender.

Lymphonoditis submentalis

Man beobachtet den Befall dieser Lymphknoten nach akuten und chronischen apikalen Periodontitiden von Frontzähnen, bei Periostitiden des Alveolarfortsatzes, nach Schädigung der Zähne sowie der umgebenden Weichteile durch ein Trauma, aber auch nach entzündlichen Affektionen der Unterlippe oder der Kinnhaut (Impetigo). Entzündungen der submentalen Lymphknoten entwickeln sich in gleicher Weise wie die der submandibulären. Die Schwellung füllt nach einiger Zeit zwar den mittleren Bereich zwischen Kinn und Zungenbein aus, überschreitet aber beiderseitig nie den Venter mandibularis des zweibäuchigen Kiefermuskels. Während die Haut zu Beginn der Entzündung normale Färbung aufweist, kommt es später im Gebiet der stärksten Vorwölbung zur Rötung. Sie fühlt sich dann warm an und ist auf Druck schmerzhaft. Die normale Mundöffnung wird lediglich durch Anschwellen der Zungenbeingegend behindert. Dabei ist die Schleimhaut des Mundbodens bzw. Zungengrundes mitunter ödematös verändert, die Körpertemperatur bewegt sich um 38 °C (Abb. 355).

Das klinische Bild der Lymphonoditis ähnelt in vielem dem Submentalabszeß; Fehldiagnosen sind leicht möglich. Die Behandlung entspricht den bei Entzündungen der submandibulären Lymphknoten empfohlenen Verfahren, nur wird der Hautschnitt vertikal angelegt.

Die subangulären Lymphknoten können auch allein von einer Entzündung befallen sein, doch begegnet man der Lymphonoditis subangularis selten. Hin und wieder stellt sie sich als Komplikation beim erschwerten Durchbruch von Milchmolaren oder permanenten Molaren ein, im Zusammenhang mit Entzündungen der Schleimhaut sowie der Weichteile in der Umgebung und unter dem Kieferwinkel lokalisiert. Kieferkontrakturen und Schluckbeschwerden treten gelegentlich als Komplikationen der Perinoditis in Erscheinung (Abb. 356).

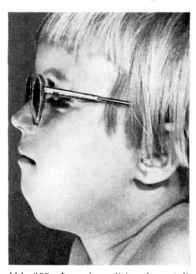

Abb. 355 Lymphonoditis submentalis ascendens

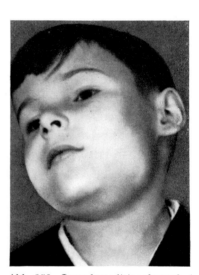

Abb. 356 Lymphonoditis subangularis

1.3.2.2. Chronische Formen

Sie sind verhältnismäßig oft zu konstatieren. Als Ursachen ihres Auftretens wertet man unbehandelte infizierte Zähne, chronisch apikale Periodontitiden, Osteomyelitiden sowie chronische Entzündungen der Mundhöhle, als Komplikation von Neubildungen oder der in ihrer Folge notwendigen partiellen bzw. totalen Kieferresektion. Aber auch Affektionen, die keine Beziehung zu Gebiß- oder Kiefererkrankungen haben (wie Angina, Pharyngitis und chronische Otitiden), können ursächlich wirksam sein.

Die Entzündung entwickelt sich ganz allmählich und bewirkt schließlich eine Vergrößerung sowie Verhärtung des Lymphknotens, der dann scharf begrenzt erscheint, leicht hervortritt und bei Palpation unter den Fingern verschiebbar ist. Nur stärkerer Druck löst Schmerzen aus. Von allen chronischen Entzündungsformen dürfte diese am häufigsten vorkommen. Meist befällt sie gleichzeitig mehrere Lymphknoten auf einer oder beiden Seiten.

Lediglich in Ausnahmefällen – bei anhaltender Einwirkung entzündungsauslösender Faktoren – kommt es zur Erweichung und Vereiterung des vergrößerten Lymphknotens (der dann meist fest mit den umgebenden Weichteilen oder mit der Haut verbunden scheint), zur Nekrotisierung der Kapsel und über eine Hautfistel zum Durchbruch des Eiters nach außen. Mit der Sonde gelangt man über die Fistel in eine mit Granulationsgewebe ausgefüllte Höhle. Mitunter ist sogar eine direkte Verbindung zwischen dem Lymphknoten und dem Infektionsherd nachweisbar.

Von der Entzündung sind entweder nur einzelne Lymphknoten des Gesichtsbereiches betroffen oder aber ganze Lymphknotengruppen in der Umgebung des Kiefers, vor allem die submentalen. Lokalisation und chronische Entwicklung der Lymphonoditis geben Anlaß, stets auch die Möglichkeit einer spezifischen, insbesondere tuberkulösen Ursache in Betracht zu ziehen.

Chronische Lymphonoditiden heilen fast immer nach Ausschaltung der Ursache. Bleibt jedoch eine Vergrößerung der Lymphknoten bestehen, ist Wärmeapplikation ratsam (Bestrahlung, warme Umschläge). Exstirpation eines Lymphknotens dürfte kaum oder nur ausnahmsweise notwendig sein.

Gutartige Viruslymphonoditis (benigne Inokulationslymphoretikulose, Katzenkratz-Syndrom)

Übertragen wird diese Erkrankung von Katzenkrallen, aber auch durch Mückenstiche oder Verletzungen durch Dornen (von Rosen, Himbeersträuchern oder Disteln). Das klinische Bild ist charakteristisch. Zwei bis vier Wochen nach einer geringen Hautverletzung oder einer makulösen bzw. vesikulösen Effloreszenz kommt es zur Schwellung eines oder mehrerer regionaler Lymphknoten. Sie erreichen unterschiedliche Größe, variierend von Haselnuß- bis Pflaumen- oder Mandarinengröße. Die Lymphknoten sind beweglich und hart, die Haut darüber ist gespannt und rosafarben, in ihrer Temperatur aber unverändert. Spontan- oder Druckschmerzen machen sich nicht bemerkbar, auch läßt die allgemeine Verfassung des Patienten keine Veränderung erkennen. Die Körpertemperatur bleibt in der Regel normal, nur manchmal beobachtet man eine geringe Erhöhung oder Schwankung. Während des gesamten, sich oft über mehrere Wochen oder gar Monate erstreckenden Krankheitsverlaufes behält die Viruslymphonoditis ihren gutartigen Charakter. Differentialdiagnostisch ist die tuberkulöse Entzündung abzugrenzen. Eine wirksame Behandlung ermöglicht die Anwendung von Aureomyzin oder Terramyzin.

1.3.3. Spezifische Entzündungen

Tuberkulose

Verursacht wird die Lymphknotentuberkulose einerseits von den typischen Mykobakterien vom Typus hominis et bovinus, andererseits aber auch durch atypische Mykobakterien.

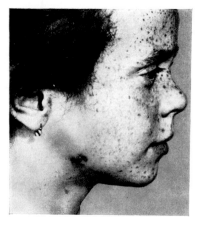
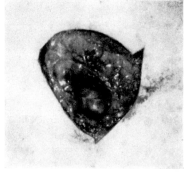

Abb. 357 Lymphknotentuberkulose mit Fistelbildung am unteren Mandibularrand

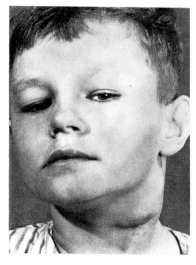
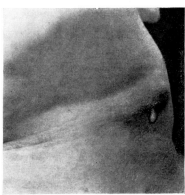

Abb. 358 Tuberkulose der Halslymphknoten

Die Entzündung äußert sich klinisch auf verschiedene Weise. Ausschlaggebend für den Schweregrad der Erkrankung sind ihr Stadium, die Zahl der erkrankten Lymphknoten, deren anatomische Form und die Reaktion der Nachbargewebe. Vor allem befällt die Entzündung Kinder im Vorschul- und Schulalter. Klinisch lassen sich in der Regel zwei Formen unterscheiden, die verkäsende und die lymphomatöse.
Erstere befällt entweder einen einzigen Lymphknoten (am ehesten die Lymphonodi buccales und submentales), oder mehrere gleichzeitig (insbesondere die Submandibular- und Halslymphknoten) (Abb. 357 und 358), wobei die Intensität der Entzündung dann nicht in allen gleich stark ausgeprägt sein muß. Während einige der betroffenen Lymphknoten erst zu unterschiedlich großen, soliden und festen Knoten werden, können andere bereits zerfallen, nach außen perforieren oder schon durch Fisteln mit der Hautoberfläche verbunden sein. In solchen Fällen wird die Lymphknotenentzündung jedoch von einer Entzündung der umgebenden Gewebe begleitet, einer Perilymphonoditis. Es entwickelt sich dann eine Schwellung, mit mehr oder weniger ausgeprägter Entzündungsreaktion, die Oberfläche wirkt unregelmäßig und höckrig. Bei Ausbleiben einer Sekundärinfektion erweist sich der Lymphknoten als

indolent. Funktionelle Störungen bleiben aus, der Allgemeinzustand ist nach wie vor gut. Nach Ausheilung der Entzündung läßt die Haut eingezogene, stern- oder streifenförmige Narben erkennen, röntgenographisch wird mitunter die Verkalkung einiger Lymphknoten sichtbar.
Differentialdiagnostisch sollte an pyogene Lymphknotenentzündungen dentogener und anderer Ursache gedacht werden, an Entzündungen der kieferumgebenden Weichteile, Speicheldrüsenentzündungen sowie an Geschwülste des lymphoretikulären Gewebes. Die klinische Diagnose ist durch eine bakteriologische Untersuchung des Eiters wie auch durch histologische Untersuchung des exstirpierten Lymphknotens zu sichern.
Wesentlich seltener als die eben beschriebene Form beobachtet man die lymphomatöse. Dabei sind die Lymphknoten ein- oder beidseitig auffallend vergrößert, unterliegen nur ausnahmsweise und außerordentlich spät der Kolliquation, fühlen sich weich und beweglich an. Die Perilymphonoditis aber fehlt.
Der Allgemeinzustand des Patienten ist bei allen Varianten dieser Krankheit gut. Eine Ausnahme bildet die maligne Entzündung, von der das ganze lymphatische System befallen wird, bis der Kranke nach einigen Wochen schließlich der eintretenden Kachexie erliegt.
Bei der Behandlung von Lymphknotenentzündungen sind sowohl konservierende als auch chirurgische Wege gangbar.
Im Hinblick auf die Prävention der tuberkulösen Lymphonoditiden kommen der Stomatologie wichtige Aufgaben zu, gilt es doch, durch vielseitige Maßnahmen die Gesunderhaltung des Milchgebisses wie auch des permanenten Gebisses anzustreben, die Frühbehandlung der Karies zu gewährleisten und alle in den umgebenden Hartsowie Weichgeweben auftretenden entzündungsauslösenden Reize fernzuhalten. Auf diese Weise kann man der Entstehung chronischer Lymphonoditiden, die ein für die Entwicklung tuberkulöser Entzündungen günstiges Milieu darstellen, wirkungsvoll vorbeugen.

Syphilis
Sie tritt an Lymphknoten bei Kindern praktisch nicht auf.

1.4. Kieferosteomyelitis

1.4.1. Säuglingsosteomyelitis

Die Kieferosteomyelitis des Säuglings (Synonyma: Zahnkeimgangrän, Osteogingivitis neonatorum, Foliculititis expulsiva, Säuglingsosteomyelitis) tritt sowohl im Ober- als auch im Unterkiefer auf, mitunter an beiden gleichzeitig. Ausgangspunkt der Entzündung ist ein Zahnkeim, der über eine Schleimhautverletzung infiziert wurde. Zu solchen Verletzungen kann es während der Geburt oder beim Stillen kommen, aber auch durch unvorsichtige mechanische Reinigung der Mundhöhle. Meist sind derartige Infektionen auf eine Mastitis oder Lymphangitis der Mamma zurückzuführen, auf Unsauberkeit der Mutterbrust, der Finger oder der Gegenstände, die der Säugling in den Mund steckt.
Noch häufiger aber entwickelt sich die Osteomyelitis auf der Grundlage einer hämatogenen Infektion, beispielsweise bei Furunkulose, Pemphigus, Infektionen der Nabelschnur oder bei Enterotoxikosen. In den meisten Fällen handelt es sich dann um eine Staphylokokken- oder Streptokokkeninfektion.

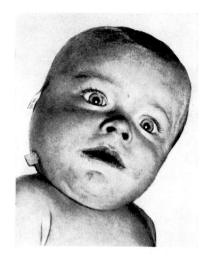

Abb. 359 Akute Osteomyelitis des rechten Unterkiefers bei zwei Monate altem Säugling; Inzision und Drainage im Perimandibularbereich sowie oberhalb des Jochbogens

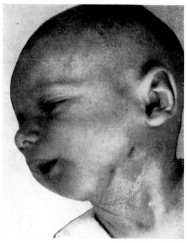 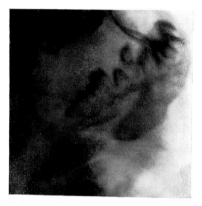

Abb. 360 Osteomyelitis des linken Unterkiefers im Stadium der Sequestration bei acht Wochen altem Säugling; das Röntgenbild läßt einen Defekt im Unterkieferwinkel und einen 2 cm langen, gut demarkierten Sequester erkennen

Das Krankheitsbild der Osteomyelitis kommt sowohl bei frühgeborenen und unterernährten als auch bei gesunden Säuglingen vor, in den ersten Tagen nach der Geburt ebenso wie in den folgenden Wochen.
Im Unterkiefer konstatiert man eine Osteomyelitis seltener als im Oberkiefer. Sie beginnt entweder im Molaren- oder Frontzahnbereich und verläuft bei Säuglingen ähnlich wie bei älteren Kindern (Abb. 359 und 360). Komplikationen in Form der Kieferdeformation und Gesichtsasymmetrie sind die Regel.
Ausgangspunkt der Kieferosteomyelitis im Oberkiefer ist fast immer das Gebiet der Milchfrontzähne, seltener der Molarenbereich. Eine Erklärung für das häufigere Auftreten der Erkrankung im Oberkiefer konnte bislang nicht gegeben werden. Ursachen dafür könnten die hier größere Gefahr einer Schleimhautverletzung beim Saugvorgang sein wie auch die Schleimhauttrockenheit des prognathen Säuglingsoberkiefers

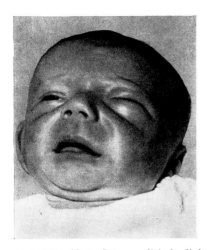
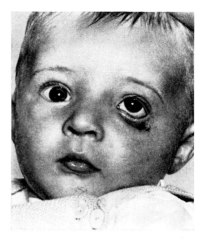

Abb. 361 Akute Osteomyelitis des linken Oberkiefers bei 14 Tage altem Säugling; Entzündungsursache war der infizierte Zahnkeim 63

Abb. 362 Chronische Osteomyelitis des linken Oberkiefers; aus der Hautfistel im Bereich des Margo infraorbitalis werden kleine Knochensequester ausgeschieden

und die dadurch begünstigte Bakterienansiedlung. Das Eindringen der Infektion über kleinste Läsionen der oberen Epithelschichten in die Blutbahnen und über diese in die kleinsten Kapillaren, welche die Zahnkeime zahlreich umgeben und sogar die Wachstumszonen durchdringen, dürfte gleichfalls eine Rolle spielen. Zum typischen Erkrankungsverlauf gehören Appetitlosigkeit, Schlafstörungen und behinderte Nahrungsaufnahme. Wangenschwellung mit teilweisem oder vollständigem Lidverschluß, Augenlidschwellung, Chemosis, Bulbusprotrusion und manchmal auch starker Eiterausfluß aus der Nase (Abb. 361) charakterisieren das klinische Bild.
Die auffallend häufige Ausbreitung des Entzündungsprozesses zum Auge, in die Augenhöhle und evtl. bis zu den Hirnhäuten, erklärt sich aus den anatomischen Verhältnissen. Der Säuglingskiefer ist niedrig, die Kieferhöhle kaum ausgebildet, so daß die Zahnkeime unmittelbar unter dem Orbitaboden liegen. Einem direkten Übergreifen der Infektion in die Augenhöhle steht also nichts im Wege, ein Umstand, der die Gefährlichkeit der Krankheit in dieser Entwicklungsphase beträchtlich steigert. Da der Organismus des Säuglings nur über ungenügende Abwehrkräfte verfügt, ist die Mortalität nach wie vor hoch.
Neben den bereits angeführten Symptomen der Erkrankung lassen sich auch in der Mundhöhle Veränderungen nachweisen. Die Schleimhaut des Alveolarfortsatzes, des Mundvorhofes sowie des Gaumens ist geschwollen, gerötet und auf Druck stark schmerzhaft. Entstandene Abszesse perforieren frühzeitig, wobei die Fisteln – aus denen sich noch lange Eiter entleert – vorwiegend an der vestibulären Seite des Alveolarfortsatzes lokalisiert sind. Später stellen sich Fisteln mit reichlicher Eiterexsudation auch an der Haut, im unteren Augenhöhlenbereich, an der Wange oder in Nähe der Nasolabialfalte ein (Abb. 362).
Weitere Begleiterscheinungen sind Erhöhung der Körpertemperatur auf 39 bis 40 °C und erhebliche Beeinträchtigung des Allgemeinbefindens. Werden nicht rechtzeitig alle notwendigen Maßnahmen zur energischen Behandlung eingeleitet, ist innerhalb von einem oder zwei Tagen mit letalem Ausgang zu rechnen. Allerdings sind auch Fälle bekannt, bei denen es nach Ausstoßung eines oder mehrerer nekrotischer Zahnkeime zur Spontanheilung kam.

Die Therapie einer akuten Kieferosteomyelitis beim Säugling muß unbedingt sofort nach Erkrankungsbeginn einsetzen. Sie beruht in der Eröffnung der Mundhöhlenabszesse und wenn nötig in Inzisionen im Wangen-, Schläfen- und Augenhöhlenbereich. Nach Eiterabfluß ist für Drainage mittels Plastikröhrchen oder Gazestreifen zu sorgen.

Zur allgemeinen Therapie werden Antibiotika (Penizillin, Streptomyzin, Chloromyzetin, Aureomyzin) und Kardiaka verabreicht, mitunter macht sich außerdem eine Bluttransfusion notwendig. Abgestorbene oder gelockerte Zahnkeime sollte man erst nach Abklingen aller akuten Symptome entfernen oder ihre spontane Ausstoßung abwarten.

Größter Sorgfalt bedarf es bei der Ernährung des Säuglings, der nach dem chirurgischen Eingriff in der Mundhöhle nicht zu saugen vermag und häufig die Nahrungsaufnahme verweigert. Seine weitere Pflege sollte daher im Verantwortungsbereich eines Pädiaters erfolgen.

1.4.2. Kieferosteomyelitis im Kindesalter

Sie tritt vorwiegend im Unterkiefer auf und hat meist odontogene Ursache (infizierte Wurzelkanäle). Aber auch Traumen oder chronische Periodontitiden, die bei verminderter Abwehrfähigkeit des Organismus (beispielsweise infolge einer Grippe oder anderer Krankheiten) akut exazerbieren, können zum Anlaß der Erkrankung werden, ebenso eine Zahnextraktion oder ein anderer operativer Eingriff. Ausgelöst wird die Kieferosteomyelitis fast immer durch eine solitäre Staphylo- oder Streptokokkeninfektion. Bei älteren Kindern kommt es seltener zu einer hämatogenen Infektion des Knochenmarkes als bei jüngeren. Im Zusammenhang mit eitrigen Hautkrankheiten (beispielsweise Furunkulose) oder nach Infektionskrankheiten (wie Scharlach, Typhus oder Diphtherie) beobachtet man die Kieferosteomyelitis kaum.

Wie bei Erwachsenen, so unterscheidet man auch bei Kindern ein akutes und ein chronisches Stadium. In ersterem setzen Nekrose und Destruktion des Knochens ein, während für letzteres Demarkation und Ausstoßung von Sequestern charakteristisch sind, bei gleichzeitiger Reparation des Gewebeverlustes.

Die akute Osteomyelitis weist außerordentlich markante klinische Merkmale auf. Während die dem entzündeten Knochen anliegenden Gewebe schnell ihren Umfang vergrößern, verursacht der sich im Knochen ansammelnde Eiter einen starken, pulsierenden Schmerz und bahnt sich schließlich den Weg unter das Periost. Schon nach kurzer Zeit finden sich in der Mundhöhle subperiostale und submuköse Abszesse wie auch Schleimhautfisteln.

Im gesamten Erkrankungsbereich kommt es zur Lockerung der Zähne, zu Eiterausfluß aus den Alveolen, Rötung und ödematöser Durchtränkung der umgebenden Schleimhaut. Gleichzeitig greift die Entzündung auf die kieferumgebenden Weichteile über. Die befallenen Bezirke erweisen sich dann als entzündlich durchtränkt, die Haut ist gerötet, gespannt, glänzend und heiß. Vergrößerung und Schmerzhaftigkeit der regionalen Lymphknoten, behinderte oder unmögliche Mundöffnung, Ansteigen der Körpertemperatur auf 39 bis 40 °C und Schüttelfrost sind weitere typische Symptome. Appetitlosigkeit, Schlaffheit, häufige Erschöpfung und erhöhter Speichelfluß vervollständigen das Bild (Abb. 363).

Die Behandlung dieses akuten osteomyelitischen Stadiums muß prinzipiell darauf gerichtet sein, die entzündungsauslösende Ursache so bald wie möglich auszuschalten. Handelt es sich um einen infizierten Zahn, sollte man ihn unverzüglich extrahieren. Der Eiterabfluß ist durch intra- und extraorale Inzisionen zu gewährleisten, wobei die

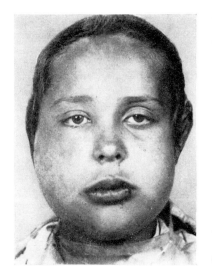
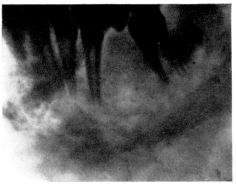

Abb. 363 Akute Osteomyelitis des Unterkiefers nach Extraktion von 46 bei 12 Jahre altem Mädchen; bereits 12 Tage nach Beginn der Erkrankung zeigen sich im Röntgenbild osteolytische Veränderungen

intraoralen Inzisionen mittels Gazestreifen drainiert werden, die extraoralen mit einem Plastikröhrchen. Alle Eingriffe sind vorsichtig und unter weitgehender Schonung des Periosts vorzunehmen, um so die Knochenregeneration zu sichern und ein möglichst günstiges funktionelles wie auch ästhetisches Ergebnis zu gewährleisten. Die Drainage wird keinesfalls länger als unbedingt nötig belassen.

Immobilisation aller gelockerten Zähne, aber auch des Unterkiefers, und Antibiotikagaben sind gleich zu Beginn der Erkrankung unbedingt notwendig. Ruhiges Liegen des Patienten, Aufrechterhaltung der Mundhygiene sowie energiereiche, flüssige oder breiige Nahrung vervollständigen die Therapie. Durch die Antibiotika erreicht man eine wesentliche Verkürzung der akuten Phase wie auch der Behandlungsdauer, allerdings ohne die Nekrose und Sequestrierung verhindern zu können.

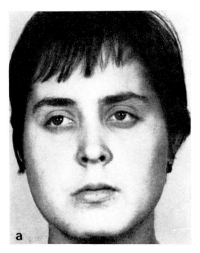
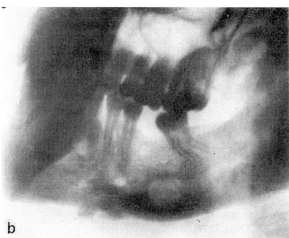

Abb. 364 Klinischer (a) und röntgenographischer (b) Befund der in Abbildung 363 dargestellten Patientin nach sechs Jahren

Ist das akute Stadium überwunden, stagniert der nekrotische Knochenprozeß; das klinische Bild verändert sich. Bereits während der Demarkierung der abgestorbenen Knochenteile geht das Weichgewebeinfiltrat zurück, die Haut bekommt wieder ihre normale Farbe und Beweglichkeit. Die Temperatur wird subfebril oder normal, sowohl die Schmerzen als auch die Eiterexsudation lassen nach, das Kind erholt sich allmählich. Fisteln im Inzisionsbereich bleiben für einige Zeit bestehen. In dieser Phase muß für weiteren Eiterabfluß Sorge getragen und evtl. eine Sequestrotomie vorgenommen werden. Wichtig ist, daß die Ruhigstellung der Zähne und Kiefer gewährleistet bleibt. Allerdings sollte man die abgestorbenen Knochenteile erst entfernen, wenn sich bereits ein ausreichender Schutzwall aus Granulationsgewebe und eine starke Schicht periostalen Knochens gebildet haben.

Das letzte Stadium der Osteomyelitis umfaßt die Knochenregeneration und ist arm an klinischen Symptomen. Auf der Haut wie auch auf der Gingiva persistieren dann vereinzelt noch einige leicht eitrig exsudierende Fisteln, aus denen mitunter kleinste Sequester abgestoßen werden. Der allgemeine Gesundheitszustand des Kindes hat sich zu diesem Zeitpunkt aber bereits normalisiert.

Die Behandlung besteht jetzt ausschließlich in der Immobilisierung gelockerter Zähne bis zu deren völliger Festigung. Nach Ausheilung der Kieferosteomyelitis kann evtl. noch eine kieferorthopädische Nachbehandlung erforderlich sein.

Bei eitrigen Kieferentzündungen im Kindesalter gebührt den im erkrankten Bereich befindlichen permanenten Zähnen und Zahnkeimen besondere Beachtung. Das im Hinblick auf eine evtl. vorzunehmende Sequestrotomie empfohlene abwartende Verhalten ist auch bezüglich der im erkrankten Kieferbereich vorhandenen gesunden Zähne ratsam. Selbst wenn diese bereits vollständig gelockert sind und es den Anschein hat, als schwämmen sie im Eiter, sollte man zunächst bestrebt sein, sie rechtzeitig und gut zu immobilisieren. Erfahrungsgemäß ist es in den meisten Fällen möglich, die Zähne zu erhalten, sogar wenn der Alveolarfortsatz bereits durch den eitrigen Prozeß aufgelöst ist. Man schafft so gleichzeitig die Voraussetzungen für die spätere Knochenregeneration und Ausbildung neuer Alveolen, welche sich von den normalen Periodontien röntgenographisch nicht unterscheiden. Die Vitalität der Zähne bleibt fast immer erhalten (Abb. 364).

Obgleich durch den osteomyelitischen Prozeß mitunter eine starke Schädigung der permanenten Zahnkeime erfolgt, sind diese doch nur selten infiziert. Es wäre daher falsch, sie ausnahmslos mit den Sequestern zu entfernen. Abwartendes therapeutisches Verhalten ist angezeigt, da sich die Zahnkeime im regenerierten Knochen normal weiterentwickeln können. An ihre Extraktion sollte man erst denken, wenn der röntgenographische Befund oder lang anhaltende Eiterexsudation aus Fisteln in ihrer unmittelbaren Umgebung erkennen lassen, daß sie abgestorben sind. Im Röntgenbild erscheint der Zahnkeim dann von einem durch Granulationsgewebe bedingten hellen Spalt umgeben, manchmal verlagert oder verdreht.

Bei Kindern beansprucht die zwischen dem 3. und 12. Lebensjahr auftretende pseudotumoröse Ostitis besondere Aufmerksamkeit. Es handelt sich dabei um eine subakute, mit der Entwicklung der Molaren im Zusammenhang stehende Entzündung des Kieferwinkels, die klinisch als harte, fließend in die Umgebung übergehende Schwellung in Erscheinung tritt (Abb. 365). Die Haut darüber bleibt glatt und beweglich. Das Krankheitsbild entwickelt sich allmählich über Wochen oder Monate. Druck löst nur leichte Schmerzempfindungen aus. Obwohl das Vincentsche Symptom fehlt, sind die regionalen Lymphknoten vergrößert, und es besteht Kieferklemme. Die Mundschleimhaut ist unverändert, der Allgemeinzustand gut. Lediglich zu Beginn der Erkrankung kann es vorübergehend zu Temperaturerhöhungen bis 38 °C kommen. Niemals stellen sich alle diese Erkrankungssymptome gleichzeitig ein.

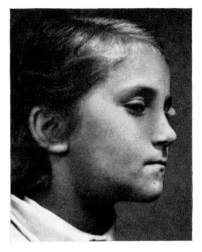 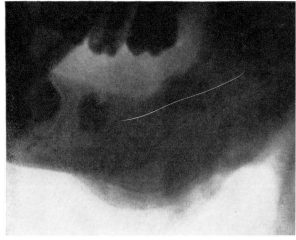

Abb. 365 Pseudotumoröse Ostitis des rechten Unterkieferwinkels bei achtjähriger Patientin; im Röntgenbild sind Knochenveränderungen sichtbar

Im Röntgenbild wird die auf Spongiosaneubildung beruhende Verdickung als inhomogene, auf den Kieferwinkel begrenzte, sarkomähnliche Aufhellung erkennbar. Sichere Diagnose ist jedoch nur mittels Biopsie möglich. Bei extraoraler Gewebeexzision stößt man auf ein verdicktes Periost und eine dünne, stellenweise usurierte Kortikalis, unter welcher der Knochen weich und leicht schneidbar ist. In der Tiefe sind ein Granulationsherd und dünnflüssiger Eiter nachweisbar.
Die Behandlung erfolgt mit Antibiotika. Es empfiehlt sich, über 6 bis 12 Tage täglich bis zu 1 000 000 IE Penizillin zu verabreichen. In dieser Zeit geht die Schwellung des Kieferwinkels zurück; Kieferdeformationen sind nicht zu befürchten.

1.4.3. Spätfolgen nach Kieferosteomyelitiden

Nach eitrigen Kieferentzündungen bleiben häufig durch Knochenverlust oder Wachstumsstörungen der Kiefer bedingte, mehr oder weniger ausgeprägte Gesichtsdeformitäten zurück. Befallen sie den Unterkiefer, so sind sie um so deutlicher, je jünger das Kind zur Zeit der Erkrankung war. Die Osteomyelitis des Oberkiefers verursacht nur selten bleibende Deformitäten (Abb. 366). Lediglich wenn sie schon im Säuglingsalter wirksam wird, kann sie eine Wachstumshemmung zur Folge haben, die später durch Verkürzung und Verkleinerung des Oberkiefers als Asymmetrie des Gesichts auffällt. Wurden durch die Entzündung die Backenknochen und vielleicht auch der Jochbogen zerstört, zeigt sich an der befallenen Seite eine Gesichtseinziehung. Inzisionen und ausgeheilte Fisteln hinterlassen Hautnarben unterhalb der Augenhöhle, im Wangen- oder Schläfenbereich. Nur ausnahmsweise kommt es durch Narbenzüge zum Lagophthalmus.
Entwicklungsstörungen der Zähne beobachtet man gleichfalls nur vereinzelt und auch dann erst lange Zeit nach Ausheilung der Entzündung. Im Milchgebiß fehlen jene Zähne, deren Keime infiziert, durch die Entzündung vernichtet oder durch einen unvorsichtigen operativen Eingriff entfernt wurden. Die übrigen Milchzähne gelangen jedoch ebenso wie die bleibenden Zähne normal zum Durchbruch. Permanente Zähne

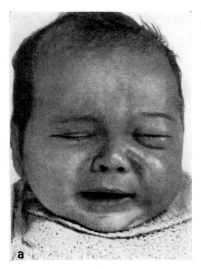
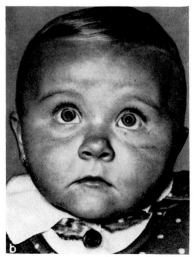
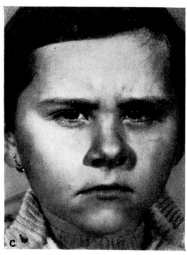

Abb. 366 Akute, von infizierter Keimanlage des Milcheckzahnes ausgelöste Osteomyelitis des linken Oberkiefers bei fünf Wochen altem Säugling (a); nach zwei (b) und sieben Jahren (c); außer einer kleinen Hautnarbe keine Veränderungen (Gesichtsasymmetrie) nachweisbar

retinieren manchmal oder brechen verspätet bzw. in anormaler Stellung durch. An der erkrankten Kieferseite entwickeln sich gelegentlich verkümmerte Kronenformen (s. Abb. 40).

Die bereits im Säuglingsalter auftretende Osteomyelitis des Unterkiefers führt in der Regel zur Kieferdeformation, deren zwangsläufige Folgen Gesichtsasymmetrie und Okklusionsanomalien sind (Abb. 367). Stellt sich die Erkrankung hingegen erst im Vorschul- oder Schulalter ein, so bieten rechtzeitige Immobilisierung und gleichzeitige lokale wie allgemeine Verabreichung von Antibiotika die Chance, der Entstehung von Deformitäten wirkungsvoll vorzubeugen oder zumindest ihren Schweregrad zu mindern.

Postmyelitische Kieferdeformitäten können verschiedene Ursachen haben:
1. Zerstörung des Gelenkknorpels,
2. unvollständige Regeneration abgestorbener Knochenbereiche,
3. pathologische Frakturen und Knochendefekte infolge Ausstoßung nekrotischer Teile bzw. nach Sequestrotomie.

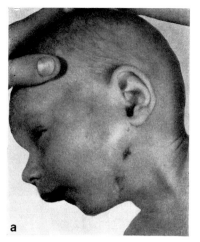
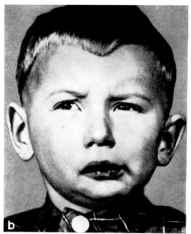
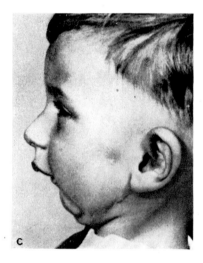

Abb. 367 Osteomyelitis des linken Unterkiefers bei zwei Monate altem Säugling (a); nach vierjähriger Kontrollzeit Unterkieferabweichung zur kranken Seite (b) und Vogelprofil (c)

Nach entzündlicher Zerstörung des Gelenkknorpels unterbleibt das Längenwachstum an der erkrankten Kieferseite, so daß sie verkümmert. Ist die Regeneration des Knochens unzureichend, beispielsweise nach Defekten des horizontalen Kieferastes, rücken die Stümpfe zusammen, es tritt eine Verkürzung des Kieferkörpers ein, wodurch sich das Kinn nach der kranken Seite hin verschiebt. Defekte des aufsteigenden Kieferastes wie auch das Fehlen des Gelenkfortsatzes bewirken eine Verschiebung des Kiefers in Richtung Schädelbasis, ohne daß es zu seiner Verankerung in der Gelenkgrube kommt.

Alle diese Veränderungen haben eine bleibende Asymmetrie der unteren Gesichtshälfte und Gebißanomalien zur Folge. Allerdings können sich letztere – im Gegensatz zur Gesichtsasymmetrie – durch entsprechende Lageveränderung der Zähne über Jahre von selbst normalisieren. Sogar bei schweren Kieferverbildungen sind Anpassungstendenzen zu beobachten, und zwar verändert sich oft nicht nur die Unterkiefer-, sondern auch die Oberkieferzahnreihe. Nach einiger Zeit ist auch hier eine Okklusionsannäherung erkennbar, doch gelingt die völlige Wiederherstellung der Bißlage nur in Einzelfällen. Meist bleibt der Schlußbiß unvollständig.

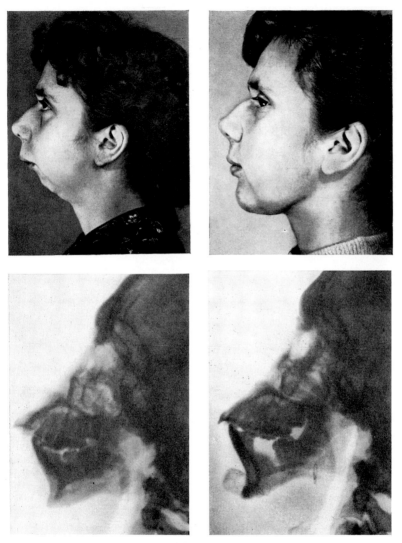

Abb. 368 Vogelgesicht bei 18jährigem Mädchen nach Osteomyelitis des Unterkiefers im 3. Lebensjahr; Vergleich des prä- und postoperativen Zustandes (Osteoplastik nach PICHLER und Kinnkonstruktion mittels Knochentransplantat)

Die Behandlung derartiger Störungen erfolgt etappenweise und stellt an die Ausdauer des Patienten und Stomatologen hohe Anforderungen. Bei Vorliegen von Gebiß-Kieferdeformitäten werden vor allem kieferorthopädische Maßnahmen erforderlich, die bereits im Kindesalter einsetzen müssen. Erst nach dem 18. Lebensjahr sind Gesichtsasymmetrien und evtl. zurückgebliebene Gebißanomalien chirurgisch zu beheben. Bei Asymmetrien, die mit Okklusionsstörungen einhergehen, korrigiert man zunächst die Bißlage auf osteoplastischem Wege und erst später – wenn notwendig – die Unregelmäßigkeit der Wangen (Abb. 368).

1.5. Entzündungen der Kieferhöhlen

Zu Entzündungen der Kieferhöhlen kommt es bei Kindern verhältnismäßig oft, allerdings verlaufen sie meist ohne auffällige klinische Symptome. Nur einige lassen der perimaxillären Weichteilentzündung ähnliche Merkmale erkennen. Aus differentialdiagnostischen Gründen scheint es daher angebracht, im folgenden die klinischen Symptome zu beschreiben und die notwendigen therapeutischen Maßnahmen zu erläutern.

Die meisten Kieferhöhlenentzündungen sind rhinogener Ursache. Erkrankte Kinder klagen über Kopfschmerzen und Appetitlosigkeit, fühlen sich erschöpft und schlafen unruhig. Sie leiden an einem lang anhaltenden, eitrigen Schnupfen und daraus resultierenden Atembeschwerden, klagen über Halsschmerzen, husten nachts, übergeben sich mitunter und haben manchmal erhöhte Temperatur. In der Regel wird die Kieferhöhlenentzündung von einer Entzündung der oberen Atemwege, einer Bronchitis und Ostitis begleitet.

Bei Rhinoskopie findet sich im mittleren Nasengang Schleim oder Eiter, der gleiche Befund ist an der hinteren Wand des Nasenrachenraumes zu eruieren. Das in halbaxialer Projektion geschossene Röntgenbild läßt eine geringe Verschattung erkennen. Durch diagnostische Punktion, die mit der Lichtwitzschen Kanüle unterhalb der Nasenmuschel vorgenommen wird, durch Sondierung des natürlichen Kieferhöhleneingangs aus dem mittleren Nasengang oder nach scharfem Durchstoßen der membranösen Antrumwand, ist ein schleimiges, schleimig-eitriges bzw. eitriges Exsudat nachweisbar.

Odontogen bedingte Kieferhöhlenentzündungen kommen sehr selten vor. Die Infektion greift in der Regel von den Milchmolaren oder den permanenten Molaren auf das Antrum über, kann aber auch Folge der Extraktion dieser Zähne sein.

Entzündungen der Kieferhöhle verlaufen als akut-eitrige Prozesse. Sie beginnen mit Kopf- sowie Zahnschmerzen der erkrankten Seite und Temperaturanstieg auf 38 bis 39 °C. Das erkranke Kind ist erschöpft, müde und leidet an Appetitlosigkeit. Seine Wange, aber auch das untere und obere Augenlid sind geschwollen, die regionalen

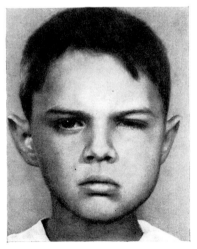 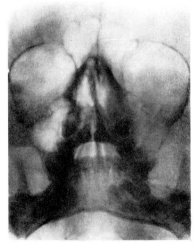

Abb. 369 Akute eitrige Entzündung der linken Kieferhöhle nach Extraktion des infizierten 64; auf dem in halbaxialer Projektion hergestellten Skiagramm wird die Verschattung der linken Kieferhöhle sichtbar

Lymphknoten vergrößert und auf Druck schmerzhaft (Abb. 369). Aus der Nasenhöhle der erkrankten Seite fließt Eiter aus, die Nasenatmung wird durch Schleimhautschwellung behindert. Rhinoskopisch läßt sich im mittleren Nasengang Eiter nachweisen, der in den unteren abfließt. Röntgenographisch wird eine starke Verschattung der Kieferhöhle sichtbar, im Punktat findet sich Eiter.

Die Behandlung der rhinogen bedingten Entzündung erfolgt vorwiegend konservativ. Bewährt haben sich Nasentropfen mit adstringierender Wirkung, Inhalationen eines Penizillinaerosols wie auch – nach scharfer Spülung – die Applikation von Antibiotika (Penizillin, Streptomyzin) oder Sulfonamiden in die Kieferhöhle. Ferner sind Kopf-Lichtbäder und Kurzwellendiathermie empfehlenswert.

Bei der akut-eitrigen Entzündung bedarf die Lokalbehandlung allgemeiner Unterstützung durch Antibiotika. Nach Abklingen der akuten Symptome wird der infektionsauslösende Zahn extrahiert. Radikaloperation nach CALDWELL-LUC ist nur angebracht, wenn die konservative Therapie versagt hat oder sich bereits eine polypöse Degeneration der Antrumschleimhaut bemerkbar macht. Bei Kleinkindern dürfte eine solche Operation in Ausnahmefällen angezeigt sein. In der Pubertätszeit aber hat sie lediglich dann Erfolg, wenn die Entzündung auf die Kieferhöhle begrenzt blieb. Der Eingriff muß in solchen Fällen äußerst behutsam vorgenommen werden, um Devitalisation oder Verletzung von Zähnen (evtl. auch noch nicht durchgebrochener) zu vermeiden.

2. Erkrankungen der Speicheldrüsen

Entwicklungsstörungen der Speicheldrüsen gelten als ausgesprochene Seltenheiten. Sie treten als kongenitale Verengung oder Fehlen (Atresie) der Ausführungsgänge in Erscheinung und führen zur Drüsenatrophie bzw. zur Entwicklung von Retentionszysten. Ebenso selten sind partielle oder totale Aplasien der Sublingual-, Submandibular- oder Ohrspeicheldrüsen. Gewisse Bedeutung kommt versprengten, überzähligen Speicheldrüsen zu, die sich meist in der Nachbarschaft der Parotis, weniger häufig in der Umgebung der Glandula submandibularis finden und zum Anlaß atypisch lokalisierter Erkrankungen werden können.

2.1. Entzündliche Erkrankungen

2.1.1. Speichelgangentzündung (Sialodochitis)

Häufigste Ursache sind in den Ausführungsgängen lokalisierte Speichelsteine. Die Entzündung kann aber auch durch eindringende Fremdkörper oder Infektionsübertritt aus der Mundhöhle (bei Stomatitiden) bedingt sein. Zu den charakteristischen Symptomen zählen Rötung und Schwellung des Orifiziums, Schwellung und Schmerzhaftigkeit des Ausführungsganges sowie eitriger bzw. eitrig-seröser Ausfluß. Therapeutisch muß die Beseitigung der auslösenden Ursache angestrebt werden. In manchen Fällen ist es möglich, nach Katheterisieren des Ausführungsganges eine Antibiotikalösung zu instillieren.

2.1.2. Speicheldrüsenentzündung (Sialoadenitis acuta et chronica)

Betroffen wird überwiegend die Ohrspeicheldrüse. Die Entzündung auszulösen vermögen sowohl aus der Mundhöhle über die Ausführungsgänge eingedrungene, pyogene Pneumo- oder Staphylokokken (aszendierende Infektion) als auch hämatogen bedingte Infektionen.

2.1.2.1. Akut-eitrige Entzündung der Ohrspeicheldrüse (Parotitis acuta purulenta)

Man beobachtet diese Form bei Kindern nach Infektionskrankheiten oder Mundhöhlenentzündungen. Sie beginnt mit einem dumpfen Schmerz und Rötung im Bereich der Ohrspeicheldrüse. Die Schwellung ist von fester Konsistenz und auf Druck stark

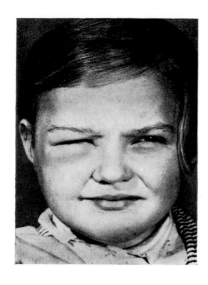

Abb. 370   Parotitis acuta purulenta l. dextri

schmerzhaft, die darüber liegende Haut gespannt und glänzend (Abb. 370). In die Nachbarbezirke ausstrahlende Schmerzen verstärken sich mit zunehmender Spannung in der Drüsenkapsel. Die Papilla salivaria erscheint ödematös und gerötet, in der Öffnung des Ductus parotidicus findet sich ein schleimiges, hämorrhagisches oder eitriges Sekret. Die Mundöffnung ist behindert (Kieferkontraktur), der Schluckvorgang außerordentlich schmerzhaft. Vom Erkrankungsbeginn an sind erhöhte Körpertemperatur (bis zu hohem Fieber) und Appetitlosigkeit typisch. Differentialdiagnostisch gilt es, den Wangenabszeß, eitrige Lymphonoditiden sowie eitrige Kiefergelenkentzündungen abzugrenzen.

Die Behandlung erfolgt in der Regel konservativ. Lokal empfehlen sich Umschläge mit antiphlogistischen Lösungen, allgemein Antibiotika- und Sulfonamidgaben (Sulfotropin wird mit dem Speichel ausgeschieden). Die Speichelsekretion findet durch Pilokarpingaben Unterstützung. Hat sich ein Abszeß entwickelt, muß er inzidiert werden.

Daß die akut-eitrige, postoperativ auftretende Entzündung der Ohrspeicheldrüse (Parotitis acuta postoperativa) heute nur noch selten vorkommt, ist zweifellos auf sorgfältige Operationsvorbereitung, vervollkommnete Anästhesietechnik und sorgsame postoperative Pflege zurückzuführen.

2.1.2.2. Akute Virusentzündung der Ohrspeicheldrüse (Parotitis epidemica)

Hierbei handelt es sich um die im Kindesalter häufigste Erkrankung der Speicheldrüsen (Mumps). Sie wird ausgelöst von einem Virus, dessen Übertragung durch Tröpfcheninfektion oder mit Speichel verunreinigte Gegenstände erfolgt. Der Erreger ist allerdings nur 2 bis 4 Tage vor der Drüsenschwellung im Speichel nachweisbar.
Als erstes Symptom der stets im retromandibulären Bereich der Parotis beginnenden Entzündung fällt Abstehen des Ohrläppchens auf. Die Schwellung der Drüse hat nach 48 Stunden bereits ihren Höhepunkt erreicht und hält dann etwa 7 bis 10 Tage an. Die Haut über der Parotis fühlt sich warm an und reagiert auf Druck leicht schmerzhaft (Abb. 371). Auf der erkrankten Seite der Mundhöhle sind die Papilla salivaria wie auch ihre Umgebung ödematös verändert. Die Speichelsekretion ist vermindert, die Mundöffnung erschwert und schmerzhaft, die Temperatur erhöht.

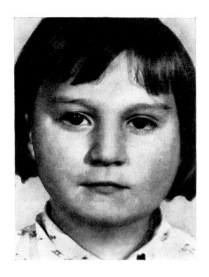

Abb. 371 Parotitis epidemica l. sinistri

Als Komplikationen von Parotiserkrankungen beobachtet man die Orchitis, Epididymitis, Meningitis und Meningoenzephalitis, mitunter auch eine Pankreatitis. Mögliche akzessorische Erkrankungen sind Myokarditis, Endokarditis oder Otitis, Neuritis des N. opticus und Entzündungen der Tränendrüsen.

Die Therapie besteht in Mundspülungen mit 3%iger Wasserstoffperoxidlösung und evtl. Kortisongaben. Der Kranke bedarf für 7 bis 10 Tage der Bettruhe.

Akute Entzündung der Submandibulardrüse (Sialoadenitis acuta submandibularis)

Dieses Krankheitsbild ist bedeutend seltener als die Parotitis und wird in der Regel durch eine Veränderung der Ausführungsgänge ausgelöst, wie sie beispielsweise bei Sialodochitis eintritt. Die zu beobachtenden Allgemeinsymptome gleichen den bei Entzündung der Ohrspeicheldrüse zu konstatierenden. Örtlich dominiert eine Schwellung im submandibulären und sublingualen Bereich, die zur Behinderung des Schluck-

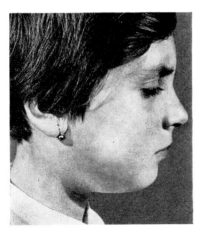 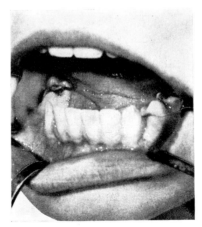

Abb. 372 Akute Entzündung der rechten Sublingualdrüse; die Schwellung im Submandibularraum wird von einer Schwellung des zugehörigen Sublingualbereiches und einem Ödem der Plica sublingualis begleitet

vorganges führt und Schmerzhaftigkeit zur Folge hat, ohne die Mundöffnungsbewegung merklich zu erschweren (Abb. 372). Differentialdiagnostisch sollte man odontogen bedingte Entzündungen in Erwägung ziehen. Die Behandlung erfolgt wie bei Parotitis acuta.

Akute Entzündung der Sublingualdrüse (Sialoadenitis acuta sublingualis)

Von allen Erkrankungen der Speicheldrüsen ist dieses Krankheitsbild am seltensten. Ausgangspunkt der Infektion sind hierbei benachbarte odontogene Entzündungen. Im Bereich der zugehörigen Papillae salivariae zeigen sich Fibrinbeläge. Am stärksten ist die Schwellung im Zungengrund, die Zunge wird dadurch angehoben und unbeweglich, die Sprache unverständlich. Zur Behandlung empfehlen sich die gleichen Maßnahmen wie bei den bereits beschriebenen Entzündungen.

Chronische Entzündung der Ohrspeicheldrüse (Parotitis chronica)

Bei Kindern begegnet man chronischen Entzündungen der Parotis verhältnismäßig häufig. Ihre Ätiologie ist bisher unklar. Als Ursache wird eine über den Ausführungsgang erfolgende Infektion angenommen, ausgehend von Mundschleimhautentzündungen, Tonsillitiden, einem unbehandelten, ungepflegten Gebiß oder von Krankheiten mit verminderter Speichelsekretion. Angeborene oder erworbene Dystrophien des elastischen, drüsenumgebenden Bindegewebes sowie Alterationen der Ausführungsgänge kommen gleichfalls dafür in Betracht, weil sie eine Verhaltung des Speichels zur Folge haben, der dann sekundär infiziert werden kann.

Die Entzündung offenbart sich vorwiegend als mäßige, auf Druck leicht schmerzhafte, häufig asymmetrische Schwellung der Ohrspeicheldrüse und dauert mehrere Monate, mitunter sogar Jahre an, wobei die Entzündung wiederholt zurückgehen und erneut exazerbieren kann. Bei der Exazerbation steigern sich alle Entzündungssymptome, eine leichte Temperaturerhöhung macht sich bemerkbar, die Speichelsekretion ist vermindert. Im Sialogramm fallen mehr oder weniger erweiterte Ausführungsgänge sowie feine, rundliche Ektasien und Verästelungen in den Ausführungsgängen der Drüsen auf (Abb. 373).

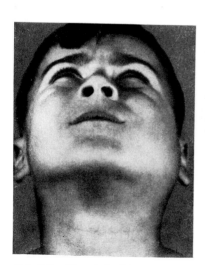
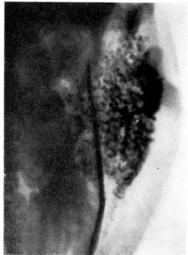

Abb. 373 Chronische Entzündung der linken Ohrspeicheldrüse; Sialogramm in anterio-posteriorer Projektion

Therapeutisch ist die Erhaltung der Speichelsekretion durch Verabreichung sekretionsfördernder Substanzen (Sialogoga remedia) anzustreben. Außerdem sind Antibiotikagaben, Instillierung von Jodpräparaten oder Röntgenbestrahlungen ratsam.

Chronische Entzündung der Submandibulardrüse (Sialoadenitis chronica submandibularis)

Chronische Entzündungsprozesse treten im Kindesalter selten auf und werden in der Regel durch Speichelsteine ausgelöst.

2.2. Speichelsteine (Sialolithiasis)

Voraussetzung für ihre Entstehung ist das Vorhandensein eines Konkrementes im Ausführungsgang oder im Drüsenparenchym. Speichelsteine bestehen aus Kalksalzen und sind schichtartig strukturiert. Sie entwickeln sich entweder solitär oder multipel, werden meist sandkorngroß, können aber auch die Größe einer Erbse erreichen. Ihre Form ist rund oder länglich bzw. ovoid, die Farbe weiß bis gelb-grau. Am häufigsten bilden sich Speichelsteine in den Ausführungsgängen der Submandibulardrüsen. Die Sialolithiasis tritt vorwiegend bei Erwachsenen auf, kommt aber auch bei Kindern vor.

Klinisch bleibt das Krankheitsbild über lange Zeit symptomlos. Meist wird man erst durch wiederholte Speichelverhaltung beim Essen oder sogenannte Speichelkoliken darauf aufmerksam. Später gesellt sich dann eine Entzündung der Drüse sowie der Ausführungsgänge mit typischen Symptomen hinzu. Mittels Palpation, Sondierung oder Skiagraphie sind die Konkremente nachweisbar.

Die Behandlung kann sowohl auf konservativem als auch auf chirurgischem Wege erfolgen. Kleinere Konkremente werden mitunter – nach Anregung der Speichelsekretion (mit Pilokarpin) – ausgeschieden. Speichelsteine der Ausführungsgänge sind durch Diszision zu entfernen, bei Rezidiven erweist es sich als zweckmäßig, die Submandibulardrüse zu exstirpieren.

2.3. Pseudotumoren (Sialoadenosen)

Unter Sialoadenosen versteht man rezidivierende, doppelseitige, durch Hypo- oder Asialien gekennzeichnete Schwellungen der Speicheldrüsen, die primär weder entzündlich bedingt, noch auf ein Tumorgeschehen zurückzuführen sind. Als Ursachen werden Allergien, endokrine und neurogene Dysfunktionen sowie Stoffwechselstörungen angesehen. Zu den Pseudotumoren zählen nach der neuen Klassifikation der Speicheldrüsengeschwülste folgende Krankheitsbilder: lymphoepitheliale Läsion (Mikuliczsche Krankheit), Sialosen (HEERFORDT-Syndrom, Febris uveoparotidea), benigne Lymphogranulomatose (Morbus BESNIER-BOECK-SCHAUMANN), Parotisschwellungen während der Pubertät oder Stillzeit sowie das Myxödem bei Diabetes (CHARVAT-Syndrom), Sprue und Onkozytosen.

2.4. Speichelfisteln

Hervorgerufen durch Verletzungen, eitrige Entzündungen oder nach Operationen, brechen solche Fisteln von der Speicheldrüse, evtl. auch von ihrem Ausführungsgang, nach außen (Außenfistel) oder zur Mundhöhle (Innenfistel) durch. Innenfisteln bereiten keine Beschwerden und bedürfen auch keiner Behandlung. Auf eine Außenfistel wird man durch beim Essen zunehmenden Speichelfluß aufmerksam. Diese dem Drüsenparenchym entstammenden Fisteln heilen fast immer spontan. Manchmal kommt es allerdings zur Speichelansammlung in den umgebenden Weichteilen und dadurch zu Entzündungen. Der Speichel fließt dann erst nach Entwicklung einer neuen Fistel ab. Dieser Prozeß kann sich über lange Zeit erstrecken und mehrere Male wiederholen.

Therapeutisch bemüht man sich zunächst durch Einspritzen jodhaltiger Lösungen, ein Vernarben der Fistel zu erreichen. Gelingt dies nicht, wird sie exzidiert und die Drüsenkapsel zusammengenäht. Manchmal ist es auch möglich, die Fistelausführung operativ in die Mundhöhle zu verlegen. Die Speichelabsonderung läßt sich mittels Durchtrennung der die Sekretion regulierenden Nervenbündel oder durch Röntgenbestrahlungen unterbinden.

2.5. Zysten der Ohrspeicheldrüse

Zysten der Ohrspeicheldrüse entwickeln sich bei Kindern nur ausnahmsweise. Es handelt sich dabei um Retentionszysten oder kongenital angelegte Zysten. Die Ätiologie ersterer ist bisher noch ungeklärt, man nimmt jedoch an, daß sie auf chronisch-interstitiellen Entzündungen beruhen, die den Untergang der kleinsten Speichelgänge bewirken und so schließlich zu Speichelansammlung und Zystenbildung führen.
Je nach der Größe einer derartigen Zyste ist die Drüse dabei mehr oder weniger geschwollen, die darüber liegende Haut bleibt aber normal und auf Druck indolent. Bei Massage entleert sich aus der unveränderten Öffnung des Ausführungsganges vermehrt Speichel. Nach längerer Beobachtung der Zyste stellt man fest, daß die Drüsenschwellung wechselnd zu- oder abnimmt. Sicherung der Diagnose ist mit Hilfe des Sialogramms möglich, das gleichzeitig Auskunft gibt über Größe und Lokalisation der Zyste (Abb. 374).
Die therapeutischen Maßnahmen müssen der Zystenart entsprechen. Erworbene Retentionszysten schwinden meist schon nach Ausdrücken des Speichels und Anlage

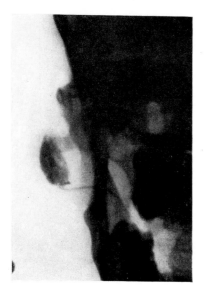

Abb. 374 Sialogramm einer Zyste in der rechten Ohrspeicheldrüse

eines Kompressionsverbandes. Im Gegensatz dazu sind angeborene Zysten operativ zu entfernen.

2.6. Geschwülste

Man unterscheidet pleomorphe, früher Mischtumoren genannt, und monomorphe (alveoläre, tubuläre, zystische, papilläre, trabekuläre und solide) Adenolymphome und Karzinome. Außerdem sind Neubildungen möglich, die ihren Ursprung aus dem bindegewebigen Stroma der Drüse nehmen, wie beispielsweise Angiome, Lipome und Neurinome. Zu Geschwulstbildungen kommt es vor allem in der Ohrspeicheldrüse. Am häufigsten beobachtet man pleomorphe Adenome (80 bis 90%), die sich bereits im Kindesalter entwickeln können. Der Diagnose von Speicheldrüsengeschwülsten dienen neben der klinischen Untersuchung vor allem sialographische und histologische Ermittlungen. Eine wirksame Behandlung ist nur auf chirurgischem Wege zu erreichen (Exstirpation der Geschwulst).

3. Entwicklungsstörungen und Erkrankungen des Kiefergelenks

Man unterscheidet kongenitale und postnatale Entwicklungsstörungen des Kiefergelenks. Die kongenitalen haben ihre Ursache in einer Entwicklungsstörung des ersten Kiemenbogens und der zugehörigen Kiemenspalte, deren Folge eine *Agenesie des Gelenkköpfchens* und des Gelenkfortsatzes sein kann; in der Regel Teil des Syndroms der mandibulofazialen Dysostose.

Postnatale Veränderungen betreffen vor allem den Kondylenknorpel und wirken sich nicht nur auf das Wachstum des Gelenkköpfchens, sondern auch auf das des Kieferastes aus. Typisch sind vor allem *Formveränderungen des Gelenkköpfchens*. Es kann nach oben bzw. unten, nach vorn oder hinten gestreckt sein, aber auch die Form einer unregelmäßigen flachen Platte annehmen. Seine Vergrößerung ist immer mit einer Verlängerung und Verdickung des Gelenkfortsatzes wie auch des Kieferastes vergesellschaftet.

Folgen derartiger Veränderungen sind Verschiebung des Unterkiefers zur gesunden Seite, abnorme Gelenkbewegungen, Okklusionsanomalien und Gesichtsasymmetrien. Bei der ruckartigen Öffnungsbewegung des lateral verschobenen Unterkiefers beschreibt der untere Inzisalpunkt einen von der Frontalebene abweichenden Bogen, wobei das Gelenkköpfchen ruckartig über den Tragus hervortritt. Im Bereich der Frontzähne besteht Kreuzbiß, im Molarenbereich offener Biß.

Veränderungen der Incisura mandibulae wie auch des *Processus coronoideus* beobachtet man selten. Die Inzisur kann in der Horizontale verkürzt oder verlängert sein, der Muskelfortsatz länger, aber auch dicker werden, oder die Form eines zu klein geratenen Gelenkfortsatzes aufweisen. Solche Deformationen sind entweder kongenital, häufiger jedoch traumatisch bedingt und führen zu Störungen der Mundöffnungsbewegung. Der Unterkiefer bewegt sich dabei schräg zur kranken Seite hin.

Veränderungen der Gelenkgrube erschöpfen sich in deren Einebnung, wobei es gleichzeitig zum Abbau oder zum völligen Schwund des Tuberculum articulare kommt. Folgen der Gelenkdeformation sind häufig auch Luxationen. Der Discus articularis ist verdickt oder abnorm dünn, wellig oder geschrumpft, doch kann man derartige Veränderungen nur mittels Arthrographie oder nach einem chirurgischen Eingriff nachweisen. Mitunter läßt der Discus articularis Lageveränderungen oder eine ungewöhnlich große Beweglichkeit erkennen.

Die chirurgische Behandlung von Entwicklungsstörungen und Formanomalien des Kiefergelenks sollte erst nach Abschluß des Kieferwachstums erfolgen. Kieferorthopädischen Maßnahmen kommt lediglich unterstützende Bedeutung zu.

3.1. Entzündungen des Kiefergelenks

3.1.1. Arthritis temporomandibularis acuta (Synovitis acuta serosa)

Sie ist meist eine Folge allgemeiner Infektionskrankheiten bzw. von Rheumatismus oder Traumen. Es handelt sich dabei um eine seröse Entzündung mit Exsudatansammlung im Gelenk. Klinisch wird die akute Arthritis charakterisiert durch eine nicht sehr ausgeprägte, vor der Ohrmuschel lokalisierte Schwellung. Die Haut erscheint unverändert oder leicht gerötet, der Mund bleibt etwas geöffnet (Bonnetsche Stellung), der Unterkiefer ist zur gesunden Seite hin verschoben, und es besteht eine mäßige Kontraktur. Druck löst über der Gelenkspalte Schmerzen aus, außerdem bereitet jedes Öffnen und Schließen des Mundes Beschwerden. Bei der rheumatischen Polyarthritis sind mitunter beide Kiefergelenke befallen.

Die Behandlung der serösen Entzündung besteht in Verabreichung von Antibiotika, gegebenenfalls auch von Salizyl, in Wärmeapplikation und kurzzeitiger Immobilisation des Unterkiefers. Um dem Entstehen einer Ankylose vorzubeugen, sind nach Abklingen der akuten Symptome aktive Mundöffnungsübungen erforderlich.

3.1.2. Arthritis temporomandibularis acuta purulenta

Die akut-eitrige Entzündung entsteht bei Säuglingen und Kleinkindern durch Übergreifen einer Infektion aus der Umgebung des Gelenks (bei eitriger Mittelohrentzündung), auf hämatogenem Wege (Sepsis, Allgemeininfektion, Scharlach) oder auch durch direkte Infektion nach Traumen.

Die Regio praetragealis ist geschwollen, die Haut gerötet und warm, die vordere Wand des äußeren Gehörganges vorgewölbt. Druck löst Schmerzen im ganzen Gelenkbereich aus. Der Unterkiefer verharrt in der Bonnetschen Stellung, es besteht Kontraktur, selbständiges Öffnen des Mundes ist dem Kind nicht möglich. Die Temperaturen sind septischen Charakters und verbunden mit Schüttelfrost. Wird nicht rechtzeitig therapeutisch eingegriffen, kommt es in wenigen Tagen zur Fluktuation unter der Haut oder zu spontanem Durchbruch des Eiters in den äußeren Gehörgang (Abb.

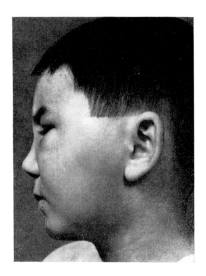

Abb. 375 Arthritis temporomandibularis purulenta als Komplikation einer Otitis media

375). Die eitrige Arthritis führt zu einer schweren Schädigung des Gelenkknorpels. Die Ankylose zählt zu ihren frühen Folgen.
Auch bei diesem Krankheitsbild empfiehlt sich die Verabreichung von Antibiotika. Außerdem sind Punktionen und Spülungen der Gelenkhöhle angezeigt, Inzision und Drainage hingegen nur in ganz schweren Fällen. Um einer Ankylose vorzubeugen, bedarf es unmittelbar nach Abklingen der akuten Symptome aktiver Mundöffnungsübungen.

3.1.3. Arthritis temporomandibularis chronica

Aus einer akuten Entzündung kann sich über lange Zeit eine chronische entwickeln, doch kommt das bei Kindern ausgesprochen selten vor.

3.2. Osteoarthrosis traumatica chronica

Kiefergelenkerkrankungen dieser Art konstatiert man des öfteren bei älteren Kindern und Jugendlichen. Es handelt sich dabei um eine Degeneration des Gelenkknorpels, bedingt durch Überbelastung des Knorpels bei Okklusionsstörungen. Zu den Ursachen zählen vor allem tiefer Biß bei Rückbiß, Entwicklungsanomalien des Unterkiefers und Störungen der Artikulation (einseitiger oder beidseitiger Molarenverlust, Zwangsführungen u. a. m.). Bei Vorliegen einer derartigen Situation zieht jede funktionelle Belastung eine zwar geringe, aber sich ständig wiederholende Verletzung der Gelenkflächen sowie der Gelenkweichteile nach sich. Abnorme Veränderungen der Gelenkgrube, der Gelenkscheibe oder des Gelenkköpfchens sind häufig die Folge.
Im klinischen Bild überwiegen starke, meist schon durch die ersten Mundöffnungsbewegungen am Morgen ausgelöste Gelenkschmerzen, die tagsüber nachlassen. Die Behandlung muß sich nach der Ursache der Erkrankung richten. Ist eine kieferorthopädische Korrektur der Anomalie nicht möglich, bedarf es der Eingliederung eines funktionstüchtigen Ersatzes. Vor allem sind die Artikulationshindernisse zu beseitigen und die Bißverhältnisse auszugleichen. Zur Schmerzbekämpfung wird der Unterkiefer für kurze Zeit immobilisiert, das Gelenk mit Procain umspritzt und eine entzündungshemmende Röntgendosis gegeben. Intraartikuläre Hyaluronidaseinjektionen haben sich gleichfalls bewährt. Diskusexzision ist nur ratsam, wenn die konservative Behandlung versagt hat.

3.3. Osteoarthrosis deformans juvenilis

Diese bei Jugendlichen auftretende Erkrankung beruht auf einem Mißverhältnis zwischen der Abnutzung des Gelenkknorpels und seiner Regeneration. Ursächlich ist sie auf angeborene Minderwertigkeit des Knorpels zurückzuführen. Sie kann ein- oder beidseitig auftreten. Als Hauptsymptom gilt intermediäres Knacken bei gleichzeitig unverändert bleibendem äußeren Gelenkbereich. Manchmal gesellen sich noch behinderte Beweglichkeit des Gelenks, terminales Knacken oder ein reibendes Geräusch hinzu. Letzteres läßt auf habituelle Subluxation bzw. Luxation schließen, die deformierende Veränderungen bewirken. Geringe Gelenkbeschwerden und kaum behinderte Mundöffnung sind typisch. Die Behandlung erfolgt wie bei der traumatischen Osteoarthrose.

3.4. Luxation und Subluxation des Unterkiefers

Eine Luxation des Unterkiefers setzt ein, wenn das Gelenkköpfchen aus der Gelenkgrube tritt und nach ventral disloziert wird. Zwar geschieht dies am häufigsten im mittleren Lebensalter, doch ist es auch bei Kindern keine Seltenheit. Zur Luxation kommt es meist beidseitig, vorwiegend durch sehr weites Öffnen des Mundes, beispielsweise beim Gähnen, Essen oder während einer Zahnextraktion, weniger oft nach einem Schlag auf das Kinn oder einem Sturz auf das Gesicht.

Das klinische Bild ist charakteristisch. Der geöffnete Mund läßt sich nicht mehr schließen, vermag also auch keine Kaufunktion auszuüben, Sprechen und Schlucken sind beträchtlich erschwert, es kommt zu Speichelausfluß. Die subjektiven Beschwerden bestehen in Schmerzen und einer unangenehmen Spannung im Gelenkbereich.

In den meisten Fällen läßt sich der Kiefer mit der Hand reponieren. Gelingt das nicht, umspritzt man die Gelenke mit Procain oder nimmt die Reposition unter Narkose vor.

Unter einer habituellen Luxation versteht man durch geringfügige Anlässe bedingte, sich wiederholende Verrenkungen des Unterkiefers. Sie stellen sich vornehmlich bei jugendlichen Patienten mit schlaffen Gelenkkapseln und -bändern oder mit flachem Tuberculum articulare ein. Die Korrektur ist einfach und gelingt dem Patienten in der Regel selbständig. Erweist sich dennoch eine Behandlung als notwendig, wird auf chirurgischem Wege eine Verkleinerung der Gelenkkapsel oder Neuformierung des Gelenkhöckers angestrebt.

Bei *Subluxation* tritt das Gelenkköpfchen nicht ganz aus der Gelenkgrube heraus, so daß zur Reponierung allein Muskelfunktion genügt.

3.5. Ankylose

Bei der Versteifung des Kiefergelenks (Ankylosis temporomandibularis) handelt es sich um eine feste, bindegewebige (Ankylosis fibrosa) oder knöcherne (Ankylosis ossea) Verbindung des Unterkiefers mit dem Schläfenbein. Am häufigsten tritt die Ankylose im frühen Kindesalter auf, hervorgerufen durch eitrige Gelenkentzündung, nach Infektionskrankheiten, Sepsis oder eitrige Mittelohrentzündung, durch Osteomyelitiden des Unterkiefers oder traumatische Einwirkungen. Man beobachtet aber auch Ankylosen unklarer Genese. Zu den Verletzungen, die als Ursachen in Betracht kommen, zählen Geburtstraumen (nach Zangengeburt), Quetschungen der periartikulären Gewebe und Gelenkkopffrakturen bei gleichzeitiger Beschädigung der vorderen Wand des äußeren Gehörgangs. Letztere macht man für die kongenitalen Ankylosen verantwortlich.

Auffallendes klinisches Merkmal ist der fest geschlossene Mund, den der Patient nicht zu öffnen vermag. Bei Kindern führt Ankylose zu Wachstumsstörungen des Unterkiefers; der Kieferkörper und der Ast stehen zueinander im rechten Winkel. Der Kieferwinkel läuft spornartig aus, das Kinn ist zur kranken Seite hin verschoben und eingefallen (Abb. 376 und 377). Als Charakteristikum für doppelseitige Ankylose gilt das im Profil erkennbare Vogelgesicht (Mikrogenie). Aufgrund der gestörten Funktionstüchtigkeit liegt ein außerordentlich schlechter Gebißzustand vor, es kommt zu Gingivitiden, Zahnstein und schnellem kariösen Zerfall der Zähne. Die Nahrungsaufnahme ist außerordentlich erschwert, Abbeißen oder Zerkleinern von Speisen unmöglich. An Ankylose erkrankte Kinder bleiben in ihrer gesamten Entwicklung zurück; Sprach- und Stimmstörungen sind typisch.

Die Therapie besteht in der Neugestaltung des Gelenks und einer Korrektur der Gesichtsdeformität.

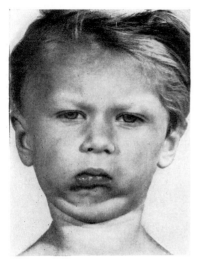
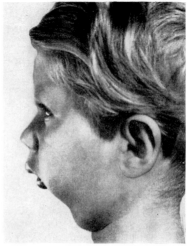

Abb. 376 Durch Knochenankylose des linken Kiefergelenkes bedingte Gesichtsdeformierung

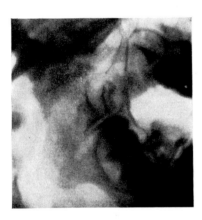

Abb. 377 Röntgenbild des in Abbildung 376 dargestellten Falles

3.6. Kontrakturen der Kiefer

Als Kieferkontraktur bezeichnet man eine teilweise oder vollständige Behinderung der Mundöffnung. Unter Berücksichtigung ihrer Ursache teilt man die Kontrakturen ein in neurogene, arthrogene, entzündliche, myogene und dermatogene.
Die neurogene Kontraktur, auch Trismus genannt, tritt bei Tetanus auf, bedingt durch beidseitige tonische Krämpfe der Kaumuskulatur. Hingegen ist die nur zeitweise bemerkbare arthrogene Kontraktur vergesellschaftet mit akuter oder chronischer Gelenkentzündung, gelegentlich auch mit Osteoarthrose. Die Mundöffnung ist schmerzhaft.
Die entzündliche Kontraktur wird ausgelöst durch Entzündungen der Kaumuskulatur, bei Vorliegen entzündlicher Prozesse im mandibulären und perimandibulären Bereich. Ohnehin stark ausgeprägt, steigert sich ihre Intensität noch durch äußerste Schmerzhaftigkeit beim Mundschluß wie auch bei der Öffnungsbewegung.
Zu den myogenen Kontrakturen rechnet man all jene, die auf Muskelverletzungen, Myositis ossificans oder eine progressive, ossifizierende Fibromyositis zurückzuführen

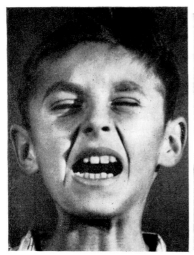 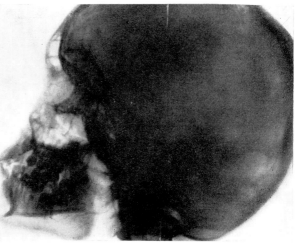

Abb. 378 Myogene Kontraktur des Unterkiefers nach Schädeltrepenation; wegen eines subduralen Hämatoms kam es in beiden Temporalbereichen zur bindegewebigen Umwandlung der Schläfenmuskulatur

sind (Abb. 378). Ostitische oder andere Herde im Kieferwinkel bzw. im Jochbein, evtl. auch im Jochbogen lokalisierte entzündliche Affektionen wirken häufig als auslösende Ursache.

Dermatogene Kontrakturen (Narbenkontrakturen) entstehen auf der Grundlage unnachgiebiger Narben der Schleim- oder Wangenhaut, die nach Traumen, eitrigen Entzündungen, Noma oder operativen Eingriffen zurückbleiben. Die Behandlung von Kieferkontrakturen erfolgt in Abhängigkeit von der auslösenden Ursache.

4. Noma

Die Noma (Cancrum oris, Cancer aquaticus) tritt sowohl bei Kindern als auch bei Erwachsenen in Erscheinung. Während sie bei letzteren vor allem in Verbindung mit Blut- und Kreislauferkrankungen vorkommt, beobachtet man sie bei Kindern am häufigsten nach kräftezehrenden Infektionskrankheiten. Das Prädilektionsalter liegt zwischen dem 2. und 5. Lebensjahr.
Ein charakteristisches Merkmal der Noma besteht darin, daß sie stets einseitig, und zwar ausschließlich an der Wange sichtbar wird. Sie entwickelt sich in der Folge von Gefäßveränderungen (Arteriitiden, arteriellen Thrombosen oder Embolien), die zu einer partiellen oder totalen Ischämie eines bestimmten Versorgungsgebietes führten. Die Erkrankung beginnt meist am Anfang der Rekonvaleszenz. Der Gesichtsausdruck des Kindes verändert sich plötzlich, die Augen erscheinen tiefliegend, seine Haut wird aschfahl. Obwohl jegliche Schmerzsymptome ausbleiben, steigt die Temperatur auf 37,5 bis 38 °C an. Zunächst zeigt sich an der Wangenschleimhaut im Bereich der oberen Molaren ein kleiner, violetter, nekrotischer Fleck, aus dem innerhalb kurzer Zeit ein schwarzer Schorf entsteht. Hier kommt es später zur Ulzeration und zur Entwicklung eines teigigen Wangenödems. Der nekrotische Bezirk wird zur Eintrittspforte für Mikroben der Mundhöhle, insbesondere für die anaerobe fusospirilläre Flora, deren Virulenz mit dem Nachlassen der lokalen Abwehrkräfte zunimmt. Die Mikroorganismen durchdringen bald auch das umgebende Gewebe, das schließlich als breiartige, schwarze, stinkende Masse zerfällt (Abb. 379). Schon wenige Tage danach sind auch die Gingiva, die Alveolarfortsätze und die Lippen befallen. Die Zähne lockern sich und fallen aus, der vom deckenden Weichgewebe entblößte

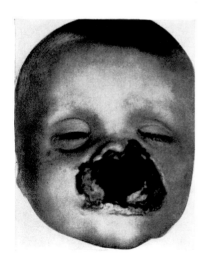

Abb. 379   Noma der Oberlippe, Nase und Wange

Kiefer tritt immer deutlicher hervor. Parallel mit dem Fortschreiten der Mundhöhlensymptome entwickeln sich krankhafte Veränderungen an der Haut. Sie erscheint gespannt, wird glänzend und später nekrotisch. Wie an der Schleimhaut, so ist auch hier die Nekrose anfangs nur von geringem Ausmaß, greift aber schnell um sich und breitet sich bald über einen mehr oder weniger großen Wangenbezirk aus.

Der Allgemeinzustand des Kindes wird bei diesem Krankheitsbild erheblich beeinträchtigt. Zwar bleibt die Körpertemperatur unverändert, doch ist der Pulsschlag weicher, schneller und unregelmäßig. Das Kind verfällt rasch, es stellen sich übelriechende Durchfälle ein und schließlich Anzeichen von Darmverschluß. Aufgrund der allgemeinen Intoxikation entwickelt sich mitunter noch eine Bronchopneumonie oder sekundäre Lungengangrän, bevor der Exitus eintritt.

Früher endete die Noma fast immer letal, heute ist ihre Prognose infolge der Antibiotikatherapie besser. Deren Anwendung bewirkt, daß die Gangrän zum Stillstand kommt, das zerfallene Gewebe eliminiert wird und die Wundränder vernarben. Allerdings bleibt im Erkrankungsbereich ein Defekt zurück.

In Anbetracht der hohen Mortalität sollte man auf jeden Fall bestrebt sein, dieser gefährlichen Erkrankung wirksam vorzubeugen. Das setzt vor allem die Aufrechterhaltung der Mundhygiene bei allen Infektions- und Blutkrankheiten voraus. Auch ist darauf zu achten, daß das kranke Kind nicht immer auf derselben Wangenseite liegt.

Anliegen der Behandlung muß es vor allem sein, den Allgemeinzustand des kleinen Patienten zu verbessern. Diesem Ziel dienen die Verabreichung von Roborantia und Vitaminen (B-Komplex und Vitamin C) sowie lokale und allgemeine Antibiotikaapplikationen (Penizillin, Aureomyzin). Die gangränösen Herde sind bis 1 cm ins gesunde Gewebe hinein zu exzidieren und die Defekte nach der Heilung plastisch zu decken.

5. Zysten

Die Mundhöhle, die Kiefer sowie die umgebenden Weichteile sind, bei Kindern jeden Alters ebenso wie bei Erwachsenen, häufig Lokalisationsort genetisch unterschiedlicher zystischer Gebilde. Manche von ihnen treten oft, andere weniger häufig, bestimmte Zystenarten hingegen selten auf. Die Merkmale der verschiedenen Erscheinungsformen genau zu kennen, ist im Hinblick auf ihre Diagnose und Therapie von außerordentlicher Wichtigkeit.

5.1. Radikuläre Zysten

Sie kommen bei Kindern weit öfter vor als andere Zysten. In jedem Falle besteht eine Verbindung zwischen der radikulären Zyste und der Wurzel eines abgestorbenen Milch- oder permanenten Zahnes. Die Entstehung erklärt sich aus Proliferation in der Wurzelhaut zurückgebliebener Epithelreste der Hertwigschen Scheide (Débris épithéliaux Malassez), deren Wachstum durch chronische Entzündungen angeregt wird. Das Epithel dringt bis in den Entzündungsherd vor, vermehrt sich dort weiter und schließt Bereiche des Granulationsgewebes ein. In diesen Einschlüssen kommt es zur Bildung kleiner Höhlen, in denen das Granulationsgewebe zerfällt, Blutungen eintreten, Epitheldesquamationen und Epithelauskleidung stattfinden. Die Höhlen nehmen dabei an nicht keratinisiertem Umfang zu, kommunizieren mit Nachbarhöhlen und geben so Anlaß zur Entwicklung einer mit Plattenepithel ausgekleideten bindegewebig umgrenzten Zyste, die mit klarer, seröser Cholesterinkristalle enthaltender Flüssigkeit gefüllt ist. Obwohl ein Produkt des Epithels, vermehrt sich dieses Exsudat durch Transsudate aus dem Nachbargewebe.

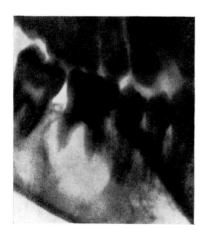

Abb. 380 Radikuläre Zyste, ausgehend von avitalem erstem Molaren; beide Wurzeln ragen frei in die Zystenhöhle

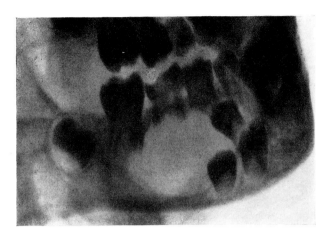

Abb. 381 Von 75 ausgehende, die bleibenden Zahnkeime verdrängende Wurzelzyste

Die Zyste adhäriert immer an der Zahnwurzel, von der sie ausgeht, wobei diese bis in die Zyste hineinreichen (Abb. 380) oder der Zystenwand anliegen kann. Wird der Zahn extrahiert, die Zyste aber belassen, so schreitet ihr Wachstum weiter fort. Während das Entstehen von Zysten an permanenten Zähnen nur für den Alveolarfortsatz und die Kieferkörper von Nachteil ist, beeinträchtigen die von Milchzähnen ihren Ursprung nehmenden auch die Entwicklung der Zahnkeime. Im Anfangsstadium liegt der Zystenbalg den Zahnkeimen nur an, später verdrängt er sie in peripherer Richtung (Abb. 381).

An Milchzähnen beobachtet man radikuläre Zysten seltener als im permanenten Gebiß. Ihre Symptome sind jedoch in beiden Fällen gleich. Ganz allmählich und unbemerkt wächst die Zyste expansiv im Inneren des Kiefers in Richtung des geringsten Widerstandes. Mit zunehmender Größe verdrängt sie den Mandibularkanal zum Unterkieferrand hin oder nach einer Kieferseite, drückt die Zähne auseinander und wölbt letzten Endes sogar den Knochen vor. Im Oberkiefer ist meist eine Wachstumstendenz zur Kieferhöhle erkennbar. Die Zyste entwickelt sich entweder in die Kieferhöhle hinein oder entlang der Fazialwand, die dabei aufgetrieben oder völlig zerstört wird. Bleibt eine Wurzelzyste unbemerkt, füllt sie schließlich die ganze Kieferhöhle aus; es kommt zur Verdrängung der knöchernen Wangen- und Nasenwand. Schreitet sie in Richtung zur Nasenhöhle fort, sind Vorwölbung des Naseneingangs sowie des rechten oder linken Nasengangs die Folge.

Das deckende Weichgewebe wird mit zunehmender Größe der Zyste immer dünner und kann später vollkommen schwinden. Statt des zunächst symptomatischen „Pergamentknitterns" (Dupuytren-Geräusch) setzt schließlich Fluktuation ein, hervorgerufen durch das Zusammentreffen des Zystenbalges mit dem Periost und den übrigen Weichteilen.

Radikuläre Zysten bemerkt man oft erst sehr spät, meist in Verbindung mit notwendigen Röntgenaufnahmen. Die über der zystischen Vorwölbung liegende Schleimhaut ist unverändert, die Schwellung indolent und von fester Konsistenz. Manchmal nimmt die Zyste solche Ausmaße an, daß sie eine Störung der Gesichtssymmetrie verursacht und als ein scharf begrenztes, von normaler Haut sowie Schleimhaut bedecktes, auf Druck schmerzloses, fluktuierendes, tumorartiges Gebilde nachweisbar wird. Einbruch der Knochenwand im Bereich der stärksten Vorwölbung ist durchaus möglich. Die Zähne über der Zyste sind auseinandergedrängt, ihre Kronen zueinander geneigt oder außerhalb des Zahnbogens stehend. Punktion ergibt eine gelbliche, Cholesterinkristalle enthaltende Flüssigkeit.

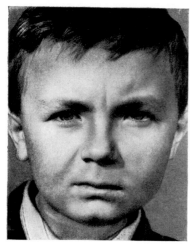 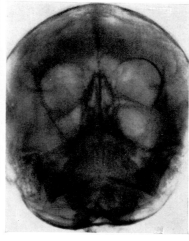

Abb. 382 Radikuläre Zyste im linken Oberkiefer bei 11jährigem Knaben, die zur Vorwölbung der Wange und Ausfüllung der ganzen Kieferhöhle führte

Zur Diagnose von Zysten bedarf es der Röntgenuntersuchung. Bei weniger ausgeprägten Formen reicht ein intraorales Bild aus, größere hingegen erfordern extraorale Aufnahmen. Kennzeichnend für Zysten (es können auch mehrere gleichzeitig vorliegen) sind regelmäßige, kreis- oder eiförmige Aufhellungen und scharfe Konturen. Das Röntgenbild gibt außerdem Auskunft über den Stand der Knochenresorption, den Zustand der Zahnkeime und das Stadium ihrer Entwicklung. Allerdings ist die röntgenographische Diagnose nicht in jedem Falle möglich, vor allem dann nicht, wenn sich die Zyste im Bereich der Kieferhöhle befindet. Ferner sollte man bedenken, daß kleine, von palatinalen Wurzeln ausgehende Zysten wegen der durch das Antrum bzw. den Reccessus alveolaris bedingten Aufhellung leicht übersehen werden. Keine diagnostischen Schwierigkeiten bereiten hingegen große, die Kieferhöhle ausfüllende, massiv verschleiernde Zysten. Ihr Abgrenzung zur antrumbedingten Knochenaufhellung wird im halbaxial aufgenommenen Röntgenbild durch den Nachweis einer hellen, konvexen Linie Cloossches Phänomen) möglich (Abb. 382). Um die genaue Lage und Größe der Zyste zu ermitteln, empfiehlt sich Kontrastaufnahme nach Zystenfüllung (Jodipin, Lipiodol, Falibaryt, Opajol usw.).
Die Prognose radikulärer Zysten ist gut, Rezidive sind nach ihrer vollständigen Entfernung nicht zu befürchten. Komplikationen stellen sich in der Regel nur ein, wenn die Zyste vereitert. Das klinische Bild ähnelt dann einer akut-eitrigen Ostitis.
Überhaupt haben die Wurzelzysten in ihrem klinischen und röntgenographischen Aussehen Ähnlichkeit mit Tumoren. Um jeden Irrtum auszuschließen, sollte man bei der Differentialdiagnose auch in Betracht ziehen, daß es sich um ein Ameloblastom, Osteoklastom oder um die myelogene (zentrale) Sarkomform handeln könnte.
Wurzelzysten werden chirurgisch angegangen und zwar unter Anwendung verschiedener Operationsmethoden. Für welche man sich entscheidet, hängt ab von Lokalisation, Größe und Ursprung der Zyste sowie davon, ob sie an einem Milchzahn oder permanenten Zahn lokalisiert ist, denn jedes Verfahren hat eine begrenzte, klar umrissene Indikation.
Von Milchzähnen ausgehende Zysten sind zu exstirpieren, jedoch erst nach genauer röntgenographischer Bestimmung ihrer Größe. Unter Leitungs- und Lokalanästhesie wird extrahiert (wenn nötig auch infizierte Nachbarzähne, um Komplikationen vorzubeugen), wobei sorgsam darauf zu achten ist, daß die permanenten Zahnkeime vor jeder Luxation bewahrt bleiben. Entfernt man die Zyste im ganzen, so wird die Operationshöhle durch Zusammennähen der Wundränder verschlossen. Diese Ver-

fahrensweise empfiehlt sich bei allen kleinen und mittelgroßen radikulären Zysten im Unter- wie auch im Oberkiefer. Bei sehr großen Zysten ist es ratsam, den Eingriff in zwei Etappen vorzunehmen. In der ersten Phase wird der zystentragende Milchzahn extrahiert und der Zystenhohlraum durch Abtragen der Knochendecke und der vestibulären Knochenwand breiter mit der Mundhöhle verbunden. Danach verkleinert sich die Zyste allmählich, so daß sie in der zweiten Phase im ganzen exstirpiert werden kann. Dadurch beugt man einer Vereiterung des Hämatoms in der verschlossenen, großen Operationshöhle vor, verhindert weiteren Verlust an Knochen und schützt gleichzeitig die bleibenden Zahnkeime vor Beschädigung. Ist die Zyste im Oberkiefer lokalisiert, läßt sich durch dieses Vorgehen eine Radikaloperation der Kieferhöhle vermeiden. Selbstverständlich sind nach der Exstirpation laufende klinische und röntgenographische Kontrollen unerläßlich.

Auch bei radikulären Zysten permanenter Zähne sollte die vorliegende Situation das Vorgehen bestimmen. So entfernt man bei kleinen Zysten den Zystenbalg, der Zahn wird extrahiert bzw. nach Wurzelfüllung reseziert und die Operationshöhle durch Mukoperiostnaht verschlossen. Bei umfangreicheren Zysten dagegen sind verschiedene therapeutische Wege gangbar:

1. Man exstirpiert den Zystenbalg, extrahiert oder reseziert den Zahn und füllt die Operationshöhle vor dem Vernähen der deckenden Schleimhaut mit einem Fibrinschwamm und Thrombin aus.
2. Der Zystenbalg wird belassen, lediglich der vestibuläre Teil abgetragen, der Mukoperiostlappen aber in die Zystenhöhle gestülpt und dort mit einem Tampon fixiert. Dadurch entsteht eine Nebenhöhle, die sich mit dem Nachwachsen des Knochens allmählich verkleinert (Marsupialisation). Die Tamponade muß in Abständen von drei Tagen etwa viermal gewechselt werden. Später spült man die Höhle nur noch mehrmals täglich mit Kamillenlösung, Wasserstoffperoxid oder verdünnter Rivanollösung. Aus präventiv-onkologischen Gründen wurde die Marsupialisation als therapeutisches Vorgehen bislang nicht verlassen.
3. Die zweizeitige Operation. In der ersten Operationsphase gilt es, durch eine Knochenöffnung (WASSMUND) oder Kanüle (THOMA) die Zyste mit der Mundhöhle zu verbinden. Hat sie sich daraufhin verkleinert, erfolgt in der zweiten Phase die Exstirpation. Indiziert ist dieses Verfahren in folgenden Fällen:
    a) Bei infizierten Zysten (da schon in der ersten Operation ihr infizierter Inhalt entfernt wird, bestehen günstige Voraussetzungen für die zweite Phase).
    b) Bei umfangreichen Oberkieferzysten, die bereits zur Verdrängung des Antrum oder des Nasenbodens führten (denn hier soll einer Eröffnung der Kiefer- bzw. Nasenhöhle vorgebeugt werden).
    c) Bei großen Zysten des Unterkieferkörpers, wenn die Gefahr einer operativen oder postoperativen Fraktur droht (weil sich die sonst notwendige Verstärkung des Kiefers durch Knochenspanübertragung oder Kieferimmobilisierung bei zweizeitiger Operation erübrigt).
4. Ein weiterer therapeutischer Weg besteht in Radikaloperation nach CALDWELL-LUC (wenn Zysten des Oberkiefers bereits das Antrum ausfüllen).

Die Operation kleiner Wurzelzysten kann bei Kindern ambulant erfolgen, wogegen große der stationären Behandlung bedürfen.

5.2. Follikuläre Zysten (Odontogene Zysten)

Follikelzysten beobachtet man im Kindesalter bedeutend seltener als Wurzelzysten (Häufigkeit 1:10), die sich praktisch nur an permanenten Zähnen entwickeln. Sie treten vorwiegend zwischen dem 10. und 12. Lebensjahr auf und zwar solitär im Unter-

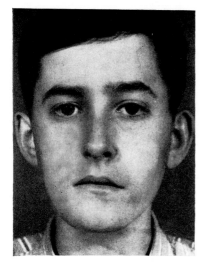
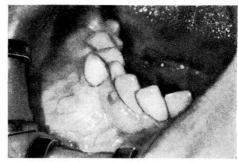
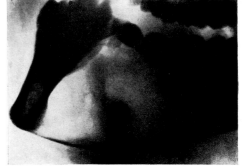

Abb. 383 Durch follikuläre Zyste bedingte Auftreibung oberhalb des rechten Unterkiefers

oder Oberkiefer. Daß sich in beiden Kiefern gleichzeitig Follikelzysten bilden, kommt nur in Ausnahmefällen vor.

Die Entstehung follikulärer Zysten beruht auf der zystischen Umwandlung des Zahnsäckchens. Kommt es bereits vor der Hartsubstanzbildung des Zahnes zur zystischen Degeneration des Schmelzepithels, so entwickelt sich eine zahnlose follikuläre Zyste (prämordiale Zyste – Keratozyste). Stellen sich die Veränderungen jedoch später ein, findet sich in der Zyste lediglich ein wurzelloser Zahn (eruptive Zyste). Die meisten Follikelzysten sieht man allerdings an vollentwickelten Zähnen. Hier ragt die Krone in die Zystenhöhle, während die Wurzel außerhalb, im umgebenden Knochen liegt. Zu diesem Bild kommt es vor allem an den unteren Weisheitszähnen, den unteren Prämolaren sowie den oberen Inzisiven (odontogene Zysten).

Klinische Hinweise auf das Vorliegen einer follikulären Zyste vermitteln in der geschlossenen Zahnreihe fehlende Zähne, manchmal auch persistierende Milchzähne. Ansonsten entsprechen die klinischen Merkmale denen radikulärer Zysten: Vorwölbung des Alveolarfortsatzes oder Kiefers bei normaler Schleimhautbedeckung, Pergamentknittern, Schmerzlosigkeit, evtl. Fluktuation (Abb. 383).

Zur röntgenographischen Diagnose bedarf es sowohl intra- als auch extraoraler Aufnahmen. Die Zyste zeichnet sich im Röntgenbild als scharf begrenzte, kreisförmige oder ovale Aufhellung ab, die durch den Schatten eines retinierten Zahnes bzw. einer Zahnkrone unterbrochen wird. Gleichzeitig gibt das Röntgenbild Auskunft über evtl. atypische Lage der Zahnkeime benachbarter permanenter Zähne. Röntgenographisch schwer zu diagnostizieren ist eine Follikelzyste dann, wenn über dem mit ihr behafteten Zahn noch ein abgestorbener Milchzahn steht. Man kann dann im Röntgenbild kaum unterscheiden, ob es sich um eine Zyste des Milchzahnes handelt oder ob sie vom darunter liegenden permanenten Zahn ausgeht. Im Oberkiefer bereitet der röntgenographische Nachweis letzterer keine großen Schwierigkeiten. Der retinierte

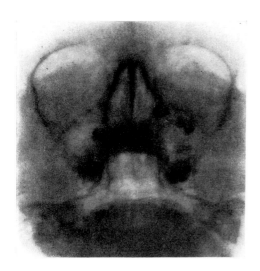

Abb. 384 Umfangreiche follikuläre Zyste im linken Oberkiefer

Zahn gilt auch hier als verläßliches diagnostisches Zeichen, allerdings kann er an den verschiedensten Stellen des Kiefers lokalisiert sein, häufig sogar in Bereichen, die weit vom Alveolarfortsatz entfernt sind (z. B. im Recessus ethmoidalis oder zygomaticus der Kieferhöhle; Abb. 384). Seine genaue Lage ist festzustellen mit Hilfe von zwei, in unterschiedlicher Projektion angefertigten Röntgenaufnahmen.

Die Behandlung odontogener Zysten entspricht im wesentlichen der für radikuläre Zysten empfohlenen Therapie. In der Regel wird der Zystenbalg exstirpiert und gleichzeitig der retinierte Zahn extrahiert. Manchmal besteht jedoch die Möglichkeit, den zystentragenden Zahn zu erhalten, vorausgesetzt, daß es gelingt, die Zyste zu entfernen, ohne den Zahnkeim zu luxieren. Bleibt er unbeschädigt, vollendet sich die Wurzelbildung normal, und der Zahn bricht meist an der richtigen Stelle durch. Verändert er seine Wachstumsrichtung aber, kann seine Eingliederung in die Zahnreihe mit Hilfe eines kieferorthopädischen Gerätes angestrebt werden. War die Wurzelbildung zum Zeitpunkt der Operation bereits abgeschlossen, bleibt der Zahndurchbruch aus. Einstellung in den Zahnbogen ist dann nur noch auf kieferorthopädischem Wege erreichbar.

5.3. Periodontale Zysten

Sie entwickeln sich in der lateralen oder periapikalen Wurzelhaut, sind bei Kindern aber ein sehr seltener Befund. Zu ihrer Entstehung kommt es durch zystische Umwandlung von Epithelresten infolge traumatischer Einwirkung, unabhängig davon, ob der betroffene Zahn vital ist oder nicht. Die Behandlung erfolgt chirurgisch und besteht in Exstirpation der Zyste.

5.4. Traumatische Zysten (essentielle Knochenzysten)

Zysten dieser Art bilden sich nach Traumen und zwar auf der Grundlage intraossealer Blutungen. Dabei kommt es erst nach dem Zerfall und der Resorption des Hämatoms zur Entwicklung der Zystenhöhle. Typisch für traumatische Zysten ist, daß sie der

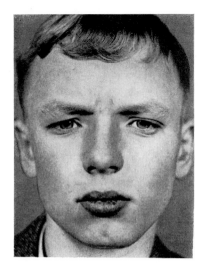
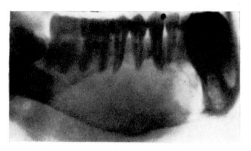

Abb. 385   Traumatische Zyste (essentielle Knochenzyste) im linken Unterkiefer

Epithelauskleidung entbehren, also eigentlich gar keine echten Zysten sind. Ihre Innenwand bedeckt lediglich eine Bindegewebsschicht, ihr Inhalt besteht vorwiegend aus seröser Flüssigkeit.

Traumatischen Zysten begegnet man in beiden Kiefern, häufiger aber im Unterkiefer. Die für Kieferzysten üblichen klinischen Symptome fehlen, auch Kieferdeformationen treten bei dieser stationär begrenzten Zyste nicht in Erscheinung. Ebenso bleibt das für die anderen Formen charakteristische expansive, durch Vermehrung des Zysteninhalts bedingte Wachstum aus (Abb. 385).

Festgestellt wird die Zyste meist als Zufallsbefund bei einer gelegentlichen Röntgenuntersuchung, doch ist ihre Diagnose dabei durchaus nicht sicher. Schlußfolgerungen gestattet die nachweisbare Vitalität im Zystenbereich stehender Zähne, bei gleichzeitigem Fehlen der für radikuläre und follikuläre Zysten charakteristischen Symptome. Differentialdiagnostisch sollte man – vor allem wenn Zähne fehlen – zunächst an eine zahnlose Zyste denken, aber auch einen braunen Tumor (Pseudosarkom) in Erwägung ziehen. Eine sichere Diagnose ermöglichen erst der Operationsbefund und die Biopsie. Die Behandlung erschöpft sich in der Exstirpation.

5.5.   Nichtodontogene Zysten

5.5.1.   Zysten des Ductus nasopalatinus

Ausgangspunkt dieser Zyste sind Epithelreste des embryonalen Ductus nasopalatinus, der primitiven Verbindung zwischen Mund- und Nasenhöhle. Im oberen, nasalen Bereich ist der Kanal mit Flimmerepithel ausgekleidet, im unteren, oralen Teil mit Plattenepithel. Ihr Auftreten erfolgt spontan oder ausgelöst durch von der Nase, den Nachbarzähnen bzw. den palatinalen Inzisalpapillen ausgehende Entzündungsreize. Ursächlich ist ihre Entwicklung auf Verschluß des Kanallumens zurückzuführen. In verschiedenen Kanalbereichen zystisch degenerierende Epithelreste oder verschlossene Schleimdrüsen können gleichfalls dafür ausschlaggebend sein. Zysten dieser Art wachsen langsam und unbemerkt; es dauert lange, ehe sie eine indolente Knochenvorwölbung hervorrufen. Charakteristisch ist ihre Lokalisation in der Mittellinie,

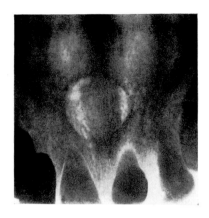

Abb. 386 Zyste des Ductus nasopalatinus

besonders in der Ebene der palatinalen Papille. Sie können sich allerdings auch nach vestibulär, bei großer Ausdehnung sogar nach vestibulär und palatinal vorwölben. Durch Punktion eruiert man eine weißliche bis gelbliche, meist cholesterinlose, visköse Flüssigkeit.
Im Röntgenbild erscheint die in der Mittellinie lokalisierte Zyste oval oder birnenförmig, die Wurzeln der Schneidezähne sind seitwärts geneigt, als wollten sie ihr Raum geben zur weiteren Ausdehnung (Abb. 386).
Therapeutisch erweist sich Exstirpation als notwendig. Bei kleinen Zysten wird der Zystenbalg immer von palatinal exstirpiert, bei größeren mitunter auch von der vestibulären Seite. Die Wundränder näht man entweder zusammen oder schlägt sie in die Vertiefung ein und fixiert sie durch Tamponade bzw. eine vorher gefertigte Kunststoffplatte.

5.5.2. Globulo-maxilläre Zysten (laterale intraosseale Zysten, Fissurenzysten)

Sie entstehen im Knochen zwischen dem lateralen Schneidezahn und dem Eckzahn, im Bereich der Sutura incisiva, und zwar aus Epithelresten, die der Entwicklungszeit des Oberkiefers entstammen. Ausgekleidet sind diese Zysten mit Platten- oder Zylinderepithel. Klinisch verursachen sie eine lateral vom Zwischenkieferknochen lokalisierte Auftreibung. Nimmt eine solche Zyste größere Ausmaße an, kommt es zur Anhebung des Nasenflügels bzw. zur Vorwölbung des harten Gaumens. Punktion ergibt eine gelbliche, cholesterinlose Flüssigkeit.
Im intraoralen Röntgenbild erscheint die Zyste als scharf begrenzte Höhle. Hat sie bereits größere Ausmaße, stehen die Zähne weiter voneinander entfernt, weisen aber keine pathologischen Veränderungen auf. Differentialdiagnostisch sind radikuläre (avitaler Zahn) sowie periodontale Zysten (vitaler Zahn) abzugrenzen.
Die Zyste wird vom Mundvorhof behutsam exstirpiert, um die Gefäß-Nervenversorgung der Nachbarzähne nicht zu verletzen.

5.5.3. Naso-labiale Alveolarzysten (laterale extraosseale Zysten)

Sie werden mitunter als kongenitale Schleimzysten des Naseneingangs (Naseneingangszysten) oder als Schleimzysten des Nasenbodens bezeichnet. Bezüglich ihrer Genese gibt es verschiedene Auffassungen. Einerseits betrachtet man sie als Retentionszysten, andererseits besteht die Ansicht, ihre Entwicklung sei mit Resten des Flimmerepithels der Atemwege oder des persistierenden verlängerten Tränenkanals in Verbindung zu bringen.

Das klinische Bild dieser Zysten wird charakterisiert durch die deformierte Oberlippe, den angehobenen Nasenflügel und die verstrichene Nasolabialfalte. Die Haut über der Zyste bleibt normal, die Schwellung ist von halbfester Konsistenz, bei Palpation evtl. Krepitation nachzuweisen. Hier erbringt Punktion eine gelbliche, schleimige Flüssigkeit, die nie Cholesterin enthält. Das intraorale Röntgenbild erweist sich als frei von pathologischen Befunden. Da derartige Zysten dem Knochen aufsitzen und keine Verbindung zu den Zähnen haben, werden sie im Röntgenbild erst nach Applikation kontrastgebender Substanzen erkennbar.

Histologisch handelt es sich um eine Zyste aus zylindrischem Flimmerepithel mit basal liegenden kubischen Epithelzellen, also um ein typisches Epithel der Atemwege.

Die Naseneingangszyste wird bei hochgezogener Oberlippe vom Mundvorhof aus chirurgisch entfernt. Während es kaum Schwierigkeiten bereitet, sie von der knöchernen Unterlage abzuschälen, kann die außerordentlich dünne Zystenwand bei der weiteren Freilegung sehr leicht zerreißen. Im Falle ihrer Durchtrennung und der Entleerung des Zysteninhalts gelingt die vollständige Entfernung nicht immer, so daß man mit einem Rezidiv rechnen muß.

5.6. Retentionszysten

Verhältnismäßig oft ist die Mundhöhle des Kindes Sitz einer Retentionszyste (Ranula oder Retentionszysten der kleinen Speicheldrüsen), deren Entstehung mit den Speicheldrüsen im Zusammenhang steht.

5.6.1. Ranula

Eine Sekretstauung in den Speicheldrüsen, meist in der Glandula sublingualis, seltener in der Glandula submandibularis oder der Glandula apicalis lingua (Blandin-Nuhnsche Drüse), gibt den Anlaß zu ihrer Entwicklung. Ursache der Speichelretention sind Verstopfung der Drüsenausführung wie auch deren narbenartige Zusammen-

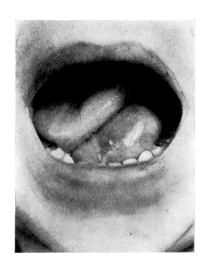

Abb. 387 Ranula bei einem fünfjährigen Kind

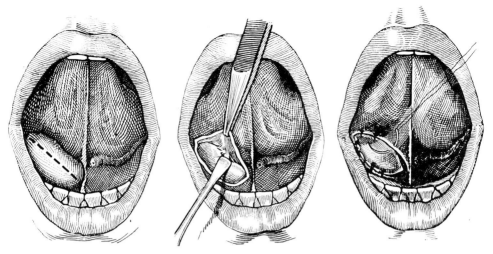

Abb. 388 Operationstechnik bei Ranula

ziehung nach Traumen bzw. nach Entzündungen der Drüse oder des Ausführungsganges. Als Zysteninhalt findet sich hier eine klare, zähe, fast immer gelbliche Flüssigkeit; das Sekret der Speicheldrüse.

Am häufigsten beobachtet man die Ranula bei 4 bis 5 Jahre alten Kindern, wesentlich seltener bei Säuglingen und älteren Kindern. Die Zyste entwickelt sich allmählich, unauffällig, ist gut abgegrenzt und immer neben dem Zungenbändchen lokalisiert (Abb. 387). In der Regel erreicht sie Haselnußgröße. Die darüberliegende Schleimhaut des Mundbodens erscheint angehoben und bleibt frei verschiebbar. Typische Merkmale der Ranula sind ihre bläuliche Farbe sowie Indolenz und Fluktuation auf Palpation. Da solche Zysten die Zunge weder zu verdrängen noch in ihrer Beweglichkeit zu behindern vermögen, kommt es kaum zu Störungen der Sprach- und Kaufunktion. Führt jedoch Spontaneröffnung zum Sekretausfluß, ergibt sich eine narbige Verbindung der Zystenwände, deren Folge unweigerlich das Rezidiv ist.

Die Behandlung der Ranula erfolgt chirurgisch und beruht in der Regel auf Marsupialisation, die unter Lokalanästhesie vorgenommen wird. Mitunter bedarf es dabei einer Anästhesieverstärkung mittels Leitungsanästhesie des N. lingualis. Schwierigkeiten bereitet lediglich die Infiltration der Anästhesielösung zwischen Schleimhaut und Zystenwand. Da sich die Schleimhaut von der Zyste abheben und inzidieren läßt, empfiehlt es sich, den Schnitt entlang der Längsachse der Ranula zu führen, die Schleimhaut vorsichtig, in der gesamten Schnittlänge von der Zystenwand zu lösen und dann die Ranula mit der Schere herauszuschneiden. Abschließend werden die Ränder des Zystenbalges mit den Schleimhauträndern vernäht. Falls sich die Nähte nach einigen Tagen nicht spontan lösen, sollte man sie am 5. oder 6. Tag entfernen (Abb. 388).

5.6.2. Retentionszysten der kleinen Speicheldrüsen

Die Bildung solcher Zysten wird provoziert durch Verstopfung der Ausführungsgänge, nach Entzündungen, Traumen (Bißverletzung) oder Epithelhyperplasie. Über dem Hindernis kommt es durch Sekretverhaltung zu einer Dilatation des Ausführungsganges bzw. zur allmählichen Vergrößerung der Drüse. Deren Art bestimmt den Zy-

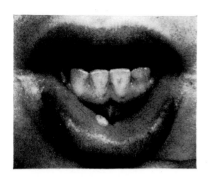

Abb. 389   Mukozele der Unterlippe

steninhalt. Es kann eine seröse, serös-schleimige oder schleimige Flüssigkeit sein. Am häufigsten kommen Retentionszysten der Schleimdrüsen vor; die *Mukozelen*. Sie entstehen an den Lippen oder der Wangen- bzw. Zungenschleimhaut. Klinisch handelt es sich um scharf abgegrenzte, von normaler Schleimhaut bedeckte, durchsichtige, erbsen- bis haselnußgroße Geschwülstchen, die auf Druck indolent sind und evtl. Fluktuation erkennen lassen. Falls die Zystenwand während des Kauprozesses oder auch spontan zerreißt, erneuert sie sich nach dem Vernarben ihrer Ränder, mitunter sogar mehrmals hintereinander (Abb. 389).
Der chirurgische Eingriff in Form totaler Exstirpation ist selbst bei kleinen Speicheldrüsenzysten unumgänglich. Mißlingt er, bleiben Rezidive nicht aus. Vor der Operation vereiterter Retentionszysten muß für Eiterabfluß und Drainage gesorgt werden.
In der unmittelbaren Umgebung von Retentionszysten entwickelt sich manchmal ein *mukophagisches Granulom*, ausgelöst durch eine entzündliche, resorptive Reaktion des umgebenden Bindegewebestromas, in welches Schleim aus der Zyste gelangt. In seiner vollständigen Entfernung besteht die einzig sinnvolle Therapie, ansonsten Rezidivgefahr. Zur Nachbehandlung eignet sich Radiotherapie.

5.7.   Kongenitale Schleimzysten des Mundbodens

Sie manifestieren sich oberhalb des M. mylohyoideus unter der Schleimhaut und ähneln der Ranula. Gleich dieser sind sie meist an einer Seite des Zungenbändchens lokalisiert, können die Mittellinie aber auch überschreiten und bis in den Submandibularbereich vordringen. Nicht selten haben kongenitale Zysten allerdings von Anfang an ihren Sitz in der Mittellinie. Das Zungenbändchen markiert dann die Mitte der Zystenoberfläche. Der Whartonsche Gang wie auch der Zungennerv befinden sich dorsomedial, die Glandula sublingualis ist nach unten oder nach der Seite verdrängt.
Kongenitale Schleimzysten basieren auf Epithelresten der Bochdalekschen Drüsenschläuche sowie der äußeren paralingualen Furche. Die Zystenwand ist fast immer mit Zylinder- oder Plattenepithel ausgekleidet. Fehlt das Epithel, so handelt es sich um Zysten, die dem embryonalen Bindegewebe des Zungengrundes entstammen und eine schleimige, zähe, klare, aber nicht speichelähnliche Flüssigkeit enthalten, in der abgeschilferte Epithelzellen nachweisbar sind.
Schleimzysten des Zungengrundes beobachtet man verhältnismäßig oft bei Säuglingen und Kleinkindern. Sie treten als scharf begrenzte, runde, weißlich-graue Geschwülste in Erscheinung, deren Schleimhautdecke frei verschiebbar und unverändert bleibt. Die Zyste ist prall gefüllt, leicht fluktuierend und erreicht meist die Größe einer Nuß, mitunter auch eines kleinen Hühnereies (Abb. 390). Der Zysteninhalt kann zwar der

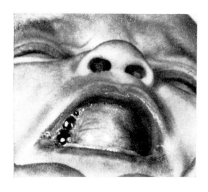

Abb. 390   Kongenitale Schleimzyste des Mundbodens

Infektion und Vereiterung anheimfallen, doch kommt es nur selten zur spontanen Entleerung. In der Regel hebt die Zyste die Zunge an und drückt sie gegen den Gaumen. Geschieht das beim Säugling, wird dadurch nicht nur der Saugvorgang unmöglich gemacht, sondern auch die künstliche Ernährung außerordentlich erschwert. Beim Füttern, wie überhaupt bei Rückenlage des Kindes, besteht Erstickungsgefahr.

Solche Zysten zu erkennen bereitet insofern keine Schwierigkeiten, als mittels Punktion eine charakteristische Flüssigkeit zu eruieren ist. Der Whartonsche Kanal dürfte für die Punktionskanüle immer durchgängig sein. Differentialdiagnostisch sind lediglich Zysten des Ductus thyreoglossus und Dermoidzysten des Mundbodens auszuschließen.

Auch hier geht es bei der Behandlung darum, die Zyste chirurgisch vollständig zu entfernen. Sollte sie aber bereits so große Ausmaße erreicht haben, daß sie die Ernährung des Kindes behindert, sind Punktion und Absaugen des Zysteninhalts ratsam und wenn nötig mehrmals zu wiederholen. Die eigentliche Exstirpation nimmt man dann gewöhnlich erst im 6. Lebensmonat vor, vorausgesetzt, daß nicht besondere Umstände zur sofortigen Operation zwingen.

5.8.   Dermoidzysten

Hierbei handelt es sich um echte zystische Gebilde, entstanden durch Ektodermeinstülpung bei der fetalen Verbindung des Mandibularbogens oder aus Resten der medianen Embryonalspalte. Die Zystenwand besteht aus einer festen Epidermis, in der Haarbälge, Haare, Talg- und Schweißdrüsen nachweisbar sind, der Zysteninhalt besteht aus einer breiigen teigigen, mitunter öligen Masse von gelblicher bis weißgrauer Farbe. Sie setzt sich zusammen aus Talg, Keratin, abgeschilferten Epithelien und Cholesterinkristallen.

Dermoidzysten des Mundbodens haben rundliche oder ovale Form und unterschiedliche Größe. Typisch ist Erbsen- oder Haselnußgröße, doch erlangen sie gelegentlich auch den Umfang einer Walnuß oder Mandarine. Gewöhnlich treten derartige Zysten solitär auf, lokalisiert in der Mittellinie, im Bereich zwischen Zungenbändchen und Kinn. Ihre Entwicklung vollzieht sich außerordentlich langsam und infolge ihrer Indolenz größtenteils unbemerkt. In der Regel wird man erst bei älteren Kindern oder Jugendlichen darauf aufmerksam. Die Zyste wächst entweder zum Mundboden hin oder gegen den Hals, kann sich aber auch nach beiden Richtungen gleichzeitig ausdehnen. Da sie unter dem Zungengrund eine Wölbung verursacht, wird die Zunge nach hinten, gegen den Gaumen gedrückt. Die Schleimhaut über dem starken Zystenbalg bleibt unverändert und frei beweglich, die Haut über der Neubildung ebenfalls normal. Im Submentalbereich äußert sich die Dermoidzyste als indolente, häufig den

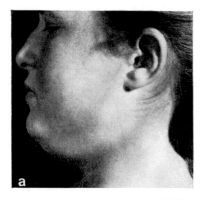
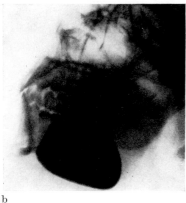
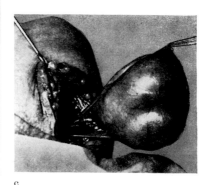

Abb. 391 Durch Dermoidzyste bedingte Schwelllung im Submentalbereich (a); Röntgenaufnahme der mit Kontrastsubstanzen gefüllten Zyste (b); Zyste vor dem Abschluß der Exstirpation (c)

gesamten Zungengrund ausfüllende Schwellung (Abb. 391). Breitet sich die Zyste in beide Richtungen aus, treten intra- und extraorale Symptome gleichzeitig in Erscheinung. Während kleinere Dermoidzysten kaum funktionelle Störungen verursachen, behindern solche größere Ausmaßes zunächst die Nahrungsaufnahme, später auch die Sprachfunktion. Verringerte Zungenbeweglichkeit zieht eine linguale Dyslalie nach sich, die zunehmende Verdrängung der Zunge gegen den Gaumen hemmt in immer stärkerem Maße die Sprechfähigkeit und führt schließlich zum Verlust des Lautklangs (Näseln). Besonders große Zysten lösen durch Druck auf die Speiseröhre Schluckbeschwerden aus. Der Zysteninhalt kann vereitern (z. B. durch Verschleppung einer Infektion bei der diagnostischen Punktion oder nach Inzisionen).
Dermoidzysten zu diagnostizieren fällt verhältnismäßig leicht, unterscheiden sie sich doch von anderen Geschwülsten schon allein durch ihre typische Lokalisation in der Mittellinie und ihre teigige Konsistenz.
Als Therapie ist die vollständige, von intra- oder extraoral vorzunehmende, chirurgische Entfernung angezeigt. Die Behandlung geht sehr einfach vonstatten, wenn man das Weichgewebe bei der Ausschälung stumpf vom Zystenbalg abtrennt. Postoperativen Blutungen sollte durch Unterbinden der Gefäße oder Elektrokoagulation vorgebeugt werden. Die Entwicklung eines größeren Hämatoms läßt sich verhindern durch Annäherung der entstandenen Hohlraumwände mittels einiger Katgutnähte und Einlegen eines Gummidrains für 24 bis 48 Stunden. Befindet sich die Zyste unter der Zunge, wird intraoral operiert. Im Bereich des Zungenbändchens liegende Zysten hingegen sind nach Anlegen eines vertikalen oder hufeisenförmigen Schnittes zu exstirpieren. Infizierte Zysten zu entfernen, ist erst nach Abklingen der die Inzision

und Drainage begleitenden Symptome zweckmäßig. Unvollständige Exstirption hat stets ein Rezidiv zur Folge.

5.9. Epidermoidzysten

Sie haben den gleichen Sitz wie Dermoidzysten, unterscheiden sich von ihnen auch genetisch nicht, kommen jedoch erheblich häufiger vor und entwickeln sich ausschließlich aus der Epidermis. Sie enthalten daher weder Hautanhangsgebilde, noch weisen sie Papillen auf. Die Zystenhöhle wird lediglich von Epidermis ausgekleidet, die (infolge des Druckes) häufig atrophiert ist. Der Inhalt besteht vorwiegend aus Keratinschuppen und Cholesterinkristallen. Das klinische Bild gleicht dem der Dermoidzyste, dementsprechend auch das therapeutische Vorgehen.

5.10. Zysten des Ductus thyreoglossus (Cystis colli mediana congenita)

Darunter versteht man mediane Halszysten, die postnatal aus Epithelresten des embryonalen Ganges gebildet werden, mit Zylinder- oder Plattenepithel ausgekleidet sind und eine dünne, seröse oder schleimige Flüssigkeit enthalten. Sie können in allen Bereichen der Mittellinie auftreten, zwischen Kinn und Fossa jugularis. Unterschiedlich groß (Haselnuß- bis Mandarinengröße), ist die Zyste gut abgegrenzt und frei beweglich. Eine mediane Halszyste größeren Umfangs ruft beim Säugling evtl. ein pfeifendes Atemgeräusch (Stridor) hervor oder führt zur Suffokation. Differentialdiagnostisch sind spezifische Lymphonoditiden des Submentalbereiches, branchiogene Zysten, Dermoidzysten und Ektopien der Schilddrüse abzugrenzen.
Die Behandlung besteht in Zystenexstirpation nach horizontaler Schnittführung im Bereich des Zungenbändchens. Dabei empfiehlt es sich, den mittleren Bereich des Zungenbeins etwa 1 mm breit zu resezieren und die Exzision des Gewebes bis zum Foramen coecum auszudehnen.
Eine Drucknekrose der über der Zyste liegenden Hautpartien, aber auch Vereiterung des aus einer geringen Menge schleimiger Flüssigkeit bzw. einer gelblichen, teigigen Masse bestehenden Zysteninhalts und sein Durchbruch nach außen haben unter Umständen Fistelbildung zur Folge (Abb. 392). Wie die Zyste lokalisiert sich dann auch die Fistel in der Mittellinie, in einem zwischen Kinn und Brustbein liegenden Bereich. Der Durchmesser des Fistelmaules beträgt in der Regel 2 bis 3 mm, die umgebende Haut ist fast immer leicht entzündlich verändert. Mittels Palpation läßt sich ein zum Zungenbändchen und von diesem kranialwärts zur Zungenbasis ziehender Strang nachweisen. Therapeutisch wird wie bei den Zysten vorgegangen.

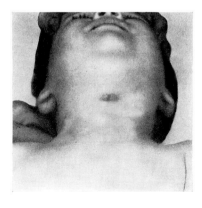

Abb. 392 Persistierender Sinus des Ductus thyreoglossus

5.11. Hygroma colli cysticum (angeborene seröse Halszyste)

Hier liegt eine mono- oder multilokuläre Schwellung lymphatischer Ursache vor, endothelial ausgekleidet, mit flüssigem Inhalt. Häufig ist dieses Bild gekoppelt mit diffuser Lymphangiomform der Zunge (Makroglossie) oder der Lippe (Makrocheilie).
Das zystische Hygrom existiert entweder schon beim Neugeborenen oder entwickelt sich in den ersten Lebensmonaten. Daß es erst nach einigen Jahren entsteht, kommt selten vor. Sein Wachstum vollzieht sich vorwiegend langsam und schleichend, obgleich auch schnell fortschreitende Formen bekannt sind, die mitunter eine bemerkenswerte Größe erreichen (Abb. 393). Meist ist eine so intensive Entwicklungsbeschleunigung durch intrazystische Blutungen bedingt.
Die Geschwulst erreicht unterschiedliche Ausmaße, von der Größe eines Hühnereies bis zu der eines Kinderkopfes. Kleinere Formen haben gewöhnlich ein ovoides, regelmäßiges Aussehen, während größere gelappt erscheinen.
Im oberen Halsbereich lokalisierte Zysten breiten sich evtl. bis in den Submandibularbereich, zum Mundboden oder sogar bis zur Parotis aus. Sie enthalten eine seröse, durchsichtige, gelbliche oder grünliche, selten viskose Flüssigkeit. Bei Blutungen in die Zystenhöhle verfärben sie sich rötlich, bei Infektionen entsteht eitriges Exsudat.
Die Zyste ist von weicher Konsistenz und läßt auf Druck scheinbar Fluktuation erkennen, doch entleert sich ihr Inhalt dabei lediglich in eine Nachbarzyste. Schmerzen verursacht die Druckeinwirkung nicht. Selbst wenn das Kind schreit, setzt weder Pulsieren noch eine Vermehrung des Zysteninhalts ein. Die über der Zyste liegende Haut erscheint dünn, bläulich verfärbt, und läßt sich in Falten zusammenschieben.
Von kleineren Anschwellungen werden in der Regel keine funktionellen Störungen ausgelöst, wogegen sie sich bei größeren fast immer einstellen. Dann behindern sie allerdings nicht nur die Nahrungsaufnahme, sondern führen infolge der Druckwirkung auf die Speise- und Luftröhre auch zu Dysphagien und Atembeschwerden. Eine von schweren Allgemeinerscheinungen begleitete Sepsis kann beispielsweise nach Infektion und Vereiterung des Zysteninhalts auftreten.
Therapeutisch muß individuell vorgegangen werden. Manchmal führen durch Inzision und wiederholte Drainage behandelte eitrige Entzündungen zur spontanen Rückbildung, so daß sich ein therapeutischer Eingriff erübrigt.

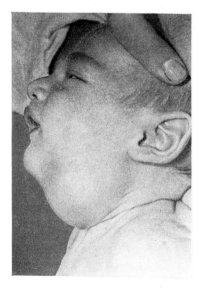

Abb. 393 Hygroma colli cysticum beim Neugeborenen

In den ersten Lebenswochen ist es nicht ratsam, einen chirurgischen Eingriff vorzunehmen. Statt dessen sollte die Zyste punktiert und ihr flüssiger Inhalt abgesaugt werden. Als erfolgversprechendste Therapie bei Hygromen hat sich die Exstirpation bewährt, die sowohl einzeitig als auch etappenweise erfolgen kann.

5.12. Branchiogene Zyste (laterale Halszyste, Cystis colli lateralis congenita)

Diese Zystenform nimmt ihren Ursprung aus Resten des zweiten Kiemenbogens. Der bevorzugte Lokalisationsbereich verläuft entlang des vorderen Randes des M. sternocleidomastoideus vom Manubrium sterni bis zum Kieferwinkel. Am häufigsten beobachtet man laterale Halszysten im mittleren Drittel des Muskels, als gut abgegrenzt, elastisch und nur gering beweglich. Ihre Auskleidung besteht aus Platten- oder Zylinderepithel.

Wie viele andere Arten, so ist auch die branchiogene Zyste angeboren. Man findet sie bei Kindern entweder schon unmittelbar nach der Geburt oder erst im 10. bis 12. Lebensjahr. Ihr Durchmesser kann 1 bis 6 cm betragen, doch verändert sich ihre Größe von Zeit zu Zeit (Abb. 394) durch Spontanentleerungen des Zysteninhalts nach außen oder über persistierende Kommunikationen in den Pharynx. Auf beiden Wegen kommt es nicht selten zur Infektion des Zysteninhalts und zur Vereiterung.

Die Diagnose branchiogener Zysten bereitet kaum Schwierigkeiten. Zur Bestimmung ihrer Größe dienen Röntgenaufnahmen des Halses nach Füllen der Zyste mit kontrastgebenden Substanzen. Differentialdiagnostisch sollte, insbesondere bei wiederholten Vereiterungen, das Vorliegen einer tuberkulösen Lymphonoditis in Erwägung gezogen werden.

Die Zyste wird exstirpiert, der Zystengang – falls es zu einer Verbindung mit dem Pharynx kommt – freipräpariert, in 3 bis 5 mm Entfernung vom Pharynx unterbunden und dann durchtrennt.

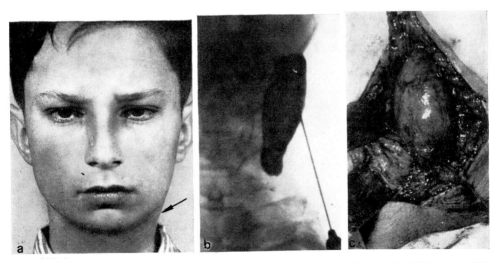

Abb. 394 Branchiogene Zyste bei 12jährigem Knaben (a); Röntgenaufnahme des Halses nach Füllung der Zyste mit kontrastgebender Substanz (b); Zyste in der Operationswunde (c)

6. Geschwülste und geschwulstartige Bildungen im Kiefer- und Gesichtsbereich

6.1. Allgemeine Anmerkungen

Geschwulsterkrankungen im Mund-, Kiefer- und Gesichtsbereich kommen bei Kindern verhältnismäßig häufig vor, mit mannigfaltigen Varianten des klinischen Bildes, der Histogenese, aber auch der biologischen Wertigkeit. Entsprechend verschiedenartig muß daher auch das therapeutische Vorgehen sein.

6.1.1. Klinische Diagnostik

Entscheidend ist die Früherkennung, vor allem bei bösartigen Tumoren. Erfaßt man sie erst in einem späteren Stadium, sind sie der Therapie oft nicht mehr zugängig und führen zum Tode.
Große Bedeutung kommt bei der Diagnostik der Geschwülste der Anamnese zu. Feststellen sollte man vor allem familiäres Auftreten von Geschwulsterkrankungen, das erstmalige Erkennen der Neubildung und die Dauer ihrer Entwicklung. Angaben über Schmerzen im Bereich des zweiten und dritten Trigeminusastes, den Zeitpunkt ihres erstmaligen Auftretens und ihre auslösende Ursache (spontan, beim Essen, bei der Mundöffnung oder beim Schluckvorgang) lassen gleichfalls wichtige Rückschlüsse zu. Wertvolle Hinweise vermitteln außerdem der neurotische oder mehr neuralgiforme Charakter der Schmerzen, das Auftreten erster Sensibilitätsstörungen (Anästhesie und Parästhesie) und motorischer Ausfälle infolge Funktionsbeeinträchtigung des N. facialis sowie auffallender Gewichtsverlust oder andere Veränderungen des allgemeinen Gesundheitszustandes. Bedeutungsvoll ist ferner, ob der Kranke schon einmal wegen der Geschwulst operiert bzw. bestrahlt wurde. In solchen Fällen muß man sich über den klinischen Verlauf der damaligen Erkrankung informieren und das Ergebnis der histologischen Untersuchung zu erfahren trachten.
Auf dem Wege der Inspektion lassen sich Gesichtsasymmetrien wie auch Haut- und Mundschleimhautveränderung leicht nachweisen. Alle nicht entzündlichen Gewebeschwellungen und Neubildungen müssen unbedingt als tumorverdächtig betrachtet werden.
Entwickelt sich aber eine Neubildung in der Tiefe der Mund- oder Gesichtsweichteile, im Kieferknochen oder Antrum, bleiben sichtbare Veränderungen an der Oberfläche mitunter aus. Die Existenz einer Geschwulst wird dann meist erst durch einsetzende Beschwerden oder einen röntgenographischen Zufallsbefund offenbar. Von den tiefliegenden Tumoren erreichen vor allem die bösartigen verhältnismäßig schnell die Oberfläche, während gutartige nur langsam und vereinzelt auf diese übergreifen. Begründeter Verdacht auf Vorliegen einer Geschwulst besteht auch, wenn sich bei gleichzeitiger Verdickung des Gesichtsbereiches die Zahnstellung verändert oder die

Zähne lockern. Kieferkontrakturen können bedingt sein durch Infiltration bösartiger Tumoren in die Kaumuskulatur, aber ebenso durch die von einer Geschwulst verursachte mechanische Behinderung (bei benignen Neubildungen).

Palpiert werden die Geschwulst und ihre Umgebung. In erster Linie ist die Konsistenz des Tumors zu eruieren, die knochen- oder knorpelhart (Osteom, Chondrom), fest (Fibrom), elastisch (zystische Tumoren, Adenome, Sarkome) oder weich (Lipom, Angiom) sein kann. Ferner gilt es, die Beweglichkeit der Geschwulst einzuschätzen, ihre Beziehungen zu den umgebenden Geweben zu beurteilen und insbesondere die regionalen Lymphknoten einer eingehenden Untersuchung zu unterziehen. Hinter dem Patienten stehend, dessen Kopf leicht nach vorn geneigt ist, sind die Submandibular- und Halslymphknoten auf beiden Seiten gleichzeitig abzutasten, erstere evtl. nur mit dem Zeigefinger, wobei der Arzt vor dem Patienten steht. Liegt bereits eine Metastase vor, fühlt man die Lymphknoten als feste, nur gering verschiebbare oder völlig unbewegliche, indolente Geschwülstchen.

Weitere Möglichkeiten der Geschwulstdiagnostik bestehen in Punktion, röntgenographischer Untersuchung und Probeexzision.

Eine Punktion vorzunehmen ist immer dann sinnvoll, wenn sich Geschwülste mit flüssigem Inhalt eliminieren lassen. Darüber hinaus dient sie der Materialentnahme für histologische Untersuchungen. Das den regionalen Lymphknoten entnommene Punktat genügt meist, um Lymphogranulomatose oder Geschwulstmetastase zu diagnostizieren.

6.1.2. Röntgenographische Untersuchung

Bei primären Tumoren der Kiefer, ebenso bei allen sich sekundär in diesem Bereich entwickelnden, sind Röntgenbilder unentbehrlich. Über beide Kiefer, die Kieferhöhlen und die Schädelbasis orientieren extraorale Aufnahmen des Unterkiefers oder halbaxiale bzw. axiale Schädelaufnahmen. Zur Untersuchung tiefliegender Geschwülste hingegen dienen Schichtbildaufnahmen sowie Stereographie. Intraorale Röntgenaufnahmen geben Aufschluß über Abgrenzung und Struktur der Geschwulstbildung wie auch über ihre Beziehungen zu den Zähnen.

6.1.3. Diagnostische Exzision

Sie beruht auf einer Teilentnahme von Geschwulstgewebe zur sofortigen histologischen Untersuchung und ermöglicht die Bestimmung der Benignität bzw. Malignität des Tumors. Sie wird auch bei operativ entfernten Geschwülsten angewandt. Bei klinisch malignen ist es möglich, die histologische Untersuchung mittels Gefrierschnittechnik während der Operation vorzunehmen. Allerdings kann die diagnostische Exzision bei verschiedenen bösartigen Geschwülsten (vor allem bei Sarkomen der Mundweichteile und Melanoblastomen) eine Wachstumsbeschleunigung auslösen, die dann auch schnellere Metastasierung zur Folge hat.

Bei der Wahl des Instrumentariums ist dem Elektroskalpell gegenüber dem Handinstrument der Vorzug zu geben, gewährleistet es doch, daß die Blut- und Lymphgefäße gleichzeitig mit der Schnittführung wieder geschlossen werden, wodurch man eine Ausbreitung der Geschwulstzellen verhindert. Diesem Ziel dient nach Skalpellexzision die oberflächliche Koagulation der Schnittflächen.

Selbstverständlich bedürfen die klinischen Untersuchungen der Ergänzung durch eine Überprüfung des Allgemeinzustandes, obwohl sich bei den meisten Geschwülsten im Mund- und Gesichtsbereich zunächst keine allgemeinen Veränderungen zeigen.

Kachexien und Anämien, die häufigsten Begleiterscheinungen maligner Tumoren, sind erst im fortgeschrittenen Stadium nachweisbar.

Die Behandlung von Geschwülsten erfolgt grundsätzlich chirurgisch oder mittels Radio- oder Chemotherapie. Bei benignen Tumoren richtet sich der chirurgische Eingriff auf den Ort des Geschwulstwachstums. Abgekapseltes Tumorgewebe wird lediglich exstirpiert und nur bei Fehlen seiner Abgrenzung bis ins gesunde Gewebe hinein entfernt, um einem Rezidiv vorzubeugen. Bösartige Geschwülste hingegen erfordern in jedem Falle eine Radikaloperation. Dabei ist der Schnitt immer möglichst weit im gesunden Gewebe zu führen, und zwar mindestens 1,5 cm hinter der tastbaren Tumorgrenze. Bei Vorliegen von Metastasen in den regionalen Lymphknoten sind diese gleichzeitig mit der Primärgeschwulst zu entfernen.

Ob man die Operation unter Lokal-, Leitungs- oder Stammanästhesie bzw. Inhalationsnarkose durchführt, sollte stets von der Größe und Lokalisation des Tumors sowie vom Allgemeinzustand des Patienten abhängig gemacht werden.

Der zweite Teil der Geschwulst-Komplexbehandlung besteht in der Radiotherapie. Ihre Wirkung wird durch die biochemischen und physikalischen Änderungen des Milieus potenziert; dieser dient die erhöhte Saturation der Gewebe mit Sauerstoff oder Radiosensibilitoren, wie 5-Bromododeoxiuridin bzw. Vincristin®.

Die Chemotherapie ist als ein Bestandteil der Komplexbehandlung unentbehrlich. Sie wird mit Hilfe ausgearbeiteter Schemata für die Kinetik des Zellwachstums ausgerichtet, die durch Mitistatika (Vincristin®), Antimetabolika (Methorexat®) und Antibiotika (Bleomycin®) beeinflußbar wird.

6.1.4. Onkologische Prävention

Man unterscheidet zwei Arten der onkologischen Prävention: die primäre und sekundäre. Zur ersteren zählen Frühdiagnose und Reihenuntersuchungen und zur letzteren Gesundheitsaufklärung und Dispensairebetreuung.

a) Frühdiagnose. Es kommt darauf an, den ganzen Mundhöhlenbereich eines jeden Patienten gewissenhaft zu untersuchen, auch wenn dieser den Stomatologen nur wegen einer Karies konsultiert haben sollte.

b) Vorbeugende Reihenuntersuchungen. Sie dienen dem Ziel, symptomlose, insbesondere maligne Geschwulstformen und all jene Krankheitszustände, die malignes Zellwachstum auszulösen vermögen, rechtzeitig zu erkennen und haben im Hinblick auf erfolgreiche Geschwulstbekämpfung sehr große Bedeutung.

c) Gesundheitsaufklärung mit onkologischer Orientierung. Hierbei geht es darum, die Bevölkerung über die Möglichkeiten der Geschwulstprävention zu belehren und allgemeinverständlich darzulegen, daß heute auch bösartige Tumoren heilbar sind, wenn sie rechtzeitig erkannt werden.

d) Dispensairebetreuung. Darunter versteht man regelmäßige Nachuntersuchungen aller Patienten, die bereits wegen einer Geschwulst in Behandlung waren. Dadurch soll rechtzeitiges Erkennen neuer Symptome einer Geschwulsterkrankung gewährleistet und somit ermöglicht werden, jedes Rezidiv primärer Blastome wie auch jeden neuen Geschwulstherd therapeutisch zu beherrschen.

6.2. Gutartige mesenchymale Geschwülste

Für gutartige Tumoren ist typisch, daß sie in ihrem Aufbau dem Gewebe gleichen, welchem sie entstammen. Sie zeichnen sich durch langsames, expansives, die Nachbargewebe verdrängendes Wachstum aus, wachsen in diese jedoch nie ein. Derartige Geschwülste entwickeln sich in ihrem Entstehungsbereich, lassen den Allgemeinzustand unbeeinflußt und neigen nicht zur Metastasenbildung. Werden sie im ganzen entfernt, sind Rezidive nicht zu befürchten.

6.2.1. Echte und unechte Fibrome

Als Fibrome bezeichnet man allmählich wachsende, histologisch durch Bindegewebezellen und -fibrillen charakterisierte, gutartige Geschwülste, bei deren Entstehung traumatische Einwirkungen oder produktive Entzündungen eine bedeutsame Rolle spielen. Sie treten manchmal auch bei Kindern auf.

Bei den in der Mundhöhle gleichfalls vorkommenden sogenannten unechten Fibromen hingegen handelt es sich lediglich um relative Hyperplasien, wie es beispielsweise die Epulis fibromatosa, die Fibromatosis gingivae (Elephantiasis) oder symmetrische Fibrome sind.

6.2.1.1. Fibrome der Weichteile

Die Geschwülste entwickeln sich in der Tiefe der Weichgewebe oder an der Oberfläche der Mundschleimhaut bzw. der Gesichtshaut, nehmen meist nur geringe Ausmaße an, sind rundlich oder lappenförmig, von glatter Oberfläche, blaß, indolent und gut abgegrenzt. Sie sitzen entweder gestielt oder breitbasig auf. Überwiegt in ihrem Aufbau festes, kollagenes Bindegewebe, so spricht man von einem harten Fibrom (Fibroma durum) (Abb. 395). Im Gegensatz dazu besteht das weiche (Fibroma molle) (Abb. 396) aus zellreicherem Gewebe, das von zarten Bindegewebezügen durchsetzt ist und der Geschwulst weichere Konsistenz verleiht. Weiche Fibrome treten häufig multipel auf, ihren Ursprung im Endo- oder Perineurium der peripheren bzw. sympathischen Nerven nehmend. Es handelt sich dabei also eigentlich um unechte, die Neurofibromatose (Recklinghausensche Krankheit) kennzeichnende Neurome.

In den Weichgeweben lokalisierte Fibrome werden exstirpiert, dem Knochen aufsitzende hingegen zusammen mit dem Periost exzidiert. Gelingt die vollständige Entfernung des fibromatösen Gewebes, bleiben Rezidive aus.

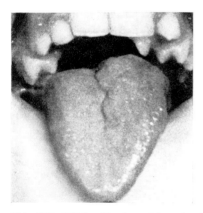
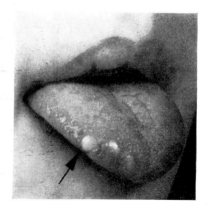

Abb. 395 Flächenförmig aufsitzendes, hartes Fibrom der linken Zungenhälfte;

Abb. 396 Weiches Fibrom des Zungenrandes

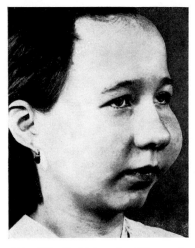
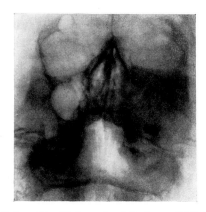

Abb. 397 Ossifizierendes Fibrom des linken Oberkiefers, das bei einem 14jährigen Mädchen zur Auftreibung der Wange führte und schließlich die Kieferhöhle völlig ausfüllte

6.2.1.2. Intraosseale Fibrome (zentrale)

Sie sind im Innern des Kiefers lokalisiert, im Unterkiefer häufiger als im Oberkiefer und entstammen entweder dem Endosteum (osteogene Formen) oder dem Mesenchymalgewebe der Zahnkeime (odontogene Formen). Vornehmlich schon bei Kindern und Jugendlichen in Erscheinung tretend, erweisen sie sich immer als gut abgegrenzt, von normaler, beweglicher Schleimhaut oder Haut bedeckt. Erst nach längerem Wachstum bewirken sie Kieferdeformierungen. Kommt es zu einer Ossifikation des Bindegewebes, wird die Geschwulst als ossifizierendes Fibrom bzw. Osteofibrom bezeichnet. Im Oberkiefer verursacht das Fibrom eine Deformierung, Verdrängung der Kieferhöhle und Obturation der Nasengänge (Abb. 397). Zentrale Fibrome erscheinen im Röntgenbild als scharf abgegrenzte, völlig homogene oder von verschieden angeordneten, unterschiedlich intensiven Schatten unterbrochene Aufhellung.
Die Therapie beruht in der Exstirpation der Geschwulst, bei gleichzeitigem Entfernen des benachbarten gesunden Knochengewebes.

6.2.1.3. Epulis fibromatosa

Derartige Geschwülste gehen aus vom Periost des Alveolarfortsatzes bzw. der Wurzelhaut, erreichen nie größere Ausmaße und sind sowohl bei Erwachsenen als auch bei Kindern zu beobachten. Halbkugel- oder pilzförmig sitzen sie dem Zahnfleisch breit oder gestielt auf. Ihre glatte Oberfläche bedeckt blasse Schleimhaut. Exstirpation ist auch hier der einzig gangbare therapeutische Weg (Abb. 398).

6.2.1.4. Fibromatosis gingivae

Bei diesem Krankheitsbild ist die Gingiva im Ober- und Unterkiefer hyperplastisch verdickt und erreicht mitunter eine Stärke von mehr als 1 cm, so daß sie die Zahnkronen völlig überdeckt. Die Gingiva ist fest, höckerig und von normalfarbener

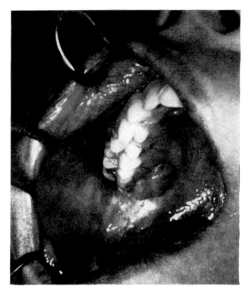
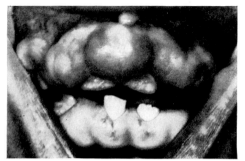

Abb. 398   Epulis fibromatosa, aus der Wurzelhaut 16 ihren Ursprung nehmend

Abb. 399   Elephantiasis gingivae bei achtjährigem Knaben mit kongenitalem Hirsutismus

Schleimhaut. Therapeutisch macht es sich erforderlich, das hyperplastische Zahnfleisch zu exzidieren (Abb. 399).

6.2.1.5. Symmetrische Fibrome

Sie treten an der oralen Seite des oberen Molarenbereiches auf, sind von halbkugeliger Form und glatter Oberfläche, mit normaler, elastischer Schleimhaut bedeckt und verursachen keine Beschwerden. Man muß sie in jedem Falle chirurgisch entfernen.

6.2.2. Myxom

Das aus Schleimgewebe bestehende Myxom wird in der Mundhöhle und im Kieferbereich selten beobachtet, vorwiegend bei jüngeren Individuen. Die Geschwulst ist rundlich oder knotenförmig, von grauweißer bis gelblicher Farbe, unscharf begrenzt, von weicher Konsistenz. Kiefermyxome neigen zu Rezidiven, gehen mitunter auch in ein Myxosarkom über und sind im Röntgenbild als unregelmäßig begrenzte, homogene Aufhellung mit eigenartiger, wabenförmiger Zeichnung erkennbar. Ihre Behandlung besteht in operativer Geschwulstentfernung. Kleine Myxome werden mit dem umgebenden gesunden Weichgewebe exstirpiert, bei größeren macht sich Resektion des Kiefers notwendig.

6.2.3. Lipom

Lipome entstehen durch Wucherung des Fettgewebes, vorwiegend an der Lippe, der Zunge, am Mundboden oder – am häufigsten – in der Wange. Hier ist eine Verbindung zum Bichatschen Fettpfropf ganz offensichtlich. Wie für alle seine Mischformen

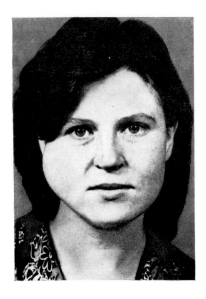
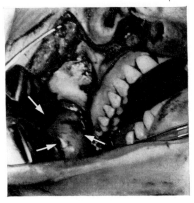

Abb. 400 Vom Corpus adiposum Bichati ausgehendes, die Vorwölbung der Wange bedingendes Lipom; nach fünfjährigem Wachstum erfolgte im 18. Lebensjahr Exstirpation

(das Angiolipom, Myxolipom oder Fibrolipom), so sind auch für das Lipom rundliche, manchmal gestielte, immer gut abgekapselte, gelbliche, unmittelbar unter der Schleimhaut lokalisierte Geschwülste von weicher Konsistenz charakteristisch. Lipome können bemerkenswerte Größe erreichen und werden stets zusammen mit der sie umgebenden Bindegewebekapsel exstirpiert (Abb. 400).

6.2.4. Chondrom

Die mikroskopisch erkennbaren Grundelemente dieser Geschwulst ähneln dem hyalinen Knorpel. Das Chondrom tritt zwar sehr selten in Erscheinung, doch vorwiegend bei Kindern und Jugendlichen. Es wächst nie im Weichgewebe, sondern stets im Kieferknochen oder diesem aufsitzend. Als Prädilektionsstellen gelten im Unterkiefer die Symphyse, der Kieferwinkel und die Gelenkfortsätze, im Oberkiefer der Alveolarfortsatz. Chondrome sind immer gut abgegrenzt und abgekapselt, knollenförmig, von fester Konsistenz. Manchmal entwickeln sie sich multipel, auch an den Phalangen der Hände und Füße (Olliersche Wachstumsstörung, multiple Chondromatose), in anderen Fällen machen sich bösartige, schnell wachsende Chondrosarkome oder Myxochondrosarkome bemerkbar. Im Röntgenbild erscheint das Kieferchondrom als dunkler, gegen das umgebende Knochengewebe nicht scharf abgegrenzter Schatten.
Die chirurgische Entfernung der Geschwulst muß bis weit in das gesunde Gewebe hinein erfolgen. Bei einem Rezidiv sollte man die Möglichkeit einer malignen Entartung in Betracht ziehen und den operativen Eingriff dementsprechend radikal vornehmen.

6.2.5. Osteom

Im Kindesalter kommt es einerseits zur Bildung echter Knochengeschwülste – der Osteome – andererseits zur Entstehung von Knochenhyperplasien. Da letztere gleich-

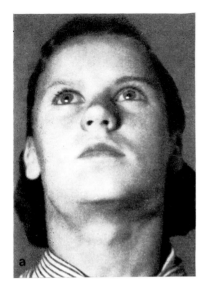
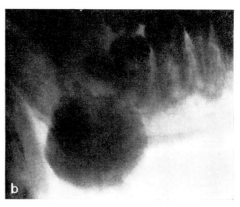

Abb. 401 Symmetrische harte Osteome an den Kieferwinkeln bei 13jährigem Mädchen (a); Röntgenaufnahme des Osteoms der linken Seite (b)

falls an den Kiefern lokalisiert sind und klinisch in vielem den Knochengeschwülsten ähneln, seien sie in dieses Kapitel eingereiht.

Osteome stellen Neubildungen dar, deren Gewebedifferenzierung sich ausschließlich im Knochen vollzieht. Überwiegt in der Struktur die Kompakta, so spricht man vom Osteoma durum (eburneum), vom Osteoma spongiosum hingegen, wenn spongiöser Knochen vorherrscht, und von Osteoma medullare, wenn es sich vorwiegend um markhaltigen Knochen handelt.

Geschwülste dieser Art treten bei beiden Geschlechtern in gleicher Häufigkeit auf, im Kindesalter ebenso wie bei Erwachsenen, mitunter auch familiär. Sie bilden sich im Unterkieferkörper (zentrale Osteome) an seiner äußeren oder inneren Seite, am Unterkieferrand und manchmal symmetrisch an beiden Seiten (Abb. 401). Am Oberkiefer sind sie entweder im Antrum oder auf dem Alveolarfortsatz lokalisiert. Sie entwickeln sich sehr langsam und erreichen nur selten eine Größe, die funktionelle Störungen bedingt. Im Röntgenbild zeichnet sich das Osteom als dunkler, homogener Schatten ab, der bei zentralen Formen von einem schmalen, hellen Streifen (Geschwulstkapsel) umgeben ist. Auch dieser Tumor muß mit dem umgebenden gesunden Knochengewebe exstirpiert werden.

Von den echten Osteomen unterscheidet man die Hyperplasien des Kieferknochens. Zu diesen zählen Hyperostosen, Exostosen, Osteophyten und Enostosen. Sie können traumatisch, entzündlich, endokrin oder durch den Stoffwechsel bedingt sein.

Bei Kindern begegnet man vor allem einer diffusen Form der Hyperplasie, der Hyperostose. Sie befällt am häufigsten den Gelenkkopf oder den Gelenkfortsatz des Unterkiefers, kann zur Ursache einer Laterogenie mit einseitig offenem Biß werden, aber auch eine Gelenkkontraktur hervorrufen. Ihre Behandlung strebt Wiederherstellung der normalen anatomischen Kieferverhältnisse auf chirurgischem Wege an. Allerdings sollte die Operation möglichst erst im 16. bis 18. Lebensjahr vorgenommen werden. Exostosen kommen verhältnismäßig selten vor, meist als erbsen- oder mandelgroße Schwellung in der Mitte des harten Gaumens; als Torus palatinus. Die Schleimhautbedeckung bleibt dabei normal, Beschwerden werden nicht verursacht. Osteophyten (spitze Verdickungen an den Kiefern) und Enostosen (begrenzte, in der Spongiosa lokalisierte Knochengeschwülste) diagnostiziert man bei Kindern gleichfalls selten.

6.2.6. Osteoides Osteom

Dies sind gutartige Geschwülste, bestehend aus osteoidem Gewebe, das von mehr oder weniger kalzifizierten Knochenzügen und auffällig vaskularisiertem osteogenen Bindegewebe charakterisiert wird. Solche Geschwülste finden sich bei Kindern und Jugendlichen vor allem in der Spongiosa der Röhrenknochen, aber auch im Unter- bzw. Oberkiefer. Hier entwickeln sie sich zu beträchtlicher Größe und verursachen auffällige Gesichtsasymmetrien. Die den Tumor deckende Haut bleibt normal und frei beweglich. Auf der Schleimhaut ist stets eine stark ausgeprägte Gefäßzeichnung nachweisbar. Während kleine Geschwülste dieser Art keine Beschwerden hervorrufen, bewirken größere verschiedene Funktionsstörungen (Bißanomalien, Enophthalmus u. a.). Das Röntgenbild erinnert an eine fibröse Osteodysplasie oder an ein Osteofibrom. Zum gesunden Knochengewebe hin existiert keine klare Abgrenzung (Abb. 402). Auch bei diesem Krankheitsbild macht sich Operation bis ins gesunde Gewebe hinein erforderlich.

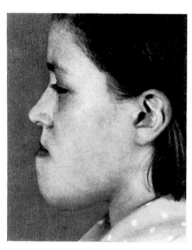
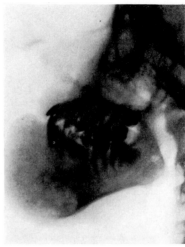

Abb. 402 Osteoma osteoides des Kinnbereiches bei 12jährigem Mädchen

6.2.7. Osteoklastom

Hierbei handelt es sich um einen gutartigen Prozeß resorptiven Charakters, bekannt auch unter den Bezeichnungen zentrales Riesenzellgranulom, brauner Tumor oder Riesenzellen-Pseudosarkom. Das mikroskopische Bild entspricht dem der Epulis gigantocellularis.

Das Osteoklastom ist sowohl im Unter- als auch Oberkieferknochen von Kindern und Jugendlichen zu konstatieren. Der erkrankte Kiefer nimmt außerordentlich schnell an Umfang zu, die Spongiosa wie auch die Kompakta werden resorbiert, so daß der Tumor innerhalb kurzer Zeit bis zum Periost vordringen kann und schließlich bis in die kieferumgebenden Weichteile gelangt (Abb. 403). Die eintretende Kieferdeformation bedingt Veränderungen des Gebisses. Bereits durchgebrochene Zähne rücken auseinander, lockern und verschieben sich, ihre Wurzeln werden resorbiert. Die Geschwulst verdrängt sogar die Zahnkeime aus ihrer ursprünglichen Lage. Das autonome Wachstum der Osteoklastome wie auch ihre ausgeprägte Neigung zu Rezidiven geben allen Anlaß, für frühzeitige Entfernung Sorge zu tragen. Therapeutisch werden Röntgenbestrahlungen angewendet, oder es wird bis tief ins gesunde Gewebe hinein exstirpiert.

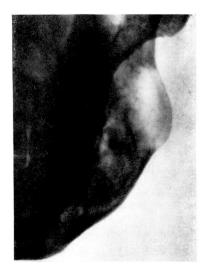

Abb. 403 Osteoklastom des Unterkieferwinkels

6.2.8. Hämangiome

In der Mundhöhle wie im Gesichtsbereich kommen Hämangiome verhältnismäßig oft vor. Man findet sie bei Neugeborenen und Kindern. Es handelt sich entweder um echte Geschwülste oder um angeborene Fehlbildungen des gefäßbildenden Gewebes (Hamartien).
Das Hämangiom kann sowohl langsam und begrenzt wachsen als auch schnell und expansiv. Wie das Körperwachstum, so vollzieht sich auch die Vergrößerung des Tumors in den ersten Lebensmonaten besonders rasch, mit zunehmendem Alter des Patienten dann langsamer, bis sie stagniert.

6.2.8.1. Naevus flammeus, vinosus, coeruleus (planus)

Das so bezeichnete kapilläre Hämangiom befällt vornehmlich die Haut des Gesichtes und Halses sowie die Mundschleimhaut. Es manifestiert sich als kleiner roter Punkt oder nimmt eine größere bis umfangreiche Haut- bzw. Schleimhautfläche ein. Meist

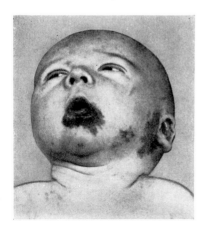

Abb. 404 Naevus flammeus der Unterlippe und seiner Umgebung sowie des perimandibulären und präaurikulären Bereiches

liegt das Hämangiom flach in der Haut, die dadurch höckrig und rauh erscheint, es kann sich aber auch etwas über das Oberflächenniveau erheben (Abb. 404). Als Therapie sind Stichelung mittels Diathermienadel oder Exzision und Deckung des Defektes mit einem freien Hauttransplantat angezeigt. Gleichzeitig werden häufig die Kryotherapie sowie die Laser-Photokoagulation eingesetzt.

6.2.8.2. Haemangioma simplex capillare

Als klinisches Charakteristikum fällt an der Lippe, der Zunge oder anderen Stellen der Mundhöhle eine begrenzte, halbkugelige, zum Teil auch flache, unregelmäßig gelappte, erbsen- bis nußgroße Geschwulst auf, die rötlich-violett verfärbt und von normaler Schleimhaut bedeckt ist (Abb. 405). Zur Behandlung empfehlen sich Elektrokoagulation, Laser-Photokoagulation oder Verödung mit sklerosierenden Lösungen bzw. Exzision.

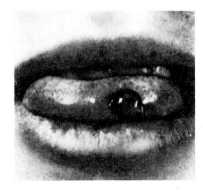

Abb. 405   Kapilläres Hämangiom der Zungenspitze

6.2.8.3. Haemangioma cavernosum

Diese Form kommt einzeln oder gehäuft vor, auf Zunge, Wange und Lippen und ist keineswegs angeboren, wie vielfach angenommen wird. Befällt das Hämangiom die Zunge oder Lippe, zeigt sich meist eine starke Vergrößerung; es kommt zu Makrocheilie und Makroglossie. Bei Lokalisation der Erkrankung im Unterhautgewebe oder in der Submukosa schimmert die Neubildung bläulich nach außen durch. Sie baut sich aus Gefäßspalten auf, die voneinander durch Bindegewebezüge getrennt sind. Ihre Kommunikation mit größeren Gefäßen bewirkt, daß sich das Blut durch Kompression zwar ausdrücken läßt, bei Nachlassen des Druckes jedoch wieder zurückfließt (Abb. 406 und 407). Bei größeren und tiefliegenden Hämangiomen hat sich diagnostisch die selektive Angiographie bewährt.
Therapeutisch sollten Elektrokoagulation oder Verödung (mittels sklerosierender Lösungen, die in die Bluthöhlen eingespritzt werden) Anwendung finden. Mitunter zeitigt die selektive intraarterielle Embolisation mit Gelaspon® sehr gute Ergebnisse. Bei Kindern bedarf es dabei allerdings besonderer Vorsicht, ist hier doch die Gefahr schädigender Nebenwirkungen besonders groß. Als chirurgische Behandlungsmethoden empfehlen sich die Exstirpation nach Unterbinden aller zu- und ableitenden Gefäße oder eine Exstirpation, nach Einspritzen von Verödungsmitteln bzw. vorangegangenen Röntgenbestrahlungen. Stufenweise Exzision der Geschwulst hat sich gleichfalls bewährt.

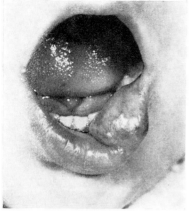
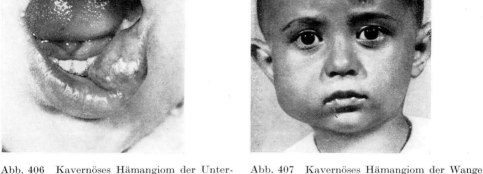

Abb. 406 Kavernöses Hämangiom der Unterlippe

Abb. 407 Kavernöses Hämangiom der Wange

Das kavernöse Hämangiom tritt jedoch außer in den Weichgeweben auch in den Kieferknochen auf. Es entwickelt sich entweder in der Spongiosa oder dringt vom Periost aus in den Knochen ein. Manchmal ist eine Verbindung zu einem Hämangiom der umgebenden Weichteile eruierbar. Am häufigsten findet sich dieses Krankheitsbild bei Individuen, die das 20. Lebensjahr noch nicht erreicht haben, und zwar sowohl im Ober- als auch im Unterkiefer, öfter in letzterem. In der Regel ist das Hämangiom im Kieferkörper oder im Bereich des Kieferwinkels lokalisiert. Seine Entwicklung geht langsam und unmerklich vor sich; durch Knochenauftreibung bedingte Gesichtsasymmetrie folgt erst später. Die über dem Tumor liegende Haut und Schleimhaut bleibt unverändert. Kommt es (beispielsweise durch eine Extraktion) zur zufälligen Eröffnung des Hämangioms, setzen lang anhaltende Blutungen ein, die zum Exitus führen können. Die röntgenographisch eruierbaren Veränderungen erinnern an ein Sarkom, offenbart sich doch auch im Knochen eine diffuse, unregelmäßig begrenzte Aufhellung, bei beträchtlich gestörter Struktur.

Die bereits mehrfach erwähnten Behandlungsverfahren – Elektrokoagulation, Einspritzung koagulierender Lösungen und Strahlentherapie – sind auch bei Hämangiomen dieser Art erfolgversprechend. Bei raschem Tumorwachstum und Blutungsgefahr muß der Kiefer allerdings reseziert werden. Im Unterkiefer ist die Resektion ohne größere Schwierigkeiten durchführbar, da sich der Tumor durch schrittweises Unterbinden der zu- und ableitenden Gefäße hier gut isolieren läßt. Eine Oberkieferresektion hingegen kann nur nach dem Stillegen der äußeren Halsschlagader in Intubationsnarkose, bei künstlicher Blutdrucksenkung und Tropfinfusion vorgenommen werden.

6.2.8.4. Sekundäre Veränderungen und Komplikationen der Hämangiome

In kavernösen Hämangiomen kommt es verhältnismäßig oft zur Bildung von Thromben und zu deren bindegewebiger Organisation. Auf diese Weise kann der ganze Tumor allmählich bindegewebig umgewandelt werden und dadurch ausheilen. Manchmal finden sich in den kavernösen Hämangiomen – vereinzelt oder auch gehäuft – Phlebolithen, die durch Inkrustation der Thromben mit organischen Salzen entstehen.

Sie sind unterschiedlich groß, hart, rund oder oval und röntgenographisch nachweisbar. Eine häufige Komplikation des Hämangioms ist die Blutung. Meist wird sie ausgelöst durch Bißverletzung der Geschwulstwand, Radionekrose oder einen chirurgischen Eingriff (Punktion, Injektion). Ebenso können aber auch Nekrosen der den Tumor bedeckenden Haut oder Schleimhaut nach Injektionsbehandlung, Vereiterung infolge Infektion und ähnliche Anlässe Komplikationen verursachen.

Hämangiome, die zusammen mit anderen Entwicklungsanomalien auftreten, haben ihre charakteristischen Besonderheiten:

a) Wangen- und Lippenhämangiome weisen mitunter die Struktur eines pleomorphen Adenoms, beispielsweise eines Lymphangiokavernoms auf.
b) Der im Gesicht oder an der Mundschleimhaut lokalisierte Naevus flammeus kann mit einer Hypertrophie des Gesichtsskeletts, vor allem des Ober- und Unterkiefers, vergesellschaftet sein. Da Veränderungen des Unterkiefers stets stärker ausgeprägt sind, kommt es zur Kieferdeformität und der entsprechenden Bißanomalie.
c) Das STURGE-WEBER-Syndrom ist eine angeborene, durch folgende Trias gekennzeichnete Krankheit: Naevus flammeus des Gesichts, manchmal auch der Mundschleimhaut, auf der gleichen Seite Vorliegen eines Glaukoms (als Folge angiomatöser Veränderungen der Chorioidea), auf der anderen Jacksonsche Anfälle.
d) Bei der Teleangiectasia haemorrhagica hereditaria (Rendu-Oslersche Krankheit) handelt es sich um eine hämorrhagische Purpura, nach Schädigung anormal entwickelter verbreiterter Gefäßwände.
Hämangiome oder Teleangiektasien sind dabei nicht zu konstatieren.
e) Unter der Bezeichnung Angioma arteriale racemosum versteht man eine kongenitale, als pulsierendes Angiom bekannte Anomalie, die sich aus pulsierenden Gefäßen zusammensetzt und an der Wange wie auch im Schläfenbereich auftritt. Bei Verletzungen oder nach Exstirpation ist mit starken Blutungen zu rechnen.

6.2.9. Lymphangiome

Als typisch für diese aus Lymphgefäßen bestehende Geschwulst gilt, daß sie bereits kongenital angelegt ist, aber erst später in Erscheinung tritt. Drei Arten sind zu unterscheiden:

6.2.8.1. Lymphangioma simplex

Die begrenzt, solitär (Lippe) oder auch multipel (Zungenrücken) auftretende Geschwulst (Abb. 408) setzt sich aus kleinen Lymphgefäßen zusammen und ähnelt in ihrem Aussehen einer Blase, die durchscheinend oder von gelbbrauner bis roter Farbe sein kann.

6.2.9.2. Lymphangioma cavernosum

Der Tumor, aufgebaut aus lymphatischen, mit homogener Flüssigkeit gefüllten Gefäßhöhlen, erreicht unterschiedliche Größe und kommt sowohl scharf abgegrenzt als auch in diffuser Form vor (Abb. 409 und 410). Seine Prädilektionsstellen im Mundhöhlenbereich sind Lippe (Makrocheilie), Zunge (Makroglossie), Gaumen und Wange (hier hat er stets diffuse Form).

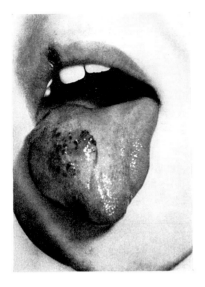

Abb. 408 Lymphangiom der Zunge bei achtjährigem Knaben

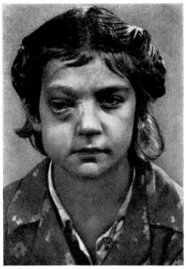

Abb. 409 Diffuses Lymphangiom der rechten Wange und Augenhöhle

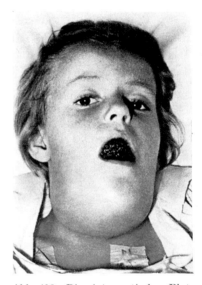

Abb. 410 Die intrazystische Blutung kann beim Lymphangiom des Mundbodens zum Ersticken führen

Häufig beobachtet man im Zusammenhang mit diffusen Gesichtslymphangiomen Veränderungen der Kiefer, insbesondere des Oberkiefers. Sie werden dadurch bedingt, daß der Geschwulstdruck eine partielle oder totale Atrophie des Oberkiefers auslöst, die zur Verkleinerung der Kieferhöhle und zu oralen Verschiebungen des Alveolarfortsatzes sowie der Zähne führt. Entwickelt sich der Tumor in der Augenhöhle, kommt es zu deren auffälliger Verbreiterung. Manchmal sind mit diffusen Gesichtslymphangiomen auch warzenförmige, weißliche oder rosa bis blauviolette Lymphangiektasien vergesellschaftet, die sich an der Schleimhaut, vor allem im Bereich des weichen Gaumens gruppieren.

6.2.9.3. Lymphangioma cysticum, Hygroma colli cysticum (kongenitale seröse Halszyste)

Auf dieses Krankheitsbild wird im Kapitel über die Zysten des Kiefer- und Gesichtsbereiches näher eingegangen. Die Behandlung von Lymphangiomen erfolgt vorwiegend chirurgisch, wobei das Vorgehen abhängig ist von der Geschwulstform (begrenzt oder diffus) und vom Alter des Patienten. Die Geschwulst wird entweder exstirpiert und – wenn nötig – eine örtliche Plastik vorgenommen, oder man gibt der schrittweisen Exzision den Vorzug. Beides geschieht unter Inhalationsnarkose. Auch Röntgen- sowie Radiumbestrahlungen sind als Therapie geeignet, doch sollte man bei Kindern wegen der bestehenden großen Gefahr einer Schädigung des Gebisses, der Kiefer und sogar der kieferumgebenden Weichteile besser darauf verzichten.

6.2.10. Myom

Das Myom ist eine aus Muskelgewebe bestehende Neubildung. Herrschen in seinem histologischen Aufbau glatte Muskelzellen vor, spricht man von einem Leiomyom. Es ist immer submukös lokalisiert, höckrig und abgekapselt. Baut sich die Geschwulst hingegen aus quergestreiften Muskelfasern auf, so bezeichnet man sie als Rhabdomyom. In der Mundhöhle sind beide Formen außerordentlich selten und nur gelegentlich an der Zunge, am Gaumen oder am Zäpfchen nachweisbar.
Zu den Rhabdomyomen zählt auch das neurogen bedingte Abrikosoffsche Myoblastenmyom. Der Tumor zeigt sich als grauer Knoten mit glatter, manchmal höckriger Oberfläche und sitzt an der Zunge, der Lippe oder am Gaumen. Beschwerden verursacht er nicht, neigt auch nicht zur Metastasenbildung, rezidiviert aber nach unvollständiger Entfernung (Abb. 411). Therapeutisch empfiehlt es sich, bis ins gesunde Gewebe zu exstirpieren.

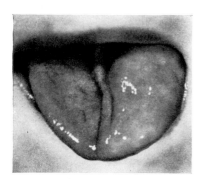

Abb. 411 Myoblastisches Myom der Zunge bei achtjährigem Knaben

6.3. Bösartige mesenchymale Geschwülste

Sarkome sind bösartige, vom mesenchymalen Gewebe ausgehende Tumoren. Bei Säuglingen, Kindern und Jugendlichen beobachtet man sie von allen Malignomen am häufigsten. Während sie auf dem Blutwege frühzeitig in die Lunge und den ganzen Organismus metastasieren, breiten sie sich über die Lymphbahnen nur selten aus.

Abhängig von ihrem Ursprung und klinischen Verlauf teilt man die Sarkome ein in Weichteilsarkome und Knochensarkome des Kiefers. Allerdings ist diese Klassifizierung nicht ganz exakt, vermögen doch Weichteilsarkome sehr schnell auf den Knochen überzugreifen.

6.3.1. Sarkome der Weichteile

Sarkome der Mundhöhle und des Kieferbereiches entstammen dem Unterhautbindegewebe, dem Sehnengewebe (Aponeurose der Zunge, Faszien, Gelenkkapsel), der Muskulatur oder den Gefäßen, können aber auch im Nerven- und lymphoretikulären Gewebe beginnen. Da eine histogenetische Einteilung nicht immer möglich ist, unterscheidet man sie nach der überwiegenden Zellart, als Rundzellen- bzw. Spindelzellensarkome und polymorphzellige Sarkome. Sowohl von klinischen als auch von therapeutischen Gesichtspunkten kommt dieser Differenzierung grundlegende Bedeutung zu.

An den verschiedensten Stellen des Mund- und Gesichtsbereichs können sich Sarkome entwickeln, wobei sie an der Schleimhaut am häufigsten als polypöse, lappige, weiche Gebilde in Erscheinung treten, die nur schwer von benignen Tumoren zu unterscheiden sind. Sie wachsen jedoch schneller als diese und infiltrieren ins Nachbargewebe. Bei weiterer Größenzunahme kommt es zur Nekrose, zum ulzerösen Zerfall und nicht selten zu starken Blutungen. An der Gingiva ähnelt das Sarkom meist der gutartigen Epulis. Es ist hart, erreicht durch plötzliches Wachstum bemerkenswerte Größe, exulzeriert, blutet, verursacht Lockerung sowie Ausfall von Zähnen und wird charakterisiert durch plötzlich auftretende Beschwerden. Ein die Zunge befallendes Sarkom entwickelt sich stets vom Zungengrund aus und ist außerordentlich schmerzhaft. Zunächst begrenzt, greift es später auf die Nachbargewebe über und führt schließlich zur Schleimhautulzeration. Mitunter erreicht es binnen kurzer Zeit solche Ausmaße, daß es die ganze Mundhöhle ausfüllt. Das am Gaumen lokalisierte Sarkom

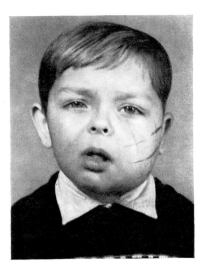 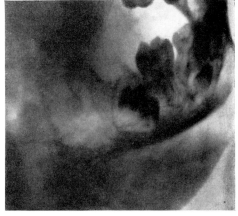

Abb. 412 Sarkom des Pterygomandibular- und Parapharyngealraumes bei vierjährigem Knaben; an der Haut ist das Bestrahlungsfeld gekennzeichnet; röntgenographisch ist im Kieferwinkel und aufsteigenden Ast ein osteolytischer Prozeß sichtbar

kann den Adenomen kleiner Speicheldrüsen ähnlich sein. Es unterscheidet sich von ihnen allerdings durch seine Schmerzhaftigkeit und sein plötzliches Eindringen in Knochen sowie Nachbargewebe. An der Wange siedeln sich Sarkome nur ausnahmsweise unter der Haut an. Häufiger nehmen sie ihren Ursprung im Bichatschen Fettpfropf. Schwer zu diagnostizieren sind die in der Tiefe der Weichteile entstehenden. Sie wachsen verhältnismäßig schnell und infiltrieren plötzlich in die gesamte Umgebung. Eine, von ausstrahlenden Schmerzen begleitete Kontraktur des Unterkiefers (aus der Pterygomandibular- und der Parapharyngealspalte) ist oftmals erstes Anzeichen der Geschwulstbildung. Später stellen sich Schluckbeschwerden und Behinderung des Sprechens ein. Derart lokalisierte Sarkome exulzerieren letzten Endes und bluten stark (Abb. 412).

Den Weichteilen der Mundhöhle oder des Gesichtes entstammende Sarkome lassen eine gewisse Differenzierung erkennen. Zu dieser Gruppe zählen das Fibrosarkom und Rhabdomyosarkom sowie das Myxosarkom, Liposarkom und Synovialom. Die drei letztgenannten Formen treten im Kiefer- und Gesichtsbereich kaum auf.

6.3.1.1. Fibrosarkom

Ihrer Struktur nach stellt diese an kollagenen Fasern reiche Geschwulst einen Übergang dar zwischen den zellreichen und den kleinzelligen Tumoren. Zum Unterschied von den anderen Sarkomen ist das Fibrosarkom bindegewebig abgekapselt, nur gering maligne und nach unvollständiger Entfernung rezidivierend, es neigt aber nie zu Metastasen. Die operative Entfernung des Fibrosarkoms muß bis tief ins gesunde Gewebe hinein erfolgen.

6.3.1.2. Rhabdomyosarkom (malignes Rhabdomyom)

Diese Geschwulst bildet sich bereits im frühesten Kindesalter, lokalisiert in der Mundhöhle, an der Zunge oder am Gaumen, an der Wange, im Schläfenbereich, evtl. auch in der Augenhöhle. Anfangs zeigt sich lediglich eine kleine, gut abgegrenzte Beule, die aber bald ein allmähliches oder auch überstürztes Wachstum erkennen läßt, in die Nachbargewebe infiltriert und diese schließlich destruiert. Später stellen sich Schmerzen, Wachstumsstörungen und häufig Blutungen ein (Abb. 413). Der möglichst frühzeitigen Radikaloperation muß man Röntgenbestrahlungen folgen lassen.

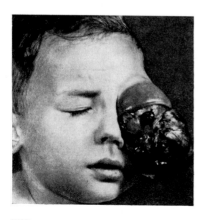

Abb. 413 Rhabdomyosarkom der linken Wange und Augenhöhle bei neunjährigem Knaben

6.3.2. Sarkome der Kieferknochen

Sie entwickeln sich aus dem Periost (periostales oder peripheres Sarkom), dem Knochen (osteogenes oder zentrales Sarkom) oder dem lymphoretikulären Gewebe.

6.3.2.1. Periostales Sarkom

Hierbei handelt es sich um eine im Ober- bzw. Unterkiefer entstehende Geschwulst. Im Oberkiefer bildet sie sich am Alveolarfortsatz, ihr klinischer Verlauf gleicht dem der Gingivasarkome. Im Unterkiefer bevorzugt das periostale Sarkom die vorderen Kieferflächen. Seine Entwicklung kann sich außerordentlich schnell, manchmal jedoch auch langsam vollziehen. Die Knochenwand wird mit dem Fortschreiten des Tumors dünner, die Zähne fallen aus und mit der eintretenden Ulzeration der Schleimhaut stellen sich auch starke Schmerzen ein.

6.3.2.2. Osteogenes Sarkom

In Geschwülsten dieser Art überwiegen osteolytische Veränderungen oder charakteristische Knochenneubildungen. Sie finden sich am Ober- wie auch am Unterkiefer, lösen anfangs eine Anspannung des Knochens aus, später Schmerzen, deren Ursache man oft in den Zähnen vermutet, was nicht selten zu ihrer Trepanation oder Extraktion führt.

a) *Osteolytisches Sarkom.* Es kommt häufiger bei Erwachsenen als bei Kindern vor, destruiert den Kiefer außerordentlich schnell und wächst in die Weichteile ein. Parästhesien und Schmerzen im Bereich des befallenen Trigeminusastes begleiten die Entwicklung des Tumors, der auf dem Blut- und Lymphwege bald metastasiert.

b) *Osteoblastisches Sarkom.* Charakteristisch dafür ist gleichzeitiges Auftreten von Knochenzerfall und Neubildung, vorwiegend bei Jugendlichen. Der Tumor erreicht nach allmählichem Wachstum große Ausmaße, metastasiert aber selten. Im Röntgenbild fallen feine Schatten auf, die strahlenförmig auf dem dunklen Geschwulstschatten aufsitzen (Spicula = periostale Apposition). Auch dieses Sarkom bedarf rechtzeitig der Radikaloperation.

c) *Myxochondrosarkom.* Diesen Tumor konstatiert man vornehmlich bei Kindern. Zunächst subperiostal manifest, dringt die maligne, röntgenresistente Geschwulst erst später in den Knochen ein. Das Röntgenbild läßt Schatten neugebildeten periostalen Knochens erkennen, die dem normal aussehenden Knochen aufsitzen.

d) *Chondrosarkom.* Am Unterkiefer findet es sich öfter als am Oberkiefer. Charakteristika sind allmähliches Wachstum sowie die Eigenschaft, erst im Spätstadium zu metastasieren. Das Chondrosarkom gelangt vorwiegend bei jungen Menschen zur Beobachtung, ähnelt röntgenographisch dem Myxochondrosarkom und ist gleichfalls röntgenresistent. Auch hierbei empfiehlt es sich, möglichst frühzeitig radikal zu operieren.

6.3.2.3. Odontogenes Fibrosarkom

Der so benannte Tumor weist die gleiche biologische Wertigkeit auf wie das Fibrosarkom der Weichgewebe. Er nimmt seinen Ursprung aus dem koronalen Teil des Zahnkeimes und ähnelt in seinem Anfangsstadium der Follikularzyste (Abb. 414).

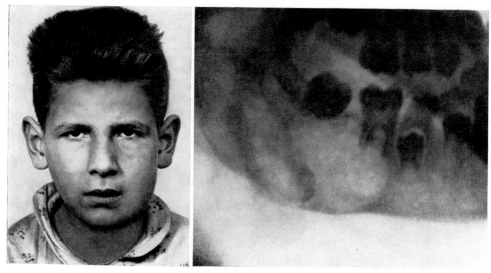

Abb. 414   Fibrosarkom des linken Unterkiefers bei neunjährigem Knaben

Erst im weiteren Verlauf der Erkrankung wird der maligne Charakter der Geschwulst offensichtlich. Schnelles Wachstum und röntgenographisch feststellbare Wurzelresorption in seiner unmittelbaren Umgebung sind deutliche Anzeichen dafür. Die Behandlung beruht in Kieferresektion und späterer Wiederherstellung der Funktionstüchtigkeit durch freie Knochentransplantation.

6.3.3. Maligne Lymphome (Sarkome der lymphoretikulären Gewebe)

Im orofazialen System – und zwar sowohl in den Weichteilen als auch in den Kieferknochen – entwickeln sich maligne Tumoren aus dem lymphoretikulären Gewebe. Zu Geschwülsten dieser Art zählen das zentrozytische maligne Lymphom (Lymphosarkom), das histiozytäre maligne Lymphom (Retothelsarkom), EWING-Sarkom (Hämangioendotheliom, Myelom und malignes Lymphogranulom.

6.3.3.1. Zentrozytisches malignes Lymphom (Lymphosarkom)

Das Lymphosarkom entspricht in seinem histologischen Aufbau den Rundzellensarkomen und kommt bei Kindern ebenso vor wie bei Erwachsenen. Es beginnt mit Schwellung und Verhärtung eines Lymphknotens oder einer Lymphknotengruppe, die fest an die Haut fixiert erscheinen und binnen kurzer Zeit aufbrechen. In der Mundhöhle lokalisieren sich solche Tumoren verhältnismäßig oft in oder nahe der Gaumenmandel, führen zu deren Vergrößerung, schließlich zur Ulzeration und infiltrieren in die Umgebung. Auf dem Lymphwege metastasiert das Sarkom.

6.3.3.2. Histiozytäres malignes Lymphom (Retikulosarkom)

Hier handelt es sich um eine Geschwulst, deren Struktur den Rundzellensarkomen, aber auch polymorphzelligen Sarkomen ähnelt. Zwar beobachtet man sie bei Patienten mittleren Alters am häufigsten, doch sind sie auch bei Kindern keine Seltenheit. Ihre Entwicklung vollzieht sich auf verschiedene Weise: durch Vergrößerung der regionalen Lymphknoten (die Mundschleimhaut ist dabei vorgewölbt, ödematös, livid verfärbt und neigt zur Ulzeration), als entzündungsfreies, mit einer Kieferkontraktur einhergehendes Infiltrat der Parapharyngealloge, oder sie äußert sich durch Kieferschmerzen, die gelegentlich Anlaß geben zur Extraktion gesunder Zähne. In den Alveolen bildet sich binnen kurzer Zeit unter andauernden Schmerzen ein leicht blutendes, an Umfang ständig zunehmendes Geschwulstgewebe. Anderen Formen gegenüber unterscheidet sich das Retikulosarkom durch seine geringere Tendenz zur Metastasierung und sein typisches, schnell fortschreitendes, von Temperaturerhöhungen begleitetes, infiltratives Wachstum (Abb. 415).

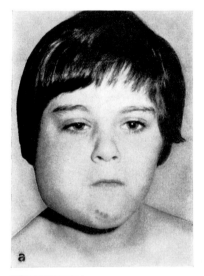

Abb. 415 Retikulosarkom des rechten Unterkiefers bei sechsjährigem Mädchen (a); röntgenographisch Osteolyse des rechten Unterkiefers ab dem Bereich des ersten Molaren (b)

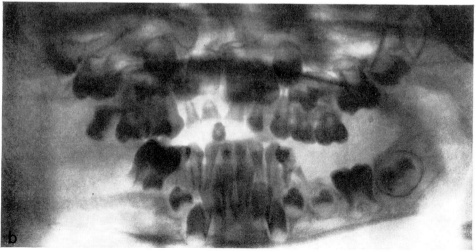

Lympho- und Retikulosarkome werden therapeutisch vor allem mit Bestrahlungen angegangen. Der chirurgische Eingriff ist nur bei ganz kleinen Geschwülsten oder nach einem Strahlenrezidiv angezeigt. Des weiteren empfehlen sich Zytostatika, die entweder direkt auf die Teilung der Zellkerne Einfluß nehmen (Yperitderivate) oder den Zellstoffwechsel unterbinden (Aminopurine).

6.3.3.3. Ewing-Sarkom (Hämangioendotheliom)

Die in ihrer Zusammensetzung dem Lymphosarkom entsprechende Geschwulst entsteht aus den Retikulumzellen des Knochenmarks und findet sich insbesondere bei jungen Menschen, aber auch bei Kindern. Befallen werden hauptsächlich die langen Röhrenknochen, seltener die Kieferknochen. Im Unterkiefer äußert sich das EWING-Sarkom als schmerzhafte, von Temperaturerhöhung und Albuminurie begleitete Auftreibung. Verwechslungen mit der Osteomyelitis sind leicht möglich. Im Röntgenbild werden Spikula häufiger sichtbar als die Bildung schalenartiger Schichten. Später überwiegt dann Knochendestruktion. Die Prognose dieses Sarkoms gilt als infaust. Obwohl es sich als radiosensitiv erweist, ist eine Kombination des radikalen chirurgischen Eingriffs mit nachfolgender Bestrahlung und Chemotherapie ratsam.

6.3.4. Geschwülste der Blutbildungsorgane

Als Leukämien bezeichnet man jene Geschwülste der myeloretikulären Gewebe, die typische Veränderungen des weißen Blutbildes verursachen. Diesem Begriff übergeordnet sind die Leukosen, die zwar gleichfalls zu Veränderungen des Blutbildes führen können, sie aber nicht unbedingt zur Folge haben müssen. Es handelt sich in beiden Fällen um progrediente, hinsichtlich ihrer Prognose infauste Krankheiten.

6.3.4.1. Chronische myeloische Leukämie (Myelose)

Diese Erkrankung offenbart sich meist bei Patienten mittleren Alters. Sie beginnt schleichend, mit undefinierbaren Ermüdungsmerkmalen. Gewichtsverlust und Temperaturerhöhung machen sich bemerkbar, aber auch Kopf- und Fußschmerzen sowie eine Milzschwellung. Die Lymphknoten sind zu Beginn der Erkrankung nicht geschwollen und nehmen später nur wenig an Größe zu. An der Gingiva, der Zunge, der Wangenschleimhaut und den Tonsillen bilden sich geschwulstartige myeloische Zellinfiltrate, die geschwürig zerfallen und übel riechen. Erhöhte Blutungsneigung nach Eingreifen in der Mundhöhle und spontan auftretende, schwer stillbare Blutungen sind charakteristisch. Vielfach ist der Stomatologe der erste, der die Krankheit zu Gesicht bekommt und aufgrund der Symptome die Verdachtsdiagnose stellt.
Die Behandlung erfolgt unter Anwendung von Röntgenbestrahlungen, radioaktivem Phosphor, Chemotherapeutika (Zytostatika, Antimetabolika) und Kortison.

6.3.4.2. Akute myeloische Leukämie (akutes Myeloblastom)

In erster Linie bei Kindern und Jugendlichen auftretend, führt diese Form der Leukämie innerhalb weniger Wochen zum Exitus. Sie beginnt in der Regel als akute septische Erkrankung, manchmal nach einer Grippe, einer Verletzung, oder in der Folge eines

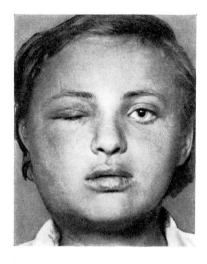

Abb. 416 Wie bei Gesichtsphlegmone beginnende, akute Leukose nach abgeklungener Angina

chirurgischen Eingriffs (z. B. einer Zahnextraktion) (Abb. 416). In der Mundhöhle konstatiert man in solchen Fällen eine ulzeröse Stomatitis und geschwulstförmige, mit Spontanblutungen einhergehende Infiltrate. Die Diagnose basiert auf der Feststellung unreifer Zellformen im Blutbild mittels Sternalpunktion sowie beträchtlicher Veränderungen des Allgemeinzustandes. Die Behandlung hat lediglich symptomatische Bedeutung.

6.3.4.3. Chlorom (myeloische Chloroleukämie)

Das Chlorom ist eine gleichfalls vorzugsweise im Kindesalter sowie bei jüngeren Individuen in Erscheinung tretende Krankheit. Es kommt zur Bildung geschwulstartiger, grünlicher Infiltrate am Schädel, im Gesicht und in der Orbita, in der Mundhöhle sowie auf den Tonsillen. Sie zeigen sich solitär oder multipel und werden häufig von Mundblutungen begleitet. Die Lymphknoten bleiben dabei unverändert.

6.4. Gutartige epitheliale Geschwülste

Geschwülste solcher Art gehen entweder aus dem Deckepithel (Epidermis, Schleimhautepithel) oder aus dem Drüsenepithel hervor und setzen sich aus Epithelgewebe sowie einem Bindegewebestroma zusammen, die durch eine Basalmembran voneinander abgegrenzt sind. Diese bleibt unbeeinträchtigt, obwohl die Proliferation gleichzeitig im Epithel und im Stroma erfolgt.

6.4.1. Papillom

Unter einem Papillom versteht man eine exophytische, vom Schleimhautepithel der Mundhöhle ausgehende, weißliche bis rosafarbene, weiche, kugelförmige oder flache Geschwulst mit gering oder stärker ausgeprägter Oberflächenfurchung. Bevorzugte

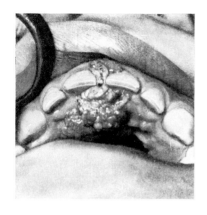

Abb. 417 Flächenförmig wachsendes Papillom der vestibulären und oralen Seite des Alveolarfortsatzes bei dreijährigem Mädchen

Lokalisationsorte sind der harte Gaumen, die Gaumensegel, Zunge, Wangenschleimhaut und Lippe. Papillome erreichen mitunter bemerkenswerte Größe (Abb. 417). Um Rezidive zu vermeiden, exzidiert man sie mit dem Stiel. Histologische Untersuchung des Gewebes ist zwecks Ausschluß karzinomatöser Epithelentartung notwendig.

6.4.2. Verruka (Warze)

Derartige kleine Epithelwucherungen der Haut, mit leicht zerklüfteter Oberfläche, sind speziell bei Kindern ein häufig zu eruierender Befund. Sie lokalisieren sich vornehmlich im Gesicht, an der Stirn oder den Lippen und treten sowohl solitär als auch multipel auf. Warzen sind übertragbar und können nach mehr oder weniger langer Zeit spontan ausheilen.

6.4.3. Geschwülste der Speicheldrüsen

Dazu zählen monomorphe Adenome, pleomorphe Adenome (früher als Mischtumoren bezeichnet) und Zylindrome (adenoidzystische Karzinome). Ihre gemeinsamen Merkmale bestehen in scharfer Abgrenzung, fester, elastischer Konsistenz, einer sie umschließenden Bindegewebekapsel und langsamem Wachstum. Sie sind gleichzeitig mit der Bindegewebekapsel chirurgisch zu entfernen.

6.5. Odontogene Geschwülste

Die an der Zahnbildung beteiligten ektodermalen und mesodermalen Gewebekomponenten dienen unter Umständen gleichermaßen als Matrix für die Entwicklung von Tumoren.

6.5.1. Ameloblastom (Adamantinom, multilokuläres Kystom, Adamantoblastom)

Ameloblastom nennt man einen epithelialen Tumor, der aus dem Schmelzepithel eines normalen oder überzähligen Zahnes, aber auch aus den Epithelresten der Hertwigschen Scheide (Débris épithéliaux MALASSEZ) hervorgehen kann. Obgleich

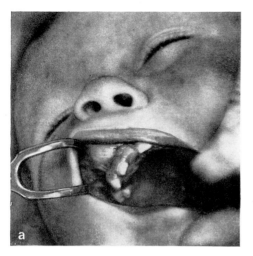 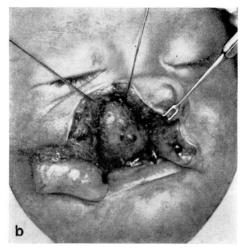

Abb. 418 Durch ein Ameloblastom bedingte Vorwölbung des Alveolarfortsatzes bei zweijährigem Knaben (a); Lokalisation des Ameloblastoms im Kiefer (b)

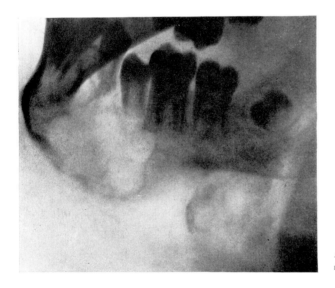

Abb. 419 Zystisches Ameloblastom des Unterkiefers

es vorwiegend bei Personen zwischen dem 20. und 40. Lebensjahr auftritt, ist das Adamantinom gelegentlich auch bei Kindern, mitunter sogar schon im Säuglingsalter zu beobachten. Es bevorzugt gewöhnlich den Unterkiefer, entwickelt sich im Knochen, wächst allmählich und dehnt ihn aus. Ansonsten frei von klinischen Merkmalen, dringt es nicht in die Weichteile ein und neigt auch nicht zu Metastasenbildung. Bei radikaler Entfernung ist kein Rezidiv zu befürchten, allerdings setzt manchmal eine maligne Degeneration ein, die zum Adamantinokarzinom führen kann.

Zwei Formen des Ameloblastoms sind zu unterscheiden: die solide und die zystische (Abb. 418), wobei man das aus röntgenographisch nachweisbaren Zysten bestehende öfter sieht (Abb. 419). Mehrere kleine Höhlen, voneinander getrennt durch stärker oder geringer ausgeprägte Knochensepten, gelten als charakteristisch dafür. Bei den

Übergangsformen bleiben im Knochen von den ursprünglich scharf abgegrenzten zystischen Höhlen häufig nur durch niedrige Knochensepten voneinander getrennte, halbkreisförmige Buchten zurück, während das darüberliegende Knochengewebe sich als völlig zerstört erweist.

Die Behandlung der Ameloblastome erfolgt chirurgisch; die zystische Form wird mit dem Nachbargewebe exstirpiert, die solide hingegen zusammen mit der unverletzten Kapsel entfernt. Bei schwerer Erkrankung des Unterkiefers muß dieser reseziert und durch freie Knochentransplantation ersetzt werden. Maligne Tumoren bedürfen stets der Röntgenbehandlung.

6.5.2. Ameloblastisches Fibrom (Weiches Odontom)

Histologisch imponiert bei diesem ein Bindegewebestroma mit Epithelinseln oder -zügen. Hartsubstanzbildung fehlt. Man beobachtet solche Tumoren vorwiegend bei Kindern und zwar im Unterkiefer (Abb. 420). Aufgrund ihres zentralen, expansiven Wachstums haben sie mitunter völliges Schwinden der Kortikalis zur Folge. Röntgenographisch wird eine scharf abgegrenzte, an eine Zyste erinnernde Aufhellung erkennbar, die Wurzeln der Nachbarzähne sind meist auseinandergedrängt. Therapeutisch empfiehlt sich die Exstirpation. Kommt es zu einem Rezidiv, ist wegen der möglichen malignen Entartung der Geschwulst Kieferresektion ratsam.

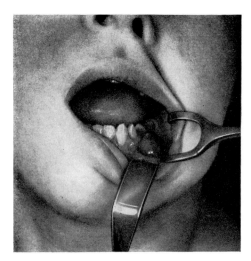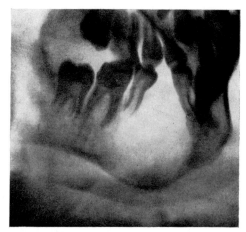

Abb. 420 Ameloblastisches Fibrom des linken Unterkiefers bei 12jährigem Mädchen

6.5.3. Odontoameloblastom (Odontoblastom)

Im Gegensatz zum weichen Odontom vermag das Odontoameloblastom auch Schmelz und Dentin zu bilden. Es entwickelt sich verhältnismäßig schnell und kann Destruktion des Knochens verursachen. Im Röntgenbild imponiert eine zystenähnliche Aufhellung, in welcher oft ungleichmäßig dunkle Hartsubstanzschatten nachweisbar sind. Die Grenze des Aufhellungsbezirkes ist scharf oder diffus (infiltratives Wachstum).

Zur Behandlung bedient man sich der gleichen Maßnahmen wie beim ameloblastischen Fibrom, selbstverständlich unter Berücksichtigung des histologischen Geschwulstaufbaues.

6.5.4. Komplexes und zusammengesetzes Odontom (Hartes Odontom)

Von den verschiedenen Odontomformen gelangen diese am häufigsten zur Beobachtung. Die komplexen Odontome setzen sich aus allen drei Hartsubstanzen zusammen, die zusammengesetzten dann aus kleinen Zähnchen, deren Zahl beträchtlich hoch (40 bis 100) (Abb. 421) sein kann. Von einer Bindegewebekapsel umgeben, vergrößert sich das Odontom gleichmäßig mit dem Wachstum des Organismus und bleibt nach abgeschlossener Dentition stationär. Steht es mit einer Zahnkrone im Zusammenhang, spricht man vom koronalen Odontom, vom radikulären hingegen, wenn eine Hartgewebeverbindung im Wurzelbereich existiert (Abb. 422).

Harte Odontome kommen in beiden Kiefern vor, meist sieht man sie jedoch im Unterkiefer. Entweder entwickelt sich die Mißbildung (Hamartom) an Stelle eines Zahnes, oder sie entsteht aus einem überzähligen Zahnkeim. Nicht selten wird sie zur Ursache

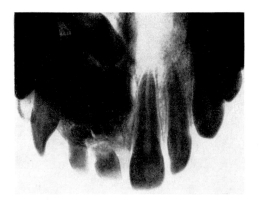

Abb. 421 Zusammengesetztes Odontom

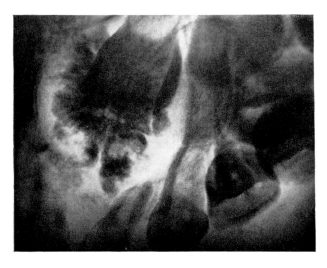

Abb. 422 Komplexes, kroneanhängendes Odontom

der Retention weiterer Zähne. Bei erfolgter Infektion der Bindegewebekapsel ergibt sich das Bild einer lokalen Osteomyelitis. Odontome werden einschließlich ihrer Bindegewebehülle chirurgisch entfernt.

6.6. Bösartige epitheliale Geschwülste

Karzinome der Mundhöhle sowie der Kiefer sind im Kindesalter außerordentlich selten und wurden bisher nur vereinzelt beschrieben. Man beobachtet eine oberflächliche (Befall der Schleimhaut) und eine tiefgreifende Form. Die Entwicklung des Karzinoms geht ungewöhnlich schnell vor sich; infolge schwerer Kachexie tritt plötzlicher Exitus ein. In Anbetracht der bei Kindern besonders schwierigen klinischen Krebsdiagnose kommt der rechtzeitigen diagnostischen Exzision und histologischen Untersuchung größte Bedeutung zu. Lediglich zwei therapeutische Wege sind gangbar: chirurgisches Eingreifen und Bestrahlungen.

6.7. Geschwülste des peripheren Nervensystem

6.7.1. Neurofibromatosis generalisata (RECKLINGHAUSEN)

Man versteht darunter eine kongenital bedingte, dominant erbliche Krankheit, die durch Zellwucherungen des Endoneurium und Perineurium der Haut- und Schleimhautnerven hervorgerufen wird. Während sich bei der generalisierten Form an der Haut des Gesichtes sowie der Mundschleimhaut viele weiche Knötchen bilden, geht die solitäre Form mit Elephantiasis der Wange, Makroglossie oder Makrocheilie einher (Abb. 423). Die Neubildungen sind zunächst leicht verschiebbar, später jedoch unbeweglich. Neben diesen Geschwülsten finden sich an der Haut unterschiedlich große, pigmentierte, gelbliche bis braune, naevusähnliche Flecke.
Zu den eben genannten Gesichtsveränderungen gesellen sich fast immer Zahn- und Kieferanomalien, die eine ausgeprägte Gesichtsasymmetrie zur Folge haben. Da die

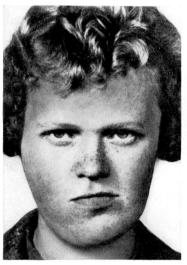
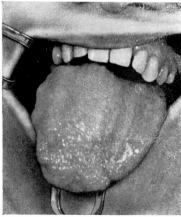

Abb. 423 Durch Hyperplasie des rechten Unterkiefers und Makroglossie bedingte Gesichtsdeformierung bei Recklinghausenscher Neurofibromatose

Ursache der Erkrankung unbekannt ist, besteht keine Möglichkeit, die Behandlung kausal zu orientieren. Die weichen und harten Geschwülste werden exzidiert und so die erkrankten Bereiche zumindest einer Korrektur unterzogen.

6.7.2. Infantile progressive hypertrophische Neuritis (DEJERINE-SOTTAS)

Diese Krankheit ähnelt der Recklinghausenschen Neurofibromatose. Wie bei der solitären Form kommt es zu einer Schwellung der befallenen Bereiche, in welchen sich vergrößerte, unregelmäßig miteinander verflochtene, perlenschnurartig verdickte Nerven eruieren lassen (Abb. 424). Die Behandlung beschränkt sich auf die Exzision der Geschwülste.

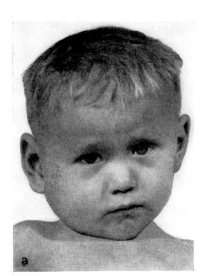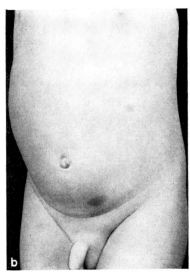

Abb. 424 Infantile, progressive, hypertrophische Neuritis im Parotis-Masseter-Bereich bei zweijährigem Knaben (a); auf der Körperhaut finden sich unterschiedlich große Pigmentnävi (b)

6.7.3. Paragangliom

Im orofazialen Bereich zählt eine solche Geschwulst zu den Seltenheiten. Sie entwickelt sich allmählich aus dem chromaffinen Gewebe der Paraganglien, am häufigsten aus dem Glomus caroticum oder Ganglion jugulare. Gut abgegrenzt und bindegewebig abgekapselt ist das Paragangliom von elastischer Konsistenz, starker Vaskularisation und weißlich-grauer bis graurosa Farbe. Im Gegensatz zum üblichen Verlauf wachsen einige Paragangliome äußerst schnell, destruieren das Nachbargewebe und führen bald zum Exitus. Die Erkrankung tritt insbesondere bei Kindern und Jugendlichen auf (Abb. 425). Zur Behandlung bedarf es der frühzeitigen Geschwulstexstirpation.

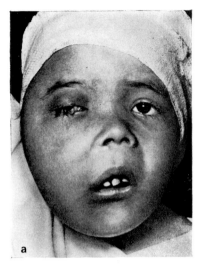 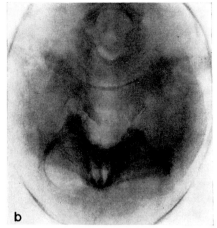

Abb. 425 Paraganglioma bulbi vene jugularis dextrae, die Augenhöhle und den Oberkiefer durchwachsend, bei vierjährigem Kind (a); Destruktion des rechten Unterkieferastes, des Wangenbeins und des Jochbogens (b)

6.8. Melanome

Geschwülste dieser Art haben die Eigenschaft, Melanin zu bilden.

6.8.1. Pigmentnaevus (Muttermal)

Der Naevus gilt nicht als echte Geschwulst, sondern ist eine angeborene Anomalie. Sie offenbart sich an der Haut wie auch an der Mundschleimhaut in Form einzelner oder mehrerer, brauner bis braunschwarzer, unterschiedlich großer Flecke. Muttermale an der Gesichtshaut sind ein alltäglicher Befund. Es handelt sich beim Naevus um ein flaches oder leicht über das Hautniveau erhöhtes bzw. verruköses Gebilde von glatter, gefurchter, höckriger bzw. mit Haaren bewachsener (Naevus pilosus) Oberfläche. In der Mundhöhle findet man ihn am Gaumen, an der Zunge, im Mundbodenbereich und an der Gingiva.

Obwohl die Geschwulst gutartig ist, kann sie nach exogener Reizwirkung (Ätzung, chirurgische Eingriffe, Exzision u. dgl.) maligne entarten und in ein Melanoblastom übergehen. Macht es sich erforderlich, sie zu entfernen, muß weit in die gesunde Haut oder Schleimhaut hinein exzidiert und der dadurch entstandene Defekt durch freie Hauttransplantation gedeckt werden.

6.8.2. Kongenitale Pigmentgeschwülste (benignes Melanom, Choristom, melanotischer Mischtumor)

Vorwiegend bei Säuglingen im Schneidezahnbereich des Unter-, aber auch des Oberkiefers auftretend, zählt diese Geschwulstart zu den seltenen stomatologischen Befunden. Histologisch ist sie neuroepithelialen Ursprungs, ansonsten benigne, gut abgegrenzt und von fester Konsistenz. Die Therapie besteht in Exstirpation mit evtl. Nachbestrahlungen.

6.9. Epuliden

Der Begriff umfaßt alle an der Gingiva auftretenden, in ihrem klinischen Bild den Geschwülsten ähnelnden Gebilde. Man unterscheidet die Epulis gigantocellularis, fibrosa und congenita sowie die bereits unter 6.2.1.3. beschriebene Epulis fibromatosa.

6.9.1. Epulis gigantocellularis (Riesenzellenepulis, peripheres Riesenzellgranulom)

Als Riesenzellenepulis werden Resorptionsgeschwülste bezeichnet, die durch Blutungen in das Knochenmark oder durch Entzündungen hervorgerufen sind. Sie lokalisiert sich am Alveolarfortsatz, im Bereich der Frontzähne, Prämolaren und Molaren. Die Epulis sitzt meist breit auf und ist fest mit der Unterlage verbunden. Sie hat eine glatte, unebene Oberfläche, ist von weicher oder halbfester Konsistenz und dunkelroter bis blauvioletter Farbe. Bei entsprechender Größe der Geschwulst kann schon eine oberflächliche Bißverletzung nekrotische Veränderungen auslösen (Abb. 426).
Bei Kindern tritt die Epulis sehr häufig auf. Die dabei röntgenographisch nachweisbaren Knochenveränderungen haben osteolytischen Charakter. Biologisch gesehen handelt es sich um eine gutartige Granulationsgeschwulst, obgleich auch sie nach unvollständiger Entfernung rezidivieren kann. Röntgentherapie oder Exstirpation bis ins gesunde Gewebe sind die hier anwendbaren Behandlungsverfahren.

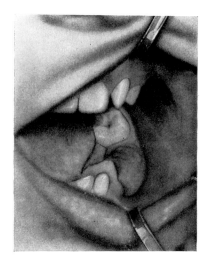

Abb. 426 Epulis gigantocellularis des linken unteren Alveolarfortsatzes

6.9.2. Epulis granulomatosa

Sie entwickelt sich im wesentlichen als gefäßreiches Granulationsgewebe im Bereich chronischer Entzündungen, wächst vor allem an der Gingiva, in der Umgebung karieszerstörter Zähne, in Alveolen mit abgebrochenen bzw. zurückgelassenen Wurzeln, aber auch in der Nähe durchtretender Knochensequester. Sie erreicht Erbsen- bis Haselnußgröße, ist von dunkelroter Farbe, weich und blutet leicht. Man entfernt sie gleichzeitig mit der reizauslösenden Ursache.

6.9.3. Epulis congenita

Die angeborene Epulis wird nur selten, vorwiegend bei Mädchen beobachtet. Charakteristisch ist eine kleine, dem Alveolarfortsatz des Oberkiefers breitbasig oder gestielt aufsitzende, halbkugelige, ovale oder gelappte Geschwulst (Abb. 427). Histologisch entspricht sie der neuroektodermalen melanotischen Geschwulst. Die Exstirpation erfolgt in der Regel im sechsten Lebensmonat. Behindert die Epulis jedoch den Stillprozeß, muß sie bereits in der ersten Woche nach der Geburt entfernt werden.

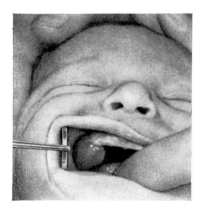

Abb. 427 Kongenitale Epulis des rechten oberen Alveolarfortsatzes

6.10. Differentialdiagnose zwischen Geschwülsten und Knochenerkrankungen

Systemerkrankungen des Knochenskeletts kennt man nur als seltene Erkrankungsformen. Da sie jedoch verhältnismäßig häufig das Gesicht befallen und in ihrem klinischen Bild den Knochengeschwülsten ähneln, sei ihre Beschreibung aus differentialdiagnostischen Gründen hier angefügt.

6.10.1. Fibröse Osteodysplasie (Osteofibrosis deformans juvenilis, Ostitis fibrosa localisata)

Sie kann einen oder mehrere Knochen gleichzeitig erfassen, es gibt demnach eine monostotische und eine polyostotische Form. Im Vordergrund des Krankheitsgeschehens steht die fibröse Umwandlung des Knochenmarkes, verbunden mit vermehrter Spongiosabildung; vermutlich eine angeborene Entwicklungsstörung des Knochens. Im Kieferbereich begegnet man vorwiegend der monostotischen Form, die von JAFFÉ und LICHTENSTEIN als selbständige nosologische Einheit beschrieben wurde.
Die Erkrankung beginnt bereits im ersten Lebensjahr und erreicht etwa in der Pubertät ihren Höhepunkt. Bei Mädchen tritt sie häufiger in Erscheinung als bei Knaben. Sie befällt vor allem die Kiefer (häufiger den Oberkiefer) und das Stirnbein, manchmal aber auch die ganze Schädeldecke. Bemerkt wird die Krankheit allerdings meist erst, wenn bereits eine deutliche Vergrößerung des Kiefers vorliegt. Gesichtsdeformationen und -anomalien sind die Folge. Zu Nekrosen und Knochenvereiterungen kommt es jedoch nicht. Die fibröse Osteodysplasie dauert über mehrere Jahre an, heilt dann aber spontan. Zurück bleiben lediglich Deformationen der Kiefer und des Gesichts (Abb. 428 und 429).

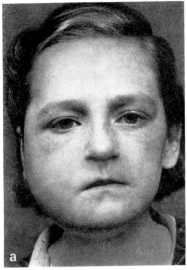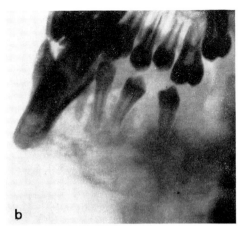

Abb. 428 Durch fibröse Osteodysplasie des Unterkiefers bedingte Vorwölbung an der rechten Wange (a); für das Röntgenbild typisch sind Aufhellungen ohne scharfe Abgrenzung (b)

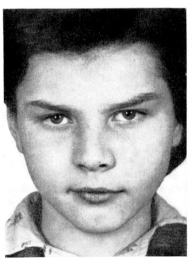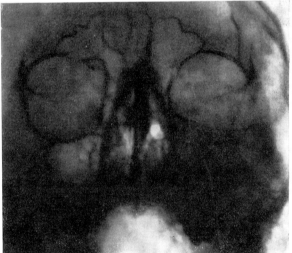

Abb. 429 Fibröse Osteodysplasie des linken Oberkiefers

Im Röntgenbild fällt die Vergrößerung des Kiefers auf, seine Konturen, vor allem die unteren, erscheinen unregelmäßig und verbogen. An den Knochen wird eine diffuse Auflockerung sichtbar, durchsetzt von kleineren oder größeren, unscharf begrenzten Aufhellungen. Im Oberkiefer beobachtet man Verdrängung oder gar völliges Schwinden des Antrums.

Eine Behandlung der fibrösen Kiefer-Osteodysplasie ist nur bei größeren Deformationen des Gesichts notwendig oder wenn die eingetretene Gebißanomalie erhebliche Störungen der Kaufunktion verursacht. Schreitet die Erkrankung jedoch weiter fort, muß das dysplastische Gewebe operativ entfernt werden.

6.10.2. Fibröse Osteodystrophie (Ostitis fibrosa cystica generalisata RECKLINGHAUSEN)

Man versteht darunter eine generalisierte Systemerkrankung des Skeletts, die sich in Abnahme der Knochenfestigkeit, in Knochenverbiegungen und Knochenfrakturen äußert. Bedingt ist sie durch vermehrte Bildung von Parathormon infolge eines Nebenschilddrüsenadenoms. Diese bei Kindern seltene Krankheit beginnt meist erst im mittleren Lebensalter und befällt vorwiegend das weibliche Geschlecht. Charakteristisch dafür sind schwere Störungen des Calciumhaushalts, die Knochenveränderungen und verschiedene Nebenerscheinungen auslösen. Es kommt zum Umbau und allmählichen Abbau des gesamten Knochengewebes, während das Knochenmark fast vollständig von fibrösem Knochengewebe ersetzt wird. Mögliche Nebenerscheinungen sind solitäre oder multiple Zysten und braune Tumoren. Als Folge beobachtet man Knochendeformierungen und Auftreibungen. An den Kiefern hingegen zeigen sich Auftreibungen, die röntgenographisch an Zysten oder zentral wachsende Granulome erinnern. Die Wurzeln der im Erkrankungsbereich stehenden Zähne unterliegen häufig der Resorption.

Als weitere Symptome der Krankheit gelten Muskelhypotonie, rasche Ermüdbarkeit, Appetitlosigkeit, Erbrechen, Gewichtsverlust, Nierensteine und Urämie. Im Blut kommt es zu Hyperkalzämie und Hypophosphatämie, im Harn zur gesteigerten Calcium- und Phosphorausscheidung. Als Behandlungsverfahren empfiehlt sich insbesondere die Exstirpation des Adenoms, aber auch Röntgenbestrahlungen können Erfolg haben.

6.10.3. Marmorknochenkrankheit (Morbus ALBERS-SCHÖNBERG, Osteosclerosis fragilis generalisata, Osteopetrosis)

Diese Knochenkrankheit ist erblich. Man erkennt sie an einer Verdickung der Kortikalis und Veränderungen bzw. völligem Verschwinden der Markräume. Besonders ausgeprägt zeigt sich die Verdickung an den Röhrenknochen, die ein keulenförmiges Aussehen erhalten. Sie sind schwer und sehr spröde, so daß es leicht zu Spontan-

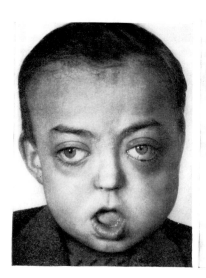
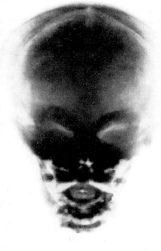

Abb. 430 Morbus ALBERS-SCHÖNBERG

frakturen kommt. Gleichzeitig fallen sklerotische Veränderungen am Kopf- und Gesichtsschädel auf. Die Wangen des Kranken erscheinen breit, sein Aussehen greisenhaft, die Nase flach, seine Augen stehen weit voneinander entfernt, Strabismus und Nystagmus (Abb. 430) stellen sich ein. Die Zähne brechen verspätet oder überhaupt nicht durch, stehen lückig außerhalb der Okklusion und sind hypoplastisch. Hoher Kariesbefall und seine Folgen für Zahnmark sowie apikales Periodont werden häufig zur Ursache osteomyelitischer Prozesse, die sich über den ganzen Kieferkörper ausbreiten können. Hautfisteln mit starker putrider Exsudation und Sequestrationen sind dafür kennzeichnend.

Klinisch läßt sich eine benigne und eine maligne Form der Erkrankung unterscheiden. Erstere entwickelt sich ganz allmählich und wird meist erst im späteren Alter erkannt. Zu den typischen Anzeichen der malignen Form zählen Knochenmarmorierung, Optikusatrophie (durch Verengung des Foramen opticum), aplastische Anämie (infolge Verkleinerung oder Schwinden der Knochenmarkhöhlen), kompensatorische Hepato- und Splenomegalie und Hydrozephalus. Schwere Anämie endet mit dem Exitus, die Behandlung ist also rein symptomatisch.

6.10.4. Eosinophiles Granulom

Man rechnet diese chronische, gutartige, in ihrer Ätiologie bisher ungeklärte, überwiegend bei Kindern und Jugendlichen auftretende Erscheinung zu den Blutkrankheiten (Retikulosen). Das Granulom entwickelt sich im Knochen, solitär oder multipel (mono- und polyostotische Form), vorwiegend in den Schädelknochen oder im Unterkiefer, seltener in der Haut oder anderen Organen.

Am Unterkiefer setzt dabei eine Schwellung des Alveolarfortsatzes sowie des gesamten betroffenen Kieferabschnittes ein. Die Zähne werden freigelegt, gelockert und schließlich infolge der Destruktion des periodontalen Gewebes ausgestoßen. Die Gingivaränder sind entzündlich oder geschwürig verändert, in den Alveolen ist nach der Ausstoßung oder Extraktion weiches, graues bis gelbliches Granulationsgewebe nach-

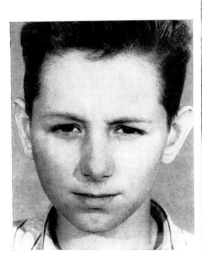
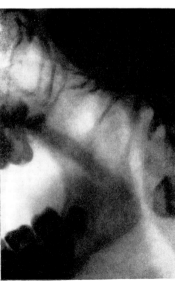

Abb. 431 Vorwölbung im Parotis-Masseter-Bereich, hervorgerufen durch ein eosinophiles Granulom im rechten aufsteigenden Unterkieferast und Gelenkfortsatz

weisbar. Im Kiefer entwickelt sich nach einiger Zeit eine zystische Höhle, die zur Ursache pathologischer Frakturen werden kann. Röntgenographisch wird eine Knochendestruktion ohne reaktive Appositionen deutlich. Die Prognose der Erkrankung ist günstig (Abb. 431), sichere Diagnose jedoch nur durch histologische Untersuchung möglich.

Therapeutisch bevorzugt man Röntgenbestrahlungen; chirurgische Maßnahmen, wie Exkochleation des Granulationsgewebes, dienen hier mehr als Ergänzungstherapie.

Die Hand-Schüller-Christiansche Krankheit und die Letterer-Siwesche Krankheit sind – ähnlich dem eosinophilen Granulom – unterschiedliche Erscheinungen desselben pathologischen Prozesses, nämlich der Proliferation des retikuloendothelialen Systems. Die Letterer-Siwesche Krankheit äußert sich vorwiegend im frühen Kindesalter und endet letal. Klinisch manifestieren sich Geschwüre an der Wangenschleimhaut, es kommt zum Abbau des Zahnhalteapparates und später zur Ausstoßung der Zähne.

Die Hand-Schüller-Christiansche Krankheit wird vor allem bei Kindern und Jugendlichen beobachtet und befällt zumeist das Skelett. An den erkrankten Kiefern vollziehen sich periodontale Veränderungen in Form einer Granulationsbildung im gingivalen Bereich, später Lockerung und Ausstoßung der Zähne. Der Krankheitsverlauf ist chronisch. Als Nebenerscheinungen beobachtet man Gelbsucht, Lymphknoten- wie auch Milz- und Leberschwellungen. Zur Behandlung sind Röntgenbestrahlungen am besten geeignet.

6.11. Strahlentherapie

Auch in der Stomatologie hat die Strahlentherapie längst ihren festen Platz. Über ihre Indikation und Dosierung muß jedoch in jedem Falle der Radiologe entscheiden.
Indikation der Strahlenbehandlung
a) *Entzündliche Mund- und Gesichtskrankheiten:* Obwohl die Röntgenbestrahlung bei derartigen Erkrankungen außerordentlich wirksam sein kann, kommt man bei Kindern – wegen der unerwünschten Nebenwirkungen und Spätfolgen auf den sich entwickelnden Organismus – immer mehr davon ab.
b) *Gutartige Geschwülste:* Zur Behandlung von Hämangiomen hat sich die Radiotherapie als Methode der Wahl durchgesetzt. Während diese Tumoren bei Erwachsenen schlecht reagieren, sind die bei Kindern erzielten Resultate gut. Selbstverständlich müssen Lokalisation (oberflächlich oder tief) und Geschwulstaufbau (kapillär oder kavernös) berücksichtigt werden, was große therapeutische Erfahrungen voraussetzt.
c) *Bösartige Geschwülste:* Ziel der Therapie ist hier die Vernichtung der Tumorzellen bei Erhaltung des gesunden Gewebes. Bestrahlt werden sowohl Karzinome als auch Sarkome, und zwar mit Röntgengerät, Radiumspickung, Moulage oder Kobaltkanone. Je nach der Lokalisation des Tumors erfolgt die Bestrahlung aus einem oder mehreren Strahlenfeldern. Die Gesamtdosis ist hoch, zwischen 30 und 100 gy, und abhängig von der biologischen Wertigkeit des Tumors.

Als Komplikation nach Röntgenbestrahlungen im maxillofazialen Bereich beobachtet man bei Kindern mitunter Wachstumsstörungen des Gesichtsskeletts und Dentitionsstörungen.

7. Spalten im orofazialen System

7.1. Lippen-, Kiefer- und Gaumenspalten

Angeborene Hemmungsmißbildungen des Gesichtes in Form von Lippen-, Kiefer- und Gaumenspalten konstatiert man verhältnismäßig häufig. Ihre Ursache ist noch ungeklärt, doch steht fest, daß sie endogenen oder exogenen Ursprungs sein können und erblich sind. Die Vererbung erfolgt dominant oder Generationen überspringend, auch die Art der Hemmungsmißbildung kann von Generation zu Generation unterschiedlich sein. Unvollständige sowie vollständige, einseitige wie auch doppelseitige Spalten sind möglich. Beim männlichen Geschlecht äußern sich Hemmungsmißbildungen zwar weitaus öfter, doch erweist sich das weibliche meist als Erbträger. In manchen Fällen liegen gleichzeitig noch andere angeborene Anomalien vor, beispielsweise Poly- oder Syndaktylie, Kryptorchismus, Hypo- bzw. Epispadie, Atresie der Gehörgänge und ähnliches. Mitunter lassen Spaltträger auch Störungen der psychischen Entwicklung erkennen.

Die Häufigkeit von Spalten ist in den verschiedenen Ländern unterschiedlich. Nach Schätzungen dürfte auf 400 bis 500 normale Kinder ein Spaltkind entfallen. Männliche Individuen sind etwa zweimal so oft Spaltträger wie weibliche, die linke Seite ist doppelt so häufig Lokalisationsort.

Eingeteilt werden die Lippen-, Kiefer- und Gaumenspalten nach verschiedenen Gesichtspunkten. BURIAN unterscheidet – unter Berücksichtigung der genetisch-anatomischen Aspekte – die Gruppen A und B. In ersterer faßt er alle vollständigen und in verschiedener Weise kombinierten Spalten der Lippe, des Kiefers und des Gaumens zusammen:

1. Die doppelseitig-vollständige Spalte (Cheilognathopalatoschisis bilateralis). Bei dieser handelt es sich um eine doppelseitige Spaltung der Lippe, der Kiefer und des Gaumens, wobei Verbindungen der Weichteile (durch die sogenannten Weichteilbrücken) auf einer Seite oder auch beidseitig erhalten sein können (Abb. 432).
2. Die einseitig-vollständige Spalte (Cheilognathopalatoschisis unilateralis). Hier sind die Lippe, der Kiefer und der Gaumen nur auf einer Seite gespalten, das Vorhandensein einer Weichteilbrücke ist möglich.
3. Die doppelseitige Lippen- und Kieferspalte (Cheilognathoschisis bilateralis). In solchen Fällen liegt eine beidseitige Spaltung der Lippe und des Kiefers vor, von gleichem oder unterschiedlichem Ausmaß. Die Knochenspalte reicht dabei manchmal bis zum Foramen incisivum.
4. Die einseitige Lippen- und Kieferspalte (Cheilognathoschisis unilateralis).
5. Die doppelseitige Lippenspalte (Cheiloschisis bilateralis).
6. Die einseitige Lippenspalte (Cheiloschisis unilateralis, Hasenscharte, Labium leporinum) kann vollständig aber auch unvollständig sein. Manchmal ist lediglich eine geringe Einziehung im Lippenrot erkennbar. Bei der vollständigen Form hingegen verläuft die Spaltung der Lippe bis zu den Nasenlöchern (Abb. 433).

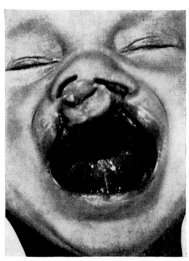
Abb. 432 Beidseitige totale Spalte mit einer Brücke auf der rechten Seite

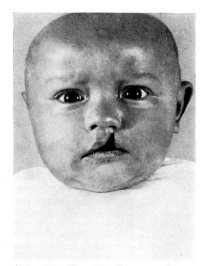
Abb. 433 Einseitige Lippenspalte

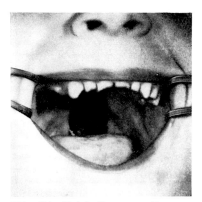
Abb. 434 Totale Gaumenspalte

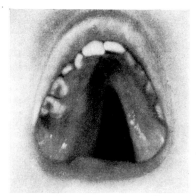
Abb. 435 Velumspalte mit Übertritt auf den harten Gaumen

In die B-Gruppe reiht BURIAN die verschiedenen Formen der isolierten Gaumenspalten (Palatoschisis) ein:
1. Vollständige Gaumenspalte. Die unterschiedlich breite Spalte reicht evtl. bis zum Foramen incisivum. In besonders ausgeprägten Fällen besteht der Gaumen lediglich aus engen Seitenwällen (Abb. 434).
2. Die Velumspalte kann unterschiedlich tief sein. Häufig ist nur das Zäpfchen gespalten, in anderen Fällen geht die Spaltung über die Uvula hinaus und durchtrennt das Gaumensegel bis zum harten Gaumen. Bei gleichzeitiger Knochenspaltung bleibt die Weichteilbedeckung erhalten (Abb. 435).
3. Die submuköse Gaumenspalte erkennt man nicht sofort, weil die (evtl. bis zum Foramen incisivum reichende) Knochenspalte von Schleimhaut bedeckt wird. Häufig tritt allerdings gleichzeitig eine Uvulaspalte in Erscheinung.
4. Bei angeborener Gaumenverkürzung (Gaumeninsuffizienz) erweist sich entweder der gesamte Gaumen als verkürzt, oder es sind von der Mißbildung nur seine Weichteile bzw. die Knochen betroffen.

Lippen-, Kiefer- und Gaumenspalten lassen sich ohne große Schwierigkeiten diagnostizieren, fällt die Hemmungsmißbildung doch entweder gleich nach der Geburt des Kindes auf, oder man wird darauf aufmerksam, wenn ihm beim Stillen Milch aus der Nase kommt.
Derartige Mißbildungen beeinträchtigen die Gesichtssymmetrie, verursachen aber auch funktionelle Störungen. Erschwerte oder gar unmögliche Nahrungsaufnahme wie auch Sprechstörungen können dadurch bedingt sein. Spaltkinder sprechen immer näselnd und schlecht verständlich, doch ist für den Grad der Sprechstörung das Ausmaß der Spaltung ausschlaggebend. Solche Kinder neigen außerdem zu Komplikationen, besonders zu Entzündungen der Nasen- und Rachenschleimhaut, Mittelohrentzündungen und daraus resultierender Schwerhörigkeit. Sie leiden nicht selten an Magen- und Darmentzündungen, auch besteht bei ihnen die Gefahr einer Aspirationspneumonie.
Lippen-, Kiefer- und Gaumenspalten kann man nur chirurgisch beheben. Isolierte Lippenspalten werden im 3. Lebensmonat, Gaumenspalten dagegen erst zwischen dem 4. und 6. Lebensjahr operiert. Ist sowohl die Lippe als auch der Gaumen gespalten, wird zuerst die Lippe geschlossen, um dann – gleichfalls noch im dritten Monat – den Nasenboden und den vorderen Anteil des Gaumens zu operieren. Die chirurgische Versorgung der zurückbleibenden Gaumenspalte aber erfolgt erst zu dem bei isolierten Gaumenspalten üblichen Zeitpunkt. Nach der Operation gilt es, durch kieferorthopädische Nachbehandlung für die richtige Einstellung der Zähne sowie die Weiterentwicklung der Kiefer Sorge zu tragen. Bleiben nach Abschluß des Kieferwachstums dennoch Unregelmäßigkeiten des Gebisses zurück, sind sie prothetisch zu korrigieren. Zielgerichtete Sprachtherapie sollte bereits vor der Operation einsetzen und nach der kieferchirurgischen Korrektur unbedingt weitergeführt werden.

7.2. Gesichtsspalten

Hemmungsmißbildungen des Gesichts kommen glücklicherweise nur vereinzelt vor. Man teilt sie ein in mediane, quere und seitliche Gesichtsspalten.
Die mediane Gesichtsspalte lokalisiert sich vorwiegend an der Nase und in deren Umgebung. Meist sind die äußeren Nasenweichteile deformiert, mitunter fehlen sie auch völlig. Defekte des Stirnbeins sowie Gaumen-, Lippen- und Unterkieferspalten gelten dabei nicht als außergewöhnlich. Die Behandlung medianer Gesichtsspalten erfolgt stets operativ, in Abhängigkeit von der Art der Hemmungsmißbildung.
Quere Gesichtsspalten stehen immer in Beziehung zur Mundspalte, die ein- oder beidseitig verbreitert sein kann (Makrostoma). Man nennt sie deshalb auch Mundwinkelspalten. Ist die angeborene Verbreiterung stark ausgeprägt, so bereitet es dem Kind Schwierigkeiten, die Lippen zu schließen. Speichelausfluß sowie Nahrungsaustritt beim Kauprozeß sind die Folge. Nicht selten werden derartige Hemmungsmißbildungen von einer Entwicklungsstörung der Ohrmuschel und des Gehörgangs begleitet. Die Entstehung querer Gesichtsspalten wird zurückgeführt auf eine unvollständige Verschmelzung des ersten Kiemenbogens, aus dem sich Unter- und Oberkiefer entwickeln. Den Gegensatz zur Makrostoma bildet eine Verkleinerung der Mundspalte – die Mikrostoma. Die Behandlung der queren Gesichtsspalten zielt auf eine genaue Verbindung der mimischen Muskulatur mit der Mundringmuskulatur hin.
Seitliche Gesichtsspalten, auch als schräge bezeichnet, treten als Fissuren oder andere Defekte der Lippe, Nasenflügel, Wange sowie der Augenlider in Erscheinung und beruhen auf unvollständiger Verschmelzung der Oberkieferfortsätze. Auch zu ihrer Therapie bedarf es des chirurgischen Eingriffs.

8. Anomalien der Zunge

8.1. Zungenspalte

Sie zählt zu den seltenen angeborenen Anomalien und bleibt meist auf die Zungenspitze beschränkt. Die ganze Zunge ist nur in Ausnahmefällen durchtrennt. Jede Zungenspalte verursacht Sprachstörungen und erfordert daher operative Korrektur.

8.2. Ankyloglossie

Abnorme Verkürzungen des Zungenbändchens können partiell oder total sein. Bei vollständiger Ankyloglossie ist die Zunge mit dem Mundboden verwachsen und unbeweglich. Die Anomalie behindert den Saugvorgang und ruft bei älteren Kindern Sprechstörungen hervor. Die partielle Ankyloglossie wird dadurch charakterisiert, daß das Zungenbändchen lediglich verkürzt und meist mit dem Zungengrund verwachsen ist, so daß es die Zunge mit dem Mundboden verbindet (Abb. 436). Störungen des Saugvorgangs und später Beeinträchtigung der Sprechfunktion bleiben auch hierbei nicht aus.
Die Behandlung der Akyloglossie besteht in chirurgischer Loslösung der Zunge. Bei der partiellen Form wird das Lippenbändchen exzidiert und der entstandene Schleimhautdefekt in der Vertikalen vernäht.

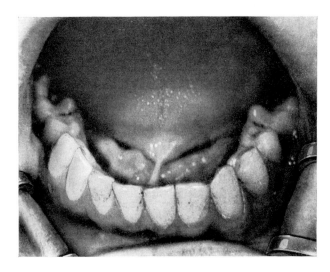

Abb. 436   Partielle Ankyloglossie

8.3. Angeborene Makroglossie

Die anormal große, dicke Zunge füllt bereits beim Neugeborenen die ganze Mundhöhle aus und ist außerordentlich gefährlich, da sie die Nahrungsaufnahme fast unmöglich macht. Außerdem bringt das Wachstum des Kindes eine weitere progressive Vergrößerung der Zunge mit sich, sie schiebt sich allmählich zwischen die Zähne und ragt schließlich aus dem Munde. Die Schleimhautbedeckung erscheint zunächst normal, erst im späteren Stadium kommt es zu Reizungen. Markante Anzeichen dafür sind Rötung, Austrocknung und Entwicklung hypertrophischer Papillen. Auf der steifen Zunge fallen häufig tiefe Längsfurchen auf.
Stets hat die Makroglossie Anomalien der Zahnstellung und des Kieferwachstums zur Folge. Die unteren Frontzähne wie auch der Alveolarfortsatz sind nach außen geneigt, progen verzahnt, in lückiger Stellung und verstärkt mit Zahnstein bedeckt. Der Unterkiefer ist ungewöhnlich vergrößert, die Unterlippe ist mehr oder weniger evertiert und Speichelausfluß aus der Mundhöhle keine Seltenheit. Die Ursache der Makroglossie besteht in einer angeborenen, übermäßigen Entwicklung der Zungenmuskulatur, die keine Tendenz zur spontanen Rückbildung erkennen läßt. Therapeutisch wird Gewebeexzision notwendig.

8.4. Lingua plicata

Bei der sogenannten Faltenzunge handelt es sich um eine angeborene Zungenanomalie, die bedeutend öfter vorkommt als die Makroglossie. Tiefe, in unterschiedlicher Richtung verlaufende Furchen der Zungenoberfläche sind für diese Fehlbildung typisch. Ähneln sie in ihrem Aussehen den Hirnwindungen, so spricht man von der Lingua cerebriformis, gleichen sie mehr den Falten des Hodensackes, bezeichnet man das Erscheinungsbild als Lingua scrotalis. Die Zunge bleibt dabei weich und indolent, ist aber häufig verbreitert und läßt eine graue, rauhe Oberfläche erkennen. Meist erblich, tritt die Lingua plicata vorwiegend selbständig auf. Mitunter beobachtet man sie auch in Verbindung mit anderen dentomaxillären Anomalien. Eine Behandlung der Faltenzunge ist nicht erforderlich, doch muß stets für Aufrechterhaltung der Mundhygiene Sorge getragen werden.

9. Allergien

Wohl jeder Kinderstomatologe wird gelegentlich mit Krankheitszuständen konfrontiert, die mit einem allergischen Geschehen zusammenhängen, wie beispielsweise akuten Symptomen einer Überempfindlichkeit gegen anästhetische bzw. antibiotische Substanzen oder Anzeichen einer Allergie an der Mundschleimhaut. Auch dürfte er mitunter über die Sanierung eines Kindes mit allergischer Diathese zu entscheiden haben (Abb. 437).

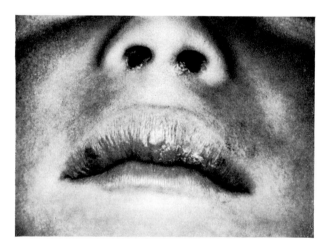

Abb. 437 Lippenödem allergischer Ursache

9.1. Symptome einer anaphylaktischen Reaktion während stomatologischer Behandlung

Zu einer anaphylaktischen Reaktion kommt es nicht nur nach Kontakt mit körperfremdem Eiweiß, sondern ebenso bei ausgeprägter Empfindlichkeit gegenüber bestimmten eiweißfreien Substanzen. Man konstatiert derartige Erscheinungen insbesondere nach parenteraler Applikation anästhesierender oder antibiotischer Substanzen. Die Anzeichen der Überempfindlichkeit stellen sich in solchen Fällen bereits kurz nach der Applikation der auslösenden Substanz ein. Zum klinischen Bild gehören Unruhe, Blässe, kalter Schweißausbruch, Nausea und Erbrechen, in schweren Fällen Bewußtseinsverlust, Absinken des Blutdruckes und Kreislaufstillstand, in deren Folge der Exitus eintreten kann.

Die Behandlung erfolgt durch subakute Injektion von Ephedrin, und zwar 0,1 bis 0,5 ml (die Ampulle zu 1 ml enthält 50 mg), je nach Alter des Kindes. Intravenös gibt man außerdem 10 mg Glukokortikoid. Tröpfcheninfusion mit Noradrenalin (0,1 bis 0,5 ml Noradrenalin) in 5%iger Glucoselösung hat sich gleichfalls bewährt, ebenso die intravenöse Anwendung von Calcium und Antihistaminika (5 bis 10 ml).

9.2. Allergiesymptome in der Mundhöhle

Bei Kindern treten allergische Erscheinungen in der Mundhöhle bedeutend seltener auf als bei Erwachsenen. Die Schleimhautreaktion wird entweder durch direkten Kontakt mit dem Allergen (Kontaktallergie) oder durch Verabreichung allergisierender Substanzen ausgelöst. Sie kann – trifft letzteres zu – sowohl das einzige Symptom der Überempfindlichkeit sein als auch Teil generalisierter Erscheinungen. Andererseits besteht bei Applikation einer allergisierenden Substanz in der Mundhöhle gleichfalls die Gefahr schädigender Einflußnahme auf den gesamten Organismus. Allergische Hautreaktionen sind dann meist die Folge.
Die Diagnose wird dadurch erschwert, daß die Schleimhautreaktion auf das Allergen keineswegs typisch ist, sondern ganz unterschiedliche Auswirkungen haben kann. Man findet Erytheme, Ödeme oder katarrhalische Entzündungen, es bilden sich Pusteln, Blasen oder Erosionen, aber auch Knötchen und Geschwüre kommen vor. In manchen Fällen offenbart sich lediglich eine Blutungsneigung der Schleimhaut, die als Hauptmerkmal der Erkrankung gewertet werden muß. Relativ leicht dürfte die akute allergische Reaktion der Mundschleimhaut nur dann zu erkennen sein, wenn gleichzeitig allgemeine Symptome einer Überempfindlichkeit des Organismus vorliegen oder der Zusammenhang zwischen dem Allergen und der Reaktion ganz offensichtlich ist. Große Schwierigkeiten bereitet es hingegen, chronisch-allergische Reaktionen richtig zu deuten, und zu eruieren, welche Substanzen sie auszulösen vermögen, sind doch die feststellbaren Schleimhautveränderungen völlig uncharakteristisch. Exakte anamnestische Erhebungen können jedoch wertvolle Hinweise vermitteln bezüglich des Kontaktes mit Allergenen oder einer vorangegangenen allergischen Reaktion. Diagnostisch wertvoll sind Hauttests und Biopsien, vor allem aber kommt dem Nachweis vermehrter eosinophiler Zellen im Blut, in Exsudaten und evtl. im befallenen Gewebe Bedeutung zu.
Die dem Kinderstomatologen zugänglichen Kontaktallergien beruhen erfahrungsgemäß vorwiegend auf der allergisierenden Wirkung von Zahnpasten, Mundwässern, Watterollen oder Mitteln, die Iod, Eugenol bzw. Formalin enthalten, können aber auch durch Desinfektionslösung bedingt sein.
Eine besondere Form der chronischen Kontaktallergie ist die Stomatitis prothetica (s. Abb. 231). Sie äußert sich in einer Schleimhautentzündung im Kontaktbereich aufliegender Prothesen oder kieferorthopädischer Apparaturen.
An der Mundschleimhaut beobachtet man Anzeichen einer Kontaktallergie, außerdem gelegentlich nach dem Einnehmen von Medikamenten, und zwar dann, wenn der Patient Tabletten (beispielsweise Analgetika) im Munde zergehen ließ. Oberflächenanästhetika rufen unter Umständen ebenfalls örtliche Schleimhautreaktionen hervor.
Während in all diesen Fällen das Allergen direkt in der Mundhöhle zur Einwirkung gelangt, kann es in anderen nach allgemeiner Verabreichung (per os oder paranteral) zu Schleimhautreaktionen kommen (Stomatitis und Glossitis medicamentosa), die nicht ohne weiteres als allergisch oder toxisch zu definieren sind (Abb. 438). Am häufigsten zeigen sich derartige Erscheinungen nach der Einnahme von Präparaten, die Salizylate, Barbiturate, Chinin, Brom, Iod, Arsen oder Quecksilber enthalten, doch vermögen Sulfonamide und Antibiotika gleichfalls allergische Reaktionen auszulösen (Abb. 439).

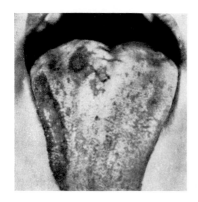

Abb. 438 Medikamentös-allergische Glossitis

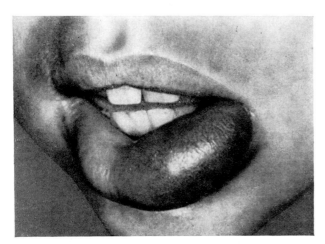

Abb. 439 Toxisch-allergische Reaktion der Unterlippe nach Insektenstich

Die wirksamste Therapie bei Allergien besteht darin, die auslösende Substanz fernzuhalten. Das dürfte auch bei der stomatologischen Behandlung meist ohne Schwierigkeiten möglich sein. Nur selten wird sich eine spezifische oder unspezifische Desensibilisierung als notwendig erweisen. Solche Maßnahmen sollten dann aber dem Pädiater überlassen bleiben.

9.3. Behandlung allergischer Kinder

Zunächst muß der Kinderstomatologe anamnestisch zu ergründen versuchen, welche Substanzen bei dem Patienten schon einmal Überempfindlichkeitserscheinungen hervorgerufen haben, also allergisierend wirken könnten, und deren Anwendung dann grundsätzlich vermeiden. Macht sich Anästhesie erforderlich, hat er die Pflicht, sich vorher durch Haut- oder Schleimhauttest Gewißheit darüber zu verschaffen, ob das Kind die anästhesierende Lösung verträgt. In schweren Fällen ist enge Zusammenarbeit mit dem Pädiater oder Allergologen unerläßlich.
Als Allergene können auch die in odontogenen Herden vorhandenen Mikroorganismen und deren Toxine wirksam werden. Man sollte dieser Gefahr bei allergisch erkrankten Kindern durch radikale Gebißsanierung begegnen.

Bei schweren Allergien empfiehlt es sich, gleichzeitig mit der Applikation des Anästhetikums bzw. Antibiotikums, Antihistaminika zu verabreichen. Es ist ratsam, sie per os zu geben, um einer anaphylaktischen Reaktion nach parenteraler Antibiotikaapplikation vorzubeugen. Selbstverständlich muß man vorher in jedem Falle eingehend prüfen, ob eine Antibiotikatherapie überhaupt indiziert ist, um den Patienten damit nicht unnötig zu belasten. Prinzipiell sollte vor jeder Verabreichung von Antibiotika, Anästhetika oder ähnlichen Substanzen in der Anamnese des Patienten nach Anzeichen von Überempfindlichkeit gefahndet werden (Nesselsucht, Asthma u. dgl.), um allergische Reaktionen weitgehend auszuschließen.

10. Symptomatologie allgemeiner Erkrankungen im Mundbereich

Da der menschliche Organismus ein unteilbares Ganzes bildet und zwischen physiologischen sowie pathologischen Vorgängen ein enger Zusammenhang besteht, kann sich jeder Eingriff in das Stoffwechselgeschehen an allen Stellen des Organismus auswirken. Die Mundhöhle scheint dafür jedoch besonders prädestiniert, weil ihre Gewebe auf Veränderungen des Stoffwechsels außerordentlich empfindlich reagieren. Im Gegensatz zu anderen Körperhöhlen ist sie Untersuchungen gut zugänglich, so daß exakte Beobachtungen möglich sind. Dabei scheint die Zunge ein Spiegel des Gesamtzustandes zu sein, während die Zähne nicht selten bleibende Merkmale früherer Erkrankungen des Organismus aufweisen.

Die pathologischen Erscheinungen im Mundhöhlenbereich betreffen entweder nur die Hartgewebe, also die Zähne und Kiefer, oder nur die Weichteile, können sich aber auch an beiden gleichzeitig einstellen. Bestimmend für die Form der erfolgten Schädigung sind Erkrankungsart, Zeitpunkt ihres Auftretens und Dauer der Krankheit.

In der Regel haben pathologische Faktoren, die ihren Einfluß bereits im Stadium der Gewebedifferenzierung geltend machen, Entwicklungsanomalien zur Folge. Während der Wachstumsperiode hingegen verursachen sie Störungen im Sinne einer Verzögerung oder Beschleunigung. Befällt die Allgemeinerkrankung jedoch den voll entwickelten Organismus, kann es an den Weichteilen zu trophischen Störungen kommen, zu Blutungsneigung oder zu Entzündungen. Nach Knochenerkrankungen treten ebenfalls häufig Entzündungen auf, aber auch strukturelle und andere Veränderungen in Form einer Zu- oder Abnahme zeigen sich.

Obwohl die meisten der bei Allgemeinerkrankungen in der Mundhöhle sichtbar werdenden Symptome kein bestimmtes Krankheitsbild charakterisieren, gibt es Symptomenkomplexe, die man regelmäßig als Begleiterscheinungen beobachten kann und die deshalb von großem diagnostischen Wert sind.

10.1. Endokrine Störungen

Zusammen mit dem ZNS reguliert das endokrine System den Stoffwechsel des Organismus und nimmt so Einfluß auf die Entwicklung und Trophik des Zahn-, Mund- und Kieferbereiches. Im allgemeinen kann man sagen, daß Unterfunktionen endokriner Drüsen die Zahn- und Kieferentwicklung hemmen, während bei Überfunktionen Beschleunigung eintritt. Insgesamt stellt die neurohumorale Regulation einen Komplex außerordentlich komplizierter, wechselseitig ineinandergreifender Vorgänge dar. Auch die Tätigkeit der endokrinen Drüsen vollzieht sich in einer derartigen Abhängigkeit, so daß Störungen einer Drüse Dysharmonien im ganzen endokrinen System bewirken.

10.1.1. Hypophyse

Die Hormone des HVL regeln sowohl die Funktion der anderen endokrinen Drüsen als auch den Gewebestoffwechsel. Für die Entwicklung des Organismus hat insbesondere das Wachstumshormon (somatotropes Hormon) sehr große Bedeutung.
Zu den stomatologisch interessanten Auswirkungen der *Unterfunktion* zählen der hypophysäre Zwergwuchs und die Dystrophia adiposogenitalis. Für ersteren ist eine, der langsameren Entwicklung des Skeletts entsprechende Dentitionsverzögerung charakteristisch. Die Zahnentwicklung bleibt davon in der Regel unbeeinträchtigt, weil hormonelle Störungen meist erst nach der Formierung der Zahnkeime wirksam werden. Röntgenographisch fallen an den permanenten Zähnen mitunter große Pulpakammern auf, die durch verzögerte Sekundärdentinbildung bedingt sind. Obgleich die Zähne normale Größe haben, erreichen die Kieferknochen nur geringe Ausmaße. Gebiß- und Kieferanomalien im Sinne einer Kompression gehören deshalb zu den üblichen Erscheinungen. Gleichermaßen bleiben auch die Nasennebenhöhlen in ihrer Entwicklung zurück. Typisch für das Krankheitsbild ist außerdem verminderte Hautelastizität, die zur Ursache strahlenförmig angeordneter Mundfalten wird.
Bei Dystrophia adiposogenitalis setzt eine allgemeine Entwicklungsverzögerung ein, die sich später im Zahndurchbruch widerspiegelt. Einige in diese Gruppe einzureihende Syndrome (LAURENCE-MOON-BIEDL-BARDET-Syndrom u. a.) können Mißbildungen der Zähne zur Folge haben.
Durch Unterfunktion des HVL bedingt werden auch die Akromikrie und das SIMMONDS-SHEEHAN-Syndrom. Als Kennzeichen der Akromikrie gelten geringeres Kieferwachstum und grazile, stiftförmige Zähne. Das SIMMONDS-SHEEHAN-Syndrom kommt bei Kindern nur sehr selten vor, stets verbunden mit hohem Kariesbefall.
Folgen einer *Hyperfunktion* des HVL sind hypophysärer Riesenwuchs und juvenile Akromegalie, die mit beträchtlichen Mund- und Gesichtsveränderungen einhergehen. Das erstgenannte Krankheitsbild kennzeichnet im stomatologischen Befund eine auffallende Entwicklungsbeschleunigung, die dem forcierten Tempo der allgemeinen Entwicklung entspricht. Während die Zahnkronen normale Größe haben, erweisen sich die Wurzeln als besonders lang. Mitunter lassen sie Hyperzementosen erkennen.
Bei juveniler Akromegalie konstatiert man schon auf den ersten Blick die ungewöhnliche Größe des Unterkiefers, insbesondere des aufsteigenden Astes. Sein Wachstum schreitet ständig fort, die Zähne weisen in der Regel normale Maße auf, stehen aber lückig. Im Verhältnis zu dem mächtigen Unterkiefer erscheinen die Wurzeln zu klein. Tendenzen zu Hyperzementosen sind auch hier erkennbar. Weiter fallen eine bedeutende Vergrößerung der Zunge (Makroglossie) und Schleimhautverdickung auf.

10.1.2. Schilddrüse

Das Schilddrüsenhormon reguliert die Intensität des Stoffwechselaustausches und nimmt somit auch Einfluß auf die Dynamik der Dentition.
Aufgrund einer *Unterfunktion* treten bei Kindern zwei charakteristische Syndrome auf: der endemische Kretinismus und das juvenile Myxödem. Bei ersterem erscheinen die Lippen des Patienten übermäßig groß, trocken und rissig, schon im Säuglingsalter wird eine Makroglossie deutlich. Die Zunge ragt dabei oftmals aus dem Mund des Kindes heraus, die Mundschleimhaut ist blaß, Anämie ein häufiger Befund. Entwicklung und Wachstum der Milch- sowie der permanenten Zähne sind erheblich verzögert, aber nicht im gleichen Ausmaß wie das der Kiefer und des Skeletts. Mitunter fehlt die Anlage der permanenten Zähne, während die Milchzähne persistieren. Zwi-

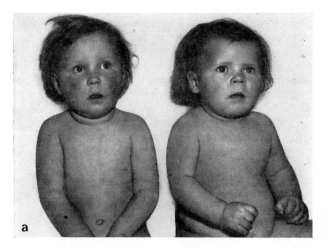
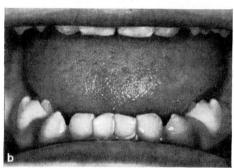
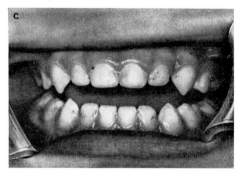

Abb. 440 Hypothyreose bei zweieiigem Zwilling (a); während beim gesunden die Gebißentwicklung normal verläuft (c), ist der Zahndurchbruch beim kranken Kind merklich verzögert (b)

schen der Größe der Alveolarfortsätze, die dem Wachstum der Zähne entspricht, und den Maßen des Kieferkörpers besteht ein deutliches Mißverhältnis. Die scheinbar zu großen Zähne erwecken den Eindruck, als stünden sie wegen Platzmangel fächerförmig in den zu kleinen Kiefern. Die Kieferhöhlen sind klein, Dentin und Zement von normaler Struktur. Am Schmelz beobachtet man jedoch häufig hypoplastische Veränderungen. Minderwertigkeit des Schmelzes sowie schlechte Mundhygiene dürften in entscheidendem Maße für den bei diesem Krankheitsbild auffallend hohen Kariesbefall verantwortlich sein.

Für das juvenile Myxödem typisch sind die stark durchtränkte, große, aus dem Munde herausragende Zunge und geschwollene, hyperplastisch veränderte, trockene Gingiva. Durchbruch der Milchzähne und Gebißwechsel erfolgen verspätet, häufig ist die Durchbruchsfoge in beiden Dentitionen gestört (Abb. 440). Persistierende Milchzähne und Retention permanenter Zähne gehören zum gewohnten Bild, ebenso Gebiß- und Kieferanomalien. Der Hartgewebeaufbau der Zähne hingegen erweist sich meist als normal.

Außer Kretinismus und juvenilem Myxödem kommen bei Kindern auch geringgradige Hypothyreosen vor, allerdings fehlen dabei mitunter einige oder sogar alle klinischen Symptome der Unterfunktion. Hier wird die offensichtliche Dentitionsverzögerung zwangsläufig zum diagnostischen Hauptmerkmal der Erkrankung. Der Kinderstomatologe sollte deshalb alle Kinder, bei denen er Anzeichen dafür feststellt, zur endokrinologischen Untersuchung überweisen.

Bei Patienten im Kindesalter beobachtet man dementgegen *Hyperthyreosen* verhältnismäßig selten; das ausgeprägte BASEDOW-Syndrom tritt meist erst während der Pubertät in Erscheinung. Kennzeichnend für eine Hyperthyreose ist vor allem, daß die Mineralisation der Zähne rascher als üblich vonstatten geht und der Zahndurchbruch früher erfolgt. Trotz gesteigerter Speichelsekretion fällt erhöhte Kariesanfälligkeit auf. An den Weichteilen der Mundhöhle zeigen sich evtl. ähnliche Veränderungen wie bei Mangelkrankheiten (Stomatitis angularis, Glossitis). Zu den subjektiv erkennbaren Anzeichen von Hyperthyreose zählen Zungenbrennen und Geschmacksbeeinträchtigung.

10.1.3. Nebenschilddrüsen

Die Hauptfunktion des Nebenschilddrüsenhormons (Parathormon) besteht in der Regulierung des Calciumstoffwechsels und somit auch des Phosphatspiegels. Seinem Wirken kommt nicht zuletzt im Hinblick auf die Einlagerung von Mineralsalzen in den Knochen sowie in die harten Zahngewebe Bedeutung zu.
Eine *Unterfunktion* der Nebenschilddrüse äußert sich klinisch als Tetanie. Allerdings dürften andere Faktoren, wie beispielsweise ein Mißverhältnis im Blutcalcium- und Blutphosphorgehalt (bei Rachitis) oder mangelhafte Calciumresorption (bei einigen Stoffwechselkrankheiten), bedeutend häufiger Ursache tetanischer Erscheinungen sein. Im oralen Befund zeigen sich Veränderungen an den Zahnhartsubstanzen, die den nach Rachitis auftretenden Schmelzhypoplasien ähneln. Der Zahndurchbruch verläuft vollkommen normal, doch hat die Minderwertigkeit des Schmelzes erhöhte Kariesanfälligkeit zur Folge. Offener Biß gilt als häufiger Befund nach Tetanie.
Ein *Überangebot* an Parathormon führt zur Ostitis fibrosa cystica generalisata RECKLINGHAUSEN (Morbus RECKLINGHAUSEN). Bei diesem Krankheitsbild verläuft die Dentition normal, die Zahnhartsubstanzen bleiben frei von pathologischen Veränderungen. An der Spongiosa der Kieferknochen aber (einschließlich der Alveolarfortsätze) verursachen ausgeprägte Resorptionen Knochenerweichung. Aufgrund der Nachgiebigkeit des Knochens verändert sich die Zahnstellung. Sowohl Kompressionen als auch das Auseinanderrücken oder plötzliche Lockern von Zähnen gehören zu den Merkmalen dieser Erkrankung.

10.1.4. Keimdrüse

Ihre Hormone beeinflussen unter anderem die enchondrale Ossifikation und das Wachstum.
Unterfunktion der Keimdrüsen äußert sich klinisch als Hypogonadismus. Ist ihre Funktionstüchtigkeit bereits vor der Pubertät herabgesetzt, entwickelt sich allmählich das Krankheitsbild des Eunuchoidismus.
Bei Hypogonadismus sind die Kieferknochen stark ausgeprägt, insbesondere der Kieferkörper nimmt unverhältnismäßig große Ausmaße an (im Gegensatz zum akromegalen Unterkiefer). Die Zahnstellung ist normal, der Zahndurchbruch geht nur zögernd vonstatten, Milchzähne persistieren oft. Aufgrund der erhöhten Kariesanfälligkeit besteht die Gefahr rascher Gebißdestruktion.
Der Hypergonadismus wird charakterisiert durch die Symptome einer Pubertas praecox, doch kann dieses Krankheitsbild auch sekundär (durch vermehrte Produktion von gonadotropem bzw. kortikotropem Hypophysenhormon) verursacht sein. Infolge

einer Überfunktion der Nebennierenrinden kommt es dann zur epinephrogenen Pseudopubertas praecox. Erhöhter Druck der Epiphyse auf den Hypothalamus vermag ebenfalls Pubertas praecox hervorzurufen.

Im Vergleich zu den übrigen Körperteilen sind die Kieferknochen beim Hypergonadismus stark entwickelt, Mineralisation und Durchbruch der Zähne beschleunigt, wenn auch nicht in dem Maße, wie die Knochenentwicklung. Viele der an Hypergonadismus erkrankten Kinder weisen hyperplastische Gingivitdien auf.

10.1.5. Nebennieren

Die als Kortikoide bezeichneten Hormone der Nebennierenrinde spielen hauptsächlich im Hinblick auf den Wasser-, Mineral- und Kohlenhydrathaushalt eine Rolle, andere von ihr produzierte ähneln in ihrer Wirkung den Keimdrüsenhormonen. Außerdem wird im Nebennierenmark Adrenalin und Noradrenalin gebildet.

Als klinisches Bild einer Unterfunktion der Nebennierenrinde manifestiert sich das ADDISON-Syndrom. Im Kindesalter sieht man es nur selten. Von stomatologischem Interesse sind dabei graphitfarbene Flecke an der Mundschleimhaut, insbesondere am Gaumen, vor allem aber hoher Kariesbefall. Dagegen bleiben die Kieferknochen frei von auffallenden Veränderungen.

Erhöhte Produktion spezifischer Kortikoide führt zum CUSHING-Syndrom. Aufgrund vermehrter Ausscheidung von Hormonen mit einer den Keimdrüsenhormonen ähnlichen Wirkung entwickelt sich eine Pseudopubertas praecox epinephrogenes.

Während beim CUSHING-Syndrom am Zahnhartgewebe keine pathologischen Veränderungen zu konstatieren sind, ist eine Neigung zu periodontaler Erkrankung augenscheinlich. Die Knochen des Kiefers sowie des übrigen Skeletts erweisen sich als osteoporös verändert, die interdentalen Septen als aufgelockert. Wie an der Haut, so beobachtet man auch an der Mundschleimhaut Ekchymosen.

Bei *Pseudopubertas praecox epinephrogenes* fällt mäßig beschleunigte Zahnentwicklung auf, die jedoch nicht zu vergleichen ist mit der durch primäre Überfunktion der Keimdrüsen bedingten Pubertas praecox.

10.1.6. Pankreas

In den Langerhansschen Inseln der Bauchspeicheldrüse wird das den Blutzuckerspiegel regulierende Insulin produziert. Unterfunktion führt zu Diabetes mellitus. In vielen der bereits in Frühstadien erfaßten Fällen dieser Erkrankung ist eine Gingivitis feststellbar. Nach Behandlung und Kompensation des allgemeinen Krankheitsbildes geht sie meistens zurück. Durch Einwirkung exogener Reizfaktoren (überhängende Füllungen, unsachgemäß angefertigte Kronen u. dgl.) kann es bei jugendlichen Patienten zur Entwicklung hartnäckiger chronischer Gingivitiden kommen. Später entsteht dann an der Gingiva ein aus Granulationsgewebe bestehender Saum (Gingivitis granulomatosa). Die Erkrankung greift relativ bald auf das Zahnstützgewebe über. Bis zum unteren Wurzeldrittel reichende Knochenzerstörungen sind bei 12- bis 14jährigen Diabetikern keine Seltenheit. Diese außerordentliche Anfälligkeit der marginalen Zahnstützgewebe erklärt sich aus der Infiltration des Periodonts auf der Grundlage einer diabetischen Lipämie. Vielfach treten gleichzeitig rezidivierende anguläre Stomatitiden in Erscheinung (Abb. 441). Bei Kindern, die schon früh an Diabetes erkrankten, brechen die permanente Zähne etwas eher als üblich durch,

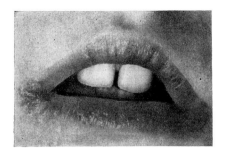

Abb. 441 Stomatitis angularis bei kindlichem Diabetiker

ihr Kariesbefall ist verhältnismäßig gering, was auf den niedrigen Zuckergehalt der vorgeschriebenen Diät zurückzuführen sein dürfte. Mitunter konstatiert man eine Vergrößerung der Speicheldrüsen.

10.2. Degenerationskrankheiten

Durch Anomalien bedingte Entwicklungsstörungen und Krankheitszustände, wie ektodermale Dysplasie, Trisomie 21 und Oligophrenie (s. Abb. 444 bis 446), verursachen in der Mundhöhle mannigfaltige Symptome.

10.2.1. Ektodermal-Syndrom (Ektodermale Dysplasie)

Es handelt sich dabei um eine erbliche Störung der Ektodermabkömmlinge Haut, Anhangsgebilde, Regenbogenhaut und Zähne (Abb. 442). Aus stomatologischer Sicht gelten reduzierte Zahnzahl oder Anodontie als Hauptsymptome der Erkrankung. Die Oligodontie kann zwar beide Dentitionen betreffen, äußert sich aber vorwiegend im

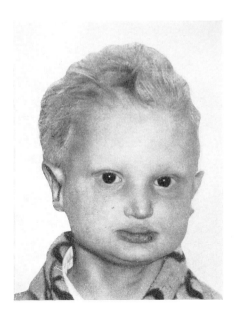

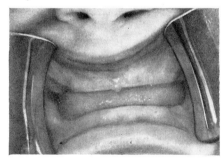

Abb. 442 Anodontie bei ektodermaler Dysplasie

permanenten Gebiß. Bei sämtlichen Zähnen besteht die Gefahr einer Agenesie, doch ist sie bei den Eckzähnen, den mittleren oberen Schneidezähnen und den ersten Molaren am geringsten. Ein weiteres konstantes Merkmal der ektodermalen Dysplasie besteht in Anomalien der Kronenform; sowohl zapfenzahnähnliche Bildungen als auch Mikrodontie sind möglich. Als Folge der Zahnunterzahl beobachtet man häufig Gebißanomalien und fast immer eine Bißsenkung bzw. tiefen Biß. Für die verspätete Dentition, wie auch für die Retention von Zähnen dürften Störungen des Resorptionsmechanismus sowie des Zahndurchbruchs maßgebend sein. Auffallend sind der meist geringe Kariesbefall und die interessante Tatsache, daß weder ausgedehnte Oligodontien, noch eine Anodontie die Entwicklung und das Wachstum der Kieferknochen wesentlich zu beeinträchtigen vermögen. Das greisenhafte Aussehen der Patienten ist auf die bei ihnen vorliegende Unterentwicklung der Alveolarfortsätze zurückzuführen.

10.2.2. Langdon-Down-Syndrom (Trisomie 21)

Bei diesem Krankheitsbild handelt es sich um eine angeborene chromosomale Aberration, die eine anomale somatische und geistige Entwicklung zur Folge hat. Charakteristisch ist die Beteiligung aller Mundhöhlengewebe. Zu den Hauptmerkmalen zählen Anomalien der Form (Zapfenzähne, Mikrodontie), Größe und Zahl der Zähne (Oligodontie) sowie gestörte mesiodistale Kieferbeziehungen mit Überwiegen des progenen Bisses. Als auffälligste Entwicklungsstörungen der Weichteile fallen Makroglossie und Zungenfurchung auf (Lingua scrotalis, Lingua plicata) (Abb. 443). Entzündliche Veränderungen imponieren in Form katarrhalischer und hyperplastischer Gingivitiden sowie von Stomatitiden mit Vorherrschen atrophischer Veränderungen. Sie haben ihre Ursache in der anlagebedingten Minderwertigkeit des Gewebes und werden durch mangelhafte Mundhygiene begünstigt. Juvenile Periodontitis im frühen Kindesalter ist keine Seltenheit. Alle diese Faktoren und nicht zuletzt die Persönlichkeit des Patienten gestalten die Behandlung außerordentlich schwierig. Hoher Kariesbefall führt zu früher Gebißdestruktion (Abb. 444 bis 446).

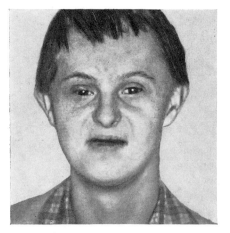 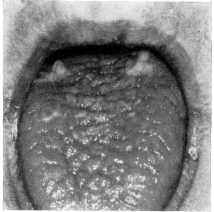

Abb. 443   Linqua scrotalis bei Trisomie 21

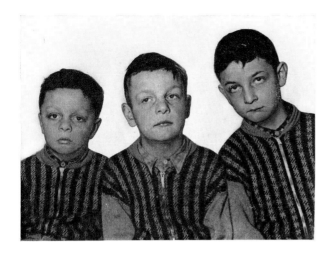

Abb. 444 Oligophrenie bei drei Brüdern

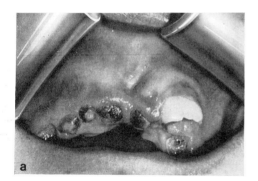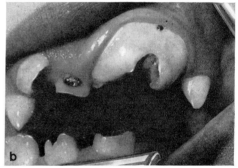

Abb. 445 Zahnbefund der in Abbildung 444 links (a) und in der Mitte abgebildeten Knaben (b)

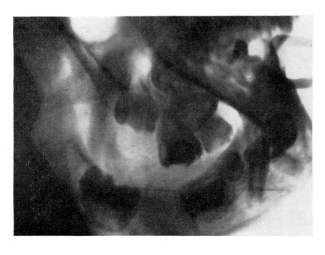

Abb. 446 Übersicht des rechten Unterkiefers von dem in Abbildung 445 rechts dargestellten Knaben; 46 extrahiert, 45 Vielhöckrigkeit, außerdem beide Zähne makrodontisch

10.3. Vitaminmangelkrankheiten

Vitamine sind Katalysatoren der Lebensvorgänge. Ihr Fehlen bewirkt eine Hemmung oder gar Stagnation vielfältiger Prozesse und beeinträchtigt vor allem den Stoffwechsel. Dies wiederum wirkt sich nachteilig auf die Entwicklung und das Wachstum des Organismus aus. Allerdings begegnet man den früher als typisch beschriebenen Avitaminosen (Beriberi oder Skorbut) in Europa praktisch nicht mehr. Auch die D-Avitaminose (Rachitis) ist fast überwunden. Bessere Ernährung und Durchsetzung hygienischer Lebensgewohnheiten haben zweifellos entscheidend dazu beigetragen. Dennoch treten unter bestimmten Bedingungen auch gegenwärtig noch Hypovitaminosen in Erscheinung, mitunter sogar bei normaler Vitaminzufuhr. So können sich beispielsweise therapeutisch notwendige Diäten nachteilig auf den Vitaminhaushalt auswirken, ebenso vermögen peroral verabreichte Antibiotika die Darmflora zu verändern und dadurch die Synthese verschiedener Vitamine zu behindern. Mitunter haben Störungen der Vitaminresorption aber auch in gastrointestinalen Erkrankungen ihre Ursache.

Während der Wachstumsperiode ist der Vitaminverbrauch erfahrungsgemäß höher, es kommt daher bei Kindern leichter zu Vitaminunterbilanzen als bei Erwachsenen. Das klinische Bild von Hypovitaminosen kann sehr unterschiedlich sein, werden von der eintretenden Störung doch in der Entwicklung befindliche Gewebe betroffen. Aber nicht nur Vitaminmangel ist schädlich, sondern auch ein übermäßiges Angebot. Bisher wurden A-, D- und K-Hypervitaminosen beschrieben. Ferner hat man Beziehungen der Vitamine zu den endokrinen Drüsen nachgewiesen. So hemmt beispielsweise das Vitamin A die Thyroxinwirkung.

Grundsätzlich sind zwei Gruppen von Vitaminen zu unterscheiden – die fettlöslichen und die wasserlöslichen.

10.3.1. Fettlösliche Vitamine

Dazu gehören die Vitamine A, D, K, E und F. Sie alle haben die Eigenschaft, nur bei Anwesenheit von Fetten und Gallensaft resorbiert bzw. in der Leber gespeichert zu werden. Daraus ergibt sich, daß Hypovitaminosen keineswegs immer Folge unzureichender exogener Zuführung sind, sondern auch durch eine gastrointestinale Erkrankung, Verschlußikterus, Leberkrankheiten oder dergleichen verursacht werden können. Mangelerscheinungen der Vitamine E, F und H wurden beim Menschen bislang noch nicht beobachtet.

10.3.1.1. Vitamin A – Axerophthol

Dieses Vitamin ist notwendig für die Funktion der epithelialen Gewebe und die Bildung des Sehpurpurs. A-Hypovitaminosen kennzeichnen folgende orale Symptome: Störungen der Schmelz- und Dentinstruktur (Kariesanfälligkeit), und die Pulpa neigt zur Bildung amorphen Dentins. Der Zahndurchbruch erfolgt beträchtlich verzögert. Wie die übrige Schleimhaut, so ist auch die Mundschleimhaut trocken, trüb, glanzlos, und neigt zu Hyperkeratosen. Die Grenze zwischen Lippenschleimhaut und Haut scheint zur Schleimhaut hin verschoben (Verhornung der Schleimhaut), das Zahnfleisch erweist sich meist als hyperplastisch verändert. Herabgesetzte Speichelsekretion bei erheblich gesteigerter Anfälligkeit der Mundhöhle für Infektionen (Stomatitiden) sind weitere Charakteristika.

Völlig anders äußert sich A-Hypervitaminose: Übermäßige Zuführung von Vitamin A über längere Zeit kann Juckreiz auslösen, zu Anorexie oder periostalen Appositionen führen, aber auch eine Lebervergrößerung zur Folge haben. Experimentell beobachtete man schwere Störungen der Zahnentwicklung. Bei Säuglingen und Kleinkindern zeigen sich Anzeichen einer A-Hypervitaminose nicht selten nach Durchfällen, wenn das Kind über längere Zeit mit Möhrensaft ernährt wurde. Zu ähnlichen Erscheinungen kommt es bei Diabetes, wenn der Organismus das Überangebot an Karotin nicht mehr zu verarbeiten vermag. Markantestes Symptom ist in solchen Fällen die gelbe Gesichtsfarbe, insbesondere die Verfärbung der Nasolabialfalten. Vom Ikterus unterscheidet sich das Krankheitsbild deutlich durch das Fehlen farblicher Veränderungen an den Skleren.

10.3.1.2. Vitamin D – Antirachitisvitamin

Es fördert die Calciumresorption und ermöglicht den Einbau von Kalksalzen in den Knochen. Gleichzeitig erhöht es den Phosphorspiegel im Harn. Unterbilanzen führen bei Kindern zur Rachitis und während der Pubertät zur juvenilen Osteomalazie (Rachitis tarda). Der floriden Erkrankungsform begegnet man in mitteleuropäischen Breiten allerdings kaum noch.
Typisch für rachitische Kinder können Verzögerungen des Zahndurchbruchs und Mineralisationsstörungen der Zähne sein. Ferner fällt eine Zunahme interglobulärer Dentinbereiche auf, die sich in mehreren Schichten finden. Schwere Fälle charakterisieren Inklusionen des Zahnmarks im neu gebildeten Dentin. Rachitische Kinder haben eine Neigung zu Gebißanomalien (beispielsweise Mordex apertus).
Die Spätrachitis (Rachitis tarda) tritt während der Präpubertät oder Pubertät auf, doch kommt sie gegenwärtig in Europa noch seltener vor als die Frühform. Veränderungen manifestieren sich vorwiegend im neu gebildeten Knochengewebe, dessen Verkalkung unvollständig bleibt. An den Zahnhartsubstanzen wird lediglich eine verbreiterte Prädentinschicht nachweisbar.
Bei D-Hypervitaminose kommt es an den Wurzeln der Zähne zu Hyperzementosen, im Zahnmark zu Dentikelbildung. Typisch ist ferner, daß nach Vitamin-D-Intoxikation Hypoplasien der Zahnhartsubstanzen auftreten.

10.3.1.3. Vitamin K

Es spielt eine Rolle bei der Bildung von Prothrombin in der Leber und trägt so dazu bei, den normalen Mechanismus der Blutkoagulation zu gewährleisten. Seine Synthese erfolgt im Organismus durch die Darmbakterien. Ein Mangel an Vitamin K kann Ursache stärkerer Blutungen nach chirurgischen Eingriffen sein. Bei anamnestischen Erhebungen sollte man auch eine mögliche Unterbilanz dieses Vitamins in Erwägung ziehen (Ermittlung von Leber- und Darmkrankheiten sowie längerer medikamentöser Einwirkung mit Salizylaten, Antibiotika, Pelentan u. ä.). Andererseits gilt es bei der Dosierung von Vitamin K zu bedenken, daß ein Überangebot zur Thrombenbildung Anlaß geben bzw. eine Hyperprothrombinämie auslösen könnte.

10.3.2. Wasserlösliche Vitamine

In diese Gruppe gehören der Vitamin-B-Komplex sowie die Vitamine C und H.

10.3.2.1. Vitamin-B-Komplex

Die dazu zählenden Vitamine sind in der Nahrung normalerweise ausreichend vorhanden. Da die meisten von ihnen durch die Darmflora synthetisiert werden, kommen primäre Hypovitaminosen selten vor. Weit eher begegnet man Mangelerscheinungen bei gastrointestinalen Störungen oder nach längerer Antibiotikagabe per os. Schwierigkeiten bereitet es, bei B-Hypovitaminose zu entscheiden, ob es an einer oder mehreren Komponenten mangelt.

10.3.2.2. Vitamin-B_1 – Aneurin, Thiamin

Seine Anwesenheit ist – neben verschiedenen Fermenten – für den normalen Ablauf des Kohlenhydratstoffwechsels notwendig. Als oraler Befund werden bei Vitamin-B_1-Mangel hauptsächlich Zungenveränderungen beschrieben, insbesondere Vergrößerungen der fungiformen Papillen sowie Rötungen.

10.3.2.3. Vitamin B_2 – Riboflavin

Hierbei handelt es sich um ein Koferment des gelben Atmungsfermentes und vieler anderer Enzyme. Bezeichnend für Vitamin-B_2-Mangel ist, daß die meisten der daraus resultierenden klinischen Symptome in der Mundhöhle bzw. ihrer Umgebung auftreten. Als typische Bilder gelten die Stomatitis angularis, Glossitis oder Cheilosis, ebenso die in den Nasolabialfalten, den Augenwinkeln und Ohrläppchen auftretende Dermatitis seborrhoica.
Im Anfangsstadium der Glossitis bilden sich an der Zungenspitze wie an den Zungenrändern rotviolette Flächen, die auf Berührung und insbesondere bei der Nahrungsaufnahme schmerzhaft reagieren (Atrophie der filiformen Papillen). Die fungiformen Papillen ragen dabei hervor und verleihen dem befallenen Bereich ein gekörntes Aussehen. Währt die Avitaminose über längere Zeit, können die krankhaften Veränderungen unter Umständen auf die ganze Zungenoberfläche, einschließlich der fungiformen Papillen, übergreifen; die Zunge erscheint dann völlig glatt.
Als Stomatitis angularis bezeichnet man trockene, sich schälende, vielfach bis ins Hautgewebe reichende Rhagaden der Mundwinkel, die keine sonderlichen Beschwerden verursachen, aber auffallend therapieresistent sind.

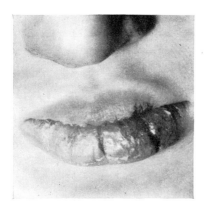

Abb. 447   Cheilosis bei Vitamin-B-Mangel

Bei der Cheilosis ist die Lippenschleimhaut rot und neigt zur Borkenbildung. Häufig entwickeln sich an den Lippen (vor allem an der Unterlippe) Rhagaden, die der Stomatitis angularis ähneln. Schließlich erweist sich die gesamte Mundschleimhaut als gerötet, geschwollen und empfindlich (Abb. 447).
Sowohl die Stomatitis angularis als auch die glatte Zunge deuten auf Allgemeinerkrankungen hin, beispielsweise lassen sie auf Eisenmangel, Diabetes mellitus, Hyperthyreosen und andere Krankheiten schließen. Erstere wird oft mit den sogenannten Faulecken (Anguli infectiosi) verwechselt; bei Kindern Anzeichen schlechter Mundhygiene oder falscher Ernährung. Die entzündliche Komponente (Rötung, Nässen und Krustenbildung) ist jedoch bei den Anguli infectiosi bedeutend stärker ausgeprägt und selbst die Mundöffnung schon schmerzhaft.

10.3.2.4. Nikotinsäureamid − PP-Faktor (Pellagraschutzstoff), Niacin

Zusammen mit Riboflavin greift es als Kodehydrase I und II in den Kohlenhydratstoffwechsel ein und ermöglicht die Zellatmung. Ein Mangel an Nikotinsäureamid äußert sich in Veränderungen der Mundschleimhaut. Mitunter lassen aber auch Haut und Nervensystem Störungen erkennen. Im Anfangsstadium der Erkrankung klagen die Patienten über Zungenkribbeln sowie über ein brennendes Gefühl an der Mundschleimhaut. Diese sowie die Zunge sind gerötet, geschwollen und auf Berührung empfindlich (es liegt eine Hypertrophie der fungiformen wie der filiformen Papillen vor, die nach einiger Zeit von selbst nachlassen oder auch völlig schwinden kann). Nicht selten kommt es zu ulzerierenden Gingivitiden und Stomatitiden.

10.3.2.5. Vitamin B_{12} und Folsäure

Fehlen diese Substanzen, wird die Synthese der Nukleinsäuren blockiert. Besonders bei Wechselgeweben machen sich dann unweigerlich Mangelerscheinungen bemerkbar. Ist beispielsweise das antiperniziöse Vitamin B_{12} (Extrinsic factor nach CASTLE) nicht ausreichend vorhanden, kann eine Megaloblastenanämie (früher perniziöse Anämie genannt) die Folge sein (s. IV. 10.5. u. III. 14.3.2.).

10.3.2.6. Vitamin C − Askorbinsäure

Der Organismus benötigt dieses Vitamin für den intermediären Stoffwechsel sowie für die Bildung der Zwischenzellsubstanz (Dentinmatrix). Ebenso spielt Askorbinsäure eine Rolle bei der Blutkoagulation; sie steigert die Resistenz gegenüber Infektionskrankheiten.
Ausdruck einer C-Avitaminose ist bei Kindern die Möller-Barlowsche Krankheit. Sie äußert sich als schwere hämorrhagische Gingivitis mit besonders starken Gingivablutungen an den im Durchbruch befindlichen Zähnen und tritt unter anderem bei Säuglingen in Erscheinung, die ausschließlich mit sterilisierter oder pasteurisierter Milch ernährt werden. Bei Erwachsenen bewirkt Vitamin-C-Mangel Skorbut. Als Hauptsymptom gilt die sogenannte Stomatitis scorbutica, charakterisiert durch Schwellung und starkes Zahnfleischbluten. Setzt die Therapie nicht rechtzeitig ein, kann die hyperplastische Gingivitis unter Umständen so weit fortschreiten, daß sie

schließlich die Zahnkronen völlig überdeckt. Die Gingiva weist dabei schwammige Konsistenz sowie livide Verfärbung auf und blutet schon bei der geringsten Berührung. Eine sekundäre Infektion kann den ulzerösen Zerfall der Gingiva, in schweren Fällen sogar die Destruktion der Periodontien zur Folge haben. Die C-Hypovitaminosen verursachen vor allem Mundhöhlensymptome. Es finden sich dann Schwellungen der marginalen Papillen, die leicht bluten.

Bei allen Folgeerscheinungen von Vitaminmangel besteht die Möglichkeit einer kausalen Therapie. Handelt es sich um eine der verhältnismäßig selten auftretenden primären Erkrankungsformen, wird der Heilungserfolg allein schon durch ausreichende Zufuhr des fehlenden Vitamins gewährleistet. Mehr Schwierigkeiten bereitet die Behandlung sekundärer Hypovitaminosen, denn dabei geht es nicht nur um einen Ausgleich des Vitamindefizits, sondern vor allem um die wirkungsvolle Bekämpfung der vorherrschenden Krankheit. Selbstverständlich muß die Therapie in solchen Fällen dem Pädiater überlassen werden.

Die beste Hypovitaminosen-Prävention bei Kindern besteht darin, für ein ausreichendes Vitaminangebot in der Nahrung Sorge zu tragen. In Zeiten relativen Vitaminmangels, wie es der Winter und die ersten Frühlingsmonate sind, sollte man Kindern Vitamin C und D verabreichen. Zu bedenken ist ferner, daß bei Infektionskrankheiten der Vitaminverbrauch zunimmt, in solchen Fällen also erhöhte Vitaminzufuhr gesichert sein sollte. Zusätzliche Vitamin-C- und -B-Komplex-Gaben erweisen sich auch bei länger währenden Antibiotikabehandlungen als notwendig.

10.4. Infektionskrankheiten

Aus stomatologischer Sicht scheint es zweckmäßig, die Infektionskrankheiten in drei Gruppen einzuteilen. Zur ersten Gruppe zählen jene, deren Symptome sich vorwiegend in der Mundhöhle oder ihrer unmittelbaren Umgebung lokalisieren, wie dies bei Viruserkrankungen der Fall ist. Neben der Stomatitis herpetica und epidemica gehört dazu auch der Zoster des II. und III. Trigeminusastes. Ätiologisch aufs engste mit der Stomatitis herpetica verbunden sind all jene Erkrankungszustände, die gleichfalls vom Herpesvirus ausgelöst werden, so die Stomatitis aphthosa, die habituellen Aphthen sowie der Herpes labialis, obwohl es sich dabei nicht um übertragbare Krankheiten im eigentlichen Sinne des Wortes handelt.

Bei der zweiten Gruppe haben die auftretenden Mundhöhlenerscheinungen diagnostische Bedeutung als Teil eines Symptomkomplexes. Das gilt sowohl für die exanthematischen Erkrankungen mit typischen Enanthemen, als auch für eine inhomogene Kategorie von Krankheiten, deren charakteristische Symptome sich in der Mundhöhle manifestieren (beispielsweise Diphtherie, epidemische Parotitis, Pertussis und infektiöse Mononukleose).

Die dritte Gruppe umfaßt alle übrigen Infektionskrankheiten. Sie gehen fast ausnahmslos mit Entzündungen der Mundschleimhaut einher. Dabei hat die Stomatitis in der Regel katarrhalischen Charakter, doch kann sie – bei schlechter Mundhygiene – in eine ulzerierende Entzündung übergehen. Entzündungen der Submandibular-, Submental- und Halslymphknoten sind gleichfalls möglich. Außerdem ist während der infektiösen Erkrankung die Widerstandsfähigkeit des Organismus herabgesetzt. Unter Umständen resultiert daraus, daß ein latenter odontogener Prozeß plötzlich akut wird (apikale Periodontitis). Eine derart interkurrente Erkrankung vermag das klinische Bild der Grundkrankheit stark zu verzeichnen, es sogar völlig zu überdecken oder auch als eines ihrer Symptome zu erscheinen. Man sollte deshalb immer bestrebt sein, bestehende Verbindungen zwischen dem lokalen Befund und dem Allgemeinzustand des Patienten zu eruieren. Bei auffallenden Widersprüchen empfiehlt es sich, einen Pädiater hinzuzuziehen.

Bei jeder zahnärztlichen Behandlung von Kindern mit Infektionskrankheiten besteht die Gefahr einer Übertragung. Im Hinblick auf die Sterilisation und Desinfektion des verwendeten Instrumentariums ist daher größte Sorgfalt geboten. Daß man ein solches Kind nicht in die Routinesprechstunde bestellen kann, sondern isoliert behandeln muß, versteht sich von selbst.

10.4.1. Infektionskrankheiten mit vorwiegend oraler Symptomatik

10.4.1.1. Stomatitis herpetica

Als Erreger dieser vorwiegend bei Kleinkindern auftretenden Erkrankung gilt das Herpes-simplex-Virus. Außer der Schleimhaut befällt es mit Vorliebe das Hautgewebe. Der gleiche Erreger vermag sowohl eine herpetische Stomatitis oder einen Herpes labialis bzw. genitalis hervorzurufen als auch – in seltenen Fällen – eine Enzephalitis. Er ist vor allem im akuten Erkrankungsstadium im Speichel sowie in den herpetischen Blasen nachzuweisen. Die Übertragung erfolgt auf dem Wege der Tröpfchen- und Kontaktinfektion, ist also auch durch Eßgeräte oder zahnärztliche Instrumente möglich, allerdings nur unmittelbar nach ihrer Benutzung.

Erste Anzeichen der Krankheit sind Allgemeinsymptome, wie hohes Fieber, Erschöpfung und Appetitlosigkeit. Nach diesem Prodromalstadium stellen sich am zweiten oder dritten Tag Symptome in der Mundhöhle ein, es kommt zur Schwellung und Rötung der Gingiva (Gingivitis catarrhalis), starke Zungenbeläge (Glossitis) und ein Erythem der übrigen Mundschleimhaut werden sichtbar (Stomatitis) (Abb. 448). Gleichzeitig oder kurz danach beginnt die Entwicklung der charakteristischen Effloreszenzen, der Blasen. Diese öffnen sich schon nach kurzer Zeit, und es entstehen kreisförmige, elliptische oder unregelmäßig begrenzte, mit einem grauen Belag bedeckte Erosionen. Von Aphthen sind sie aufgrund einiger typischer Merkmale zu unterscheiden. Dazu gehören ihr geringeres Ausmaß, ihre gleichzeitige Entwicklung, die kürzere Dauer ihres Bestehens, ein weniger ausgeprägter hyperämischer Hof sowie ihre schwächere gelbliche Färbung. In der Regel sind diese Erosionen auch zahlreicher als Aphthen, vornehmlich lokalisiert an der Schleimhaut des Gaumens, der Zunge, Unterlippe oder Wange. Die an den Lippen entstehenden vereinigen sich meist sehr bald zu größeren Flächen, um schließlich in Krustenbildung überzugehen. In der Umgebung des Mundes zeigt sich manchmal ein herpetischer Ausschlag. Als weitere Symptome gelten Schwellung der Submandibular-, mitunter auch der Halslymphknoten, erhöhte Salivation und Foetor ex ore. Das Kind verweigert über einige Tage

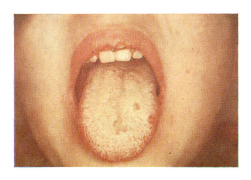

Abb. 448   Glossitis bei Stomatitis herpetica

die Nahrungsaufnahme, fühlt sich nicht wohl, ist erschöpft und blaß. Dieser Zustand dauert etwa 8 bis 10 Tage an, dann heilen die Erosionen, ohne Narben zu hinterlassen. Außer dem typischen Bild der Erkrankung kennt man noch eine weniger intensiv verlaufende Form, die von subfebrilen Temperaturen und einer katarrhalischen Gingivitis gekennzeichnet wird.
Differentialdiagnostisch muß man die Stomatitis ulcerosa und epidemica abgrenzen, ebenso rezidivierende Aphthen, Zoster sowie Gingivitiden bei Agranulozytose verschiedener Genese.
Eine spezifische Therapie gibt es bisher nicht, doch haben sich zur lokalen Einflußnahme Kamillenspülungen und Touchierungen mit 1%iger, wäßriger Gentianaviolett-Lösung bewährt. Als Nahrung ist reizlose Kost geeignet, die man am besten flüssig und kühl verabreicht. Allgemein wird Vitamin C und -B-Komplex gegeben, bei erhöhter Temperatur sind außerdem Antibiotika angezeigt, um einer Sekundärinfektion des geschwächten Patienten vorzubeugen.

10.4.1.2. Herpes simplex (Hitzebläschen)

Anfällig dafür sind vor allem Menschen, die bereits primär mit dem Herpes-Virus infiziert wurden (am häufigsten nach Stomatitis herpetica). Als Anzeichen zeitweiliger Widerstandsfähigkeit finden sich in ihrem Blut neutralisierende Antikörper, das Virus bleibt jedoch in den Epithelzellen (Kerninklusion) erhalten und löst bei allgemeinen oder lokalen Störungen die typische Bläschenbildung aus. Am häufigsten ist ein solcher Herpes an der Grenze zwischen Lippenrot und Haut lokalisiert, doch kann er sich auch an allen anderen Stellen entwickeln (Herpes nasalis, genitalis usw.). Auszulösen vermögen ihn Fieberkrankheiten, Pneumonie, Grippe und Schnupfen, aber auch lokale Reize (Watterolle), Strahleneinwirkung (Herpes solaris) oder Allergien.
Der Eruption gruppiert stehender Bläschen geht fast immer ein Jucken oder Brennen voraus. Zunächst entwickeln sich Papeln, die schnell zu einer Blase mit dünnflüssigem Inhalt werden. Mehrere solcher Blasen fließen schließlich zusammen und platzen dann; die so entstehenden Erosionen verkrusten. Bei Sekundärinfektionen kommt es zu Pustelbildung, die auf die Umgebung übergreift. Eine derartige Affektion ist relativ schmerzhaft, heilt jedoch schon nach einigen Tagen. Narben bleiben nicht zurück, doch sind Rezidive keine Seltenheit (Abb. 449).
Die Therapie hat symptomatisch zu erfolgen und besteht im Auflegen von Gazestreifen, die in einer 2%igen wäßrigen Salizylsäurelösung getränkt wurden, oder im Be-

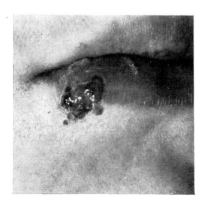

Abb. 449   Herpes simplex labialis

streichen mit Zinkoxidpaste. In jüngerer Zeit hat man gute Erfahrungen mit Hydrokortison-Antibiotika-Kombinationen erzielt. Allgemein werden Vitamin B_1 und in schwereren Fällen Gammaglobuline verabreicht. Da sich mechanische Reizungen negativ auswirken können, sollte man die stomatologische Behandlung des erkrankten Kindes erst nach Abheilen des Herpes vornehmen.

10.4.1.3. Stomatitis aphthosa recurrens (rezidivierende habituelle Aphthen)

Jüngeren Erkenntnissen zufolge werden die rezidivierenden Aphthen durch Immunreaktionen des Organismus (Hypersensibilitätsreaktion der Zellen) bedingt. Die mit Kortikoiden erzielten Behandlungserfolge sprechen dafür, daß in der Ätiopathogenese auch die Hormone eine Rolle spielen, da sie Immunvorgänge beeinflussen.
Aphthen entwickeln sich bei Kindern vorwiegend nach dem zweiten Lebensjahr. Schmerzhaftigkeit oder Brennen in einem bestimmten Schleimhautbezirk sind erste Anzeichen. Dann entsteht eine Blase, die sich bald öffnet und ein rundes oder ovales, gelblichweißes, leicht unter das Niveau der Schleimhaut eingezogenes, von einem entzündlichen Saum begrenztes kleines Geschwür zurückläßt. Lieblingssitz der Aphthen sind die Übergangsbereiche am Rücken oder Rand der Zunge, an der Wangenschleimhaut bzw. den Lippen und am Mundboden (Abb. 450). Sie treten solitär oder multipel

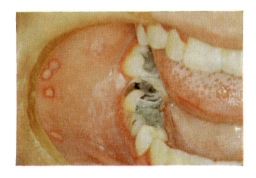

Abb. 450 Stomatitis aphthosa bei 12jährigem Mädchen (Sammlung Erfurt)

in Erscheinung (habituelle Aphthen, Stomatitis aphthosa). Häufig beobachtet man gleichzeitig Effloreszenzen unterschiedlicher Entwicklungsstadien. Aphthen sind stets schmerzhaft und stören beträchtlich bei der Nahrungsaufnahme wie auch beim Sprechen. Bei ihrer Lokalisation im Vestibularbereich können Beschwerden odontogener Ursache vorgetäuscht werden. Typisch ist jedoch, daß die übrige Mundschleimhaut frei bleibt von entzündlichen Erscheinungen, auch der Allgemeinzustand läßt keine Veränderungen erkennen. Die Heilung dauert etwa eine Woche und erfolgt ohne Narbenbildung.
Rezidive habitueller Aphthen stellen sich außerordentlich häufig, aber in unterschiedlich langen Intervallen ein. Es kommt vor, daß die Beschwerden über Monate andauern und dadurch den Gesundheitszustand des Patienten stark beeinträchtigen. Zur Ursache der Rezidivbildung können bestimmte Speisen oder Medikamente werden, ebenso Traumen (Bißverletzungen, Verletzungen durch die Zahnbürste u. dgl.).
Bei Kindern, die an rezidiverenden Aphthen leiden, sind bis in das submuköse Bindegewebe reichende Geschwüre selten. Die Heilung dieser äußerst schmerzhaften Affektionen erfordert viel Zeit, außerdem bleiben Narben zurück.

Differentialdiagnostisch sind die Stomatitis herpetica, spezifische Affektionen und allergische Erscheinungen abzugrenzen. Außerdem ist zu bedenken, daß Aphthen bei Kindern leicht mit Fisteln verwechselt werden.
Eine Therapie, die geeignet wäre, der Rezidivbildung wirksam vorzubeugen, gibt es bislang nicht. Zur lokalen Anwendung empfehlen sich milde Ätzmittel (5- bis 10%ige Silbernitrat-Lösung, 8%ige Chlorzinklösung), mit deren Hilfe man eine Linderung der Beschwerden erreichen kann. Als brauchbar haben sich auch anästhesierende Lösungen und Dragees erwiesen (Anaesthesie-Spray®, Falimint®). Um der Gefahr einer Sekundärinfektion bei umfangreichen Läsionen vorzubeugen, kann die örtliche Behandlung durch Mundspülungen mit einer Lösung aus Framykoin® ergänzt werden. Der allgemeinen Behandlung dienen Vitamin-B-Komplexgaben, Leberpräparate, wiederholte Pockenimpfungen, ACTH-, Kortison- oder hohe γ-Globulindosen. Allerdings vermag keines dieser Verfahren den therapeutischen Erfolg zu garantieren oder gar das Auftreten von Rezidiven zu verhindern.

10.4.1.4. Stomatitis epidemica (Maul- und Klauenseuche)

Diese Infektionskrankheit befällt vorwiegend Wiederkäuer, während sie bei Menschen nur selten vorkommt. Ihr Erreger ist ein im Speichel, Blaseninhalt, Blut, Harn oder Kot, aber auch in der Milch kranker Tiere nachweisbares Virus. Übertragen wird die Krankheit am häufigsten durch frische Milch, aber auch über Milchprodukte oder durch direkten Kontakt mit dem kranken Tier. Die Inokulationsinfektion kann über Abschürfungen, Schleimhaut- oder Hautwunden erfolgen.
Die Erkrankung beginnt mit hohen Temperaturen, Schüttelfrost, Erbrechen, allgemeinem Erschöpfungszustand und Appetitlosigkeit. In der Mundhöhle entwickeln sich Bläschen, die sich öffnen und eine kleine blutige Erosion zurücklassen. Durch sekundäre Infektion entstehen Pusteln oder Ulzera. Die ganze Mundschleimhaut ist gerötet, der Speichelfluß erhöht, und es besteht Foetor ex ore. Aufgrund starker Schmerzen verweigert der Patient die Nahrungsaufnahme, seine regionalen Lymphknoten sind geschwollen und schmerzhaft. Die für dieses Krankheitsbild typische Bläschenbildung erfolgt mitunter auch in anderen Gesichtsbereichen (Abb. 451), in schweren Fällen an den Händen und Füßen interdigital sowie im Nagelbereich. Mindestens zwei, oft jedoch mehrere Wochen dauert die Erkrankung an, ehe der Heilungsprozeß einsetzt. Narbenbildung tritt nicht ein. Differentialdiagnostisch sollte man zunächst eine Stomatitis herpetica oder ulcerosa in Erwägung ziehen.
Die Behandlung erfolgt unspezifisch, nach den gleichen Gesichtspunkten wie bei Stomatitis herpetica.

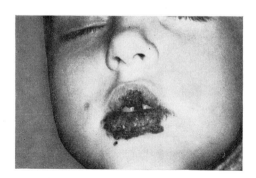

Abb. 451 Lippenerscheinungen bei Stomatitis epidemica

10.4.1.5. Zoster (Gürtelrose)

Als Erreger dieser Krankheit ermittelte man ein Virus mit neurotroper und dermatotroper Gewebeaffinität (Varizellenvirus), doch blieb noch ungeklärt, auf welche Weise es übertragen wird. Am häufigsten befällt die Erkrankung Erwachsene, doch beobachtet man den Zoster auch bei Kindern.
Ist der I. oder II. Trigeminusast betroffen, entwickeln sich an der Mundschleimhaut des Patienten vesikulöse Eruptionen, deren Lokalisation dem Verlauf der Nervenbahnen entspricht. Manchmal treten sie gleichzeitig an den entsprechenden Hautbezirken im Gesicht in Erscheinung. Nach dem Verheilen der Bläschen bleiben weißliche Narben zurück. Nekrotischer Zerfall der betroffenen Hautbereiche ist nicht ausgeschlossen. Mitunter verursacht der Zoster lediglich Neuralgien, läßt aber den charakteristischen Ausschlag vermissen. Bei labilen Patienten auftretende neuralgiforme Beschwerden im Bereich des I. oder II. Trigeminusastes könnten sich daraus erklären, doch bedarf diese Annahme der Bestätigung durch Ausschluß odontogener Ursachen. Differentialdiagnostisch ist an Herpes simplex, Stomatitis herpetica wie auch an Mundhöhlenerscheinungen bei Hautkrankheiten zu denken. Therapeutisch besteht die Möglichkeit einer symptomatischen Einflußnahme mittels Analgetika bzw. Ataraktika aus der Reihe der Phenothiazine. Örtlich werden Kamillenspülungen empfohlen (reizlose Speisen). Allgemein ist Vitamin B_1 zu verabreichen, aber auch Aureoymzin hat sich bewährt. Ebenso werden Kortikoide empfohlen.

10.4.1.6. Herpangina

Unter dieser Bezeichnung versteht man eine durch das Coxsackie A-Virus hervorgerufene Erkrankung. Charakteristisch für ihr klinisches Bild sind ausgeprägte Erscheinungen im Rachenraum, wo sich feine Vesikel bilden, die später aufgehen. Sie lassen an Aphthen erinnernde Erosionen zurück. Der Patient empfindet Schmerzen im Nasenrachenraum sowie im Hals, allgemeine Unpäßlichkeit und erhöhte Temperatur sind weitere Merkmale der Herpangina. Die Behandlung ist symptomatisch.

10.4.1.7. Stomatitis soorica (Moniliasis, Candidosis)

In die Gruppe der Infektionskrankheiten werden auch die durch Moniliasis albicans ausgelösten Entzündungen der Mundschleimhaut eingereiht, obgleich es sich dabei nicht um eine übertragbare Erkrankung im eigentlichen Sinne des Wortes handelt. Herabgesetzte Widerstandsfähigkeit und schlechte Mundhygiene gelten als prädisponierende Faktoren im Hinblick auf eine Vermehrung der Keime und die Entstehung des Krankheitsbildes. Hauptsächlich beobachtet man die Stomatitis soorica im Säuglingsalter, bei älteren Kindern jedoch nur selten. Im Anfangsstadium der Erkrankung zeigen sich an der Wangenschleimhaut, der Zunge sowie am weichen Gaumen kleine, weißliche Flecke, die allmählich größer werden und schließlich in ausgedehnte, weiße, an Reste geronnener Milch erinnernde Beläge übergehen. Zunächst sind sie ohne Schleimhautverletzung ablösbar. Bleiben in der Mundhöhle für eine weitere Vermehrung der Hefepilze günstige Voraussetzungen bestehen, dringen diese mit ihren Sporen bald bis in die oberen Epithelschichten vor. In diesem Stadium verursacht jeder Versuch ihrer Ablösung von der Schleimhaut Verletzungen. Unterläßt man es jetzt, die Behandlung einzuleiten, nehmen die sich rauh anfühlenden Beläge weiter an Stärke zu. Der Soor kann dann aus der Mundhöhle auf die Speiseröhre übergreifen, sich aber auch im Nasenrachenraum ausbreiten und schließlich die Atemwege befallen. Insbesondere längere Zeit mit Breitband-Antibiotika behandelte Patienten neigen zur Generalisation der Erkrankung.

Eine wirksame Kausalbehandlung ist durch allgemeine Verabreichung von Mykostatika möglich. Lokal empfiehlt sich Touchierung der erkrankten Schleimhaut mit 2%-iger Gentianaviolett-Lösung oder Lugolscher Lösung. Im Hinblick auf die verminderte Widerstandsfähigkeit des Organismus macht es sich notwendig, für eine Verbesserung des Allgemeinzustandes Sorge zu tragen.

10.4.2. Allgemeinerkrankungen mit Mundhöhlenbefunden

10.4.2.1. Scharlach (Scarlatina)

Ursache dieser Krankheit ist eine durch den Streptococcus betahaemolyticus der bekannten Gruppen A (90 % der Infektionen), B, C oder D ausgelöste Infektion. Der Erreger verhält sich äußeren Einflüssen gegenüber außerordentlich resistent und bleibt im Staub wie auch auf Gegenständen über lange Zeit erhalten. Nachgewiesen wird er vor allem im Nasenrachenraum. Seine Übertragung erfolgt durch Tröpfchen- und Kontaktinfektion (Instrumente) oder Inokulation in Wunden. Die Inkubationszeit beträgt 2 bis 7 Tage.

Noch bevor der Hautausschlag sichtbar wird oder gleichzeitig damit, entwickelt sich am weichen Gaumen, an den Gaumenbögen und der Pharyngealschleimhaut, manchmal auch an den Tonsillen (Scharlachangina) ein Enanthem. Die dabei in Erscheinung tretenden feuerroten Flecken und Streifen setzen sich – ähnlich wie beim Exanthem – aus kleinen Pünktchen zusammen. Die Zunge läßt gleichfalls typische Veränderungen erkennen. Im Initialstadium ist sie stark belegt, in schweren Fällen weist der Belag bräunliche Färbung auf. Zunächst erscheint die Zungenoberfläche trocken und aufgesprungen, nach einigen Tagen aber, wenn es zur Epitheldesquamation kommt, vor allem stark gerötet. Die fungiformen Papillen sind dann vergrößert, so daß die Zunge an eine Himbeere erinnert (Himbeerzunge).

Zu den Begleiterscheinungen dieser Infektionskrankheit zählen Lymphknotenentzündungen, die sich bereits in den ersten Tagen der Erkrankung offenbaren. Betroffen werden davon insbesondere die in der Nähe des Unterkieferwinkels sowie an der Vorderfläche des Kopfbeugers lokalisierten Lymphknoten. In schweren Fällen verlaufen die Tonsillitis und Stomatitis mitunter nekrotisch, wodurch das Krankheitsbild der Diphtherie ähnelt. In den entzündeten Lymphknoten kann es zur eitrigen Kolliquation kommen.

10.4.2.2. Masern (Morbilli)

Masern gehören zweifellos zu den verbreitetsten Kinderkrankheiten. Sie werden ausgelöst durch ein auf äußere Reize sehr empfindliches, in der freien Luft aber nicht lebensfähiges Virus. Die Ansteckung erfolgt über Tröpfcheninfektion, direkten Kontakt oder verunreinigte Geräte. Im katarrhalischen Stadium besteht größte Ansteckungsgefahr, während sie sich nach Eintritt des Exanthems schnell verringert. Die Inkubationszeit beträgt 10 bis 15 Tage.

Da man das Enanthem bereits vor dem Exanthem feststellt, gebührt ihm besondere diagnostische Beachtung. Es äußert sich in kleinen, unregelmäßig begrenzten, am harten und weichen Gaumen sowie an den Gaumenbögen lokalisierten Flecken, die in schweren Fällen hämorrhagischen Charakter haben. Die Tonsillen sind vergrößert und gerötet, an der Wangenschleimhaut kommt es zur Bildung der typischen Koplikschen Flecke, kleiner gelblicher Pünktchen, die von einem roten Hof umgeben sind und in sehr unterschiedlicher Anzahl auftreten.

10.4.2.3. Röteln (Rubeola)

Bei den Röteln handelt es sich um eine virusbedingte Infektionskrankheit, die auf dem Wege der Tröpfcheninfektion übertragen wird und eine Inkubationszeit von 14 bis 21 Tagen hat. Gleichzeitig mit den Hauterscheinungen stellt sich ein als roter Fleck manifestiertes Enanthem ein. Kurze Zeit nach der Eruption des Ausschlages kommt es dann zur Schwellung der Lymphknoten im Hinterhaupt- und Nackenbereich. Sie kann sehr ausgeprägt sein und ist von bedeutendem diagnostischen Wert.

10.4.2.4. Windpocken (Varicella)

Hervorgerufen wird die Erkrankung durch einen, dem Zoster-Virus in biologische wie auch antigener Hinsicht ähnlichen Erreger. Er kann durch Inhalation von Tröpfchen oder infizierten Staubkörnchen, ebenso aber durch Kontakt mit Effloreszenzen übertragen werden (Inkubationszeit 10 Tage). Bei dieser Infektionskrankheit stellen sich die Mundhöhlensymptome gewöhnlich erst nach den charakteristischen Hautausschlägen ein, denen sie ähneln. Effloreszenzen zeigen sich an der Schleimhaut des Gaumens, der Zunge sowie der Wangen und Lippen. Allerdings läßt sich das Stadium der Blasen- und Pustelbildung in der Mundhöhle kaum erfassen. Meist beobachtet man rote Erosionen, aus denen sich nach Sekundärinfektion kleine Ulzera entwickeln. Das Kind klagt dann über Schmerzen bei der Nahrungsaufnahme, sein Speichelfluß ist erhöht, und es macht sich Mundgeruch bemerkbar. Mitunter bleibt das Exanthem aber auch völlig aus, so daß leidglich eine Stomatitis erkennbar wird.

10.4.2.5. Vakzineübertragung in die Mundhöhle

Pocken (Variola) sind in Europa infolge der obligatorischen Impfungen eine Seltenheit. Allerdings besteht die Gefahr einer Vakzineübertragung in die Mundhöhle. Ist sie erfolgt, zeigt sich ein dem Hautbefund ähnliches Bild (Abb. 452). Die Blasendecke platzt relativ bald, und es bleibt eine runde, in der Mitte eingezogene, von einem breiten, entzündlichen Saum umgebene Erosion zurück. Aufgrund der außerordentlichen Schmerzhaftigkeit der Affektion verweigert das kranke Kind die Nahrungsaufnahme. Stellen sich derartige Effloreszenzen 6 bis 12 Tage nach der Pockenimpfung ein, liegt der Verdacht auf Vakzineübertragung nahe. In solchen Fällen sind in der Mundhöhle alle chirurgischen Eingriffe kontraindiziert, da sie die Gefahr einer weiteren Übertragung mit sich bringen würden.

10.4.2.6. Diphtherie

Der Erreger dieser Krankheit, das Corynebacterium diphtheriae, kommt in der Mund- und Nasenhöhle vor, im Rachen sowie in den Atemwegen, selten auch im Blut. Äußerst widerstandsfähig gegen Austrocknung, bleibt es in feuchtem Milieu unter normalen Temperaturen über einige Monate virulent. Am häufigsten erfolgt die Ansteckung durch Tröpfcheninfektion, doch schließt das eine direkte Übertragung (Eiter) bzw. Wundinfektion nicht aus. Am gefährlichsten sind Keimträger. Die Inkubationszeit beträgt 2 bis 5 Tage.

Bei der katarrhalischen und lakunären Form der Erkrankung findet sich in der Mundhöhle lediglich eine atypische Stomatitis, die Pseudomembranen bedecken Mundschleimhaut und Lippen. Süßlicher Mundgeruch und auffallend starke Schwellungen der regionalen Lymphknoten sind typische Symptome einer jeden Diphtherie. Charakteristisch für die pseudomembranöse Form ist, daß die Pseudomembranen von den Tonsillen auch auf den weichen Gaumen, die Gaumenbögen und die Uvula übergreifen.

10.4.2.7. Keuchhusten (Pertussis)

Ausgelöst wird Keuchhusten durch den gegen Austrocknung und Lichteinfluß wenig widerstandsfähigen Haemophilus pertussis. Seine Übertragung erfolgt vorwiegend direkt durch Tröpfcheninfektion, gelegentlich auch über Keimträger. Die Inkubationszeit beträgt 7 bis 15 Tage.

Während des katarrhalischen Stadiums finden sich in der Mundhöhle außer einer unspezifischen Stomatitis keine besonderen Veränderungen. Im Krampfstadium kommt es während der Hustenanfälle leicht zu Bißverletzungen durch die unteren Zähne. Am Zungenbändchen bleibt davon mitunter eine Ulzeration (Ulcus sublingualis) zurück (Abb. 452). Die durch Lymphansammlung bedingten Schwellungen der Wangen sowie der Augenlider bestehen manchmal noch längere Zeit nach dem Abklingen der Erkrankung und geben nicht selten Anlaß zu Verwechslungen mit apikalen Ostitiden der oberen Zähne.

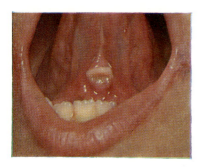

Abb. 452   Ulcus sublingualis bei Pertussis

10.4.2.8. Infektiöse Mononukleose (Pfeiffersches Drüsenfieber)

Es handelt sich dabei um eine Infektionskrankheit, die sowohl bei Kindern als auch bei Erwachsenen auftreten kann und in 80% der Fälle durch das Epstein-Barr-Virus ausgelöst ist. Andere Mononukleosen werden durch das Zytomegalovirus hervorgerufen oder sind unbekannter Ursache. Die Übertragung erfolgt nur durch unmittelbaren Kontakt. Als Inkubationszeit wertet man einen Zeitraum von 5 bis 14 Tagen. Charakterika sind Angina und verhältnismäßig häufig Entzündungen der Mundschleimhaut (ulzeröse, mit hämorrhagischer Gingivitis einhergehende Stomatitis). Eine Vergrößerung der Halslymphknoten und kollaterale Ödeme erschweren manchmal die Diagnose (Lymphonoditis odontogener Ursache).

10.5. Blutkrankheiten

Blutkrankheiten äußern sich im Kindesalter als Störung des roten oder weißen Blutbildes bzw. der Blutgerinnung. Bei den meisten Erkrankungen zeigen sich an der Mundschleimhaut typische Erscheinungen, von denen einige oftmals zu den ersten Erkrankungssymptomen zählen.
Durch richtige Diagnose dieser ersten Anzeichen vermag der Stomatologe viel zur Früherkennung von Blutkrankheiten bei Kindern beizutragen. Er muß mit dieser Problematik aber auch deshalb gut vertraut sein, weil solche Kinder bei der stomatologischen Behandlung der besonderen Fürsorge bedürfen.

10.5.1. Anämien

Bei den Anämien des Kindesalters unterscheidet man zwei große Gruppen:
1. Anämien mit gestörter Erythrozyten- und Hämoglobinbildung.
2. Anämien mit erhöhtem Erythrozytenverlust.
Ursache der gestörten Erythrozytenbildung kann entweder eine primäre Erkrankung des Knochenmarks (bekannter bzw. unbekannter Ursache) sein oder eine Beeinträchtigung seiner Funktion. So vermag beispielsweise auch ein akuter Mangel an den für den Aufbau der roten Blutkörperchen notwendigen Substanzen, wie beispielsweise das Fehlen von Eisen (hypochrome Anämie), Vitamin B_{12}, Intrinsic-Faktor oder Folinsäure (Megaloblastenanämie), gleichfalls die Erythrozytenbildung zu beeinträchtigen.
Erhöhter Blutverlust kann sowohl extravaskulär (akute und chronische posthämorrhagische Anämien) als auch intravaskuläre (angeborene oder erworbene hämolytische Anämie) bedingt sein. Von den angeborenen hämolytischen Anämien beobachtet man im Kindesalter am häufigsten die hereditäre Sphärozytose sowie die Minkowski-Schauffardsche Anämie.
Diese und einige andere angeborene Anämien können mit angeborenen Skelettanomalien verbunden sein, beispielsweise mit Schädeldeformitäten, gotischem Gaumen, Zahnanomalien oder verzögerter Dentition. Die erworbenen hämolytischen Anämien verlaufen entweder akut oder chronisch und unterscheiden sich weder in ihrem klinischen Bild noch in der Anamnese von den angeborenen hämolytischen Anämien.
Postinfektiöse Anämien mit schwerem Verlauf sind gerade bei Kindern nicht selten.
Oraler Befund: Bei allen Anämien beobachtet man charakteristische Erscheinungen an der Mundschleimhaut. Kardinalsymptom ist eine auffällige Blaßheit der Schleimhaut, insbesondere der Gingiva. Es können aber auch anguläre Stomatitiden auftreten, die schmerzhaften Rhagaden ähneln, ebenso Glossitiden sowie eine Atrophie der Zungenpapillen.
Diese Symptome sind besonders typisch für schwere sideroprive und megaloblastische Anämien, die im Kindesalter allerdings sehr selten vorkommen. Weitere Anzeichen

einer vorliegenden Anämie können Dysphagien und Verdauungsstörungen sein, manchmal auch Geschmacksstörungen, verbunden mit dem Bedürfnis nach außergewöhnlich scharfen Speisen, in anderen Fällen unangenehme oder brennende Zungenempfindungen, insbesondere nach gewürzten Speisen.
Neben dem roten ist mitunter auch das weiße Blutbild gestört. Diskrepanzen bezüglich der Thrombozyten sind möglich, beispielsweise bei aplastischer Anämie, Knochenmarkhemmungen oper megaloblastischen Anämien. Außer auffallender Blässe der Schleimhaut zeigen sich dann Blutungserscheinungen (Petechien, Ekchymosen, Zahnfleischbluten) oder eine Neigung zu Schleimhautentzündungen.
Bei Anämien vom hämolytischen Typ kann die Blaßheit der Schleimhaut durch eine ikterische Verfärbung überdeckt sein, die auf dem weichen Gaumen am auffälligsten ist.
Ob es gelingt, nicht nur die pathologischen Mundhöhlenbefunde, sondern auch die Anämie zum Abklingen zu bringen, hängt in erster Linie vom Erfolg der allgemeinen medizinischen Behandlung ab, die auf die pathogenetische Ursache der Anämie ausgerichtet werden muß.

10.5.2. Verminderung und Vermehrung der Leukozyten

Unter den Erkrankungen des weißen Blutbildes kommt bei Kindern der Agranulozytose und der Leukämie vorrangige Bedeutung zu. Bei ersterer ist die Gesamtzahl der Granulozyten herabgesetzt, während für letztere die Anwesenheit unreifer und atypischer Zellen des peripheren Blutes, deren Ansammlung im Knochenmark sowie ihre Infiltration in die Organe typisch sind.

10.5.2.1. Agranulozytose

Bei der Agranulozytose handelt es sich um eine Krankheit, die von einem erheblichen Rückgang oder vom völligen Fehlen der Granulozyten im peripheren Blut charakterisiert wird. Die Folge ist eine herabgesetzte Abwehrlage bei Infektionen, wodurch die akute Gefahr einer Sepsis bedingt ist. Außerordentlich selten kommt die chronisch verlaufende, angeborene bzw. konstitutionelle Form dieser Erkrankung vor. Ursache der erworbenen akuten oder chronischen Form können infektiöse Einflüsse sein, Hemmungen oder anaphylaktische Reaktionen auf verschiedene Medikamente (Sulfonamide, Chloramphenikol, Antiepileptika, Amidopyrin, Zytostatika u. a.), aber auch Strahlenschäden oder andere Blutkrankheiten. Des weiteren sind Fälle unbekannter Ursache bekannt – die sogenannten idiopathischen Formen.
Häufiger als die totalen Agranulozytosen treten leichtere Fälle auf, verbunden mit dem Rückgang der neutrophilen Granulozyten (Neutropenie), mitunter auch vergesellschaftet mit einer Reduzierung der Leukozyten im peripheren Blut (Leukopenie).
Oraler Befund: Das vorherrschende Symptom in der Mundhöhle ist – außer der Plaut-Vincentschen Angina – eine nekrotisierende Gingivitis (Acute Necrotizing Ulcerative Gingivitis (ANUG)) ohne Entzündungsreaktionen in der Umgebung. Die Nekrose kann allerdings von der Gingiva auch auf die übrige Mundschleimhaut übergreifen (Stomatitis ulcero-necroticans). Daß derartigen Nekrosen ein Entzündungssaum fehlt, zeugt von der verminderten Abwehrfähigkeit des Organismus (Abb. 453).
Der Gewebezerfall kann auch auf die Hartsubstanzen übergreifen, in seltenen Fällen kommt es zur Noma. Reaktionen der submandibulären Lymphknoten fehlen in der

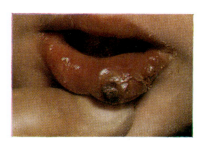

Abb. 453 Veränderungen der Unterlippe bei Agranulozytose

Regel oder sind nur gering, die Gingiva neigt zu Blutungen. Intensive Schmerzen erschweren den Kindern sowohl die Nahrungsaufnahme als auch das Sprechen; es liegt starker Foetor ex ore vor. Im Verlauf der Agranulozytose beobachtet man häufig Soor der Mundschleimhaut mit unterschiedlicher Ausdehnung.
Ziel der Behandlung ist die Ausschaltung des auslösenden Agens und das Vermeiden eines schweren Erkrankungsverlaufs mit Komplikationen. Als Therapie empfehlen sich Gaben wirksamer Antibiotika in ausreichender Dosierung, Transfusionen von Frischblut oder Leukozyten, ergänzt durch unterstützende Allgemeinbehandlung und lokale Maßnahmen.

10.5.2.2. Leukämie (Hämoblastosen)

Die Leukämie zählt neben der Anämie zu den bei Kindern wichtigsten und häufigsten Bluterkrankungen. Klinisch wie auch hämatologisch werden zwei Gruppen unterschieden: die akuten bzw. blastischen Leukämien sowie die chronische Leukämie. Die meisten im Kindesalter auftretenden Leukämien verlaufen allerdings akut. In Abhängigkeit vom Vorhandensein atypischer Zellen läßt sich zwar eine Einteilung in undifferenzierte, myeloblastische, lymphoblastische und monozytäre Formen vornehmen, doch ist die eindeutige Klassifizierung meist sehr schwierig.
Die Krankheit tritt bei Kindern am häufigsten zwischen dem 2. und 5. Lebensjahr in Erscheinung. Durch intensive Kombinationstherapie mit Kortikoiden, Zytostatika und Bluttransfusionen können die kleinen Patienten heute durchschnittlich über $1^1/_2$ bis 2 Jahre am Leben erhalten werden, einige auch über mehrere Jahre. Von den chronischen Leukämien kommt bei Kindern nur die chronische myeloische Leukämie vor (chronische Myelose). Sie macht etwa 5% aller Leukämien aus und zeigt sich meist erst in der Präpubertät oder Pubertät, seltener bei jüngeren Kindern. Deren Überlebenschance ist dann in der Regel auch geringer, während sie für die älteren mit durchschnittlich $3^1/_2$ bis 4 Jahren angegeben wird.
Oraler Befund: Zu den ersten leukämischen Erscheinungen in der Mundhöhle zählen die marginale Gingivitis mit bemerkenswerter Blutungsbereitschaft und auffällig vergrößerte, auf Berührung schmerzhaft reagierende Drüsen (Abb. 455).
Auf lokale Behandlung spricht diese Form der Gingivitis nicht an, im Gegenteil, meist verschlimmert sie sich, um schließlich in eine ulzerierende Stomatitis mit charakteristischem Fäulnisgeruch überzugehen. Erst in einem späteren Stadium der Erkrankung kommt es dann zur produktiv-entzündlichen Gingivitis, die mitunter ein solches Ausmaß erreichen kann, daß die Zahnkronen völlig verdeckt sind. Dann handelt es sich nicht mehr um eine produktive Entzündung, sondern bereits um eine blastomatöse Wucherung. Ulzeröser Zerfall der Gingiva, mitunter auch der übrigen Gewebe der Mundschleimhaut, und zwar häufig an sehr umfangreichen Flächen, charakterisieren das Endstadium der Erkrankung.

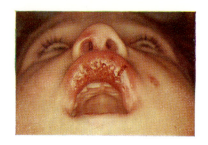

Abb. 454   Cheilitis bei Leukose

Die Oberfläche der Geschwüre ist in der Regel schmutzig grau, mitunter von nekrotischen Schleiern bedeckt. Kennzeichnend für den Verlauf der beschriebenen Stomatitis ist die bemerkenswerte Schleimhautblutung. Hyperplastische Gingivitiden anderer Ätiologie bluten meist nur wenig. Die im Verlauf der Erkrankung einsetzende Destruktion des interalveolären Knochens läßt im Röntgenbild den Knochenabbau deutlich sichtbar werden. Beschrieben wurde in diesem Zusammenhang auch eine Osteoporose der Kieferknochen.
Die regionalen Halslymphknoten sind bei Veränderungen der Mundschleimhaut durch Sekundärinfektion vergrößert und schmerzhaft. Die Vergrößerung der Lymphknoten ist im allgemeinen generalisiert, dabei nicht schmerzhaft und ohne Reaktion auf die anliegende Haut. Bei gleichzeitiger Infiltration der Speichel- und Tränendrüsen entwickelt sich das typische Bild des MIKULICZ-Syndroms.
Daß der Stomatologe durch Hämoblastosen bedingte Mundhöhlenveränderungen erkennt, ist außerordentlich wichtig, da sie mit die ersten sichtbaren Symptome der Erkrankung sind. Sie bleiben aber über die gesamte Zeit bestehen und können in den terminalen Phasen sehr unangenehme subjektive Beschwerden verursachen.
Ohne Blutuntersuchung ist es am Anfang der Erkrankung außerordentlich schwierig, die beginnende leukämische Gingivitis von anderen Entzündungen des Zahnfleisches zu unterscheiden. Alle Gingivitiden bei Kindern, die sich durch länger dauernden Verlauf, bemerkenswerte Blutungsbereitschaft und unverhältnismäßig vergrößerte, schmerzhafte submandibuläre Lymphknoten auszeichnen, ebenso schwere, ulzerierende Stomatitiden sollten deshalb umgehend zur Blutuntersuchung überwiesen werden. Bei den chronischen Myelosen stellen sich die beschriebenen Veränderungen in der Regel erst nach dem Übergang der chronischen Form in die akute Phase ein, ebenso bei den sehr selten vorkommenden chronischen Formen im Säuglingsalter. Der Verlauf und das klinische Bild letzterer ähneln der akuten Form, doch ist das hämatologische Bild unterschiedlich.

10.5.3. Blutungsübel

Bei den Blutungsübeln lassen sich im wesentlichen drei Arten unterscheiden:
1. Koagulopathien mit einem Mangel an Plasmawirkstoffen;
2. Thrombozytopenie und Thrombozytopathie mit verminderter Zahl oder qualitativen Veränderungen der Blutplättchen;
3. Vaskulopathien mit isolierten Störungen der Gefäßwände.

Außerdem gibt es Kombinationen der verschiedenen Störungen. Die Blutungsübel äußern sich entweder spontan oder nach Traumen bzw. chirurgischen Eingriffen. Um den vorliegenden Zustand richtig einschätzen zu können, sind anamnestische Analysen und detaillierte klinische Untersuchungen unerläßlich. Man beurteilt den

Charakter sowie die Umgebung der Blutung und stellt Funktionsstörungen fest, die durch die Blutung bedingt sind. Die exakte Diagnose und Therapie muß sich dann aber auf detaillierte Laboratoriumsuntersuchungen stützen.

10.5.3.1. Hämophilie

Von den angeborenen Koagulopathien kommt die Hämophilie am häufigsten vor. Erste Anzeichen zeigen sich mitunter schon im ersten Lebensjahr, häufiger jedoch im Vorschulalter. Neben Blutungen in die Gelenke, Muskeln und das Unterhautgewebe, in den Ernährungs- und Urogenitaltrakt sowie Nasenbluten treten häufig schwer stillbare Blutungen nach feinen Verletzungen in der Mundhöhle auf. Typisch sind auch anhaltende Blutungen beim Durchbruch von Zähnen wie auch bei der Exfoliation von Milchzähnen. Es handelt sich dabei um Blutungen des resorbierenden Granulationsgewebes, das durch den sich bewegenden Zahn gereizt wird. In solchen Fällen besteht die Gefahr der Entwicklung umfangreicher Hämatome, die zur fauligen Kolliquation neigen. Extraktionsblutungen können jedoch auch noch längere Zeit nach dem Eingriff eintreten, sie dauern lange und lassen sich durch Kompression kaum stillen. Blutungen nach Operationen und Traumen haben bei hämophilen Kindern den Charakter einer Spätblutung mit großen Hämatomen in der Wunde (Abb. 455). Durch ähnliche Blutungserscheinungen werden jedoch auch erworbene Koagulationsstörungen charakterisiert, für die in der Regel der Verlust einiger Koagulationsfaktoren kennzeichnend ist (beispielsweise bei Lebererkrankungen, Urämie, Blut- und Geschwulsterkrankungen).

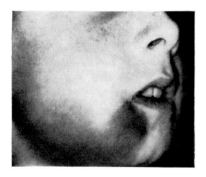

Abb. 455 Unterhautblutungen nach Zahnextraktion bei hämophilem Patienten

10.5.3.2. Thrombozytopenie

Hauptmerkmal sowohl der Thrombozytopenien als auch Thrombozytopathien sind Unterhautblutungen in Form von Petechien, flächenhafte Blutergüsse und Ekchymosen, aber auch Blutungen der sichtbaren Schleimhäute, insbesondere Nasen- und Gingivablutungen, gastrointestinale Blutungen und Gebärmutterblutungen. Ansonsten können derartige Blutungen jedes Organ befallen. Nach der Extraktion von Zähnen beginnt die Blutung meist sofort, hält dann aber einige Stunden an. Mitunter kann sie durch Kompression zum Stillstand gebracht werden. In der Regel sind postoperative Blutungen weniger schwer als Blutungen bei Koagulationsstörungen, was so abhängig ist vom Grad des eingetretenen Blutplättchenverlustes bzw. der Art der vorliegenden Funktionsstörung. Zu dieser Gruppe zählen unter anderem Thrombozytopenien unbekannter Ursache, idiopathische (Morbus Maculosus WERLHOFFI) sowie sekundäre postinfektiöse Thrombozytopenien. Bei den Thrombozytopathien handelt es sich meist um angeborene Blutungszustände, die sich in verschiedener Intensität bereits im frühesten Kinedsalter manifestieren können. Mitunter entdeckt man erst durch die unstillbare Blutung nach einem chirurgischen Eingriff, daß eine Blutkrankheit vorliegt.

10.5.3.3. Vaskulopathien

Sie werden bedingt durch eine Verletzung der Gefäßwände, insbesondere der Kapillaren, wofür eine Reihe von Einflüssen verantwortlich sein kann. Angeborene Störungen kleiner Gefäße, die zur Entstehung von Teleangiektasien an Prädilektionsstellen führen können (hereditäre hämorrhagische Teleangiektasie; Morbus RENDU-OSLER), sind äußerst selten. Feine Angiektasien, am häufigsten an der Wange, den Lippen, der Zunge, der Mund- und Nasenschleimhaut, aber auch in anderen Bereichen weisen darauf hin. Nach Verletzungen der Gefäßwände oder Ruptur kann es insbesondere in höherem Alter zu Blutungen kommen, wenn die Angiektasien zunehmen.

Bei Kindern hingegen ist die anaphylaktische Purpura (Morbus SCHÖNLEIN-HENOCH) mit dem charakteristischen Bild der Hautpurpura vor allem an den unteren Extremitäten eine häufige Erkrankung; Gelenkbeschwerden (Schmerzen und Schwellungen), Bauch- und Nierenbeschwerden sind dafür typisch.

Im Rahmen ärztlicher Untersuchungen ist in solchen Fällen nach Allergenen mikrobieller Ursache zu suchen, denn es handelt sich um eine allergische Reaktion auf bestimmte Medikamente und Lebensmittel. Die örtlichen Infektionsherde in der Mundhöhle sind auszuschalten. Bei bakteriell- oder virusbedingten Erkrankungen kann eine vaskuläre Purpura auch durch toxische Einwirkung auf die Zellwände ausgelöst werden, insbesondere bei vorliegender Sepsis. Zur vaskulären Purpura kann es jedoch auch aufgrund einer Überempfindlichkeit kommen, nach toxischen Einwirkungen oder einer medikamentösen Behandlung. Das charakteristische Bild der Purpura bei Scorbut wurde bereits im Kapitel über die Avitaminosen beschrieben (s. IV. 10.3.).

Grundsätzliche Bedeutung für die Bewältigung akuter Blutungen haben immer die lokale Untersuchung und die notwendige Allgemeinbehandlung. Die Substitutionstherapie wie auch die übrige medikamentöse Behandlung hängen ganz von der Art der Krankheit und vom Verlauf der Blutung ab. In jedem Falle müssen Kinder mit derartigen Erkrankungen vor jedem größeren chirurgischen Eingriff in der Mundhöhle hospitalisiert und darauf vorbereitet werden.

10.6. Erkrankungen des Knochenskeletts

Bei Systemerkrankungen des Knochenskeletts werden meist auch die Zähne in Mitleidenschaft gezogen, vor allem dann, wenn die Störung bereits intrauterin oder im frühen Kindesalter erfolgte. Nicht selten ist der Gebißbefund Hauptmerkmal einer ansonsten zunächst kaum auffallenden Erkrankung des Knochensystems und insofern von bedeutendem diagnostischen Wert. Andererseits weist er später oft als einziges Symptom auf eine überstandene Knochenerkrankung hin, weil der Knochen eine ausgeprägte Regenerationsfähigkeit besitzt, während Entwicklungsschäden der Zähne nicht mehr zu beheben sind.

Stomatologische Gesichtspunkte lassen eine Einteilung der Knochenerkrankungen in drei Gruppen zweckmäßig erscheinen: 1. Pränatal bedingte Störungen, gekennzeichnet durch schwere Gebiß- und Kieferveränderungen (Anodontie, Formbildungsfehler der Zähne und Entwicklungsanomalien der Kiefer). 2. Unmittelbar nach der Geburt einsetzende Störungen, die hauptsächlich Strukturanomalien der Zahnhartsubstanzen, Entwicklungsstörungen, Verzögerungen des Zahndurchbruchs und gestörte Bißlage verursachen. 3. Später auftretende Störungen, die vor allem Struktur- und Formanomalien der Kiefer zur Folge haben, während die Zahnhartsubstanzen unverändert bleiben. Als sekundäre Erscheinungen stellen sich später Anomalien der Zahnstellung ein.

Zu den Erkrankungen der ersten Gruppe zählen Chondrodystrophia foetalis, Dysostosis cleidocranialis, Osteogenesis imperfecta, Osteopetrosis und Gargoylismus. Als für sie typisch gelten die primär gestörte Osteogenese und deutlich ausgeprägte, überwiegend irreparable Veränderungen an den Zähnen und Kiefern. Schließlich ist hier auch die sehr seltene Progenie (Morbus Hutchinson-Gilford) anzuführen.

10.6.1. Chondrodystrophia foetalis (Achondroplasie)

Diese Krankheit beruht auf einer Störung der enchondralen Ossifikation. Hauptsymptome sind kurze, deformierte Extremitäten bei normaler Rumpflänge und beträchtlicher Kopfgröße (Abb. 456). Oral eruiert man häufig Formanomalien der Zähne, Oligodontie sowie Entwicklungs- und Durchbruchsverzögerungen. Die atypische Lage der Zahnkeime verursacht Retentionen, außerdem liegen stets durch Größendisharmonien der Kiefer bedingte Gebißanomalien vor. Der Oberkiefer ist unterentwickelt, der Unterkiefer hingegen von normaler Größe, zwischen Kopf- und Gesichtsschädel besteht gleichfalls ein Mißverhältnis, die Nasenwurzel wirkt eingezogen.

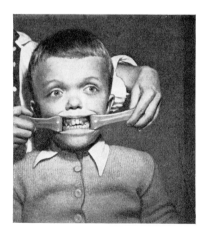

Abb. 456 Chondrodystrophia foetalis

10.6.2. Dysostosis cleidocranialis

Hierbei handelt es sich um eine Entwicklungsstörung des Bindegewebes, die sich in Aplasie der Schlüsselbeine und unvollständiger Ossifikation der Schädelknochen äußert (Abb. 457). Überzählige Zähne (Hyperodontie) behindern mitunter den Durch-

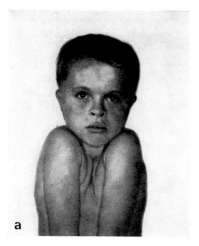 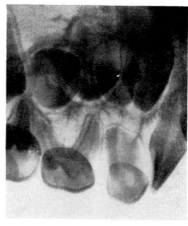

Abb. 457 Dysostosis cleidocranialis (a) und Retention der Zähne (b)

bruch der normalen. Aus der sich nur langsam vollziehenden Entwicklung der Schädelknochen resultiert verspätete Zahnentwicklung. Neben hypoplastischen Kieferhöhlen beobachtet man auch Spalten und gotische Gaumen.

10.6.3. Osteogenesis imperfecta

Kennzeichnend dafür ist die ungenügende Ablagerung von Mineralsalzen in das sich bildende Knochengewebe, erhöhte Fragilität und Knochendeformationen sind die Folge. Man kennt zwei Formen der Krankheit: die Osteogenesis imperfecta congenita (VROLICK) und die Osteogenesis imperfecta tarda (LOBSTEIN). Erstere wird prognostisch ungünstig beurteilt. Schwere pathologische Veränderungen an den Zähnen wie auch an den Kieferknochen zeigen sich besonders bei der kongenitalen Form der Erkrankung. Übereinstimmend mit der Beschaffenheit des übrigen Knochenskeletts, ist die Kompakta dünn, die Spongiosa von netzförmiger Struktur. An den Zähnen sind hauptsächlich die mesodermalen Gewebeabkömmlinge betroffen, es kommt zur Dentinogenesis imperfecta und zu Verzögerungen in der Zahnentwicklung.

10.6.4. Gargoylismus (Dysostosis multiplex)

Hervorgerufen durch eine Störung der enchondralen sowie der periostalen Ossifikation, bewirkt die Krankheit einerseits Skelettveränderungen, andererseits die Ablagerung von Glykoproteiden in den Zellen des Zentralnervensystems wie auch in den parenchymatösen Organen (Abb. 458). An den Weichteilen manifestieren sich auffallende Veränderungen. Die Lippen wirken wie aufgedunsen, der ganze Mund erscheint übermäßig groß, die aus der Mundhöhle ragende Zunge ist gleichfalls vergrößert. Zu den charakteristischen Merkmalen gehören ferner ein von der Makroglossie verursachter offener Biß sowie die stets mit dem Krankheitsbild vergesellschaftete, durch Mundatmung und schlechte Mundhygiene bedingte hyperplastische Gingivitis. Der verspätete Zahndurchbruch entspricht der allgemeinen Entwicklungsverzögerung, der Kariesbefall ist meist hoch.

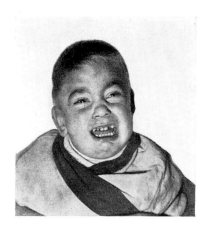

Abb. 458 Gargoylismus

10.7. Hautkrankheiten

Vornehmlich an der Mundschleimhaut zu beobachten sind Symptome folgender Hautkrankheiten: Erythema exsudativum multiforme, Pemphigus vulgaris, Epidermolysis bullosa hereditaria, Lichen ruber planus, Erythematodes und Sklerodermie. Obwohl sie bei Kindern nur selten vorkommen, muß der Kinderstomatologe ihr klinisches Bild genau kennen, denn oft sind die Mundschleimhautveränderungen die ersten oder gar einzigen Anzeichen der Krankheit, also entscheidend dafür, ob der Patient rechtzeitig einer fachärztlichen Behandlung zugeführt wird. Die eigentliche Diagnose obliegt dem Dermatologen.

Der an der Mundschleimhaut zu ermittelnde klinische Befund kann bei Hautkrankheiten sehr mannigfaltig sein. Diagnostisch sollte man deshalb zunächst jene Krankheiten ausschließen, denen man am häufigsten begegnet, also Stomatitis herpetica, ulcerosa und aphthosa sowie Periadenitis mucosa. Differentialdiagnostisch ist an Erscheinungen verschiedener Systemerkrankungen und Allergien zu denken. Besteht jedoch Verdacht auf eine Hautkrankheit, muß darauf sowohl bei der anamnestischen Erhebung als auch bei der klinischen Untersuchung besonders geachtet werden. Isoliert an der Mundschleimhaut auftretende Symptome von Hautkrankheiten sind sehr selten. In solchen Fällen ermöglichen lediglich histologische Untersuchungen eine exakte Diagnose. Von den vielfältigen Mundschleimhautveränderungen, die bei Hauterkrankungen auftreten können, gestatten nur zwei Merkmale eine gewisse diagnostische Orientierung. Es sind dies einerseits weiße Flecke, bei denen es sich im wesentlichen um Verhornungsstörungen der Schleimhaut handelt (Hyperkeratosen, Parakeratosen und Akanthosen) und andererseits Erosionen, evtl. durch Ulzera bedingt, die durch Zerreißen der Blasendecke entstehen. Zur ersten Gruppe zählen hauptsächlich der Lichen ruber planus und der Erythematodes, während Erosionen oder Ulzera vorwiegend als Symptome des Erythema exsudativum multiforme, des Pemphigus vulgaris bzw. der ihr ähnelnden, prognostisch aber günstigeren Epidermolysis bullosa hereditaria gelten. Zu Veränderungen an der Mundschleimhaut sowie an den Lippen kann es aber auch bei ekzematischen Erkrankungen kommen.

Unter die mit Mundhöhlensymptomen einhergehenden Hautkrankheiten ist ferner die Sklerodermie einzureihen, die ansonsten zu den Kollagenosen gerechnet wird. Es handelt sich dabei um eine progressive, durch Vermehrung des Kollagens und Verlust der Elastizität hervorgerufene Hautverhärtung, die letzten Endes zur Atrophie führt. Die Erkrankung beginnt meist im Gesicht (Abb. 459); die Lippen werden

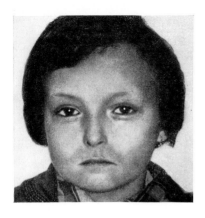

Abb. 459   Klinisches Bild bei Sklerodermie

fest und die Mundöffnung verkleinert sich, bis der Mund schließlich offenbleibt und die Öffnungsbewegung unmöglich wird. An der Mundschleimhaut machen sich atrophische Veränderungen bemerkbar, ihre Widerstandsfähigkeit gegenüber physikalischen und infektiösen Einflüssen läßt nach, so daß es leicht zur Bildung umfangreicher Geschwüre kommt. Infolge der behinderten Mundöffnung ist auch die stomatologische Behandlung des Patienten beträchtlich erschwert. Dem Kinderstomatologen obliegen die Aufrechterhaltung der Mundhygiene sowie stomatologisch-therapeutische Maßnahmen nach den für die Stomatitiden gültigen Grundsätzen, während die Behandlung der Hautkrankheit in die Hand des Dermatologen gehört und weitgehend kausal orientiert sein sollte.

Literaturverzeichnis

I. Teil – Allgemeine Grundlagen

Kapitel 1–3

ADLER, P.: Die Chronologie der Gebißentwicklung. In: ,,Zahn-, Mund- und Kieferheilkunde im Kindesalter". Berlin 1967.
ALEXANDER, S. A., and SWERDLOFF, M.: Mucopolysaccharide activity during human deciduous root resorption. Arch. Oral Biol. 24 (1979): 735–738.
ANNEROTH, G., and MODEER, TH.: Odontogenic tumor: a factor in noneruption. J. Dent. Child. 49 (1982): 41–43.
BAUER, P., BINDER, K., HUSINSKY, I., KLEINERT, W., KÜNZEL, W., SCHREIBER, V., ÜBERHUBER, C. W., WESTPHAL, G., und WOHLZOGEN, F. X.: Berechnung des durchschnittlichen posteruptiven Zahnalters aufgrund der Ergebnisse von Querschnitterhebungen. Zahn-, Mund- u. Kieferheilk. 66 (1978): 227–241.
DARLING, A. I., and LEVERS, B. G. H.: The pattern of eruption of some human teeth. Arch. oral Biol. 20 (1975): 89.
DEBROT, A.: Time interval between the eruption of homologous teeth. J. dent. Res. 48 (1969): 291.
DORSCH, C.: Biostatistischer Nachweis der verzögerten Dentition des permanenten Gebisses beim Spaltträger. Stomat. DDR 28 (1978): 691–694.
FASS, E. N.: A chronology of growth of the human dentition. J. Dent. Child. 36 (1969): 17.
FUCHS, M., und WINTER, K.: Die Akzeleration und ihre Bedeutung für die Gesellschaft. Zschr. ärztl. Fortbild. 67 (1973): 1135–1145.
GABKA, J.: War das Zahnen eine echte Krankheit? Quintessenz 24 (1973): 163.
GRIVU, O., ARDELEANU, M., und MECHER, E.: Les variations biorythmiques de l'éruption des dents temporaires (Biorhythmische Variationen beim Durchbruch der Milchzähne). Bull. internat. rech. sc. stomat. 15 (1972): 193–206.
HELM, S., and SEIDLER, B.: Timing of permanent tooth emergence in Danish children. Community Dent. Oral Epidemiol. 2 (1974): 122–129.
JOHNSON, D. C.: Prevalence of delayed emergence of permanent teeth as a result of local factors. J. Amer. Dent. Ass. 94 (1977): 100–106.
KÜNZEL, W.: Querschnittsvergleich mittlerer Eruptionstermine permanenter Zähne bei Kindern in fluorarmen und kariesprotektiv optimierten Trinkwassergebieten. Stomat. DDR 26 (1976): 310–321.
–, und ARNOLD, W.: Zum Einfluß interner Fluoridaufnahme auf den Durchbruch der Milchzähne. Zahn-, Mund-, Kieferheilk. 65 (1977): 168–175.
LUNT, R. C., and LAW, D. B.: A review of the chronology of calcification of deciduous teeth. J. Amer. Dent. Ass. 89 (1974): 599–606.
–: A review of the chronology of eruption of deciduous teeth. J. Amer. Dent. Ass. 89 (1974): 872–879.
MAGNUSSON, B.: Tissue changes during molar tooth eruption. Publications of the Umeå Research Library. Umeå 1968, Series 2, Nr. 13.
MILLER, J., HOBSON, P., and GASKELL, T. J.: A serial study of the chronology of exfoliation of deciduous teeth and eruption of permanent teeth. Arch. oral Biol. 10 (1965): 805–818.
ORNER, G.: Eruption of Permanent Teeth in Mongoloid Children and Their Sibs. J. Dent. Res. 52 (1973): 1202.

Poppe, B.: Moderne Aspekte der ersten Dentition. Stomat. DDR **31** (1981): 107–117.
Rosen, A. A., and Baumwell, J.: Chronological development of the dentition of medically indigent children: a new perspective. J. Dent. Child. **48** (1981): 437–442.
Schroeder, H. E.: Orale Strukturbiologie. Stuttgart 1976.
–, and Listgarten, M. A.: Fine structure of the developing epithelial attachment of human teeth. München, Paris, London, New York und Sydney 1977, 2. verb. Aufl., Monographs in developmental biology, Vol. 2.
Sicher, H., and Bhaskar, S. N.: Orbanś Oral Histology and Embryology. St. Lois 1972, 7. Aufl.

Kapitel 4–8

Album, M. M.: Ectodermal dysplasia – a crown and bridge approach in treatment technique. J. Int. Ass. Dent. Child. **11** (1980): 53–61.
Antalovská, Z., Suchá, J., und Skalská, H.: Einfluß des Zeitfaktors auf Veränderungen der Zahnhartsubstanzen durch Tetrazykline. Dtsch. zahnärztl. Zschr. **25** (1970): 247–251.
Archard, H. O., und Witkop, C. J.: Hereditary hypophosphatemia (vitamin D-resistant rickets) presenting primary dental manifestations. Oral surg. med. path. **22** (1966): 184–193.
Bean, L. R., and King, D. R.: Pericoronitis: its nature and etiology. J. Amer. dent. Ass. **83** (1971): 1074.
Burke, F. J. T., and Frame, J. W.: The effect of irradiation on developing teeth. Oral surg. med. path. **47** (1979): 11–13.
Chow, M. H.: Natal and neonatal teeth. J. Amer. Dent. Ass. **100** (1980): 215–216.
Eriksen, H. M., Jemtland, B., Finckenhagen, H. J., and Gjermo, P.: Evaluation of extrinsic tooth discoloration. Acta Odont. Scand. **37** (1979): 371–375.
Fejerskov, O., Thylstrup, A., and Larsen, M. J.: Clinical and structural features and possible pathogenic mechanisms of dental fluorosis. Scand. J. dent. Res. **85** (1977): 510–534.
Gardner, D. G., and Sapp, J. P.: Regional odontodysplasia. Oral Surg. **35** (1973): 351.
Grahnen, H., Holm, A. K., Magnusson, B., and Sjölin, S.: Mineralisation defects of the primary teeth in intra-uterine undernutrition. Caries Res. **6** (1972): 224–228.
Jorgenson, R. J., and Warson, R. W.: Dental abnormalities in the tricho-dento-osseous syndrome. Oral surg. med. path. **36** (1973): 693.
Kockapan, C., und Wetzel, W.-E.: Elektronenmikroskopische Untersuchungen am kariösen Schmelz bei Dentinogenesis imperfecta. Dtsch. zahnärztl. Z. **36** (1981): 677–683.
Künzel, W., und Runkel, F.: Zur Kenntnis tetrazyklinbedingter Zahnverfärbungen. Zahnärztl. Welt/Ref. **66** (1965): 799.
McLarty, E. L., Giansanti, J. S., and Hibbard, E. D.: X-linked hypomaturation type of amelogenesis imperfecta exhibiting lyonization in affected females. Oral surg. med. path. **36** (1973): 678.
Magnusson, B. O., Norén, J., and Grahnén, H.: Neonatalasphyxia and mineralisation defects of the primary teeth. Swed. Dent. J. **2** (1978): 9–15.
Miller, W. A., and Seymour, R. H.: Odontodysplasia. Brit. Dent. J. **125** (1968): 56.
Moffitt, J. M., Cooley, R. O., Olsen, N. H., and Hefferen, J. J.: Prediction of tetracycline-induced tooth discoloration. J. Amer. Dent. Ass. **88** (1974): 547–552.
Norén, J., Magnusson, B. O., and Grahnén, H.: Mineralisation defects of primary teeth in intrauterine undernutrition. Swed. Dent. J. **2** (1978): 67–72.
Poloczek, S. V.: Die Möglichkeit der Zahnverfärbung nach Doxycyclintherapie bei Säuglingen und Kleinkindern. Z. Allg. Med. **51** (1975): 549–560.
Schienbein, H.: Ein Fall von Chromosomenabberation bei Zahnüberzahl. Zahnärztl. Welt/Ref. **88** (1979): 216–220.
Silvermann, N. E., und Ackerman, J. L.: Oligodontia: A Study of its prevalence and variation in 4032 children. J. dent. Child. **46** (1979): 470–477.
Stahl, A.: Dysplasien im Bereich des Mundes, der Kiefer und der Zähne bei Dysmelie. Dtsch. Zahnärztl. Zschr. **22** (1967): 356.
Sundström, B., Jongebloed, W. L., and Arends, J.: Fluorosed Human Enamel. A SEM Investigation of the Anatomical Surface and Outer and Inner Regions of Mildly Fluorosed Enamel. Caries Res. **12** (1978): 329–338.
Thylstrup, A., and Fejerskov, O.: A scanning electron microscopic and microradiographic study of pits in fluorosed human enamel. Scand. J. Dent. Res. **87** (1979): 105–114.

TRÄNKMANN, J.: Die retardierte Vertikalentwicklung der Prämolaren nach pathologischer Milchzahnresorption. Schweiz. Mschr. Zahnheilk. **89** (1979): 1004–1010.
ULVESTAD, H., LÖKKEN, P., and MJÖRUD, F.: Discoloration of permanent front teeth in 3,157 Norwegian children due to tetracyclines on other factors. Scand. J. Dent. Res. **86** (1978): 147–152.

II. Teil – Organisierte kinderstomatologische Betreuung

Kapitel 1–2

ADLER, P.: Die Epidemiologie der Karies. In: Zahn-, Mund- und Kieferheilkunde im Kindesalter. Berlin 1967.
BARMES, D. E.: Changing patterns in provision of oral care – the time fore prevention. International conference on better child dental health care. in Japan dental association. 1980, 157–161.
BARMES, D. E., and COHEN, L. K.: Evaluating preventive aspects of childrens dental programs. Internat. dent. J. **23** (1973): 358–363.
BEZROUKOV, V.: Structure and types of dental manpower. Internat. Dent. J. **29** (1979): 191–200.
BILLE, J., and THYLSTRUP, A.: Radiographic diagnosis and clinical tissue changes in relation to treatment of approximal carious lesions. Caries Res. **16** (1982): 1–6.
FISCHMAN, S., PICOZZI, A., JULIANO, D., SLAKTER, M., and ENGLISH, J.: Examiner standardization for caries studies. J. dent. Res. **55** (1976): 926–929.
GÄNGLER, P.: Die Bedeutung der Ätiologie der Karies und der Parodontalerkrankungen für die Strategie der Prävention. Zahn-, Mund- u. Kieferheilk. **66** (1978): 383–388.
GALLAGHER, I., FUSSEL, S., and CUTRESS, T.: Mechanism of Action of a Two-Tone Plaque disclosing Agent. J. Periodont. **48** (1977): 395–396.
GREEN, J. C.: Special requirements for longitudinal studies of periodontal disease. Internat. dent. J. **18** (1968): 593–602.
GREEN, J. C., and VERMILLION, J. R.: The simplified oral hygiene index. J. Amer. Dent. Ass. **68** (1964): 7–13.
GRÖNDAHL, H.: The influence of observer performance in radiographic caries diagnosis. Swed. Dent. J. **3** (1979): 101–107.
HAUGEJORDEN, O.: The construction and use of diagnostic standards for radiographic caries incidence scores. Acta Odont. Scand. **35** (1977): 95–102.
HOWAT, A. P., HOLLOWAY, P. J., and BRANDT, R. S.: The effect of diagnostic criteria on the sensivity of dental epidemiological data. Caries Res. **15** (1981): 117–123.
INLGE, J. I., and BLAIR, P.: International Dental Care Delivery Systems. Cambridge, Massachusetts/USA 1978.
KÜNZEL, W.: System der vorbeugenden Kariesbekämpfung. Dtsch. Stomat. **21** (1971): 86–89.
–: Wissenschaftliche Grundlagen der stomatologischen Prävention im Kindesalter. Stomat. DDR **28** (1978): 455–461.
–, und SCHMÖCKER, G.: Die Auswirkungen vernachlässigter Mundhygiene auf Gingivaentzündung und Karieszuwachs im Vorschulalter. Dtsch. Stomat. **20** (1970): 697–705.
LÖE, H.: The Gingival Index, the Plaque Index and the Retention Index System. J. Periodont. **38** (1967): 610–616.
MARTHALER, T. M.: Estimation of Sample Size for Longitudinal Clinical Caries Trials. Helv. Odont. Acta **11** (1967): 168.
MÜHLEMANN, H. R.: Einführung in die orale Präventivmedizin. Bern 1974.
–, and SON, S.: Gingival Sulcus Bleeding – a Leading Symptom in Initial Gingivitis. Helv. odont. Acta **15** (1971), 107–113.
MURRAY, J. J., and SHAW, L.: Classification and prevalence of enamel opacities in the human deciduous and permanent dentition. Arch. oral Biol. **24** (1979): 7–13.
POULSEN, S., HOLM-PEDERSEN, P., and KELSTRUP, J.: Comparison of different measurements of development of plaque and gingivitis in man. Scand. J. Dent. Res. **87** (1979): 178–183.
RAMFJORD, S. P.: The Periodontal Disease Index (PDI). J. Periodont. **38** (1967): 602–610.
RUSSELL, A. L.: The Periodontal Index. J. Periodont. **38** (1967): 585.
RYBAKOW, A. I., und KÜNZEL, W.: Inhalt und Ziel kinderstomatologischer Prävention. Med. aktuell **3** (1977): 523–525.

SCHWARTZ, R. S., and MASSLER, M.: Tooth Accumulated Materials: A Review and Classification. J. Periodont. **40** (1969): 407.
SLAKTER, M. J., JULIANO, D. B., and FISCHMAN, ST. L.: Estimating Examiner Consistency with DMFS Measures. J. Dent. Res. **55** (1976): 930–934.
SMITH, V. O., and O'MULLANE, D. M.: Use of sequential analysis in clinical trials of caries prophylactic agents. J. Dent. Res. **56** (1977): 112–115, Spec. Iss. C.

Kapitel 3

AASENDEN, R., and PEEBLES, T. C.: Effects of fluoride supplementation from birth on dental caries and fluorosis in teenaged children. Arch. oral Biol. **23** (1978): 111–115.
ADAIR, S. M., and WEI, S. H. Y.: Supplemental fluoride recommendations for infants based on dietary fluoride intake. Caries Res. **12** (1978): 76–82.
BACKER DIRKS, O., KÜNZEL, W., and CARLOS, J. P.: Caries-preventive water fluoridation. Caries Res. **12** (1978): 7–14 (Suppl. 1).
BÁNOCZY, J.: Zuckerersatzstoffe in der Kariesprävention. Zahn-, Mund-, u. Kieferheilk. **67** (1979): 339–345.
BANTING, D. W., and STAMM, J. W.: The effect of age and length of residence in a fluoridated area on root surface fluoride concentration. J. Clin. Prev. Dent. **1** (1979): 7–10.
BERKOWITZ, R. J., JORDAN, H. V., and WHITE, G.: The early establishment of streptococcus mutans in the mouth of infants. Arch. oral biol. **20** (1975): 121–124.
BIBBY, B. G.: Dental Caries. Caries Res. **12** (1978): 3–6 (Suppl. 1).
BINDER, K., DRISCOLL, W. S., and SCHÜTZMANNSKY, G.: Caries-Preventive Fluoride Tablet Programs. Caries Res. **12** (1978): 22–30 (Suppl. 1).
BIRKELAND, J. M., and TORELL, P.: Caries-preventive fluoride Mouthrinses. Caries Res. **12** (1978): 38–51, Suppl.
BOEVER, J. DE, und MÜHLEMANN, H. R.: Radiotelemetrische Bestimmung der oralen Fluorclearance nach lokalen Fluorapplikationen. Schweiz. Mschr. Zahnheilk. **80** (1970): 225.
BOROWSKIJ, E. V., und LEUS, P. A.: Karies der Zähne. Moskau 1979.
BRUDEVOLD, F., and NAUJOKS, R.: Caries-Preventive Fluoride Treatment of the Individual. Caries Res. **12** (1978): 52–64 (Suppl. 1).
CARLSSON, J., GRAHNEN, H., and JONSSON, G.: Lactobacilli and Streptococci in the Mouth of Children. Caries Res. **9** (1975): 333.
CLARKSON, B. H., WEFEL, J. S., and SILVERSTONE, L. M.: Redistribution of Enamel Fluoride during White Spot Lesion Formation: an in vitro Study on Human Dental Enamel. Caries Res. **15** (1981): 158–165.
CRAMWINCKEL, B.: Gezonde voeding. Amsterdam 1977.
CURZON, M. E. J., and LOSEE, F. L.: Dental caries and trace element composition of whole human enamel: Western United States. J. Amer. Dent. Ass. **96** (1978): 819–822.
DRISCOLL, W. S.: A review of clinical research on the use of prenatal fluoride administration for prevention of dental caries. J. Dent. Child. **48** (1981): 9–17.
– HEIFERTS, S. B., KORTS, D. C., MEYER, R. J., and HOROWITZ, H. S.: Effects of acidulated phosphate-fluoride chewable tablets in schoolchildren: results after 55 months. J. Amer. Dent. Ass. **94** (1977): 537–543.
DYER, J. R., and SHANNON, I. L.: MFP versus stannous fluoride mouthrinses for prevention of decalcification in orthodontic patients. J. Dent. Child. **49** (1982): 19–21.
EKSTRAND, J.: Studies on the pharmacokinetics of fluoride in man. Stockholm 1977.
ERICSSON, Y.: Report on the safety of drinking water fluoridation. Caries Res. **8** (1974): 16–27, Suppl.
ERICSSON, S. Y.: Cariostatic Mechanisms of Fluorides: Clinical Observations. Caries Res. **11** (1977): 22–41, Suppl. 1.
FEHR, F. R. VON DER, and MØLLER, I. J.: Caries-Preventive Fluoride Dentifrices. Caries Res. **12** (1978): 31–37, Suppl. 1.
FROSTELL, G., and ERICSSON, Y.: Anti-Plaque Therapeutics in Caries Prevention. Caries Res. **12** (1978): 74–82, Suppl. 1.
GEHRING, F.: Saccharose-Austauschstoffe und ihre Bedeutung für die Kariesprophylaxe, unter besonderer Berücksichtigung mikrobiologischer Aspekte. Kariesprophylaxe **1** (1979): 77–96.

GRAEHN, G.: Primäre Kariesprävention im Vorschulalter – Notwendigkeit, Methoden und Effektivität altersgemäßer Gesundheitserziehung. Med. Diss. Berlin 1982.
HEIDELMANN, G.: Praxis der Natrium-Fluorid-Hochdosistherapie bei Osteoporose. Medicamentum 20 (1979): 226–229.
HEIFETZ, S. B., FRANCHI, G. J., MOSLEY, G. W., MACDOUGALL, O., and BRUNELLE, J.: Combined anticariogenic effect of fluoride gel-trays and fluoride mouthrinsing in an optimally fluoridated community. Clin. Prev. Dent. 6 (1979): 21–23.
HOROWITZ, H. S., and POULSEN, S.: Comparison of blind and nonblind assessments of occlusal sealant retention. Community Dent. Oral Epidemiol. 6 (1978): 24–26.
HOUTE, J. VAN: Bacterial specificity in the etiology of dental caries. Internat. Dent. J. 30 (1980): 305–326.
HOUWINK, B., BACKER DIRKS, O., and KWANT, G. W.: A Nine-Year Study of Topical Application with Stannous Fluoride in Identical Twins and the Caries Experience Five Years after Ending the Applications. Caries Res. 8 (1974): 27–38.
INGRAM, G. S.: Some Factors affecting the interaction of hydroxyapatite with sodium monofluorophosphate. Caries Res. 7 (1973): 315–323.
KETZ, H. A., und MÖHR, M.: Durchschnittswerte des physiologischen Energie- und Nährstoffbedarfs für die Bevölkerung der Deutschen Demokratischen Republik. Potsdam-Rehbrücke 1977.
– Empfehlungen für die tägliche Energie- und Nährstoffaufnahme in der Ernährungspraxis der Bevölkerung der Deutschen Demokratischen Republik. Potsdam-Rehbrücke 1977.
KÖNIG, K. G.: Karies und Kariesprophylaxe. München 1974, 2. Aufl.
KOULOURIDES, T., BODDEN, R., KELLER, S., MANSON-HING, L., LASTRA, J., and HOUSCH, T.: Cariogenicity of Nine Sugars Tested with an Intraoral Device in Man. Caries Res. 10 (1976): 427–441.
KÜNZEL, W.: Probleme der Tablettenfluoridierung. Dtsch. Stomat. 18 (1968): 654–661.
–.: 20 Jahre Trinkwasserfluoridierung in der Deutschen Demokratischen Republik. Stomat. DDR 30 (1979): 685–692.
–: Dosierungskonstanz fluoridangereicherten Trinkwassers und Kariesverbreitung bei Kindern und Jugendlichen. Zahn- Mund- Kieferheilk. 68 (1980): 312–321.
–, FRANKE, W., und TREIDE, A.: Klinisch-röntgenologische Parallelüberwachung einer Längsschnittstudie zum Nachweis der karieshemmenden Effektivität 7 Jahre lokal angewandten Aminfluorids. Zahn- Mund- Kieferheilk. 65 (1977): 626–637.
LEVINE, R. S.: The aetiology of dental caries – an outline of current thought. Internat. Dent. J. 27 (1977): 341–348.
LISTGARTEN, M. A.: Structure of surface coatings on teeth. A reviev. J. Periodont. 47 (1976): 139–147.
MAIWALD, H.-J., KÜNZEL, W., and WEATHERELL, J.: The use of a fluoride varnish in caries prevention. J. Int. Ass. Dent. Child. 9 (1978): 31–35.
–, TIETZE W., und BLÜTHNER, K.: Der Einsatz der oralen Plaque-pH-Messung zur Untersuchung von Ernährungseinflüssen. Zahn- Mund- Kieferheilk. 70 (1982): 814–820.
MÄKINEN, K. K.: Biochemical principles of the use of xylitol in Medicin und nutrition with special consideration of dental aspects. Basel und Stuttgart 1978.
MARTHALER, T. M.: Improved Oral Health of Schoolchildren of 16 Communities after 8 Years of Prevention. I. Combining DMF data from the Communities. Helv. odont. Acta 18 (1974): 119–143.
–, MEJIA, R., TOTH, K., and VINES, J. J.: Caries-preventive salt fluoridation. Caries Res. 12 (1978): 15–21 (Suppl.).
MATTIG, W.: Komplikationen ärztlicher Eingriffe. Berlin 1976.
MURRAY, J. J., and RUGG-GUNN, A. J.: Water fluoridation update. In: STEWART, W., et al.: Pediatric dentistry, scientific foundations and clinical practice. St. Louis 1982, 717–729.
NEWBRUN, E.: Dietary Carbohydrates: Their Role in Cariogenicity Medical Clinics of North America 63 (1979): 1069–1086.
–, and FROSTELL, G.: Sugar Restriction and Substitution for Caries Prevention. Caries Res. 12 (1978): 65–73 (Suppl. 1).
PILZ, W., und ARNOLD, M.: Prinzip und Probleme der Fissurenversiegelung. Dtsch. Stomat. 21 (1971): 163.
ROTGANS, J.: Die Bedeutung des Speichels bei der Entstehung der Karies. Kariesprophylaxe 2 (1979): 57–63.

Schmidt, H. J.: Die Milchfluoridierung zur Vorbeugung des Zahnkariesbefalls. Österr. Zschr. Stomat. **69** (1972): 426.
Schneider, H.-G., Bernier, I., und Haack, A.: Der Einfluß gesundheitserzieherischer Maßnahmen auf den oralen Hygienezustand. I. Mitteilung: Beziehungen zwischen Intensität und Effektivität. Stomat. DDR. **25** (1975): 478–482.
Schreier, K. K.: Neue Erkenntnisse über Vitamin D und Fluor. Dtsch. Ärztebl. **23** (1976): 731–734.
Shaw, J. H.: Preeruptive effects of nutrition on teeth. J. Dent. Res. **49** (1970): 1238.
Silverstone, L. M.: Preventive Dentistry. London 1978.
–: Operative Measures for Caries Prevention. Caries Res. **12** (1978): 103–112 (Suppl. 1).
–, Johnson, N. W., Hardie, J. M., and Williams, R. A. D.: Dental caries: Aetiology, Pathology and Prevention. London and Basingstoke 1981.
–, Wefel, J. S., Zimmermann, B. F., Clarkson, B. H., and Featherstone, M. J.: Remineralization of Natural and Artifical Lesions in Human Dental Enemal in vitro. Caries Res. **15** (1981): 138–157.
Stösser, L., Blüthner, K., Kolesnik, A. G., Tietze, W., and Schaper, R.: Tierexperimentelle Studie über die kariesprotektive Aktivität des Präparates Fluorprotektor. Zahn-Mund-Kieferheilk. **68** (1980): 99–105.
Stratmann, K. R., und Eifinger, F. F.: Toxikologische Grenzwerte verschiedener Fluoridverbindungen. Kariesprophylaxe **3** (1981): 15–17.
Tatevossian, A., Edgar, W. M., and Jenkins, G. N.: Changes in the concentrations of phosphates in human plaque after the ingestion of sugar with and without added phosphates. Archs oral Biol. **20** (1975): 617–625.
Theilade, E., Fejerskov, O., Migasena, K., and Prachyabrued, W.: Effect of fissure sealing on the microflora in occlusal fissures of human teeth. Arch. oral Biol. **22** (1977): 251–259.
Thylstrup, A.: Is there a biological rationale for prenatal fluoride administration? J. Dent. Child. **48** (1981): 3–8.
Toth, K.: A study of 8 years domestic salt fluoridation for prevention of caries. Community Dent. Oral Epidemiol. **4** (1976): 106–110.
Vass, Z., und Banoczy, J.: Immunologische Aspekte der Kariespathogenese. Zahn-Mund-Kieferheilk. **65** (1977): 371–375.
Vetter, K., Grütte, F. K., und Noak, R.: Kalorienreduzierte Nahrungsmittel. Berlin 1975.
Wegner, H.: Orale Befunde bei zuckerfreier Ernährung – Studie an Kindern mit hereditärer Fruktose-Intoleranz. Zahn-Mund-Kieferheilk. **68** (1980): 706–712.
Wei, S. H. Y., Wefel, J. S., and Parkins, F. M.: Fluoride Supplements for Infants and Preschool Children. Prev. Dent. **4** (1977): 28–32.
Whitford, G. M., Patten, J. R., Reynolds, K. E., und Pashley, D. H.: Blood and Urinary [18]F Pharmacokinetics Following Parenteral Administration in the Rat. J. Dent. Res. **56** (1977): 858–861.

Kapitel 4

Axelsson, P.: The effect of plaque control procedures on gingivitis, periodontitis and dental caries. Akademisk avhandling. Göteborg 1978.
–, and Lindhe, J.: The effect of a preventive programme on dental plaque, gingivitis and caries in choolchildren. Results after one and two years. J. Clin. Periodontol. **1** (1974): 126–138.
Bonesvoll, P., and Gerjmo, P.: A comparison between chlorhexidine and some quaternary ammonium compounds with regard to retention, salivary concentration and plaqueinhibiting effect in the human mouth after mouth rinses. Arch. oral Biol. **23** (1978): 289–294.
Ebell, S., und Stösser, L.: Einfluß von Chlorhexidin auf die Mikroflora in Plaque und Speichel. Zahn-Mund-Kieferheilk. **69** (1981): 92–96.
Frandsen, A.: Preventive dentistry in practice. Munksgaard 1976.
Gerber, C., Lang, N. P., and Gerber-Hagger, A.: Effect of an Antigenic Preparation on the Development of Plaque and Experimental Gingivitis. Schweiz. Mschr. Zahnheilk. **89** (1979): 173–179.
Hamp, S.-E., Lindhe, J., Fornell, J., Johansson, L.-A., and Karlsson, R.: Effect of a field program based on systematic plaque control on caries and gingivitis in schoolchildren after 3 years. Community Dent. Oral Epidemiol. **6** (1978): 17–23.

HEFTI, A., und WIDMER, B.: Reduktion des Keimpegels in der Mundhöhle vor zahnärztlichen Behandlungen durch Mundwässer und Mundantiseptika. Schweiz. Mschr. Zahnheilk. **90** (1980): 73–78.

HOLM-PEDERSEN, P., AGERBEAK, N., and THEILADE, E.: Experimental gingivitis in young and elderly individuals. J. clin. Periodont. **2** (1975): 14.

KREKELER, G., KLAIBER, G., und FRICK, K.: Quantitative mikrobiologische Untersuchungen der gingivalen Sulcusflüssigkeit von Patienten mit Immundefekten. Dtsch. zahnärztl. Zschr. **35** (1980): 323–326.

KÜNZEL, W.: Überwachte Mundhygieneaktionen als Kollektivprophylaxe der Karies und entzündlicher Parodontopathien. Dtsch. Stomat. **20** (1970): 920–927.

–, TREIDE, A., und FRANKE, W.: Entwicklung gingivaler Entzündungen bei mundhygienisch angeleiteten Schulkindern in einem siebenjährigen klinisch kontrollierten Längsschnittvergleich. Zahn-Mund-Kieferheilk. **67** (1979): 451–458.

LINDHE, J., and AXELSSON, P.: The effect of controlled oral hygiene and topical fluoride application on caries and gingivitis in Swedish schoolchildren. Community Dent. Oral Epidemiol. **1** (1973): 9–16.

LÖE, H.: Human Research Model for the Production and Prevention of Gingivitis. J. Dent. Res. **50** (1971): 256–264.

–, THEILADE, E., and JENSEN, S. B.: Experimental gingivitis in man. J. Periodont. **36** (1965): 177–187.

MACKLER, S. B., and CRAWFORD, J. J.: Plaque development and gingivitis in the primery dentition. J. Periodont. **44** (1973): 18.

NEWMAN, H. N.: The approximal apical border of plaque on childrens teeth. J. Periodont. **50** (1979): 561–567 and 568–576.

NISENGARD, R. J.: The role of immunology in periodontal disease. J. Periodontol. **48** (1977): 505–516.

ROTGANS, J., and HOOGENDOORN, H.: The Effect of Toothbrushing with a Toothpaste Containing Amyloglucosidase and Glucose Oxidase on Plaque Accumulation and Gingivitis. Caries Res. **13** (1979): 144–149.

SOCRANSKY, S. S.: Microbiology of periodontal disease – present status and future consideration. J. Periodont. **48** (1977): 497–504.

SPONHOLZ, H., und GRAEP, K.: Entwicklung einer Kinderzahnbürste auf Grund von klinisch-experimentellen Longitudinaluntersuchungen. Dtsch. Stomat. **22** (1972): 855.

WIEDEMANN, W., LAHRSON, J., und NAUJOKS, R.: Über den Einfluß der parodontalen Resistenz auf die experimentelle Gingivitis. Dtsch. zahnärztl. Zschr. **34** (1979): 6–9.

Kapitel 5

BAHNEMANN, F.: Mundatmung als Krankheitsfaktor. Fortschr. Kieferorthop. **40** (1979): 117–136, 217–228, 321–344.

BEETKE, E., und KLINK-HECKMANN, U.: Die Stützzone in ihrer Bedeutung für die regelrechte Entwicklung des Gebisses und daraus resultierende therapeutische Empfehlungen für die Praxis. Stomat. DDR **26** (1976): 414–421.

BOER, M. DE: Sucking of the thumb or fingers. Netherl. Dent. J. **83** (1976): 22–69, (Suppl. 13).

CORRACCINI, R. S., and WHITLEY, L. D.: Occlusal variation in a rural Kentucky community. Amer. J. Orthodont. **79** (1981): 250.

EISMANN, D.: Prävention der Gebißanomalien. Zahntechnik **22** (1981): 61–63.

FLEISCHER-PETERS, A., und ZIESCHE, S.: Ist Lutschen wirklich schädlich? Fortschr. Kieferorthop. **41** (1980): 563–569.

GOLDEN, A.: Patterns of child rearing in relation to thumb sucking. Brit. J. Orthodont. **5** (1978): 81–85.

GUERRERO, S., OTTO, B., LACASSIE, Y., GATTAS, V., AGUAYO, M., HASBUN, J., JAQUE, G., and MÖNCKEBERG, F.: The effect of nutrition on dental and cranio-facial development. Trans. Eur. Orthod. Soc. **49** (1973): 345–352.

HAUSSER, E.: Zur Problematik der Dentitionsstörungen. Fortschr. Kieferorthop. **31** (1970): 3–8.

HELM, S., and SIERSBACK-NIELSEN, S.: Crowding in the permanent dentition after early loss of deciduous molars or canines. Trans. Eur. Orthod. Soc. **49** (1973): 137–147.

JÖRGENSEN, G., und SCHULZE, CH.: Möglichkeiten einer klinisch genetischen Analyse im Bereich der Kieferorthopädie. Fortschr. Kieferorthop. **34** (1973): 121–145.

KERR, W. J. S.: The effect of premature loss of deciduous canines and molars on the eruption of the second molars. Brit. J. Orthodont. **7** (1980): 185–188.

KÖHLER, L., and HOLST, K.: Malocclusion an sucking of four-year-old children. Acta paediat. scand. **62** (1973): 373–379.

LARSSON, E., and RÖNNERMAN, A.: Clinical crown length in 9-, 12- and 13-year-old children with and without finger-sucking habit. Brit. J. Orthodont. **8** (1981): 171–173.

LINDER-ARONSON, S.: Respiratory function in relation to facial morphology and the dentition. Brit. J. Orthodont. **1** (1979): 25–40.

MAGNUSSON, T. E.: The effect of premature loss of deciduous teeth on the spacing of the permanent dentition. Eur. J. Orthodont. **1** (1979): 243–249.

MELSEN, B., STENSGAARD, K., and PEDERSEN, J.: Sucking habits and their influence on swallowing pattern and prevalence of malocclusion. Eur. J. Orthodont. **1** (1979): 271–280.

MIETHKE, R.-R.: Der Zahnwechsel im Bereich der Stützzone, eine kritische Phase der Gebißentwicklung. Dt. zahnärztl. Z. **31** (1976): 469–473.

PAUL, J.: Möglichkeiten und Durchführung der kieferorthopädischen Prophylaxe und Frühbehandlung im Hinblick auf den Stand und die Entwicklung des Gesundheitswesens der DDR. Dt. Stomat. **21** (1971): 804.

PETERSOHN, J.: Die Forderung nach Erhaltung der Stützzone als kieferorthopädische Prophylaxe. Fortschr. Kieferorthop. **41** (1980): 570–575.

POPOVICH, F., and THOMPSON, G. W.: Thumb- and finger-sucking: Analysis of contributory factors in 1258 children. Canad. J. Public Health **65** (1974): 277–280.

RICHARDSON, A.: Spontaneous changes in the incisor relationship following extraction of lower first permanent molars. Brit. J. Orthodont. **6** (1979): 85–90.

RÖNNERMAN, A., and THILANDER, B.: Facial and dental arch morphology in children with and without early loss of deciduous molars. Amer. J. Orthodont. **73** (1978): 47–58.

SCHEPERS, H., und SCHMUTH, G. P. F.: Wie lange soll ein Milchzahn erhalten werden? Dt. zahnärztl. Z. **33** (1978): 12.

SCHOPF, P.: Der Anteil exogener Faktoren an der Entstehung von Dysgnathien. Fortschr. Kieferorthop. **42** (1981): 19–28.

SCHUBERT, W.: Vorzeitiger Milchzahnverlust und seine Folgen. Stomat. DDR **31** (1981): 386–391.

SCHUSTER, W.: Über die Aufklärungsarbeit in Krippen und Kindergärten. Dt. Stomat. **21** (1971): 224–227.

TRÄNKMANN, J., und KLEIN, M. J.: Die akzelerierte Vertikalentwicklung der Prämolaren nach pathologischer Milchzahnwurzelresorption. Dt. zahnärztl. Z. **32** (1977): 730–732.

TULLEY, W. J.: Prevention of malocclusion and dentofacial anomalies. Internat. Dental J. **23** (1973): 481–488.

VOGEL, F.: Probleme der Genetik morphologischer Merkmale. Fortschr. Kieferorthop. **40** (1979): 181–185.

WINTER, G. B.: Problems involved with the use of comforters. Internat. Dental J. **30** (1980): 28–38.

ZADIK, D., STERN, N., and LITNER, M.: Thumb- and pacifer-sucking habits. Amer. J. Orthodont. **71** (1977): 197–201.

Kapitel 6

BARMES, D. E.: Current systems of delivery of oral health services. Internat. Dent. J. **25** (1975): 20–25.

BERNSTEIN, M.: Modell der Kariesprävention im Kreis Gardelegen mit Tabletten- und Trinkwasserfluoridierung sowie überwachter Mundhygiene. Eine vergleichende 10-Jahre-Studie 1965–1975. Stomat. DDR **29** (1979): 282–287.

BJELOUSOW, W. G.: Das stomatologische Hilfspersonal. Stomat. DDR **25** (1975): 554–557.

CHAVES, M. M.: Planning and evaluating dental health services. WHO-Regional office for Europe, Copenhagen 1972.

ERICSSON, Y., and HARDWICK, L.: Individual Diagnosis, Prognosis and Counselling for Caries Prevention. Caries Res. **12** (1978): 94–102 (Suppl. 1).

FULL, C. A., KERBER, P. E., BOENDER, P., and SCHNEBERGER, N.: Oral health maintenance of the institutionalized handicapped child. J. Amer. Dent. Ass. 94 (1977): 111–113.
GEIGER, L.: Arbeitszeitstudie in einer kinderstomatologischen Ambulanz. Dtsch. Stomat. 22 (1972): 701–704.
GERBER, A.: Organisation des Gesundheitsschutzes auf dem Gebiet der Stomatologie in der Deutschen Demokratischen Republik. Leipzig 1980.
GLASS, R. L.: Secular changes in caries prevalence in two Massachusetts towns. Caries Res. 15 (1981): 445–450.
HEBENSTREIT, H.: Fragen der Organisation des stomatologischen Gesundheitsschutzes unter besonderer Berücksichtigung einer fahrbaren Zahnstation. Z. Ärztl. Fortbild. 71 (1977): 592–594.
HELØE, L. A., and KÖNIG, K. G.: Oral Hygiene and Educational Programs for Caries Prevention. Caries Res. 12 (1978): 83–93 (Suppl. 1).
International Collaborative Study of Dental Manpower Systems. Interim report. USPHS Division of Dentistry Contract No. NO1-DH-24077, WHO.
KÖNIG, K. G.: Die wissenschaftliche Basis präventivzahnärztlichen Handelns. Kariesprophylaxe 4 (1982), 5–8.
KOSTLÁN, J.: Oral health service in Europe, WHO Regional Publication, European Series No. 5, Copenhagen 1979.
KÜNZEL, W.: Auswirkungen kariesvorbeugender Maßnahmen (Trinkwasserfluoridierung auf Inhalt und Struktur der kinderstomatologischen Betreuung. Dtsch. Stomat. 21 (1971): 777–791, 841–853, 937–945.
–: The Cost and Economic Consequences of Water Fluoridation. Caries Res. 8 (1974): 28–35 (Suppl.).
–: Standard – Stomatologische Überwachung der Trinkwasserfluoridierung. Stomat. DDR 24 (1974): 130–135.
–: Trinkwasserfluoridierung Karl-Marx-Stadt. XII. Mitteilung: Kariesverbreitung und Sanierungsstand bei körperlich, geistig und seelisch geschädigten Kindern. Stomat. DDR 24 (1974): 656–660.
–: Gemeinschaftssymposium der Stomatologischen Gesellschaften sozialistischer Länder über die „Organisation der stomatologischen Prävention". Stomat. DDR 28 (1978): 69–70.
–, und BUCHHOLZ, E.: Auswirkungen kariespräventiver Maßnahmen auf den oralen Gesundheitszustand von Kindern der Stadt Plauen. Stomat. DDR 31 (1981): 894–899.
–, und WARSCHAT, G.: Präventive stomatologische Betreuung hämophiler Kinder. Kinderärztl. Prax. 41 (1973): 476–479.
MAIWALD, H.-J.: Arbeitsaufwand bei der systematischen Sanierung von Vorschulkindern. Dtsch. Stomat. 22 (1972): 704–710.
–: Lokale Fluoridapplikation zur individuellen und kollektiven Kariesprävention (Präventionsempfehlung). Stomat. DDR 28 (1978): 432–437.
SCHUSTER, W.: Über die Aufklärungsarbeit in Krippen und Kindergärten. Dtsch. Stomat. 21 (1971): 224.
SOLLEWIJN-GELPKE, G. J.: Problemen van de huidige tandheelkundige verzorging. Ned. Tandartsenblad 29 (1974): 913–919.
WAURICK, M.: Der Einsatz der Fachschwester für Zahn- und Mundhygiene auf dem Gebiet der Gesundheitserziehung in der Kinderstomatologie. Stomat. DDR 28 (1978): 128–132.
–: Empfehlungen zur primären stomatologischen Prävention geschädigter Kinder und Jugendlicher. Informationsbl. Gesellsch. für Kinderstomatologie der DDR (1979) Nr. 2, 10–12 (1980), Nr. 3, 6–10.
WEYMAN, J.: The dental care of handicapped children. Edinburgh and London 1971.
WOOD, P. H. N.: Appreciating the consequences of disease: the international classification of impairments, disabilities and handicaps. WHO Chronicle 34 (1980): 376–380.

III. Teil – Klinik der Kinderstomatologie

Kapitel 1–6

BIER-KATZ, G.: Über die Notwendigkeit der Bißflügelaufnahme für die Kariesdiagnostik. Dtsch. zahnärztl. Zschr. 34 (1979): 283–287.
DIEDRICH, P.: Die Bewertung verschiedener Röntgentechniken für die Behandlungsplanung. Zahnärztl. Welt/Ref. 88 (1979): 684–689.

DONALDSON, D.: Anxiety: its management during the treatment of the adolescent dental patient. Internat. Dent. J. **32** (1982): 44–55.
GENTZ, A.: Das Kind als Patient. Dtsch. zahnärztl. Zschr. **34** (1979): 85–90.
GRAF, H.: Strahlenschutzprobleme aus zahnärztlicher Sicht. Schweiz. Mschr. Zahnheilk. **89** (1979): 825–828.
GRIMM, G.: Fragen der Prämedikation und Anästhesie bei kinderzahnärztlicher Behandlung. Dtsch. Stomat. **17** (1967): 458.
HEALY, T. E. J., and HAMILTON, M. C.: Intravenous Diazepam in the Apprehensive Child. Brit. Dent. J. **130** (1971): 25.
KISLING, E.: Die Wirkung des zahnärztlichen Milieus auf Kinder. Österr. Zschr. Stomat. **74** (1977): 382–389.
KOMINEK, J., ROZKOVCOVÁ, E., und HUSNÍKOVÁ, P.: Die stomatologische Behandlung des sitzenden und liegenden Kindes (tschech.). Csl. Stomat. **72** (1972): 392.
PASLER, F. A.: Die wichtigsten Projektionen im Kiefer-Gesichts-Bereich, ihre Indikation und ihre Nomenklatur. Schweiz. Mschr. Zahnheilk. **89** (1979): 783–796.
REINELT, T.: Die psychologische Situation des Kindes bei der Zahnbehandlung. Österr. Zschr. Stomat. **76** (1979): 27–34.
SONNABEND, E.: Vergleichende Untersuchungen über die Röntgendosis bei den verschiedenen Panorama-Aufnahmeverfahren. Dtsch. zahnärztl. Zschr. **29** (1974): 730–733.
VENTURA, E., LEVY, E., FRIEDMAN, M., and GAT, H.: General anesthesia for complete oral rehabilitation in children. J. Dent. Child. **48** (1981): 33–35.
WETZEL, W.-E.: Über die Ursachen der Behandlungsunwilligkeit im Kindesalter. Problemdarstellung anhand einer zweieinhalbjährigen Patientenstudie mit 65 behandlungsunwilligen Kindern im Alter von 3 bis 14 Jahren. Dtsch. zahnärztl. Zschr. **30** (1975): 477–480.

Kapitel 7

ABENDROTH, R., und BÖSSMANN, K.: Variation der Ätzmuster an Schmelzoberflächen nach Behandlung mit verschiedenen Ätzmitteln. Dtsch. zahnärztl. Zschr. **34** (1979): 181–184.
ASMUSSEN, E.: Penetration of restorative resins into acid etched enamel. Acta Odont. Scand. **35** (1977): 175–182, 183–191.
BRADY, W. F.: The anorexia nervosa syndrome. Oral med. **50** (1980): 509–516.
DOYLE, W. A.: Esthetic restoration of deciduous incisors: a new Class IV preparation. J. Amer. Dent. Ass. **74** (1967): 82.
ECCLES, J. D., and JENKINS, W. G.: Dental erosion and diet. J. Dent. **2** (1974): 153–159.
ESPERIK, S.: In vitro corrosion of dental amalgams with different Cu content. Scand. J. Dent. Res. **85** (1977): 631–636.
HOTZ, R. P.: Zahnmedizin bei Kindern und Jugendlichen. Stuttgart 1976.
JENSEN, S. J.: Phase content of a high copper dental silver amalgam. Scand. J. Dent. Res. **85** (1977): 297–301.
LUNDSTRÖM, F., HAMP, S. E., and NYMAN, S.: Systematic plaque control in children undergoing long-term orthodontic treatment. Europ. J. Orthodont. **2** (1980): 27–39.
MAYER, R.: Defekt- und Füllungstherapie mittels Schmelzätzung im Milchgebiß. Dtsch. zahnärztl. Zschr. **34** (1979): 185–186.
PLATHNER, C. H.: Füllungstherapie. In: REICHENBACH, E.: Kinderzahnheilkunde im Vorschulalter. Leipzig 1967.
SCHMIDT, H. F. M.: Grundriß der Kinderzahnheilkunde. Heidelberg 1979.
SILVERSTONE, L. M., SAXTON, C. A., DOGON, I. L., and FEJERSKOV, O.: Variation in the Pattern of Acid Etching of Human Dental Enamel Examined by Scanning Electron Microscopy. Caries Res. **9** (1975): 373.
SOLTESZ, U., KLAIBER, B., PERGANDE, C., und RICHTER, H.: Vergleichende Untersuchungen über das Abrasionsverhalten von Composite-Füllungsmaterialien. Dtsch. zahnärztl. Zschr. **34** (1979): 406–421.
VAHL, J., und HAUNFELDER, D.: Feinstrukturuntersuchungen von Zahnschäden bei Substanzverlust im Zahnhalsbereich (keilförmige Defekte). Dtsch. zahnärztl. Zschr. **29** (1974): 266.
WELKER, D.: Fortschritte bei Füllungswerkstoffen (Amalgam, Kunststoff, ASPA). Zahnärzte-Kalender der DDR 1981, 194–205.

Kapitel 8

ARMSTRONG, R. L., PATTERSON, S. S., KAFRAWY, A. H., and FELTMAN, E. M.: Comparison of Dycal and formocresol pulpotomies in young permanent teeth in monkeys. Oral Surg. Med. Path. **48** (1979): 160–168.
HOTZ, P.: Synopsis der Endodontie im Milchgebiß. Schweiz. Mschr. Zahnheilk. **89** (1979): 912–920.
INOUE, N.: An audiometric method of determining the length of root canals. Canad. Dent. Ass. **39** (1973) 630–635.
JEPPESEN, K.: Direct Pulp Capping on Primery Teeth – A Long Term Investigation. J. Internat. Ass. Dent. Child. **2** (1971): 10.
KOCH, G., and NYBORG, H.: Correlation Between Clinical and Histological Indications for Pulpotomy of Deciduous Teeth. J. Internat. Ass. Dent. Child. **1** (1970): 3–10.
MAGNUSSON, B.: Therapeutic pulpotomies in primary molars with the formocresol technique. A clinical and histological followup. Acta Odont. Scand. **36** (1977): 157–165.
–, and SUNDELL, S. O.: Stepwise Excavation of Deep Carious Lesions in Primery Molars. J. Internat. Ass. Dent. Child. **8** (1977): 36–40.
MAIWALD, H.-J.: Erfolgsbewertung der Caries-profunda-Therapie an Milchmolaren. Dtsch. Stomat. **21** (1971): 346.
MEYER, F. W., and SAYEGH, F. S.: Wound healing following curettement of bifurcation abscesses on human primary molars. Oral Surg. **47** (1979): 267–274.
MJÖR, I. A.: The importance of methodology in the evaluation of pulp reactions. Internat. Dent. J. **30** (1980): 335–346.
O'RIORDAN, M. W., and COLL, J.: Pulpectomy procedure for deciduous teeth with severe pulpal necrosis. J. Amer. Dent. Ass. **99** (1979): 480–482.
PASHLEY, E. L., MYERS, D. R., PASHLEY, D. H., and WHITFORD, G. M.: Systematic distribution of ^{14}C-formaldehyd from formocresol-treated pulpotomy sites. J. Dent. Res. **59** (1980): 602–607.
PRUSH, R. J., OLEN, G. A., and CHARMA, P. S.: Relationship between formocresol pulpotomies on primary teeth and enamel defects on their permanent successors. J. Amer. Dent. Ass. **94** (1977): 698–700.
RÖLLING, I., and THYLSTRUP, A.: A 3 year clinical follow-up study of pulpotomized primary molars treated with the formocresol technique. Scand. J. Dent. Res. **83** (1975): 47–52.
RULE, J. T., ZACHERL, W. A., and PFEFFERLE, A. M.: The relationship between ankylosed primary molars and multiple enamel defects. J. Dent. Child. **39** (1972): 29–33.
SOBKOWIAK, E. M., BEETKE, E., BIENEGRÄBER, V., und HARNACK, D.: Hat die Mortalamputation der Milchzahnpulpa heute noch ihre Berechtigung? Zahn-Mund-Kieferheilk. **70** (1982): 126–126.
TRIADAN, H.: Tierexperimentelle Kurz- und Langzeituntersuchung eines Kalziumhydroxid-Liners. Dtsch. zahnärztl. Zschr. **34** (1979): 398–402.
TRONSTAD, L., and MJÖR, I. A.: Pulp reactions to calcium hydroxide containing materials. Oral Surg. **33** (1972): 961–965.
WIJNBERGEN-BUIJEN VAN WEELDEREN, M. G. J., BURGERDIJK, R. C. M., und ROTGANS, J.: Überprüfung von 50 Pulpotomien (Trikresol-Formalin-Methode) nach 3 Jahren. Dtsch. zahnärztl. Zschr. **34** (1979): 127–129.

Kapitel 9–10

BAUME, L. J.: The Biology of Pulp and Dentine: A Historic, Terminologic-Taxonomic, Histologic-Biochemical, Embryonic and Klinical Survey. Basel 1980.
GULDENER, P. H. A.: Endodontie. Eine Literaturübersicht. Schweiz. Mschr. Zahnheilk. **88** (1978): 417–444, **89** (1979): 224–236, 330–334.
HAND, R. E., SMITH, M. L., and HARRISON, J. W.: Analysis of the effect of dilution on the necrotic tissue dissolution property of sodium hypochlorite. J. Endod. **4** (1978): 60–64.
HARTY, F. J.: Endodontics in clinical practice. Bristol 1976.
HERFORTH, A., und MENZEL, H.-J.: Zur Frage der Ätiologie intradentärer Resorptionen. Dtsch. zahnärztl. Zschr. **29** (1974): 971–980.
KÜNZEL, W.: Intradentäre Resorptionen an Milchzähnen. Stoma **20** (1967): 201–213.
LUDEWIG, R., APT, H., KÖTZSCHKE, H. J., KÜNZEL, W., NAUMANN, H., und SCHOTTKE, C.: Stomatologica-Fibel, Berlin 1978.

MAGNUSSON, B.: Therapeutic pulpotomy in primary molars – clinical and histological follow-up. I. Calcium hydroxide paste as wound dressing. Odont. Revy **21** (1970), 415–431.
–: Therapeutic pulpotomy in primary molars – clinical and histological follow-up. II. Zinc oxide-eugenol as wound dressing. Odont. Revy **22** (1971): 45–54.
MORSE, D. R., SELTZER, S., SINAI, I., and BIRON, G.: Endodontic classification. J. Amer. Dent. Ass. **94** (1977): 685–689.
RYGH, P.: Orthodontic root resorption studied by electron microscopy. Angle Orthodont. **47** (1977): 1–16.
TRASK, P. A.: Formocresol pulpotomy on (young) permanent teeth. J. Amer. Dent. Ass. **85** (1972): 1316–1320.
WINOGRADOWA, T. F.: Zahnkrankheiten bei Kindern. In: JEWDOKIMOW, A. I., und RYBAKOW, A. I.: Handbuch der therapeutischen Stomatologie. Moskau 1967.

Kapitel 11–13

ANDRÄ, A., BETHMANN, W., und HEINER, H.: Kieferchirurgie: Klinik. Leipzig 1979.
BRABANT, H.: Gegenwärtige Kenntnisse über die Angina Ludowici (Tschech.). Csl. Stomat. **70** (1970): 259–263.
FILATOV, G. N.: Die einzeitige Homotransplantation von Zähnen. Stomatologija (Moskva) **49** (1970): 28.
HOVINGA, J.: Autotransplantation of maxillary canines: a longterm evaluation. J. Oral Surg. **27** (1969): 701–708.
KIRSCHNER, H., BOLZ, U., ENOMOTO, S., HÜTTEMANN, R. W., MEINEL, W., und STURM, J.: Eine neue Methode kombinierter auto-alloplastischer Zahnreplantation mit partieller Al_2O_3-Keramikwurzel. Dtsch. zahnärztl. Zschr. **33** (1978): 594–598.
KOMÍNEK, J., KOMÍNKOVÁ, W., und ROZKOVCOVÁ, E.: Unsere Erfahrungen mit chirurgischer Korrektur retinierter Zähne. Schweiz. Mschr. Zahnheilk. **81** (1971): 351.
–, ROZKOVCOVÁ, E., und HRODEK, F.: Erfahrungen bei der Betreuung von 27 Hämophilen. Čs. Pediat. **25** (1970): 5.
LUKE, A. B., and BOYNE, P. J.: Histologic responses autogenous osseous dental transplantation. Oral Surg. **26** (1968): 861.
MCGREGOR, A. J.: Factors affecting of teeth during extraction. Brit. J. Oral Surg. **7** (1969): 55.
MALYPETROVÁ, B.: Chirurgie retinierter Zähne bei Kindern. Csl. Stomat. **71** (1971): 339.
MASSLER, K.: Healing Following Tooth Replantation. J. Dent. Child. **36** (1969): 13.
MÜLLER, W., und ZINNER, R.: Zahnkeimtransplantation in ein vorbereitetes Gewebelager. Stomat. DDR **31** (1981): 305–309.
NATIELLA, J. R., ERMITAGE, J. E., and GREENE, G. W.: The replantation and transplantation of teeth. Oral Surg. **29** (1970): 397.
NORTHEAY, W. M.: Transplantation of teeth and tooth germs. Internat. Dent. J. **31** (1981): 240–249.
RIVAS, L. A.: Ergebnisse der Replantation nach Trauma im Frontzahnbereich bei Jugendlichen. Dtsch. zahnärztl. Zschr. **23** (1968): 484.
ROGERS, C. R.: A clinical evaluation of vital transplantationen. Dent. Dig. **75** (1969): 456.
RUZIN, G. P., KUZNÉCOV, S. P., BOLGOV, D. F., und ZACHAROV, J. S.: Nekrotische Phlegmone des orofazialen Bereiches bei Neugeborenen (Russ.). Stomatologija (Moskva) **57** (1978): 76–79.
SIMANOVSKAJA, E. J., und DUDINA, A. L.: Erkrankungen des orofazialen Bereiches bei Kindern im ersten Lebensjahr (Russ.). Stomatologija (Moskva) **57** (1978): 66–70.
THONER, K. E., and MEIJER, M.: Autotransplantation of impacted canines a clinical and histological investigation. Odont. Tskr. **77** (1969): 113.
TORADO, C. J.: Eleven-year follow-up of tooth replantation. J. Amer. Dent. Ass. **98** (1979): 734–736.

Kapitel 14

AARLI, J. A.: Phenytoin-induced depression of salivary IgA and gingival hyperplasia. Epilepsia **17** (1976): 283–291.
BERG, P. A.: Theorien zur Entstehung von Autoimmunkrankheiten. Med. Klin. **68** (1973): 1205–1217.

GRIGEBY, W. R., and SABISTON, C. B.: The periodontal disease process. J. Oral Pathol. **5** (1976): 175–188.

GORZO, I., NEWMAN, H. N., and STRAHAN, J. D.: Amalgam restorations, plaque removal and periodontal health. J. Clinical Periodont. **6** (1979): 98–105.

HASSELL, T. M., PAGE, R. C., and LINDHE, J.: Histologic evidence for impaired growth control in diphenylhydantoin gingival overgroth in man. Arch. oral Biol. **23** (1978): 381–384.

HOOPER, P. A., and SEYMOUR, G. J.: The histopathogenesis of acute ulcerative gingivitis. J. Periodont. **50** (1979): 419–423.

HORMAND, J., and FRANDSEN, A.: Juvenile periodontitis. Localisation of bone loss in relation to age, sex, and teeth. J. Clin. Periodont. **6** (1979): 407–416.

HORNSTEIN, O. P.: Krankheiten der Mundschleimhaut. Dtsch. zahnärztl. Zschr. **23** (1968): 1246–1256.

JIMENÉZ, L. M., and BEAR, P. N.: Necrotizing ulcerative gingivitis in children: a 9 year clinical study. J. Periodont. **46** (1975): 715–720.

KALAMKAROV, C. A., GANCEV, G. A., und ERSOV, V. N.: Der Zusammenhang zwischen Zahn-Kiefer-Anomalien und Periodontitiden bei Kindern (Russ.). Stomatologija (Moskva) **51** (1972) 5: 47.

KOMÍNEK, J., und ROZKOVCOVÁ, E.: Parodontopathien im Kindesalter. Österr. Zschr. Stomat. **67** (1970): 281–286.

KÜNZEL, W., KLIMM, W., und IHL, I.: Zur prophylaktischen Beeinflussung gingivaler Veränderungen während der Schwangerschaft. Schweiz. Mschr. Zahnhk. **80** (1970): 1098.

–, und MAIWALD, H.-J.: Obligate infantile Parodontolyse bei Akatalasie. Zahn-Mund-Kieferheilk. **63** (1975): 823–828.

LENTRODT, J., und LUHR, H. G.: Diagnostische Probleme bei der Glossitis rhombica mediana. Dtsch. zahnärztl. Zschr. **25** (1970): 1113–1118.

LILJENBERG, B., and LINDHE, J.: Juvenile periodontitis. Some microbial, histpathological and clinical characteristics. J. Clin. Periodont. **7** (1980): 48–61.

MANSON, J. D., and LEHNER, T.: Clinical features of juvenile periodontitis (Periodontosis). J. Periodont. **45** (1974): 636–640.

ORNER, G.: Periodontal disease among children with Down's syndrome and their siblings. J. Dent. Res. **55** (1976): 778–782.

RATEITSCHAK, K. H., und PLÜSS, E. M.: Juvenile und postjuvenile Parodontitis. Acta Parodont. **9** (1980): 667–681.

–, RENGGLI, H. H., und MÜHLEMANN, H. R.: Parodontologie. Stuttgart 1978, 2. Aufl.

SAXEN, L.: Heredity of juvenile periodontitis. J. Clinical Periodont. **7** (1980): 276–288.

SCHÖNE, D., WÄSSER, S., und POLSTER, H.: Zum Krankheitsbild der Akrodynie (Syndrom von Feer). Kinderärztl. Prax. **27** (1970): 390–397.

SCHRÖDER, H., und MARAVIC, I. V.: Immunglobuline im Serum und im Speichel bei Patienten mit Stomatitis prothetica. Dtsch. zahnärztl. Zschr. **35** (1980): 953–958.

SKACH, M., ZABRODSKÝ, S., and MRKLAS, L.: A study of the effect of age and season on the incidence of ulcerative gingivitis. J. Periodont. Res. **5** (1970): 187–192.

STEWARD, D. J.: Minor self-inflicted injuries to the gingivae. Gingivitis artefacta minor. J. Clin. Periodontol. **3** (1976): 128–132.

TAKAHARA, S.: Acatalasemia and Hypocatalasemia in the Orient. Semin. Hematol. **8** (1971): 397–416.

TROSSELLO, V. K., and GIANELLY, A. A.: Orthodontic treatment and periodontal status. J. Periodont. **50** (1979): 665–671.

Kapitel 15

BOER, M. DE: The developmental pattern of the central diastema in the upper dental arch. Nederl T. Tandheelkd. **83** (1976): 23–44.

DAUSCH-NEUMANN, D.: Der frontale Engstand im Milchgebiß. Fortschr. Kieferorthop. **41** (1980): 87–100.

EISMANN, D.: Zur dialektischen Einheit von Norm und Individualität für die Beurteilung der Entwicklung des Wechselgebisses. Stomat. DDR **26** (1976): 322–326.

–: Zur Bedeutung der individuellen mesio-distalen Kronendiameter für die Okklusion. Zahn-, Mund- u. Kieferheilk. **64** (1976): 518–528.

EISMANN, D.: Kieferorthopädische Befunderhebung. Stomat. DDR **27** (1977): 208–216.
FOSTER, T. D., GRANDY, M. C., and LAVELLE, C. L. B.: Changes in occlusion in the primary dentition between $2^{1}/_{2}$ and $5^{1}/_{2}$ years of age. Trans. Eur. Orthod. Soc. **48** (1972): 75–84.
FÜRTHAUER, U., und DROSCHL, H.: Die frühzeitige Erkennung und Therapie von Zahn- und Kieferstellungsanomalien. Österr. Z. Stomatol. **77** (1980): 62–70.
GRAF, H., und EHMER, U.: Das Diastema mediale superior – Definition, Ätiologie, Symptomatik. Stomat. DDR **28** (1978): 657–661.
HECKMANN, U., und EHLERS, H.: Neuere Untersuchungen über die 1. Dentition – ein Beitrag zur Gebißentwicklung. Fortschr. Kieferorthop. **31** (1970): 87.
HERREN, P.: Genauigkeitsvergleich verschiedener Verfahren zur Stützzonenanalyse. Fortschr. Kieferorthop. **33** (1972): 139–146.
HOLM, U.: Zur Problematik des Lückenschlusses und der Ausgleichsextraktion bei der Nichtanlage oberer seitlicher Schneidezähne. Fortschr. Kieferorthop. **32** (1971): 233–247.
KLINK-HECKMANN, U.: Gebißentwicklung aus kieferorthopädischer Sicht. Stomat. DDR **26** (1976): 496–501.
KOSKI, K.: The mandibular complex. Trans. Eur. Orthod. Soc. **50** (1974): 53–65.
LEIGHTON, B. C.: The early development of normal occlusion. Trans. Eur. Orthod. Soc. **51** (1975): 67–77.
–: Morphologische Variationen der Alveolarbögen beim Neugeborenen. Fortschr. Kieferorthop. **37** (1976): 8–14.
–: Variationen der normalen Gebißentwicklung von der Geburt bis zum Erwachsenenalter. Fortschr. Kieferorthop. **39** (1978): 181–195.
LINDEN, F. P. G. M. VAN DER, WASSENBERG, H. J. W., und BAKKER, P. J. M. R.: Der Übergangsprozeß des menschlichen Gebisses. Inform. Orthod. u. Kieferorthop. **11** (1979): 131–214, 239–330.
MICLAVEZ, N.: Der fehlende obere Zweier – eine Langzeit-Nachuntersuchung über kieferorthopädisch behandelte Fälle mit besonderer Berücksichtigung des Parodonts und der Okklusion. Österr. Z. Stomatol. **78** (1981): 42–58.
MOSS, M. L.: Funktionelle Schädelanalyse und die funktionelle Matrix. Fortschr. Kieferorthop. **34** (1973): 48–63.
–, und SALENTIJN, L.: The compensatory role of the condylar cartilage in mandibular growth: theoretical and clinical implications. Dt. Zahn-, Mund- und Kieferheilk. **56** (1971): 5.
MÜHLBERG, G., und KREY, I.: Biologisch-statistische Untersuchung von Normwerten des eugnathen späten Milchgebisses. Dt. Stomat. **20** (1970): 321–331.
NENNINGER, H.: Zur Physiologie des Zahndurchbruchs. Fortschr. Kieferorthop. **38** (1977): 312–323.
NEUMANN, B.: Der Normbegriff in der Orthodontie. Fortschr. Kieferorthop. **37** (1976): 329–331.
SCHULZE, CH.: Zur Ätiologie der Progenie. Fortschr. Kieferorthop. **40** (1979): 87–104.
STUBLEY, R.: The influence of transseptal fibers on incisor position and diastema formation. Amer. J. Orthodont. **70** (1976): 645–662.
TAMMOSCHEIT, U.-G.: Untersuchungen zur Ätiologie des frontal offenen Bisses. Fortschr. Kieferorthop. **42** (1981): 451–456.
–, und RASSL, R. E.: Sippenuntersuchungen zur Genetik der Angle-Klasse II/1. Fortschr. Kieferorthop. **40** (1979): 515–519.
WIEMANN, CH.: Behandlungsbedürftigkeit von Dysgnathien im Milchgebiß. Dt. Stomat. **20** (1970): 272–279.
ZACHRISSON, B. U.: Improving orthodontic results in cases with maxillary incisors missing. Amer. J. Orthodont. **73** (1978): 274–289.

Kapitel 16

ACKERMANN, J. L., and PROFFIT, W. R.: Preventive and interceptive orthodontics: A strong theory proves weak in practice. Angle Orthodont. **50** (1980): 75–86.
BJÖRK, A.: Zeitliche Abstimmung interzeptiver kieferorthopädischer Maßnahmen auf der Grundlage der Reifestufen. Inform. Orthod. u. Kieferorthop. **9** (1977): 281–294.
DAUSCH-NEUMANN, D.: Ist die Kopf-Kinn-Kappe heute überholt? Fortschr. Kieferorthop. **38** (1977): 66–81.
–: Einschleifen – eine prophylaktische Maßnahme. Fortschr. Kieferorthop. **41** (1980): 576–589.

EDWARDS, J. G.: The diastema, the frenum, the frenectomy: A clinical study. Amer. J. Orthodont. **71** (1977): 489–508.

GRABER, L. W.: Chincup therapy for mandibular prognathism. Amer. J. Orthodont. **72** (1977): 23–41.

GROSFELD, O.: Longitudinal observation of the occlusion in children after orthodontic treatment in the deciduous dentition. Trans. Eur. Orthod. Soc. **49** (1973): 251–258.

–, and MIGDALSKA-CHOJECKA, M.: Interception of malocclusion in the deciduous dentition: Longterm results. Amer. J. Orthodont. **73** (1978): 73.

GUTOWSKI-HESEDENZ, M.: Gedanken zur Frühbehandlung. Fortschr. Kieferorthop. **42** (1981): 10–18.

HENKERT, D.: Zur Extraktion der Sechsjahrmolaren in der kieferorthopädischen Praxis. Stomat. DDR **28** (1978): 176–179.

KLOEPPEL, J. G.: Frühbehandlung der Progenie. Fortschr. Kieferorthop. **32** (1971): 59–69.

MASZTALERZ, A.: Indikation und Durchführung der Frühbehandlung. Stomat. DDR **27** (1977): 798–801.

PAUL, J.: Durchführung der prophylaktischen und Frühbehandlungsmaßnahmen im Staatlichen Gesundheitswesen der Deutschen Demokratischen Republik. Dt. Stomat. **21** (1971): 227–230.

POPOVICH, F., and THOMPSON, G. W.: Maxillary diastema: Indications for treatment. Amer. J. Orthodont. **75** (1979): 399–404.

SCHÖNHERR, E.: Bericht über 10jährige Erfahrungen mit Mundvorhofplatten. Dt. Stomat. **21** (1971): 217–223.

SUBTELNY, J. D.: To treat or not to treat. Internat. Dental J. **23** (1973): 292–303.

ULRICH, K.: Einige Gesichtspunkte zur unüberlegten Extraktion der Sechsjahrmolaren. Dt. Stomat. **22** (1972): 474–481.

WIEMANN, C., OLEJNICZAK, H., und PENNEMANN, K.: Der erste Molar aus der Sicht der Kinderstomatologen und der Kieferorthopäden. Stomat. DDR **25** (1975): 317–320.

WILLIAMS, D. R.: The borderline patient and conservative treatment in the late mixed dentition. Amer. J. Orthodont. **71** (1977): 127–155.

Kapitel 17–19

ANDRÄ, A., BETHMANN, W., und HEINER, H.: Kieferchirurgie: Traumatologie. Leipzig 1981.

ANDREASEN, J. O., SUNDSTÖRM, B., and RAVN, J. J.: The effect of traumatic injuries to primary teeth on their permanent successors. Scand. J. Dent. Res. **79** (1971): 219–294.

BERNADSKIJ, J. U. I., und MAKARENJA, V. V.: Methoden der Heilgymnastik bei der Komplexbetreuung von Kindern mit angeborenen Gaumenspalten (Russ.). Stomatologija (Moskva) **55** (1976): 84–86.

EISMANN, H.: Prothetische Maßnahmen im Wechselgebiß. Stomat. DDR **28** (1978): 179–185.

–: Prothetische Aspekte im Kindesalter. In: KÜNZEL, W.: Kinderstomatologie. Leipzig 1979.

FREUNTHALLER, P.: Zum Lückenschluß bei Fehlen von Frontzähnen. Österr. Zschr. Stomat. **75** (1978): 390–399.

IRMISCH, B., und HETZER, G.: Eine klinische Auswertung akuter Traumen im Milchgebiß und permanenten Gebiß. Dtsch. Stomat. **21** (1971): 28.

KÜNZEL, W.: Die hartgewebige Metaplasie des Zahnmarkes nach akutem Trauma. Dtsch. Stomat. **20** (1970): 617–624.

LENTRODT, J., SCHMITZ, R., und HINÜBER, E. V.: Röntgenologische und operative Befunddifferenzen bei Frakturen der Orbitaumrandung. Dtsch. zahnärztl. Zschr. **26** (1971): 1232.

LEVENEC, A. K., und KOROBOV, V. P.: Traumatische Verletzungen des Schädel-Gesichtsbereiches bei Kindern (Russ.). Stomatologija (Moskva) **56** (1977): 63–69.

LITTA, T.: Wachstumsprobleme bei prothethischer Versorgung Jugendlicher. Zahnärztl. Welt **80** (1971): 644.

LUHR, H. G.: Die primäre Rekonstruktion von Orbitabodendefekten nach Trauma und Tumoroperationen. Dtsch. Zahn- Mund- Kieferheilk. **57** (1971): 1.

MAIWALD, H.-J.: Die Spätreaktion des Apikalgewebes auf das akute Trauma. Dtsch. Stomat. **20** (1970): 787.

MÜLLER, W.: Neuere Erkenntnisse in der Diagnostik und Therapie der Gelenkfortsatzfrakturen des Unterkiefers. Dtsch. Stomat. **21** (1971): 685–690.

–: Die Frakturen des Alveolarfortsatzes. Dtsch. Stomat. **22** (1972): 135–148.

MÜLLER, W.: Verletzungen der Zähne und des Alveolarfortsatzes. In: ANDRÄ, A., BETMANN, W., und HEINER, H.: Kieferchirurgie: Traumatologie. Leipzig 1981, 81–104.
ROSENTHALER, H., QUINN, P. D., and ROSE, L. F.: Surgicalorthodontic treatment of an unerupted maxillary incisor. J. Amer. Dent. Ass. **98** (1979): 731–733.
SNAGINA, N. G., SALKOVSKAJA, E. A., und LIPEC, S. M.: Rezidive von Gebißanomalien bei Kindern mit Störungen der Muskulatur im orofazialen Bereich (Russ.). Stomatologija (Moskwa) **55** (1976): 70–72.
STEINHARDT, G.: Behandlung der Frakturen des Kieferbereiches im Kindesalter. Zahnärztl. Mitt. **69** (1979): 34–40.
WOLFORD, L. M., SCHENDEL, S. A., and ERPKER, B. N.: Surgical-Orthodontic Correction of Mandibular Deficiency. J. Maxillofac. Surg. **7** (1979): 61–72.

IV. Teil – Spezielle Probleme der Kinderstomatologie

Kapitel 1

BUKOVY, J.: Über zwei in der stomatologischen Praxis diagnostizierte Luesfälle (Stadium III) (Tschech.). Čs. Stomatol. **68** (1968): 297.
HAISOVÁ, L., und ZIVNÝ, J.: Leptotrichose des Parotis-Masseterbereiches (Tschech.). Čs. Stomatol. **71** (1971): 365–372.
JIROUSEK, Z.: Anmerkungen zu tuberkulösen Entzündungen des Lymphknoten im orofazialen Bereich (Tschech.). Čs. Stomatol. **67** (1967): 366–369.
LAUDENBACH, P.: Adénopathies intra-parotidiennes chroniques de l'enfant. Rev. Stomatol. Chir. Maxillofac. **77** (1976), 2: 282–285.
NIEMCZYK, H. M., und NIEDERDELLMANN, H.: Manifestationen der Tuberkulose in der Mundhöhle. Dtsch. Zahnärztl. Z. **29** (1974): 734–737.
PAWELA, T., und MORDARSKA, H.: Die Bedeutung der Hyaluronidase bei der Lokalbehandlung zervikofazialer Aktinomykosen (Tschech.). Čs. Stomatol. **68** (1968): 134–138.
RAMBA, J., und KREHLÍK, A.: Zum Problem der Luftübertragung von Bakterien auf den Menschen (Tschech.). Čs. Stomatol. **77** (1977), 3: 203–208.
ROBUSTOVA, T. H., und ROGINSKIJ, V. V.: Aktinomykose des orofazialen Bereiches bei Kindern (Russ.). Stomatologija (Moskva) **55** (1976), 5: 73–75.
ROGINSKIJ, V. V., ROBUSTOVA, T. G., und KALMACHELIDZE, R. A.: Aktinomykose der Lymphknoten im orofazialen Bereich bei Kindern (Russ.). Stomatologija (Moskva) **55** (1976), 6: 59–61.
TOMAN, J.: Die Tuberkulose des Mundes sowie der regionären Gesichts- und Halslymphknoten (Tschech.). Čs. Stomatol. **61** (1961): 13–28.
–: Die Kieferosteomyelitis im Kindesalter. Dtsch. Stomatol. **11** (1961): 255–265.
–: Tuberkulose der regionären Gesichts- und Halslymphknoten (Tschech.). Čs. Pediat. **17** (1962): 897–899.
–, und TAGAY, CH. C.: Putride Kieferentzündung bei Säuglingen und ihre Folgen (Tschech.). Čs. Stomatol. **68** (1968): 42–53.
WENGER, B.: Antibiotikatherapie bei odontogenen Infektionen. Schweiz. Mschr. Zahnheilk. **89** (1979): 637–646.
ZIKA, F.: Akute Lymphadenitis der submandibulären Drüsen im Kindesalter. Öst. Z. Stomatol. **57** (1960): 31–36.

Kapitel 2

BERTHOLD, H., SCHNEIDER, H. J., und TSCHARNKE, J.: Struktur und chemischer Aufbau der Speichelsteine. Dtsch. Zahnärztl. Z. **25** (1970): 743–748.
BILDER, J.: Die postganglionäre Sympathektomie in der Behandlung der Sialosen (Tschech.). Čs. Stomatol. **69** (1969): 28–35.
–: Sympathicus-Chirurgie in der Therapie der Speicheldrüsenerkrankungen. Dtsch. Zahnärztl. Z. **25** (1970): 32–35.
BUDNIK, S. D.: Minor-salivary-gland tumors in children. J. Dent. Child. **49** (1982): 44–47.
CROS, P., PARRET, J., und DUMAS, P.: Parotides chroniques de l'enfant. Rev. Stomatol. Chir. Maxillofac. **77** (1976): 329–331.
DOLEŽAL, V.: Mineralien und Proteine des Speichels (Tschech.). Čs. Stomatol. **66** (1966): 374–384.

Dvořák, J., und Haberzettel, V.: Fistula preauricularis bilateralis congenita otogenes (Tschech.). Čs. Stomatol. **68** (1968): 427–432.
Höhling, H. J., Pfefferkorn, G., Radicke, J., und Vahl, J.: Elektronenmikroskopische Untersuchungen zur organischen Matrix und Kristallbildung in menschlichen Speichelsteinen. Dtsch. Zahnärztl. Z. **24** (1969): 663–670.
Jirousek, Z.: Ungewöhnliche Formen der Sialolithiasis (Tschech.). Čs. Stomatol. **72** (1972): 92–98.
Jensen, J., Howell, F. V., Rick, G. M., and Corell, R. W.: Minor salivary gland calculi. Oral Surg. **47** (1979): 45–50.
Louail, G., et Laudenbach, P.: Contribution à l'étude des parotidites récidivantes de l'enfance. Rev. Stomatol. Chir. Maxillofac. **77** (1976): 334–336.
Park, W., and Masson, D.: Hydrostatic Sialography. Radiology **86** (1966): 116–123.
Payen, J., et Brocheriou, C.: Tumeurs des glandes salivaires de l'enfant. Rev. Stomatol. Chir. Maxillofac. **77** (1976): 347–348.
Sazama, L.: Isobare Sialographie (Tschech.). Čs. Stomatol. **71** (1971): 28–31.
–: Störungen des Stenonschen Ausgangs (Tschech.). Čs. Stomatol. **65** (1965): 352–358.
–: Vordere Speichelfisteln (Tschech.). Čs. Stomatol. **70** (1970): 87–94.
Sazmová, V.: Vergleich der zur sialographischen Untersuchung verwandten Kontrastmittel (Tschech.). Čs. Stomatol. **69** (1969): 104–109.
Šmejkal, E.: Zur Technik der Sialographie (Tschech.). Čs. Stomatol. **67** (1967): 198–202.
Timosca, G., Gavrilita, L., et Barna, M.: La lithiase salivaire chez les enfants. Considerations concernant 12 cas. Rev. Stomatol. Chir. Maxillofac. **77** (1976): 341–346.

Kapitel 3 und 4

Brochériou, C., Payen, J., et Guilbert, F.: Les tumeurs odontogenes des maxillaires chez l'enfant. Rev. Stomatol. Chir. Maxillofac. **76** (1976): 11–16.
Cel, V. F., und Brovkina, B. B.: Chirurgische Behandlung der Hauthämangiome (Russ.). Stomatologija (Moskva) **55** (1976), 2: 88–89.
Cernéa, P., Guilbert, F., Brochério, C., Payen, J., et Couly, G.: Tumeurs et lésions pseudotumorales des maxillaires et de la mandibule chez l'enfant. Rev. Stomatol. Chir. Maxillofac. **76** (1976): 21–25.
Freitag, V.: Über die sogenannten Hyperplasie des Kiefergelenkkopfes. Dtsch. Zahnärztl. Z. **25** (1970): 655–663.
Halmoš-Zelina: Ankylosis temporomandibularis (Tschech.). Čs. Stomatol. **68** (1968): 372–378.
Geiger, S. A.: Probleme der konservativen und chirurgischen Therapie von Kieferfrakturen im Kindesalter. Dtsch. Zahnärztl. Z. **34** (1979): 136–139.
Hatzifotiadis, D., und Tsamis, J.: Granulomes éosinophiles des maxillaires symptômes et traitement. Rev. Stomatol. Chir. Maxillofac. **76** (1976): 66–69.
Horejš, J., und Miček, J.: Zur Ätiologie der Osteoarthrose des Gelenkfortsatzes (Tschech.). Čs. Stomatol. **66** (1966): 91–95.
Klener, P.: Chemotherapie bösartiger Tumoren und Haemoblastosen (Tschech.). Prag 1978.
Mayer, R., Lejour, M., und Rakofsky, M.: Volumineux angiome intraosseux de la mandibule chez un enfant do 9 mois. Rev. Stomatol. Chir. Maxillofac. **76** (1976): 29–31.
Paces, A. J.: Tumoren des Kopfes und Halses (Russ.). Moskva 1971.
Pindborg, J. J., Kramer, J. R. H., et Torlini, H.: Types histologiques des tumeurs odontogènes, kystes et lésions apparentées des maxillaires, organisation mondiale de la Santé. Genève 1972.
Schulte, W.: Zur funktionellen Behandlung der Myo-Arthropathien des Kauorgans: ein diagnostisches und physio-therapeutisches Programm. Dtsch. Zahnärztl. Z. **25** (1970): 422–436.
Tatoian, J. A., und Dow, C. S. A.: Etude angiographique et embolisation par particules de silicone d'un hémangiome facial à localisation osseuse. Rev. Stomatol. Chir. Maxillofac. **76** (1976): 32–37.
Vondra, J., Rusenová, M., und Temkoviczová, L.: Ankylosis posttraumatica (Tschech.). Čs. Stomatol. **68** (1968): 466–470.
Wahl, P. N., Cohen, B., Luthra, U. K., und Torloni, H.: Types histologiques des tumeurs de la bouche et de l'oropharynx. Genève 1971.

Kapitel 5

CHAVES, E.: The calcifying odontogenic cyst. Oral Surg. **15** (1968): 849–856.
FRENGL, Z.: Multiple Follikularzysten der Kiefer (Tschech.). Čs. Stomatol. **66** (1966): 43–47.
GOWGIEL, J. M.: Simple bone cyst of the mandible. Oral Surg. **47** (1979): 319–322.
HORNOVÁ, J.: Klassifikation odontogener Zysten (Tschech.). Čs. Stomatol. **71** (1971): 163–165.
KLAMMT, J.: Zysten des Kieferknochens. Leipzig 1976.
KOMIYA, Y., SUSA, A., KAWACHI, T., YAMAMURA, T., EDA, S., and KAWACHI, T.: Calcifying odontogenic cyst. Oral Surg. **27** (1969): 90–98.
SMITH, I., and SHEAR, M.: Radiological Features of Mandibular Primordial Cysts (Keratocysts). J. Maxillofac. Surg. **6** (1978): 147–154.
SATKO, I., und DANKO, J.: Zyste des Ductus thyreoglossus (Tschech.). Čs. Stomatol. **71** (1971): 311–315.
SVOBODA, O.: Heilung und Knochenerneuerung nach Operation von Kieferzysten (Tschech.). Čs. Stomatol. **68** (1968): 289–296.
ZÁHEJSKÁ, M.: Zysten der Unterlippe im Kindesalter (Tschech.). Čs. Stomatol. **67** (1967): 190–192.

Kapitel 6

AJAGBE, H. A., SAMUEL, Y., and DARAMOLA, J. O.: Giant-cell tumor of the maxilla. Oral Surg. **46** (1978): 759–764.
BARTÁK, J.: Phleboliten in einem Hämatom des Parotis-Masseterbereiches (Tschech.). Čs. Stomatol. **67** (1967): 126–128.
BITTER, K., und STELLMACH, R.: Chemotherapie des Mundhöhlen-Karzinoms – Hoffnung oder Realität. Dtsch. Zahnärztl. Z. **29** (1974): 727–729.
BILDER, J.: Komplexe Therapie maligner Tumoren des orofazialen Bereiches (Tschech.). Čs. Stomatol. **70** (1970): 264–268.
BRABAND, H.: Radiologische Differentialdiagnostik seltener Kiefertumoren – eine Analyse von 339 Fällen. Dtsch. Zahnärztl. Z. **26** (1971): 802–816.
BUCHNER, A., HANSON, L. S.: Pigmented nevi of the oral mucosa: A clinicipathologic study of 32 new cases and review of 75 cases from the literature. Oral surg., Oral Med., Oral Pathol. **48** (1979): 131–142.
ČERNY, L.: Papilläres Zystoadenolymphom der Speicheldrüsen (Tschech.). Čs. Stomatol. **68** (1968): 302–304.
COSTAS, J. B., and DIPIRAMO, S.: Congenital epulis-congenital granular-cell myoblastoma. Oral Surg. **26** (1968): 497–501.
EL DEEB, M., WAITE, D. E., and JASPERS, M. T.: Fibrous dysplasia of the jaws. Oral Surg. **47** (1979): 312–318.
DESPREZ, J. D., KIEHN, C. L., KRIZEK, T. J., and DAMM, H.: Histological and biochemical considerations in the treatment of oral cancer with postoperative methotrexate infusion. Plast. Reconstr. Surg. **28** (1966): 336–341.
EVERSMANN, R.: Über die medikamentöse Behandlung der Ödeme nach kieferchirurgischen Eingriffen. Dtsch. Zahnärztl. Z. **24** (1969): 238–241.
FRENKEL, G., und ABRAHAM, R.: Untersuchungen am epitheloeutanen Grenzflächenrelief bei pathologisch veränderter Mundschleimhaut, insbesondere bei Neoplasmen. Dtsch. Zahnärztl. Z. **24** (1969): 312–316.
GERHARD, L., SCHETTLER, D., und STRASSBURG, M.: Eine foudroyant verlaufende „maligne" Retikulose – Retikulosarkomatose – mit Erstsymptomen an der Mundschleimhaut. Dtsch. Zahnärztl. Z. **24** (1969): 210–218.
HAUSAMEN, J. E.: Toxische Schleimhautveränderungen bei zytostatischer Therapie. Dtsch. Zahnärztl. Z. **25** (1970): 999–1004.
HERSCHFUS, L., and WOLTER, J.: Granularcell myoblastoma of the cavity. Oral Surg. **29** (1970): 341–344.
HORNOVÁ, L.: Der Burkitt-Tumor (Tschech.). Čs. Stomatol. **68** (1968): 147–150.
HORNOVÁ, L., und BILDER, J.: Histologische Befunde nach intraarterieller Perfusion bei malignen Tumoren des orofazialen Bereiches (Tschech.). Čs. Stomatol. **71** (1971): 175–182.
JIRAVA, E., KREJČI, J., PRAČKE, T., und PIRKOVÁ, J.: Mandibulartumor bei fibröser Osteodysplasie (Tschech.). Čs. Stomatol. **67** (1967): 278–284.

KILIAN, J., ANDERLE, J., und SCHWARZ, A.: Epulis congenita. (Tschech.). Čs. Stomatol. **71** (1971): 290–293.
KLAMMT, J.: Beitrag zum sogenannten granulären Neurom der Mundhöhle. Dtsch. Zahnärztl. Z. **24** (1969): 43–49.
LAUTENBACH, E.: Zur Behandlung fibröser Osteopathien der Kiefer im Kindes- und Jugendalter. Dtsch. Zahnärztl. Z. **24** (1969): 193–294.
LENTRODT, J., und DONAT, K.: Maligne entarteter Glomustumor ungewöhnlicher Lokalisation. Dtsch. Zahnärztl. Z. **27** (1972): 38–46.
LORBER, C.: Die Papillomatose der Mundhöhle. Dtsch. Zahnärztl. Z. **25** (1970): 970–967.
LUHR, H. G., und HÖLTJE, W. J.: Mundschleimhautveränderungen bei Erkrankungen des leukopoetischen Systems. Dtsch. Zahnärztl. Z. **25** (1970): 1108–1113.
MAZZOLA, R. F.: Treatment of Haemangiomas in Children by Intralesional Injections of Steroids. Chir. Plast **4** (1977/78): 161–171.
METZ, H. J., und KRIENS, O.: Ein neues Verfahren zur anatomisch-funktionellen Wiederherstellung des Gaumensegels bei ausgedehnten Resektionsdefekten. Dtsch. Zahnärztl. Z. **24** (1969): 641–647.
MIKULIČKOVÁ, H.: Granuloma pyogenicum (Tschech.). Čs. Stomatol. **69** (1969): 228–233.
NAZIF, M. M., FRANKEL, H. H., and MEDINA, J.: Kinky hair disease. Oral Surg. **46** (1978): 786–790.
OHM, H. J.: Entwicklung eines Sarkoms auf dem Boden einer chronisch granulierenden Entzündung des Zahnfleischrandes. Dtsch. Zahnärztl. Z. **24** (1969): 648–655.
PETERS, W. J. N.: Cherubism: A study of twenty 'cases from one family. Oral Surg. **47** (1979): 307–311.
PETROVIČ, Š.: Eosinophiles Knochengranulom (Tschech.). Čs. Stomatol. **71** (1971): 228–235.
PRUCHA, M., KRÁL, A., und PEČENÁ, J.: Gingivales Fibrom mit zentraler Ossifikation (Tschech.). Čs. Stomatol. **67** (1967): 256–260.
PRUSAKOV, V. A., MITROFANOV, G. G., und KOMAROV, B. A.: Kryochirurgie von Hämangiomen der Mundhöhle und des Gesichtes (Russ.). Stomatologija (Moskva) **55** (1976), 4: 49–52.
SCHEUNEMANN, H., und SCHETTLER, D.: Zur Klinik und Therapie des eosinophilen Knochengranuloms im frühen Kindesalter – Histiozytosis X? Dtsch. Zahnärztl. Z. **24** (1969): 287–293.
SCHILLI, W., und ESCHLER, J.: Bösartige Kiefertumoren bei Kindern und Jugendlichen. Dtsch. Zahnärztl. Z. **24** (1969): 280–286.
SCHMALLENBACH, H. J.: Das Basalzell-Naevus-Syndrom. Dtsch. Zahnärztl. Z. **25** (1970): 350–358.
SCHULTE, W.: Zentrifugiertes Eigenblut zur Füllung großer Knochendefekte – eine Modifikation der Eigenblutmethode. Dtsch. Zahnärztl. Z. **24** (1969): 854–857.
SELLE, G., DROH, R., und DROH, G.: Zur Indikation der Tracheotomie bei kieferchirurgischen Eingriffen. Dtsch. Zahnärztl. Z. **24** (1969): 808–816.
SPIESEL, B., und PREIN, J.: Zur Klinik und Morphologie der Kiefersarkome. Dtsch. Zahnärztl. Z. **26** (1971): 1243–1249.
ŠMEJKAL, E.: Multiple Osteome des Unterkiefers (Tschech.). Čs. Stomatol. **68** (1968): 285–288.
ŠVEJDA, J.: Zur Problematik der Riesenzellenbildungen der Kiefer (Tschech.). Čs. Stomatol. **68** (1968): 85–89.
–: Die Oberflächenstruktur eines zusammengesetzten Odontoms im Rasterelektronenmikroskop (Tschech.). Čs. Stomatol. **70** (1970): 72–76.
TOMAN, J.: Zum Auftreten des osteoiden Osteoms der Kiefer (Tschech.). Čs. Stomatol. **65** (1965): 98–108.
–: Kieferveränderungen bei der Neurofibromatosis Recklinghausen (Tschech.). Čs. Stomatol. **65** (1965): 405–412.
–: Ergebnisse der zwanzigjährigen onkologischen Forschungsarbeit in der I. Stomatologischen Klinik der Karls-Universität Prag (Tschech.). Čs. Stomatol. **70** (1970): 77–86.
VERGAIN, D. E., und FIORE-DONNO, G.: Manifestations buccales de la maladie de Letterer-Siwe. Schweiz. Zahnheilk. **89** (1979): 425–442.
VONDRA, J., GALAN, E., und KIRNER, A.: Kavernöses Haemangiom der Mundhöhle (Tschech.). Čs. Stomatol. **67** (1967): 264–269.
–, und ŠOŠOVEC, V.: Erscheinungen der primären Hyperparathyreose an den Kieferknochen. (Tschech.). Čs. Stomatol. **67** (1967): 456–460.
WANNENMACHER, M. F., und BECKER, R.: Orale Manifestationen der Neurofibromatose Recklinghausen. Dtsch. Zahnärztl. Z. **24** (1969): 976–982.

WESLEY, R. K., HOFFMAN, W. H., PERRIN, J., and DELANEY, J. R.: Solitary maxillary central incisor and normal stature. Oral Surg. 46 (1978): 837–842.
WHITAKER, L. A., KATOWITZ, J. A., and JACOBS, W. E.: Ocular adnexal Problems in Craniofacial Deformities. J. Maxillofac. Surg. 7 (1979): 55–60.
WINKLMAIR, M.: Hereditäre Fibromatosis Gingivae. Dtsch. Zahnärztl. Z. 24 (1969): 895–899.

Kapitel 7 und 8

HOCHSTEIN, U., und HOCHSTEIN, H. J.: Der vorzeitige Milchzahnverlust und seine Bedeutung bei der Dysgnathie Entstehung des Spaltträgers. Dtsch. Zahn-, Mund-Kieferheilk. 57 (1971): 152–159.
KOBLIN, I.: Halbseitige „Zwischenkiefer"-Hypo- und -Aplasie. Dtsch. Zahnärztl. Z. 24 (1969): 970–976.
KRÜGER, E.: Lippenspaltenverschluß durch Z-Plastik des Naseneingangs. Dtsch. Zahnärztl. Z. 25 (1970): 410.
MACHTENS, E., SCHMALLENBACH, H. J., und DIECKHOFF, W.: Der Halbseitenriesenwuchs der Zunge und seine chirurgische Behandlung. Dtsch. Zahnärztl. Z. 25 (1970): 23–28.
PAPE, H. D., und SCHETTLER, D.: Untersuchungen von Todesursachen nach Lippen-Kiefer-Gaumenspaltoperationen. Dtsch. Zahnärztl. Z. 24 (1969): 272–279.
PETROVIĆ, S.: Unsere Erfahrungen mit sekundären Knochenplastiken bei der Therapie der Spaltdeformationen des Oberkiefers und des Gebisses. Dtsch. Zahn-, Mund-Kieferheilk. 57 (1971): 230–235.
PFEIFFER, G.: Lippenkorrekturen nach früheren Spaltenoperationen mit dem Wellenschnittverfahren. Dtsch. Zahnärztl. Z. 25 (1970): 569–576.
ŠKACH, M.: Zungenbeläge. Ein Beitrag zur Ätiologie und Pathogenese (Tschech.). Čs. Stomatol. 70 (1970): 323–333.

Kapitel 9 und 10

ALEXANDER, W. N., und CAHILL, R. J.: Hereditary ectodermal dysplasia. Report of a case. J. dent. Child. 36 (1969): 39.
BENCZE, J., und HAMORI, J.: Mongol idiotiak fogazati allapota. Fogorv. Szemle 62 (1969): 329.
BÖHME, H., und LEHNERT, W.: Lokalisierte persistierende Kandidamykose der Mundschleimhaut. Derm. Mschr. 156 (1970): 958.
BOKANOVA, Z. V., und PANIN, M. G.: Allergische Reaktion bei stomatologischen Patienten. Stomatologija (Moskva) 49 (1970): 24.
BRIDGE, A. J.: Primary hyperparathyrodism presenting as a dental problem. Brit. dent. J. 124 (1968): 172.
CARMICHAEL, A. F., and LAIRDT, W. R. E.: Achondroplasia with associated dental anomalies. Brit. dent. J. 123 (1967): 388.
CASSINGHAM, R. J.: Infectious mononucleosis. A review of the literature, including recent findings on etiology. Oral Surg. 31 (1971): 610.
ČIRVA, W. G.: Die Veränderungen im dentomaxillären System und in der Mundhöhle bei Agranulozytose. Stomatologija (Moskva) 47 (1968): 21.
DUROVIČ, E., LAZOR, L., und KUNDRÁTOVÁ, G.: Gingivostomatitis herpetica. Prakt. zubni lék. 50 (1970): 685.
DUTESCU, H.: Die Marmorknochenkrankheit. Dtsch. Zahn-, Mund- und Kieferheilk. 52 (1969): 27.
EVANS, B. E., und ALEDORT, L. M.: Hemophilia and dental treatment. J. Amer. dent. Ass. 96 (1978): 827–834.
FACCINI, J. M.: Oral manifestations of vitamin B 12 deficiency. Brit. J. oral Surg. 6 (1968): 137.
FIRU, P., STANESCU, V., MILICESCU, V., und NEGREA, A.: Manifestarile dentomaxilare in bolile hipofizei. Stomatologia (Buc.) 16 (1969): 495.
FLEISCHHACKER, F.: Mundschleimhautveränderungen bei Blutkrankheiten. Öst. Z. Stomatol. 67 (1970): 891.
FOSERT, T. D., und FEIRBUNG, E. A.: Dental involvement in scleroderma. Brit. dent. J. 124 (1968): 353.

FROSTAD, W. A., CLEALL, J. F., and MELOSKY, L. C.: Craniofacial complex in the trisomy 21 syndrome/Down syndrome. Arch. oral Biol. **16** (1971): 707.
GARN, S. M., COHEN, M. M., and GECIAUSKAS, M. A.: Increased crownsize asymmetry in trisomy. J. dent. Res. **49** (1970): 465.
GULLIKSON, J. S.: Oral findings of mentally retarded children. J. dent. Child. **36** (1969): 59.
GÜNTHER, H. M., und SITZMANN, F.: Das Gottron-Syndrom unter zahnärztlicher Sicht – ein Fallbericht. Dtsch. zahnärztl. Z. **33** (1978): 873–875
HAUNFELDER, D.: Zahnärztlich-chirurgische Eingriffe bei Erkrankungen des leukopoetischen Systems. Öst. Z. Stomatol. **68** (1971): 1.
HELSOVÁ, L., und PETROVIC, S.: Primäre Hyperparathyreose und ihre Erscheinungen in Mundhöhle und Knochen. Čs. Stomatol. **69** (1969), 119.
HERRMANN, D.: Orale Erkrankungen durch das Herpes-simplex-Virus. Dtsch. zahnärztl. Z. **23** (1968): 1256.
–: Zur Morphogenese der chirurgisch-rezidivierenden Aphthen. Dtsch. zahnärztl. Z. **25** (1970): 993.
HJORTING, HANSEN, E., and BERTRAM, U.: Oral aspects of pernicious anemia. Brit. dent. J. **126** (1968): 266.
HOWELL, J. F.: Epidermolysis bullosa – two cases. J. dent. Child. **36** (1969): 33.
HUDSON, C. D., and VICKERS, R. Y.: Clinicopathologic observation in prodromal herpes zoster of the fifth cranial nerve. Report of a case. Oral Surg. **31** (1971): 494.
JAFFE, E. C., and LEHNER, TH.: Treatment of herpetic stomatitis with idoxuridine. Brit. dent. J. **125** (1968): 392.
JEBAVÝ, Z., CHROBÁK, L., und ČERNIK, F.: Die ersten Anzeichen in der Mundhöhle und ihrer Umgebung bei Erkrankungen des weißen Blutbildes. Prakt. zubní lék. **3** (1962): 65.
KALININ, V. I.: Die Gewebe der Mundhöhle bei Eisendefizit-Anämie. Stomatologija (Moskva) **49** (1970): 20.
KELLER, E. E., SATHER, A. H., und HAYLES, A. B.: Dental and skeletal development in various endocrine and metabolic diseases. J. Amer. dent. Ass. **81** (1970): 415.
KENNETT, S.: Stomatitis medicamentosa due to barbiturates. Oral Surg. **25** (1968): 351.
–: Anemia in dental patients. Brit. J. Oral Surg. **6** (1968): 1.
KNOLLE, G., und STRASSBURG, M.: Allergische Reaktion in der Mundhöhle und Mundumgebung. Dtsch. zahnärztl. Z. **25** (1970): 1102.
LANGE, D., BÖSSMANN, K., und PLAGMANN, H.-CH.: Über das Vorkommen und den Nachwies von Candida albicans der menschlichen Mundhöhle und ihre Beziehung zu Mundschleimhauterkrankungen. Dtsch. zahnärztl. Z. **23** (1968): 467.
LASOVSKA, J., und MORAVCOVÁ, E.: Übersicht über die neusten Erkenntnisse der Erkrankungen durch Herpes-simplex Virus – Herpesvirus hominis. Cas. lek. cesk. **110** (1971): 265.
LAUTENBACH, E.: Behandlung der Stomatitis aphthosa. Med. Welt (Stuttg.) **21** (1970): 1302.
LESKE, D., und DEYKIN, D.: The diagnosis and treatment of bleeding tendencies. Oral Surg. **32** (1971): 852.
LYNCH, M. A., und SHIP, I. I.: Initial oral manifestations of leukemia. J. Amer. dent. Ass. **75** (1967): 932.
MATHIS, H., und HERRMANN, D.: Zur Periadenitis mucosae necrotica recurrens. Dtsch. zahnärztl. Z. **25** (1970): 1154.
MUTAFOV, S., und JORDANOV, J.: Über einige Veränderungen in der Mundhöhle bei Kindern mit Oligophrenie. Dtsch. Zahn-, Mund- und Kieferheilk. **56** (1971): 227.
NALLY, F. F., und JAMES, J. D.: Primary herpes simplex. Oral Surg. **29** (1970): 680.
NIELSEN, CH., und KLASCHKA, F.: Teststudie an der Mundschleimhaut bei Ekzemallergikern. Dtsch. Zahn-, Mund- und Kieferheilk. **57** (1971): 201.
REICHERART, P., FLATZ, S., und BURDELSKI, M.: Ektodermale Dysplasie und exokrine Pankreasinsuffizienz – ein erblich bedingtes Syndrom. Dtsch. zahnärztl. Z. **34** (1979): 263–265.
SHIP, J. J., BRIGHTMAN, V. J., und LASTER, L. L.: The patient with recurrent aphthosus ulcers and the patient recurrent labialis: a study of two population samples. J. Amer. dent. Ass. **75** (1967): 645.
SILVERMAN, S., WARE, W. H., und GILLOLY, CH.: Dental aspects of hyperparathyroidism. Oral Surg. **26** (1968): 184.
SOLTERMANN, W.: Periodisch auftretende Aphthen. Dtsch. med. Wschr. **94** (1969): 2121.
SOUTHAM, J. C.: Recurrent intra-oral herpes simplex infection. Brit. dent. J. **127** (1969): 276.

Sier, J. P.: Über Fälle von Säuglings-Skorbut. Dtsch. zahnärztl. Z. **23** (1968): 1422.
Stavratjev, M., und Stavratjevová, A.: Das menschliche Wachstumshormon. Čs. Pediat. **27** (1972), 69.
Svejcar, J.: Erkrankungen des Skelettwachstums. Čs. Pediat. **24** (1969): 3.
Tetsch, P., und Wannenmacher, M. F.: Zahnärztlich-chirurgische Eingriffe bei Hämophilen. Dtsch. Zahn-, Mund- und Kieferheilk. **56** (1971): 73.
Tochini, J. J., West, F. T., und Harlett, R. W.: An unusual developmental pattern in a case of hypohydrotic ectodermal dysplasia. J. dent. Child. **37** (1970): 70.
Tracy, W. E., and Campbell, R. Y.: Dentofacial development in children with vitamin D-resistent rickets. J. Amer. dent. Ass. **76** (1968): 1026.
Vichi, F., Bernedrini, U. D., und Prato, G. P.: Le malattie emorragiche nei riflessi della pratica odontostomatologica. Riv. ital. Stomat. **24** (1969): 1253.
Weathers, D. R., und Griffin, J. W.: Intraoral ulcerations of recurrent herpes simplex and recurrent aphthae. J. Amer. dent. Ass. **81** (1970): 81.
Webster, G. M., and Simon, J. F.: Erythema multiforme limited to the oral cavity – report of a case. J. Amer. dent. Ass. **83** (1971): 1106.
Weis, R. W., and Lewis, T. M.: Infantile cortical hyperostosis; A study to determine of residual deformities exist in mandibles. J. dent. Child. **36** (1969): 67.
Whitte, M.: Oral manifestations of leukemia in children. Oral Surg. **29** (1970): 3.
Wörner, H.: Intraorale Chirurgie bei Hämophilen. Dtsch. Zahnärztebl. **24** (1970): 351.
Woodworth, J. V.: Recognition and treatment of medical emergencies in the dental office. J. Amer. dent. Ass. **81** (1970): 887.
Wunderer, M.: Die Symptomatik des primären Hyperparathyreoidismus im Mundhöhlen- und Kieferbereich. Dtsch. Zahn-, Mund- und Kieferheilk. **55** (1970): 8.
Zábrodský, S., und Škach, M.: Recurrent aphthae – etiology and pathogenesis. Acta Univ. Carol. Med. **16** (1970): 599 und 629.

Sachwortverzeichnis

Aberration 58
Abrasion 263, 466, 468
-, pathologische 263, 466, 468
Abscessus buccae 337
- subcutaneus 335
Abschürfungen 455
Abstillen 121
Abszeß, aktinomykotischer 481
- des unteren Augenlids 340
-, enostaler 290
-, palatinaler 336
-, perimandibulärer 341
-, perimaxillärer 33
-, retromaxillärer 339
-, submandibulärer 342
-, submentaler 344
-, submuköser 290, 335, 494
-, subperiostaler 290, 333, 340, 494
Achondroplasie 605
Acidulate Phosphate Fluoride 144
Adamantinom 556
-, solides 557
-, zystisches 557
Adamantoblastom 556
ADDISON-Syndrom 582
Adenom 509, 556
Adenoma sebaceum 359
Adrenalin 258
Afluon 135
Agranulozytose 600
A-Hypervitaminose 586
A-Hypovitaminose 586
Akatalasie 362
Akrodynie, infantile 364
Akromegalie, juvenile 579
Akromikrie 579
Aktinomykose 480
Akzeleration 35
Allergie 574
-, Behandlung 576
Allergiesymptome, Mundhöhle 575

Allgemeinanästhesie 236
Allgemeinbetäubung 261
Allgemeinerkrankung 283
-, Mundhöhlenbefund 596
-, Symptomatologie, orale 578
Aluminium-Fluorid-Komplexe 144
Aluminiumsilikofluorid 143
alveoläre Knochen, chirurgische Schwäche 435
Alveolarfortsatz, Destruktion, tuberkulös-ulzerierende 483
-, Dystrophie 67
-, Fraktur 440, 451
-, Infraktion 440
Alveole, primäre Milchzähne 32
Alveolitis 34
Alveolotomie 327
- nach DALPONT 436
- - KUFNER 433
Amalgam, non-γ-, 272, 282
Amalgamaufbauten, Stiftchentechnik 274
Amalgamfüllung 272
-, punktförmige 277
Ameloblasten 27
Ameloblastom 556
Amelogenesis imperfecta hereditaria 67
Aminfluoride 124, 142f., 145, 283
-, Kontraindikation 467
Amputation, tiefe 307
Anaemia neonatorum 73
Analgetika 248, 250
Anämie 599
Anästhesie 255
-, Durchführung 232
-, intravenöse 261
-, permuköse 255
-, submuköse 257
-, Wahl 345
Anästhesiekomplikation, Prävention 261

Anästhetika, allergische Reaktion 260
-, Atemgerät 260
- Derivate 256
-, Intoxikation 260
-, p-Aminobenzoesäure 258
Anatomie, Gebiß, kindliches 35
-, Milchzahnwurzel 399
-, Zähne 35
ANDRESEN-HÄUPL-Gerät 453
Anfangskariesverbreitung 95
Angina syphilitica 484
Angiolipom 540
Angioma arteriale racemosum 546
Angiopathie 55
Angst 226 f., 253
-, Behandlung, stomatologische 232
-, pathologische 233
-, physiologische 237
Anguli infectiosi 589
Anhydrosis hypotrichotica 58
Ankyloglossie 572
Ankylose 513
- des Unterkiefers 513
-, doppelseitige 513
-, kongenitale 513
Ankylosierung 181, 291
Ankylosis fibrosa 513
- ossea 513
- temporomandibularis 513
Anodontie 58, 584, 605
- Zähne 53
- -, kongenitale Anämie 599
-, Zahnform 53
-, Zahnzahl 55
-, Zunge 572
Anpassungsextraktion 444
Anteriorwanderung 45
Antibiotika, karieshemmender Effekt 115
- Kortikoid-Kombination 317, 320

631

Antirachitisvitamin 587
ANUG 358, 600
Apatitgitter 128
Apex-Granulomfüllung, kombinierte 327
APF-Lösung 144
Aphthen, rezidivierend habituelle 593
Approximalkaries 94, 109, 279
–, Verschleifen 276
Arbeitsorganisation 245
Armmanschetten 188
Arthritis temporomandibularis acuta 511
– – – purulenta 511
– – chronica 512
Artikulationshindernisse 182
Artikulationsverhältnisse, Beurteilung, Milchgebiß 380
Asialien 507
Askorbinsäure 589
Asphyxie 478
Atavismus 57
Atem- und Kreislaufstillstand 462
Atresie, Speichelausführungsgang 503
Atrophia periodontalis 365
Attrition 263
Aufbißaufnahme 238
Aufbißempfindlichkeit 292
Aufklappung 346
Augenhöhlenphlegmone 339f.
Augenlidabszeß 340
Augenlidektropie 483
Außenfistel 489f., 493, 507
Autoaggression 364
Autoimmunkrankheiten 364
Avitaminose, orale Symptome 586
Axerophthol 586

Bakterienbeläge 99, 115, 167
Baycain 256
Beatmung, künstlich 462
–, Holger-Nielsen-Methode 462
Befunderfassung 245
–, Teilaufzeichnung 90
Befunderhebung 92
Behandlung, chirurgische 327, 333, 345, 350, 416, 426
–, chirurgisch-kieferorthopädische 432
–, endodontische 301, 308, 319, 325, 327
–, kieferchirurgische 461

–, kieferorthopädische 405
–, kinderstomatologische 78, 206
–, Periodontalerkrankungen 366
– prothetische 465
–, Stomatitis 371
–, stomatologische Angst 232
–, Vorbereitung, medikamentöse 234
Behandlungsanforderung, stomatologische 194
Behandlungsbereitschaft, Beeinflussung, psychopräventive 229
–, Geschlecht 228
–, Kind 292, 295, 302
Behandlungskonzeption 245
Behandlungsplanung, allgemeine 245
Belag 172
–, Anfärbung 100, 102
–, bakterienhaltiger 99
–, Bildung 146
–, Eigenschaften 148, 156
–, fester 99, 113
–, Gingivaentzündung 356
–, grüner 100, 113, 357
–, harter 152, 167, 366
–, orangefarbener 100
–, Säurewerte 154, 158
–, schwarzer 100
–, weicher 101, 113, 167, 173, 356, 366
Belagbildung 99, 146, 154, 277
Belagformen 99
Beruhigungssauger 187
Betreuung, kinderstomatologische 96
–, –, Gebißanomalie 114
–, –, Leitung 206
–, –, Organisationsformen 209
–, –, Planung 206
–, –, psychologische Hinweise 226f.
–, –, Strategie 78
–, periodontologische 171
–, stomatologische, Form 209
–, –, Inhalt 79
Betreuungsanforderungen, stomatologische 209
Betreuungsbedarf 84
Betreuungssystem 191, 209
–, kinderstomatologisches 191
Bewegungsbahn, Unterkiefer 412
Bichelmayersche Osteotomie 435

Bißhebung, physiologische, erste 41
–, –, zweite 44
, –, dritte 45
Bißsenkung 44
–, artifizielle 412
Bißverletzung, Zungenrand 457
Bißwunde 457
bite-wing 94, 238
bleibende Zähne, frühzeitiger Verlust, Folgen 185
Blutkrankheit, Behandlung 599
–, Mundhygiene 599
–, orale Symptome 599
Blutstillung, Wundkompression 349
Blutungsbereitschaft 601
Blutungsübel 602
Bohrgeräte, hochtourige 280
–, höchsttourige 280
Bonnetsche Stellung 511
Bruchheilung an Zähnen, bindegewebige 443
Brückl-Platte 424
Brusternährung 178, 278
Brustsuchreflex 178

C-Achse 128
CaF$_2$-Deckschicht 140
Calculus-Surface-Index 102, 104
Canalis mentalis 38
Candidosis 595
Capdepontsche Erkrankung 71
Corbadrin 259
Carbocain 256
Caries acuta 265
– chronica 265
– media 265
– profunda 265, 316f., 320
– –, Vitalerhaltung 303, 319
– sicca 266
Causticin 302
C-Avitaminose 589
Ceratitis parenchymalosa 54
Ceratoma palmo-plantare 71, 363
Cervin 277
–, Reogan 445
Charters-Methode 149, 367
Charvat-Symptom 507
Cheilitis 476
Cheilognathopalatoschisis bilateralis 569
– unilateralis 569
Chlorethylprüfung 292

Chlorhexidin 367, 154, 173, 326, 367, 371
Chlorodontie 73
Chloroleukämie, myeloische 555
Chlorom 555
Chloropercha 327
Chondrodystrophia foetalis 605
Chondrom 540
Chondromatose, multiple 540
Chondrosarkom 551
Choristom 562
Cingulum canini 74
CI-S 102
Colour Reaction Time 95
Commotio cerebri 454
Community Periodontal Index of Treatment Needs 107
Composite-Material 271, 273, 281, 467f.
Contusio cerebri 454
Coverdenture-Prothesen 466
CPITN 107
Crownless teeth 71
CRT-Test 95
CSI 102
CUSHING-Syndrom 582
Cyanoacrylate 162
Cystis colli lateralis congenita 533
– – mediana congenita 531

DDE-Index 108
Débris épithéliaux Malassez 518, 556
Deckbiß 373
Deckplatte, Blutstillung nach Zahnextraktion 474
Defekt, keilförmiger 263
Defluoridierung, Trinkwasser 126
Degenerationskrankheiten, orale Symptome 583
Demastikation 263
Demineralisation 263
Dens in dente bilateralis 53
– – – coronalis 53
– – – totalis 53
Dental flossing 153
– hygienists 80
– nurse 80
Dentalfluorose 63, 131, 135f.
–, leichte 63
–, mittlere 63
–, schwere 64
Dentes decidui 35
– natales 55
– permanentes 35

– praelactales 55
Denti di CHIAIE 63
– screziati 65
Dentikel 313, 587
Dentin, Zuwachslinien 61
Dentinbildung 28
–, dysplastische 71
Dentinbildungsfehler 70f.
Dentinfraktur, Imprägnation 445
Dentinimprägnierung, Cervin 277
–, Howesche Lösung 277
–, Pulpaschädigung 277
–, Silbernitrat, ammoniaka-lisches 277
–, Silikonester-Verbindungen 277
Dentinogenesis imperfecta hereditaria 70, 606
– – –, prothetische Versorgung 466
Dentinsondierung 292
Dentitio praecox 35, 55, 383
– tarda 35, 383
Dentition, Beschleunigung 48
–, Dynamik, Einfluß 579
–, Gingivalränder 52
–, Pathologie 47
–, Physiologie 32
–, Variabilität 34
–, verzögerte 47f.
Dentitionsstörungen 47, 580, 584, 587
Dentitionsverzögerungen 581, 605f.
–, HVL-Unterfunktion 579
–, Hypothyreose 580
Dentocult 95
Dentometrie 309
Dentosmin 367
Dermoidzyste 529
Desensibilisierung, Magnesium-silikofluorid 277
Desinfektionsmittel, gewebs-schädigende 305
Destruktion, periodontale 106
Devitalisation 302
–, Arsen 302
–, Paraformaldehyd 322
–, Scherbenkobalt 322
Dextran 147
dfe-Index 98
df/s-Index 98
df/t-Index 98
D-Hypervitaminose 587
–, Dentikelbildung 587
–, Hyperzementose 587

Diabetes mellitus 196, 582
– –, Gingivitis 364, 582
Diagnoseschema, Pulpitis 315
Diagnosis ex juvantibus 292
Diaphanoskopie 94
Diastema mediale 418, 426
– –, Behandlung, Frenulotomie 426
– –, echtes 397
– –, unechtes 397
Diät, kohlenhydratarme 284
Diätanamnese 284
Dilazeration 54, 449
Diphtherie 598
DI-S 102
Discoloring waters 101
Discus articularis, Beweglich-keit 510
Dispensairebetreuung 193, 206, 284
–, Geschwulstpatienten 536
–, Intervallsystem 215
–, karieskrankes Kind 283
–, Karieverbreitung 206
–, kieferorthopädische 193
–, Risikogruppen 217
–, System 191
–, temporär kariesgefährdetes Kind 284
–, unfallverletzter Kinder 450
Distomolaren 58
DIS-Plaque 101
DMF/df-Index 98
DMF/S-Index 98
DMF/T-Index 97
D/T-Index 97
DUPUYTREN-Geräusch 51
Duraphat 142, 144, 205
Durchbruchsbehinderung 48
Displasia acro-dentalis 58
Dysostosis cleidocranialis 605
– multiplex 606
Dysplasie, ektodermale 58, 583
Dystopie 58
Dystrophia adiposogenitalis 579

Eckenaufbau 280, 283
Einschlafzeremoniell 186
Einschulungsuntersuchung 207
Einzeitbehandlung 261
Ekchymose 603
ektodermale Dysplasie 583
Ektodermal-Syndrom 583
Eladent-Zahnputztest 101, 203, 367
elektro-medikamentöse Pulpi-tistherapie 320

Elephantiasis 537
– gingivae 48, 359
Elmex Fluid 142, 204
– Gelee 143, 204
Embryopathia rubeolosa 61
Emotion 226
Endkariesverbreitung 95
endodontische Behandlung 325
endodontisch-chirurgische Behandlung 327
Endodontoma 330
endokrine Störung, Hypophyse, Hyperfunktion 579
– –, –, Unterfunktion 579, 581
– –, Keimdrüse 581
– –, Nebenniere 582
– –, Nebenschilddrüse 581
– –, orale Symptome 591
– –, Pankreas 582
– –, Schilddrüse, Hyperfunktion 579
– – – –, Unterfunktion 579
Endometrie 309
Engstand 383
–, echter 395
–, symptomatischer 395
Enostose 541
Entwicklung 22
–, Alveolarfortsatz 32
–, bleibendes Gebiß 43
–, Gebiß 39
–, intrauterine Periode 23
–, Jugendalter 25
–, Kleinkindalter 24
–, Milchgebiß 39
–, neonatale Periode 23
–, Neugeborenenperiode 24
–, Säuglingsgebiß 39
–, Schulalter 25
–, Vorschulalter 24
–, Wechselgebißperiode 43
Entwicklungsphase, Milchzähne 297
–, permanente Zähne 297
Enzephalitis 591
Enzephalopathie 228
Entzündung, beweglicher Zungenteil 478
–, Gesichtsbereich 476
–, gingivale 112
–, Kieferbereich 476
–, Kieferhöhle 501
–, Lippen 476
–, Lymphknoten 485
–, odontogene, kieferumgebende Weichteile 333
–, perikoronare 51
–, spezifische 480

–, Zunge 476
–, Zungengrund 478
Entzündungsprozesse, apikale, Formen 289, 322, 333
Epidemiological Index of Developmental Defects of Enamel 108
Epidemiologie der Gebißdestruktion 87
–, Beläge 11
–, Dentalfluorose 63
–, Deskriptive 87
–, Gebißanomalien 114
, Gingivitis 112
–, Karies 92, 100, 109
–, konstruktive 87
–, Normung 87
–, orale 108
–, Periodontitis 112
–, Schmelzflecke 63
Epidermitis, exsudative 460
Epidermoidzyste 531
Epidermolysis bullosa hereditaria 607
Epileptiker 228
Epitheldesquamation 372
Epithelleiste 26
Epulis 358, 563
– congenita 358, 564
– fißromatosa 538
– gigantocellularis 563
– granulomatosa 563
Erfassungssystem, reziprokes 212
Ernährung 119, 131, 154, 165, 175
Ernährungslenkung 157
–, Grundregeln 157, 284
Ernährungsstörung 119
Ernährungstabelle 120
Erosion 263
Ersatz bleibender Zähne 473
– fehlender Zähne 471
–, Milchzähne 472
Ersatzzähne 32
Ersatzzahnkeime 26
Ersatzzahnleiste 32, 286
Erste Hilfe 455
– –, Arzt 461
– –, Laie 46
Ersterfassung der Kinder 207
Eruption 28
–, Beschleunigung 47
– der Zähne 32
–, Komplikation 49
–, Milchzähne 50
–, Verzögerung 48
Eruptionsgingivitis 52

Erythema exsudativum multiforme 607
Erythematodes 607
Erythrodontie 74
Erythrosin-Tabletten 101
Eunuchoidismus 581
Europäische Arbeitsgemeinschaft für Kariesforschung 131
EWING-Sarkom 554
Exkochleation, periapikale 327
Exodontismus, Kindesalter 296
Exostose 541
Expositionszeiten, Röntgenaufnahme 238
Exstirpation, hohe 307
–, vitale 306
Extraktion 112, 328
–, einfache 348
–, Indikation 347
–, komplizierte 347
–, Kontraindikation 347
– retinierter Zähne 432
–, Spätkomplikation 348
–, versehentliche 348, 351
–, Wundversorgung 347
Extraktionskomplikation 347
–, Aspiration, Zahn 348
–, Verschlucken, Zahn 348
–, Wurzelfraktur 348
Extraktionstechnik 346
Extraktionswunde, Verband 474

Fachschwester für Zahn- und Mundhygiene 192, 201, 204, 209, 218
Facettenkrone 468
Fädeln 153, 367
Fallotsche Tetralogie 364
Faltenzunge 573
Faulecken 589
F_{ci} 108
FDI-Standard 90
Febris uveoparotidea 507
Fédération Dentaire Internationale 88, 107, 131
Feersche Neurose 364
Fehlbelastung, periodontale 426
Fehlverzahnungen, sagittale 399
–, transversale 398
Fenestration 291
Fibrolipom 540
Fibrom, ameloblastisches 558
–, echtes 537
–, hartes 537
–, intraossealeszentrales 538

–, – –, odontogenes 538
–, – –, osteogenes 538
–, ossifizierendes 538
–, symmetrisches 537
–, unechtes 537
–, Weichteile 537
Fibroma durum 537
– molle 537
Fibromatosis 358
– gingivae 358, 368, 537f.
Fibromyositis, ossifizierende 514
Fibrosarkom 550
–, odontogenes 551
Filmhalter 237
Fingerlutschen 177, 179
– Gewohnheit, bedingt reflektorische 178
–, Vorbeugungsmittel 177
Fingerlutschreflex, bedingter 178
Fissuren, kariöse 93
–, verfärbte 93
Fissurenkaries 109, 265, 279f.
Fissurenversiegelung 162
Fissurenzyste, globulomaxilläre 525
Fistel 294
–, Diagnostik 292
–, extraorale 336
Fistelbehandlung, Durchspritzung 326
–, Milchzahn 312
Fistelmaul 323
Fixationsschiene 453
Flaschenernährung 187
Flaschennahrung 176, 178, 278
floating-in-air 362
Fluatsäure 197
Flügelbißaufnahme 238
Fluor 123
– Akkumulation 126
–, Dosis letalis 126
– Elektroden 197
– Gelee 144
–, Mechanismus 127, 140
–, Plazenta 137, 219
–, Toxikologie 126
–, Vergiftung, akute 127
– –, chronische 127
Fluorapatit 129, 140
–, Säurelöslichkeit 130
Fluorclearance 140
Fluordämpfe 127
Fluoretten „LAW" 135
– forte „LAW" 135
Fluorgehalt 125
–, Babynahrung 134

–, Gewebe 126
–, Knochen 125f.
–, Körperflüssigkeit 126
–, Plaque 140
–, Plasma 126, 135
–, Schmelz 124, 128f.
–, Speichel 135f.
–, Trinkwasser 63f., 125f., 130f., 134, 139, 197
–, Zahnpasten 145
Fluoridangebot 131
Fluoridanreicherung, Trinkwasser 131
Fluoridapplikation, lokale 130, 139, 144, 204
– Langzeitapplikation 144, 264, 283
Fluoridaufnahme 124
–, tägliche 131
Fluoridbilanz 124
Fluoride, anorganische 134
–, Applikationsformen 130, 141
–, Aufnahme 124
–, Ausscheidung 124
–, Auswirkungen, physiologische 132
–, Darreichungsform 130
–, Hochdosistherapie 137
–, Interstitialflüssigkeit 128
–, Kariesprotektion 132
–, Kombination 139
–, organische 124, 142f., 204
–, Resorption 124
–, Sicherheitsspanne 127
–, Tagesmaximaldosis 138
Fluoridergänzung 139, 199
Fluoridgaben, pränatal 137, 219
Fluoridgelee 144
Fluoridierungsanlagen 197
Fluoridmangelkrankheit 130
Fluoridschutzlack 142, 144, 205, 283
Fluoridtabletten 200
Fluorkonzentration (s. Fluorgehalt)
Fluorose 63f.
Fluorose-Index 63
Fluor-Plazentaschranke 219
Fluorreservoir, labiles 140
–, stabiles 19
Fluorstoffwechsel 124
Fluorverbindungen 141
Fluorverteilung, Organismus 124
Fluorvollsalz 138
Fluorwirkung, kariesprotektive 132

–, Mechanismus 127, 140
FM/T-Index 98
Folliculitis expulsiva 491
Folsäure 589
Food debris 99
Foramen apicale, breites 314
– –, resoptive Erweiterung 301
– coecum 53
– incisivum 38
– mandibulare 37
– mentale 38
Formokresol-Verfahren 305
Fraktur, Alveolarfortsatz 450
–, Behandlung 445, 449, 463
–, Gewalt 437
–, Kiefer 450
–, komplizierte 438
–, Oberkiefer 453
–, pathologische 437
–, Unterkiefer 451
Frakturstück, osteoide Konsolidierung 442
Fremdkörper, Entfernung 457
Frenulotomie 174, 426
Fruchtsäure, Schmelzerosion 263
Frühbehandlung 206
–, systematische 209
Früherfassung 206
Frühzahner 297
Fruktoseintoleranz, hereditäre 116
F/T-Index 97
Fuchsinlösung, basische 101
Füllung, Kavitätenumriß 267
–, Kavitätenwand 268
–, kurativer Wert 282
–, Pumpeffekt 267
–, Randschluß 267, 272
–, Schmelzkante 268
–, Schrumpfung 268
–, Sekundärkaries 280
–, Stiftretention, parapulpäre 275, 280
–, überstehende 272
–, verbundene 272
–, volumenverhalten 268
Füllungsmaterialien 272, 281
–, composite 271, 273, 281, 467, 468
–, Kupferamalgam 273
–, Silberamalgam 272, 282
–, Silikate 281
–, Phosphatzement 281
Füllungsrand 268
Füllungstherapie 267ff.
–, approximale Kavitäten 268
–, Frontzahnkavität 271

Füllungstherapie
–, Kavitätenpräparation 268
–, okklusale Kavitäten 268
Funktionskieferorthopädie 408

Gangrän 289, 319
–, bleibende Zähne 340
–, Milchzahn 289
–, posttraumatische 443
Gangränbehandlung 308, 325
– Kompromißlösungen 312
Gargoylismus 606
Gaumenabszess 336
Gaumeninsuffizienz 540
Gaumenspalte, isolierte 570
–, submuköse 570
–, vollständige 570
Gaumenverkürzung 570
Gebiß, Anatomie 35
–, bleibendes normales 43
–, Entwicklung 39
–, Kaufunktion 177
–, Normvorstellung 375
Gebißanomalien 175
–, Ätiologie 175
–, Ausgleich 180
–, Behandlung 405
– –, Beschleifen von Zwangsführungen 411
– –, chirurgisch-kieferorthopädische 432
– –, Diastema mediale 426
– –, Extraktion, systematische 416, 427, 429
– –, Fehlverzahnungen, Frontzahnvorbiß 422
– –, Frenulotomie 426
– –, Indikation 443
– –, Kinn-Kopf-Kappe 412
– –, Lückenschluß 443
– –, Lutschanomalien 406
– –, Mundatmung 415
– –, Mundschild 406
– –, Mundvorhofplatte 408
– –, Myotherapie 413
– –, schiefe Ebene 424
– –, Unfallverletzungen 443
– –, Zahnextraktion, Indikation 432
–, Betreuung, kinderstomatologische 405
–, Diagnose 376
–, Erbfaktoren 175
–, Erfassung, systematischer 375
–, Fingerlutschen 177
–, Formen 386 ff.
– –, Deckbiß 402

– –, Diastema mediale 387, 397
– –, Engstand, echter 395
– – –, symptomatischer 395
– –, Fehlverzahnungen, sagittale 399
– – –, transversale 398
– –, Frontzahnvorbiß, unterer 389, 399
– –, Okklusionskontakt, fehlender vertikaler 401
– –, Platzmangel 390, 392
– – –, Schneidezahnbereich 390
– – –, transversaler 390
– – –, Wechselgebißperiode 392
– –, Platzüberschuß, Wechselgebiß 396
– –, Schneidezahnstufe, ausgeprägte sagittale 398
– –, Seitenzähne, transversal falsch verzahnte 390
– –, Steilstand, obere Schneidezähne 402
– –, Überbiß, tiefer 388
– Frühbehandlung 405
–, Häufigkeit 112, 114
–, Klassifikation 386
– –, Säuglings- und Milchgebiß 386
– –, Wechselgebißperiode und permanentes Gebiß 391
–, Klinik 375
–, Parafunktion 177
–, Pathologie 375
–, Prävention 175
– –, Aufklärung 186
– –, Brusternährung 175
– –, Erziehung 186
– –, Fingerlutschen 177
– –, Flaschenernährung 175
– –, Hals-, Nasen- und Ohrenkrankheiten 179
– –, Milchzahnverlust 182
– –, Mundatmung 179
– –, Nahrung, Kauwert 177
– – –, Vitamingehalt 176
– –, Parafunktion 177
– –, Zahnverlust, permanenter 185
–, Rachitis 176
–, Schnullerbenutzung 187
–, Selbstheilungseffekt 177
–, Umwelteinflüsse 177
Gebißdestruktion, Epidemiologie 87
Gebißsanierung, Allgemeinbetäubung 261

Gebißverhältnisse, individuelle, Beurteilung 383
Gebißverschmutzung 11
Geburtsfraktur, Kiefer 452
Geburtslinie 28, 74, 263
Geldstück-Halteübung 413
Gelenkbewegung, abnorme 510
Gelenkformation 510
Gelenkfortsatz 510
Gelenkgrube, Veränderung 510
Gelenkknorpel, Kieferdeformität 498
Gelenkköpfchen, Agenesie 510
–, Formveränderung 510
–, Subluxation 513
Gelenkkopffraktur 453
Gemeinschaftsaufklärung 222
Genußmittel, zuckerhaltige 155
geschädigtes Kind, 217, 254
– –, Prämedikation 254
Geschwulst 534
–, Behandlung 536
–, Blutbildungsorgane 554
–, bösartige, Strahlentherapie 569
–, Diagnostik, klinische 534
–, Differentialdiagnose 564
–, Knochenerkrankung 564
–, epitheliale, bösartige 560
–, –, gutartige 555
–, Früherkennung 634
–, gutartige Strahlentherapie 568
– im Kiefer- und Gesichtsbereich 534
–, mesenchymale, bösartige 548
–, , gutartige 536
–, Metastasierung 537
–, ondontogene 556
–, peripheres Nervensystem 560
–, Prävention, Aufklärung 536
, –, Dispensairebetreuung 536
–, –, Frühdiagnose 536
–, –, Reihenuntersuchung 563
–, Probeexzision 535
–, Röntgenuntersuchung 535
–, Speicheldrüse 556
–, Strahlentherapie 568
geschwulstartige Bildungen im Kiefer- und Gesichtsbereich 498, 510, 538
Gesichtsasymmetrie 610
Gesichtsdeformitäten, entzündungsbedingte 479
Gesichtslymphangiom 547
Gesichtsskelett, Hypertrophie, Naevus flammeus 546

636

Gesichtsspalte 571
Gesichtsverätzung 459
Gesichtsverbrennung 458
Gesundheit, WHO-Definition 78
Gesundheitsaufklärung, onkologische 536
Gesundheitsbewußtsein 220
Gesundheitserziehung 220
Gesundheitsprogramme, Konzipierung 83
Gewaltfrakturen 438
Gingiva 164
–, Plaqueauswirkungen 167
Gingivadehiszenz 261
Gingivaentzündung 355
–, Kriterien 105
Gingiva-Hyperplasie 358
Gingivapolyp 294
Gingivaretraktion 365
Gingivektomie 368
Gingivitis 112, 356
– artefacta 365
–, blaue 357
– catarrhalis 591
– chronica 357
– desquamativa 360
– diabetica 582
– eruptiva 52, 357
– experimentelle 169
– granulomatosa 582
–, hämorrhagische 589f.
–, hyperplastische 358, 589, 601
– in graviditate 220
–, Morbidität 112
–, Plaque-assoziierte 356f.
–, primäre 356
–, rote 357
– scorbutica 589
–, sekundäre 356, 368
–, simplex 357
–, subklinische 356
–, therapieresistente 366
– ulcerosa 358
Gingivitisverbreitung 112
Gingivo-Periodontitis 361
Gingivoplastik 360
Gingivosis 360
Gingivostomatitis 357
Glattflächenkaries 266
–, kieferorthopädische Geräte 279, 284
Glossitis 477, 584, 588, 591
–, filiforme Pasillen, Atrophie 373, 588, 599
–, – –, Hypertrophie 372
–, Huntersche 373
– profunda 371

– – interstitialis 477
– rhombica mediana 374
– superficialis 371
–, Vitamin-B-Mangel 588
Glukosyl-Transferasen 147
Gnotobiose 115
Granulom, eosinophiles 567
–, externes 330
–, idiopathisches 331
–, internes 330
GREGG-Syndrom 61
Gürtelrose 595
Gußfüllung nach WILLET 270
Gußmaterialien 283

Haemangioma cavernosum 544
– simplex capillare 544
HALLER-Klammern 281
Halszyste, angeborene seröse 532
–, kongenitale seröse 548
–, laterale 533
–, mediane 332
Hämangiom 543
–, sekundäre Komplikationen 545
Hamartien 543
Hamartom 559
Hämatom 49
Hämoblastose 601
Hämophilie 603
Hämostyptika 349
Hand-Schüller-Christiansche Krankheit 568
Handzahnbürste 151
Hasenscharte 566
Hautfistel 338
Hautkrankheit, orale Symptome 607
HEERFORD-Syndrom 507
Heilanästhesie 320
Hemmungsmißbildungen 59
–, Gesicht 625
Hemmungsplatte 406
Herdgeschehen, Kindesalter 295
Herpangina 594
Herpes simplex 592
Hertwigsche Scheide 25, 556
Herzmassage, äußere 462
Heterotopie 58
Himbeerzunge 569
Hitzbläschen 592
Howesche Lösung 277
Hutchinsonsche Trias 54, 485
– Zähne 54, 485
Hydantoingingivitis 358

Hydrops congenitus universalis 73
Hydroxylapatit 128, 140
Hygieneindizes 101
Hygieneraum 202
Hygienestunde 202
Hygroma colli cysticum 548
Hyperaemia pulpae 342
Hypergonadismus 582
Hyperodontie 55, 396
Hyperostose 451
Hypersalivation 254
Hyperthyreose 581
Hyperzementose 579, 587
Hypodontie 58, 397, 583
Hypogonadismus 581
Hypophosphatasie, juvenile Periodontitis 362
Hypoplasien 61, 507
–, entzündlich verursachte 65
–, externe 62
–, interne 62
–, Klassifikation 60
–, Milchzähne 62
–, rachitische 61
Hypothyreose 579
Hypovitaminose 586

Icterus neonatorum gravis 73
Incontinentia pigmenti 58
Index of Dental Fluorosis 108
indische Plastik 455
Indizes, gingivale 104
–, parodontale 106
Industriefluorose 127
Infektion, hämatogene 490, 503
Infektionskrankheiten 590
–, orale Symptomatik 591
Infiltrationsanästhesie 256
–, Indikation 256f.
Infraokklusion 416
Inhalationskurznarkose 261
Inhibitionsapparatur 406
Initialkaries 92
Injektionsanästhesie 296
–, Komplikationen 25
–, –, Intoxikation 260
–, –, Kanülenbruch 259
–, –, Kollaps 259
–, –, Lippenulzera 259
–, Kontraindikation 258
Inlay 270
Innenfistel 507
Inokulationslymphoretikulose, benigne 489
Instrumentarium, transportables 210

Interdentalräume, Reinigung, Seidenfaden 151
Interglobularbezirke 264
Intrusion 450
–, Zahn 439
Invaginationsmißbildung 53
inzisales Plateau 40, 376
Ionenstrahlung, Atmosphäre 244
Irritation, apikale 441
Izardscher Index 379

Jugendalter 25
Jugendzahnpflege, gesetzliche Grundlagen 192, 201, 221
Jugendzahnstation 209
–, fahrbare 210

Kalibration 91
Kalziumfluorid 124, 134, 140
Kalziumhydroxid 274, 304, 316f.
– Paste 311
–, Präparate, härtende 274
– Zement 274, 304f.
Kalziumtabletten, Verabreichung, vorbeugende 121
Kanal, parapulpärer 279
Kanalaufbereitung 309
Kanalspülung, heiße 326
Kanülenbruch 259
Karies, Ätiologie 115
–, Auslösung 116
–, Bekämpfung, vorbeugende 115
–, chronische 265
–, Diätbehandlung 284
–, Erfassung 92
–, Fluormangelkrankheit 130
–, Kausalfaktoren 115
–, Kohlenhydrate 154
–, Milchzähne 264
–, Mikrobiologie 116, 147
–, Pathogenese 115
–, permanente Zähne, jugendliche 277
–, – –, Behandlung 279
–, – –, klinisches Bild 278
–, pH-Wert 148, 156, 161
–, profunde 265, 317
–, Speichel 117, 146
–, Substrat 117, 154
–, symmetrische 278
–, tiefe 317
–, Verlauf, chronischer 265
–, Verschleifen 276
Kariesaktivität 94, 96
Kariesaktivitätstest 94

Kariesanfälligkeit 95
–, permanente Zähne 277
Kariesanstieg 95
Kariesanstiegsstudien 89
Kariesausbreitung, Zahnmarkbeteiligung 303, 315
–, –, Korrelation 317
Kariesbefall 95
Kariesbehandlung 267
–, permanenter Zähne, jugendlicher 279
Kariesdiagnostik 93
Kariesdisposition 119
Karieseinschränkung 96
Kariesepidemiologie 109
Karieshemmung, fluoridbedingte 132
Kariesinaktivität 96
Kariesindizes 96
Karriesläsion, röntgenologischer Nachweis 94
Kariesnoxen, lokale 154
Kariesprävention 115
–, Ausschaltung kariesfördernder Bedingungen 161
–, dispositionsverändernde 119, 127
–, Fluoride 123
–, Kalzium- und Phosphorgabe 121
–, Knochenmehl 121
–, Kollathfrühstück 121
–, Spurenelemente, kariesfördernde 121
–, Substrateinschränkung 157
–, Vitamin D 121
–, Vitamine 121
Kariesprogression 96
Kariesreduktion 96
Kariesresistenz 118
Kariesrest 303
Kariesrückgang 96
kariesfreies Gebiß 96
Kariesstatistik 96
–, Terminologie 96
Kariesstatus 96
Kariestherapie, Milchzahn 264
–, zirkulär 266
Kariesverbreitung 95
–, Milchgebiß 109
–, permanentes Gebiß 110
–, Studien 89
Karieszuwachs 95
Katalasenmangel 363
Katzenkratz-Syndrom 489
Kavitätenboden, pulpanaher, Versorgung 303, 319
Kavitätenformen, typische 270

Kavitätenpräparation 268
–, permanenter Zahn, jugendlicher 279
Kehlkopfödem 478
keilförmiger Defekt 263
Keratitis parenchymatosa 54, 485
Keratoma palmare et plantare 71, 363
Keuchhusten 592
Kieferanomalien, chirurgisch-kieferorthopädische Behandlung 432
Kieferentwicklung, Phasen 44
Kieferdeformität, postmyelitische 605
Kieferfraktur, Betreuung von Kindern 463
Kiefergelenk, Erkrankung 510
–, –, Unterkieferwachstum 181
–, Entwicklungsstörung 510
–, Entzündung 511
Kieferhöhle, Wurzelrest 348
Kieferhöhlenentzündung 501
Kieferhöhleneröffnung 348
Kieferosteomyelitis des Säuglings 491
– im Kindesalter 494
–, Spätfolgen 497
Kieferverletzte, Behandlung, Mundhygiene 463
Kieferwachstum 39
Kind, ängstliches, Prämedikation 253
–, Behandlungsbereitschaft, beeinflussende Faktoren 226
–, debiles 253
–, Entwicklung, psychische 22
–, geistiger Defekt, Prämedikation 254
–, hyperreaktive, Prämedikation 254
–, kariesgefährdete, Betreuung 284
–, karieskranke, Betreuung 283
–, Persönlichkeit 226
–, Prämedikation 247
–, schlecht mitarbeitendes, Behandlung 232
–, medikamentöse Vorbereitung 252
Kinderprothetik, Aufgabe 465
Kinderstomatologie 77
–, Aufgabe 78, 191
–, Arbeitszeitbilanzierung 212
–, Begriffbestimmung 78
–, Fachzahnarzt 192
Kinnfistel 335

Kleinkindalter 24
Klopfschall 292
Knochenaktinomykose 480
Knochengeschwülste 551
Knochenskelett, Erkrankung, orale Symptome 604
Knospenstellung 44
Knospenzahn, Pflügerscher 54
Koagulopathien 603
Kofferdam 281, 326
Kohlenhydrate 154
Kollathfrühstück 121
Kommuntivfraktur 453
Kompositmaterial 273
Koniotomie 478
Konkremente 100
Konstruktionsbiß 406, 408
Kontaktallergie 574
Kontraktur 514
– Erste Hilfe 461
– – –, Hinweise zur Versorgung 463
–, Lagebeziehung 41
Konturbänder 274
Konturbandfüllung, Milchzähne 274
Kontusion, Zahn 438
Kopf-Kinn-Kappe 412
Kopliksche Flecke 597
Kortikotomie nach KÖLE 436
Krämpfe, epileptische 260
–, tetanische 260
–, tonisch-klonische 260
–, toxische 260
Kreislaufkollaps 259
Kretinismus, endemischer 579
Kreuzbiß 398
Kronenrekonstruktion, avitale Zähne 470
–, Milchzähne 274
–, vitale Zähne 467
Kupferamalgam 273
–, MAK-Wert 273
Kystom, multiokkläres 556

Labyrinthtaubheit 54, 485
Laevan 147
Lagebeziehung der Kiefer 376
Lagophthalmus 497
Laktobazillen-Test 94
LANGDON-DOWN-Syndrom 584
Langzeitapplikation, Fluoride 144, 283
Laterodens 57
Laterogenie 541
LAURENCE-MOON-BIEDL-BARDET-Syndrom 579

Lebens- und Genußmittel, energiereduzierte 160
Lebenskariesbefall 98
Leiomyom 548
Leitungsanästhesie 257
Letterer-Siwesche Krankheit 568
Leukämie 601
–, akute myeloische 554
–, chronische myeloische 554
Lichen ruber planus 607
Lidocain 256
Lingua cerebriformis 573
– geographica 374
– plicata 573
– scrotalis 584
– villosa nigra 374
Lipom 539
Liposarkom 550
Lippen-, Kiefer- und Gaumenspalten 569
Lippenaktivator 414
Lippenentzündung 476
Lippenhämangiom 543, 545
Lippenschlußübungen 414
Lippenödem, allergisches 574
Lippenspalte 569
Lippenulzeration, traumatische 259
Lokalanästhesie 256
Lokalapplikation von Fluoriden 119, 204
–, Applikationsformen 144
–, Fluorverbindungen 141
–, Gele 142, 144
–, individuelle 283
–, kollektive 204
–, Kombination 119, 144
–, Langzeitapplikation 144, 264, 283
–, organisierte 204
–, Schutzlack 142, 144, 205, 283
–, Wirkungsmechanismus 140
–, Zahnpasten 145
Loossches Phänomen 520
Lückenhalter 473
–, natürlicher 419
Lückenhalterprothese 184, 471
Lückenschluß, kieferorthopädischer nach Unfallverletzung 443
Lues congenita 54, 485
Lupus vulgaris 483
Lutschangewohnheiten 177
Lutschanomalien, Behandlung 406
Luxation, habituelle 513
–, Unterkiefer 513

Luxationsfraktur, Zahn 438
Lymphangiokavernom 546
Lymphangiom 546
Lymphangioma cavernosum 546
– cysticum 548
– simplex 546
Lymphknoten, Anatomie 485
Lymphknotenentzündung, unspezifische akute 486
–, – chronische 488
–, spezifische 484
Lymphknotentuberkulose 489
Lymphogranulomatose, benigne 507
Lymphom, malignes, histiozitäres 553
–, zentrozytisches 552
Lymphonoditis 486
– subangularis 488
– submandibularis 486
– – abscedens 486
– submentalis 488
– – abscedens 488
Lymphosarkom 552

Magnesiumsilikofluorid 134, 197, 277, 445
Makrocheilie 532, 544, 546
Makrodontie 54
Makroglossie 579
–, angeborene 573
Makrostoma 571
Mandibularanästhesie 258
–, Technik nach LA GUARDIA 258
Mandibularkanal 37
Mantelkrone 468
Marmorknochenkrankheit 566
Marsupialisation 527
Masern 596
Massage, digitale 367
Massagemethode 149, 367
Materia alba 109
Maul- und Klauenseuche 594
Mediastinitis 343
Megaloblastenanämie 599
Mehrfachgebilde 55
Melanodontie 266
Melanom 562
Mesiodens 57
Metamorphose, regressive 313
–, –, Milchzahnpulpa 286
Metaplasie, hartgewebige 441
Metastasenbildung 537, 548
Methoden, epidemiologische 87
Mikrodontie 54, 584
Mikrogenie 460, 499

639

Mikroorganismen, Karies 115
Mikrostoma 571
Mikuliczsche Krankheit 507, 602
Milchfluoridierung 138
Milchgebiß, Anatomie 35
–, Durchbruch 28
–, Entwicklung 39
–, lückenloses 41
–, Morphologie 41
–, Normaltyp 41
–, orthognathes 41
–, primär lückiges 41
Milchmolarenkronen, Rekonstruktion 274
–, –, Molarenbänder 274
–, –, PICHLER-Krone 275
Milchzahn, Erhaltungswürdigkeit, 2-Jahres-Regel 297
–, Extraktion 312
–, –, Indikation 295
–, Extraktionstermin 312
–, infizierter 291, 308
–, –, Herunterschleifen 312
–, –, WAISER-Drainage 312
–, Infraposition 59
–, Kariesanfälligkeit 95
–, Oberflächendefekte, Versorgung 276
–, persistierender 301, 419
–, Platzhalterfunktion 297
–, Pulpaüberkappung, direkte 302
–, –, indirekte 302
–, Resorption 33, 299
–, vorzeitiger Verlust 34, 182, 297
–, Wurzeln 35
–, Zahl 35
–, Zementkaries 266
Milchzahnbogenmuster 378
Milchzahndurchbruch, Reihenfolge 30
Milchzahnextraktion, Zahnkeimschädigung 347
Milchzahnintrusion 447
Milchzahnkaries, zirkuläre 266
–, Behandlung 267
Milchzahnkeime, Anlage 26
Milchzahnluxation 67, 447
Milchzahntrauma 66
–, Spätfolgen 448
Milchzahnwurzel, Freilegung 291
Mineralisationsstörungen 587
Miniplastschiene 283
Mischtumor 509, 556
–, melanotischer 562

MOD-Kavität 270
Molarenaufrichtung 443
Molarisation 53
Möller-Barlowsche Krankheit 589
Mongolismus 584
Moniliasis 595
Mononukleose, infektiöse 598
Morbidität, Periodontalerkrankungen 112
Morbiditätsgrad 97
Morbilli 569
Morbus ALBERS-SCHÖNBERG 566
– BESNIER-BOECK-SCHAUMANN 507
– haemolyticus neonatorum 73
– PRINGLE 359
– RECKLINGHAUSEN 581
– SCHÖNLEIN-HENOCH 609
Mordex apertus 587
Mortalamputation, Milchzahn 307
–, Technik 307
–, Resorption, pathologische 332
Mortalexstirpation, Milchzahn 306
mottled enamel 63
M/T-Index 98
Mundatmung 179
–, Behandlung 179
Mukozele 528
Mundboden, Verletzung 458
Mundbodenphlegmone 345
Mund-Hand-Koordination, reflektorische 178
Mundhöhle, primitive 26
Mundhöhlentuberkulose, primäre 481
–, sekundäre 481
Mundhygiene 148
– Aktionen 144, 201, 204
– –, Organisation 202
–, Effektivitätskontrolle 149
–, Gingivitis 113, 167, 169, 356
– Index 101
–, Pubertät 113
–, Reinigungs- und Massagemethoden 149
–, Systematik 149
Mundinspektion 88
Mundöffnung, Behinderung 514
Mundschild, doppelter 407
– nach KRAUS 406
Mundschleimhaut, Erkrankungen 335
Mundspülung 144

Mundvorhofplastik 174
Mundvorhofplatte 408
–, genormte 410
– nach HOTZ 408
Mundwasser 153
Mundweichteile, Funktionseinschätzung 381
Mundwinkelspalte 571
Mund-zu-Mund-Beatmung 462
– – Nase-Beatmung 462
Muskelübung 114
–, Sprechen über Watterollen 114
Muttermal 562
Myeloblastom, akutes 554
Myelose 554
Myom 548
Myoblastenmyom 548
Myotherapie 413
Myxochondrosarkom 551
Myxödem, juveniles 580
Myxolipom 540
Myxom 539
Myxosarkom 550

Nachbarschaftsfluorose 127
Nachblutung 348
Nachsorge, kinderstomatologische 78
Naevus flammeus 543
– pilosus 562
– vinosus 543
Nährstoffangebot, vollwertiges; parodontale Resistenz 166
Nahrung, Vitamingehalt 176
Nahrungsbestandteile, kariesfördernde 154, 157
Nahrungsmittel, nichtkariogene 154, 157f.
–, zuckerhaltige 155
Narbenkontraktur 515
Narkose, endotracheale 261
Nasenatmungsübungen 415
Naseneingangszyste 525
Natriumfluorid 124, 134, 137, 144
–, Hochdosistherapie 137
Natriumfluoridlösung 141, 144
Natriumsilikofluorid 124
Nebennierenrinde, Insuffizienz 582
Nekrose, bleibende Zähne 319
neonatale Periode 23
N. alveolaris inferior 37
Nn. nasopalatini 37
Neugeborenenperiode 24
Neukaries 95

Neuritis, infantile, progressive, hypertrophische 561
Neurofibromatosis generalisata 560
Neuroleptika 248, 254
Neuropsychopharmaka 248
Niacin 589
Nikotinsäureamid 589
Noma 516
Nonokklusion 421
Noradrenalin 256
normales Gebiß 375
Normalzahner 35
Normbegriff 375
Novocain 256

Oberflächenanästhesie 255, 302, 345
Oberkieferbogen, flacher 40
–, spitzbogiger 40
Odontoameloblastom 558
Odontoblasten 27
–, Aspiration 280
–, sekundäre 313, 442
Odontoblastenfortsätze, Veränderung 280
Odontoblastom 558
Odontodysplasia 61
Odontoklasie 263
Odontoklastoma 330
Odontolyse 263
Odontom, hartes 559
–, weiches 558
offener Biß 379, 385, 388, 401f.
OHI 101
OHI-S 102
Ohrspeicheldrüse, Aplasie, partielle 503f.
–, –, totale 504, 506
–, Entzündung, akut-eitrige 506
–, –, chronische 506
–, Geschwülste 509
–, Virusentzündung, akute 504
–, Zyste 508
Okklusion, Durchschnittswerte 375
–, Normbegriff 374
Okklusionsanomalie 498, 510
Okklusionsveränderungen, sekundäre 184
Oligodontie 58, 397, 584, 644
Oligophrenie, Behandlung, stomatologische 228
Oral Hygiene Index 101
– simplified 102
– suger clearance 155

Organon dentale, Formlabilität 58
Orientierungsreflexe 178
Osteoarthrosis deformans juvenilis 512
– traumatica chronica 512
Osteodysplasie, fibröse 564
Osteodystrophie, fibröse 566
Osteofibrom 538
Osteofibrosis deformans juvenilis 564
Osteogenesis imperfecta 606
Osteogingivitis neonatorum 491
Osteoklastom 542
Osteolyse, Alveolarfortsatz 291
Osteom 540
–, osteoides 542
–, zentrales 541
Osteoma durum eburneum 541
– medullare 541
– spongiosum 541
Osteomalazie, juvenile 587
Osteomyelitis 336, 460
–, aktinomykotische 480
–, lokale 560
–, syphilitische 484
Osteopetrosis 566
Osteophyten 541
Osteoplastik 500
Osteoporose, Fluoridbehandlung 137
Osteoradionekrose 460
Osteosclerosis fragilis generalisata 581
Osteotomie 435
– Alveolarfortsatz BICHLMAYR 435
Ostitis, Bruchfläche 451
–, – apikale, therapierefraktäre 308
–, fibrosa cystica generalisata 581
– RECKLINGHAUSEN 566
–, – localisata 564
–, pseudotumoröse 497
–, tuberkulöse 483
Owensche Linie 61

Pädiater, Zusammenarbeit 297, 494
Palatoschisis 570
Palpation 292
Panoramaaufnahme 239
Papillen-Blutungs-Index 105
Papillitis 357
Papillom 535
Parabionten 116

Paraformaldehyd 302
Parafunktionen 177
Paragangliom 561
Paramolaren 58
Parotitis acuta purulenta 504
– – postoperativa 504
– chronica 506
– epidemica 504
Parrotsche Streifen 484
Partial recording 90
Patient, schlecht mitarbeitender 232
PBI 105
PDI 106
Pellagraschutzstoff 589
Pemphigus vulgaris 607
Perilymphonoditis 487, 491
Perikoronitis 51
Periodont 35
–, Anatomie 169
–, apikales 286, 313
–, Insuffizienz 169
–, marginales 164, 169
–, Resistenz 169
– –, Beeinflussung 164
– –, kaufunktionelle Inanspruchnahme 165
Periodontalabszeß 362
Periodontal-Disease-Index 106
Periodontalerkrankungen 355
Periodontal-Index 106
Periodontalpolyp 294
Periodontalsonde 107
Periodontitis apicalis 286, 289 313, 322, 333, 441
– –, acuta 295, 323
– –, chronica 294, 323
– – –, fistulosa 323
–, Befundeinschätzung 291, 323
–, Behandlung 308, 325, 345, 445, 449
–, Indikation 295, 323, 327, 347, 440, 449
–, Indizes 106
–, Kompromißlösungen 312
–, Pathologie 286
Periodontitis marginalis 112, 335, 361
–, Ätiologie 169
–, Behandlung 308, 366, 371
– –, allgemeine 366f.
– –, chirurgische 368
– –, lokale 367
– –, medikamentöse 172, 367
–, Cushing-Syndrom 582
–, Diagnostik 106, 356, 361, 365

641

Periodontitis, fakultative 264
-, Hygienisierung 148, 366
-, infantile 361
-, juvenile 361, 584
-, Mikroorganismen 167
-, obligate 363
-, Pathogenese 169
-, Prävalenz 112
-, Prävention 153, 171
-, Progression 169, 172
-, Terminologie 104
Periostitis 333
Perkussion 292
Perkussionsschmerz 291
permanente Zähne, Extraktion 427f.
Permutatio 58
Pertussis 598
Petechien 603
Pfeifersches Drüsenfieber 598
Pflügerscher Knospenzahn 54
pH-Konzentration, schmelzlösende 148, 156
Phlegmona buccae 338
Phlegmone, Augenhöhle 340
-, perimaxilläre 338
-, submandibuläre 343
PICHLER-Krone 275
Pigmentgeschwulst, kongenitale 562
Pigmentnaevus 562
PINK-Spot-Disease 330
Plaque 99, 356
-, Eigenschaften 148
-, Fluorgehalt 130, 140
-, pH 148, 156, 161
-, Säurebildungs-Test 94
-, Säurekonzentration 154
-, Telemetrie 161
-, Zusammensetzung 154
Plaqueanfärbung 100, 203, 367
Plaquebakterien 115, 147, 167, 169
Plaquebekämpfung 148, 153, 172, 201, 289, 366
Plaquebildung 99, 146, 154
Plaquedepression 172
Plaque-Gravimetrie 103
Plaqueindizes 101
Plaquekontrolle 283
Plaquekrankheiten 99, 167
Plaque muqueuses 484
-, opalines 484
Plaque-Planimetrie 103
Plaquereduktion 146
Plaquerevelatoren 100
Plaquestreptokokken 115, 147, 167

Plastmantelkrone 468
Plateau, inzisales 40
Platzhalter, festsitzender 473
-, physiologischer 182
Platzreserve 44
Plexus dentalis inferior 37
- - superior 37
PMA-Index 104
Pocken 597
Polydaktylie 58
Polyglukane 147
Pontscher Index 376, 382
Porphyria erythropoetica congenita GÜNTHER 74
Porphyrodontie 74
Porzellan-Inlay 281
Postmedikation 247
PP-Faktor 589
Prämedikation 247
-, Indikationen 252
Prämolarenbereich 57
Prämolarisation 53
Prävention 115, 164
-, Anästhesiekomplikationen 261
-, Begriffsbestimmung 78
-, Definition 79
-, dispositionsverändernde 119
-, Entwicklungsstörungen 119, 219
-, Fluoride 123
-, Gebißanomalien 175, 186, 416, 429
-, gesetzliche Grundlagen 192, 201, 221
-, Gesundheitserziehung 186, 220
-, Hypovitaminosen 590
-, individuelle 195
-, Indikation 195
-, Karies 115
-, kieferorthopädische 405
-, kollektive 194
-, Komplikationen 162
-, Mütter 219
-, onkologische 536
-, Organisation 85, 89, 191, 194, 199, 202, 207, 209
-, Periodontitis 169
-, Plaque 146, 148, 172, 201, 284, 366
-, primäre 79, 171, 405
-, Rachitis 62, 79, 121, 206
-, Schwangere 219
-, sekundäre 79, 171, 191
-, Sekundärkaries 161, 262
-, semikollektive 195
-, Strukturanomalien 60

-, System 85
-, tertiäre 79, 172, 191
Präventionskonzept 171
Präventionsmaßnahmen 199
Präventionsprogramme 84
-, nationale 191, 199
-, territoriale 82
Primärkaries 95
Primatenlücke 42
-, untere 45
Procain 256, 258
Pseudopubertas praecox epinestrogenes 582
Pseudosarkom 524
Pseudotumoren 507
Psychoprävention 227, 229, 235
Psychotherapie 235
Pubertas praecox 581
Pubertätsgingivitis 358
Pulpa 286, 313
-, Dentikel 313
-, dystrophische Verkalkungen 313
-, klinisch symptomlose 317
-, Metaplasie, hartgewebige 441
-, Vitalerhaltung 302, 319, 445
Pulpa-Dentin-System 286
Pulpaeliminierung 322
Pulpaentzündung 286
Pulpaerkrankung, jugendliche permanente Zähne 313
-, Milchzähne 286
Pulpafreilegung, artifizielle 316
Pulpagranulom, externes 331
-, internes 330
-, medikamentös ausgelöstes 332
Pulpametamorphose, regressive 286, 313
Pulpametaplasie 442
Pulpanekrose 289, 294, 319, 441, 448
Pulpaobliteration 441, 448
Pulpapathologie, Milchzahn 287
-, permanente Zähne 313
Pulpapolys 294
Pulparesorption, extradentäre 330
-, intradentäre 330
Pulpaüberkappung, direkte 304, 320, 445
-, indirekte 303, 319
Pulpitis 287, 313
- acuta purulenta 288, 293, 318
- - - partialis 314
- - - totalis 318
- - serosa 287, 293, 317

-, Anamnese 291, 315
, aszendierende 287
-, Ausheilungstherapie 302
-, Befunderhebung 291f.
-, Behandlung 301, 319
-, Behandlung, Milchzahn 301
- -, Formokresolbehandlung 305
- -, Indikation 295, 315, 323, 440
-, Mortalverfahren 306, 322
- -, Vitalverfahren 302, 319, 445
- chronica clausa 288
- - granulomatosa 288, 293
- - ulcerosa 288, 293
- coronalis 307
-, Diagnostik 293, 315
-, irreversible 317
-, partiell-irreparable 319
-, retrograde 362
-, Reversibilität 316
-, Schmerz 287
-, Schmerzbekämpfung 302
-, Schmerzkontrolle 302
-, Schmerzreaktion 291, 315
-, serös-akute 317
-, symptomlose 217
-, Trepanation 302
-, ulzerierende 288, 293
Pulpitisdiagnostik, expektatives Vorgehen 292, 316
-, therapeutische Differenzierung 316
Pulpotomie, partielle 446
Purpura 604
-, hämorrhagische 546

Querschnittstudie 88

Rachitis 62, 581
-, Gebißanomalien 587
- tarda 587
Rachitisprävention 62, 121, 219
Radikaloperation nach CALDWELL-LUC 521
Ranula 526
Raucherbeläge 100
Reaktion, anaphylaktische 574
-, psychopathische 227
Reflex, bedingter 179
Refluoridierung 145, 162, 280
Regelbiß 41, 43
Regelbißposition, Einstellen der Zahnreihen 380
Regelbißverzahnung, Sechsjahrmolaren 43
Regulierung, Eckzähne 416

Reihenuntersuchung 88, 206
-, Arten 88
-, Befundaufzeichnung 89
-, Durchführung 89
-, Durchsicht 88
-, Effektivität 212
-, Organisation 89
-, Qualifikation des Untersuchenden 91
-, Screening 88
-, Standardmethode 88
-, Untersuchungsfehler 91
-, Zeitaufwand 211
Reinklusion 48, 419
Remineralisation 122
Rendu-Oslersche Krankheit 604
Replantation 350
Reposition-Milchzähne 449
Resektion 327
Resorption, extradentäre 330
-, interradikuläre 201
-, intradentäre 330
-, pathologische 329
-, unterminierende 393
Resorptionsgewebe, Milchzahn 299
Retention 58
- permanenter Zähne 580
Retentionszyste 526
- der kleinen Speicheldrüsen 527
Retikulosarkom 553
Retraktion, gingivale 365
Retziusstreifen 61
RF-Zeitquotient 211
Rhabdomyom 548
-, malignes 550
Rhabdomyosarkom 550
Rh-System, Inkompatibilität 73
Riesenzellenepulis 563
Riesenzellen-Pseudosarkom 542
Riesenzellgranulom, peripheres 542, 563
Riesenwuchs, hypophysärer 579
Riß-Quetsch-Wunden 452
Röntgenaufnahme, Technik 237
Röntgenbild, normales 240
Röntgenologie 237
Röntgenographie 237
-, Untersuchung 535
Röntgenuntersuchung, Indikation 240
Röteln 597
Rr. alveolares maxillares 37

- - superiores 37
Rubeola 597
Rückbiß 379
Ruheschwebe 385
Rundstiellappen 455

Sagittale Stufe 387
Salzflouridierung 138
saniertes Gebiß 96
Sanierung 206, 213
-, aufsteigende 202
-, Ersterfassung der Kinder 207
-, Kariesrückgang 214
-, methodische Aspekte 206
-, Wirkungsgrad 211
-, Zeitaufwand 212
Sanierungsgrad 209
Sanierungs-Index 98
Sanierungsschema 207
Sarkom, Kieferknochen 551
-, lymphoredikuläres Gewebe 552
-, osteogenes 551
-, osteolytisches 551
-, osteoplastisches 551
-, periostales 551
-, Weichteile 549
Säugling, Brusternährung 175
-, Flaschenernährung 175
Säuglingsosteomyelitis 491
Säuglingszeit 24
Saugreflex 178
Saumepithel 165
SBI 15
Scarlatina 596
Schachtelbiß 40
Schallsensation, traumatisierende 229
Scharlach 596
Scheibenschliff-Verfahren 269
Scherbenkobalt 322
schiefe Ebene, herausnehmbare 424
Schiefgesicht 181
Schlangenbiß 458
Schleimhautfistel 494
Schleimzyste, kongenitale 528
-, - des Mundbodens 528
Schliff-Punkt-Füllung 277, 280
Schluckreflex, gesteigerter 254
Schmelz, Absplitterung 437
-, Aplasie 68
-, Dysplasie 69
-, Erosion 263
-, Geburtsstreifen 266
-, Hypoplasie 68
-, mineralisationsgestörter, Verschleifen 276

Schmelz, postnataler 266
-, pränataler 266
-, Rekristallisationsvorgänge 130
-, Remineralisation 122
-, Resistenzfaktoren, echte 118
-, Resistenzsteigerung 127
-, Resistenz vortäuschende Faktoren 118
-, Säurelöslichkeit 130
Schmelzaplasie, generelle 68
Schmelz-Ätztechnik 271, 282
Schmelzbildung 27
Schmelzbildungsfehler 67
Schmelzdefekt, traumatischer 66
Schmelzdysplasie 69
Schmelzepithel 26
Schmelzerosion 263
Schmelzflecke 306
-, Beurteilung 109
-, bräunliche 64
-, fluorbedingte 63, 108, 219
-, Häufigkeit 63
-, Intensität 63
-, kreidige 65
-, solitäre 65
-, weißliche 65
Schmelzfraktur, Verschleifen 445
Schmelzhypoplasien 61
-, geriefte 68
-, Milchzähne 62
-, rachitische 61, 587
Schmelzkaries 265
Schmelzmineralisation 122
Schmelzorgan 26
Schmelzpulpa 26
Schmelzreifung, posteruptive 27f., 122
-, präeruptive 119
-, primäre 27
-, sekundäre 27
Schmelzresistenz 118
-, Fluorgehalt 124
-, Calciumgabe 121
-, Knochenmehl 121
-, Kollathfrühstück 121
-, Mineralkomplex 121
Schmerz, Bekämpfung 234
-, -, pharmakologische 253
-, -, psychologische 232
-, -, Suggestion 234
-, neuralgieformer 315
-, pulssynchroner 315
Schmerzausschaltung 255
-, periphere 255
-, zentrale 261

Schmerzkontrolle 302
Schneidekantenaufbau 468
Schneideplatte 40
Schneidezähne – tiefer Überbiß 388
-, Steilstand 402
Schneidezahnbereich, Platzmangel 398
-, Seitenzähne, Fehlverzahnung 390
Schneidezahnstufe, sagittale 387
Schneidezahnüberstellung, Fingerdruck 423
Schnittwunden 457
Schock, anaphylaktischer 259, 461
Schulalter 25
Schulambulanz, Arbeitszeitanalyse 213
-, stomatologische 210
Schul-Trinkwasserfluoridierung 130
Schulzahnpflege 192, 209
Schulzahnstation 209
Schußverletzung 457
-, Kiefer 454
Schwangeren- und Mütterbetreuung 219
Schwangerschaftsgingivitis 220
Sedativa, anxiolytische 248
Sekundärkaries 95, 267
-, Prävention 161, 262
Sequestronomie 493
Shell teeth 54, 71
Sialoadenitis acuta 503
– chronica 503
– – sublingualis 506
– – submandibularis 505
Sialoadenose 507
Sialodochitis 503
Sialolithiasis 507
Sichelzahn 449
Silberamalgam 272, 282
Silbernitratlösung, ammoniakalische 277
Silbernitrat, Schwarzfärbung 277
Silikate 281
Silikonester-Verbindung 277
SIMMONDS-SHEEHAN-Syndrom 579
Simplified Index 102
-, Calculus Index 102
-, Debries Index 102
Sklerodermie 607
Skorbut 589
Solutio natrii fluorati 141

Sonometrie 309
Spalten, orofaziales System 569
Spaltkinder 569
-, Sprachtherapie 569
Spaltoperation, Korrektur 569
Spatelübung 422
Spätzahnung, pathologische 297
-, physiologische 297
Speichel 122
-, Fluorgehalt 135f.
-, Pufferkapazität 156
Speicheldrüse 503
-, Erkrankung, entzündliche 503
Speicheldrüsengeschwulst 506, 509
Speicheldrüsenretentionszysten 527
Speichelfistel 507
Speichelgangentzündung 503
Speichelstein 507
Speicherkrankheiten 48
Spielkarten-Halteübung 413
Staffelstellung, keimbedingte 418
Station, mobile, statomatologische 210
Stephan-Kurve 155
Stereotyp, dynamischer 179
Stichwunden 457
Stiftaufbauten 469
Stiftzahn 470
STILLMAN-Methode 367
Stomatitis 368
– akuta 369
– angularis 581f., 589, 591
– aphthosa recurrens 593
-, Behandlung, Grundsätze 371
– catarrhalis 369, 598
-, chronische 370
– epidemica 594
– herpetica 372, 591
-, Lokalbehandlung 371
– prothetica 370
– pseudomembranacea 370
– scorbutica 589
– simplex 369
– soorica 595
– ulcero membranacea 369
– ulcero-necroticans 369
– ulcerosa 369
– vesiculosa 369
Stoßprävention 121, 136
Strahlenschäden 67, 460
Strukturanomalien 60
-, endogene 61
-, erbbedingte 67
-, exogene 65

–, fluorbedingte 63
–, hereditäre 67
–, Lokalisation 60
–, traumatische 66
–, Prävention 60
Stufenbiß 40
STURGE-WEBER-Syndrom 546
Subkutanabszeß 335
Sublingualdrüse, Aplasie 503
Subluxation 438
–, Zahn 438
Submandibulardrüse, Aplasie 503
Submentalabszeß 344
Subperiostalabszeß 333
Sulcus-Blutungs-Index 105, 108
Sulcus-Fluid 164
–, Fließrate 106
Supermentärzahn 396
Supernumerärzahn 396
Süßigkeitenkonsum, Einschränkung 158
Süßstoffe, energiefreie 159
Süßungsmittel, energiehaltige 159
Syndaktylie 58
Syndrom der mandibulofazialen Dysostose 510
Synovialom 550
Synovitis acuta serosa 511
Syphilis 54, 484, 491
System stomatologischer Prävention 85
– – –, kinderstomatologisches 206

Tablettenfluoridierung 134, 199
–, Aktionen, organisierte 199
–, Dosierung 134
–, Nachteile 200
–, Schwangere 137
–, Stoßprävention 136
Tätowierung 455
T-Bandmatrize 273
Teilfluoridierung 197
Teleangiectasia haemorrhagica hereditaria 604
Terminologie, kariesstatistische 95
Tetanie, kindliche 61
Tetrazyklin-Xanthodontie 74
Thrombophlebitis 339
Thrombozytopenie 603
Tiefbiß 379
tiefer Biß 388
– –, Kortikotomie 436

Titaniumfluorid 144
Tod, biologischer 462
–, klinischer 462
TOFFELMIRE-junoir-Matrize 273
Tonnenzähne, Hutschinsonsche 54
Tracheotomie 478
Tranquilizer 247
Transplantation, Zähne 350
Trauma, seelisches 233
Traumatisierung, psychische 228f., 233
Tresiolan 277
Trinkwasser, Fluorgehalt 63f., 125f., 130f., 134, 139, 197
–, Fluoridanreicherung 131, 196
–, Magnesiumgehalt 65
–, Schmelzflecke, Häufigkeit 63
–, –, Intensität 63
Trinkwasserfluoridierung 131, 196
–, Auswirkungen 132
–, Dosierung 131
–, Dosierungsunterbrechung 198
–, Fluoridergänzung 199
–, Kariesrückgang 132
–, Kontrolle 197
–, Naßdosierung 197
–, Planung 196
–, Technologie 197
–, Trockendosierung 197
–, Überwachung, chemische 197
–, –, stomatologische 197
Trio-Paste GYSI 307
Trisomie 21, 584
Trösterkaries 266
Trotzalter 227
Trümmerfraktur 452
Tuberculosis ulcerosa 483
Tuberkulose 481, 419
–, Lymphknoten 489
Tumor, aktinomykotischer 480
Turnerzähne 66
Two-Sigit-System 90

Überbiß 385
Überkappung, direkte 304, 320, 445
–, –, Indikation 303, 319
–, indirekte 303, 319
Überkappungsmittel, Kalziumhydroxid 304, 320, 446
–, Zinkoxid-Nelkenöl 305

Ulcus durum 484
– sublingualis 598
Unfallverletzung, Milchgebiß 447
–, –, Behandlung 449
–, –, extraalveoläre 438
–, –, Indikation 440, 449
–, –, intraalveoläre 438
–, –, Intrusion 447
–, –, Luxation 438, 447
–, –, Untersuchung 440
–, endodontische Behandlung 445
–, –, Indikation 440
–, Intrusion 440
–, kieferorthopädische Aspekte 443
–, –, – Klassifikation 437
–, –, – Längsspaltungen 438
–, –, – Prognose 440
–, –, – Spontanfrakturen 437
–, –, – Symtpomatologie 440
–, permanente Zähne 437
–, Spätfolgen 448
–, Zähne 437
– –, Reaktionen Pulpa- und Apikalgewebe 441
– –, Resorption 443
– –, Sensibilitätsausfälle 441
Universal-Matrize nach MÜLLER 273
Unterkiefer, Fraktur 451
–, Gelenkfortsatzfraktur 453
–, Kontraktur 514
–, Luxation 513
–, Rückbißmöglichkeit 380
–, Subluxation 513
–, Verschiebung 510
–, Vorbißmöglichkeit 380
Untersuchung 235
–, Anamnese 235, 315
–, Arten 88, 235
–, epidemiologische 88, 207
–, ergänzende 236
–, extraorale 235
–, intraorale 235
–, kieferorthopädische 376, 378
–, röntgenographische 94, 236, 240

Vakzineübertragung, Mundhöhle 597
Varicella 597
Variola 597
Vaskulopathien 604
Vasokonstriktoren, Intoxikation 260
Velumspalte 570

645

Verbrennung durch elektrischen Strom 459
Verbrennungsgrad 458
Verkalkung, dystrophische 313
Verletzung der Weichteile 455
Verrucka 556
Versorgungsgrad, Kinderstomatologe zu Kind 81
Vestibularfisteln 323
Vestibular-oral-screen 407
Vipeholm-Studie 154f.
Viruslymphonoditis, gutartige 489
Visa falsa 351
Vitalamputation 304, 321, 446
–, Calciumhydroxid 305
–, Resorption, pathologische 332
–, Technik 304
Vitalerhaltung, Zahnmark 302, 319
Vitalverfahren, Indikation 303, 319
Vitalexstirpation 306, 322
Vitamin A 586
– B-Komplex 588
– B_1 588
– B_2 588
– B_{12} 589
– C 589
– D 587
– –, Intoxikation, Hypoplasie 61, 220, 587
– –, – Gebißanomalie 176
– –, Stoßprävention 121
– K 587
Vitaminmangelkrankheit 586
Vogelgesicht 513
Vollwerternährung 121
Vorbeugungsmaßnahmen, Organisation 194
Vorbiß 380
Vorschulalter 24
Vorschulerziehung 201
–, Anweisung 194
–, Verordnung 193
Vorsorge, kinderstomatologische 78
Vorsorgeuntersuchung 213

Wachstum, Kiefer 22, 39
Wachstumshemmung, Kiefer 184
Wachstumsstörung nach Strahlentherapie 568
–, Olliersche 540
Walkhoffsche-Paste 311, 327

Wangenabszeß 338
Wangen einziehen 416
Wangenhämangiom 545
Wangenphlegmone 339
Wartezimmer, kinderstomatologisches 229
Warze 556
Wechselgebiß, frühes 43
–, spätes 43
Weichteilsarkom 540
Weichteilverletzung 455
Weltgesundheits-Organisation 88, 115, 131, 163, 217, 355
Wiedereinpflanzung, Zähne 350
Windpocken 597
Wunde, penetrierende 457
Wundschmerz 348
Wundversorgung 347
Wurzelbehandlung 308, 325
–, Füllung 311
–, Kanalaufbereitung 309, 325
–, Keimbekämpfung 311
–, Kompromißlösung am Milchzahn 312
–, therapeutische Trias 308
–, unfallverletzte Zähne 446
–, Wurzelfüllung 311
Wurzelbildung, nicht abgeschlossene 37
Wurzelfraktur, Spontanheilung 447
Wurzelfüllmittel, zementhaltige 327
Wurzelfüllung 311, 327
–, Anforderungen 311
–, Calciumhydroxid 327
–, tote Räume 308, 311
Wurzelhautgranulom, internes 330
Wurzelhautwucherung, idiopathische 330
Wurzelkanal, Aufbereitung 39, 326
–, infizierter, Behandlung 311, 325
Wurzelkanalgebiet, Integrität 308
Wurzelkanalinstrumentarium, rationalisiertes 310
Wurzelkanalinstrumente, abgebrochene 351
–, Längenmarkierung 310
–, Markierung 326
Wurzellosigkeit 71
Wurzelresorption 33
–, physiologische, asymmetrische 242
–, traumabedingte 443

Wurzelspitzenresektion 328, 432
Wurzelverkürzung 54
Wurzelwachstum 28
–, unvollständiges 314

Zahn, angeborener 55
–, Anomalien 53, 605
–, Anteriorwanderung 186
–, Aplasien, großflächige 66
–, Entwicklung 26, 28
–, Entwicklungsstörungen 494
–, Fehlbildungen 53
–, fistulierender 323
–, Formbildung 26
–, Gelbfärbung 74
–, Grünfärbung 73
–, Histogenese 26
–, Hutchinsonscher 54
–, Innervation 37
–, Mineralisationsperiode 119
–, Mißbildungen 579
–, Morphologie 35
–, permanenter, Rekonstruktion 465
–, replantierter 350, 353
–, reponierter 353
–, retrudierter, Alveolotomie 436
–, Rotfärbung 72
–, Strukturanomalien 60
–, überzähliger 55
–, Unfallverletzung 437
–, Verfärbung 72
–, Verpflanzung 350
–, wurzelloser 71
Zahnalter 383
Zahnanomalien 53
Zahnbewußtsein 223
Zahnbildung, präläktale 55
Zahnbogenbreite 376, 382
Zahnbogenform 382
Zahnbogenlänge 376, 382
Zahnbogenmitte, untere, Bewegungsbahn 380
Zahnbürste 151
–, elektrische 153
–, Handzahnbürste 151
Zahndurchbruch 32
–, Akzeleration 35
–, anormaler 449
–, Beschleunigung 47, 582
–, Komplikationen 49
–, Reihenfolge 35, 45
–, Steuerung, Extraktion 429
–, Variabilität 35, 297
–, verzögerter 48, 449, 580
Zahnentwicklung 26

–, Etappen 28
–, Fluoride 127
–, Medikamente 219
Zahnersatz 471
Zahnextraktion, akutes Entzündungsstadium 347
–, Blutungsübel 602
–, Hämoblastose 601
–, Indikation, kieferorthopädische 432
Zahnfieber 49
Zahnflächenindex 98
Zahnfleischexsudat 164
Zahnfleischmassage 367
Zahnfollikel, Aszedierungen 50
–, deckende Weichteile, Entzündungen 50
Zahnform 35
–, Anomalien 53
Zahnformel 90
Zahnformeltabellen 298
Zahnfraktur, Endversorgung, konservierende 445
–, –, Milchzähne 447
–, –, prothetische 440, 467, 470
–, extraalveoläre, Behandlung 445
–, – komplizierte 438
–, – unkomplizierte 438
–, intraalveoläre 438
Zahnhartsubstanz, Erkrankungen 263
–, Präparation 268, 274, 279
Zahnkeim, abgestorbener 494
–, atypische Lage 605
–, Ausstoßung 66, 493
–, Blutungen 49
–, Einschmelzung 66
–, extrahierter, Einheilung 350
–, gelockerter 494
–, Lage 31
–, Lageveränderung 31
–, mechanische Irritation 309
–, Milchzahnextraktion 345, 347
–, Osteomyelitis 491
–, Schädigung 66, 301, 346, 497
–, Strahlenschädigung 461
–, traumatische Schädigung 66
Zahnkeimdystopie 404
Zahnkeimentwicklung 242
Zahnkeimfollikel, Abszedierung 50
Zahnkeimgangrän 491
Zahnkeimlokalisation 243
Zahnkippung 185
Zahnkronen, natürliche, Umgestaltung 162

Zahnleiste 26
Zahnlockerung, Hyperfunktion der Nebenschilddrüsen 581
Zahnmark (s. Pulpa)
Zahnpapille 26
Zahnpasten 153
–, fluoridhaltige 145, 199, 205
Zahnresorption, pathologische 329
Zahnsäckchen 26
Zahnschema, standardisiertes 90
Zahnscherbchen 28
Zahnseide 153
Zahnstein 99, 169
–, subgingivaler 100
–, supragingivaler 99
Zahnsteinindizes 101
Zahnstellung, Anomalie 58, 376, 386, 432
Zahnüberzahl 58, 396
Zahnungsalter 185
Zahn- und Mundpflege 149
–, Hilfsmittel 151
–, Mundwässer 153
–, Zahnpasten 145, 153
–, Systematik 149
Zahnunterzahl, ektodermale Dysplasie 397
Zahnverfärbung 72, 163
–, Gangrän, Trauma 294, 319
–, traumabedingte 441, 448
Zahnvergrößerung 54
Zahnverlust
–, traumatischer, Behandlung 445
–, –, Lückenschluß 443
–, vorzeitiger, Folgen 182, 297
–, Wechselgebiß 185
Zahnverpflanzung 350
–, Indikation 350
–, Kontraindikation 353
–, Prognose 354
–, Resorption 354
–, Technik 353
Zahnwanderung 182, 185
Zahnwechsel 416
–, erste Phase 44
–, Steuerung 416
–, Überwachung 416
–, unregelmäßiger 419
–, zweite Phase 44
Zahnwurzeln, Anomalien 53
Zahnzahl, Anomalien 55
Zapfenzahn 584
–, retinierter 584
Zementkaries 266

Zinnfluorid 143
Zirkonium-Alizarin-Schnellmethode 197
– Eriochromzyanin-Verfahren 197
Zirkoniumfluorid 143
Zinkoxid-Nelkenöl 304f., 320
Zonogran 239
Zoster 595
Zucker 116, 154, 158
–, Verweildauer 156
Zuckeraustausch 158
Zuckerkonsum 155
Zuckerrestruktion 157
Zuckerzusatzstoffe 160
Zunge, Anomalie 572
–, Ruhelage 180
Zungenabszeß, posttraumatischer 477
Zungenbeläge 477
Zungenbrennen 478
Zungenentzündung 478
–, abszedierende 477
–, Aktinomykose 480
–, phlegmonöse 480
–, spezifische 480
–, Tuberkulose 481
Zungengrundabszeß 478
Zungengymnastik 415
Zungenrhagade, ulzerierende 482
Zungenspalte 572
Zungenverletzungen 457
Zuwachszähne 32
Zwangsführung 411
–, Beschleifen 411
–, Identifizierung 411
Zweitberuf, stomatologischer 81
Zwei-Zahlen-Zysten 90
Zwergwuchs, hypophysärer, Unterfunktion 579
Zylindrom 556
Zymafluor 135
Zyste 518
–, branchiogene 533
– des Ductus nasopalatinus 524
– – – thyreoglossus 531
–, follikuläre 521
–, globulomaxilläre 525
–, kongenitale 582
–, laterale extraossale 525
–, nicht odontogene 524
–, – –, intraosseale 525
–, Ohrspeicheldrüse 508
–, periodontale 523
–, radikuläre 518
–, –, Milchzähne 518
–, traumatische 523